HANDBUCH DER SERODIAGNOSE DER SYPHILIS

VON

PROFESSOR Dr. **C. BRUCK**
LEITER DER DERMATOLOG. ABTEILUNG
DES STÄDT. KRANKENHAUSES ALTONA

PRIV.-DOZ. Dr. **E. JACOBSTHAL**
LEITER DER SEROLOG. ABTEILG. DES ALLGEM.
KRANKENHAUSES HAMBURG-ST. GEORG

PRIV. DOZ. Dr. **V. KAFKA**
LEITER DER SEROLOGISCHEN ABTEILUNG DER
PSYCHIATR. UNIV.-KLINIK U. STAATSKRANKEN-
ANSTALT HAMBURG-FRIEDRICHSBERG

OBERARZT Dr. **J. ZEISSLER**
LEITER DER SEROLOGISCHEN ABTEILUNG
DES STÄDT. KRANKENHAUSES ALTONA

HERAUSGEGEBEN VON

CARL BRUCK

ZWEITE NEUBEARBEITETE UND VERMEHRTE AUFLAGE

MIT 46 ZUM TEIL FARBIGEN ABBILDUNGEN

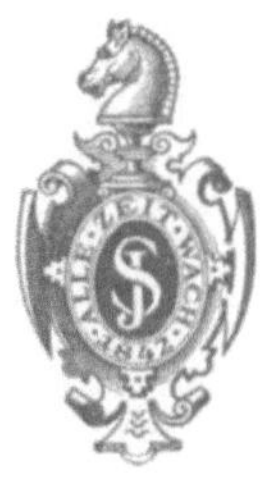

BERLIN
VERLAG VON JULIUS SPRINGER
1924

ISBN 978-3-642-88990-5   ISBN 978-3-642-90845-3 (eBook)
DOI 10.1007/978-3-642-90845-3

Vorwort zur zweiten Auflage.

Als Ende 1921 die Verlagsbuchhandlung Julius Springer an mich mit der Aufforderung herantrat, eine Neubearbeitung meiner im Jahre 1909 im gleichen Verlage erschienenen ersten Monographie über die von WASSERMANN, NEISSER und mir entdeckte Reaktion zu übernehmen, war ich mir der Schwierigkeit dieser Aufgabe wohl bewußt. Damals handelte es sich um ein interessantes Phänomen, dessen theoretischer und klinischer Wert noch nicht in vollem Umfange bekannt geworden war und dessen erschöpfender Darstellung keine besonderen Hemmnisse im Wege standen. Heute hat die Serodiagnostik der Syphilis und die mit ihr zusammenhängenden theoretischen und praktischen, alle medizinischen Disziplinen berührenden Fragen einen Umfang und eine Bedeutung angenommen, daß man fast von einem Sondergebiet der Serologie sprechen kann. Daß zur vollkommenen Darstellung dieses Gebietes die Kraft und die Zeit eines Einzelnen nicht mehr genügen würde, war mir klar, zumal es nicht in meiner Absicht lag, die zahlreichen bereits vorhandenen trefflichen Monographien über die Wa-R (ich nenne nur z. B. diejenigen von BOAS, R. MÜLLER, SONNTAG usw.) durch eine weitere zu vermehren, sondern mir der Gedanke vorschwebte, eine möglichst lückenlose Darstellung des ganzen mit der Serodiagnose der Syphilis zusammenhängenden Gebietes zu erreichen und nicht nur die Komplementbindungsreaktion und ihre Abarten, sondern auch die anderen praktisch wichtig gewordenen Methoden aufzunehmen.

Ich darf es als besonderes Glück bezeichnen, daß mir drei so hervorragende und gerade auf diesem Gebiete so erfahrene hiesige Forscher, wie JACOBSTHAL, KAFKA und ZEISSLER ihre Unterstützung zusagten, und hoffe, daß durch die im mündlichen Meinungsaustausch festgelegte Zusammenarbeit die Einheitlichkeit des Ganzen gewahrt wurde und die Gefahr eines durch mehrere Mitarbeiter geschaffenen Handbuches, Wiederholungen und widersprechende Ansichten zu zeitigen, vermieden worden ist.

Die Einteilung des Stoffes wurde so geregelt, daß ich unter Zugrundelegung und in Erweiterung der 1. Auflage meiner „Serodiagnose" die Entwicklung der Serodiagnostik der Syphilis, das Wesen der Komplementbindungsreaktion und ihre klinische Bedeutung darzustellen versuchte, während ZEISSLER die Technik der Wa-R und ihrer Modifikationen, JACOBSTHAL die immer mehr an Bedeutung gewinnenden Präzipitations- und Flockungsmethoden und KAFKA das große und spezielle Gebiet der Lumbalflüssigkeitsuntersuchung, sowie anhangsweise die Luetinreaktion behandelte. Die Literaturverzeichnisse enthalten — ebenfalls nach diesen Materien geordnet — wenn auch vielleicht nicht sämtliche, so doch alle wichtigeren Arbeiten deutscher und ausländischer Forscher bis Ende 1922. Für deutsche Leser ist bei solchen Arbeiten, die ihm schwer zugängig sind, nach Möglichkeit ein ihm leichter erreichbares Referat zitiert.

Ich darf auch an dieser Stelle meinen Mitarbeitern meinen aufrichtigen Dank für ihre so wertvolle Unterstützung aussprechen und möchte auch nicht verfehlen, der Verlagsbuchhandlung Julius Springer für die in jetziger Zeit besonders anerkennenswerte Ausstattung des Buches zu danken!

Hamburg-Altona, Juli 1923.

Carl Bruck.

Inhaltsverzeichnis.

Inhaltsverzeichnis. V

Vierter Teil.
J. Zeissler, Technik der Komplementbindungsreaktion bei Syphilis.

Fünfter Teil.

E. Jacobsthal, Präzipitations- und Flockungsreaktionen zum Luesnachweis.

Erster Teil

Entwicklung der Serodiagnose der Syphilis.

Von

C. Bruck-Altona.

Versuche, eine Diagnose der Syphilis aus dem Blute zu ermöglichen, reichen bis zu der Zeit zurück, in der die Erkenntnis von der Pathologie dieser Erkrankung überhaupt festere Formen annahm und die ungeheure Vielgestaltigkeit des klinischen Bildes immer mehr vor Augen trat. Die jahrzehntelang betriebene, von so viel Hoffnungen und Täuschungen gefolgte Jagd nach dem Syphiliserreger hat zwar mit der Entdeckung der Spirochaeta pallida ihren Abschluß gefunden, aber die Hoffnung, daß zugleich mit der Auffindung des Krankheitserregers eine ätiologische Blutdiagnostik geschaffen werden könnte, hat sich als trügerisch erwiesen. Zwar sind in seltenen Fällen (Nöggerath und Stähelin, E. Hoffmann, Raubitschek) vereinzelte Spirochäten im Blute gefunden worden, aber der Nachweis ist trotz der durch E. Hoffmann, Uhlenhuth, Mulzer u. a. zu hoher Vollkommenheit verbesserten Impftechnik ein derartig schwieriger und inkonstanter, daß man zugleich mit der Hoffnung der diagnostischen Verwertbarkeit dieses Nachweises die alte Anschauung von der Syphilis als exquisiter Blutkrankheit fallen lassen mußte.

Auch die zahlreichen älteren biologisch-chemischen Untersuchungen des Syphilisblutes hatten zu diagnostisch verwertbaren Resultaten nicht geführt. Die Veränderung der Zahl der Blutkörperchen, des Hämoglobin- und Eisengehaltes konnte nach den Untersuchungen von Neumann-Konried, Reiss, Stonkovenoff-Selineff, Liégeois, Malassez, Rille, Oppenheim und Löwenbach für die Diagnose nicht herangezogen werden. Die von Monnod, Verrotti, Sorrentino und besonders von Justus behauptete Resistenzverminderung der Erythrozyten bei Lues, die sich in einem Abfall des Hämoglobingehaltes nach der ersten Quecksilberinjektion äußern soll, konnte von Nagelschmidt nicht bestätigt werden. Ebenso führten die Untersuchungen über eine Vermehrung des Eiweißgehaltes des Syphilisblutes (Ricord, Grassi u. a.) und diejenigen über Reaktionsveränderungen, Gefrierpunktbestimmungen usw. nicht zum Ziel. Aber auch die schon im Zeichen der modernen Immunitätslehre stehenden Arbeiten von Detre und Sellei, über die Agglutinabilität von Lues- und Normalblut, sowie diejenigen von Nagelschmidt über Agglutinations-, Hämolyse- und Präzipitationswirkung von Luesserum hatten keinen praktischen Erfolg.

Erst durch die Einführung der Komplementbindungsreaktion zur Syphilisdiagnose durch Wassermann, Neisser und Bruck wurde das Ziel aller dieser Untersuchungen, eine praktisch brauchbare Erkennung der Lues aus dem Blute zu ermöglichen, endlich erreicht. Die historische Entwicklung der Komplementbindungsreaktion reicht in letzter Instanz wieder bis zu den Arbeiten des Begründers der ganzen Immunitätsforschung Paul Ehrlich zurück. Um die von Ehrlich stets betonte Pluralität der Komplemente zu widerlegen und einen Beweis für die Einheitlichkeit dieser Körper zu erbringen, stellten im Jahre 1901 Bordet und Gengou den Versuch an, ein in ein sogenanntes hämolytisches System passendes Komplement an Bakterien, die mit ihrem spezifischen bakteriolytischen Ambozeptor beladen sind, zu binden. Diese Versuche hatten einen positiven Erfolg. Beluden sie z. B. Choleravibrionen mit dem spezifischen Choleraambozeptor, so waren diese sensibilisierten Vibrionen imstande, Meerschweinchenserum aus dem hämolytischen System: Meerschweinchenkomplement — Kaninchen-Hammelblutimmunserum — Hammelblut, an sich zu ketten und durch diese Bindung den Vorgang der Hämolyse zu vereiteln. B. und G. erkannten hierbei die Spezifität dieses Vorganges und wiesen auf die diagnostische Verwertung dieser sogenannten Komplementbindungsreaktion zur Erkennung von Bakterien einerseits und der für sie spezifischen Ambozeptoren andererseits hin. In der Folgezeit zeigte Gengou, daß nicht nur gegen Vollbakterien, sondern auch bei der Immunisierung gegen gelöste Eiweißsubstanzen (Blutserum, Kasein usw.) Antikörper von Ambozeptorencharakter auftreten, die sich durch Komplementbindung nachweisen lassen. Diese Versuche wurden dann erst wieder aufgenommen durch Gay und besonders durch Moreschi, der in dem beim Zusammentreffen von Antigen und Antikörpern entstehenden Präzipitat die Ursache für die eintretende Komplementbindung sah. Praktische Resultate hatten diese Experimente aber nicht erzielt. Diese folgten erst, als Max Neisser und Sachs im Jahre 1905 die Komplementbindungsreaktion zur Differenzierung von Eiweißarten für forensische Zwecke empfahlen. Bald darauf (Ende 1905) konnten Wassermann und Bruck zeigen, daß die Komplementbindung nicht abhängig zu sein braucht von sichtbaren Präzipitationsvorgängen, einer Anschauung, der sich später auch Moreschi angeschlossen hat, und daß die Komplementbindungsreaktion nicht nur gelingt mit morphologisch erhaltenen Vollbakterien, sondern auch mit gelösten Stoffen aus Bakterienleibern (Bakterienextrakten). Hierdurch war nun die Möglichkeit gegeben, diese Reaktion für die klinische Diagnose in hervorragendem Maße zu verwerten, und zwar nach zwei Seiten hin:

1. Konnte versucht werden, mit Bakterienextrakten als Antigen die zugehörigen spezifischen Ambozeptoren im Krankenserum nachzuweisen und auf diese Weise eine indirekte spezifische Diagnose zu stellen, und

2. war die Möglichkeit einer direkten spezifischen Diagnose gegeben, nämlich mit Hilfe spezifischer Ambozeptoren (künstlicher Immunseren) das zugehörige Antigen, also die gelösten Stoffe des betreffenden Mikroorganismus, im Blute aufzufinden.

In dieser Weise konnten nun Wassermann und Bruck die Komplementbindung mit Erfolg zuerst bei Typhus und Meningitis epidemica (hier auch zur Wertbemessung von Meningokokken-Antiseren) verwerten und bis in die neueste Zeit mehren sich die Krankheiten, bei denen die Reaktion in dieser

Weise Anwendung findet (Schweineseuche — CITRON; Cholera — WEIL; Gonorrhöe — MÜLLER, OPPENHEIM, BRUCK, VANNOD; Echinokokken, Rotz, Trichophytien u. a.).

Im nächsten Jahre (1906) gingen WASSERMANN und BRUCK dazu über, die Reaktion zum erstenmal zum Nachweis von Antigen in menschlichen und tierischen Organextrakten zu verwerten. Sie zeigten mit Hilfe spezifischer Tuberkelbazillenimmunseren die Anwesenheit von gelösten Tuberkelbazillenstoffen (Tuberkulin) in tuberkulösen Organen, und mit Hilfe von Tuberkulin das Vorkommen eines spezifischen Gegenkörpers im Blute, des Antituberkulin. Sie gründeten hierauf eine neue Theorie der Tuberkulinwirkung, die zu zahlreichen Untersuchungen Veranlassung gegeben hat, auf die aber näher einzugehen hier nicht der Ort ist (BRUCK, CITRON, LÜDKE, WEIL und NAKAJAMA u. a.). Da sich somit bei Gelegenheit dieser Tuberkuloseversuche die Möglichkeit gezeigt hatte, den Nachweis von Antigen auch im kranken Organe zu führen, bzw. diesen Organextrakt als Antigen zu benutzen, konnte nun dazu geschritten werden, die Komplementbindungsreaktion auch für die Diagnose von Krankheiten mit nicht züchtbaren Erregern zu benutzen, indem hierbei an Stelle der Bakterienextrakte ein Organextrakt geprüft wurde, in dem die Anwesenheit von Antigen vermutet werden konnte.

Von diesen Gesichtspunkten ausgehend, führten demnach WASSERMANN, A. NEISSER und BRUCK die Reaktion zur Serodiagnose der Syphilis ein, indem sie Anfang 1906 zuerst ihre Befunde an luetischen Affen und bald darauf diejenigen am Menschen veröffentlichten.

Die erste Anregung, die von WASSERMANN und BRUCK gemeinsam ausgearbeitete Komplementbindungsreaktion mit Bakterien- und Organextrakten gerade bei Syphilis zu versuchen, ging von A. NEISSER aus, der, selbst mit ausgedehnten Syphilisversuchen beschäftigt, gelegentlich eines Besuches im Berliner Institut für Infektionskrankheiten sich die von WASSERMANN und BRUCK gerade mit Meningokokkenextrakten vorgenommenen Versuche erklären ließ und daraufhin die Frage aufwarf, ob sich diese Reaktion nicht auch für die Diagnose der Syphilis verwerten ließe [1]). In einer gemeinsamen Besprechung zwischen WASSERMANN, NEISSER und BRUCK erhielt BRUCK den Auftrag, diese Frage zu bearbeiten und er gelangte, nachdem NEISSER das Material seiner Klinik zur Verfügung gestellt und dessen Assistent SCHUCHT die Organextrakte nach BRUCKS Angaben angefertigt hatte, zu positiven Resultaten, so daß er seinem damaligen Chef WASSERMANN die auch heute noch im Prinzip unveränderte Originalmethode vorführen und zu Protokoll geben konnte. Gleichzeitig erschien die von BRUCK verfaßte und von WASSERMANN, NEISSER und BRUCK gezeichnete erste Mitteilung: „Eine serodiagnostische Reaktion bei Syphilis".

Diese zuerst als WASSERMANN-NEISSER-BRUCKsche (WNB-R), später kurz als WASSERMANN-Reaktion (Wa-R) bezeichnete Originalmethode ist dann bald weiter von CITRON (Verdoppelung der Serumdosen), WASSERMANN-PLAUT (Lumbalflüssigkeiten), BRUCK u. a. an klinischem Material ausgearbeitet und verbessert worden, hat aber in ihren prinzipiellen Einzelheiten ihre Gestalt bis heute bewahrt.

---

[1]) WASSERMANN, der trotz dieser Tatsachen auf dem Standpunkt steht, daß die von ihm, NEISSER und BRUCK gemeinsam und durch einen glücklichen Zufall gemachte Entdeckung sein alleiniges geistiges Eigentum sei, behauptet demgegenüber, die erste Anregung zur Schaffung der Serodiagnose der Syphilis nicht von dem Altmeister der deutschen Syphilidologie, ALBERT NEISSER, sondern von einem Juristen, dem verstorbenen Ministerialdirektor ALTHOFF, empfangen zu haben. Eine Beurteilung dieser Zusammenhänge muß der Geschichte der Medizin überlassen bleiben.

Die fortschreitende Erkenntnis vom Wesen der Reaktion (siehe Abschnitt II) zeigte jedoch, daß die ursprüngliche Idee, nach der man ein Spirochätenantigen und einen Spirochätenambozeptor, also eine spezifische Antigen-Antikörperreaktion nachgewiesen zu haben glaubte, eine irrige gewesen war. Durch einen seltenen Glückszufall war in Verfolg dieser irrigen Idee ein Phänomen entdeckt worden, das, wie wir jetzt wissen, auf einer eigenartigen Wirkung luetischer Seren auf bestimmte Organextraktsubstanzen beruht und das nicht nur von hoher theoretischer Bedeutung, sondern auch für praktische Zwecke von größter Wichtigkeit werden sollte. Die Komplementbindungsreaktion bei Syphilis hat nun in den letzten Jahren eine experimentelle und klinische Bearbeitung gefunden, wie keine andere biologische Reaktion vorher. Die komplizierte Versuchsanordnung, die große Exaktheit und biologischen Vorkenntnisse, die die Reaktion voraussetzt, läßt es verständlich erscheinen, daß eine große Anzahl Versuche zur Vereinfachung der Serodiagnose bei Syphilis gemacht wurden, aber keines von diesen Verfahren kann bis heute die Komplementbindungsreaktion vollkommen ersetzen.

Abgesehen von den zahlreichen Modifikationen der Originalmethode (siehe Abschnitt: Technik) gliedern sich die Versuche, die Komplementbindungsreaktion durch andere und womöglich einfachere Verfahren zu ersetzen, in 4 größere Gruppen. Erstens wurde versucht, mit Hilfe reiner Lipoide und Seifen, deren Bedeutung für die Serodiagnose der Syphilis immer mehr erkannt wurde (siehe Wesen der Reaktion) Komplementbindungs- und Fällungsreaktionen zu erzielen. In dieser Hinsicht sind die Versuche von Porges-Meier mit Lezithin, von Sachs-Altmann mit Cholestearin und oleinsaurem Na, von Elias, Porges, Neubauer und Salomon mit glykocholsaurem Na und von Hermann-Perutz mit Na. glycocholicum + Cholestearin zu erwähnen.

Eine zweite Versuchsreihe erstreckte sich auf die eventuelle praktische Brauchbarkeit von Globulinfällungen. Hierher gehören die Untersuchungen von Klaussner über Fällungen mit destilliertem Wasser und von Bruck über Salpetersäure-, Alkohol- und Milchsäurefällungen.

Eine dritte Gruppe beschäftigte sich damit, die Komplementbindungsreaktion durch andersartige chemische und biologische Methoden zu ersetzen. Hier sind u. a. die Verfahren von Schürmann (H_2O_2-Phenol-Eisenchlorid). Landau (Jodöl), Wiener-Torday (Goldzyan) einerseits und diejenigen von Weichardt (Epiphanin-Reaktion) Ascoli (Meistagmin-Reaktion). Karvonen (Konglutination), Hirschfeld-Klinger (Gerinnungsreaktion) andererseits zu nennen. (Genaueres hierüber siehe den betreffenden Abschnitt von Jacobsthal.)

Eine vierte Reihe von Arbeiten schließlich versuchte mit Hilfe der bei der Komplementbindungsmethode üblichen Organextrakte an Stelle des Phänomens der Komplementbindung die Erscheinung der Ausflockung diagnostisch zu verwerten. Hier kommen die grundlegenden Untersuchungen von L. Michaelis, Jacobsthal und Bruck-Hidaka, sowie die Methoden von Meinicke, Sachs-Georgi, Dold (Trübungsreaktion), Hecht, Bruck u. a. in Betracht, Reaktionen, denen als wertvolle Ergänzung und Kontrolle der Komplementbindungsmethode große praktische Bedeutung beigemessen werden muß (s. Fünfter Teil dieses Handbuchs).

Die Schwierigkeit in der Ausführung der Serodiagnose der Syphilis bringt es mit sich, daß die Vornahme der Reaktionen bisher zum großen Teil auf Institute beschränkt bleibt, die über die nötigen Mittel, Apparate und nicht zuletzt biologisch geschulten Kräfte verfügen, denen die Beherrschung der etwaigen Fehlerquellen möglich ist. Aus diesem Grunde gehört die Serodiagnose der Syphilis im allgemeinen nicht in die Hand beschäftigter Praktiker, die die Reaktionen „nebenbei" ausführen. Die Resultate, von denen zuweilen Glück und Wehe ganzer Familien abhängt, sind so schwerwiegend, daß diese Reaktionen lediglich Privileg von solchen Untersuchern sein dürfen, die auch die volle Verantwortung für ihre Resultate zu übernehmen in der Lage sind.

Man hat in letzter Zeit durch staatlich geprüfte Extrakte und besondere Vorschriften die Sicherheit bei der Ausführung der Serodiagnose der Syphilis zu erhöhen versucht. Auf das Für und Wider dieser Vorschriften wird im Abschnitt: Technik eingegangen werden. Das wichtigste bei diesen in ihren Ergebnissen so bedeutungsvollen Methoden, das durch keine Gesetze geregelt und erzwungen werden kann, wird aber immer eines bleiben: Das Verantwortungsgefühl, die Gewissenhaftigkeit und Zuverlässigkeit des Untersuchers!

Literatur über die Entwicklung der Serodiagnose.

Ascoli: Welcher Anteil gebührt Moreschi an der Komplementbindungsreaktion? Wien. klin. Wochenschr. Nr. 27, 1922.

Bordet-Gengou: Sur l'existence de subst. sensibilatrices etc. Ann. de l'inst. Pasteur 1901.

Bruck, Carl: Serodiagnose der Syphilis. Berlin: Julius Springer 1909. — Über die Entwicklung der Syphilisserodiagnose. Berl. klin. Wochenschr. 1921. 18. — Zur Geschichte der Serodiagnose usw. Berl. klin. Wochenschr. Nr. 22, 1921. — Zur Geschichte der Serodiagnose. Berl. klin. Wochenschr. Nr. 40, 1921. — Zur Serodiagnose der Syphilis durch Ausflockung. Altonaer ärztl. V. 29. III. 1922. (Ref. Münch. med. Wochenschr. Nr. 15, 1922.) Orig. Dtsch. med. Wochenschr. Nr. 25, 1922.

Gay: Ann. de l'inst. Pasteur 1905 und Zentralbl. f. Bakteriol. usw., Abt. II. 1905.

Gengou: Ann. de l'inst. Pasteur 1902.

Meinicke, E.: Theorie und Methodik der serologischen Luesdiagnostik. Berl. klin. Wochenschrift Nr. 25, 1917; Nr. 4, 1918.

Moreschi: Berl. klin. Wochenschr. Nr. 37, 1905 und S. 1204, 1907.

Sachs, H. und Georgi, W.: Ein serologischer Luesnachweis mittelst Ausflockung. Med. Klinik Nr. 33, 1918.

Wassermann, A. v.: Neue experimentelle Forschungen über Syphilis. Berl. klin. Wochenschrift Nr. 9, 1921. — Zur Geschichte der Serodiagnose der Syphilis. Berl. klin. Wochenschr. Nr. 18, 1921. — Zur Geschichte der Serodiagnose usw. Berl. klin. Wochenschrift Nr. 31, 1921. — Entgegnung. Berl. klin. Wochenschr. Nr. 33, 1921. — Entgegnung. Berl. klin. Wochenschr. Nr. 40, 1921.

Wassermann, A. und Bruck, C.: Ist die Komplementbindung beim Entstehen spezifischer Niederschläge eine mit der Präzipitierung zusammenhängende Erscheinung oder Ambozeptorenwirkung? Med. Klinik S. 1409, 1905. — Experimentelle Untersuchungen über die Wirkung von Tuberkelbazillen-Präp. usw. Dtsch. med. Wochenschr. Nr. 12, 1906. — Über das Vorhandensein von Antituberkulin im tuberkulösen Gewebe. Münch. med. Wochenschr. Nr. 49, 1906.

Wassermann, A., Neisser und Bruck, C.: **Eine serodiagnostische Reaktion bei Syphilis. Dtsch. med. Wochenschr. Nr. 19, S. 755. 1906.**

Wassermann, A., Neisser, A., Bruck, C. und Schucht: Weitere Mitteilungen über den Nachweis spezifischer luetischer Substanzen durch Komplementverankerung. Zeitschrift f. Hyg. u. Infektionskrankh. S. 451. 1906.

Wassermann, A. und Plaut: Über Syphilisantistoffe in der Zerebrospinalflüssigkeit bei Paralyse. Dtsch. med. Wochenschr. Nr. 44, S. 1768. 1906.

Weil, E.: Das Problem der Serologie der Lues in der Darstellung Wassermanns. Berl. klin. Wochenschr. Nr. 33, 1921.

Zweiter Teil

Wesen der Komplementbindungsreaktion bei Syphilis.

Von

C. Bruck-Altona.

A. Theorien der Reaktion und ihre experimentellen Stützen.

Syphilisantigen und spezifische Antikörper? Die ersten Versuche hatten WASSERMANN, NEISSER und BRUCK, wie schon erwähnt, an Affen ausgeführt. Sie gingen dabei von dem Wunsche aus, mit spezifisch syphilitischen Stoffen s p e z i f i s c h e Antikörper zu erzeugen. Da bekannt war, daß die Leber hereditär luetischer Föten diese spezifischen Stoffe in großer Menge enthalten mußte, bereiteten sie sich Kochsalzextrakte aus diesem Organ und behandelten damit Affen subkutan und intravenös vor. Eine Benutzung von A f f e n war deshalb notwendig, um die Entstehung von Präzipitinen zu vermeiden, die bei der Immunisierung von dem Menschen ferner stehenden Tieren mit Menscheneiweiß (Fötalleber) gebildet werden konnten und eine etwaige spezifische Syphilisreaktion verdeckt hätten. Sie konstatierten nun, 1. daß das Serum der so vorbehandelten Affen mit luetischem Fötalextrakt, nicht aber mit Extrakten aus normalen Lebern Komplementbindung ergab, 2. daß Serum normaler, nicht vorbehandelter Affen mit keinem der Extrakte reagierte. 3. Ebenso fanden sie Komplementbindung beim Mischen von Serum mit Syphilis infizierter, aber nicht immunisierter Affen mit Luesextrakt, während die Reaktion dieser Seren mit normalem Leberextrakt ausblieb. Sie konnten aus diesen Versuchen den Schluß ziehen, daß es sich bei diesem Vorgang um die Wirkung eines s p e z i f i s c h - syphilitischen Antigens mit einem gegen dieses Antigen gerichteten Ambozeptor handele.

Bald darauf berichteten sie über Untersuchungen, die sich auf den Nachweis von spezifischen Stoffen in luetischen Organen oder Krankheitsprodukten (Primäraffekten, Kondylomen) bezogen und konstatierten hierbei z u m e r s t e n - mal die Tatsache, daß auch das Serum von luetischen Menschen, sowie Lumbalflüssigkeiten von Tabikern und Paralytikern, vermischt mit Luesextrakt Komplementablenkung zeigen, während Serum von Nichtluetikern dies nicht tut. Es mußte also das erstere einen spezifischen Antikörper gegenüber dem Luesextrakt enthalten.

So sahen sie damals bei 257 Luesseren der verschiedenen Stadien 49 mal, bei 22 Lumbal flüssigkeiten 10 mal Komplementbindung eintreten. Es ist später von einigen Seiten der

Versuch gemacht worden, die damals gewonnenen positiven Resultate mit den heute zu erzielenden zu vergleichen und aus der großen Zahlendifferenz Schlüsse zu ziehen. Demgegenüber muß betont werden, daß WASSERMANN, NEISSER und BRUCK damals mit der Ausarbeitung einer gänzlich neuen Technik beschäftigt waren, und daß es ihnen damals lediglich um die prinzipielle Feststellung einer Tatsache ankam, daß sie aber selbst die Methode als noch nicht praktisch reif erklärten.

Um auch die Verwertbarkeit der Komplementbindung nach der Seite des Antigennachweises zu prüfen, versuchten NEISSER, BRUCK und SCHUCHT, Lues-antikörperhaltiges Serum gegen Blutextrakte von luetischen Individuen zu erproben. Diese Resultate, die zuerst aussichtsreich erschienen, waren jedoch nicht so einwandsfrei, daß sichere Schlüsse daraus hätten gezogen werden können. Jedenfalls scheint aber so viel hervorzugehen, daß auch der Blutextrakt von Luetikern sich biologisch von dem normaler Individuen unterscheidet. Worauf dieser Unterschied beruht — ob auf einem erhöhten Gehalt des Luesblutes an Antigen, oder auf anderen Faktoren — steht dahin. Heute, nachdem wir über das eigentliche Wesen der Reaktion wenigstens einigermaßen orientiert sind, haben diese Versuche nur sekundäre Bedeutung.

Die Annahme von WASSERMANN, NEISSER und BRUCK, daß die Reaktion durch das Zusammenwirken zweier spezifischer Komponenten bedingt sei, erfuhr bald eine Stütze durch die bestätigenden Untersuchungen von DETRE und die Tatsache, daß BAB und MÜHLENS den Nachweis führten, daß diejenigen Lebern, deren Extrakt eine positive Reaktion ergeben hatte, auch stets reichlich Spirochäten enthielten, während diejenigen Organe, deren Extrakte negativ reagierten, frei von Spirochäten gefunden wurden. Es bestand also eine große Übereinstimmung zwischen positiver Reaktion und positiven Spirochätenbefunden.

Die ersten, die die neue Reaktion ablehnen zu müssen glaubten, waren KRAUS und VOLK, indem sie sich hauptsächlich auf die Tatsache stützten, daß Seren- und Organextrakte schon häufig allein komplementablenkend wirken, so daß hieraus Summationserscheinungen resultieren können. Diese Tatsache war übrigens von WASSERMANN und BRUCK schon anläßlich ihrer Antituberkulinarbeit erkannt, eingehend gewürdigt, und mit WEIL und NAKAJAMA diskutiert worden. Weiter hat RANZI noch ausgedehntere Untersuchungen über die allein hemmende Wirkung von Organextrakten angestellt, ohne daß dieselben auf die Erkenntnis des Wesens der Syphilisreaktion von Einfluß gewesen wären.

Syphilissera und Normal-Organextrakte. Ein Fortschritt in dieser Beziehung wurde erst erreicht, als zuerst von MARIE und LEVADITI, denen bald WEYGAND, MEIER, WEIL und BRAUN, LANDSTEINER, MICHAELIS und FLEISCHMANN folgten, gezeigt wurde, daß das Phänomen der Komplementablenkung nicht nur, wie zuerst angenommen wurde, mit Extrakten aus luetischen Organen eintritt, sondern auch erfolgt, wenn man — statt dieser — Extrakte aus normalen menschlichen und tierischen Organen und aus Tumoren anwendet. Jedoch wurde hierbei stets beobachtet, daß die Reaktion doch nur dann erfolgt, wenn man derartige Organextrakte mit Luetikerseren, nicht aber mit Normalseren vermischt. Allerdings geben LEVADITI und MARIE z. B. an, daß doch zwischen der Verwendung von Luesorgan-, und Normalorganextrakten ein bedeutender quantitativer Unterschied vorhanden sei in der Weise, daß Luesorganextrakte mit Luesseren in einer zehnfach geringeren Dose reagieren als Normalorganextrakte.

Ich selbst habe mich damals in Batavia, als ich von der Arbeit von MARIE und LEVADITI Kenntnis hatte, überzeugen können, daß Normalorganextrakte in den Dosen und bei der Herstellungsweise, die wir ursprünglich vorgeschrieben hatten, niemals positive Ausschläge ergaben, daß dies aber wohl der Fall war, wenn man die normalen Organe tagelang mit physiologischer Kochsalzlösung extrahierte. Ein positives Resultat ergaben ferner stets solche Normalorganextrakte, bei denen die Extraktion zwecks völliger Aufschließung in Kalilauge in der Verdünnung von 1 : 5000 bis 1 : 10 000 vorgenommen war. Ich lasse hier eines meiner damaligen Versuchsprotokolle folgen.

A. Extrakt aus der Milz eines luetischen Affen 24 Stunden in physiologischer Kochsalzlösung mit 0,5% Karbolzusatz geschüttelt.

B. Extrakt aus der Milz eines normalen Affen, behandelt wie A.

C. Extrakt aus der Milz eines normalen Affen drei Tage lang in physiologischer Kochsalzlösung extrahiert.

D. Extrakt aus der Milz eines normalen Affen 24 Stunden in Kalilauge 1 : 10 000 extrahiert.

Versuch:

0,2 Luesserum +	A	B	C	D
0,2	0	cpl.	gr. K.	0
0,1	0	cpl.	incpl.	0
0,005	Kuppe	cpl.	cpl.	incpl.
0,025	cpl.	cpl.	cpl.	cpl.
0,01	cpl.	cpl.	cpl.	cpl.

0,2 normales Serum +	A	B	C	D.
0,2	cpl.	cpl.	cpl.	cpl.
0,1	cpl.	cpl.	cpl.	cpl.
0,05	cpl.	cpl.	cpl.	cpl.
0,025	cpl.	cpl.	cpl.	cpl.
0,01	cpl.	cpl.	cpl.	cpl.

Ich habe fernerhin besonders im Hinblick auf die Verwendbarkeit alkoholischer Extrakte aus normalen Organen vergleichende Untersuchungen nochmals von Kobayashi in größerem Umfange vornehmen lassen. Auch hierbei hat sich herausgestellt, daß die von uns verwendeten, nach unserer Vorschrift hergestellten wäßrigen Extrakte aus normalen Organen nur in ganz seltenen Fällen gewisse Grade einer positiven Reaktion ergeben, während durch Alkoholextraktion aus fast allen menschlichen und tierischen Organen positiv reagierende Extrakte leicht zu erzielen sind.

Aus allen diesen Untersuchungen ergab sich mit Evidenz der Schluß, daß in der Tat durch geeignete Maßnahmen, auch aus normalen menschlichen und tierischen Organen Stoffe extrahiert werden können, die in derselben Weise mit Luesseren reagieren, wie Extrakte aus luetischen Organen. Es ging aber ferner aus diesen Versuchen die nicht unwesentliche Tatsache hervor, daß das Antigen im Wasser nur aus Luesorganen leicht extrahierbar ist, nicht aber aus normalen Organen, während eine Alkoholextraktion auch aus normalen Organen bequem gelingt. Das Antigen muß daher in Luesorganen in weit größeren Mengen oder in einer wasserlöslichen Form vorhanden sein.

Alkoholische Organextrakte und Lipoide. Demnach konnte die frühere Auffassung, daß es sich bei der Reaktion um das Zusammenwirken eines spezifischen Luesantigens und eines spezifischen Luesambozeptors handele, nicht mehr aufrecht erhalten werden. Denn es hatte sich ja herausgestellt, daß das Luesantigen eine Substanz ist, die auch in nicht luetischen Organen vorkommt, die also sicher zu dem Syphiliserreger keine direkten Beziehungen hat. Gleichzeitig hatte sich aber die Tatsache gezeigt, daß nur Luetikerseren die Reaktion ergeben, nicht aber Normalseren, so daß also die biologisch einzigartige Erscheinung vorlag, daß eine Serumreaktion nicht spezifisch für den

Krankheitserreger, wohl aber, wie Bruck dies ausdrückte, „spezifisch für die Krankheit" befunden wurde. Dieses Phänomen wurde aber noch merkwürdiger durch die von Wassermann, Porges, Meier, Landsteiner, Müller und Pötzl, sowie von Levaditi und Yamanuchi gemachte Feststellung, daß auch alkoholische Extrakte aus luetischen und normalen Organen die Reaktion ergeben. Ferner teilten Levaditi und Yamanuchi mit, daß auch die in der Zerebrospinalflüssigkeit von Paralytikern befindliche, als Antikörper angesprochene Substanz alkohollöslich sei. Auf diese Tatsachen hin wurde nun der allgemeine Schluß gemacht, daß bei der Reaktion nicht Eiweißsubstanzen, sondern Lipoide beteiligt sind.

Die weiteren Forschungen über das Wesen der Reaktion begaben sich nun zunächst auf zwei Wege. Die einen suchten die Natur der ihrer Meinung nach bei der Reaktion wirkenden Lipoide zu erforschen, entkleideten hierbei die Komplementbindung völlig ihres Charakters als Immunitätsreaktion und suchten Erklärungen physikalisch-chemischer Art. Die anderen behielten die ursprüngliche Auffassung einer Antikörper-Antigenreaktion — allerdings in einer von der ursprünglichen Meinung abweichenden Form — bei.

Lezithin. Der Körper, der als reines Lipoid zuerst an Stelle der alkoholischen Organextrakte eingeführt wurde, war das **Lezithin.** Porges und Meier zeigten unter Leitung Wassermanns, daß in der Tat das Lezithin, vermischt mit Luetikerserum, Komplementbindungsreaktion ergeben kann. Somit schien denn der bei der Reaktion in Betracht kommende Körper im Lezithin gefunden zu sein. Da nun nach Wassermann und Citron das Lezithin keine antigenen Eigenschaften besaß, so glaubte man, die Antigenantikörpervorstellung bei der Reaktion fallen lassen zu müssen und Wassermann hob die Möglichkeit hervor, daß der bisher als Antikörper angesehene Stoff ein Toxin sein könne, das zum Lezithin chemische Affinität habe und das sich im Analogie mit dem Kobralezithid von Kyes und Sachs zu einem Toxolezithid verbindet. Man hat ferner die Möglichkeit erörtert, ob dieses supponierte Syphilisgift mit seiner Lezithinavidität nicht an der Entstehung der Tabes und Paralyse beteiligt sein könne, in der Art, daß dieses Gift einen der wichtigsten Bestandteile des Zentralnervensystems: das Lezithin angreift. Hierfür schienen auch die Befunde von Peritz zu sprechen, der eine vermehrte Lezithinausscheidung bei Paralytikern, ein Schwinden der vorher positiven Serumreaktion nach Lezithininjektionen und einen günstigen therapeutischen Effekt derselben bei Tabes und Paralyse konstatiert haben will. Auch Oppenheim berichtete über eine Provokation luetischer Erscheinungen und über eine Beeinflussung der Serumreaktion durch Lezithineinspritzungen. Ich möchte betonen, daß ich bei meinen darauf gerichteten Versuchen niemals etwas Derartiges beim Menschen wahrnehmen konnte. Auch die auf meine Veranlassung von Dohi vorgenommenen Tierversuche (s. später) sprachen gegen einen wesentlichen Einfluß des injizierten Lezithins auf die im Luesserum vorhandenen Substanzen. Dagegen sah Onarelli einen Einfluß von Lezithininjektionen auf die Reaktion. Von 12 Fällen sekundärer Lues, die mit Lezithin behandelt wurden, wurde 1 Fall nach 5, 2 Fälle nach 6, 3 Fälle nach 7, und 2 Fälle nach 12 Injektionen negativ. Die übrigen blieben positiv.

Es ergab sich denn auch bald durch die Untersuchungen von Sachs-Altmann, Levaditi-Yamanuchi, Fleischmann u. a., daß eine ganze Reihe anderer Stoffe:

ölsaures Natron, gallensaure Salze, Cholestearin, Vaseline mit
Luesseren in derselben Weise reagieren können, wie das Lezithin.

Lipoidausflockungen. Ausgehend von diesen Versuchen, mit reinen Lipoiden
Komplementbindungsreaktionen zu erzielen, ging man bald dazu über, auch die
etwaige präzipitierende Wirkung von Luetikerseren auf Lipoid-
lösungen zu studieren. In Anbetracht der ganzen historischen Entwicklung
der Komplementbindungsreaktion schienen ja Präzipitation und Komplementbindung zwei Phänomene zu sein, die zum mindesten nahe Beziehungen zueinander haben. Gleichwohl hatten WASSERMANN und BRUCK von Anfang an
darauf hingewiesen, daß die Komplementbindung völlig unabhängig von einer
sichtbaren Präzipitation stattfinden könne und sie hatten auch bei ihren Lues-
serumuntersuchungen nie irgendwelche Erscheinungen von Niederschlags-
bildungen wahrnehmen können.

Im Gegensatz dazu standen Beobachtungen von MICHAELIS und besonders
von FORNET und SCHERESCHEWSKY, die eine Präzipitatbildung bei der Überschichtung von Luesserum und Luesextrakt und bei derjenigen von Serum
florider und alter Lues beschrieben und die daraufhin eine neue Methode der
Syphilisserodiagnose zu inaugurieren versuchten. PORGES und MEIER prüften
daher im Anschluß an ihre Komplementbindungsversuche mit Lezithin auch die
präzipitierende Wirkung von Luesseren auf diese Substanz und es erregte be-
rechtigtes Aufsehen, als die Autoren die Mitteilung machen konnten, daß
Luetikerseren die Fähigkeit besitzen, Lezithinemulsionen auszuflocken. Bald darauf konnten auch SACHS und ALTMANN dasselbe Phänomen
bei der Verwendung von oleinsaurem Natron, ELIAS, PORGES, NEUBAUER und
SALOMON, sowie HERMANN-PERUTZ bei der Anwendung von glykocholsaurem
Natron (bzw. glykocholsaurem Na + Cholestearin), konstatieren. Es lag nun
nahe, eine Identität der die Komplementbindung bedingenden Substanzen mit
den lipoidausflockenden anzunehmen. Man glaubte die Vorstellung der Komplementbindung als Immunitätsreaktion ganz fallen lassen zu müssen, und man
wandte sich einer mehr physikalisch-chemischen Bearbeitung der Ausflockungsphänomene zu. Die letzteren wurden aber noch komplizierter, als KLAUSNER
von einer neuen Serumreaktion bei Syphilis berichtete, indem es ihm gelang,
beim Versetzen von Luetikerserum mit destilliertem Wasser
Fällungen zu beobachten, die er auf eine leichtere Ausfällbarkeit
des Globulins im Luesserum bezog.

Physikalisch-chemische Erklärungen. Der Versuch, die Komplementbindungsreaktion als auf physikalisch-chemischen Gesetzen beruhend zu beweisen, schien vielversprechend, als SELIGMANN zeigte, daß ebenso wie spezifisches Antigen und Ambozeptor mit und ohne Niederschlagsbildung Komplement zu binden vermögen, dieselbe Erscheinung durch das Zusammenwirken
zweier Kolloide erfolgen kann. SELIGMANN konstatierte zunächst, die übrigens
vor ihm schon von LANDSTEINER und STANKOWIC berichtete Tatsache, daß die
verschiedensten feinverteilten Stoffe, z. B. eine in wäßrige Lösung gebrachte
kolloidale Eisenhydroxyllösung Komplement verankern kann. Außerdem zeigte
er aber, daß auch ohne Niederschlagsbildung durch den Zusammentritt zweier
Kolloide, z. B. Mastix und Gelatine oder Schellack und Gelatine, eine Komplementbindung bewirkt wird. SELIGMANN schließt daraus, daß nicht der mole-
kulare Zustand als solcher, sondern eine Änderung des molekularen Zustandes

das Phänomen herbeiführt. In gleicher Weise glaubte ich eine Erscheinung deuten zu müssen, die ich bei der Erhitzung von Seren beobachtete. Erhitzt man nämlich ein bei 55° inaktiviertes Menschen- oder Affenserum auf 60°, so erlangt dieses Serum, ohne daß es seine Eigenschaften sichtbar geändert hat, die Fähigkeit, im stärksten Maße Komplement zu verankern, während das auf 55° erwärmte Serum selbst in starken Konzentrationen keine Einwirkung auf das Komplement zeigt.

Es war also durch die SELIGMANNschen Versuche der Beweis erbracht, daß durch Kolloidreaktionen dasselbe Phänomen hervorgerufen werden kann, wie bei der Einwirkung von Luesseren auf Organextrakte und Lipoide. ELIAS, PORGES, NEUBAUER und SALOMON unternahmen es hierauf, in sehr eingehenden Untersuchungen den Nachweis zu erbringen, daß die Ausflockung von Luetikerseren mit Lipoiden und die Komplementbindung beim Vermischen von Luesseren mit alkoholischen Organextrakten ebenfalls den Gesetzen der Kolloidreaktionen gehorche. Sie schlossen auf Grund ihrer Versuche, daß zunächst die Ausflockungsreaktion zu den Kolloidreaktionen gehört, da die Fällung von einem gewissen optimalen Mengenverhältnis der Reaktionsfaktoren abhängt; die reagierenden Substanzen sind in diesem Falle Lezithin und Serumeiweiß. Luesseren und Normalseren unterscheiden sich nur dadurch, daß bei letzteren die Fällungszone schmäler ist und die Ausflockung langsamer eintritt, während bei den ersteren die Fällungszone eine größere Breite aufweist. Dies ist nicht durch eine Verminderung der Alkaleszenz von Luesseren bedingt, da bezüglich ihrer Alkaleszenz sich Luesseren von Normalseren nicht unterscheiden, und da auch bei einer künstlichen Säurevergiftung nicht eine willkürliche Lezithinausflockung zu erzielen ist. Es liegt am nächsten anzunehmen, daß die mit den Lipoiden reagierenden Eiweißsubstanzen im Syphilisserum sich in einem labileren, leichter fällbaren Zustande befinden. Bezüglich der Komplementbindungsreaktion kamen die genannten Autoren ebenfalls zu der Ansicht, daß auch hier ein weitgehender Parallelismus mit den Kolloidreaktionen bestehe, da nämlich z. B. aktive Seren eine stärkere Komplementbindungsreaktion und Ausflockung ergeben als inaktive (SACHS und ALTMANN), da Säure die Reaktion verstärkt, Alkali sie abschwächt (SACHS und ALTMANN) und da sich auch hier bestimmte optimale Bedingungen in den Mengenverhältnissen der reagierenden Stoffe feststellen lassen. Die Syphilisreaktion sei also als kolloide Fällungsreaktion zwischen gewissen hydrophilen Kolloiden und den Globulinen zuzurechnenden Eiweißkörpern anzusehen, die im Luesserum infolge geringerer Stabilität eine größere Fällungszone hervorrufen.

Im Gegensatz hierzu kann LANGE „die geschilderten optimalen Mischungsverhältnisse allein nicht als Beweis einer gegenseitigen Kolloidausflockung ansehen", wenn auch mit der von LANGE entdeckten Goldsolreaktion (s. diese) zum ersten Male „die Parallele zwischen der Wa-R und einer für Lues spezifischen gegenseitigen Kolloidausflockung gegeben war".

Ich selbst hatte mich vorläufig von der Auffassung, daß es sich bei der Reaktion doch um einen Immunitätsvorgang handele, nicht ganz frei machen können, und zwar auf Grund der immer mehr erkannten oben besprochenen Tatsache, daß die Verwendung normaler oder luetischer Organextrakte doch nicht so ganz gleichgültig ist, wie man annehmen zu müssen glaubte; dann aber auf Grund der Versuche, die ich an Affenmaterial angestellt hatte.

Es handelt sich dabei um die Frage, ob man durch künstliche Vorbehandlung gesunder Affen mit Luesextrakt oder Luesorganbrei das zu erzielen imstande ist, was wir zunächst „Antikörper", später „positive Reaktion" nannten. Es war nun nach meinen Versuchen nicht daran zu zweifeln, daß man bei gesunden Affen, deren Serum vor der Behandlung negativ reagierte, durch Injektionen mit Luesorganextrakten (also mit einem abgetötetes Virus enthaltenden Präparate) und mit virulenten Luesorganbrei komplementbindende Substanzen im Serum dieser Tiere erzielen kann. Zugegeben, daß es sich, wie die in Java gemachten Versuche zeigen konnten,. bei den subkutanen und intravenösen Injektionen mit virulentem Material um wirkliche Infektionen gehandelt haben mag, so fällt dieser Einwand für die Behandlung mit Organextrakten fort. Zudem hatten wir ja gezeigt, daß jene Tiere trotz ihres Antikörpergehaltes infizierbar sind, daß sie also nicht „krank" gewesen sein konnten. Was den Titer der durch derartige Einspritzungen zu erzielenden Antikörper betrifft, so konnte ich zeigen, daß er ein äußerst schwankender war und nie über eine gewisse Höhe getrieben werden konnte.

Autoantikörpertheorien. In Anbetracht der Tatsache, daß es bei (vorher negativ reagierenden) Affen durch Injektion von Luesorganextrakten gelingt, eine positive Reaktion zu erzeugen, und daß die hierbei entstehenden Stoffe keine Wirkung auf das Virus haben, ihr Titer nicht bis über eine gewisse Höhe zu treiben ist, und in Anbetracht der weiteren Entdeckung, daß die hierbei mitspielenden antigenen Substanzen auch im normalen Organismus zu finden sind, lag es für mich nahe, diese Versuche zu vergleichen mit den Erfahrungen, die Wassermann und Citron früher bei der Immunisierung mit körpereigenen Substanzen (Glykogen, Peptonen, Albumosen usw.) gemacht hatten. Ich stellte daher damals die Vermutung auf, daß das Antigen nicht direkt von dem Erreger abstammt, sondern irgendeine bisher unbekannte Substanz darstellt, die im normalen Organismus vorhanden ist, aber unter dem Einfluß des Syphiliserregers eine Steigerung erfährt, die dann zur Antikörperbildung Veranlassung gibt.

Eine ganz ähnliche Auffassung hatten Weil und Braun geäußert.

Weil und Braun, die durch den Nachweis der Möglichkeit, aus Tumoren Extrakte zu bereiten, die mit Luesseren reagieren, den Umschwung an den Grundanschauungen der Reaktion mit ausgelöst hatten, sind nämlich der Überzeugung, daß infolge des bei Syphilis stattfindenden Gewebszerfalls Autoantikörper gegenüber den bei dem Zerfall freiwerdenden Substanzen gebildet werden,. und daß die mittels der Komplementbindung nachweisbaren Stoffe im Luesserum eben diese Reaktionsprodukte gegen körpereigene Zellbestandteile darstellen. Unsere Anschauungen deckten sich also im wesentlichen fast völlig.

Weil und Braun hatten nun weiter gezeigt, daß die Möglichkeit der Bildung von Autoantikörpern gegenüber alkohollöslichen Substanzen nach den bisherigen Erfahrungen in der Immunitätslehre zugegeben werden muß. Sie weisen auf die Untersuchungen von Bang und Forssmann sowie von Tsuda hin, die mit ätherischen und alkoholischen Extrakten aus Erythrozyten Hämolysine, ferner auf diejenigen von Nicolle, Pick und Obermayer, Kraus und Joachim, die mit Alkoholätherextrakten aus Bakterien Präzipitine und schließlich auf die Versuche von Pick und Schwarz, die mit alkoholischen Extrakten aus Pferdeserum Antikörper erzielen konnten. „Ist zwar die Antigennatur alkohollöslicher Zellbestandteile auf Grund dieser Versuche feststehend, ein Umstand, der ja in keiner Weise gegen die Anschauungen EHRLICHS spricht, so wäre auch das Fehlen derselben kein Beweis gegen die Antikörpernatur der bei Lues vorkommenden komplementbindenden Substanzen. Denn die Anschauung, daß diejenige Molekülgruppe, welche die Bindung bedingt, auch die Antikörperbildung auslöst, hat keine Berechtigung mehr; dies ist seit längerer Zeit für Bakterien und auch für rote Blutkörperchen nachgewiesen. Demnach könnten hier die Verhältnisse so liegen, daß das Antigen eine Eiweißlipoidverbindung darstellt, in welcher die Antikörpererzeugung der Eiweißanteil, die Bindungsreaktion der alkohollösliche Komplex besorgt. Aus dem Grunde würde auch den Versuchen von SCHATILOFF und ISABOLINSKI, welchen es mittels weniger Injektionen von alkoholischen Organextrakten nicht gelungen ist, Antikörper zu erzeugen, jegliche Beweiskraft fehlen."

Ich konnte mich diesen Anschauungen im wesentlichen anschließen, fügte aber noch hinzu, daß, nachdem meine Affenversuche die Möglichkeit einer Erzeugung komplementbindender Stoffe mit den als Antigen funktionierenden Substanzen des luetischen Affenorganextraktes ergeben hatten, DOHI in einer unter meiner Leitung angestellten Arbeit zeigen konnte, daß auch bei Vorbehandlung von Kaninchen mit Meerschweinchenherzen komplementbindende Substanzen im Serum zu erzielen sind, die vorher gefehlt haben und die in bekannter Weise mit alkoholischen Organextrakten reagieren, und zwar auch mit solchen vom Menschen. Allerdings ist eine derartige Erzeugung von komplementbindenden Stoffen beim Kaninchen schwierig und gelingt nicht in jedem Falle (siehe auch weiter unten). Dagegen war es uns auch nie gelungen, gegen Lezithin Antikörper zu erzeugen, wie dies ja auch frühere Resultate von WASSERMANN und CITRON bekunden.

Die Tatsache von der besseren Brauchbarkeit von Luesorganextrakten gegenüber normalen führte mich aber weiter dazu, einen Standpunkt zu teilen, den auch WASSERMANN vertrat. Ich glaubte, daß bei der Komplementbindung durch Luesextrakt und Luesserum außer dem nicht spezifischen Moment der Autoantikörperwirkung auf Eiweißlipoide, ein spezifischer Faktor Syphilisambozeptor + Syphilisantigen mit beteiligt ist.

Und ich präzisierte meine Ansicht über das Wesen unserer Komplementbindungsreaktion bei Syphilis dahin, daß dieselbe auf einer Komplementverankerung beruhen dürfte, die beim Zusammentritt von Antikörpern gegenüber Eiweißlipoidverbindungen und von Antikörpern gegenüber spezifisch syphilitischen Stoffen mit Luesorganextrakten erfolgt. Inwieweit bei der Komplementfixation selbst durch die Antikörper-Antigenverbindung physikalisch-chemische Vorgänge mitspielen, blieb natürlich offen.

Echte Antikörper? Jedenfalls ist die Frage, ob echte Antikörper die Reaktion bedingen, bis in die neueste Zeit diskutiert und für beide Anschauungen neue Beweise zu erbringen versucht worden. So schloß TOYOSUMI aus der Tatsache, daß die komplementablenkenden Substanzen sich an Organzellen, nicht aber an Bakterienemulsionen verankern lassen, daß es sich um echte Antikörper gegen Organzellprodukte handelt. MUTERMILCH hingegen leugnete wieder die Antikörpernatur der wirksamen Substanzen im Luesserum, da, wie er zeigen konnte, echte Antikörper durch Kollodiumsäckchen filtrierbar sind, die komplementbindenden Stoffe der syphilitischen Seren aber nicht.

Versuche an Kaninchen. Eine große Reihe von Autoren suchte nun durch weitere experimentelle Untersuchungen die Natur der bei der Komplementbindungsreaktion wirksamen Antikörper zu klären. Zumeist wurden diese Fragen an normalen experimentell infizierten oder mit bestimmten Substanzen vorbehandelten Kaninchen studiert. Nun liegen aber die Verhältnisse beim Kaninchen, wie wohl zuerst DOHI gezeigt hat (s. oben) insofern besonders schwierig, als sie ebenso wie (nach BRUCK und später BLUMENTHAL) niedere

Affen auch normalerweise häufig positive Reaktionen zeigen. So fand
Dohi unter 74 normalen Kaninchen 39 positiv und 34 negativ reagierend. Beim
inaktiven Versuch mehrmaliger zeitlich auseinanderliegender Prüfungen schwankte
die Reaktion nur unerheblich, während sie bei aktiver Untersuchung größeren
Schwankungen unterworfen war. Nach Halberstädter reagieren nur inaktive
Kaninchenseren positiv, aktive dagegen nicht, eine Angabe, die jedoch von
Ledermann-Herzfeld und von Hellens bestritten wurde, die gleich Dohi
keinen prinzipiellen Gegensatz zwischen aktiven und inaktiven Seren
fanden. Erst die von F. Blumenthal und von F. M. Meyer für Kaninchen-
untersuchungen eingeführte Technik, die von Sowade und anderen bestätigt
wurde (halbe Extraktmengen, ein Viertel Serummenge) ermöglichte es bei
normalen Kaninchen in der Regel, negative Reaktionen zu erzielen und dieses
Versuchstier beweiskräftigeren Experimenten in dieser Beziehung zugängig zu
machen.

Spezifische Antikörper gegen Spirochätensubstanzen? Diese Antikörper-
studien bewegen sich nun nach zwei Richtungen: die einen versuchten durch
Vorbehandlung mit Spirochätenreinkulturen und Luesextrakten
den Nachweis zu erbringen, daß spezifische Antikörper gegen Spirochätensubstanzen erzielbar sind und daher eine spezifische Komponente an der
Syphilisreaktion wenn nicht ausschlaggebend so doch beteiligt sein kann.

So glaubt Nakano den Nachweis spezifischer komplementbindender Antikörper durch Vorbehandlung mit Spirochätenreinkultur erbracht, und Craig
und Nichols eine Gruppenreaktion mit Spirochaeta pallida, pertenuis und
dentium gefunden zu haben, von der sie allerdings selbst angeben, daß sie praktisch
nicht verwertbar ist, da Leberextrakte zuverlässigere Resultate ergaben. Ferner
fanden Citron und Munk, daß nur durch Vorbehandlung von Kaninchen mit
wäßrigen Luesleberextrakten positive Reaktionen zu erzielen waren, während
sich alkoholische Meerschweinchenherzextrakte und wäßrige Normalleberextrakte als unwirksam erwiesen. Sie schließen daraus, daß die Reagine
der Luesseren analog den normalen Kaninchenantikörpern als echte Antikörper anzusprechen sind. Auch Porcelli-Titone sowie Polak-Daniels
nehmen eine gleichzeitige Wirkung spezifischer und unspezifischer Antikörper an. Eine Bestätigung der Angabe von Citron-Munk brachte die Arbeit
von F. Blumenthal. Er fand, daß lokalinfizierte Kaninchen (vordere Augen-
kammer, Hoden) stets negative Reaktionen zeigen, daß dagegen bei intra-
kardial mit Lues und Dourine infizierten Tieren oft, zuweilen erst $1\frac{1}{2}$—2
Monate post infectionem, positive Reaktion zu beobachten ist. Bei extrakt-
vorbehandelten Tieren fand er positive Reaktion wie Citron und Munk nur
nach Injektionen von wäßrigem Luesleberextrakt. Allerdings hält Blumenthal diese Erscheinung noch für keinen Beweis für die tatsächliche Erzeugung
echter Luesantikörper, sondern glaubt, daß die mit wäßrigem Lues-Leber-
extrakt zugeführten luetischen Stoffe ähnlich wie bei der Infektion mit lebenden
Virus eine Gewebsumsetzung erzeugen.

Zu prinzipiell gleichen Versuchsresultaten kamen Finkelstein, F. M. Meyer
sowie Giorgis. Letzterer fand bei skrotaler und testaler Kaninchensyphilis
meist positive Reaktion, sie war aber nur vorübergehend und an das Bestehen
manifester Erscheinungen gebunden. Er glaubt diese Labilität mit der Gut-
artigkeit des Luesverlaufes bei Kaninchen erklären zu können.

Daß Luesleberextrakte übrigens auch zuweilen echte spezifische bakterielle Antigene enthalten können, behaupten NEDRIGAILOFF und KOLOBAEFF. Patienten, die früher eine Infektionskrankheit durchgemacht haben, können dann eine positive Reaktion zeigen, wenn zufällig im Extrakt das bakterielle Antigen enthalten ist. Es dürfte wohl dieser Zufall nur bei Verwendung wäßriger Extrakte und bei der heute üblichen Versuchsanordnung auch dann nur äußerst selten vorkommen.

Autoantikörper gegen Organsubstanzen? Zu andersartigen Resultaten und daher zu einer Ablehnung einer spezifischen Komponente bei der WNB-R führten die Arbeiten einer größeren Zahl von Autoren.

So nahm NAKANO auf Grund seiner Versuche Autoantikörper gegen Organzellen an. Er fand, daß die komplementbindenden Substanzen durch die Organzellen aller Tiere, wenn auch in verschiedenen Maße gebunden werden, eine Eigenschaft, die auch durch Alkohol, Azeton und Erhitzen auf 100⁰ nicht aufgehoben wird. Zu ähnlichen Resultaten war GUTH gelangt, der die komplementbindenden Stoffe als „Reaktionsprodukte" gegen Zellbestandteile ansieht. Auch MUNDT konnte die Bindung von komplementbindenden Substanzen an Organzellen bestätigen, fand allerdings im Gegensatz zu NAKANO, daß zwar nicht durch Kochen, wohl aber durch Alkoholextraktion die Organzelle diese Fähigkeit verliert. Die Absorption findet nach MUNDT fast augenblicklich statt. Im allgemeinen zeigt sich (bei Versuchen mit Menschenherzemulsion), daß nach Absorption in der Wärme das Serum in der Kälte stärker Komplement bindet, während umgekehrt nach Absorption in der Kälte das Serum in der Wärme stärker wirkte. Hieraus schließt MUNDT, daß im Luesserum 2 Reaktionskörper wirksam sind, von denen der eine besser in der Kälte, der andere besser in der Wärme vom Extrakt gebunden wird. Bei Absorption mit Leberzellenemulsion fand sich dieser Unterschied nicht, woraus sich auch die feineren Ausschläge der JACOBSTHALschen Kältemethode mit Herz- im Gegensatz zu Leberextrakten erklären würden (s. Abschnitt Technik). MUNDT fand weiter, daß Antikörper, die mit Bakterien und Agar erzeugt wurden, von Organzellen nicht absorbiert, also wesensverschieden von den luetischen Antikörpern sein müssen.

Ferner zeigte BREINL, daß die komplementbindenden Substanzen des Luesserums an Organzellen gebunden werden können, ohne daß die Menge oder der physikalisch-chemische Zustand der Globuline sich dabei ändert. Auch er hält die Komplementbindung für den Ausdruck einer Antikörperreaktion auf resorbierte Organstoffe.

Auch weitere Untersuchungen mit Kaninchenvorbehandlungen deckten sich nicht ganz mit den von CITRON-MUNK und anderen erzielten Resultaten. So fanden KOLMER und CASSELMANN nach Vorbehandlung mit Azeton- und Alkohol-Luesleberextrakten, sowie alkoholischen cholestearinierten Rinderherzextrakten positive Reaktion, während Vorbehandlung mit alkoholischen und wäßrigen Spirochätenextrakten negative Resultate ergaben.

DI CRISTINA und CIPOLLA extrahierten aus Leber und Milz luetischer Föten ein Nukleoproteid, das bei Kaninchen ebenfalls positive Reaktion erzeugte.

EIKEN fand positive Reaktion nach Vorbehandlung mit wäßrigen und alkoholischen Luesleberextrakten, während alkoholische Normalmenschenherzextrakte und wäßrige Normalleberextrakte keine Reaktion veranlaßten.

v. Hellens fand auch nach Vorbehandlung mit Herzextrakt positive Reaktion, wenn sie auch nach Luesleberextrakt häufiger zu beobachten war. Isabolinski gibt an, auch nach Injektion von Normalleberextrakt (nicht nur mit Luesleberextrakt) positive Reaktion gesehen zu haben, und Leven erzielte bei sieben mit Lipoiden, die aus Ochsenherz- und Leberextrakten gewonnen waren, vorbehandelten Kaninchen stets positive Wa-R, während die SG-R negativ blieb. Eine Immunität der vorbehandelten Tiere gegen Syphilisimpfung ließ sich nicht nachweisen (siehe die früheren Versuche bei Affen von Bruck). Vorbehandlung mit Gehirnlipoiden erwies sich als ziemlich toxisch.

Beweiskraft der Kaninchenversuche? Aus den oben bereits auseinandergesetzten Gründen, insbesondere der Tatsache, daß Kaninchen eben häufig normalerweise komplementbindende Substanzen zeigen können, darf den an sich äußerst wichtigen Tierversuchen nicht eine ausschlaggebende Beweiskraft zugemessen werden. So hatte schon Calcaterra gezeigt, daß Kaninchen auch durch Vorbehandlung mit Lungengewebsextrakten, Gonokokken und Diplokokken zu positiven Reaktionen angeregt werden können und daß vor allem die positive Reaktion mit der bei Kaninchen häufigen Kokzidiose zusammenhängen kann. Eine Bestätigung dieser Befunde von Calcaterra bringen die Untersuchungen von Kuszynski, der bei ganz jungen gesunden Tieren stets negative Reaktion, dagegen bei Kokzidiose behafteten positive Reaktion fand. Bei positiver Reaktion wurden stets Kokzidien gefunden, andererseits gibt nicht jede Kokzidiose eine Komplementhemmung, sie nimmt aber mit der Stärke der Infektion zu und läßt sich auch in ihrem Ausfall durch Quecksilber und Salvarsan beeinflussen. Markuse dagegen konnte einen Zusammenhang zwischen positiver Reaktion und Kokzidiose nicht finden. Kokzidiosekranke Tiere wurden zuweilen negativ, kokzidiosefreie positiv gefunden und umgekehrt. Ferner hat Bachmann den Nachweis zu bringen versucht, daß ein positives Kaninchenserum sich biologisch anders als ein positives Luesserum verhält, indem er das Serum in Globulin- und Albuminfraktion zerlegte und deren Hämolysehemmungsvermögen mit dem des Vollserums verglich. Es ergaben sich hierbei wesentliche Unterschiede zwischen positiven Kaninchenseren und positiven Luesmenschenseren.

Lipoidantikörper? Verlor somit einerseits die frühere Anschauung, daß an dem Zustandekommen der positiven Wa-R ein spezifischer gegen den Syphiliserreger gerichteter Antikörper eine, wenn auch nicht ausschlaggebende so doch bedeutungsvolle Rolle spielen könne, immer mehr an Boden, so gewann auf der anderen Seite die zuerst von Weil-Braun und von Bruck aufgestellte und begründete Theorie von der Autoantikörperbildung gegen körpereigene, bei Syphilis vermehrte Substanzen, insbesondere gegen Lipoide bis in die neueste Zeit hinein weitere Anhänger. So hat sich auch v. Wassermann, der früher im Anschluß an die Befunde von Porges-Meier und Citron der Lipoidantikörpertheorie ablehnend gegenüberstand und eher der Möglichkeit einer Toxolezithidverbindung zuneigte, diese ältere Anschauung zu eigen gemacht. v. Wassermann fällte die „Verbindung" Luesserum + Extrakt — ähnlich, wie dies schon Meinecke getan hatte — im salzarmen Medium, wusch den Niederschlag aus und trennte dann dessen beide Komponenten mittels Filtration durch besondere Kieselgur-Filter. Er erhält auf diese Weise eine alkohollösliche Fraktion (das Lipoid des Extraktes) und eine Substanz, die er als Lipoidantikörper ansprechen zu müssen glaubt, um so mehr, als er, wie eine ganze Reihe von Autoren vor ihm, durch Vorbehandlung von Tieren (Ziegen) mit Lipoiden komplementbindende Substanzen erzeugen und diese durch Hg wieder zum Schwinden bringen konnte.

Ebenso nehmen auf Grund früherer (MUCH, KLEINSCHMIDT) und weiterer Versuche (Vorbehandlung von Kaninchen mit Tuberkelbazillenlipoidpartigen) H. MUCH und H. SCHMIDT Lipoidantikörper als das ausschlaggebende Moment bei der Komplementbindungsreaktion der Syphilis an.

R. MÜLLER erweitert die Antikörpertheorie in besonderer Weise, wobei er die Frage: Spirochätenantikörper oder Gewebsantikörper dahingestellt sein läßt. Nach ihm kommt es dann zur Wa-R, ,,wenn Spirochäten oder Spirochäten- produkte und die durch sie erzeugten Antikörper im lueskranken Organismus in ganz bestimmten Verhältnissen aufeinander einwirken, wodurch das Serum in der Weise verändert wird, daß es im Reagenzglas mit Lipoid Flockung gibt. Wird durch die Therapie das Antigen vermindert, so wird die Flockung geringer und schwindet schließlich ganz, wobei natürlich die Antikörper ganz unbeein- flußt erhalten bleiben können. Andererseits wäre es möglich, daß ein Zuviel von Antigen (maligne Lues) zu negativer Reaktion führen kann. Es wäre also die Wa-R der Ausdruck für das Vorhandensein einer bestimmten Menge von Antigen bei gleichzeitigem Antikörpergehalt des Serums''.

Gegen die von v. WASSERMANN wieder aufgenommene Autoantikörper- und Lipoidantikörpertheorie bzw. gegen die Beweiskraft der von ihm an- gestellten Versuche sind von BRUCK, LANGE, EPSTEIN-PAUL erhebliche Ein- wände gemacht worden und auch in den experimentellen Untersuchungen von NIEDERHOFF über die Antigeneigenschaften von Organlipoiden sowie denen von W. BACHMANN findet diese Theorie keine Stütze (s. auch K. LANDSTEINER).

Gründe gegen die Autoantikörpertheorie. Direkte Ausschwemmung von Gewebszerfallsprodukten bei Lues? Mir selbst waren schon 1910 gegen die Richtigkeit der Annahme von Autoantikörpern starke Bedenken ent- standen. Die Beobachtung, daß unmittelbar nach der Narkose positive Reaktion des Serums eintreten kann (WOLFSOHN, REICHER u. a.) und die Er- fahrung, daß auch in der Agone bzw. bei der Leiche Stoffe ins Blut treten können, die zusammen mit Organextrakten komplementbindend wirken, sprach meines Erachtens dafür, daß die Autoantikörpertheorie zum mindesten sehr zweifelhaft ist und daß ein direkter Übertritt von mit Organ- extrakten komplementbindenden Substanzen ins Blut eine größere Wahrscheinlichkeit aufweist. Ich stellte daher damals die Vermutung auf, daß die Komplementbindung luetischer Seren durch das Zu- sammenwirken zweier identischer oder nahe verwandter, sich gegenseitig physikalisch-chemisch beeinflussender Substanzen bedingt wird: Einer Eiweiß-(Globulin?)Lipoidverbindung, die im Serum zirkuliert und aus den Organen ins Blut abgegeben worden ist und zweitens einer aus Organen extrahablen Eiweißlipoidverbindung. Zur Stütze dieser Theorie wurde mit M. STERN gezeigt (BRUCK und STERN), daß normale Seren ohne Mitbeteiligung des Organismus durch den direkten

Übertritt von Substanzen, die bei der Organautolyse frei werden, Eigenschaften annehmen können, die sie befähigen, im Verein mit alkoholischen Organextrakten komplementbindend zu wirken.

H. Hecht hat später die Beweiskraft dieser Versuche bestritten, da er annimmt, daß bei der Digerierung mit Organen die normalen Hammelblutambozeptoren dem Serum entzogen werden und dadurch dessen Komplementbindungskraft an sich schon gesteigert wird, so daß der Extraktzusatz durch Summation zur positiven Reaktion führt, ein Einwand, der in Anwendung auf unsere Versuche nicht stichhaltig ist, da in diesen auch die doppelte Versuchsmenge des digerierten Serums allein keine Spur Komplementbindung zeigte.

Bedeutung der Frage, ob Antikörper oder Gewebszerfallsprodukte. Eine wichtige Stütze für die von mir aufgestellte Theorie (Ablehnung der Autoantikörperhypothese, Annahme einer direkten Ausschwemmung von Gewebszerfallsprodukten ins Blut) brachten die experimentellen Untersuchungen von Bittorf und Schidorsky. Diese Autoren fanden nach partiellen Gehirnzerstörungen bei 12 Meerschweinchen 4mal starke, 4mal schwache, 2mal fragliche positive Reaktionen und 2mal blieb die positive Reaktion aus. Bei 16 Tieren mit künstlicher Leberzerstörung zeigte sich 2mal sehr starke, 2mal fragliche und 5mal negative Reaktion. Die positiven Reaktionen traten schon 4—6—12 Stunden nach dem operativen Eingriff auf, so daß in der Tat der Schluß berechtigt erscheint, daß die Reaktion durch einen direkten Übertritt von Zerfallsprodukten lipoidreicher Organe und nicht durch Antikörperbildung erzeugt worden ist. Eine diesen Experimenten entsprechende klinische Beobachtung bei Gehirntrauma des Menschen wurde von Klausner beschrieben (s. hierzu auch Nizzi und Lotmar).

Auch Prausnitz und M. Stern kommen auf Grund ihrer Versuche zu einer Ablehnung der Antigenantikörpertheorie und ein so kompetenter Forscher wie Hans Sachs gelangt in seinem Referat auf dem Dermatologenkongreß in Hamburg zu dem Schluß, daß für die Autoantikörpertheorie ein zwingender Beweis noch nicht erbracht sei und daß die Auffassung der Wa-R als Krankheitssymptom, hervorgerufen durch eine Ausschwemmung von Zerfallsprodukten, höhere Wahrscheinlichkeit hat.

„Es erscheint mir daher nicht unberechtigt, auch heute noch dieser Autoantikörpertheorie die Vorstellung gegenüber zu stellen, daß die Wa-R ein Nachweis von Krankheitssymptomen ist, mag es sich dabei um Spirochätenzerfallsprodukte oder Gewebszerfallsprodukte handeln. Es besteht also für das Denken immer noch die Alternative, ob man den serologischen Luesnachweis als direkten Ausdruck charakteristisch veränderten Stoffwechsels oder als dessen indirekte Folge auffaßt. So geringfügig der Unterschied vielleicht auch auf den ersten Blick erscheinen mag, so dürfte er für die praktische Bewertung nicht gleichgültig sein. Denn auch bei dieser Art der Betrachtung wäre die therapeutische Bedeutung der Wa-R zweifellos größer, wenn sie der direkte Ausdruck des pathologischen Geschehens ist, als wenn sie nur indirekt den Ausdruck der sekundären biologischen Reaktion darstellt. Ist die Wa-R nur der Ausdruck der Reaktionsprodukte, der Antikörper, so können nach dem bisherigen Standpunkt der Immunitätslehre die Zellen völlig ausgeheilt, das Virus beseitigt sein und trotzdem die Antikörperbildung mehr oder wenig lange persistieren. Es könnte uns also dann die positive Wa-R nicht ohne weiteres ein Zeichen dafür sein, daß die Infektion oder die Erkrankung noch besteht, sondern nur dafür, daß sie gewesen ist. Ist aber die Blutveränderung, die wir durch die Wa-R nachweisen, ein unmittelbares Symptom der syphilitischen Gewebsveränderung, dann ergibt sich eben rein logisch die reziproke Schlußfolgerung, daß der Organismus so lange krank ist, als er einen positiven Wassermann hat, und in diesem Sinne liegt meiner Ansicht nach die Bedeutung der Fragestellung und ihre Entscheidung. Einen zwingenden Beweis für die Richtigkeit derjenigen Vorstellung, die in der Wa-R den Ausdruck eines Krankheitssymptomes erblickt, kann ich freilich nicht erbringen. Ich selbst neige zu dieser Betrachtungsweise, weil ich glauben möchte, daß sie den besonderen Bedingungen, die bei der Wa-R bestehen, leichter gerecht wird. Frühere Mitteilungen über die Möglichkeit, negative Sera künstlich so umzuändern, daß sie positiv werden (Versuche von WASSERMANN und LANGE über die Wirkung von Liquorlymphozyten bei Syphilis, eigene Versuche über die Wirkung von Seifen, Versuche von NATHAN über die Wirkung von Bakterien auf normales Blutserum), würden wohl in diesem Sinne sprechen. Man kann sich vorstellen, daß bei Syphilis eine Veränderung des Lipoidspiegels im Blute eintritt und zum Zustandekommen von Lipoideiweißverbindungen führt, die mit den Extraktlipoiden einfach im Sinne einer Summation oder einer für die antikomplementäre Wirkung geeigneten Kombination zusammen wirken."[1]

Wirkung chemischer und physikalischer Eingriffe auf das Serum. Um das Wesen der Wa-R und insbesondere die Frage: Antikörper oder Strukturveränderung des Serums durch Übertritt besonderer chemischer Stoffe ins Blut zu klären, ist eine größere Anzahl von Versuchen gemacht worden, entweder negative Seren durch chemische oder physikalische Eingriffe positiv und positive Seren negativ zu machen, oder den Einfluß solcher Eingriffe auf den Ablauf der Komplementbindungsreaktion in toto zu studieren. (Einfluß der spezifischen Behandlung auf die Reaktion siehe Abschnitt: „Klinische Bedeutung".) Auf die älteren grundlegenden Versuche von SACHS-ALTMANN (Verstärkung der Reaktion durch Säurezusatz, Abschwächung durch Alkali) wurde schon hingewiesen. Weitere Versuche in dieser Richtung sind von ABRAMOW, ROMINGER KISS und KALLOS vorgenommen worden. Nach KISS beruht das Negativwerden positiver Seren durch Alkalizusatz darauf, daß durch das Alkali die aktiven Seifen des Extraktes aufgelöst und so aus der aktiven Form einer Emulsion in die inaktive einer Lösung überführt werden. Auch die Versuche von SIGNORELLI über Verstärkung der komplementbindenden Serumwirkung durch Phenolzusatz, von Segale durch Ozonisierung, von H. MAYER durch Soda, von STERNBERG durch Natriumsilikat, von NEUKIRCH durch Vorbehandlung aktiver Seren mit geglühtem Kieselgur, seien in diesem Zusammenhange erwähnt.

Aminosäuren. Ferner fanden EMDEN und MUCH, daß negative Seren durch Aminosäurezusatz positiv zu machen sind und daß in positiven Luesseren ein vermehrter Aminosäuregehalt nachzuweisen ist. Da aber einerseits wäßrige Aminosäurelösung mit Organextrakt keine Komplementbindung gibt und andererseits aminosäurehaltige Abbaugemische tierischer Organe ähnliche Erscheinungen zeigen wie reine Aminosäuren, so wollen EMDEN und MUCH nicht behaupten, daß das ausschlaggebende Moment bei der Wa-R die Aminosäuren im engeren Sinne sind. Sie glauben vielmehr, daß die Erhöhung des Aminosäurespiegels im Luetikerblut lediglich der Ausdruck eines vermehrten Eiweißzerfalles oder einer mangelhaften Fähigkeit

---

[1] Auch neueste Versuche, die ich anstellte, sprechen gegen die Lipoidantikörpertheorie. Ich habe Luetiker mit schwach positiver Reaktion (0 — +; +) intravenös mit mehrfachen Injektionen steigender Mengen feinst disperser Lipoidaufschwemmungen aus menschlichen Herzextrakten (Organextraktsuspensionen wie sie zur BRUCKschen Reaktion verwendet werden) behandelt, in der Annahme, daß — in Analogie mit echten Immunitätsreaktionen — die Antikörperkurve durch Neuzufuhr des Antigens zum raschen Anstieg zu bringen sein würde, falls die komplementbindenden Stoffe im Luesserum wirklich Lipoidantikörper sind. Niemals ist es mir jedoch gelungen, durch diese Injektionen menschlichen Organlipoids (die übrigens ohne irgendwelche Reaktionen vertragen wurden), die Ausschläge der Wa-R im positiven oder negativen Sinne zu beeinflussen. — Die Reaktion blieb in diesen Fällen während und nach der Lipoidbehandlung „schwach positiv", wie sie vor den Injektionen gewesen war.

des luetischen Organismus zur weiteren Zerlegung normal ent-
standener Eiweißabbauprodukte ist.

Zu ähnlichen Schlüssen kommt Mahlo. Auch er fand bei Zusatz von Aminosäuren zu normalen Seren und nach der Injektion von Aminosäuren bei normalen
Kaninchen positive Reaktion; aber auch er lehnt die Annahme, daß allein die
Aminosäuren die positive Wa-R bedingen, ab, da sonst jedes nach den Mahl-
zeiten entnommene Serum positiv reagieren müßte. Er glaubt vielmehr, daß es
sich außer den Aminosäuren um Substanzen handelt, die eine positive
Ninhydrinreaktion ergeben, wahrscheinlich aber keine Aminosäuren sind. Die
nach einer von Mahlo ausgearbeiteten Technik angestellte Ninhydrinreaktion
ergab in etwa 79% eine Übereinstimmung mit der Wa-R. Auch nach H. Much
zeigen enteiweißte Wassermann-positive Seren eine positive, negative Wasser-
mann-Seren eine negative Ninhydrinreaktion. Eine weitgehende Bestätigung
der Befunde von Mahlo und Much-Schmidt brachten die Untersuchungen von
W. Bachmann, der durch Zusatz von Glykokoll und Leuzin negative Seren
in positive verwandeln, durch Einspritzungen von Aminosäuren bei Kaninchen
positive Reaktion erzeugen konnte und eine gute Übereinstimmung der Ninhydrinreaktion enteiweißter syphilitischer Seren mit der Wa-R fand, der sich
jedoch bezüglich der aus diesen Resultaten zu ziehenden Schlüssen sehr zurück-
haltend äußert.

Auch bei Menschen fand Söderbergh nach interner Darreichung von 15 g
Thyrosin nach 23 Stunden eine positiv gewordene Reaktion.

Ferner kommt Max Fraenkel zu der Anschauung, daß die Wa-R der Ausdruck eines Gewebszerfalles ist. Der Zusatz einer geringen Menge eines Abder-
halden-positiven Dialysats verwandelte eine negative Wa-R in eine positive.
Das Dialysat als solches ergab in allen Fällen, in denen durch die Ninhydrinreaktion Eiweißzerfallsprodukte nachgewiesen werden konnten, eine positive
Wa-R, und auch beim Dialysieren von frischem Serum ohne Organzusatz gehen
noch so viele Abbauprodukte, die normalerweise im Serum vorhanden oder
durch autolytische Prozesse entstanden sind, in die Außenflüssigkeit über,
daß dadurch positive Wa-R erzeugt werden kann. Ellis, Cullen und van
Slyke fanden, daß Aminosäurenitrogen im Blute bei Luetikern und Nichtluetikern in denselben Grenzen schwanken. Weder der Gehalt des Blutes
noch der Lumbalflüssigkeit stand im Zusammenhang mit der Wa-R.

Äther- und Chloroformextraktion. Daß positive Luesseren durch Ätherextraktion und auch durch Chloroform negativ gemacht werden können,
zeigten Satta und Donati, eine Erscheinung, die von Michele, Bass und
Clausner sowie von Fürst bestätigt wurde. Während Michele aus diesen
Versuchen schließt, daß die Serumlipoide keine Bedeutung für die Wa-R haben
können, da sie ja durch die Extraktion beseitigt werden und daß der Äther
offenbar im Sinne einer Globulinveränderung wirkt, glauben Bass-Clausner
und Fürst nicht an eine derartige Serumlipoidextraktion, sondern betrachten das Phänomen ausschließlich als auf einer Beeinflussung der Serumkolloide beruhend, eine Reaktion, die nach Bass-Clausner wohl mit der nach
Narkosen zu beobachtenden identisch ist und die sich von der luetischen
nur durch eine gesteigerte Thermostabilität unterscheidet. Forssman dagegen
glaubt auf Grund seiner Versuche, daß die die Wa-R ergebende Substanz des
Serums weder ein Globulin (obgleich sie mit der Euglobulinfraktion fällbar ist)

noch ein Lipoid ist (da sie durch Äther nicht beeinflußt wird). Eine Einwirkung des Äthers fand er erst während des Inaktivierungsprozesses.

Fällt man die Substanz mit den Euglobulinen aus einem positiven Serum, löst die Fällung in 0,8% NaCl-Lösung, behandelt mit Äther, pipettiert diesen nach 1 Stunde ab und inaktiviert, so ist die komplementbindende Substanz des Luesserums zerstört oder reduziert. Wahrscheinlich handelt es sich hierbei um eine Adsorptionserscheinung. Für die Frage, ob die Substanz ein Antikörper ist oder nicht, läßt sich der Versuch nicht verwerten, da echte Antikörper (Hämolysine, Agglutinine) sich bei der beschriebenen Versuchsanordnung ganz verschieden verhalten.

Andere Substanzen. ROMINGER stellte eingehende Versuche über die Erzeugung von Komplementbindungsreaktionen durch Zusatz chemischer Substanzen zu normalen Seren an, wobei als Extrakte Meerschweinchenherzextrakte, Paralyse-Blutextrakt, sowie Extrakte aus tuberkulösen Organen dienten. Mit Kohlehydrate versetzte Normalseren reagierten mit Paralyseextrakt deutlich positiv, nicht aber mit Meerschweinchenherzextrakt und mit Tuberkuloseextrakt. Zusatz von Ameisensäure, Palmitinsäure und Stearinsäure ergaben positive Reaktion mit Meerschweinchenherzextrakt, Essig-, Propion- und Borsäurezusatz mit Tuberkuloseextrakt. Mit Äpfelsäure versetztes Serum gab positive Wa-R und Tuberkulose-Reaktion. ROMINGER kommt ebenfalls zu dem Schluß, daß die Komplementbindungsreaktion bei Lues und Tuberkulose nicht auf Antikörperbildung, sondern auf den Übertritt abnormer Stoffe aus den krankhaft veränderten Organen ins Blut beruht.

Nachdem DONGES bereits gezeigt hatte, daß zufälliger oder künstlicher Bakterienzusatz zu normalen Seren in kleinen Mengen zwar ohne Einfluß auf die Komplementbindungsreaktion ist, daß dagegen stärkere bakterielle Beimengungen erhebliche Eigenhemmungen hervorrufen können, fanden HIRSCHFELD und KLINGER, daß Zusatz von Agar, Kaolin, Bakterien usw. negative Seren so verändern können, daß sie positive Reaktionen ergeben, was sie auf eine Globulinveränderung durch die verwendeten Suspensionen zurückführen (s. auch die bereits erwähnten Versuche von NEUKIRCH).

KRAUSS kommt zu der Anschauung, daß durch die Behandlung von normalen Seren mit den verschiedensten Substanzen keine neuen komplementbindenden Stoffe entstehen, sondern daß es sich bei den vorgenommenen Eingriffen nur um eine Ausschaltung antagonistischer Faktoren handelt, die lediglich die in jedem normalen Serum vorhandenen, bei Lues aber quantitativ vermehrten komplementbindenden Stoffe verdecken.

In ähnlicher Weise sind die Versuche von NATHAN zu deuten, der bei aktiven normalen Menschenseren durch $^1/_{200}$ Normalsalzsäure, Bakterien- und Inulinsuspensionen zwar positive Wa-R und Eigenhemmung, aber keine Serumveränderung bei der Prüfung nach SACHS-GEORGI erzielte.

Physikalische Einwirkungen. In diesem Zusammenhang müssen noch einige physikalische Untersuchungen gestreift werden, die sich auf Luesseren erstrecken. So untersuchten THOMSEN und BOAS die Thermoresistenz der bei der Wa-R wirksamen „Antikörper". Sie fanden, daß dieselbe bei Lues-, Lepraund Scharlachseren wensgleich ist und sich nur durch verschiedene Stärke unterscheidet. Im Frühstadium der Lues ist die Thermoresistenz nicht höher als bei den anderen Infektionen, im Sekundärstadium nimmt sie zu und bei kongenitaler Lues ist sie besonders stark. Siehe ferner bezüglich des Einflusses der Temperatur auf die Komplementbindung (Abschnitt: Technik): Altmann-Zimmern, Jacobsthal, Neufeld-Haendel, Grätz, Guggenheimer, Schwab.

Elfer untersuchte die Viskositäts-, Oberflächenspannungs- und spezifischen Gewichtsverhältnisse luetischer Seren, kam aber zu keinem verwertbaren Resultat. Nach Meineri ist die Viskosität bei luetischen Erscheinungen vermehrt, steht aber zu der Wa-R in keiner Beziehung. Auch Kisch und Remertz fanden keine Unterschiede in der Oberflächenspannung von Serum und Liquor bei positiver bzw. negativer Reaktion. Rondoni fand im allgemeinen einen höheren polarimetrischen Wert der positiven Seren als der negativen. Elektrochemische Untersuchungen stellten Seki sowie Skrop an. Nach letzterem besitzt die isolierte komplementbindende Substanz des Luesserums eine positive elektrische Ladung.

Von besonderer Bedeutung nicht nur in theoretischer, sondern auch in praktischer Beziehung sind schließlich die Versuche, die Hans Sachs und Altmann im Verfolg der schon früher von ihnen und Abramow angestellten Studien über Säure- und Alkaliwirkung auf die Komplementbindung ausgeführt haben. Sachs und Altmann, denen sich auch E. Nathan anschließt, fanden, daß die Wa-R sowohl durch alkalische als auch durch saure Reaktion des Mediums aufgehoben werden kann und daß die Aufhebung durch Säure leichter in der Kälte als in der Wärme gelingt. In geeigneten Fällen ist es möglich, die Bedingungen durch Veränderung der Reaktion des Mediums für ein und dasselbe Serum willkürlich so zu gestalten, daß es entweder nur bzw. stärker in der Kälte, oder nur bzw. stärker in der Wärme reagiert. Die Wa-R zeigt also nach Sachs und Altmann in bezug auf den Einfluß der Temperatur und Reaktion des Mediums Analogien zu der Inaktivierung des Komplements im salzarmen Medium. „Das Gemeinsame der Erscheinungen ist die Globulinveränderung, die einen bestimmten Grad nicht überschreiten darf."

Wenn auch die bisher erwähnten Versuche eine definitive Klärung des Wesens der Komplementbindungsreaktion bei Syphilis vermissen lassen, so ging doch aus den meisten von ihnen und den bereits früher beschriebenen Untersuchungen hervor, daß zwei Faktoren bei der Reaktion eine bemerkenswerte Rolle spielen, einerseits die Serumglobuline und andererseits die Lipoide.

B. Bedeutung der Globuline.

Die Bedeutung der Globuline ergab sich schon aus·den älteren Arbeiten von Landsteiner-Müller, Grosz und Volk sowie Elias, Porges, Neubauer und Salomon. Ebenso sprechen die Klausnerschen Versuche, die Angaben Noguchis über Globulinvermehrung in Luesserum, die quantitativen Eiweißbestimmungen von Winternitz, die serochemischen Reaktionen von Bruck sowie die Untersuchungen von Bircher und Mac Farland in diesem Sinne. Sachs und Altmann sind der Meinung, daß die Wa-R bzw. der Vorgang des Komplementschwundes — sowohl bei ihr als bei der spezifischen Komplementbindung — auf dieselben Ursachen, nämlich auf eine

geeignete Globulinveränderung zurückzuführen sei, für die in dem einen
Fall die Extraktwirkung, in dem anderen Falle die spezifische Antigen-Antikörperreaktion das physikalisch-aufschließende Moment bildet. Es handele
sich hierbei um eine Komplementinaktivierung wie sie auch beim Verdünnen
im salzarmen Medium oder durch andere Eingriffe erreicht werden kann: um
eine antikomplementäre Wirkung besonders veränderter Globuline.

Mit dieser Auffassung stimmen die experimentellen Versuche U. Friede-
manns überein. Hiernach wird die Wa-R durch bereits im Normalserum vorhandene Stoffe bedingt, für die physiologische Hemmungen in Fortfall kommen.
Die Globuline des normalen Serums ergaben eine Wa-R, die durch Albumine
aufgehoben werden kann. Bei Lues tritt eine Störung des Antagonismus
zwischen Globulinen und Albuminen ein, die in einer Globulinveränderung
besteht, derart, daß die Hemmungswirkung der Albumine, die ihrerseits unverändert bleiben, nicht mehr zur Geltung kommt. Der
Extrakt wirkt bei der Wa-R nur im Sinne einer Verstärkung der im Serum selbst
gelegenen Hemmungsfaktoren.

Zu ähnlichen Anschauungen kommen P. Schmidt, Liebers sowie Hirschfeld-Klinger. Auch für P. Schmidt ist die Wa-R der Ausdruck eines Zusammen-
wirkens der Globuline mit den Extraktkolloiden. Im Normalserum
wird die Reaktion durch die Schutzwirkung der Albumine verhindert
oder verzögert, während im Luesserum die Globuline quantitativ oder
qualitativ (durch den Grad der Dispersität) oder in beidem überwiegen und
als Fällungsmittel gegen das Extraktkolloid aufzufassen sind.

Hirschfeld-Klinger glauben, daß für die serologischen Luesreaktionen
der Nachweis stark labiler Globuline gemeinsam ist und daß es sich in erster
Linie um eine Vermehrung derjenigen Eiweißteilchen handelt, welche sich
durch niedrige Dispersität und geringe Löslichkeit ihrer Oberflächen auszeichnen und daher fällenden Eingriffen gegenüber besonders empfindlich sind.

Zu ähnlichen Anschauungen kommen Satta-Donati, v. Gonzenbach
und A. König.

Bauer und Hirsch erhielten mit den durch Dialyse gewonnenen Globulinen
nur dann positive Komplementbindung, wenn auch das Vollserum positiv
reagierte, und zwar ging die Stärke der Reaktion parallel mit der des Vollserums.
Auch die positive Reaktion im Harn soll an die Globuline gebunden sein.

Gloor-Klinger fanden, daß positive Seren nach Ausfällen der Globuline
mit $^1/_{300}$ Normalsalzsäure (nach Sachs und Altmann) noch positive Wa-R,
wenn auch abgeschwächt, zeigen, während die Sachs-Georgi-Reaktion meist
völlig aufgehoben ist. Sie schließen daraus, daß die positive Wa-R nicht ausschließlich an die Globuline gebunden ist, während die Globuline für
die Flockungsreaktion eine ausschlaggebende Rolle spielen. Nach
Harald geht die Hauptmenge des die Wa-R bedingenden Körpers in die
Euglobulinfraktion des Serums über.

Mandelbaum dagegen konstatierte in den durch Einleitung von Kohlensäure globulinfrei gemachten positiven Seren noch positive SG-R, Versuche,
die auch Felke im allgemeinen bestätigen konnte. Felke kommt zu dem
Schluß, daß es „nicht die Globuline allein sein können, die die Luesreaktionen
ergeben. Der Kern der spezifischen Serumveränderung ist in den stabilen
Serumbestandteilen zu suchen, der Albuminfraktion, die auch den größten

Teil der Lipoide enthält. Da die Globuline bei ihrer Ausfällung wechselnde Mengen dieser Substanzen mitreißen, spräche die Möglichkeit mit ihnen eine Komplementbindung und eine Globulinmittelstückreaktion anzustellen, nicht gegen die auch von HANS SACHS vertretene Annahme, daß die primäre syphilitische Serumveränderung die Lipoidsubstanzen betrifft."

Auch FORSSMANN glaubt auf Grund seiner chemischen Untersuchungen an die Lipoidnatur der sog. „Wa-Substanz".

Diesen die Bedeutung der Globuline für die Luesreaktion bis zu einem gewissen Grade ablehnenden Anschauungen stehen wiederum die Arbeiten von KAPSENBERG, SAHLMANN und WEISSBACH entgegen. Diese Autoren zeigten, daß die Untersuchungsresultate ganz verschieden sind, je nachdem, wie weit man den Globulinbegriff faßt. Versteht man darunter nur die leicht fällbaren sog. Euglobuline, so bestehen die Angaben von GLOOR-KLINGER, MANDELBAUM und FELKE zu Recht. Fällt man jedoch das Gesamtglobulin, versteht also unter der „Globulinfraktion des Serums" die Euglobuline + Pseudoglobuline, so muß man zu dem Schluß kommen, daß die Globulinfraktion der Träger der positiven Luesreaktion ist, wobei die Wa-R und die Flockungsreaktionen auf den gleichen Eigenschaften der syphilitischen Seren beruhen dürften (s. auch die Versuche von TAOKA).

So kommt KAPSENBERG nach seinen Untersuchungen zu folgenden Schlüssen: In einem positiven Serum ist es das Globulin, welches die positive Wa-R hervorruft, während das Albumin ganz negativ reagiert. Das Vollserum und das isolierte Globulin gibt im allgemeinen eine gleichstarke Wa-R. Das Globulin aus einem negativen Serum reagiert im allgemeinen negativ, doch gibt es äußere Einflüsse, die ein negatives Globulin in ein positives verwandeln können (Bakterien; s. hierzu die früheren Versuche von HIRSCHFELD-KLINGER, KRAUSS, NATHAN u. a.). Das Albumin eines negativen Serums reagiert immer negativ, auch dann, wenn das Globulin durch äußere Einflüsse positiv geworden ist. Demnach verdanken die positiven Seren ihr positives Verhalten nur ihrem Globulin, das eine bestimmte Änderung erfahren hat, entweder durch die Absorption einer wohldeterminierten Substanz oder durch eine Abänderung in seiner eigenen molekularen Zusammensetzung.

SAHLMANN zeigte, daß bei Spaltung des syphilitischen Serums mit verdünnter Salzsäure die bei der SG-R wirksamen Stoffe sowohl in den Albuminen als auch in den Globulinen vorhanden sind. Nach dem Kohlensäureverfahren sind die wirksamen Stoffe in größerer Menge in der Albuminfraktion, fehlen aber auch häufig in der Globulinfraktion nicht. (Larvierung durch antagonistische Faktoren.) Der labilste Anteil der Globuline wirkt bei der Ausflockung meist antagonistisch und kann bei der Wa-R zu unspezifischer Reaktion Anlaß geben.

Schließlich kommt WEISSBACH in seiner eingehenden Arbeit zu folgenden Resultaten: Alle untersuchten Seren enthalten annähernd gleichviel Globuline, die durch Halbsättigung mit Ammonsulfat ausfällbar sind. Die Gesamtglobuline jedes Serums lassen sich in eine thermostabile und -labile Quote teilen. Erstere ist schwerer ausfällbar als die letztere. Durch den luetischen Prozeß werden die Gesamtglobuline in ihrer Ausflockbarkeit so verändert, daß die thermolabilen und ein beträchtlicher Teil der thermostabilen leichter auszuflocken sind als die entsprechenden Globulinquoten aus Normalseren. Bei fraktionierter Ausflockung der Serumglobuline mit Ammonsulfat oder bei Ausflockung der

Globuline durch Dialyse versagen in der Restflüssigkeit luetischer Seren erst
die Flockungsreaktionen, später die Wa-R. Die Ausflockung der Serumglobuline mit Organextrakt geht der durch Ammonsulfat und Dialyse parallel.
Es gelingt mit einer bestimmten Menge Globulin, welches durch Dialyse aus einem
luetischen Serum ausgeflockt worden ist, ein von einer gleichen Globulinmenge
befreites Normalserum zur positiven Wa-R zu veranlassen; dagegen reagiert das
mit den entsprechenden Normalglobulinen beschickte luetische Serum negativ.

C. Bedeutung der Lipoide.

Die zweite Gruppe von Substanzen, deren Bedeutung für die Luesreaktionen schon aus den geschilderten Untersuchungen von LANDSTEINER und
seinen Mitarbeitern, LEVADITI-YAMANOUCHI, PORGES-MEIER, SACHS-ALTMANN,
erhellte, ist die der Lipoide.

Die Arbeiten über dieses Gebiet erstrecken sich einerseits auf die Untersuchung der im Organextrakt (Antigen) wirksamen Lipoide, andererseits auf die etwaigen Änderungen im Lipoidgehalt des Serums im Verlaufe
des luetischen Krankheitsprozesses.

Lipoide im Organextrakt. Während die Arbeiten von HANS SACHS und
RONDONI schon die Ersatzmöglichkeiten der Organextrakte durch chemisch
genau dosierbare Lipoidseifenlösungen gezeigt hatten (s. Abschnitt
Technik) und die Arbeiten von GATZ und INABA sowie von HESSBERG die Bedeutung der Seifen im Organextrakt bestätigten, konnte CRAIG aus alkoholischem Extrakt luetischer Lebern einen kristallinischen Körper isolieren, dessen
chemische Natur allerdings nicht genau bestimmt werden konnte, der sich jedoch
deutlich von Taurocholsäure, Glykocholsäure und ihren Salzen unterschied
und der in alkoholischer Lösung wie der Vollextrakt reagierte.

SELIGMANN und PINKUS sind der Ansicht, daß die wirksamen Substanzen
der Organextrakte in die Gruppe der Diamidophosphatide gehören, die
in den wäßrigen Extrakten als Lipoideiweißverbindung, in den alkoholischen
als vom Eiweiß abgesprengte Lipoide enthalten sind, während MC INTOSH
glaubt, daß das Antigen der Organextrakte nicht allein aus Lipoiden besteht.

Nach WILSON, der das wirksamste Antigen im azetonunlöslichen Teil der
Ätherextrakte normaler Schweinelebern fand, enthalten Äther- und Alkoholextrakte physikalisch und biochemisch verschiedenartige Substanzen,
deren Differenzen von den Verseifungs- und Jodzahlen unabhängig sind.

BROWNING, CRUICKSHANK und GILMOUR fanden, daß die unter dem Einfluß
von Lezithin bei der Wa-R gebundene Komplementmenge von der Herkunft
des Lezithins aus den verschiedenen Organen abhängig ist, wobei sich Herz-
lezithin am stärksten, Eidotterlezithin am schwächsten erwies. Es zeigte
sich ferner, daß die verschiedenartigsten Lezithinpräparate allein
eine fast gleichstarke antikomplementäre Wirkung ausüben und daß
Cholesterinzusatz zum Lezithin eine starke Zunahme der Komplementbindungsfähigkeit luetischer Seren hervorruft.

So, der in Fortsetzung der früheren eingehenden Untersuchungen von
KOBAYASHI Versuche über die Brauchbarkeit der verschiedensten Organextrakte
für die Komplementbindungsreaktion anstellte, zeigte, daß beim normalen
Meerschweinchen sich Gehirn- und Milzextrakt am schwächsten erwies,
daß ferner die wirksamen Substanzen im Herzextrakt diphtherietoxinvergifteter

Meerschweinchen in gleicher Menge vorhanden sind als im Normalherzextrakt. Beim verhungerten Tier erwies sich der Herzextrakt als doppelt so schwach wie beim normalen, während umgekehrt bei chronischer Phosphorvergiftung eine Steigerung seiner Wirksamkeit zu konstatieren war, eine Erscheinung, die auf einen Zusammenhang der wirksamen Substanzen mit der Organverfettung hinweist.

Damit stehen Untersuchungen von Emmerich im Einklang, der die besonders lipoidreichen Menschennebennierenextrakte auch als besonders brauchbar fand. Allerdings erwies sich dagegen ein Leberextrakt von akuter gelber Leberathropie trotz seines sehr hohen Lipoidgehaltes als unwirksam.

Munk, der auch aus Kartoffeln wirksame alkoholische Extrakte gewann und dem sich selbst alkoholische Schellacklösung brauchbar erwies, glaubt, daß es überhaupt keine für die Wa-R charakteristische Lipoide gibt und daß nicht ihr chemischer Charakter, sondern ihr kolloidaler Zustand das maßgebende Moment bildet.

Klein und Fraenkel sehen die Komplementbindungsreaktion als den Ausdruck einer kombinierten Wirkung von Lezithin einerseits und geringen Mengen eines seifenartigen, jekorinähnlichen Körpers und Cholesterin andererseits an.

Lemeland kommt zu dem Schluß, daß das beste Antigen den höchsten Gehalt an freiem Cholestearin hat und daß ein Antigen um so schwächer ist, je größer das Verhältnis der nicht verseifbaren Stoffe zum Cholesterin ist. Der Wert der Antigene werde also weniger bestimmt durch die absolute Menge der verschiedenen Lipoide als vielmehr durch die quantitativen Beziehungen unter ihnen.

Lipoide des Luesserums. Was die etwaige Bedeutung der Lipoide im Serum betrifft, so hatte schon Klausner darauf hingewiesen, daß aktive Luesseren durch Ätherextraktion die Fähigkeit, von destilliertem Wasser ausgeflockt zu werden, verlieren, daß man aber diese Ausflockbarkeit durch Zusatz geringer Lipoidmengen (Cuorin, Kephalin, Lezithin) oder des Ätherextraktes selbst wieder herstellen kann. Ebenso gewinnen Normalseren durch Lipoidzusatz die Fähigkeit, die Klausnersche Fällungsreaktion mit destilliertem Wasser zu zeigen. Da die Lipoide durch Erhitzen auf 56° in ihrer Fällbarkeit nicht beeinflußt werden und auch die aus inaktiven Seren durch Ätherextraktion gewonnenen Lipoide normales oder extrahiertes Serum wieder fällbar machen, muß man also annehmen, daß durch Erhitzen auf 56° nichtlipoide Serumbestandteile so verändert werden, daß trotz des unverändert wirksamen Lipoids die Ausflockung auf destilliertes Wasser nicht mehr erfolgt. Klausner glaubt daher in Übereinstimmung mit den Angaben von Peritz, daß das Blut Luetischer Lipoide in vermehrter Menge enthält. Allerdings werden die Angaben von Peritz, der im Serum von Tabikern und Paralytikern eine Erhöhung des Lipoidspiegels fand und welcher der schon früher besprochenen Lipoidtoxin-Antikörpertheorie zuneigt, von F. Lesser bestritten, der keinen Zusammenhang zwischen Lezithingehalt des Serums und der Wa-R finden konnte, eine Ansicht, die auch Alessandrini auf Grund seiner Kobragiftversuche geäußert hatte. Auch Bauer und Skutetzky hatten zwar ein Ansteigen des Blutlipoidgehaltes zur Zeit der Generalisation des Virus bei Lues, aber keine konstante Beziehung zwischen Höhe des Lipoidgehalts und der Wa-R gefunden.

Bürger und Beumer kommen zu ähnlichen Schlüssen.

Peritz fand, daß Lezithinämien bei chronischen Geisteskrankheiten, Epilepsie, bei Diphtherie, Tuberkulose, Diabetes, Nephritis, bei der Narkose und bei Lues nachgewiesen werden können. Da aber bei keiner Lipoidämie, außer bei der Lues ein Antikörper gegen Organlipoid entsteht, so muß dieses Organlipoid, falls es sich wirklich um einen Antikörper dagegen handeln sollte, noch ein anderes Produkt enthalten, etwa ein Luestoxin, gegen das sich ein Antikörper bildet (s. oben).

Bezüglich des Cholesterins hatten Carbone und Nizzi gezeigt, daß es bei Wa-R-positiven Seren meist frei oder als Ester in der Globulinfraktion des Serums enthalten ist.

Louste setzte dem Serum Cholesterin zu und fand bei einem Zusatz von 2—3 g auf 1000 Serum eine verstärkte Reaktion, oberhalb und unterhalb dieses Mengenverhältnisses eher ein Negativwerden.

Bürger und Beumer fanden zwar einen Parallelismus zwischen den Lezithin- und Cholesterinmengen des Serums, aber keine Vermehrung beider Komponenten bei positiv reagierenden Luesseren.

Auch Henes fand eine beträchtliche Variation im Cholesteringehalt des Blutes unter verschiedenen pathologischen Bedingungen und glaubt, daß eine etwaige Hypercholesterinämie nicht durch die Syphilis bedingt ist bzw. mit einer positiven Wa-R nichts zu tun hat. Dagegen bestätigte er die von H. Sachs zuerst gefundene Erscheinung, daß Cholesterinzusatz die Extraktwirkung wesentlich verstärken kann.

Knudson und seine Mitarbeiter fanden den Cholesterinester im Luesblute vermindert, den Gesamtcholesteringehalt jedoch unverändert.

Craig und Williams konstatierten bei Kaninchen, die sie mit Cholesterin gefüttert hatten, keine positive Reaktion.

Schließlich haben noch Rothenberger und Nathan genaue Untersuchungen über den Cholesteringehalt des Blutserums bei Luetikern angestellt. Sie fanden bei unbehandelter Primärlues Normalwerte, bei unbehandelten seropositiven Frühluesfällen subnormale, und bei drei von vier Latenzfällen stark vermehrte Cholestearinmengen. Zwischen der Wa-R und dem Cholesterinspiegel fand sich kein direkter Zusammenhang, nur scheint der infolge Behandlung negativ gewordenen Wa-R ein erhöhter Cholesteringehalt des Blutes zu entsprechen (s. auch die Ausführungen von Lange über Ikterus und Wa-R sowie die Untersuchungen von Mac Farland).

D. Entstehungsorte der Reagine.

Auch die Frage über die Herkunftsorte der die Wa-R bedingenden Reagine ist noch nicht restlos geklärt.

Bergel hat zu zeigen versucht, daß wenn man Lezithinöllösung in die Brust- und Bauchhöhle von Kaninchen und Meerschweinchen injiziert, ein lymphozytenreiches Exsudat gewonnen werden kann, das fettspaltend wirkt und Lezithinemulsionen ausflockt. Ebenso konnte eine Steigerung des Fettspaltungsvermögens von Milz, Lymphdrüsen und Blutserum nach derartigen Injektionen beobachtet werden. Da, wie auch Citron und Reicher

gezeigt hatten, Luesseren ebenfalls ein erhöhtes Fettspaltungsvermögen
aufweisen und Lezithin ausflocken, untersuchte BERGEL das Verhalten des Blutserums der intraperitoneal und intrapleural mit Lezithin vorbehandelten Tiere
in bezug auf die Wa-R. Während WASSERMANN und CITRON, wie schon früher
erwähnt, bei der Vorbehandlung von Kaninchen mit Lezithin nur negative
Resultate gehabt hatten, konnte BERGEL durch wiederholte intraperitoneale
und intrapleurale Injektionen verschiedener Lezithinpräparate bei Meerschweinchen und Kaninchen im Serum, in Bauch- und Brust-Exsudaten, Leber-
und Milzextrakten Stoffe erzeugen, die mit alkoholischem Luesleberextrakt
positive Reaktion ergaben. Und zwar wurde die Reaktion in Milz-, Lymph-
drüsen- und Leberextrakt sehr stark, in den pleuralen und peritonealen Exsudaten schwach gefunden, während sie im Serum nur bei Meerschweinchen
konstant positiv, bei Kaninchen dagegen nur ausnahmsweise positiv ausfiel.

WASSERMANN und LANGE fanden bei 12 von 18 Liquorproben von Tabo-
paralyse und Paralyse nach Brutschrankautolyse der Liquorlymphozyten eine
Verstärkung der Wa-R im Liquor, eine Erscheinung, die bei der Autolyse von
Lymphozyten, die von Dementia- und Meningitis-Fällen stammten, ausblieb.
Sie schlossen aus diesen Versuchen auf eine besondere Bedeutung der Lymphozyten bei Luetikern, die die Herkunftsstätten der positiven Reaktion
des Liquor seien. Demgegenüber hält SPÄT die Annahme von WASSERMANN
und LANGE für unbegründet, da nach seinen Versuchen auch die Zellen nichtluetischer Herkunft (Meerschweinchenleukozyten, Lymphozyten von tuberkulöser Meningitis, Erythrozyten) den Titer erhitzten Liquors erhöhen können.
SPÄT ist der Ansicht, daß durch die stundenlange Digerierung bei 56° eine
Zellautolyse eintritt, bei der Stoffe in die Flüssigkeit übergehen, durch die die
bereits bestehenden hemmenden Potenzen gesteigert werden.

Auch LORENZ lehnt die Rolle der Liquorlymphozyten als Urheber der positiven Reaktion des Liquors ab. Er fand im übrigen in Übereinstimmung mit
BERGEL, daß der Lipasegehalt (Technik RONA-MICHAELIS) und die Wa-R
im Liquor weitgehenden Parallelismus zeigt. Er glaubt, daß die mit dem
Zustandekommen der positiven Reaktion in Liquor zusammenhängende Veränderung des Lipoidstoffwechsels auf einem erhöhten Lipasegehalt beruhe, daß
jedoch eine Abhängigkeit des Lipasegehaltes und damit der Wa-R von den
Liquorlymphozyten nicht nachzuweisen ist.

Ebenso tritt M. STERN auf Grund ihrer Versuche der Ansicht von v. WASSER-
MANN und LANGE über die Rolle der Liquorlymphozyten entgegen.

In Verfolg seiner früheren Arbeiten hat dann BERGEL die Frage über den Zusammenhang zwischen Luesantigen, der Wa-R, Lymphozytose und Fettspaltung
wieder aufgenommen und kommt zu der Anschauung, daß die in den syphilitischen Herden vorhandenen Lymphozyten, bzw. Plasmazellen und ihre
Bildungsorgane, die Lymphdrüsen, die Antistoffe gegen die lipoiden
Syphiliserreger produzieren und daß die Antikörperbildung im wesentlichen auf einer lipatischen Ambozeptorenwirkung beruht, deren biologischer
Ausdruck die Wa-R ist. Das Luesserum enthält also nach BERGEL ein gegen
das lipoide Luesantigen spezifisch eingestelltes, aus den Lymphozyten bzw.
Lymphdrüsen stammendes lipatisches Proferment, das bei Zustandekommen
der Wa-R durch das Komplement aktiviert wird, an das Lueslipoid herantritt
und von ihm (ähnlich wie vom Erythrozytenlipoid bei der Hämolyse) ab-

sorbiert wird. Dieser BERGELschen Lipoid-Antikörper-Annahme neigt im wesentlichen, wie schon erwähnt, neuerdings auch v. WASSERMANN zu. Von mehreren Seiten (ASCHOFF und KAMIYA, RESCH) erfährt jedoch diese BERGEL-WASSERMANNsche Theorie über die lipoidspaltende Funktion der Lymphozyten eine scharfe Ablehnung.

Eine der BERGELschen Theorie ähnliche Anschauung vertritt ferner GEN-NERICH. Auch er ist der Ansicht, daß die der Wa-R zugrunde liegenden fett-spaltenden Fermente in den Lymphdrüsen präformiert sind, auch unter Umständen in Karzinom und tuberkulösen Lymphdrüsen nachgewiesen werden können, aber ihre stärkste Wirkung in syphilitischen Drüsen entwickeln. Diese Auffassung erkläre auch das gelegentliche Auftreten sog. unspezifischer Re-aktionen bei nichtluetischen, aber mit Drüsenerkrankungen einhergehenden Prozessen.

ZURHELLE schließt sich dieser Auffassung im allgemeinen an, er schreibt dem eintretenden Gewebszerfall in syphilitischen Drüsen, der nach seinen genauen histologischen Untersuchungen konstant nachzuweisen ist, eine große Bedeutung für das Zustandekommen der Wa-R zu. Er erinnert an die klinischen Beobachtungen, daß einerseits die Wa-R um so renitenter zu sein pflegt, je ausgesprochener und renitenter die Lymphdrüsenschwellungen auf-treten, anderseits bei malignen Fällen mit fehlenden Drüsenschwellungen auch häufig negative Wa-R beobachtet wird. ZURHELLE glaubt jedoch, daß der definitive Beweis für die Herkunft der Reagine aus den Lymphdrüsen erst dann zu erbringen ist, wenn das Drüsenpunktat positiv reagierend befunden wird, während Blut und Reizserum noch negativ reagiert. Ein derartiger Beweis ist bisher allerdings noch nicht erbracht worden.

Es muß auch betont werden, daß die Rolle gerade der Lymphdrüsen im lymphatischen System vielleicht nicht immer eine ausschlaggebende zu sein braucht. Die BERGELschen Untersuchungen machen es ja wahrscheinlich, daß unter Umständen auch außerhalb der Drüsen tätige Zellen (ob dies ge-rade die echten Lymphozyten sind, bleibt dahingestellt; siehe ASCHOFF und KAMIYA) der Ursprungsort der Reagine sein können und in der Tat weist ja das isolierte Auftreten der Wa-R in Liquor (zuweilen auch bei nichtluetischen Pro-zessen z. B. Fibrosarkom des Kleinhirnbrückenwinkels [LOTMAR]) oder die z. B. von THOMSEN-BOAS, EICKE und KLAUDER und KOLMER gezeigte lokale Reagin-bildung in Milch, Sperma, Kammerwasser, Trans- und Exsudaten, Reizserum auf eine derartige Möglichkeit hin!

E. Mechanismus der Komplementbindung.

Betrachten wir nun die Kenntnisse über den feineren Mechanismus des Komplementbindungsphänomens bei Syphilis, so finden wir wieder zwei Anschauungen vertreten: Eine Gruppe von Autoren sieht in dem Komplementbindungsvorgang den Ausdruck fermentativer Prozesse, während eine andere die heute wohl fast allgemein akzeptierte Anschauung vertritt, daß der beim Zusammentritt von Antigen und Luesserum eintretenden Komplementbindung ein Fällungsvorgang zugrunde liegt.

Fermentwirkungen. MANWARING hat die Hypothese aufgestellt, daß das wirk-same Prinzip im Serum und Leberextrakt die in ihnen enthaltenen Säuren, Kofermente und Fermentstimulatoren sind und daß der Unterschied zwischen normalem und luetischem Leberextrakt auf quantitativ verschiedenen Mengen solcher in ihnen enthaltener Substanzen beruht. Diese Substanzen sollen die Wirkung eines im Meerschweinchenserum vorhandenen proteolytischen Fermentes erhöhen, das eine Zerstörung des Meerschweinchenkomplements bewirkt und damit das Phänomen der Komplementablenkung gibt.

Auch Kiss glaubt, daß nicht nur eine Bindung, sondern auch eine Zerstörung des Komplements stattfindet, wobei der Organextrakt als ein durch Luesserum aktiviertes „Gift" wirke. Daß eine Kolloidfällung bei der Komplementbindung keine Rolle spiele, geht nach Kiss daraus hervor, daß eiweißfällende Gifte schon in Dosen komplementzerstörend wirken, in denen sie noch keinerlei Fällungen (makroskopisch!) auslösen. Goss ist der Ansicht, daß bei der Lues durch Spirochätenfermente ein Zellzerstörungsprozeß stattfindet, wobei einerseits Eiweißlipoidsubstanzen der Zellen, anderseits Spirochätenfermente, bzw. die durch sie erzeugten Antifermente ins Blut treten, die zusammen das Komplementbindungsphänomen auslösen.

Auch E. Weil hatte bei seinen Studien über Komplementbindung zwischen Bakterienextrakten und spezifischen Immunseren an fermentähnliche Vorgänge gedacht.

Nach Rabinowitsch ist die Wa-R eine fermentative Reaktion, die dadurch hervorgerufen wird, daß im Syphilitikerserum ein dem antitryptischen ähnlicher fermentativer Bestandteil fehlt oder inaktiv wird, der in jedem Normalserum vorhanden ist und die Komplementbindung verhindert. Die Inaktivierung dieses angeblichen Fermentes bei Lues ermögliche die fermentative Wechselwirkung zwischen Organextrakt und Luesserum, so daß nun das Komplement vernichtet oder gebunden würde. Eine ähnliche oder gleiche Fermentzerstörung wie bei Lues trete z. B. in der Narkose, bei Leichen, bei Seris, die längere Zeit aufbewahrt wurden und bei einigen anderen Krankheitsprozessen auf und führe so zu den „unspezifischen" Reaktionen.

Diesen Fermenttheorien gegenüber hatten schon Satta und Donati darauf hingewiesen, daß weder Extrakt noch Serum bei der Wa-R gänzlich verbraucht wird, daß die Komplementablenkung (im Gegensatz zu enzymatischen Prozessen) auch bei — 10⁰ in einer Stunde beendet ist und daß Substanzen, die gewöhnlich auf fermentative Prozesse eine Hemmungswirkung entfallen (Sublimat, Zyan) keinen Einfluß auf die Wa-R haben, die demnach nicht fermentativer Natur sein kann!

Fällungsvorgänge. Vor allem sind es aber die zahlreichen Arbeiten über Fällungsvorgänge bei der Komplementbindung, die immer mehr zur Aufklärung des Phänomens beigetragen haben.

Die Bedeutung von Fällungen für die Komplementbindung im allgemeinen hatten, wie bereits früher hervorgehoben, schon Gay und Moreschi für die Syphilisreaktion, Levaditi-Yamanuchi, Elias, Porges und ihre Mitarbeiter sowie L. Michaelis betont. Ferner erklärte Liefmann die Komplementablenkung für eine Fällungserscheinung, die durch die fällende Wirkung eines im Luesextrakt enthaltenen Stoffes, wahrscheinlich einer Seife, auf das Luesserum bedingt wird. Durch die fällenden Substanzen des Extraktes werde das Globulin des Luesserums beeinflußt und damit der Normalambozeptor für Hammelblut unwirksam gemacht. Gleichzeitig werde das Globulin des Komplements angegriffen und vielleicht an den ausfallenden Normalambozeptor gebunden.

Diese Fällungen mit Hilfe des Siedentopf-Szigmondischen Ultramikroskops gesehen zu haben gibt Jacobsthal an. Auch nach Jacobsthal ist also die Reaktion eine Präzipitationserscheinung, wobei das Komplement durch das Präzipitat absorbiert wird.

Im Anschluß daran haben dann Bruck und Hidaka gezeigt, daß, wenn man Luesseren und alkoholischen Leberextrakt 19 Stunden lang im Eisschrank bei 2—4°(evtl. unter Mithilfe von Mastixlösungen) binden läßt und dann zentrifugiert, eine Flockungsreaktion zu erzielen ist, die in hohem Grade der Komplementbindung parallel geht. Diese Bruck-Hidakasche Flockungsreaktion ist also ein Vorgänger der für praktische Zwecke ausgearbeiteten Meinickeschen, Sachs-Georgischen, Hechtschen und Bruckschen Methode.

Ferner haben Noguchi-Bronfenbrenner und P. Schmidt die Wahrscheinlichkeit von Präzipitationsvorgängen bei der Komplementbindung hervorgehoben.

Auch H. Hecht zeigte, daß die Fällungsvorgänge bei geeigneter Herstellung der Antigenemulsion und bei ultramikroskopischer Beobachtung dann am besten demonstriert werden können, wenn man vorher inaktivierte Luesseren mit Komplement digeriert und dann die Antigenverbindung zusetzt, oder wenn man aktives Serum zu vorher digeriertem Komplement-Antigen fügt. Auch für Hecht besteht also der Mechanismus der Komplementbindungsreaktion in unsichtbaren und nur unter besonderen Umständen sichtbar zu machenden Präzipitationsvorgängen.

Eine vermittelnde Stellung zwischen den rein physikalischen und rein chemisch-fermentativen Hypothesen nimmt die von C. Lange aufgestellte ein. Nach den Ausführungen von Wassermann und Lange „würde es sich beim Zusammenbringen von Serum eines Syphilitikers mit Antigen um einen Vorgang handeln, der sich aus 2 Akten, und zwar einem physikalischen und einem chemischen zusammensetzt. Der physikalische beruht darin, daß im Momente der Mischung die in dem Serum enthaltenen spezifischen kolloidalen Moleküle mit den im Antigen befindlichen zusammentreten. Dieser Vorgang hat aus rein physikalischen Gründen zur Folge, daß gleichzeitig vorhandenes Komplement mit an den Komplex herantritt. Der zweite Akt besteht darin, daß nun das auf diese Art und Weise verankerte Komplement seine abbauende fermentative Wirkung auf das in dem Komplex enthaltene Antigen ausübt. Bei der Wa-R bestimmen wir nur den ersten, d. h. den rein physikalischen Akt des Vorganges, während wir für den zweiten, d. h. die chemische Wirkung des nun auf dem Molekülkomplex verankerten Komplements eine sichere Methode noch nicht besitzen."

Ausflockungsreaktionen. Eine weitere Förderung unserer Kenntnisse über die Präzipitationsvorgänge bei der Syphilisreaktion ist aber erst im Anschluß an die praktisch und theoretisch gleich wichtigen Arbeiten über Ausflockungsreaktionen von Meinicke und Sachs-Georgi erfolgt (genaueres hierüber siehe in dem betreffenden Abschnitt von Jacobsthal).

Nachdem Mandelbaum und Somogyi bereits die Lipoidnatur der Sachs-Georgi-Flocken nachgewiesen hatten, gelangten Epstein, Paul, S. Fraenkel, Scheer, Niederhoff, Lieb, zu der Ansicht, daß die bei den Luesreaktionen ausfallenden Flocken nicht von den Eiweißbestandteilen des Serums herrühren, sondern ausgeflockte dem Extrakt entstammende Lipoide darstellen. Einer ähnlichen Anschauung neigen R. Bauer und Nyiri zu. Sie halten es für wahrscheinlich, daß der größere Teil der bei der Meinicke-Reaktion auftretenden Flocken aus den Lipoiden des Extraktes stammen. Der Extrakt erwies sich im positiven Versuch nach Entfernung der Flocken als erschöpft, während das Luesserum noch reaktionsfähige Stoffe enthält. Im negativen Versuch bleibt die Wirksamkeit der Extraktbestandteile erhalten. Die Lipoidteilchen des Extraktes sind wahrscheinlich schwach elektronegativ geladen. Ebenso ist die Ladung des Serumeiweißes eine überwiegend negative und ein Unterschied in der Art und Stärke der Ladung zwischen normalen und luetischen Seren konnte nicht festgestellt werden. Jedenfalls scheint die Flockenbildung, wenigstens was die DM anbelangt, in keinem ursächlichen Zusammenhange mit einem evtl. Ausgleich elektrischer Ladungen der einzelnen Komponenten der Reaktion zu stehen. Ebenso fand sich als bemerkenswert, daß die DM im Gegensatz zu der Wa-R von dem Säuregrad des Mediums ziemlich unabhängig ist. Demgegenüber glauben Epstein und Paul eine negative Ladung der Lipoide nachgewiesen zu haben, während das Luesserum eine die Ausflockung der Lipoide bedingende positive Ladung haben soll, die dem Normalserum fehlt.

Im Gegensatz zu denjenigen Autoren, die den Extraktlipoiden eine fast ausschließliche Bedeutung beimessen, kommen Hans Sachs und Sahlmann, Klostermann und Weissbach, Weissbach, Robitschek, H. Schmidt, R. Otto und Winkler auf Grund teils biologischer, teils chemischer Versuche zu dem Schluß, daß bei den Präzipitationsvorgängen, bzw. im Gehalte der Flocken die Extraktlipoide zwar eine quantitativ bedeutsame Rolle spielen, aber auch die Serumglobuline wesentlich beteiligt sind. Nach Weissbach werden die Gesamtglobuline in ihrer Ausflockbarkeit durch den luetischen Prozeß so verändert, daß die thermolabilen und ein beträchtlicher Teil der thermostabilen leichter auszuflocken sind als die entsprechenden Globulinquoten aus Normalseren. Die Komplementabsorption ist an die Entstehung oder das Vorhandensein von Flocken gebunden. In statu nascendi einer Flockung geschieht die Komplementabsorption schneller als an fertig gebildeten Flocken. Je stärker eine Ausflockung ist, desto mehr Komplement kann absorbiert werden. Für den Mechanismus der Wa-R und der Flockungsreaktionen ergibt sich demnach (Weissbach) 1. daß der positive Ausfall der Reaktion abhängig ist von einer Labilisierung bestimmten Grades der Serumglobuline, 2. daß es sich bei dem Flockungsvorgang um ein gemeinsames Ausflocken von Extraktlipoiden und Serumglobulinen handelt, 3. daß ein solcher Flockungsvorgang (welcher allerdings zunächst subvisibel bleiben kann) die unerläßliche Voraussetzung für den Komplementverbrauch in der ersten Phase der Wa-R ist, 4. daß der Flockungsvorgang bei der SG-R genau derselbe ist wie der bei der Wa-R, nur wird er stärker eingeleitet und länger durchgeführt (das gleiche gilt für die M-R bzw DM), 5. daß die Beschaffenheit des Extraktes für alle 3 Reaktionen so gehalten werden muß, daß eine direkte Ausflockung derselben mit thermostabilen Globulinen solcher inaktivierten Seren, bei denen keine für Syphilis charakteristische Globulinlabilisierung vorliegt, nicht mehr in Betracht kommt.

Das Wesen der Fällungsvorgänge würde also demnach im Sinne von Hans Sachs in einer Globulinveränderung bestehen, die bei der Wa-R die Ursache der antikomplementären Funktion ist und durch geeignete Extrakte so weit verstärkt werden kann, daß es zur Ausflockung der mit einer Globulinschicht beladenen Extraktbestandteile kommt (s. auch DOLD).

Was das Verhältnis des Globulin- und Lipoidanteils der Flocken anbelangt, so fanden KLOSTERMANN und WEISSBACH, daß die SACHS-GEORGI-Flocken dem Gewicht nach aus einem Teil Globulin und etwa 8 Teilen Lipoiden bestehen, dem Volumen nach verhalten sich beide Komponenten wie 1 : 1. Allerdings wird die Richtigkeit dieser Befunde von EPSTEIN und PAUL energisch bestritten.

Brucksche Reaktion. Ich selbst habe an der Hand der von mir angegebenen Flockungsreaktion (B-R) die bei dem Zusammentritt: Luesserum + Organlipoid stattfindenden Vorgänge zu studieren und insbesondere die Frage zu klären versucht, ob hierbei echte Bindungsvorgänge nachweisbar sind. Schon früher hatte NATHAN gelegentlich seiner Kobragiftversuche die Anschauung vertreten, daß es sich bei der Wa-R nicht um feste Bindung zwischen Organextrakt und Luesserum handelt.

Bei der B-R bringt man eine feinst verteilte Organlipoidsuspension in 10% Kochsalz- oder Natr. sulfuricum-Lösung mit Serum zusammen, zentrifugiert sofort nach der Mischung und konstatiert, daß Luesserum eine makroskopisch sichtbare Zusammenballung der Lipoidteilchen bewirkt, während Nicht-Luesseren dies nicht tun. (Es tritt also ein der Bakterienagglutination ähnlicher Vorgang in Erscheinung, einer Anschauung, der sich nach seinen Versuchen auch HOHN anschließt.)

Trennt man nun nach dem Zentrifugieren die klare Luesserumkochsalzlösung von dem Lipoidhäutchen durch Abpipettieren, versetzt sie mit neuer Lipoidsuspension und zentrifugiert nochmals, so fällt der Versuch in gleicher Stärke nochmals positiv aus, d. h. die neue Lipoidsuspension wird von demselben Serum wiederum zusammengeballt. Man kann durch nochmaliges Abpipettieren diesen Versuch noch mehrfach wiederholen, ehe eine völlige Erschöpfung der Serumwirkung eintritt (s. auch die Versuche von BAUER und NYIRI mit der Wa-R).

Wäscht man andererseits die von der abpipettierten Serumkochsalzlösung befreiten Lipoide nach kräftigem Aufschütteln in physiologischer Kochsalzlösung aus, zentrifugiert sie ab, schwemmt sie wieder in 10% Kochsalzlösung zu einer fein verteilten Suspension auf, setzt nun wiederum Luesserum·zu, so ballen sich nach dem Zentrifugieren die Lipoide nochmals unter der Wirkung des neu zugesetzten Serums zusammen.

Aus diesen Versuchen geht meines Erachtens wie aus den früheren von NATHAN (s. o.) hervor, daß es sich bei dem Zusammenwirken: Luesserum + Organextrakt nicht um eine feste Bindung handelt, denn bei einer Bindung müßte man annehmen, daß einerseits die mit Luesserum digerierten Lipoide den größten Teil der wirksamen Serumsubstanz an sich ziehen und die Restflüssigkeit unwirksam machen bzw. merklich abschwächen müßten, und andererseits die mit Serumsubstanzen in chemischer Bindung verankerten Lipoide nicht nochmals mit neu zugesetztem Serum reagieren können. Es scheint also bei dem Zusammenwirken: Luesserum + Organextrakt nur ein mechanischer Absorptionsvorgang einzutreten dergestalt, daß minimale Spuren einer Serumsubstanz sich an die Lipoidteilchen lagern und eine Verklebung derselben bewirken. (Eine gleichsinnige Verklebung kann man übrigens auch ohne Serum durch Zusatz bestimmter Chemikalien erzielen!) Übertragen wir diese Resultate auf die Vorgänge bei der Komplementbindungsreaktion (was wir unbedenklich tun können, denn daß die Wa-R und die Flockungsreaktionen auf prinzipiell wesensgleichen Prozessen beruhen, wird kaum bezweifelt werden können), so ergibt sich:

Auch bei der Wa-R kommt es nicht zu einer „Bindung" zwischen Serumbestandteilen und Antigen, sondern das, was WASSERMANN als „Wassermann-Aggregat" bezeichnet und worunter er sich einen Bindungskomplex: Lipoidantikörper-Lipoid vorstellt, besteht aus Lipoidteilchen, die mit Serumspuren umhüllt und daher verklebt sind, ein mechanischer Vorgang, der bei der Technik der Wa-R unterhalb der Grenze des Sichtbaren bleibt und ebenso zur Komplementabsorption führt wie z. B. Bakterien-, Kaolin- oder Stärkesuspensionen. In Anbetracht dieses rein physikalischen Absorptionsvorganges würde dann die Lipoidantikörpertheorie a priori ausscheiden.

Wassermanns Filtrationsversuche und „Bestätigungsreaktion". Aber auch die weiteren Filtrationsversuche Wassermanns werden dann verständlich. Wassermann vermeint Luesserum + Organextrakt zum Wassermann-Aggregat zu binden und diese Bindung durch bestimmte Kieselgurfilter wieder zu sprengen, dergestalt, daß die Wa-Substanz das Filter passiert, das Antigen aber nicht. Bei dem gleichen Versuch mit Nicht-Lues bzw. negativem Serum findet er aber ganz abweichende Resultate, die er sich — mit Recht — nur so erklären kann, daß beim Versuch mit negativem Serum auch das Antigen das Filter passiert. Unserer Auffassung nach und in Anbetracht der obigen Versuchsresultate finden diese Wassermannschen Ergebnisse eine einfache mechanische Erklärung:

Eine „Bindung" Wa-Substanz + Lipoid zum Wassermann-Aggregat existiert überhaupt nicht. Beim Filtrationsprozeß nach Wassermann findet daher auch keine „Sprengung" dieser Bindung statt, sondern diese Technik zeigt lediglich, daß bestimmte Filter von unverändertem und unverbrauchtem Luesserum passiert werden, während die durch minimale Spuren von Luesserum verklebten und agglomerierten Lipoidteilchen zurückgehalten werden. Bei demselben Versuch mit „Normalserum", das keine Agglomeration der feinst verteilten Lipoidteilchen bewirkt, passieren beide Komponenten — mit anderen Worten: Die agglomerierten Lipoidteilchen des Luesserums verhalten sich wie unfiltrierbare Kokken, die feinst verteilten Lipoidteilchen des Normalserumversuches wie filtrierbares Virus!

Bei dieser Auffassung des Wassermannschen Filtrationsprozesses finden die dabei zu beobachtenden Vorgänge eine ungezwungene Erklärung. Es ergibt sich dann aber weiter, daß der sog. „Bestätigungsreaktion" Wassermanns weder dieser Name noch eine praktische Bedeutung beigemessen werden kann; denn sie ist weiter nichts, als eine auf die übliche Weise mit voll wirksam und unverändert gebliebenen Luesserum angesetzte Komplementbindungsreaktion, das zwecklos durch ein kompliziertes Filter geschickt worden ist.

Das Wesen der Komplementbindungsreaktion und der Flockungsreaktionen besteht nicht in einer Bindung zwischen Antikörper und Antigen und nicht in chemisch bedingten Ausfällungen von Serum- oder Antigensubstanzen, sondern in einer mechanischen Verklebung feinster in jeder brauchbaren Extraktkochsalz„lösung" vorhandenen Lipoidteilchen, die je nach der Technik entweder unterhalb der sichtbaren Grenze bleibt und nur durch das Phänomen der Komplementbindung nachweisbar ist oder aber zu einer makroskopisch sichtbaren Ausflockung der agglomerierten Lipoide führt.

(Auch die Versuche von R. Otto und Winkler, die durch die schärfste biologische Reaktion, die wir kennen, den Anaphylaxieversuch, noch Serumspuren in den gewaschenen S.g.- und M.-Flocken nachgewiesen haben, würden nicht gegen unsere Auffassung sprechen.)

Wir haben die Arbeiten über die Flockungsreaktionen hier etwas genauer besprochen, weil sie auch für das Wesen und den Mechanismus der Komplementbindungsreaktion von erheblicher Bedeutung sind. Überblicken wir also die bisher vorliegenden Arbeiten über das Wesen der Syphilisreaktionen, so kommen wir zu folgender Zusammenfassung:

Zusammenfassung.

Das Wesen der Komplementbindungsreaktion von Wassermann, Neisser und Bruck, sowie der ihr wesensverwandten Flockungsreaktionen von Meinicke, Sachs-Georgi, Hecht und Bruck (sowie der Trübungsreaktion von Dold) ist auch heute noch nicht restlos geklärt. Nach den bisherigen Kenntnissen kann als sicher gelten, daß die in Rede stehenden Luesreaktionen nicht Ausdruck einer Spirochätenantikörper- und Spirochätenantigenwirkung sind, sondern daß es sich wahrscheinlich um einen zwischen zwei Kolloiden stattfindenden mechanischen Adsorptionsprozeß handelt, der entweder unterhalb der makroskopischen Sichtbarkeit bleibt und nur durch den Indikator der dabei eintretenden Komplementinaktivierung nachgewiesen werden kann (Komplementbindungsreaktion) oder durch besondere Modifikationen der Technik (bzw. der Extraktzusammensetzung oder Verdünnung) durch Ausflockung zusammengeballter Lipoidteilchen (M-R, SG-R, B-R) oder durch Trübungen (DOLD) augenfällig gemacht wird. Die miteinander reagierenden Kolloide sind einesteils qualitativ veränderte Globulinkomplexe des luetischen Blutserums, andernteils dem wäßrigen oder alkoholischen Organextrakt entstammende Lipoide. Worin diese qualitative Globulinveränderung besteht (elektrische Entladungen und Änderung der Oberflächenspannungsverhältnisse im Sinne von EPSTEIN-PAUL ?), wie sie der luetische Organismus hervorbringt und ob dabei eine Veränderung des Serumlipoidspiegels mitwirkt, ist noch unklar. Möglicherweise spielt bei ihrer Erzeugung das lymphatische System eine ausschlaggebende Rolle.

Die Annahme, daß es sich bei der Serumveränderung während des luetischen Prozesses um eine Autoantikörperbildung gegen Körperzerfallsprodukte im allgemeinen und gegen Lipoide im besonderen handelt, daß demnach bei der Komplementbindung und den Flockungsmethoden bei Syphilis eine echte Antikörperantigenreaktion vorliegt, entbehrt noch des Beweises. Eine derartige Annahme ist im Gegenteil angesichts zahlreicher entgegenstehender Beobachtungen unwahrscheinlich. Wahrscheinlicher ist es, daß die qualitative Globulinveränderung des Luetikerserums nicht den Ausdruck einer Antikörperbildung darstellt, sondern daß sie durch ein bei Syphilis krankhaft gestörtes Zelleben und eine Ausschwemmung pathologischer Zellprodukte ins Blut bedingt wird, daß also die von BRUCK und STERN bereits 1910 aufgestellte Theorie zu Recht besteht und daß demnach — auch im Sinne von HANS SACHS — „die positive Luesreaktion als ein Krankheitssymptom, als direkter Ausdruck charakteristisch veränderten Stoffwechsels, nicht als dessen indirekte Folge aufzufassen ist".

Literatur über Wesen und Theorie der Syphilis-Reaktionen.

ABRAMOW, S.: Über den Einfluß der Reaktion auf die Komplementbindungsphänomene. Zeitschr. f. Immunitätsforsch. u. exp. Therap., Orig. Bd. 8. 1910.

ALESSANDRINI: Beziehung zwischen Lipoidgehalt des Serums und Wa-R. Sez. med. Policlinico Vol. 18.

ALTMANN und ZIMMERN: Über den Einfluß der Temperatur auf die Komplementbindung. Arch. f. Dermatol. u. Syphilis, Orig. Bd. 111. 1912.

ARCHAT: Die physikalischen Eigenschaften des Serums Syphilitischer. Thèse Genf 1909.

ASCHOFF und KAMYIA: Die „lipoidspaltende" Funktion der Lymphozyten. Dtsch. med. Wochenschr. Nr. 24. 1922.

BACHMANN, W.: Beziehungen zwischen Organabbauprodukten und Wa-R. Zeitschr. f. Immunitätsforsch. u. exp. Therap., Orig. Bd. 33, H. 3. 1921. — Über unspezifische Hemmungen. Zeitschr. f. Immunitätsforsch. u. exp. Therap., Orig. Bd. 34, H. 4. 1922.

BASS und CLAUSNER: Veränderung des Serums nach Chloroform- und Äthereinwirkung. Biochem. Zeitschr. Bd. 56. 1913.

BAUER, J.: Über die bei der Wa-R. wirksamen Körper und über die hämolytischen Eigenschaften der Organextrakte. Biochem. Zeitschr. 1908. — Wesen der Wa-R. Berl. klin. Wochenschr. Nr. 13. 1908. — Über den Ersatz der Organextrakte. Med. Klinik Nr. 5. 1909.

BAUER, J. und SKUTETZKY: Blutlipoide bei Lues. Wien. klin. Wochenschr. 1913.

BAUER, R. und HIRSCH: Wesen der Wa-R. Wien. klin. Wochenschr. Nr. 1. 1910.

BAUER, R.: Entgegnung zu den Bemerkungen von GROSS und VOLK. Wien. klin. Wochenschrift Nr. 4. 1910. — Beitrag zum Wesen der Reaktion. 4. Mitt. Wien. klin. Wochenschrift Nr. 4. 1912.

BAUER, R. und NYIRI: Theorie und klinische Verwendbarkeit der Wa-R. Zeitschr. f. Immunitätsforsch. u. exp. Therap., Orig. Bd. 33, H. 4/5. 1921.

BERGEL, S.: Experimentelle Beiträge zum Wesen der WNB-R. Münch. med. Wochenschr. Nr. 20. 1912. — Biologische und klinische Bedeutung der Lymphozyten für die Syphilis und die Wa-R. Münch. med. Wochenschr. Nr. 36. 1921. — Biologische und klinische Bedeutung der Lymphozyten für die Syphilis und die Wa-R. Berl. Dermatol. Ges. 8. 11. 1921. Ref. Dermatol. Wochenschr. Nr. 1. 1922. Dermatol. Zeitschr., Orig. H. 5. 1922.

BIRCHER und MC FARLAND: Globulingehalt des Blutserums bei Lues. Arch. f. Dermatol. u. Syphilis, Orig. Bd. 5. 1922. (Ref. Zentralbl. f. Haut- u. Geschlechtskrankh. Bd. 4, H. 7.)

BISGAARD: Über ein regelmäßiges Verhältnis zwischen Eiweiß-Reaktionen und Wa-R in der Zerebrospinalflüssigkeit der Paralytiker. Zeitschr. f. d. ges. Neurol. u. Psychiatr., Orig. 1912.

BITTORF und SCHIDORSKY: Wesen der Reaktion. Berl. klin. Wochenschr. Nr. 42. 1912.

BLANCK und FRIEDMANN: Über thermoreversible Zustandsänderungen der bei der Wa-R verwendeten alkoholischen Leberextrakte. Zeitschr. f. Immunitätsforsch. u. exp. Therap., Orig. Bd. 4.

BLUMENTHAL: Wa-R und experimentelle Kaninchensyphilis. Berl. klin. Wochenschr. Nr. 32. 1911. — Über die antikomplementäre Wirkung alkoholischer syphilitischer Leberextrakte. Zeitschr. f. Immunitätsforsch. u. exp. Therap., Orig. Bd. 16. 1913.

BLUMENTHAL und MEYER, F. M.: Über den Ausfall der Wa-R bei experimenteller Kaninchensyphilis. Arch. f. Dermatol. u. Syphilis, Orig. Bd. 113. 1912.

BODLAENDER: Über das Wesen der Wa-R. Korrespbl. f. Zahnärzte 1912.

BOLDUAN: Development and Charakter of the Wa-R. Journ. of the Americ. med. assoc. 1908.

BORDET et GENGOU: Sur l'existence de Substances sensibilatrices dans la plupart des serums antimicrobiens. Ann. de l'inst. Pasteur 1901.

BORNSTEIN: Die Lezithinämie bei Geisteskranken. Zeitschr. f. d. ges. Neurol. u. Psychiatr., Orig. 1911.

BRAUN: Über den Nachweis der Antigene mittelst der Komplementbindung. Berl. klin. Wochenschr. 1907.

BROWNING: Modifications of serum and Organextract due one physical agencies. Journ. of pathol. a. bacteriol. p. 325. 1909.

BROWNING und CRUICKSHANK: Rolle des Cholesterins und seiner Derivate als syphilitisches Antigen und bei der Kobragifthämolyse. Journ. of pathol. a. bacteriol. 1911. (Ref. Zeitschr. f. Chem.-Therap. S. 241. 1912.)

BROWNING, CRUICKSHANK und GILMOUR: Lezithinfraktionen verschiedener Organextrakte und ihre Wirkung als syphilitisches Antigen. Zeitschr. f. Immunitätsforsch. u. exp. Therap., Orig. Bd. 14.

BROWNING, CRUICKSHANK, GILMOUR und MACKENZIE: Beziehungen von Lezithin und Cholesterin zur Wa-R. Journ. of pathol. a. bacteriol. 1910. — Lezithin, Cholesterin und Syphilisreaktion. Brit. med. Journ. 1910.

BRUCK, CARL: Die Serodiagnostik des Syphilis. Arch. f. Dermatol. u. Syphilis, Orig. 1908. — Zur biologischen Diagnose der Infektionskrankheiten. Dtsch. med. Wochenschr. 1906. — Serodiagnose des Syphilis. Berlin: Julius Springer 1909. — Japan. Zeitschr. f. Dermatol. u. Syph. 1909. — Eine serochemische Reaktion bei Syphilis. Münch. med. Wochenschr. S. 25. 1917. — Weitere serochemische Untersuchungen bei Syphilis. Münch. med. Wochenschr. S. 1129 u. 1166. 1917. — Entwicklung der Syphilisserodiagnose. Berl. klin. Wochenschr. Nr. 18. 1921. — Zur Serodiagnose der Syphilis durch Ausflockung. Münch. med. Wochenschr. Nr. 15. 1922 und Dtsch. med. Wochenschrift Nr. 25. 1922. Theoretisches zur Serodiagnose. Klin. Wochenschr. Nr. 33. 1922. Siehe auch WASSERMANN und NEISSER.

BRUCK, CARL und STERN, M.: Über das Wesen der Syphilisreaktion. Zeitschr. f. Immunitätsforsch. u. exp. Therap. Bd. 6. 1910.

Bruck, Carl und Hidaka: Über Fällungserscheinungen beim Vermischen von Syphilis-seren mit alkoholischen Luesleberextrakten. Zeitschr. f. Immunitätsforsch. u. exp. Therap., Orig. Bd. 8. 1911.

Bürger und Beumer: Lipoidchemie des Blutes. Berl. klin. Wochenschr. Nr. 3. 1913.

Calcaterra: Über die Wa-R bei Kaninchen und über Lezithin als Antigen. Ann. dell' istit. Maragliano Vol. 4 und Zentralbl. f. Bakteriol. usw., Abt. II. Bd. 60, S. 319.

Carbone und Nizzi: Beziehungen zwischen Cholesterin und Wa-R. Biochemica Bd. 4. (Ref. Biochem. Zentralbl. Bd. 17, S. 662.)

Citron, J.: Über Komplementbindungsversuche bei infektiösen und postinfektiösen Erkrankungen sowie bei Nährstoffen. Dtsch. med. Wochenschr. Nr. 29. 1907.

Citron, J. und Munk: Wesen der Wa-R. Dtsch. med. Wochenschr. Nr. 34. 1910. — Erwiderung auf Ludwig Mayer. Dtsch. med. Wochenschr. Nr. 39. 1910.

Citron und Reicher: Untersuchungen über das Fettspaltungsvermögen luetischer Sera und die Bedeutung der Lipolyse für die Serodiagnostik der Lues. Berl. klin. Wochenschrift Nr. 30. 1908.

Craig: Komplementfixation mit einem kristallinischen aus luetischen Lebern gewonnenen Antigen. Journ. of the Americ. med. assoc. 1910. (Ref. Biochem. Zentralbl. S. 256. 1911.)

Craig und Nichols: Komplementbindungsversuche mit Spirochätenreinkulturen. Journ. of exp. med. Vol. 16. 1912. (Ref. Zeitschr. f. Chemotherap. S. 1078. 1912.

Craig und Williams: Einfluß der Cholesterinämie auf die Wa-R. Americ. Journ. of syph. Vol. 5. 1921. (Ref. Zentralbl. f. Haut- u. Geschlechtskrankh. Bd. 3, H. 8.)

Cristinadi und Cipolla: Bildung spezifischer Antikörper bei mit Nukleoproteid syphilitischer Organe behandelten Kaninchen. Zentralbl. f. Bakteriol. usw. Abt. II. Bd. 62. 1912.

Daniels, Polak: Bedeutung der Verwendung von Antigenen verschiedener Herkunft bei der Wa-R. Zeitschr. f. Immunitätsforsch. u. exp. Therap., Orig. Bd. 10. — Nederlandsch Tijdschr. v. Geneesk. 1911.

Dohi: Experimentelle Studien über das Wesen der WNB-R. Neisser, Beiträge zur Pathologie und Therapie der Syphilis. Berlin 1911.

Dold: Beziehungen der Lueskomplementbindung zu der Luesflockungsreaktion. Arb. a. d. Inst. f. exp. Therap. Frankfurt. H. 14. 1922. (Ref. Zentralbl. f. Haut- u. Geschlechtskrankh. Bd. 4, H. 1—2.)

Donges: Einfluß bakterieller Infektionen des Blutserums auf den Reaktionsausfall. Zeitschr. f. Hyg. u. Infektionskrankh. 1913.

Dreyer und Walker: Neues zur Theorie der Wa-R. Biochem. Zeitschr. Bd. 54. 1913. (Ref. Berl. klin. Wochenschr. Nr. 39. 1913.)

Eiken: Die Wa-R bei Kaninchen nach Behandlung mit Extrakt aus luetischer Leber. Zeitschr. f. Immunitätsforsch. u. exp. Therap., Orig. 1915.

Eisenberg und Nitsch: Über die Wa-R mit künstlichem Antigen. Zeitschr. f. Immunitätsforsch. u. exp. Therap., Orig. Bd. 3, Nr. 4.

Eisenberg: Zur Technik und Theorie der Wa-R. Zeitschr. f. Immunitätsforsch. u. exp. Therap., Orig. Bd. 4, Nr. 3.

Eisler: Komplementablenkung und Lezitihinausflockung. Wien. klin. Wochenschr. Nr. 13. 1908.

Elfer: Syphilitische Blutseren vom Immunitätschemischen Gesichtspunkte. Fol. ser. 1909 und Münch. med. Wochenschr. Nr. 40. 1909.

Elias, Neubauer, Porges und Salomon: Ursache der besonderen Reaktion syphilitischer Sera. Wien. klin. Wochenschr. Nr. 11. 1908.

Elias: Theoretisches über die Serumreaktion. Wien. klin. Wochenschr. Nr. 21. 1908.

Eliasberg: Zur Theorie und Praxis der Wa-R. Petersb. med. Wochenschr. 1910.

Ellis, Cullen und van Slyke: Gehalt des Blutes und der Spinalflüssigkeit Luetischer an Aminosäuren. Journ. of the Americ. med. assoc. 1915. (Ref. Arch. f. Dermatol. u. Syphilis, Orig. Bd. 122, S. 775.)

Emanuel, G.: Beeinflussung der Wa-R des normalen Kaninchens. Berl. klin. Wochenschr. Nr. 52. 1911. — Berl. klin. Wochenschr. Nr. 9. 1921.

Embden und Much: Chemische Grundlagen der Wa-R. Ärztl. Verein Hamburg 1914. (Ref. Münch. med. Wochenschr. Nr. 13. 1914.) — Vorbedingungen der Wa-R. Beitr. z. Klin. d. Infektionskrankh. u. z. Immunitätsforsch. 1914.

Emmerich, E.: Nebennieren als Antigene. Zeitschr. f. allg. Pathol. Bd. 31. 1921.

Epstein und Paul: Theorie der Serologie der Syphilis. Arch. f. Hyg. Bd. 90. 1921. — Med. Klinik Nr. 29. 1921. — Münch. med. Wochenschr. Nr. 16. 1921. — Über die chemische Natur der bei der SG-R und der M-R auftretenden Flocken. Dtsch. med. Wochenschr. Nr. 3. 1922. — Theorie der Serologie. Wien. biolog. Ges. 1922. (Ref. Klin. Wochenschr. Nr. 40. 1922.)

Epstein und Paul: Über Organextrakte und ihre wirksamen Bestandteile für die Serodiagnose der Syphilis. Dtsch. med. Wochenschr. Nr. 49. 1922.

Felke: Albumine und Globuline bei der serologischen Luesdiagnose. Zeitschr. f. Immunitätsforsch. u. exp. Therap., Orig. Bd. 32. 1921.

Finkelstein: Wa-R bei experimenteller Kaninchensyphilis. Russ. Monatsschr. f. Dermatol. 1914. (Ref. Dermatol. Wochenschr. S. 496).

Fleischmann: Zur Theorie und Praxis der Serodiagnose der Syphilis. Berl. klin. Wochenschr. Nr. 10. 1908 und Münch. med. Wochenschr. Nr. 8. 1908.

Fornet: Zur Präzipitin-Reaktion bei Syphilis. Berl. klin. Wochenschr. Nr. 2. 1908. — Münch. med. Wochenschr. Nr. 4. 1908. — Über den Nachweis der Bakterien-Präzipitinogene im Organismus. Zentralbl. f. Bakteriol. usw. Abt. II., Bd. 1. — Gibt es eine spezifische Präzipitinreaktion bei Lues? Münch. med. Wochenschr. Nr. 6. 1908.

Fornet und Schereschewsky: Serodiagnose durch spezifische Niederschläge. Münch. med. Wochenschr. Nr. 30. 1907. — Berl. klin. Wochenschr. Nr. 18. 1908.

Fornet, Schereschewsky, Eisenzimer und Rosenfeld: Spezifische Niederschläge bei Lues usw. Dtsch. med. Wochenschr. Nr. 41. 1907.

Forssmann: Ätherempfindlichkeit von Antikörpern. Berl. klin. Wochenschr. Nr. 21. 1922.

Forssmann: Chemie der Wa-R. Biochem. Zeitschr. Bd. 121. 1921. (Ref. Zentralbl. f. Haut- u. Geschlechtskrankh. Bd. 3, H. 1—2.)

Fraenkel: Wesen der Luresreaktion. Berl. klin. Wochenschr. Nr. 9. 1921. — Theorie der Serumreaktion bei Lues und Karzinom. Münch. med. Wochenschr. Nr. 37. 1919.

Fraenkel, Max: Dialysierverfahren und Wa-R. Zeitschr. f. Immunitätsforsch. u. exp. Therap., Orig. Bd. 3. 1914.

Frank, N.: Cholesteringehalt der Antigene und dessen Bedeutung bei der Wa-R. Klin.-therapeut. Wochenschr. Nr. 9. 1922.

Friedemann, U.: Experimentelle Untersuchungen zur Theorie der Wa-R. Zeitschr. f. Hyg. u. Infektionskrankh. Bd. 67, S. 278. 1910.

Friedemann und Herzfeld: Immunitätsreaktionen mit lipoidfreiem Serum. Berl. klin. Wochenschr. Nr. 47. 1911.

Fürst: Natur der komplementbindenden Stoffe usw. Zeitschr. f. Immunitätsforsch. u. exp. Therap., Orig. Bd. 23. 1914.

Fürstenberg und Trebing: Die Luesreaktion in ihren Beziehungen zur antitryptischen Kraft des menschlichen Blutes. Berl. klin. Wochenschr. Nr. 29. 1909.

Gatz und Inaba: Theorie der Wa-R. Biochem. Zeitschr. Bd. 28. 1910.

Gaucher und Desmouliere: Über den Cholesteringehalt des Blutserums Syphilitischer. Ann. de malad. vener. Tom. 7. 1912.

Gay: Déviation de l'alexine. Ann. de l'inst. Pasteur p. 593. 1905. — Deviation of alexines by specific präcipitates. Zentralbl. f. Bakteriol. usw. Abt. II., Bd. 39. 1905.

Gengou: Ann. de l'inst. Pasteur 1902.

Gennerich, W.: Lymphdrüsenfermente als Träger der Wa-R. Münch. med. Wochenschr. Nr. 20. 1921.

Georgi, W.: Praxis und Theorie der Wa-R. Dtsch. med. Wochenschr. Nr. 49. 1918.

Giorgis: Wert der Wa-R bei Kaninchensyphilis. Pathologica 1915. (Ref. Dermatol. Wochenschr. Nr. 84. 1916.)

Gloor und Klinger: Lipoidfällungsreaktion syphilitischer und normaler Seren. Zeitschr. f. Immunitätsforsch. u. exp. Therap., Orig. Bd. 29. H. 5. 1920.

Gonzenbach, v.: Theorie der Wa-R. Korrespbl. f. Schweiz. Ärzte 1915.

Goss: Wa-R im Lichte der Fermenttheorie. Russky Wratsch Nr. 36 u. 37. 1911.

Graetz, Fr.: Einfluß der Temperatur. Zeitschr. f. Hyg. u. Infektionskrankh. Bd. 89. — Praktische und theoretische Erfahrungen mit der Wa-R. Monatsh. f. prakt. Dermatol. Bd. 53. 1912.

Grosz: Bemerkungen zur Mitteilung von R. Bauer und Hirsch. Wien. klin. Wochenschr. Nr. 3 u. 5. 1910.

GUGGENHEIMER: Über den Einfluß der Temperatur. Münch. med. Wochenschr. Nr. 26. 1911.

GURARI: Theoretische Grundlage der Wa-R. Wratsch Gaz. Nr. 28. 1910.

GUTH: Wesen der Wa-R. Wien. klin. Wochenschr. Nr. 43. 1910.

HALBERSTAEDTER: Wa-R beim Kaninchen. Berl. klin. Wochenschr. Nr. 13. 1912.

HARALD, C. H. H.: The euglobulin-group and its relationship to the Wa-R. Journ. of the roy. army med. corps. Vol. 39. 1922. Ref. Zentralbl. f. Haut- u. Geschlechtskrankh. Bd. 6, S. 11.

HECHT, H.: Wesen der Wa-R. Prager med. Wochenschr. 1914. — Wa-R und Präzipitation. Zeitschr. f. Immunitätsforsch. u. exp. Therap., Orig. Bd. 24. 1915. — Wesen der Antikörper der Syphilis. Zeitschr. f. Immunitätsforsch. u. exp. Therap., Orig. Bd. 8. 1911.

HELLENS, V.: Verhalten des Kaninchenserums. Zeitschr. f. Immunitätsforsch. u. exp. Therap., Orig. 1913.

HENES: Cholesterinämie und Wa-R. Journ of the Americ. med. assoc. 1915. (Ref. Arch. f. Dermatol. u. Syphilis, Orig. Bd. 122, S. 776.)

HERB, F.: Natur von Antikörpern usw. New York med. Journ. Vol. 114. 1921. (Ref. Zentralbl. f. Haut- u. Geschlechtskrankh. Bd. 3, H. 8.)

HERMAN-PERUTZ: Serumdiagnose der Syphilis mittelst Präzipitation von Natrium glycocolicum unter Heranziehung des Cholesterins. Med. Klinik S. 60. 1911.

HESSBERG, P.: Versuche über die komplementhemmende und komplementbindende Fähigkeit von Seifen. Biochem. Zeitschr. Bd. 20. 1909.

HIRSCHFELD und KLINGER: Zur Chemie der Luesreaktion. Münch. med. Wochenschr. Nr. 46. 1917. — Wesen der Inaktivierung und Komplementbindung. Zeitschr. f. Immunitätsforsch. u. exp. Therap., Orig. Bd. 21. 1913.

HOHN: Eine Methode zur Ausflockung der Wa-Extrakte durch luetische Seren. Münch. med. Wochenschr. Nr. 51. 1922.

HOLKER: Properties of syph. ser. in relation to the specifity of immunity reactions. Journ. of pathol. a. bacteriol. Vol. 25, Nr. 3. 1922. Ref. Zentralbl. f. Haut- u. Geschlechtskrankh. Bd. 6, S. 7—8.

ISABOLINSKI: Wesen der Wa-R. Russky Wratsch. 1914. (Ref. Dermatol. Wochenschr. S. 457. 1919.) — Weitere Untersuchungen. Zeitschr. f. Immunitätsforsch. u. exp. Therap., Orig. Bd. 3, H. 2.

JACOBSTHAL: Die Wa-R eine Präzipitationserscheinung. Ärztl. Verein Hamburg 1909. (Ref. Münch. med. Wochenschr. Nr. 50. 1909 u. Nr. 4. 1910.) — Theorie und Praxis der Wa-R. Münch. med. Wochenschr. 1910. — Zur Frage nach der Herkunft der die Wa-R hervorragenden Substanzen. Biol. Abt. d. ärztl. Vereins Hamburg 1910. (Ref. Münch. med. Wochenschr. S. 1036. 1910.) — Optische Serumdiagnose der Syphilis Zeitschr. f. Immunitätsforsch. u. exp. Therap., Orig. Bd. 8. 1911. — Zur Natur der Reaktionskörper. Münch. med. Wochenschr. Nr. 2. 1912.

JANTZEN: Theoretische und praktische Ergebnisse mit der Flockungsreaktion nach MEINICKE. Zeitschr. f. Immunitätsforsch. u. exp. Therap., Orig. Bd. 33. 1921.

KALLOS: Wesen der Wa-R. Wien. klin. Wochenschr. Nr. 42. 1918. (Ref. Dermatol. Wochenschrift S. 472. 1919.)

KAPLAN: Theoretische Betrachtungen. Americ. Journ. of the med. sciences 1910. (Ref. Biochem. Zentralbl. Bd. 10, S. 671.)

KAPSENBERG, P.: Bedeutung der Globuline bei der Wa-R. Zeitschr. f. Immunitätsforsch. u. exp. Therap., Orig. Bd. 31. 1921 und Ann. de l'inst. Pasteur Tom. 35. 1921.

KISCH und REMERTZ: Oberflächenspannung von Serum und Liquor. Münch. med. Wochenschrift 1914.

KISS, G.: Theorie der Wa-R. Gyogyaszat 46. 1909. — Gyogyaszat 1912. — Experimentelle Beiträge zur Erklärung der Wa-R. Zeitschr. f. Immunitätsforsch. u. exp. Therap., Orig. Bd. 4. 1910.

KLAUDER und KOLMER: Herkunft der komplementbindenden Substanzen. Journ. of the Americ. med. assoc. 1921. (Ref. Zeitschr. f. Haut- u. Geschlechtskrankh. Bd. 2, H. 5/6.)

KLAUSNER, E.: Über eine Methode der Serumdiagnostik der Lues. Wien. klin. Wochenschr. Nr. 7. 1908. — Über eine Methode der Serumdiagnostik bei Lues. Wien. klin. Wochenschrift Nr. 11. 1908. — Erwiderung an WASSERMANN. Wien. klin. Wochenschr. Nr. 13. 1908. — Präzipitationsphänomen mit destilliertem Wasser. Wien. klin. Wochenschr. Nr. 26 u. 46. 1908. — Lipoide im Serum bei Lues. Wien. klin. Wochen-

schrift Nr. 21. 1912. — Über das Wesen der sogen. Klausnerschen Reaktion.
Biochem. Zeitschr. Bd. 47, H. 1. — Unspezifische Komplementbindungen bei Gehirntraumen. Dermatol. Wochenschr. Bd. 62, Nr. 8.

Klein und Fraenkel: Die wirksamen Bestandteile der Wa-R-Antigene. Münch. med.
Wochenschr. Nr. 12. 1914.

Kleinschmidt: Bildung komplementbindender Antikörper durch Fette und Lipoidkörper.
Berl. klin. Wochenschr. Nr. 2. 1910.

Klostermann und Weissbach: Chemische Zusammensetzung der Sachs-Georgi-Flocken.
Dtsch. med. Wochenschr. Nr. 37. 1921. — Organextrakt und wirksame Bestandteile.
Dtsch. med. Wochenschr. Nr. 34. 1922.

Knudson, Thomas Ordway und Hazel Ferguson: Cholesterol- und Cholesterinester
im Blute bei positiver Wa-R. Proc. of the soc. of exp. biol. a. med. Jg. 18. 1921.
(Ref. Zentralbl. f. Haut- u. Geschlechtskrankh. Bd. 3, H. 5.)

Kobayashi: Verwertbarkeit wäßriger und alkoholischer Extrakte. Neisser: Beiträge zur
Pathologie und Therapie der Syphilis S. 507. Berlin: Julius Springer 1911.

König: Mechanismus der Wa-R. Arch. internat. de pharmaco-dyn. et de therap. Vol. 25.
1921. (Ref. Zeitschr. f. Haut- u. Geschlechtskrankh. Bd. 2, H. 3/4.)

Kolmer und Casselman: Wa-R im normalen Kaninchenserum. Journ. of med. research 1913.

Kraus, R.: Ges. d. Ärzte Wiens 28. II. 1908. (Ref. Wien. klin. Wochenschr. Nr. 10, S. 341.
1908.)

Kraus, R. und Volk: Weitere Studien über Immunität bei Syphilis und bei der Vakzination
gegen Variola. Wien. klin. Wochenschr. Nr. 21, S. 620—622. 1906. — IX. Kongr. d.
dtsch. dermatol. Ges. Bern, 12. IX. 1906. Nr. 41, S. 1687. — Ges. d. Ärzte Wiens.
19. IV. 1907. Wien. klin. Wochenschr. Nr. 17, S. 515. 1907.

Krauss: Über die Wa-R im normalen Menschenserum. Biochem. Zeitschr. Bd. 68, S. 48. 1915.

Kuszynski, M. H.: Wa-R beim Kaninchen. Berl. klin. Wochenschr. Nr. 6. 1921.

Landsteiner: Immunität und Serodiagnose bei menschlicher Syphilis. Zentralbl. f. Bakteriologie usw., Abt. II. Nr. 7. 1908.

Landsteiner und Müller: Bemerkungen zu der Mitteilung von Weil und Braun über die
Beeinflussung von Antistoffen durch alkoholische Organextrakte. Berl. klin. Wochenschrift Nr. 7. 1908. — Über die Globulinnatur der Reagine im Luetikerserum. Wien.
klin. Wochenschr. Nr. 29. 1908. — Über den Wert der Verwendung aktiver Sera und
Rinderherzextraktes. Wien. med. Wochenschr. Nr. 40. 1909.

Landsteiner, Müller und Pötzl: Über die Gleichwertigkeit nichtluetischer Organe für
die Komplementbindungsreaktion bei Syphilis. Wien. klin. Wochenschr. Nr. 17 u. 50.
1907. — Bemerkungen zu Wassermann. Berl. klin. Wochenschr. Nr. 2. 1908.

Landsteiner und Stankowicz: Die Adsorption und die Bindung von Komplement durch
suspendierte und kolloidgelöste Substanzen. Zentralbl. f. Bakteriol. usw., Abt. II.
Bd. 42. 1906.

Lange, C.: Siehe Wassermann und Lange. Serodiagnose der Syphilis in Kolle-Wasser-
mann: Handbuch. 2. Aufl. — Bemerkungen zu Wassermann. Berl. klin. Wochenschr.
Nr. 14. 1921. — Serodiagnose und Blutchemismus. Klin.-therapeut. Wochenschr.
Nr. 21 u. 22. 1922.

Ledermann und Herzfeld: Veränderung des Antikörpergehalts der Kaninchensera.
Zeitschr. f. klin. Med. 1913.

Lemeland, P.: Analytische Untersuchungen über die Zusammensetzung der Fettkörper
und Lipoide der Wa-R-Antigene. Cpt. rend. des seances de la soc. de biol. Tom. 84.
1921. (Ref. Zeitschr. f. Haut- u. Geschlechtskrankh. Bd. 1, H. 1—2.)

Lesser, Fritz: Technik und Wesen der Wa-R. Berl. klin. Wochenschr. Nr. 21. 1909. —
Syphilis und Lezithin. Arch. f. Dermatol. u. Syphilis, Orig. Bd. 113, S. 609.

Levaditi: Serodiagnose der Syphilis. Rev. prat. des malad. cut. syph. et ven. 1907. —
Presse med. Nr. 90. 1907.

Levaditi, Laroche und Yamanouchi: Cpt. rend. des seances de la soc. de biol. p. 720. 1908.

Levatiti und Marie: Semana med. 1906. Ann. de l'inst. Pasteur 1907.

Levatiti und Yamanouchi: Cpt. rend. des seances de la soc. de biol. p. 740. 1907.

Leven: Zur experimentellen Syphilisforschung. Dtsch. med. Wochenschr. Bd. 36. 1922.

Levi Della Vida: Untersuchungen über die Natur der antikomplementären Substanzen.
Inst. igiene sperim. Rom 1910.

LIEB, H.: Chemische Natur des bei der DM entstehenden Niederschlages. Zeitschr. f. physikal. Chem. Bd. 155. 1921. (Ref. Zeitschr. f. Haut- u. Geschlechtskrankh. Bd. 2, H. 5/6.)

LIEBERS: Neuere Anschauungen vom Wesen der Wa-R. Arch. f. Hyg. Bd. 80. 1913.

LIEFMANN: Über den Mechanismus der Serumreaktion bei Lues. Münch. med. Wochenschr. Nr. 41. 1909.

LORENZ, H. E.: Wesen der Wa-R und Lipasegehalt des Liquors. Zeitschr. f. exp. Pathol. u. Therap. Bd. 21. (Ref. Dermatol. Wochenschr. Nr. 26a. 1921.)

LOTMAR: Wa-R bei Tumoren des Zentralnervensystems. Schweiz. med. Wochenschr. Nr. 44. 1921. (Ref. Med. Klinik Nr. 3. 1922.)

LOUSTE: Rolle des Cholesterins bei der Wa-R. Soc. des hop. 1913. (Ref. Dermatol. Wochenschrift Nr. 56. 1915.)

MAHLO: Eiweißabbauprodukte und Wa-R. Beitr. z. Klin. d. Infektionskrankh. u. z. Immunitätsforsch. Bd. 3. 1914.

MANDELBAUM: Wesen der SG-R. Münch. med. Wochenschr. Nr. 33. 1920.

MANTEUFEL: Untersuchungen über spezifische Agglomoration und Komplementbindung bei Trypanosomen und Spirochäten. Arb. a. d. Reichs-Gesundheitsamte 28. 1908.

MANWARING: Beziehungen von Enzymwirkungen zu den Erscheinungen der sogen. Komplementablenkung bei Syphilis. Zeitschr. f. Immunitätsforsch. u. exp. Therap. Bd. 3. 1909.

MARCUSE, KURT: Wa-R und Kokzidiose beim Kaninchen. Zentralbl. f. Bakteriol., Parasitenk. u. Infektionskrankh., Abt. I. Orig. Bd. 87, H. 5.

MAYER, HERM.: Einfluß von Soda auf die Wa-R. Dtsch. med. Wochenschr. Nr. 6. 1912.

MC DONAGH: Rationale of the Wa-R. Lancet. Vol. 201. 1921. (Ref. Zentralbl. f. Haut- u. Geschlechtskrankh. Bd. 5, H. 1—2.)

MC FARLAND: Cholesteringehalt des Blutes bei Lues. Arch. of dermatol. a. syphil. Vol. 6. 1922. Ref. Zentralbl. f. Haut- u. Geschlechtskrankh. Bd. 6, S. 5—6.

MC INTOSH, I.: Beobachtungen über Wa-R. Zeitschr. f. Immunitätsforsch. u. exp. Therap., Orig. Bd. 5. 1910.

MEIER, G.: Lezithinausflockung und Komplementbindung. Dtsch. med. Wochenschr. Nr. 11. 1908.

MEINERI: Untersuchungen über Viscosität des Blutes usw. bei Syphilis. Giorn. ital. d. malatt. ven. e. d. pelle. Bd. 63. 1922. Ref. Zentralbl. f. Haut- u. Geschlechtskrankh. VII. 5.

MEYER, F. M.: Wesen der Wa-R. Char. Ann. Jg. 36. (Ref. Dermatol. Wochenschr. Nr. 35. 1915.)

MEYER, F.: Wesen der Wa-R. Zeitschr. f. Immunitätsforsch. u. exp. Therap., Orig. Bd. 31. 1921.

MICHAELIS, L.: Präzipitinreaktion bei Syphilis. Berl. klin. Wochenschr. Nr. 46. 1907.

MICHELE: Mechanismus der Wa-R. Arch. per le scienze med. Tom. 37. (Ref. Biochem. Zentralbl. Bd. 17, S. 314.)

MOLNAR: Untersuchungen über das Komplementbindungsvermögen präzipitierender Sera gegenüber unspezifischen Alkoholextrakten. Zeitschr. f. exp. Pathol. u. Therap. Bd. 7, H. 1. — Untersuchungen über die Beeinflussung des Komplementbindungsvermögens präzipitierender Seren durch Lezithin. Zeitschr. f. exp. Pathol. u. Therap. Bd. 8. 1911.

MUCH, H.: Studie über die sog. Komplementbindungsreaktion. Med. Klinik Nr. 28 u. 29. 1908. — Nastin, ein reaktiver Fettkörper. Münch. med. Wochenschr. Nr. 36. 1909.

MUCH, H. und EICHELBERG: Komplementbindung mit wäßrigen Luesextrakten bei nicht syphilitischen Krankheiten. Med. Klinik 18. 1908.

MUCH, H. und HOUGH: Globulinmessungen an luetischen Seris. Wien. klin. Wochenschr. Nr. 5. 1911.

MUCH, H. und SCHMIDT, H.: Lipoidantikörper und Wa-R. Münch. med. Wochenschr. Nr. 20. 1921.

MÜLLER, R.: Über Wert und Wesen der Wa-R. Wien. klin. Wochenschr. Nr. 40. 1909. — Zur Antigenfrage. Wien. klin. Wochenschr. Nr. 24. 1912.

MUNDT: Adsorption der Reaktionskörper durch Organemulsion. Zeitschr. f. Immunitätsforsch. u. exp. Therap., Orig. Bd. 23. 1915.

MUNK, F.: Antigene zur Wa-R. Dtsch. med. Wochenschr. 1912.

NAKANO: Wesen der Wa-R. Zeitschr. f. Hyg. u. Infektionskrankh. 1913. — Immunisierung mit Spirochätenreinkultur. Arch. f. Dermatol. u. Syphilis, Orig. Bd. 116. 1913.

NATHAN, E.: Zerstörung der Funktion alkoholischer Extrakte durch Kobragift. Zeitschr. f. Immunitätsforsch. u. exp. Therap., Orig. Bd. 26. 1917. — Verhalten experimentell Wa-R positiv gemachter Seren. Zeitschr. f. Immunitätsforsch. u. exp. Therap., Orig. Bd. 29, H. 6. — Kombination der SG-R und Wa-R und ihre Beziehungen zueinander. Zeitschr. f. Immunitätsforsch. u. exp. Therap. Bd. 34, H. 1—2. 1922. — Theoretisches zur Serodiagnose der Syphilis. Wien. klin. Wochenschr. Nr. 40. 1922.

NEDRIGAILOFF und KOLOBAIEFF: Zur Frage über die Ursachen der nichtspezifischen Komplementbindung. Fol. serol. 1911.

NEUFELD, L.: Serodiagnostik der Syphilis. Berl. klin. Wochenschr. Nr. 419. 1920.

NEUFELD und HAENDEL: Über Komplementbindung bei 0 g und 37 g. Arb. a. d. Reichs-Gesundheitsamte Bd. 38. 1908.

NEUKIRCH: Wa-R und Beziehungen zur Ausflockung. Zeitschr. f. Immunitätsforsch. u. exp. Therap., Orig. Bd. 29, H. 3 u. 4.

NIEDERHOFF, P.: Chemische Natur der Flocken bei der SG- und der M-R. Münch. med. Wochenschr. Nr. 11. 1921. — Zur Frage der Antigeneigenschaften von Organlipoiden. Dtsch. med. Wochenschr. Nr. 43. 1921.

NIZZI: Die Wa-R in Beziehung zu experimentellen Läsionen der Zentralnervensubstanz. (Ref. Arch. f. Dermatol. u. Syphilis, Orig. Bd. 112, S. 203. 1912.)

NOGUCHI: Das Verhältnis von Eiweißsubstanzen, Lipoiden und Salzen bei der Wa-R. Journ. of exp. med. Nr. 1. 1909. — Zeitschr. f. Immunitätsforsch. u. exp. Therap., Orig. Bd. 9. — Some critical considerations on the serum diagnosis of syphilis. Proc. of the soc. f. exp. biol. a. med. p. 77. 1909. — So called syphilitical antibody in the precipitin reaction. Proc. of the soc. f. exp. biol. a. med. p. 16. 1909. — On non spezific complement fixation. Proc. of the soc. f. exp. biol. a. med. p. 7. 1909.

NOGUCHI und BRONFENBRENNER: Biochem. Studien über sog. Syphilisantigene. Proc. of the soc. f. exp. biol. a. med. p. 43, Nr. 1. — Proc. of the soc. f. exp. biol. a. med. Vol. 13. 1911.

ONARELLI: Wirkung von Lezithininjektionen auf die Wa-R. Gazz. d. osp. e. d. clin. p. 10. 1909. (Ref. Münch. med. Wochenschr. Nr. 21. 1909.)

OPPENHEIM: Über Lezithinwirkung bei Syphilis. Wien. klin. Wochenschr. Nr. 19. 1908.

OSSOLA: Wa-R und Porges-Reaktion bei Kaninchen. (Ref. Monatsh. f. Dermatol. Bd. 53. 1911).

OTTO, R. und WINKLER: Zur Kenntnis des sog. WASSERMANN-Aggregats. Med. Klinik Nr. 25. 1922.

PAPPENHEIM: Wesen der Wa-R in der Zerebrospinalflüssigkeit. Fol. serol. Nr. 6. 1908. — Herkunft der die Wa-R hervorrufenden Substanzen. Münch. med. Wochenschr. Nr. 44. 1910.

PARODI, N.: Über die Komplementbindung des Menschenserum. Haematologica. Bd. 3. 1922. (Ref. Zentralbl. f. Haut- u. Geschlechtskrankh. Bd. 6, H. 2.)

PERITZ, G.: Lues, Tabes und Paralyse in ihren Beziehungen zum Lezithin. Berl. klin. Wochenschr. Nr. 2. 1908. — Zeitschr. f. exp. Pathol. u. Therap. Bd. 5, H. 3. — Über Lipoide und pseudonegative Reaktion. Dtsch. med. Wochenschr. Nr. 30. 1921.

PIGHINI: Das Cholesterin in der Zerebrospinalflüssigkeit von Paralytikern und sein Anteil an der Wa-R. Rif. med. 1909.

PORCELLI-TITONE: Vorhandensein verschiedener Antikörper im Serum Syphilitischer. Giorn. ital. malatt. vener. e d. pelle 1915. (Ref. Dermatol. Zeitschr. Bd. 31, S. 155.)

PORGES: Ges. d. Ärzte in Wien 1908. Wien. klin. Wochenschr. Nr. 6. 1908. — Eine neue Methode der Serodiagnose bei Syphilis. Münch. med. Wochenschr. Nr. 7. 1908.

PORGES und MEIER: Rolle der Lipoide bei der Wa-R. Berl. klin. Wochenschr. Nr. 15. 1908.

PRAUSNITZ und STERN, M.: Theorie der Wa-R. Zentralbl. f. Bakteriol. usw., Abt. II. 1913.

RABINOWITSCH: Wesen der Wa-R. Zentralbl. f. Bakteriol. usw., Abt. II. 1913.

REINHARDT: Theorie der Wa-R. Altonaer Ärztl. Ver. (Ref. Münch. med. Wochenschr. Nr. 10. 1910.)

RESCH, A.: Enthalten Lymphozyten lipolytisches Ferment? Zeitschr. f. klin. Med. Bd. 92. 1921.

ROBITSCHEK: Wesen der bei der SG-R entstehenden Flocken. Dermatol. Wochenschr. Nr. 30. 1921.

RODET: Über den Mechanismus der Wa-R. Cpt. rend. des seances de la soc. de biol. p. 433. 1908.

ROMINGER: Erzeugung von Komplementbindungsreaktion durch Zusatz chemischer Substanzen zu Normalseren. Münch. med. Wochenschr. 1913.

RONDONI, P.: Polarimetrische Serumuntersuchung und ihre Beziehung zur Wa-R. Zeitschr. f. Immunitätsforsch. u. exper. Therap., Orig. Bd. 34. 1922.

ROTHENBERGER und NATHAN: Cholesteringehalt des Blutserums bei Luetikern. Arch. f. Dermatol. u. Syphilis, Orig. Bd. 135. 1921.

ROUSSEWICI: Die Lipoidsubstanzen bei Syphilis. Rev. Stüntzelor med. 1908. (Ref. Münch. med. Wochenschr. S. 2507. 1908.)

SACHS, HANS: Inaktivierung von Lipoiden in eiweißhaltigen Lösungen. Wien. klin. Wochenschrift S. 322. 1908. — Veränderungen des Blutserums beim Erhitzen. Semana med. Nr. 26. 1908. — Dtsch. med. Wochenschr. S. 429. 1908. — Einfluß der Reaktion usw. Berl. klin. Wochenschr. Nr. 14. 1908. — Theorie der Reaktion. Zeitschr. f. Immunitätsforsch. u. exp. Therap., Orig. Bd. 1. 1908.

SACHS, HANS und ALTMANN: Über die Wirkung des oleinsauren Natrons bei der Wa-R. Berl. klin. Wochenschr. Nr. 10. 1908. — Über den Einfluß des Cholesterins auf die Verwendbarkeit der Organextrakte. Berl. klin. Wochenschr. Nr. 14. 1908.

SACHS, HANS und RONDONI: Theorie der Wa-R. Berl. klin. Wochenschr. Nr. 44. 1908 und Zeitschr. f. Immunitätsforsch. u. exp. Therap., Orig. Bd. 1, H. 1.

SACHS, H.: Einfluß des Cholesterins. Berl. klin. Wochenschr. Nr. 46. 1911. — Bedeutung der Globulinveränderung. Münch. med. Wochenschr. Nr. 45. 1917.

SACHS, H. und RITZ: Komplementinaktivierung. Zeitschr. f. Immunitätsforsch. u. exp. Therap., Orig. Nr. 26. 1917.

SACHS, H. und ALTMANN: Einfluß der Temperatur und des Mediums. Zeitschr. f. Immunitätsforsch. u. exp. Therap. Bd. 26. 1917. — Theorie und Praxis des serologischen Luesnachweises. Naturhistor. Verein Heidelberg 1921. (Ref. Münch. med. Wochenschrift Nr. 32. 1921.)

SACHS, H. und SAHLMANN: Über das biologische Verhalten der bei dem Luesnachweis entstehenden Flocken. Berl. med. Wochenschr. Nr. 37. 1921.

SAHLMANN, H.: Verhalten der Albumine und Globuline. Zeitschr. f. Immunitätsforsch. u. exp. Therap., Orig. Bd. 33. 1921.

SASAKI: Aktivierung der hämolytischen Wirkung des Meerscheinchenserums durch Aminosäure. Berl. klin. Wochenschr. S. 549. 1909.

SATTA und DONATI: Über das Verhalten von verschiedenen Extrakten bei der Wa-R. Wien. klin. Wochenschr. Nr. 18. 1910. — Einfluß des Alkohols auf die syphilitische Sera. Wien. klin. Wochenschr. Nr. 29. 1910. — Untersuchungen über die Komplementbindungsreaktion. Zeitschr. f. Immunitätsforsch. u. exp. Therap., Orig. Bd. 7, H. 5 u. Bd. 15. 1912.

SCHEER: Theorie der SG-R. Münch. med. Wochenschr. Nr. 2. 1921.

SCHMIDT, HANS, Biologie der Lipoide mit Berücksichtigung ihrer Antigenwirkung. Leipzig: Kabitzsch 1922.

SCHMIDT, H., Zur Kenntnis des Flockungsvorganges bei den Ausflockungsreaktionen. Med. Klinik Nr. 20. 1921.

SCHMIDT, P.: Wesen der Wa-R. Zeitschr. f. Hyg. u. Infektionskrankh. 1911. — Die Wa-R eine Kolloidreaktion. Zeitschr. f. Chem. u. Industrie d. Kolloide 1912.

SCHWAB: Einfluß der Temperatur. Zeitschr. f. Immunitätsforsch. u. exp. Therap., Orig. Bd. 32. 1921.

SEGALE: Über ozonisiertes Serum. Pathologica Bd. 3. (Ref. Dermatol. Wochenschr. 1913.)

SEKI: Eine neue Syphilisdiagnose auf Grund sero-elektrischer Reaktion. Okayama Jgakka Kasshi Nr. 388. 1922. Ref. Klin. Wochenschr. Nr. 52. 1922.

SELIGMANN und PINCUS: Theorie und Praxis der Wa-R. Zeitschr. f. Immunitätsforsch. u. exp. Therap., Orig. 1910.

SELIGMANN: Beitrag zur Frage der sog. Komplementbindung. Berl. klin. Wochenschr. Nr. 32. 1907. — Zur Kenntnis der Seruminaktivierung. Biochem. Zeitschr. Bd. 10. 1908. — Zur Kenntnis der Wa-R. Zeitschr. f. Immunitätsforsch. u. exp. Therap., Orig. Bd. 1, H. 2.

SIGNORELLI: Einfluß des Phenols auf die Wa-R. Zeitschr. f. Immunitätsforsch. u. exp. Therap., Orig. Bd. 19. 1910.

Skrop: F., Isolierung der komplementfixierenden Substanz des Luesserum; Orvosi hetilap Jg. 66. Nr. 36. 1922. Ref. Zeitschr. f. Haut- u. Geschlechtskrankh. Bd. VII. Nr. 2.

So: Einfluß von Organerkrankungen auf die Extraktwirkung. Zentralbl. f. Bakteriol. usw., Abt. II. 1912.

Söderbergh: Wa-R bei Alkaptonurie. Neurol. Zentralbl. 1914.

Somogyi: Beitrag zur SG-R. Münch. med. Wochenschr. Nr. 43. 1920.

Sowade: Wa-R beim Kaninchen. Dtsch. med. Wochenschr. Nr. 42. 1911.

Spät: Über den Mechanismus der Wa-R. (Ref. Münch. med. Wochenschr. Nr. 23. 1910.) — Herkunft der luetischen Reaktionskörper in der Zerebrospinalflüssigkeit. Wien. klin. Wochenschr. 1914.

Stade: Theorie und Wesen der Wa-R. Med. Klinik S. 263. 1909.

Stern, M.: Theorie und Praxis der Wa-R. Zeitschr. f. Immunitätsforsch u. exp. Therap., Orig. Bd. 22. 1914. — Entstehung der luetischen Reagine in der Lumbalflüssigkeit. Klin. Wochenschr. Nr. 31. 1922.

Sternberg, C.: Versuche über die Wa-R. Wien. klin. Wochenschr. 1914.

Taoka: Studies on syph. serum reactions. Japan. med. world. Bd. 2. 1922. Ref. Zentralbl. f. Haut- u. Geschlechtskrankh. Bd. VII. Nr. 5.

Tannenberg: Theorie und Praxis der SG-R und M-R. Zeitschr. f. Immunitätsforsch. u. exp. Therap., Orig. Bd. 32. 1921.

Tatekawa: Kaninchenschankergewebe als Antigen. Mitt. d. med. Ges. i. Kioto 1912.

Teyschl, O.: Experimente zur Theorie der Präzipitation. Sbornik lekarsky. Jg. 23. 1922. Ref. Zentralbl. f. Haut- und Geschlechtskrankh. Bd. VII. Nr. 3—4.

Thomsen und Boas: Über die Thermoresistenz usw. Zeitschr. f. Immunitätsforsch. u. exp. Therap., Orig. Bd. 10, H. 3. 1911. — Einfluß der Temperatur auf die Komplementbindung. Hospitalstidende 1913.

Toyosumi: Über den Mechanismus der Lezithinausflockung durch Rinderserum. Berl. klin. Wochenschr. Nr. 17. 1908. — Über die komplementbindenden Stoffe luetischer Sera. Zentralbl. f. Bakteriol. usw., Abt. II. Bd. 51. 1909. — Komplementadsorption durch Bakterienextrakte. Zentralbl. f. Bakteriol. usw., Abt. II. S. 325. 1909. — Welche Antikörper spielen bei der Komplementbindung eine Rolle? Arch. f. Hyg. 1909. — Über die Natur der komplementbindenden Stoffe bei Lues. Berl. klin. Wochenschr. 1909, 1921.

Venulet, F.: Wesen der Wa-R. Polska gaz. lekarska. Jg. 1. 1922. (Ref. Zentralbl. f. Haut- u. Geschlechtskrankh. Bd. 6, H. 9—10.)

Wassermann, A.: Über die Entwicklung und den gegenwärtigen Stand der Serodiagnose bei Syphilis. Berl. klin. Wochenschr. Nr. 50 u. 51. 1907. — Serodiagnose der Syphilis und ihre Bedeutung für die praktische Medizin. Kongr. f. inn. Med. Wien 1908. — Wien. klin. Wochenschr. S. 388 u. 745. 1908. — Neue experimentelle Forschungen. Berl. klin. Wochenschr. Nr. 9 u. 14. 1921.

Wassermann, A. und Bruck, C.: Ist die Komplementbindung beim Entstehen spezifischer Niederschläge eine mit der Präzipitierung zusammenhängende Erscheinung oder Ambozeptorenwirkung? Med. Klinik S. 1409. 1905. — Experimentelle Untersuchungen über die Wirkung von Tuberkelbazillen-Präparaten usw. Dtsch. med. Wochenschr. Nr. 12. 1906. — Über das Vorhandensein von Antituberkulin im tuberkulösen Gewebe. Münch. med. Wochenschr. Nr. 49. 1906.

Wassermann, A. und Citron, H.: Weitere Mitteilung über die Zerlegung des Wassermannaggregates usw. Klin.-therapeut. Wochenschr. Nr. 22. 1922.

Wassermann, A. und Lange, C.: Entstehung der Reaktionsprodukte. Berl. klin. Wochenschrift Nr. 11. 1914.

Wassermann, A., Neisser, A. und Bruck, C.: Eine serodiagnostische Reaktion bei Syphilis. Dtsch. med. Wochenschr. Nr. 19, S. 755. 1906.

Wassermann, A., Neisser, Bruck und Schucht: Weitere Mitteilungen über den Nachweis spezifischer luetischer Substanzen durch Komplementverankerung. Zeitschr. f. Hyg. u. Infektionskrankh. S. 451. 1906.

Wassermann, A. und Plaut: Über Syphilisantistoff in der Zerebrospinalflüssigkeit bei Paralyse. Dtsch. med. Wochenschr. Nr. 44, S. 1768. 1906.

WEIL: Über den Luesantikörpernachweis. Wien. klin. Wochenschr. Nr. 18. 1907.

WEIL und BRAUN: Antikörperbefunde bei Lues usw. Berl. klin. Wochenschr. 1907. — Über die Entwicklung usw. Berl. klin. Wochenschr. Nr. 52. 1907. — Über die Beeinflussung von Antistoffen durch alkoholische Organextrakte. Berl. klin. Wochenschrift Nr. 2. 1908. — Über die Rolle der Lipoide. Wien. klin. Wochenschr. Nr. 5. 1908. — Über die Entwicklung der Serodiagnose bei Lues. Wien. klin. Wochenschr. Nr. 17. 1908. — Über Antikörper bei Tumoren. Berl. klin. Wochenschr. Nr. 18. 1908. — Über positive Wa-R bei nichtluetischen Erkrankungen. Berl. klin. Wochenschr. Nr. 26. 1908.

WEIL, E.: Bedeutung der Antigenantikörperverankerung bei der spezifischen Komplementbindung. Biochem. Zeitschr. 1910. — Problem der Serologie der Lues. Berl. klin. Wochenschr. Nr. 33. 1921.

WEISBACH, WALTER: Wa-R und Ausflockungsreaktion im Lichte neuerer Forschung. Jena: Fischer 1921.

WILSON: Biologische Beziehungen verschiedener Lipoidsubstanzen in der Leber. Biochem. Journ.

WINTERNITZ: Chemische Untersuchungen des Blutes rezent-luetischer Menschen. Arch. f. Dermatol. u. Syphilis, Orig. Bd. 93. 1908. — Zweiter Beitrag. Arch. f. Dermatol. u. Syphilis, Orig. Bd. 101.

WOLFF-EISNER: Die vitale Antikörperreaktion im Vergleich zur Komplementbindungsmethode bei Tuberkulose und Syphilis. Med. Klinik Nr. 11. 1908.

ZURHELLE: Histopathologische Studien an syphilitischen Lymphdrüsen. Dermatol. Zeitschr. 1921 August.

Dritter Teil

Klinische Bedeutung der Serodiagnose bei Syphilis.

Von

C. Bruck-Altona.

I. Spezifizität der Reaktion.

Nach unseren heutigen Kenntnissen über das Wesen der Komplementbindungsreaktion bei Syphilis ist es klar, daß diese Reaktion keine im bakteriologischen Sinne spezifische für den Krankheitserreger, also die Syphilisspirochäte, ist, und daß daher die Annahme wahrscheinlich war, daß jene die Reaktion bedingenden Gewebs- bzw. Serumveränderungen auch bei anderen Krankheitszuständen beobachtet werden können, die in keiner Beziehung zur Syphilis stehen. Wenn diese Annahme sich auch im Prinzip bestätigte, so zeigte sich doch glücklicherweise das Auftreten der Reaktion bei Syphilis so häufig und andererseits bei Nichtsyphilis so selten oder nur bei solchen Erkrankungen, die keine differentialdiagnostischen Schwierigkeiten bieten, daß die praktische Bedeutung der Reaktion nicht beeinträchtigt wird. Wir stehen also vor der einzigartigen Tatsache, daß wir in der Syphilisreaktion über eine biologische Methode verfügen, die nicht spezifisch für den Krankheitserreger und trotzdem in hohem Maße charakteristisch für die Syphilis ist. Diese hohe klinische Spezifizität der Reaktion ist im Laufe der Jahre an Millionen von Seren erprobt und erhärtet worden. An Versuchen, sie anzuzweifeln und herabzumindern, hat es nicht gefehlt, aber immer wieder zeigte es sich, daß fehlerhafte oder abweichende Methodik einen großen Teil der gehäuften unspezifischen Resultate erklärten (s. hierüber BENDIG, BERON, BOAS, DURUPT, KÖNIGSBERGER, KOPP, R. MÜLLER, RAVAUT, SCHEIDEMANDEL, SELTER, SONNTAG, TÖPELMANN, ZIELER u. a.).

Wenn wir die ältere Literatur überblicken, so finden wir auf S. 48 und **49** folgendes:

Es ergibt sich also aus den der älteren Literatur entnommenen Beobachtungen an etwa 11553 Fällen, denen sich unsere eigenen mit 2856 Fällen anschließen, also aus insgesamt über 14409 Fällen, daß unter 4828 Kontrolluntersuchungen sich nur 59 Seren fanden, die positiv reagierten, ohne daß in dem betreffenden Fall anamnestische oder klinische Anhaltspunkte für Lues vorlagen. Sehen wir von den Resultaten von WEIL und BRAUN und ELIAS und seinen Mitarbeitern

(s. Bemerkungen, Tabelle I), ab, so bleiben im ganzen 33 positiv reagierende „Normalseren" übrig.

Hieran schließen sich noch weitere Untersuchungen von BOAS, der bei fast 2000 Kontrollen nur 5 positive Reaktionen bei Nichtlues erhielt (eine Lepra, ein Scharlach, drei Narkoseseren). CITRON fand unter 20000 Fällen niemals positive Reaktion bei Nichtlues, sondern nur zuweilen leichte Hemmungen bei Kachexien, SCHEIDEMANDEL unter 250 Kontrollen nur einmal bei einem Diabetiker mit Azidose. SONNTAGS 1000 Kontrollen reagierten sämtlich negativ. SONNENBERG fand unter 97 nichtluetischen Kontrollen 8 positive Resultate (7 Scharlachfälle, eine moribunde Diphtherie). KORSCHUN und MERKURJEW (332 Fälle) sahen niemals unspezifische Resultate.

Es fragt sich nun, ob angesichts dieser verschwindend kleinen Zahl positiver Reaktionen bei „Nichtluetikern" man diese Fälle nicht einfach für luetische erklären kann, gleichgültig, ob man bezüglich Anamnese oder Status etwas von Lues nachweisen kann oder nicht. Denn es ist jedem Kliniker eine bekannte Tatsache und bedarf hier nicht einer näheren Erörterung, wie oft in praxi eine Syphilisinfektion übersehen wird und wie oft ein Mensch Lues hat, ohne, daß er sich seiner Erkrankung bewußt ist, oder irgend welche Erscheinungen darbietet.

Es sei hier nur hingewiesen auf die Beobachtungen von FRITZ LESSER, der bei Sektionen 30 Leber-, 3 Herz-, 2 Nebennierengummata fand, die in vivo weder Krankheitserscheinungen hervorgerufen hatten, noch diagnostiziert worden waren. Sehr lehrreich ist in dieser Beziehung auch folgende bei BLASCHKO zitierte Zusammenstellung, da sie zeigt, wie oft Luetiker zur Beobachtung gelangen, bei denen die Anamnese völlig versagt. Zum Teil wird natürlich die frühere Infektion absichtlich verschwiegen, zum großen Teil wissen die Patienten aber tatsächlich nichts von einer früheren Ansteckung.

Von tertiären Luetikern leugneten frühere Infektion:

Nach HJELMANN	25 %	
„ FOURNIER	10 %	
„ LASSAR	30 %	
„ HASLUND	24,9%	
„ WEBER	44,9%	männl. und 68,8% weibl.
„ WEBER-JADASSOHN	20 %	männl, und 100 % weibl.
„ VIANNAY	52 %	

Angesichts dieser Tatsachen müssen wir also immer bedenken, daß ein großer Teil der scheinbar unspezifischen Reaktionen darauf beruhen kann, daß in dem betreffenden Falle eine unbewußte Syphilis vorliegt, die nur durch die positive Reaktion angezeigt wird, während anamnestische und klinische Erhebungen versagen. Immerhin gibt es zweifellos eine Reihe von Erkrankungen und Serumveränderungen, bei denen auch ohne vorangegangene und noch bestehende Lues positive Reaktion beobachtet werden kann.

Überblicken wir die bisher beschriebenen positiven Ausschläge bei fehlender Lues, so kommen wir zu folgender Zusammenstellung:

A. Krankheiten und Serumveränderungen, die ohne Lues häufiger eine positive Reaktion ergeben.

1. Spirochätosen und Trypanosomenerkrankungen (Frambösie, Rekurrens, Dourine),
2. Lepra,
3. Scharlach,
4. Malaria,

Tabelle 1.

Autoren	Gesamtzahl der untersuchten Fälle	Davon weder anamnestisch noch klinisch luesverdächtig	Von diesen Kontroll-fällen reagierten		Bemerkungen über die positiven Kontrollfälle
			negativ	positiv	
Arning	500	85	85	—	
Bauer-Meier.	409	350	346	4	Zwei der Seren zeigen Alleinhemmungen, scheiden also aus, die übrigen beiden 1. Sepsis, 2. mittelschwere Tuberkulose. Taubstumme (hereditäre Lues?)
Bayot-Renaux.	?	220	219	1	60 jährige Frau mit Magenkarzinom (Autopsie).
Beckers.	350	50	46	4	Zwei Aorteninsuffizienzen, eine doppelseitige Hemiplegie und eine Arteriosklerose und Schrumpfniere.
Bering	896	95	95	—	
Boas	1 345	485	484	1	Der eine positive = Scharlach.
Bruhns-Halberstädter.	231	31	31	—	
Citron-Blaschko.	307 400 mit gleichen Resultaten	156	156	—	
Detre-Brezowsky	215	117	116	1	Der eine positive Fall: Herpes Zoster, sechs andere „mittel und schwache" positive können nicht gezählt werden.
Elias-Neubauer usw..	?	77	63	14	Bei Tumor und unter 25 Phthisikern fünfmal mittelstarke oder schwache Hemmung. „Wir heben aber hervor, daß es sich in allen diesen Fällen nicht um völlige Hämolyse handelte. Eine solche sahen wir nur einmal bei einem 20jährigen schweren Diabetiker." (Zit. nach Elias usw.)
Gozony	129	33	33	—	
Gross-Volk	232	63	61	2	Hemmung nur unvollkommen. 1. Gon. post. 2. Paraphimose.
Hancken	202	28	26	2	Moribunde Scharlach- und Diphtherie-Kinder.
Hecht.	298	89	87	2	Ein Fall unaufgeklärt; der zweite Fall bei der kurz darauf wiederholten Untersuchung negativ.
Heller	110	10	10	—	
Höhne.	1 100	180	178	2	1. moribunder Urämiker mit Narben am Penis. 2. mehrfach venerisch infizierter unverheirateter Mann.
Blumenthal-Roscher.	251	20	20	—	
Hoffmann-Blumenthal.	158	35	33	2	1. Fall Kellnerin (!), 2. Fall Frambösie.
Karewski	28	10	10	—	Einige der zehn Patienten waren luesverdächtig; doch ergab der spätere Verlauf bei neun das Fehlen von Syphilis, bei einem blieb die Entscheidung aus.

KRONER	40	6	6	—	
LEDERMANN	800	250	248	2	1. Fall: Lepra. 2. Fall: tuberk. junge Mädchen, suspekt auf Lues.
LESSER, FRITZ	2 000	mehr. 100	mehr. 100	2	Nähere Angaben fehlen.
MASLAKOWITZ-LIEBERMANN. . . .	169	46	46	—	
MÜLLER	1 100	ca. 500	ca. 500	—	Bei 3% „Spuren" von Hemmung.
PLAUT	?	126	121	5	1. Fall: Multiple Sklerose. 2. Leukämie (beide nicht selbst beobachtet). 3. Arteriosklerose (Lues wahrscheinlich). 4. m o r i b u n d e tuber- kulöse Meningitis 5. (susp. auf Paralyse).
SCHONNEFELD	200	41	40	1	Der Fall hat später frühere Lues zugestanden.
WASSERMANN-PLAUT.	41 (Lumbalfl.)	19	19	—	
WASSERMANN (Kongr. f. inn. Med.)	?	1 010	1 010	—	
WEIL-BRAUN	?	71	59	12	Unter 12 Pneumonien vier positive, 20 Typhus: zwei; 21 Phthisen: zwei; 14 Tumorkranken vier; 1 Diabetiker.
WOLFSOHN	62	29	29	—	
Summa	11 553	4 232	4 147	57	

Eigene Untersuchungen.

BRUCK-STERN.	884	249	247	2	
MERZ	1 972	347	347	—	
Summa	2 856	596	594	2	

5. Fleckfieber,
6. Ulcus tropicum,
7. Leichenseren.

B. Krankheiten und Serumveränderungen, die gelegentlich eine positive Reaktion hervorrufen können.

1. Ulcus molle (Bubonen),
2. Lupus erythematodes acutus,
3. Narkoseseren.

C. Krankheiten, bei denen das Vorkommen positiver Reaktion ohne Lues von einzelnen Autoren behauptet wurde, von der Mehrzahl aber bestritten wird.

1. Tuberkulose und Tuberkulide,
2. Tumoren,
3. verschiedene Erkrankungen (Psoriasis, Pemphigus, Aphthen, Thrombosen, Basedow, Bleivergiftungen, Diabetes, Eklampsie, Hautleishmanniose, Pellagra, Beriberi).

A. Krankheiten und Serumveränderungen, die ohne Lues häufiger eine positive Reaktion ergeben.

1. Spirochäten- und Trypanosomenerkrankungen.

Positive Reaktion bei Frambösie wurde von Bruck, Hoffmann, Blumenthal, Baermann-Wetter, Reinhardt und Schüffner beobachtet. Baermann und Wetter fanden unter 125 Frambösiekranken bei unbehandelter und ausgedehnter Erkrankung 100% positive Reaktion; bei unbehandelten, in isolierten Herden auftretenden Fällen 80%, bei behandelten 50%, unter 9 tertiären 6 positive und unter 14 latenten 5 positive Resultate.

Bei der großen ätiologischen und klinischen Verwandtschaft von Frambösie und Lues darf ja die gleichartige Reaktion selbst jetzt, wo wir wissen, daß die Syphilisreaktion keine im bakteriologischen Sinne spezifische ist, nicht wundernehmen.

Die Vermutung, daß es sich bei der Syphilisreaktion um eine Gruppenreaktion auf Protozoenerkrankungen handele, legten Experimente nahe, die zuerst von Landsteiner, Müller und Pötzl angestellt wurden. Diese Autoren beobachteten, daß die Seren von Kaninchen, die sie mit Trypanosoma equiperdum und gambiense infizierten, in Gemeinschaft mit alkoholischen Herzextrakten komplementbindend wirkten, während die Seren derselben Tiere vor der Infektion negativ reagiert hatten. Die Befunde der genannten Autoren erfuhren ihre Bestätigung durch die Untersuchung von Schilling und v. Hösslin (Dourine), von Hartoch und Jakimoff, Levaditi und Mutermilch.

Auch Fritz Meyer fand bei allen mit Dourine geimpften Kaninchen positive Reaktion, häufig bevor Krankheitserscheinungen auftraten.

Bei Rekurrens fanden Kolle und Schatiloff bei Menschen im Gegensatz zu Rattenseren deutliche, und zwar streng spezifische Komplementbindungsreaktion mit Rekurrensextrakt, während Korschun und Leibfried mit Lues- und Rekurrensextrakt positive Reaktionen erzielten. Und zwar reagierten unter 50 Rekurrensseren

mit   Luesextrakt positiv 28, negativ 22,
„ Rekurrensextrakt   „   26,   „   1.

Luesseren reagierten mit beiden Extrakten gleichstark, sie glauben daher, daß frühere Rekurrenserkrankungen bei der serologischen Luesdiagnose zu berücksichtigen sind und umgekehrt eine Luesinfektion bei der Rekurrensdiagnose. Roaf fand unter 18 Rekurrensfällen nur vorübergehend positive Reaktion.

2. Lepra.

Der erste, der positive Komplementbindungsreaktion bei Lepra fand, war Eitner. Und zwar zeigte er mit der von Wassermann und Bruck angegebenen Methode, daß Lepraseren vermischt mit Extrakten und Aufschwemmungen aus leprösen Geweben Komplement zu verankern imstande sind. Es konnte sich also hier um eine spezifische Reaktion zwischen echtem Lepraantikörper und Leprabazillenextrakt handeln.

Bald aber stellte sich heraus, wie die weiteren Untersuchungen von Eitner, Wechselmann und Meier u. a. erwiesen, daß Lepraseren auch mit Extrakten aus normalen und Luesorganen reagieren, daß hier also — vielleicht neben einer spezifischen — ein der Syphilisreaktion analoges Phänomen vorliegt. Außer den genannten Autoren berichteten ferner Slatinéano und Daniélopol, Gaucher und Abrami, Jundell, Almquist und Sandmann, sowie Georg Meier und Lie über Serumuntersuchungen bei Lepra. Slatinéano und Daniélopol untersuchten 26 Fälle von vorgeschrittener Lepra, von denen 20 stark, 4 mäßig und 2 schwach positiv reagierten. Außerdem gelangten 19 Lumbalflüssigkeiten dieser Patienten zur Untersuchung, von denen 7 stark, 4 mäßig, 3 schwach und 5 negativ reagierten. — Ein Material von ebenfalls 26 Fällen bearbeiteten Jundell, Almquist und Sandmann. Von diesen 26 leprösen boten 4 eine völlige, 4 eine partielle positive Reaktion, 16 reagierten negativ. Bei den 8 positiven Fällen handelte es sich 5mal um die tuberöse, 3mal um die anästhetische Form, so daß die genannten Autoren zu dem Schluß kommen, daß der Ausfall der Reaktion weder von der Form noch von dem Verlauf und Alter der Krankheit abhängig ist.

Dagegen fanden Georg Meier und Lie, die 28 Lepröse untersuchten, eine positive Reaktion nur bei tuberösen Formen. Sie stellten zugleich die interessante Tatsache fest, daß die positiven Lepraseren nicht nur mit Luesextrakt, sondern auch mit Tuberkulin reagieren.

Meine eigenen Untersuchungen, die ich in Gemeinschaft mit Kreisarzt Dr. Gessner an den Patienten des Lepraheims in Memel anstellte, betrafen folgende Fälle:

Fall	I: Jahre	Knotenlepra	Leprabazillen	+	keine	Lues	positive	Reaktion
„	II: 50	„	„	+	„	„	„	„
„	III: 26	„	„	+	„	„	„	„
„	IV: 59	„	„	+	„	„	„	„
„	V: 58	„	„	+	„	„	„	„
„	VI: 43	„	„	+	„	„	negative	„
„	VII: 43	„	„	+	„	„	„	„
„	VIII: 53	„ Lepra Anaesth.	„	0	„	„	„	„
„	IX: 48	„ „ „	„	0	„	„	„	„
„	X: 16	„ „ macul.	„	+	„	„	„	„

Es ergibt sich also, daß von den 7 tuberösen Fällen 5 = 71,4% positive Reaktion zeigen, während die zwei anderen tuberösen und alle 3 anästhetischen negativ reagierten. Es stimmt dies mit den Resultaten von Meier überein und spricht dafür, daß die positive Reaktion hauptsächlich eine Begleiterscheinung der tuberösen Form darstellt.

Die folgenden Jahre brachten dann weitere zahlreiche Untersuchungen über diese Fragen. So untersuchte Eliasberg 50 Leprafälle, unter denen er 80,6% positive Reaktion mit Luesantigen bei tuberöser Lepra fand. Gleichzeitig konstatierte er ein auffallendes Alleinhemmungsvermögen der Lepraseren, eine Erscheinung, die auch von Nishiura und Spindler beschrieben wird.

Mit Antiforminlepromextrakt hatten Biehler und Eliasberg positive Resultate, und zwar wieder häufiger bei tuberöser als bei nervöser Lepra.

Babes und Busila fanden, daß Lepraseren zwar mit Luesantigenen, aber umgekehrt nicht Luesseren mit Lepraantigenen reagieren. Nach Frugoni und Pisani zeigen dagegen Lepraseren ein merkwürdiges polyvalentes Verhalten, indem sie nicht nur Leprom- und Luesantigene sondern auch Tumorenextrakte und Tuberkulin binden. Sie untersuchten 11 Seren von Leprakranken, und zwar reagierten,

<pre>
        mit Luesextrakt . . . . positiv   2
        ,, Lepromextrakt . . . .   ,,   5
        ,, Sarkomextrakt . . . .   ,,   8
        ,, Karzinomextrakt . . . .   ,,   7
        ,, Tuberkulin . . . .   ,,   2
        ,, Kochscher Bazillenemulsion . . . . . .   ,,   8
        ,, Tuberkulin-Immunserum (Höchst) . . .   ,,   11
</pre>

Es handelt sich dabei nach Ansicht der genannten Autoren nicht um eine einheitliche, sondern um verschiedene biologische Reaktionen, die hohes Interesse verdienen. Insbesondere könnte die Fähigkeit von Lepraseren mit Lepromextrakten zu reagieren, diagnostische Verwertung finden, da Seren normaler oder nicht lepröser Kranker diese Reaktion nicht ergeben.

Ähnliche Resultate erhielt Steffenhagen mit bakteriellen Antigenen (Tuberkelbazillen und Typhusbazillen).

Sugai beschreibt positive Reaktionen mit Lepraextrakten. Serra fand stärkere Reaktion mit spezifischem Lepraextrakt als mit Luesextrakt und Akerberg und Almquist erhielten mit Luesantigen nur 15% positive Resultate.

Die Frage, ob die Knoten- oder die Nervenlepra häufiger positiv reagiert, dürfte zugunsten der ersteren entschieden sein. So fand Reinhardt bei Nervenlepra nur negative, Nishiura selten positive Reaktion, desgleichen Mitzuda. Baermann und Wetter fanden bei tuberöser Lepra 65—80%, bei makulo-anästhetischer nur 5—50% positive Resultate, Montesanto bei tuberöser 88%, bei gemischter 75%, bei anästhetischer 16,6%, Merkurjew unter 16 Fällen 11 positive (7 mal tuberöse, 4 mal nervöse). Thomsen und Heddinson sahen unter 18 tuberösen 6 positive (bei aktiver Untersuchung 18 positive), von 13 tubero-anästhetischen Fällen reagierten 5 positiv, von 19 rein nervösen 19 negativ. Lewin sah bei tuberösen 45—50% positive Resultate, bei nervösen 20—25%.

Was die Untersuchungstechnik anbelangt, so gibt Schüffner an, daß alkoholische Herzextrakte weit seltener mit Lepraseren (und Ulcus tropicum-

Seren) positiv reagieren als wäßrige Extrakte, weshalb erstere in den Tropen zur Luesdiagnose vorzuziehen sind.

Salvarsan soll nach Peyri auf die positive Reaktion lepröser Seren ohne jeden Einfluß sein.

Bei 30 mit Lepra geimpften Kaninchen will Serra 27 positive Reaktionen gefunden haben.

(Weitere Versuche bei Lepra siehe Azua-Corvisa, Bloombergh, Boas, Ehlers-Bourret, Fox, Facchini, de Haan, Jeanselme, Photinos-Michaelis, Recio, Rocamore.)

Zusammenfassend läßt sich sagen: Die Seren tuberöser Lepra geben häufig, diejenigen der anästhetischen Form seltener positive Reaktion mit syphilitischen und Normalorganextrakten.

Außerdem scheint noch eine spezifische Reaktion Lepraserum-Lepromextrakt erwiesen zu sein.

Die Lepraseren dürften biologisch häufig dadurch von den syphilitischen zu differenzieren sein, daß erstere oft stark eigenhemmend wirken und eine eigenartige Polyvalenz zeigen, d. h. im Gegensatz zu Luesseren nicht nur mit Lues- und Normalorganextrakten, sondern auch mit Lepromextrakten und Tuberkulin (vielleicht auch mit anderen bakteriellen Extrakten) reagieren.

Praktisch spielt die positive Reaktion bei Lepra natürlich nur in Tropengegenden eine Rolle. Um die Leprareaktion bei der serodiagnostischen Untersuchung auf Syphilis möglichst auszuschalten, dürfte sich der Vorschlag von Schüffner empfehlen, in den Tropen eher alkoholische Herzextrakte als Leberextrakte zu verwenden, außerdem käme zur weiteren Differenzierung eine gleichzeitige Prüfung gegen Organextrakt und Tuberkulin in Frage.

3. Scharlach.

Das größte Aufsehen und die größten Bedenken gegen die praktische Verwertbarkeit der Komplementbindungsreaktion bei Syphilis erregte es, als Much und Eichelberg berichteten, daß etwa 40% der von ihnen untersuchten Scharlachseren dieselbe Reaktion aufwiesen, wie die Syphilisseren. Bereits auf dem X. Dermatologen-Kongreß hatte ich Zweifel an der allgemeinen Gültigkeit der durch die genannten Autoren erhobenen Befunde geäußert und darauf hingewiesen, daß, wenn sie bestätigt werden, nur dann der diagnostische Wert der Reaktion eine Beeinträchtigung erleiden würde, falls der positive Ausfall auch nach Ablauf des Scharlachs noch monate- oder jahrelang anhält.

Inzwischen hat sich bereits eine ganze Literatur über Serumuntersuchungen bei Skarlatina angesammelt. Die meisten Autoren verhalten sich den Befunden von Much und Eichelberg gegenüber völlig ablehnend. So erhielten Schleissner bei 20 Scharlachfällen, Jochmann und Töpfer bei 33, Meier bei 52, Höhne bei 37 stets negative Resultate, Boas und Hauge bei 61 Seren nur einmal eine rasch verschwindende geringe Hemmung. Hält man — und ein Grund daran zu zweifeln liegt in keiner Weise vor — an der Richtigkeit der von Much und Eichelberg erhobenen Befunde fest, so geht schon aus den Resultaten der übrigen Autoren hervor, daß die positive Reaktion des Scharlachserums nicht die

Regel, sondern eine Ausnahme ist, die durch irgendwelche, sich unserer Kenntnis noch entziehende Nebenumstände bedingt wird. Hierzu kommt noch, daß auch Much und Eichelberg in ihren weiteren Untersuchungen sich von dem raschen Verschwinden der Reaktion bei Scharlach überzeugt haben und daß Zeissler in einer unter Muchs Leitung gemachten Arbeit unter 42 Fällen nur 3 positive Resultate erhielt.

Es fragt sich nun: Wie sind die Beobachtungen der Hamburger Autoren überhaupt zu erklären?

Seligmann und Klopstock, die 13 Scharlachfälle mit negativem Erfolge untersucht hatten, erzielten plötzlich, als sie nach längerer Zeit ihre Untersuchungen mit demselben Extrakt wieder aufnahmen, positive Resultate bei Scharlach, fanden nun aber, daß das Extrakt jetzt auch mit mehreren normalen, sicher nicht von Luetikern oder Scharlachkranken stammenden Seren positiv reagierte. Das Antigen war also mit der Zeit unbrauchbar geworden und führte zu Trugschlüssen. Seligmann und Klopstock weisen auf die Möglichkeit hin, daß den Untersuchungen Muchs und Eichelbergs ähnliche Fehlerquellen zugrunde liegen.

Einen Fortschritt in der Erkenntnis der Frage, wie positive Seroreaktionen bei Scharlach zustande kommen, bedeutet eine Arbeit von Halberstädter, Müller und Reiche. Diese Autoren mischten 10 Scharlachseren mit einem Extrakt, dessen Brauchbarkeit durch zahlreiche Untersuchungen an Lues- und Normalseren kontrolliert wurde und erzielten bei 5 Fällen einwandfrei positive Resultate. Während bei 9 Fällen die Reaktion in der ersten Woche positiv verlief, trat in einem Falle schon gleich nach Ausbruch des Exanthems positive Reaktion auf. In einem Falle war die Reaktion am 32. Tage negativ, am 36. und 45. positiv, am 67. wieder negativ; bei einem anderen am 44. schwach, am 80. positiv, am 126. negativ. Als nun aber die positiven Seren mit einem anderen, ebenfalls an Lues- und Normalseren reichlich geprüften Extrakt untersucht wurden, trat stets negative Reaktion auf. Es ergibt sich hieraus, daß 2 zur Reaktion verwendete Extrakte in der Weise voneinander divergieren können, daß das eine mit Lues- und Scharlachserum, das andere nur mit Luesserum, beide aber nicht mit normalen Seren positive Ausschläge geben.

Meine Versuche, die ich in Gemeinschaft mit Dr. L. Cohn (Posen) anstellte, führten fast zu den gleichen Resultaten, wie diejenigen von Halberstädter, Müller und Reiche. Zur Untersuchung gelangten 37 Seren von 28 Scharlachkranken in den verschiedensten Zeiträumen während und nach Ablauf der Erkrankung. Es sei vorausgeschickt, daß Anhaltspunkte für bestehende und überstandene Lues bei keinem der betreffenden Patienten vorhanden war. Die Prüfung wurde vorgenommen mit 8 verschiedenen alkoholischen Extrakten aus luetischen Lebern und einem alkoholischen Extrakt aus Meerschweinchenherzen. Die meisten der Luesextrakte waren an mehreren 100 syphilitischen und normalen Seren, jedes aber an mindestens 40 luetischen und 40 normalen geprüft und als brauchbar befunden worden. Das Meerschweinchenextrakt wurde an 187 normalen und luetischen Seren erprobt und hatte 5 mal Abweichungen von den Luesextrakten im positiven oder negativen Sinne ergeben. Es ergab sich, daß die verschiedenen Extrakte sich in hohem Maße verschieden verhalten in der Weise, daß ein Scharlachserum mit dem einen Extrakt positiv reagiert, mit einem anderen aber nicht, während

Luessera ausnahmslos mit allen reagieren. Dies scheint davon abzuhängen, wie dies auch HALBERSTÄDTER betont, daß ein Extrakt leichter mit Scharlachserum positiv reagiert als ein anderes. So zeigte ein Extrakt bei 11 Untersuchungen 5 positive Ausschläge, ein zweiter bei 22 Untersuchungen nur 2, ein dritter bei 14 nur 1, während 4 Extrakte bei zusammen 13 Untersuchungen stets negativ reagierten.

Ich habe damals Zweifel geäußert, daß die bei Scharlach und Syphilis im Serum vorkommenden komplementablenkenden Substanzen identisch sind und gesagt, daß das Verhalten so ist, „daß eine Zeit lang bei der Scharlacherkrankung Stoffe im Serum auftreten können, welche mit gewissen Substanzen in Organextrakten eine Komplementbindung verursachen. Diese letzteren müssen aber ganz andere als diejenigen sein, mit welchen die Luesreaktion erfolgt, da Extrakte, welche prompt auf Lues reagieren, sich Scharlach gegenüber völlig negativ verhalten, die letztere Reaktion vielmehr auf bestimmte einzelne Extrakte beschränkt ist".

Wenn HOLZMANN gegen diese Anschauung die Resultate von HÄNDEL und SCHULTZ anführt, die fanden, daß auch „2 sonst gleich wirksame, wäßrige Luesextrakte nicht immer kongruente Untersuchungsergebnisse liefern", so läßt sich damit wenig beweisen. Denn die Sache liegt hier so, daß z. B. von 3 mit Luesseren leicht reagierenden Extrakten der erste mit Scharlachseren überhaupt nicht, der zweite selten und der dritte häufig reagieren kann.

Wenn ich auch zugebe, daß eine weitere Klärung der Frage von der Gleichheit oder Verschiedenheit der Scharlach- und Luesseren der Kenntnis vom Wesen der Reaktion sehr nützlich sein kann, so hat diese Frage doch praktisch so gut wie keine Bedeutung. Denn darüber sind sich jetzt alle Autoren — auch MUCH, HOLZMANN usw. — einig, daß die positive Reaktion bei Scharlach sehr rasch wieder verschwindet, daß also eine Fehlerquelle für die Syphilisserodiagnose durch Scharlach nicht entspringt, und daher der praktische Wert der Reaktion durch die Scharlachbefunde in keiner Weise gemindert wird.

Inzwischen sind in den folgenden Jahren eine ganze Reihe weiterer Komplementbindungsversuche mit Scharlachseren gemacht worden:

HECHT, LATEINER und WILENKO hatten unter 119 Scharlachseren nur 3 positive Reaktionen, unter denen sich zwei Leichenseren befanden.

FUA und KOCH fanden bei 59 Scharlachseren keine Hemmung, die stark genug gewesen wäre, um sie mit einer Luesreaktion zu verwechseln.

SCHLEISSNER fand 20 Fälle negativ, SOMMERFELD sah nur gelegentlich inkomplette Hemmungen und auch diese nur mit einzelnen Extrakten, ebenso MANTOVANI.

KOLMER hatte nur 2,4% positive Resultate. HAENDEL und SCHULTZ fanden unter 48 Fällen 7 positive Reaktionen, REINHARDT sah nur einige Fälle während des exanthematischen Stadiums positiv, TSCHIKANAWEROW sah unter 21 Fällen dreimal positive Reaktionen, KORSCHUN und MERKURJEFF beschreiben 8 positive Fälle.

JACOBOVICS fand, daß die positive Reaktion erst am 20.—23. Tage auftritt und am 35.—48. Tage wieder verschwindet. SYLVESTRI macht die Angabe, daß der Scharlach nicht nur keine positive Reaktion bedingt, sondern im Gegenteil eine bestehende positive Luesreaktion zum Schwinden bringen kann. So sah er zwei Fälle von Lues mit positiver Reaktion, die durch einen interkurrenten Scharlach negativ wurden.

Pesch und Thomas fanden unter 150 Blutproben von 50 Scharlachkindern 36 mal positive, 15 mal zweifelhafte und 99 mal negative Wa-R. — Die Meinicke-Reaktion (D.M) war in allen 150 Untersuchungen negativ.

Zusammenfassend kann man sagen, daß positive Reaktionen bei Scharlach vorkommen können, daß sie häufig nur in inkompletten Hemmungen bestehen, nur mit einzelnen Extrakten in Erscheinung treten und daß vor allem das Auftreten dieser positiven Ausschläge ein zeitlich nur sehr beschränktes, meist an das Exanthemstadium gebundenes ist. Da bei der Luesdiagnose ein Scharlachexanthem kaum differentialdiagnostisch in Betracht kommt, sind sich alle Autoren darüber einig, daß dem praktischen Werte der Syphilisreaktion durch diese positiven Ausschläge während eines Scharlachs kein Abbruch geschieht. Man wird angesichts dieser Verhältnisse nur in Fällen, die gerade Scharlach durchgemacht haben, mit der Bewertung positiver Reaktion im Sinne einer Luesdiagnose vorsichtig sein müssen.

Was die theoretische Bedeutung der positiven Reaktion bei Scharlach anbelangt, so ist es natürlich nach dem, was wir über das Wesen der Syphilisreaktion heute wissen, nicht erlaubt, irgendwelche Rückschlüsse auf die etwaige Spirochätennatur des Scharlacherregers zu machen.

Auf die Versuche über spezifische Komplementbindung bei Scharlach von Haendel-Schultz, Hecht, Lateiner und Wilenko, Sommerfeld, Schereschewsky (Präzipitation), Schleissner, Uffenheimer, Margulis, Kappel (Extrakte aus Scharlachlebern, Streptokokken, Tonsillarextrakte usw.), Saloz und Grumbach (Blutextrakte) sei hier nur hingewiesen.

4. Malaria.

Die ersten positiven Befunde stammen von Michaelis und Lesser sowie von Much und Eichelberg. Böhm hat dann 48 Malariafälle mit wäßrigem und alkoholischem Luesleberextrakt und mit alkoholischem Meerschweinchenherzextrakt untersucht und fand 65,2% negative, 15,2% mit allen Extrakten positive und 19,6% nur mit einzelnen Extrakten positive Seren. Die positive Reaktion wurde bei Tertiana bedeutend häufiger konstatiert als bei Tropika, und fehlte in allen Fällen ohne Parasitenbefund. Der diagnostische Wert der Syphilisreaktion wird nach Böhm gar nicht beeinträchtigt, denn nach Abheilung der Malaria spreche ein positiver Befund für Lues. Ihm schließen sich in dieser Beurteilung de Blasi (wäßrige Luesleberextrakte), de Haan, Schoo, Tschiknawerow an, der die positive Reaktion nach Chinin schwinden, bei Rezidiven aber wieder auftreten sah.

Georg Meier und Bonfiglio fanden positive Reaktion bei 42 von 54 fiebernden und erst eine Woche entfieberten Malariakranken. 20 Tage nach dem Anfall waren von 19 Patienten nur noch 2 positiv.

Baermann und Wetter erhielten mit alkoholischem Luesleberextrakt 30% positive Reaktionen während des Anfalls. Durch die Behandlung wurden von 20 positiven Fällen 11 nach 2—5 Tagen negativ, während 9 wochenlang positiv blieben. Diese letzteren möchten die Autoren für latente Luesfälle ansehen.

Schüffner fand mit wäßrigem Luesextrakt bei Malaria 79%, mit alkoholischem Herzextrakt nur 8—10% positive Reaktion. Er glaubt daher, daß die Art der Extrakte für die Differentialdiagnose Lues, Malaria, Frambösie, Ulcus tropicum, eine große Rolle spielt.

Weitere Untersuchungen über Malaria stammen von Valerio, Ferrari-Gioseffi (unter 46 Fällen 16,6% positive), Manu-Muscel und Vaseliu, Fletscher, Zschucke. Frongia fand starke antikomplementäre Eigenschaften der Malariaseren an sich, ohne Antigen. Ähnliche Beobachtungen machte John.

In eingehenden Versuchen haben dann Jacobsthal und Rocha-Lima in 600 Untersuchungen das Serum von 90 Malariafällen geprüft, bei denen für Syphilis weder klinisch noch anamnestisch Anhaltspunkte gefunden werden konnten. Die Prüfung geschah vergleichend mit wäßrigen und alkoholischen Luesleberextrakten, mit alkoholischen Herzextrakten von Mensch und Rind, mit und ohne Cholesterin, und zwar nach der Wärme- und Kältemethode nach Jacobsthal. Es fanden hierbei die sich einander widersprechenden Angaben der Autoren über die Häufigkeit positiver Reaktion bei Malaria eine Erklärung. Es war nämlich das Resultat der Untersuchung meistens verschieden, je nach der angewandten Methode und innerhalb derselben Methode verschieden je nach der Individualität des Extraktes. Jacobsthal und Rocha-Lima gelangen zu der Ansicht, daß eine eventuelle latente Malariainfektion, d. h. Malaria-Anamnese, zu größter Vorsicht bei der Beurteilung der Wa-R auf Lues mahnt. Bei der Verschiedenheit des Ausfalles je nach dem Extrakte wurde keine Regelmäßigkeit des Wirkungsgrades der einzelnen Extrakte beobachtet. So kann ein Extrakt mit dem einen Malariaserum positiv, dem anderen negativ reagieren, während sich ein anderer Extrakt gerade umgekehrt verhält. Immerhin hat sich mit einzelnen Extrakten und Extraktarten eine bedeutend größere Prozentzahl von positiven Reaktionen ergeben als mit anderen. So reagierten im allgemeinen Luesleberextrakte stärker als Cholesterinherzextrakte und diese wieder stärker als einfache Herzextrakte. Der von Schüffner gefundene scharfe Unterschied zwischen wäßrigem Luesleberextrakt und alkoholischem Herzextrakt konnte nicht bestätigt werden. Manchmal war selbst während eines Anfalls als das Blut viele Parasiten enthielt, die Wa-R völlig negativ mit allen Extrakten. In der großen Mehrzahl der Fälle war jedoch mindestens eine der angestellten Reaktionen positiv. Andererseits waren aber selbst die stark positiv reagierenden Fälle nicht mit allen Extrakten positiv. Bedeutende Unterschiede in der Reaktion bei Malaria tropica und tertiana konnten nicht gefunden werden. Eine Abnahme der Reaktionsstärke nach dem Fieberanfall wurde, wenn auch nicht immer, beobachtet. Die bei Lues latens usw. fast durchgehend bedeutend schärfere Reaktion mit der Kältemethode fand sich bei Malaria nicht.

Von weiteren Untersuchern fand Meyerstein bei Tertiana in den ersten Tagen nach dem Anfall oft positive Reaktion, während die Reaktion im Fieberanfall selbst negativ blieb. Auch er konstatierte eine Beeinflussung der positiven Reaktion durch Chinin und Salvarsanbehandlung.

S. Hirsch fand unter 44 schwersten Tropikafällen 12 positive, unter 28 Tertianafällen 12 positive Resultate, die in der Mehrzahl nach dreiwöchiger Chininbehandlung negativ wurden.

Johnson konstatierte unter 74 Fällen 16 vorübergehend positive, während 5 dauernd positiv blieben. Die letzteren faßte er als latente Luesfälle auf.

Hehewerth, der bei Eingeborenen häufig, bei Europäern selten positive Reaktion bei Malaria konstatierte, beobachtete, daß sie erst 3—6 Monate nach dem Anfall schwand. Er glaubt daher, daß eine positive Reaktion drei Monate nach einem Malariaanfall noch nicht im Sinne von Lues gedeutet werden kann.

Heinemann, der nicht nur die Komplementbindungsreaktion, sondern auch die Flockungsreaktionen bei Malaria prüfte, findet, daß die letzteren erheblich geringere Malariafehler ergeben als die ersteren und daher eine wertvolle Ergänzung in Malarialändern darstellen. Er unterscheidet drei Typen:

    a) Komplementbindung +, Flockung 0 = größter Malariafehler,
    b)   ,,   0,   ,,   + = geringster   ,,
    c)   ,,   +,   ,,   + 3 Mittelstellung.

Bei der Anstellung der Komplementbindungsreaktion findet er größte Vorsicht in der Auswahl der Extrakte am Platze, da es Extrakte gibt, die bei Tertiana und solche, die bei Perniziosa einen größeren Malariafehler bedingen. Auch er fand jedoch die positive Reaktion bei Malaria nur vorübergehend und durch Chininbehandlung beeinflußbar.

Levy erzielte bei 50 Fällen 21 positive Reaktionen. Bei 17 davon ließ sich Lues nachweisen.

Zusammenfassend kann man sagen, daß die positiven Befunde bei Malaria in malariafreien Ländern den diagnostischen Wert der Syphilisreaktion nicht wesentlich beeinflussen, daß sie aber in den Tropen und in Malariafällen bei der Diagnosestellung auf Lues in Betracht gezogen werden müssen. Die Auswahl geeigneter Extrakte, die Berücksichtigung der Zeit der Untersuchung nach Ablauf des Malariaanfalles, die Beeinflußbarkeit der positiven Malariareaktion durch Chinin und schließlich die gleichzeitige Anwendung der Flockungsreaktionen wird aber auch hier in den meisten Fällen eine sichere serologische Luesdiagnose ermöglichen.

5. Fleckfieber.

Papamarku fand mit alkoholischem Luesextrakt und Fleckfieberorganextrakten an etwa 100 Seren bei aktiver Untersuchung einen „enorm hohen" Prozentsatz, bei inaktiver Untersuchung bedeutend weniger häufige positive Reaktion, die noch wochenlang in der Rekonvaleszenz zu konstatieren war.

Gottschlich, Schürmann und Bloch beobachteten von der 2.—3. Woche an positive Reaktion (fast stets bei aktiver, selten bei inaktiver Untersuchung). Michaut fand positive Reaktion in 27 Fällen. Delta fand die Reaktion bei Beginn des Fleckfiebers negativ, auf der Höhe der Erkrankung positiv und sah sie in spätestens 2 Monaten wieder verschwinden. Gleiche Beobachtungen machte Bittorff in 2 Fällen (positive Reaktion während der Akme; 2mal negative Reaktion in der Rekonvaleszenz).

K. Bauer untersuchte 50 inaktive Seren mit alkoholischem Meerschweinchenherzextrakt und wäßrigem Luesleberextrakt. Während der Fieberperiode gaben $46 = 92\%$ eine stark positive Reaktion. Von 21 während der Rekonvaleszenz (2.—4. Woche) untersuchten Kranken reagierten $20 = 95\%$ negativ. Der eine positive litt gerade an Pneumonie. Bei einem Fall, der noch vier Wochen nach der Krise positiv reagierte, handelt es sich möglicherweise um eine latente Lues.

Positive Reaktionen auf der Höhe des Fleckfiebers scheinen also häufig vorzukommen; die Reaktionen verschwinden aber sehr rasch während der Rekonvaleszenz. Nach BAUER kann eine positive Wa-R bei zweifelhaften Fällen für die Differentialdiagnose: Fleckfieber oder Typhus-Paratyphus (hierbei Wa-R stets negativ!) verwendet werden, falls die WEIL-FELIXsche Reaktion auf Fleckfieber nicht ausführbar ist.

6. Ulcus tropicum.

SCHÜFFNER fand bei dieser Erkrankung in 106 Fällen 86% positive Reaktion, jedoch nur mit wäßrigem Luesleberextrakt, nicht mit alkoholischen Extrakten. Da auch bei Malaria und Frambösie ähnliche Erfahrungen gemacht wurden (s. oben), kommt demnach den alkoholischen Extrakten für Tropengegenden besondere Bedeutung zu. (Weitere Untersuchungen s. BUTLER.)

7. Leichenseren.

Es lag nahe, die Komplementbindungsreaktion bei Syphilis auch im Interesse der pathologischen Anatomie an Leichenseren zu verwerten. So berichteten schon 1908 FRAENKEL und MUCH über bemerkenswerte Befunde, auf die später eingegangen werden wird.

BRUCK konnte dagegen 1909 konstatieren, daß positive Reaktionen unabhängig von Lues bei Leichenseren nicht zu den Seltenheiten gehören. Ich lasse meine damaligen Protokolle, über Untersuchungen an Seren, die meist 24 Stunden post mortem entnommen waren, folgen.

Tabelle 2.

Sektionsdiagnose	positiv	negativ	Sektionsdiagnose	positiv	negativ
Tuberkulose	24	2	Herzfehler	1	2
Karzinom	4	8	Pylorusstenose	1	—
Pneumonie	6	3	Enzephalomalazie	1	—
Nephritis	2	1	Tumor abdominis	1	—
Paralyse	1	—	Meningitis	1	—
Arteriosklerose	2	3	Furunkulose	2	—
Sepsis	1	1	Lungenembolie	1	—
Myelitis	1	—	Gangraena pedis	1	—
Diphtherie	2	1	Kopfschuß	1	—
Lungengangrän	1	—	Dekubitus	1	—
Leberzirrhose	1	2	Lungenemphysem	1	—
Perikarditis	1	—	Lues hereditaria	1	—

Wir sehen also, daß eine große Anzahl von Leichenseren von Individuen mit den verschiedensten Krankheiten, und bei denen zum größten Teil frühere Lues mit Sicherheit auszuschließen war, positiv reagieren. Hauptsächlich sind

es Tuberkulose, Pneumonie und Tumoren. Auch Löhlein, Riecke und Schlimpert berichten über positive Resultate mit Serum von nicht — luetischen
Leichen (tuberkulöse Meningitis, Karzinose usw.).

Laub und Novotny untersuchten 98 Leichenseren, und zwar gleichzeitig
nach der Komplementbindungsreaktion und nach der Porges-Reaktion, deren
praktische Bedeutung sie bezweifeln.

Krefting fand unter 96 Leichenseren 24 positive Resultate ohne Lues;
Lucksch unter 309 Seren 145 positive = 46%. Ähnliche Resultate erhielt
(ohne seine Baryum-Sulfat-Methode) Wolff. Gruber fand 14,8 positive
Resultate ohne klinisch und anatomisch nachweisbare Lues. Schmidt inkomplette
Hemmungen, Guladse unter 945 Leichenseren 45mal Eigenhemmungen und
91mal positive Reaktion ohne jeden Luesverdacht (Tuberkulose, Tumoren,
Sepsis). Auch Thiele und Embleton heben die häufige antikomplimentäre
Eigenschaft von Leichenseren hervor, die leicht unspezifische Ausschläge be-
dingen kann.

Nach Boas und Eicken gibt die Untersuchung mit 0,2 Serum an der Leiche
sehr häufig unspezifische Resultate. Besser sind die Resultate mit 0,1. Dagegen
soll nach diesen Autoren auch die negative Reaktion an der Leiche nichts besagen, da unter 29 sicheren aktiven unbehandelten Luesfällen, die zur Sektion
kamen, 5mal negative Reaktion im Leichenserum konstatiert wurde.

Ob die von Wolff zur Vermeidung unspezifischer Reaktion vorgeschlagene
Behandlung der Leichenseren mit Bariumsulfat brauchbarere Resultate zeitigt,
bedarf noch weiterer Prüfung.

(Weitere Untersuchungen an Leichenseren s. Abrikossow, De Besche,
Harrison, Nauwerck-Weichert, Simmonds, Werdt.)

Es ergibt sich also, daß ein durchgreifender Unterschied in Seren von lebenden Individuen und Leichenseren besteht, insofern als die letzteren ungemein
häufig und nicht nur bei Syphilis positive Komplementablenkungsreaktion
zeigen und daß daher der Verwertbarkeit der Syphilisreaktion für Leichenseren
der größte Skeptizismus entgegengebracht werden muß. Die Syphilisreaktion
ist ein rein biologisches Phänomen, aber kein kadaveröses. Es wäre wohl
denkbar, daß derartige — wenn wir so sagen dürfen — agonale Veränderungen
des Serums in seltenen Fällen bei schweren Allgemeinerkrankungen auch zuweilen in vivo zu beobachten sind. In der Tat haben wir uns in zwei Fällen von
Tuberkulose überzeugen können, daß Seren, die vor kurzer Zeit noch negativ
reagierten, zwei Tage vor dem Exitus untersucht, positive Reaktion zeigten
(s. auch Lucksch). Es ist also leicht möglich, daß einzelne der oben genannten
unaufgeklärten Fälle auf die beschriebene Erscheinung zurückzuführen sind.
Sicher ist dies wohl der Fall z. B. bei dem Plautschen von moribunder tuberkulöser Meningitis und den Hanckeschen Patienten (moribunde Scharlach- und
Diphtheriekinder).

Wenn ich also nach meinen Untersuchungen vor der Verwertbarkeit der
Reaktion an Leichenseren warnen zu müssen glaube, so möchte ich hinzu-
fügen, daß meine Resultate hierbei in Widerspruch stehen, zu den günstigeren
Erfahrungen von Fränkel und Much, Nauwerck-Weichert u. a. (s. später
S. 105).

B. Krankheiten und Serumveränderungen, die gelegentlich eine positive Reaktion hervorrufen können.

1. Ulcus molle.

Während in den ersten Jahren nach der Entdeckung der Komplementbindungsreaktion nur über negative Reaktionen bei Ulcus molle berichtet wurde, liegen in der Folgezeit einige Beobachtungen vor, die einen gelegentlichen positiven Ausfall auch bei dieser Erkrankung bzw. ihren Komplikationen verzeichnen. Praktisch haben diese Befunde natürlich eine hohe Bedeutung, denn während z. B. die Resultate bei Lepra, Scharlach usw. kaum je die diagnostische Bedeutung der Reaktion beeinträchtigen können, liegen die Verhältnisse beim Ulcus molle, das ja gerade in differentialdiagnostischer Beziehung für die Früherkennung der Syphilis eine große Rolle spielt, schon anders.

So beschreibt BLUMENTHAL eine schwach positive Reaktion bei einem Fall von Ulcus molle ohne Bubo, FRITZ LESSER und E. HOFFMANN berichten über Hämolyseverzögerung bei Ulcus-molle-Seren. ALEXANDER sah drei Fälle (2 mit Bubonen, einer mit entzündlicher Phimose). Mit 2 Extrakten erfolgte schwach positive Reaktion, einer reagierte völlig negativ. Nach einigen Tagen war die Reaktion mit allen Extrakten verschwunden.

GUTMANN beobachtete drei Fälle mit Bubonen, die vorübergehend — allerdings ebenfalls nicht mit allen Extrakten — meist schwach positiv reagierten; nach 2—3, höchstens 4 Wochen war die Reaktion wieder negativ.

STÜMPKE berichtet über einen Fall von Geschwüren ohne Bubo und einem Fall von Bubo ohne Ulkus bei Tripper: die Reaktionen waren schwach positiv, die Dauer betrug von dem einen Falle 19 Tage.

Der von mir vorgestellte Fall verhielt sich folgendermaßen: Infektion vor drei Wochen. Einige Tage darauf Ulcera mollia am Penis. 14 Tage später die Bubo links. Spirochäten dauernd negativ. Wa-R in der Kälte und im Brutschrank mit 4 Extrakten stark positiv. Im Laufe der nächsten Woche wurde die Reaktion ohne Behandlung allmählich immer schwächer, der Bubo wurde inzidiert und 14 Tage später war die Reaktion wieder völlig negativ und blieb es dauernd. In der Diskussion gab auch ARNING an, in seltenen Fällen schwach positive und rasch vorübergehende Reaktionen bei Ulcus molle mit Bubonen gesehen zu haben.

Neuerdings habe ich einen dem beschriebenen ganz analogen Fall beobachtet. Meine neue Flockungsreaktion (B-R) war hier im Gegensatz zu der vierfach positiven Wa-R dauernd negativ.

Die Bedeutung von Drüsenschwellungen für gelegentlich unspezifische Reaktionen erwähnen ferner E. HOFFMANN, C. STERN, SCHÖNFELD, ZURHELLE, THIBIERGE und LEGRAIN.

Wir sehen also, daß eine positive Reaktion bei Ulcus molle 1. zuweilen, aber durchaus nicht immer, bei mit Bubonen komplizierten Fällen beobachtet wird, 2. meist nur schwach und nicht mit allen Extrakten auftritt, 3. rasch wieder verschwindet. Wenn demnach auch die praktische Bedeutung dieser Befunde nicht überschätzt werden darf, so können wir doch nicht soweit gehen wie With, der eine positive Reaktion bei Ulcus molle ohne weiteres im Sinne einer gleichzeitigen Lues deutet. Wir können aber auch Eicke nicht folgen, der die von anderen Autoren geschilderten Fälle als nicht beweiskräftig ansieht und in einer statistischen Zusammenstellung an der Hand von Krankengeschichten und serologischen Protokollen bei 565 Fällen keinen beweisenden Zusammenhang von positiver Reaktion und Ulcus molle findet und auch in der antikomplementären Kraft der Ulcus molle-Seren keine Abweichung von der Norm nachweisen konnte. Wir müssen vielmehr Birnbaum zustimmen, der zwar auch unter 2426 Fällen des Zielerschen Materials nur eine verschwindend kleine Anzahl (3) einigermaßen beweisender positiver Reaktionen fand und der weiterhin keinen direkten Zusammenhang zwischen Bubo und Wa-R annimmt, wohl aber die Möglichkeit zugibt, daß eine positive Wa-R bei Ulcus molle durch eine gleichzeitige entzündliche Leistendrüsenerkrankung befördert wird, ohne daß sie von dieser abhängig zu sein braucht.

Praktisch kommen wir mit Birnbaum zu folgenden Forderungen:

1. Der positive Ausfall bei weichem Schanker mit und ohne Komplikation erfordert die genaueste klinische Untersuchung auf frische (Spirochäten, Drüsenpunktion usw.) und alte Syphilis.

2. Die Blutuntersuchung ist in solchen Fällen in kürzeren Abständen zu wiederholen unter Bestimmung des Komplementverbrauches.

3. Ferner ist das gleiche Serum mit anderem Komplement zu prüfen (Ausschluß der paradoxen Reaktionen).

4. Selbst der einwandfrei positive Ausfall der Wa-R erlaubt bei weichem Schanker für sich allein nicht die Diagnose Syphilis, wenn er nicht wiederholt festgestellt wird.

5. Zur weiteren Klärung sollen in solchen Fällen auch die Flockungsreaktionen herangezogen werden, die bei negativem Ausfall den Verdacht einer paradoxen Komplementbindungsreaktion nahe legen.

2. Lupus erythematodes acutus.

Über positive Reaktionen berichten Feuerstein (ein Fall positiv auf der Höhe der Erscheinungen, in der Remissionszeit 2mal negativ), Hauck (ein Fall mit 2 Extrakten positiv, nach Besserung und Chinintherapie negativ), Reinhardt, Kerl, Runge, Scheidemandel, Sonntag, Spiethoff, v. Zumbusch. Der von Ravaut beschriebene Fall ist in seiner Diagnose sehr zweifelhaft (Lues? Milian), der Arningsche hatte gleichzeitig Malaria. Bei dem Fall von Metschersky-Troisky lag wahrscheinlich Lues congenita vor.

Fälle mit negativer Reaktion beobachteten dagegen: Altmann, Boas, Gilmour, Höhne, R. Müller, Sonntag, Ehrmann und Falkenstein.

Bei der großen Seltenheit der Erkrankung haben natürlich diese Befunde nur kasuistische Bedeutung.

3. Narkoseseren.

Es erregte besonderes theoretisches Interesse (s. Wesen der Reaktion), als Wolfsohn zuerst mitteilte, er habe in 20% der Fälle unmittelbar im Anschluß an Veronal-, Morphium-, Skopolamin-, Äther-Narkose positive Reaktion entstehen sehen. Die Befunde wurden von Reichardt (Äther, Chloralhydrat) Rosenthal, Boas und Petersen bestätigt. Allerdings scheint es sich doch nur um seltenere Ausnahmen und um inkomplette Hemmungen zu handeln, denn Sonntag fand bei einer systematischen Nachprüfung an 100 Fällen nach Äther-, Chloroform- und Mischnarkosen sowohl bei Menschen als im Tierversuch keine nennenswerten Reaktionen. Auch Dominici hatte nur negative Resultate. Immerhin haben diese Befunde doch eine gewisse praktische Bedeutung, denn „angesichts der Tatsache, daß in einzelnen Fällen eine angedeutete Reaktion beobachtet wurde, erscheint eine vorsichtige Beurteilung von Narkoseseren am Platze; dabei ist namentlich in verdächtig reagierenden Fällen die Reaktion entweder zu wiederholen oder nach der Narkose mit einer neuen Blutprobe anzustellen" (Sonntag).

In diesem Zusammenhang muß auch die merkwürdige Beobachtung von Craig und Nichols erwähnt werden, daß der Genuß großer Mengen von Alkohol die positive Reaktion zum Schwinden bringen kann, eine Beobachtung, die bis zu einem gewissen Grade von Boas und v. Hough bestätigt wurde. Letzterer fand zwar nur zuweilen eine geringe Abschwächung, wählte aber zu seinen Versuchen Nervenlues und Paralysefälle, deren positive Reaktion ja an und für sich schon schwer beeinflußbar ist.

Ähnliche Angaben macht Maass, der nach interner Darreichung von Paraldehyd und Amylenhydrat bei 24 Fällen 10 mal eine Abschwächung der Reaktion sah (in 6 Fällen unwesentlich, in 4 Fällen bis zur halben Hämolyse). Amylenhydrat wirkte dabei etwas stärker als Paraldehyd. Die Abschwächung dauerte von den 4 stärker beeinflußten Fällen 3 mal nur 1—2 Tage, in einem Falle 14 Tage.

C. Krankheiten, bei denen das Vorkommen positiver Reaktion ohne Lues von einzelnen Autoren behauptet wurde, von der Mehrzahl aber bestritten wird.

1. Tuberkulose und Tuberkulide.

Wie wir gesehen haben, wurde in den ersten Jahren nach der Entdeckung der Syphilisreaktion von einzelnen Autoren (Weil und Braun, Elias und seine Mitarbeiter u. a.) über positiven Ausfall bei Tuberkulose-Seren berichtet. Mit der Verbesserung der Technik haben aber derartige Beobachtungen eine Bestätigung nicht mehr erfahren und wenn — nach unseren eigenen Erfahrungen — auch Seren von tuberkulösen Leichen nicht selten positive Reaktion zeigen, so kann man doch sagen, daß beim Lebenden durch Tuberkulose bedingte stark positive Reaktion kaum vorkommt und nur gelegentlich vorübergehende schwache Hämolysehemmungen beobachtet werden.

Immerhin finden sich in der Literatur vereinzelte dem widersprechende Angaben. So fand Rüscher unter 120 tuberkulösen Kindern 4 positiv reagierende = 3,3% mit klinisch sicherer Lues, während bei weiteren 18 positiven = 15% von Lues nichts nachweisbar war. Wenn Rüscher sich nicht berechtigt hält, bei diesen Kindern auf die positive Reaktion hin eine Lues für vorliegend zu erachten und eine antiluetische Behandlung nur bei solchen Fällen einleiten will, die auch klinisch sicher sind, so werden ihm die meisten Kinderärzte kaum in dieser Ansicht folgen. Dulancy gibt an, unter 100 nichtluetischen Tuberkulösen 8mal positive Reaktion gefunden zu haben.

Vielfach diskutiert wurde die Frage des Vorkommens positiver Reaktionen trotz Fehlens von Lues bei Hauttuberkulose. (Ausführlichste Literaturangaben und kritische Sichtung bei Schönfeld: Arch. f. Dermatol. u. Syphilis, Orig. Bd. 126, S. 2.)

Török und Vas berichten über 8 Fälle von skrofulöser Lymphdrüsenentzündung und über 2 Fälle von akneiformem Tuberkulid mit positiver Reaktion.

E. Hoffmann stellte einen Fall von ausgedehntem Lupus verrucosus mit mehrfach geprüfter positiver Reaktion vor. Lues ließ sich nicht nachweisen.

Jadassohn sah bei Tuberkuliden einige Male Hämolysehemmungen oder nur Hemmungen mit einzelnen Extrakten. Die Reaktionen fielen später wieder negativ aus. Ein Fall mit Aknitis und Erythema induratum reagierte wiederholt mit zahlreichen Extrakten positiv. Von Lues ließ sich nicht das geringste nachweisen. Nach längerer Zeit stellte sich aber doch heraus, daß auch in diesem Falle eine latente Lues vorlag.

Zieler beobachtete gelegentliche schwache Hämolyse-Hemmungen bei Lupus.

R. Müller fand unter 90 Lupuspatienten nur einen Fall mit vollständig positivem Ausfall der Reaktion (besonders schwere Haut-, Knochen- und Drüsentuberkulose). Unter 100 sonstigen Fällen von Hauttuberkulose reagierte ein Erythema induratum positiv, bei dem eine positive Luetinreaktion auf gleichzeitig bestehende Syphilis hinwies.

Plancherel fand bei einem Fall von Boeckschen Sarkoid positive Reaktion, die nach Abheilung wieder negativ wurde.

Klausner untersuchte 31 Tuberkulidfälle: 12 Lupus eryth. disc. 2mal schwache Hemmung), 10 Eryth. indur. Bazin (2mal schwache Hemmungen, einmal komplette Hemmung), 5 papulo-nekrotische Tuberkulide (2mal schwache, einmal komplette Hemmung), 3 Lichen scrof. (einmal schwache Hemmung), ein Boecksches Sarkoid (schwache Hemmung).

Beron fand unter 48 Lupusfällen einen positiv reagierenden, der sich als gleichzeitige Lues herausstellte.

O. Sachs beschreibt 2 Fälle von sehr zweifelhaftem papulo-nekrotischem Tuberkulid mit positiver Reaktion. Er hält das Vorkommen von unspezifischer Wa-R bei Tuberkuliden für erwiesen. Kerl berichtet über 2 Fälle von Skrofuloderm mit Drüsenerkrankung und ein Sarkoid (Typus Darier) mit vollkommen positiver Wa-R. In beiden Fällen wurde kongenitale Lues festgestellt!

Auch in den Berichten belgischer und französischer Autoren halten entweder die einen einer ernsten Kritik nicht stand (Ravaut, Dandois, Francois, Gaucher und Weissenbach) oder aber es stellen sich die beobachteten positiven Reaktionen doch als durch Syphilis bedingt heraus (Tzanck und Pelbois, Dudumi-Saratzeano, Pautrier).

Schönfeld schließlich gibt folgende Übersicht über seine eigenen Untersuchungen:

	neg.	+	++	+++
Lupus vulgaris	90	82	2	3 (2)	(1)
Scrophuloderma	7	7	—	—	—
Tuberculosis cutis verrucosa	5	5	—	—	—
Erythema induratum	5	4	—	1	—
Papulo-nekrotisches Tuberkulid	3	3	—	—	—
Lupus erythematodes faciei	9	8	1	—	—
Lupus pernio	3	3	—	—	—
	122				

(Bei den eingeklammerten Fällen ließ sich Lues nachweisen.)

**Die Frage, ob bei Hauttuberkulose, insbesondere bei Tuber-
kuliden, wirklich ohne Lues positive Reaktionen vorkommen,
kann nach alledem wohl im allgemeinen verneint werden.** Höchstens
kann man zugeben, daß Tuberkulidseren vielleicht etwas häufiger zu leichten
Hämolysehemmungen neigen und daß das Vorkommen von meist schwachen
und vorübergehenden positiven Reaktionen, wie beim Ulcus molle auch bei den
Tuberkuliden in Betracht gezogen und bei der Differentialdiagnose beachtet
werden muß.

Ob die von R. Müller und Suess gemachte Beobachtung, daß Tuberkulose-
seren, die mit Herzextrakten schwach reagieren, mit Tuberkulin und Pepton
eine starke Reaktion aufweisen, während umgekehrt Luesseren eine starke
Reaktion mit Herzextrakten zeigen, aber nur schwache Affinität zu Tuberkulin
und Pepton haben, für die praktische Differentialdiagnose verwendet werden
kann, steht noch dahin (s. auch Renaux, Dulancy und unter Lepra: G. Meier).

2. Tumoren.

Das angebliche Vorkommen bei malignen Tumoren kann verneint werden.
Den älteren Beobachtungen (zitiert nach Sonntag) von Caan, v. Dungern,
Lassen, Lautenschläger, Stumme, Schenk, Weil-Braun, Paltauf, Elias
und Mitarbeiter, Bayet-Renault, Newmark, Ballner-De Castello,
Selter-Grouven, die z. T. an Agonalen oder Leichenseren, z. T. mit ab-
weichender Technik erhoben wurden, stehen die Beobachtungen von Altmann,
Bauer-Meier, Blaschko, Boas, Bruck, Förster, Fraenkel-Much, Heyne-
mann-Sachs, Reinhardt, Stiener, Wolfsohn entgegen, die niemals
unspezifische Reaktionen beobachteten. Auch diejenigen Autoren, die
über größere Versuchsreihen verfügen: Boas, Brüggemann, Coenen, Eliasberg, Fraenkel (374 Fälle), Massini, Ritz und Sachs (54 Fälle), Sisto-Jona,
Sonntag (125 Fälle: Karzinome und Sarkome, auch inoperable, rezidivierende,
mit Kachexie und Metastasen), Guschinski-Iwaschenzow (51 Fälle) konnten
das Vorkommen von positiver Reaktion ohne gleichzeitige Lues nicht bestätigen.

Eine Ausnahme bilden vielleicht seltene Fälle von Gehirntumoren, die
vielleicht ebenso wie Gehirntraumen (Bittorf-Schidorsky, Klausner) zuweilen (durch Lipoidzerfall?) unspezifische Reaktionen auslösen können (s.
Wesen der Reaktion).

3. Andere Krankheiten.

Auch bei einer ganzen Reihe von anderen Krankheiten sind sog. unspezifische Reaktionen beschrieben worden, die aber sämtlich einer ernsthaften Kritik nicht standhalten konnten.

So wurde positive Reaktion bei Psoriasis (in 25 Fällen 20 mal!) von Giorgjevisz und Slavnik gefunden, eine Behauptung, die durch Bruck und andere widerlegt wurde.

Bei Pemphigus will Hesse positive Reaktion (bei 11 Fällen 4 mal) gefunden haben, was von Nathan (12 Fälle stets negativ), Kerl, Schönfeld u. a. energisch bestritten wird.

De Aja fand positive Reaktion bei einem Fall von rezidivierenden Mundaphthen (??), Leven bei 2 Fällen von Thrombose, Ziegel bei 1 Fall von Basedow und Sklerodermie (nach der zweiten Salvarsaninjektion war die Reaktion wieder negativ!), Ravaut und Rabeau sahen unter 23 Lymphogranulomatosen 3 mal vorübergehende positive Reaktionen.

Oettinger, Marie und Baron sahen einen Fall von Bleimeningitis mit positiver Reaktion, die nach Abklingen der Vergiftung verschwand. Auch Schnitter berichtet über gelegentliche positive Reaktion bei Bleivergiftung. Dagegen hatten Hilgermann (35 Fälle) Field (35 Fälle), Perussia und Murgia nur negative Resultate.

Richards will bei 4 Fällen von Diabetes mit Azidose positive Reaktion ohne Lues gesehen haben, die auch durch antiluetische Behandlung nicht zu beeinflussen war. Einen ähnlichen Fall beschreibt Scheidemandel. Bei Diabetes ohne Azetonurie fand sich dagegen stets negative Reaktion. Williams fand unter 337 Diabetesfällen 4,8% mit positiver Reaktion; unter 110 Fällen von chronischer Nephritis einen Fall. Lues war weder anamnestisch noch klinisch nachweisbar, was natürlich nicht ausschließt, daß in diesen Fällen doch eine latente Lues vorgelegen hat. Mason sah 2 Diabetesfälle ohne Luesanamnese mit positiver Reaktion. Rosenbloom fand unter 140 Fällen 16 mal positive Reaktion; bei 8 davon ließ sich Lues mit Sicherheit nachweisen.

Über gelegentliche unspezifische Ausschläge bei Ikterus, Urämie und Hydrämie sowie ihre Vermeidung siehe Lange.

Bei fieberhaften Erkrankungen (Typhus, Pneumonie, Sepsis, Gelenkrheumatismus, ferner bei Blutkrankheiten, Leukämie, Pseudoleukämie usw. wurde an großem Material stets negative Reaktion gefunden (Bruck, Boas, Müller, Sonntag).

Stühmer und Dreyer betonen die Unzuverlässigkeit der Untersuchung bei Schwangeren und Gebärenden, da hier unspezifische Hemmungen in erhöhtem Maße auftreten sollen, und zwar am häufigsten bei der Untersuchung aktiver Seren (s. auch S. 104).

Bei Eklampsie sah Semon nur sehr selten positive Reaktion (s. auch Zubrczyski).

Von Tropenkrankheiten beschreiben Gaucher und Bloch einen Fall von Hautleishmanniose mit positiver Reaktion. Jeanselme und Pavone konnten diese Befunde nicht bestätigen (dagegen erzielte letzterer positive Reaktion mit spezifischem Leishmannioseantigen).

Auch die positiven Befunde bei Pellagra (Bass, Carletti, Fox, Lucatello und Carletti, Luci-Bacelli) und bei Beriberi (Böhm) harren noch der Bestätigung. Wenigstens hatte Vallardi stets negative Resultate, während Maj 15 Pellagrafälle untersuchte, von denen nur 2 positiv reagierten und bei diesen beiden lag Lues vor!

Von Einflüssen, die angeblich eine positive Reaktion abschwächen, oder beseitigen können, haben wir schon die Darreichung großer Mengen von Alkohol (Craig-Nichols) erwähnt. Ferner sind solche Beobachtungen vereinzelt bei Fieberzuständen gemacht worden (Influenza — Spielmann und Lang; Scharlach — Sylvestri; Rubeolen — Teissier und Lauterbach; Pyelonephritis — Boas; Typhus — Meschtscherski). Ähnliches beobachtete Boas bei 2 Paralysefällen in der Agone.

Das vor und nach der Nahrungsaufnahme entnommene Blut untersuchten Höhe und Kalb, sie fanden in der Regel keinen Unterschied, nur in 5 Fällen war die Reaktionsstärke nach dem Essen etwas größer.

Zusammenfassung.

Zusammenfassend können wir also sagen: Bei einwandfreier Technik und ausschließlicher Bewertung kompletter Hämolysehemmungen kommt die Wa-R außer bei Lues zweifellos, wenn auch bei weitem nicht so regelmäßig vor, bei Frambösie, Rekurrens, Trypanosomerkrankungen, Lepra, Scharlach, Malaria, Fleckfieber, Ulcus tropicum und bei der Untersuchung von Leichenseren.

Neigung zu inkompletten Hemmungen, also schwach positiven Reaktionen, die aber fast regelmäßig sehr bald wieder verschwinden, ist bei Lup. eryth. acut., Ulcus molle (Bubonen), bei Narkoseseren, vielleicht auch bei Tuberkuliden, zu beobachten.

Praktisch spielen die genannten Verhältnisse keine Rolle, wenn man

1. die nichtluetischen Erkrankungen mit sicher positiver Reaktion (Frambösie, Lepra, Scharlach usw.) differentialdiagnostisch ausschließen kann, was fast regelmäßig der Fall sein wird,
2. Befunde an agonalen, Leichen- und Narkoseseren nicht als beweisend betrachtet,
3. beim Fehlen anamnestischer und klinischer Anhaltspunkte für Lues nur komplette und in gewissen Intervallen wiederholt konstatierte Hämolysehemmungen als beweisend für die Diagnose Lues bewertet.

Unter diesen Voraussetzungen beweist eine positive Reaktion mit Sicherheit Syphilis.

NB. Daß die positive Reaktion keine lokale Diagnose gestattet, d. h. nicht dafür spricht, daß eine zweifelhafte Affektion nun auch syphilitisch sein muß (z. B. Zungenkarzinom bei einem Luetiker), sei hier nur erwähnt (s. S. 84).

II. Vorkommen und Verwertbarkeit der Reaktion in den verschiedenen Stadien der Syphilis.

Wenn wir von einem Vorkommen der positiven Reaktion bei Syphilis im allgemeinen berichten wollten, so hätte dies wenig Zweck. Der Verlauf der Krankheit ist ein so vielgestaltiger, die äußeren Bedingungen, unter denen eine Blutuntersuchung vorgenommen wird, sind so verschiedene, gewisse therapeutische Maßnahmen, von denen später die Rede sein wird, nicht ohne Einfluß auf den Reaktionsausfall, so daß allgemeine Normen hier nicht aufgestellt werden können. Zur Illustrierung dessen möchte ich nur erwähnen, daß z. B. zwei Statistiken, die aus meinem Material aufgestellt worden sind, ganz verschiedene Werte in dieser Beziehung ergeben. So erhalten wir von 378 Fällen, 53,9% positive Reaktion bei Lues im allgemeinen, während 300 andere Fälle etwa 70% ergeben.

Es ist daher nötig, die Reaktion in den einzelnen Stadien der Erkrankung zu verfolgen.

A. Primärstadium.

Ich setze hier wieder einer Zusammenstellung aus der Literatur unsere eigenen Resultate zu:

Es fanden positive Reaktionen im Primärstadium:

	Zahl der Fälle	darunter positiv	%
Arning	48	25	60
Bering	56	47	84
Blaschko-Citron	—	—	90
Boas	50	30	60
Bruhns-Halberstädter	9	8	88,9
Detre-Brezowski	43	21	49
Fischer-Meier	8	6	75
Fleischmann	5	5	100
Gross-Volck	10	4	40
Hancken	17	15	88
Heller	26	—	38,5
Hoffmann-Blumenthal	12	6	50
Ledermann	19	10	52,6
Ledermann	46	31	65,2
Lesser	56	39	69
Levaditi	13	6	46
Meier	25	17	68
Mühsam	4	4	100
Müller	14	5	45,5
Schonnefeld	19	9	47
Selter-Grouven	18	14	77

Unser Material war folgendes:

Bruck-Stern	27 Fälle	13 positive	= 48,2 %
Merz	64 „	48 „	= 71,64%
Grosser	20 „	19 „	= 95 %

Wie erklären sich nun die gewaltigen Differenzen in den Angaben der Literatur und die großen Unterschiede, die auch die verschiedenen Zusammenstellungen meines Materials zeigen?

Der Grund dafür liegt darin, daß im Primärstadium alles davon abhängt, wann die Blutuntersuchung vorgenommen wird, und die Frage, die wir daher zunächst untersuchen müssen, ist die: Wann tritt die positive Reaktion im Verlaufe der Lues zum ersten Male auf?

Tabelle 3[1]).

Kurven der positiven Reaktion im Laufe der Syphilisinfektion beim Affen.

Datum	Cynomolg. A.		Cynomolg. B.		Cynomolg. C.		Nem. A.		Nem. B.	
	I.	A.	I.	A.	I.	A.	I.	A.	I.	A.
21. Januar		$+^2/_5$		$+^2/_5$		$+1$		$+2$		0
24. ,,	Inokulat.		Inokulat.		Inokulat.		Inokulat.		Inokulat.	
2. Februar		0		0		0		$+2$		0
10. ,,		0		0		$+1$		$+1$		0
20. ,,		0		0		$+^1/_2$		$+5$		$+1$
4. März	P. A. rechts	0		0	P. A. beiders.	0		$+2$		$+^1/_2$
13. ,,	P. A. beiders.	0		0	P. A. beiders.	0	P. A. links	0	P. A. rechts	0
20. ,,	abheilend	$+1$	P. A. rechts	0	i. Abheil.	$+1$	P. A. links	$+8$	P. A. rechts	$+8$
1. April	abheilend	$+2$	deutlich	$+1$	Reste	$+4$	fast abge-heilt	$+4$	i. Abheil.	$+4$
11. ,,	abgeheilt	$+2$	deutlich	$+2$	abgeheilt	0		$+1$		$+1$
24. ,,		$+2$	Reste	0	abgeheilt	0		$+2$		$+4$
23. Mai		$+2$	—	—	—	—		$+2$		$+2$
4. Juni		$+1$	—	—	—	—		$+1$		$+2$
15. Juli	tot		—	—	—	—		—		—

Datum	Nem. C.		Nem. D.		Orang. A.		Orang. B.		Orang. C.	
	I.	A.	I.	A.	I.	A.	I.	A.	I.	A.
21. Januar		$+^1/_2$		0		0		0		0
24. ,,	Inokulat.		Inokulat.		Inokulat.		Inokulat.		Inokulat.	
2. Februar		0		0		0		0		0
10. ,,		$+1$		$+^1/_5$		0		0		$+1$
20. ,,		$+2$		0	P. A. links	0		0		$+2$
4. März	P. A. beiders.	0	P. A. beiders.	0	P. A. links	0	nihil.	0	P.A. rechts	$+0$
13. ,,	P. A. beiders.	$+^1/_2$	P. A. beiders.	$+^1/_2$	P. A. links	$+1$	nihil.	0	P. A. links	$+4$
20. ,,	P. A. beiders.	$+4$	P. A. beiders.	$+4$	fast abge-heilt	0	nihil.	0	i. Abheil.	$+4$
1. April	i. Abheil.	$+4$	fast abge-heilt	$+10$		$+2$	nihil.	0	i. Abheil.	$+4$
11. ,,		$+2$	noch Reste	$+2$		0	nihil.	0	abgeheilt	0
24. ,,		$+2$	noch Reste	$+4$		$+2$	Reinok.	0		$+2$
23. Mai		$+2$	abgehcilt	$+2$		$+2$		0		
4. Juni		$+2$		$+4$		$+2$	P. A.	$+1$		
15. Juli		$+2$		$+8$		$+2$	abgeheilt	$+2$		

Ich habe diese Frage zuerst bei der Affensyphilis eingehend studiert. Diese bietet den großen Vorteil, daß wir den Zeitpunkt der Infektion sicher festzusetzen und durch eine fortlaufende Blutuntersuchung den Eintritt der

---

[1]) Die in dieser Tabelle neben den positiven Reaktionsresultaten angeführten Zahlen beziehen sich auf die früher von uns an einem Standardextrakt und Serum geübte Wertbemessung (BRUCK und STERN: Dtsch. med. Wochenschr. 1908).

Reaktion zu kontrollieren vermögen, was ja beim Menschen nur in den seltensten
Fällen möglich ist. Anderenteils müssen wir bei derartigen Versuchen aber in
Betracht ziehen, daß Affensera nicht selten schon normalerweise komplementbindende Substanzen besitzen und daß die beim Affen gefundenen Verhältnisse
vielleicht nicht ohne weiteres auf diejenigen bei der Menschensyphilitis zu übertragen sind.

Es geht aus diesen Versuchen hervor, daß beim Affen die positive Reaktion
häufig schon in der dritten bis vierten Woche post infectionem, und zwar häufig
vor Auftritt des Primäraffekts beginnt, mit dem ersten Auftreten
der Primärerscheinungen abfällt, um dann bald erneut und stärker
anzusteigen.

Wie liegen nun diese Verhältnisse beim Menschen?

Müller gibt an, daß er bei drei frischen Sklerosen nur einmal „eine Spur"
Reaktion gesehen habe, während von elf „älteren" Sklerosen fünf positiv reagierten. Die Fälle von Gross und Volck standen alle kurz vor dem Auftritt
des Exanthems. Bruhns und Halberstädter fanden als längsten Zwischenraum zwischen Auftreten der Reaktion und des Exanthems 16 Tage. Der am
frühesten positive der Fleischmannschen Fälle war zehn Tage nach dem Auftritt des Primäraffektes und nach Ledermann lag die Infektion seiner positiven
Fälle mindestens sechs Wochen zurück. Weitere Beobachtungen über diesen
Punkt finden wir bei Levaditi, Blumenthal und Roscher, sowie bei Fischer.

Levaditi:

Alter des Primäraffekts:	Resultate:
4 Tage	0
8 ,,	0
8 ,,	0
8 ,,	+
9 ,,	0
15 ,,	+
18 ,,	0
23 ,,	+
26 ,,	+
27 ,,	0
29 ,,	+
30 ,,	0

Aus den Levaditischen Resultaten ergibt sich somit, daß Initialsklerosen
von 8—15 Tage zu 33%, solche von 15—30 Tagen zu 57% positive Reaktionen
zeigen. Aber da Levaditi nur das Alter des Primäraffektes und nicht
das Datum der Infektion zum Ausgangspunkt nimmt, so erfahren wir doch
nichts Sicheres über die uns interessierende Frage.

Wertvoller sind daher die Angaben von W. Fischer:

	positiv	negativ	%
Infektion vor 4 Wochen und früher	(1)[1]	4	0
,, ,, 5— 6 ,,	6	16	27,3

---

[1] Reinfektion.

	positiv	negativ	%
Infektion vor 7— 8 Wochen und früher	27	9	75
„ „ 9—10 „	21	5	80,8
„ unsicher	15	2	88,2

Ebenso rechnen BLUMENTHAL-ROSCHER:

	positiv	negativ
Infektionen vor 4 Wochen und früher	1	5
„ „ 4—5 „	2	3
„ „ 5—6 „	3	10
„ „ 6—7 „	66	3
„ „ 7—8 „	9	3
„ „ 8—9 „	7	2

Es darf also sicher angenommen werden, daß positive Reaktion in der Regel erst in der 6. Woche nach der Infektion zu beobachten ist.

Es stimmt dies auch völlig mit unseren eigenen Beobachtungen beim Menschen überein. Dagegen möchte ich hervorheben, daß es in seltenen Fällen vorkommt, daß positive Reaktion schon vor Auftritt eines irgendwie diagnostizierbaren Primäraffektes beobachtet wird, daß also beim Menschen als Ausnahme das eintritt, was nach meinen Untersuchungen beim Affen beinahe die Regel ist.

Wenn auch FISCHER und BLUMENTHAL-ROSCHER ihren beiden früher als 4 Wochen post infectionem positiven Fällen nicht volle Beweiskraft beimessen wollen, so sind doch derartige Fälle von uns und FRITZ LESSER beobachtet worden. Letzterer fand eine positive Reaktion bei einem 18jährigen Manne, der an einer Gonorrhöe litt. 8 Tage nach der Entnahme des Blutes, das positiv reagierte, konnte LESSER nichts von Syphilis bei ihm entdecken. Erst nach 14 Tagen zeigte sich der Primäraffekt und nach 6 Wochen die Roseola. Es war also die Serumreaktion schon 8 Tage nach dem Koitus positiv, wo noch nicht einmal eine Erosion am Penis bestand.

Auch die neueren Untersuchungen über diese Frage stimmen im allgemeinen mit den genannten Befunden überein. Natürlich variieren die einzelnen Befunde auch einigermaßen nach der von den Autoren angewandten Technik. So pflegt ja bei der aktiven Untersuchung nach STERN bzw. HECHT (und zuweilen auch bei den Flockungsreaktionen) das erste Auftreten der positiven Reaktion früher nachweisbar zu sein als bei der Untersuchung nach der Originalmethode (BRUCK und STERN, GRAETZ und ZIMMERN). So empfiehlt z. B. auch GROSZ gerade zur möglichst frühzeitigen Feststellung der Reaktion im Primärstadium die KAUPP-sche quantitative Methode und ZIMMERN macht auf die Wichtigkeit auch der aktiven Untersuchung nach STERN zur Aufdeckung okkulter Schwankungen im Primärstadium erneut aufmerksam, während HECHT für diese Zwecke seine Modifikation bevorzugt.

GENNERICH erhielt bei Seeleuten, bei denen sich die Infektionstermine besonders genau bestimmen lassen, die frühesten positiven Reaktionen am 9., 16., 21. und 27. Tage; in den meisten Fällen blieb die Reaktion bis drei Wochen nach der Infektion negativ.

REINHARDT sah das Auftreten meist erst 5—6 Wochen nach der Ansteckung.

Hecht gibt folgende Zusammenstellung an 66 Fällen:

Zeit d. Ansteck.	Wa-R	Zahl d. Fälle	Zeit d. Ansteck.	Wa-R	Zahl d. Fälle
$3^{1}/_{2}$ Wochen	0	1	6 Wochen	++	7
4 „	0	8	7 „	0	2
4 „	+	2	7 „	+++	5
4 „	++	1	8 „	0	2
5 „	0	9	8 „	+	1
5 „	++	3	8 „	+++	7
5 „.	+++	1	9 „	0	3
6 „	0	8	9 „	+++	1
6 „	+	3	10 „	0	1
6 „	++	1			

Positive Reaktion vor Ablauf von 3 Wochen nach der Ansteckung gehört also zu den größten Seltenheiten. Simon und Gastinel fanden die Serumreaktion bis zum 14. Tage nach Auftreten des Primäraffektes in der Regel negativ, nach 25 Tagen wurde sie positiv. Vom Infektionstermin an gerechnet erfolgten die positiven Ausschläge in der Regel nach 40—50 Tagen.

Boas sah nach der Technik des staatlichen dänischen Instituts das Auftreten gewöhnlich erst in der 7., in der Regel in der 9. Woche post infectionem.

Ein großes Material von 120 Primärfällen untersuchten Levy-Bing, Gerbay und Haag.

„Der Zeitpunkt des Erscheinens der positiven Wa-R entspricht nicht einem bestimmten Alter des Schankers, er kann ebenso der 20. als der 2. Tag des Schankers sein. Dieser Zeitpunkt entspricht jedoch einer bestimmten Periode vom Zeitpunkte der Ansteckung ab. Die kritische Periode, d. h. diejenige, während der die Serumreaktion positiv, zweifelhaft oder negativ sein kann, hat eine Dauer von nur acht Tagen, sie ist eingeschlossen zwischen den 37. und 45. Tag von der Ansteckung an gerechnet. Während der Tage, die vorhergehen, ist die Reaktion immer negativ, während derer, die folgen, immer positiv. Sobald die spezifische Behandlung vor dem Beginn der kritischen Periode eingeleitet wird, d. h. vor dem ungefähr 38. Tage nach der Ansteckung, beeinflußt sie in der Mehrzahl der Fälle die Serumreaktion; nicht hingegen, wenn sie erst nach diesem Zeitpunkte eingreift. Die syphilitische Infektion des Organismus wartet nicht mit der Verallgemeinerung bis der Schanker sich gebildet hat. Der Schanker, ein lokaler Verteidigungsprozeß der Gewebe, entwickelt sich mit verschiedenartiger Geschwindigkeit, ohne Zweifel infolge der verschiedenartigen Beschaffenheit des Terrains, auf dem er sitzt. Die Verallgemeinerung der Infektion beginnt gleich mit dem ansteckenden Verkehr und ruft schließlich in einer Frist, die sehr fest erscheint, in dem Serum des Kranken die Bildung von Antikörpern hervor, die durch die Wa-R nachweisbar sind. Häufig sind mehrere Reihen von Fällen zu betrachten. Erstens: der Schanker erscheint in den gewöhnlichen Fristen; das ist der Fall des Schankers mit zuerst negativer, dann rasch positiver Wa-R. Zweitens: der Schanker erscheint schnell; Wa-R langsam positiv. Drittens: der Schanker entwickelt sich langsam, Wa-R unmittelbar positiv. Daneben gibt es auch anormale Fälle, bei denen die Periode der Verallgemeinerung anormal langsam und die Wa-R verzögert, oder die Verallgemeinerung anormal schnell ist und die Antikörper im Blute erscheinen, bevor eine lokale Reaktion der Gewebe begonnen hat. Die praktischen Schlüsse sind die, daß die Wa-R die größten Dienste in der Diagnose des syphilitischen Schankers leistet, aber unter der Bedingung, daß sie in Beziehung gesetzt wird zum Zeitpunkt der Ansteckung und nicht zum Zeitpunkt des Beginns des Schankers; zweitens: es mit ihrer Hilfe möglich ist, unter mehreren etwas auseinanderliegenden Geschlechtsakten den ansteckenden festzustellen und sie deshalb für die gerichtliche Medizin verwendbar ist, drittens: sie es ermöglicht, die schankriformen Syphilide zu bestimmen und so die Reinfektionen zu kontrollieren.“

Interessant sind ferner die Feststellungen von EICKE, daß der Sitz des Schankers und die Anschwellung der Inguinaldrüsen bestimmend für die serologische Inkubation ist. EICKE untersuchte 37 Primäraffekte und fand die frühesten Reaktionen bei Schankern am Frenulum, viel spätere bei Glans- und Präputialschankern. Ebenso verzögerte anscheinend das Fehlen von Inguinaldrüsenschwellungen die Reaktion. Die Verschiedenartigkeit dürfte mit dem anatomischen Substrat zusammenhängen (mehr oder weniger starke Verhornung des Plattenepithels, Ausbildung des Blutgefäß- und Lymphgefäßnetzes). Unterschiede zwischen Auftreten der positiven Reaktion im Reizserum des Schankers und Auftreten im Blutserum wurden übrigens von EICKE in 3 Fällen, von KLAUDER und KOLMER in 5 Fällen (Wa-R im Blute negativ, im Reizserum positiv) gefunden (siehe auch FUENTES).

Ungewöhnlich spät auftretende Reaktionen sahen JERSILD (ein Fall: 11—12 Wochen nach der Ansteckung) und GOUGEROT, der in drei Fällen erst nach der 5. Untersuchung 100 bzw. 120 Tage post infectionem positive Reaktion konstatieren konnte.

Was beweist nun das Auftreten der positiven Reaktion im Primärstadium? Ich habe von Anfang an die Meinung vertreten, daß eine derartige biologische Reaktion — und für eine solche müssen wir sie, gleichgültig, wie wir über ihr Wesen denken, doch halten — nur dann auftreten kann, wenn der Organismus unter dem Einflusse eines in die Blutbahn eingetretenen Agens steht. Man könnte sich ja vorstellen, daß von den im entstehenden Primäraffekt anwesenden Erregern irgendein Stoff produziert wird, der früher in den Kreislauf gelangt, als der Erreger selbst. Wir haben aber Grund anzunehmen, daß nicht die an der Infektionsstelle immerhin doch langsam und spärlich sich entwickelnden Spirochäten eine solche Umstimmung des Blutes verursachen, sondern, daß dieselbe erst erfolgt als der Ausdruck der eingetretenen Generalisation des Virus. Ich werde in dieser Ansicht gestützt durch die Ergebnisse der Affenversuche, die gezeigt haben, daß

1. die Reaktion beim Affen erst dann positiv wird, wenn die Organe bereits verimpfbar, der Körper also bereits durchseucht ist. Beim Affen ist es dabei gleichgültig, ob von einem Primäraffekt schon etwas zu sehen ist oder nicht. In der Regel ist beim Beginn des Primäraffektes die Generalisation bereits eingetreten,
2. daß bei Affen mit negativer Reaktion, denen man auf intravenösem Wege virulentes Material zuführt, wodurch eine Infektion der Tiere erfolgt (A. NEISSER), leicht und schnell zuweilen schon 8 Tage nach der ersten Infektion positive Reaktion des Blutserums zu erzielen ist. Hier wird also eine künstliche Generalisation des Virus erzeugt, der entsprechend auch besonders frühzeitig die biologische Veränderung des Blutes folgt.

Mit dieser unserer Auffassung, daß positive Reaktion erst nach vollzogener Körperdurchseuchung eintreten kann, stehen die Versuche von LEVADITI und YAMANUCHI in gutem Einklang, die zeigten, daß die Reaktion erst mit Eintritt der Hautimmunität auftritt. Da wir nun aus den NEISSERschen Versuchen wissen, daß ohne Allgemeindurchseuchung auch die Hautimmunität noch nicht zustande kommt, so müssen wir auch die positive Reaktion als den Ausdruck der vollzogenen Generalisation des Virus anerkennen. Die Ansicht Menzes, daß die positive Reaktion nicht Ausdruck einer Allgemeindurchseuchung zu sein braucht, sondern auf einer „lokalen Störung des Lipoidstoffwechsels" beruhen kann, entbehrt noch jeglichen Beweises, soweit die Untersuchung des Armvenenblutes in Betracht kommt.

Da, wie gesagt, die positive Reaktion in der Regel nicht vor der 6. Woche post infectionem zu erwarten ist, so ist entsprechend der frühdiagnostische Wert der Serumuntersuchung dem Spirochätennachweis unterlegen. Immerhin haben wir genügend Fälle beobachtet, bei denen der Primäraffekt bereits fast oder ganz abgeheilt war und bei denen das Spirochätensuchen auch bei der Drüsenpunktion auf Schwierigkeiten stößt, so daß lediglich durch die Serumreaktion eine sichere Diagnose gestellt werden konnte.

Was die Aussichten einer Kupierung der Syphilis durch Exzision der Initialsklerose oder ähnliche Eingriffe (Kauterisation, Heißluftbehandlung) betrifft, so können nach dem, was wir über die Bedeutung der positiven Reaktion gesagt haben, nur solche Fälle Aussicht auf Erfolg haben, bei denen die Blutuntersuchung noch ein negatives Resultat zeitigte. Aber selbst in solchen Fällen ist der Erfolg äußerst zweifelhaft. So haben Blumenthal und Roscher bei 3 Fällen, die bezüglich der Lokalisation des Primäraffektes sehr günstig lagen und auch infolge nur geringer und nicht typischer Drüsenschwellungen Aussicht auf Erfolg versprachen, bei negativer Reaktion die Exzision des P. A. vorgenommen. In keinem dieser Fälle wurde das Positivwerden der Reaktion und der Ausbruch des Exanthems verhindert. Auch Hoffmann hatte mit Exzision und energischer Frühbehandlung, mit Ausnahme eines Falles (Beobachtungsdauer 10 Monate) nur Mißerfolge. Es ist aber andrerseits sicher, daß bei negativer Reaktion durch Exzision des P. A. und energische Frühbehandlung die Reaktion dauernd negativ bleiben, der Patient keinerlei Krankheitserscheinungen aufweisen, also mit einem Worte die Syphilis kupiert werden kann.

Seit Einführung des Salvarsans in die Syphilistherapie sind bekanntlich ·derartige Abortivheilungen bei seronegativen Primäraffekten ungemein viel häufiger geworden. Es ist hier nicht der Ort, die Frage nach der Indikation, Technik, der Beweiskraft und den Aussichten derartiger Abortivheilungskuren zu erörtern (siehe hierüber z. B. Perutz). Es sei hier nur von der ganzen noch sehr in Kontroverse befindlichen Frage das eine wohl unbestrittene Ergebnis der praktischen Erfahrung hervorgehoben, daß Abortivkuren dann die größte Aussicht auf Erfolg haben, wenn die Serumreaktion noch negativ ist, während sie bei schon positiver Reaktion meist (wenn auch vielleicht nicht immer; Stühmer) aussichtslos sind. Hierbei ist weiter zu beachten, daß auch sog. positive Schwankungen (Gennerich) oder okkulte Schwankungen (Zimmern), also schwache oder nur mit verschärften Methoden nachweisbare positive Reaktionsausfälle während des Primärstadiums für die Frage der Abortivkuraussichten den positiven Reaktionen der Originalmethode gleichzubewerten sein dürften.

Von Wassermann hat nun die bekannte (s. oben) Tatsache, daß positive Reaktion vollzogene Generalisation bedeutet und die praktische Erfahrung, daß die sog. seronegative Primärlues die meiste (oder alleinige) Aussicht auf Abortivheilung bietet, benutzt, um einen scharfen „biologischen Strich" zwischen einer Vorwassermann-Periode und Nachwassermann-Periode zu ziehen. In der ersteren sind die Erreger nur Parasiten der Blut- und Lymphgefäße, der Infizierte also lediglich „Spirochätenträger", aber nicht syphiliskrank; bei der letzteren haben die Erreger bereits Gewebsherde gesetzt, die Gewebe haben biologisch auf die Spirochäten reagiert, es ist eine klinisch konstitutionelle Erkrankung entstanden. Wenn auch die Richtigkeit dieser Anschauung im Prinzip nicht bezweifelt werden kann, so haben doch von den meisten Klinikern (E. Hoffmann, Jadassohn u. a.) die theoretische Einteilung Wassermanns und die von ihm daran geknüpften Schlußfolgerungen mit Recht starken Widerspruch erfahren. Die Einteilung von Wassermann bestünde zu Recht, wenn auch praktisch der Syphiliskranke unmittelbar aus dem Spirochätenträger entstehen und die Nachwassermann-Periode unmittelbar von heute auf morgen die Vorwassermann-Periode ablösen würde. Leider liegen aber in praxi die Verhältnisse nicht so einfach; denn wir wissen, daß bei Syphilis andauernd fließende Übergänge vorhanden sind. Nicht nur, daß Spirochäten im Blute als Ausdruck einer bereits vollzogenen Generalisation nachweisbar sein können, wenn die Reaktion noch negativ ist (E. Hoffmann), auch die positiv werdende oder die bereits ausgesprochen positive Serumreaktion bildet ja nicht den unmittelbaren Beweis der soeben eingetretenen Allgemeindurchseuchung, sondern sie ist (ganz gleichgültig, wie wir ihr Wesen auffassen) die reaktive Antwort der Gewebe auf die bereits vollzogene Generalisation. Es wird also in jedem Falle eine gewisse Zeit vergehen müssen, in der der Organismus in der Lage ist, die Spirochätendurchseuchung durch die positive Reaktion anzuzeigen, mit anderen Worten: In jedem Falle von Syphilis muß die Generalisation bei noch negativer Serumreaktion erfolgen; die positive Reaktion zeigt zwar zweifellos die bereits eingetretene Generalisierung an, der Eintritt der Allgemeindurchseuchung fällt aber nicht zusammen mit dem Eintritt in die Nachwassermann-Periode, sondern er liegt bereits innerhalb der Vorwassermann-Periode. Diese Feststellung nötigt uns, die praktischen Konsequenzen der genannten Einteilung für unser therapeutisches Handeln auf ein bescheideneres Maß zurückzuführen.

Eine andere Frage ist, ob man aus didaktischen Gründen die unlogische Einteilung in eine seronegative und seropositive Primärsyphilis (eine Bezeichnung, die sich allerdings praktisch schon so eingebürgert hat, daß sie nur schwer wieder zu tilgen sein wird) fallen lassen soll. Denn eine seropositive Primärsyphilis ist eben nicht mehr eine Primärsyphilis, sondern eine konstitutionelle, wohingegen eine seronegative Primärsyphilis zwar noch „primär" sein kann, aber es nicht immer mehr zu sein braucht (dann nämlich, wenn trotz noch negativer Serumreaktion die Generalisation schon eingetreten ist). Zweckmäßiger ist es entschieden, mit Delbanco die sekundäre Syphilis mit der beginnenden positiven Serumreaktion anfangen zu lassen (s. auch Rost, Kyrle, F. Lesser, Deutsch), wobei man sich nur bewußt bleiben muß, daß die beginnende positive Reaktion zwar das erste objektiv nachweisbare Symptom der Sekundärperiode darstellen kann, daß die letztere tatsächlich aber bereits bei negativer Reaktion begonnen haben muß (s. auch Meirowsky und Leven). Wie fließend die Übergänge in dieser Beziehung sind und wie schwierig auch die Fragen, die sich für die therapeutischen Konsequenzen ergeben, geht auch aus Stühmers vergleichenden Experimentaluntersuchungen an Trypanosomen hervor.

B. Sekundärstadium.

Unter den älteren Untersuchern fanden positive Reaktionen im Sekundärstadium:

Arning	(107 Fälle)	93 %
Bering	(113 ,,)	98 %
Blaschko-Citron		99 %
Blumenthal-Roscher	(131 ,,)	99 %
Bruck	(528 ,,)	94,1%
Bruhns-Halberstädter		98 %
Fischer-Meier		84 %
Fleischmann		93 %
Gross-Volck	(99 ,,)	84 %
Hancken		91 %
Heller	(108 ,,)	74 .%
Hoffmann-Blumenthal	(99 ,,)	82 %
Ledermann	(110 ,,)	98 %
Lesser	(204 ,,)	91 %
Levaditi		83 %
Meier	(84 ,,)	93 %
Schonnefeld	(112 ,,)	100 %
Selter-Grouven	(26 ,,)	79 %

Spätere Untersucher mit großer Erfahrung und reichlichem Material (Boas, R. Müller, Sonntag u. a.) konnten die positive Reaktion bei Lues II fast in 100% konstatieren. Nach meinen Erfahrungen kann man aber von einer absoluten Konstanz der positiven Reaktion auch im Sekundärstadium nicht sprechen. Es ist gewiß richtig, daß man unter den sekundären Luesfällen unterscheiden muß zwischen behandelten und unbehandelten, zwischen solchen mit ersten Exanthemen und solchen mit Rezidiven.

So sah Boas unter 437 völlig unbehandelter Lues II Fällen 100% positive Reaktion, während unter 310 früher behandelten Rezidivfällen die Reaktion 18mal fehlte, und R. Müller beobachtete zuweilen negative Reaktion „bei singulären, meist orbikulären Effloreszenzen mit äußerst gutartigem klinischen Verlauf".

Es kann aber keinem Zweifel unterliegen, daß in Ausnahmefällen auch einmal völlig unbehandelte sckundäre Luetiker mit erstem Exanthem eine andauernd negative Reaktion mit allen Extrakten zeigen können. Ich habe selbst mehrere derartige Fälle beobachtet, an deren Diagnose nicht zu zweifeln war (Spirochätenbefund) und habe sogar den Eindruck, daß derartige Fälle in den letzten Jahren etwas häufiger geworden sind. Auch von anderen Autoren wird über solche Erfahrungen berichtet (Föns, Narbel, Christiansen (unter 1663 Fällen 11 mal), Delbanco-Zimmern).

Worauf das selten vorkommende Negativbleiben der Reaktion trotz manifester Erscheinungen beruht, darüber bestehen nur Vermutungen. Wenn wir die

Luesreaktion als Immunitätsreaktion auffassen könnten (s. Wesen der Reaktion), so lägen in diesem Punkte zahlreiche Analogien mit anderen biologischen Phänomenen vor. Wissen wir doch, in wie weiten Grenzen die Fähigkeit einzelner Individuen, mit Immunitätsreaktionen zu antworten, schwankt. So ist es ja bekannt, daß z. B. die VIDALsche Reaktion bei weitem nicht in allen Fällen von sicherem Typhus auftritt, daß manche Pferde zur Diphtherieantitoxinproduktion völlig ungeeignet sind usw.

Klinisch' scheinen übrigens die unbehandelten Sekundärfälle mit negativer Reaktion keine Abweichungen in ihrem Verlauf oder ihrer therapeutischen Beeinflußbarkeit zu bieten, so daß in dieser Hinsicht die negative Reaktion nicht als Signum mali ominis gedeutet werden kann. Anders liegen vielleicht die Verhältnisse bei solchen Fällen, die nach mißlungenen Abortivkuren klinische Rezidive und gleichzeitig negative Reaktion aufweisen. Wenigstens wird in diesen Fällen das Ausbleiben der positiven Reaktion von DELBANCO als ein bedrohliches Zeichen aufgefaßt und auch die Beobachtungen von FREYMANN können in diesem Sinne sprechen.

Auch bei maligner Lues ist häufiger eine negative Reaktion trotz ausgedehnter Erscheinungen beobachtet worden (BRUCK, FRÜHWALD, KLEINMANN [unter 49 Fällen 2 mal]). Wir führen diese Erscheinung auf eine mangelnde Reaktionsfähigkeit des geschwächten Organismus zurück, haben aber trotzdem nicht den Eindruck, daß maligne Luesfälle mit negativer Reaktion eine schlechtere Prognose bieten als solche mit positiver Reaktion.

C. Tertiäre Periode.

Nach den älteren Statistiken reagierten im Tertiärstadium mit Erscheinungen positiv:

ARNING	(30 Fälle)	90	%
BERING	(45　　,,　)	82	%
BLASCHKO-CITRON		91	%
BLUMENTHAL-ROSCHER	(9　　,,　)	100	%
BRUHNS-HALBERSTÄDTER	(16　　,,　)	100	%
FLEISCHMANN	(41　　,,　)	98	%
FÖNSS	(71　　,,　)	80	%
GROSS und VOLCK	(27　　,,　)	63	%
HANCKEN	(7　　,,　)	100	%
HELLER	(18　　,,　)	72,8	%
HOFFMANN-BLUMENTHAL	(26　　,,　)	88	%
LEDERMANN	(78　　,,　)	96,2	%
LESSER	(131　　,,　)	90	%
LEVADITI	(8　　,,　)	62	%
MEIER		100	%
SCHONNEFELD	(5　　,,　)	100	%
SELTER-GROUVEN	(16　　,,　)	75	%

Wir fanden

1. bei 47 Fällen 27 positive = 57,4%,
2. (MERZ) bei 158 Fällen 127 positive = 80,3%,
3. (GROSSER) 19 Fälle, 11 positive = 57,8%.

Insgesamt erhielten wir also

bei 224 Fällen 165 positive Resultate = 73,9%.

Die bedeutenden Differenzen in den Resultaten der einzelnen Autoren dürften sich zur Genüge aus dem, wie wir später sehen werden, nicht unerheblichen Einfluß der vorausgegangenen Therapie erklären.

So hat BOAS unter 167 völlig unbehandelten Tertiärfällen nur 3 mit negativer Reaktion gesehen. NORDENHOFT fand einen Fall, R. MÜLLER nur einige wenige mit gruppierten oberflächlichen Syphiliden, FISCHER 3 Fälle negativ reagierend.

SONNTAG sah bei unbehandelter Tertiärlues fast 100% positive Resultate, KLEINMANN unter 104 Fällen 95 positive.

WINKLER beschreibt unter 24 Tertiärluesfällen, von denen 21 Fälle positiv reagierten, drei von völlig unbehandelter schwerer Lues III mit negativer Reaktion (1 Fall reagierte nach der Behandlung positiv, die beiden anderen blieben negativ. Der eine Fall bekam trotz Behandlung ein Rezidiv). WINKLER hält daher die negative Reaktion bei tertiärer manifester Lues für ein prognostisch schlechtes Zeichen.

Ziehen wir ein Mittel aus den einzelnen Angaben, so erhalten wir eine Prozentzahl von etwa 80—90% für das Tertiärstadium.

Es geht daraus hervor, daß die Reaktion bei Lues III entschieden weniger häufig ist als bei manifester sekundärer Syphilis. Ich habe stets im Gegensatz zu einigen Autoren, die bei Lues III sogar häufigere positive Reaktionen als im Sekundärstadium konstatiert haben wollen, auf dieses Absinken der Kurve im Tertiärstadium hingewiesen. Es sind auch entschieden die Fälle, die trotz manifester Tertiärerscheinungen negative Reaktion zeigen, nicht so seltene Ausnahmen wie die im manifesten Sekundärstadium negativ reagierenden. So berichtet BLASCHKO über mehrere derartige Fälle (Ulzeration an der Nase, Periostitis usw.) (s. auch NORDENHOFT). Ich erinnere mich eines tuberoserpiginösen Syphilids des Nasenrückens; dieser Fall reagierte bei dreimaliger Untersuchung negativ, so daß wir schon anfingen, an der Richtigkeit der klinischen Diagnose zu zweifeln. Eine probatorische Tuberkulininjektion war ohne jeden Einfluß. Die auf spezifische Behandlung rasch einsetzende Heilung bestätigte aber den luetischen Charakter der Affektion.

Die Häufigkeit der negativen Reaktion im tertiären gegenüber derjenigen im sekundären Stadium dürfte wohl abhängig sein von dem geringeren Gehalt des Organismus an syphilitischem Virus in den Spätstadien der Erkrankung. Daß die Zahl der im Körper vorhandenen Erreger nicht gleichgültig für den Reaktionsausfall ist, haben wir in dem Abschnitt über das Primärstadium bereits dargelegt. In dieser Beziehung dürften zwischen Primäraffekt und Tertiärerscheinung gewisse Ähnlichkeiten bestehen. Hier wie da ein zirkumskripter Krankheitsherd mit wenig Spirochäten. Wissen wir doch, daß z. B. ein Hautgumma ein so lokales Leiden darstellen kann, daß es zu einem Schwinden der Hautimmunität trotz noch bestehender Tertiärerscheinung kommen kann. (Vgl. C. STERN: Dermatol. Zeitschr. H. 3. 1907.) Beachtenswert ist in dieser Beziehung die Angabe von R. MÜLLER und PLANNER, daß durch die Kutireaktion mit Luetin eine positive Reaktion im Tertiärstadium provoziert werden kann, längere Zeit anhält und therapeutisch nur schwer beeinflußbar ist.

D. Latenzstadien.

Wenn schon im Tertiärstadium der Syphilis die Angaben über die Häufigkeit des Vorkommens der Reaktion äußerst differente waren, so ist dies erst recht in den latenten Stadien der Fall. Der Grund hierfür ist ein sehr plausibler, wenn man bedenkt, ein wie verschiedenes Untersuchungsmaterial hier unter einen einzigen Begriff zusammengefaßt wird. Wir nennen einen Patienten, dessen Exanthem eben verschwunden ist und der klinisch außer einer Polyskleradenitis oder vielleicht einem Leukoderma keinerlei Erscheinungen darbietet, ebenso einen „latenten Luetiker", wie einen Mann, der vor 40 Jahren einmal Lues durchgemacht hat. Da wir bei der Syphilis keinerlei klinische Anhaltspunkte für die Feststellung einer Krankheitsheilung besitzen, ja noch nicht einmal sagen können, ob bei dieser Krankheit Spontanheilungen überhaupt vorkommen, so hat es gewiß sogar eine Berechtigung, wenn ein Mensch, der einmal Syphilis durchgemacht hat, für den Arzt bis an das Lebensende „latenter Syphilitiker" bleibt.

Man hat nun das Latenzstadium zu teilen versucht in ein früh- und ein spätlatentes. Aber auch diese Einteilung hat bei dem ungemein vielgestaltigen klinischen Bild und dem so regellosen Verlauf der Syphilis etwas sehr Willkürliches. Das äußert sich schon darin, daß beinahe jeder Autor einen anderen Endtermin des frühlatenten Stadiums annimmt. Wir selbst haben zuerst 4 Jahre post infectionem zur Frühlatenz gerechnet, haben aber später diesen Termin auf 2 Jahre festgesetzt, von der Überzeugung ausgehend, daß sich nach neueren Untersuchungen immer mehr das dritte Infektionsjahr als dasjenige herausstellt, das die meisten Tertiärerscheinungen aufweist (S. die Statistiken aus der Breslauer Klinik von Marschalko, Lion und Perls.)

Wenn also einerseits als Grund für die differenten Untersuchungsresultate das verschiedene Alter (von der Infektion ab gerechnet) der einzelnen Latenzfälle in Frage kommt, so spielt andererseits gerade hier die mehr oder minder energisch durchgeführte spezifische Behandlung eine große Rolle für den Ausfall der Reaktion (s. später).

Es fanden positive Reaktion in Latenzstadien

	Fälle	positiv	%
Bering	147	70	48
Blaschko-Citron			
frühlatent (4 Jahre)	67	54	80
spätlatent	51	29	57
Blumenthal-Roscher			
frühlatent (3 Jahre)	95	46	48
spätlatent	37	15	40
Bruhns-Halberstädter			
frühlatent (3 Jahre)	39	17	43,4
spätlatent	82	23	28
Fleischmann			
frühlatent (4 Jahre)	45	29	64
spätlatent	55	—	42

	Fälle	positiv	%
GROSS-VOLCK	35	6	17
HANCKEN	20	13	65
HELLER	44	—	47,7
HOFFMANN-BLUMENTHAL	23	12	52
LEDERMANN	75	51	68
frühlatent (5 Jahre)			75,6
spätlatent			etwa 36,8
LESSER			
frühlatent (4 Jahre)	118	79	67
spätlatent	425	196	46
MÜLLER	81	29	35,8
SCHONNEFELD	20	17	85
SELTER-GROUVEN			
frühlatent	15	12	80
spätlatent	6	5	83

Unsere eigenen Resultate sind:

	Fälle	positiv	%
(BRUCK-STERN)			
frühlatent (4 Jahre)	50	10	20
spätlatent	79	16	20,2
zusammen:	129	26	20
(MERZ)			
frühlatent (2 Jahre)	272	91	33,4
spätlatent	430	136	30,8
(GROSSER) latent im allgemeinen	35	12	33,3
Latente Fälle im allgemeinen also:	867	265	30,5

Im allgemeinen kann man wohl sagen, daß die Reaktion in Latenzstadien im Durchschnitt in etwa 50—60% der Fälle auftritt, einer
Zahl, die also auf alle Fälle niedriger ist, als diejenige der positiven Reaktion in
manifesten Stadien. Daß in der sog. Frühlatenzzeit die Reaktion häufiger
auftritt als in der Spätlatenz, scheint sicher zu sein. In den spätlatenten Stadien
ist jedoch die positive Reaktion nach dem übereinstimmenden Urteil aller
Autoren ganz regellos. So kann ebenso häufig die Serumuntersuchung bei Leuten,
deren Infektion 30—40 Jahre zurückliegt, ein positives Resultat ergeben, als
bei solchen, die erst vor 5—10 Jahren sich luetisch infiziert hatten.

E. Hereditäre Syphilis.

Über das Vorkommen der Serumreaktion bei Fällen mit hereditärer Syphilis
liegen zahlreiche Untersuchungen vor.

So untersuchten HOFFMANN und BLUMENTHAL ein hereditäres luetisches
Kind und dessen Eltern; sie fanden positive Reaktion bei Mutter und Kind, der
Vater reagierte negativ.

ARNING berichtet von 5 Fällen, bei 3 war die Reaktion positiv.

FISCHER und MEIER untersuchten 4 Fälle, 3mal mit positivem Resultat; der negative Fall war längere Zeit in spezifischer Behandlung.

SCHONNEFELD fand bei 3 Fällen stets positive Reaktion. Bei dem ersten Falle handelt es sich um einen 18jährigen Patienten mit typischer Sattelnase und Ozaena; bei dem zweiten um ein 2jähriges Kind mit pustulösem Exanthem (Vater Luetiker). Interessant ist der 3. Fall. Er betrifft ein anscheinend völlig gesundes Kind, dessen Blutreaktion aber stark positiv ist. Nach einiger Zeit stellt sich Koryza und ein sehr ausgesprochenes Exanthem ein. Das Kind stirbt an Lues. In der Leber werden massenhaft Spirochäten gefunden.

Über seine an 16 hereditär-syphilitischen Kranken gesammelten Erfahrungen berichtet LEDERMANN: „Es befanden sich darunter drei Säuglinge in den ersten Lebenswochen; bei zweien hatten wir Gelegenheit die Mütter gleichzeitig zu untersuchen und ebenfalls positive Reaktion festzustellen. Überhaupt konnten wir in elf Fällen die mütterliche Syphilis und in fünf serologisch untersuchten Fällen positive Reaktion bei den Müttern nachweisen. — Bei einer Mutter, deren zweijähriges Kind ein papulöses Exanthem aufwies, war noch ein Leucoderma colli sichtbar, bei einer anderen Frau mit tuberoserpiginösem Exanthem zeigte das fünfjährige Kind Plaques im Mund, während das neunjährige gleichfalls stark positiv reagierende symptomlos war. Möglicherweise lag in diesen beiden Fällen eine nach der Geburt erworbene Lues der Kinder vor. — Bei einem 25jährigen Mädchen mit zerebraler Lähmung wurde ebenso wie bei ihrer an hochgradiger Arteriosklerose leidenden Mutter positive Reaktion festgestellt. — Bei drei Kindern, die wir seit der Geburt kannten, war die Reaktion positiv, trotzdem sie seit dem ersten Lebensjahr keine Lueserscheinungen mehr gehabt hatten. Ein besonders trauriges Schicksal hatte ein achtjähriger Knabe, der an Atrophia nervi optici und an Pupillenstarre litt und mit der Diagnose Endarteriitis specifica der Hirngefäße uns zugewiesen ward. Hier konnte die von der Mutter geleugnete Syphilis nicht nur aus der Anamnese — sechs Aborte, zehn Kinder im frühen Lebensalter gestorben — vermutet, sondern auch durch den stark positiven Ausfall der Serumreaktion außer jeden Zweifel gesetzt werden.‟

HALBERSTÄDTER, MÜLLER und REICHE untersuchten 68 Kinder mit klinisch sichergestellter Syphilis oder Verdacht auf Syphilis. Davon reagierten 30 positiv, 38 negativ. Bei diesen letzteren zeigten sich auch bei längerer Beobachtung keine Zeichen von Lues. In einem Falle wurde die bis dahin negative Reaktion positiv, von dem Moment ab, wo manifeste Erscheinungen auftraten. — Die von BAR und DOUNAY bei ihren Blutuntersuchungen Neugeborener beobachtete Hämolysenverzögerung durch gallenfarbstoffhaltige oder chylöse Seren, ist weder eine neue Tatsache (s. unsere Arbeit, Zeitschr. f. Hyg. u. Infektionskrankh.), noch wird sie für einen geübten Untersucher Fehlerquellen bieten. Weitere Untersuchungen s. S. 91.

III. Die Bedeutung der Reaktion für die Diagnose und Prognose.

A. Primäre Lues.

Der diagnostische Wert der Serumuntersuchung im Primärstadium ist zum Teil schon S. 68 erörtert worden. Im allgemeinen ist in diesem Stadium der Syphilis die Spirochätenuntersuchung derjenigen des Serums überlegen.

Immerhin gibt es doch eine ganze Reihe Fälle, in denen klinisch Luesverdacht
vorliegt, in denen aber die Spirochätenuntersuchung weder in dem verdächtigen
Ulkus noch im Drüsenpunktat ein Resultat zeitigt, und wo man vor Entdeckung
der Blutuntersuchung abwarten mußte, bis das Auftreten oder Ausbleiben von
Sekundärerscheinungen die Diagnose entschied. Es sind dies Fälle von versteckt
sitzendem Primäraffekt (Phimose, Zervikalkanal usw.), ferner von ohne vorherige
Spirochätenuntersuchung lokalbehandelten oder gar exstirpierten Geschwüren
oder Erosionen, bei denen wir heute auch ohne bakteriologische Diagnose durch
fortlaufende Blutuntersuchungen in der Lage sind, die beginnende Syphilis
festzustellen und viel frühzeitiger mit der Behandlung zu beginnen als dies früher
der Fall war.

Wiederholt muß werden (s. S. 71):
1. daß die positive Reaktion in der Regel nicht vor der 5. Woche post
   infectionem zu beginnen pflegt und
2. daß die positive Reaktion in der Regel nicht nach der 9. Woche
   post infectionem auftritt.

Es folgt hieraus für die Diagnose:
1. eine negative Reaktion in den ersten 5 Wochen post infectionem
   beweist nichts gegen Syphilis,
2. eine negative Reaktion 9 Wochen post infectionem spricht bei
   gleichzeitig fehlendem klinischen Befunde mit großer Wahrscheinlichkeit gegen Syphilis,
3. eine schwach positive und in 8tägigen Intervallen an Stärke
   zunehmende und konstant bleibende Reaktion spricht mit
   Sicherheit für beginnende Lues.

Eine positive Reaktion an sich ermöglicht natürlich keine lokale Diagnose, sondern
zeigt nur an, daß der betreffende Mensch Lues hat, nicht aber, daß das fragliche Ulkus ein
Primäraffekt ist. So können natürlich auch Kranke mit Gummata, Reindurationen, Karzinomen, Sarkomen oder unspezifischen Erosionen bei latenter Lues positive Reaktion aufweisen. So beschreibt NEISSER z. B. die Schwierigkeiten, die sich zuweilen einer Differentialdiagnose zwischen Rundzellensarkom und Primäraffekt bieten und fordert, daß man in
Fällen von zweifelhaften Tumoren zum mindesten den Verdacht auf primäre Lues hegen
soll und ihn in jedem Falle erst bestätigen oder entkräften müsse, ehe man zu eingreifenden
operativen Maßnahmen schreitet.

Im allgemeinen kann man sagen, daß, während bei Gummata und latenter Lues die
Reaktion sich ziemlich konstant entweder stark oder schwach positiv verhält, gerade das
allmähliche Stärkerwerden des Reaktionsausfalles im Sinne einer Initialsklerose
sprechen dürfte. Es muß allerdings daran erinnert werden (s. S. 61), daß in selteneren Fällen
auch bei Ulcus molle eine positive Reaktion gefunden wird, die aber im Gegensatz zu der sich
bei Lues entwickelnden und allmählich zunehmenden entweder von Anfang an schwach und
rasch vorübergehend ist, oder an Intensität abnimmt und im Laufe von einigen Wochen
wieder völlig verschwindet. Es geht daraus hervor, daß wir bei klinisch zweifelhaftem Ulkus und Mangel des Spirochätennachweises eine einmalige schwach positive
Reaktion nicht sofort im Sinne einer Lues verwerten und mit der Therapie beginnen
dürfen, sondern, daß wir in solchen Fällen durch wiederholte Untersuchungen die Inten-
sitätszunahme oder -abnahme der Reaktion kontrollieren müssen, ehe wir zu definitiven
Schlüssen kommen können. (Wichtigkeit quantitativer Untersuchungen in diesen Fällen.)

B. Sekundäre Lues.

Die diagnostische Bedeutung der Reaktion im Sekundärstadium ist eine
verhältnismäßig beschränkte. Denn bei den meisten Fällen ist die Diagnose

ja klinisch sicher; man kann also die Serumreaktion entbehren, falls man sie nicht — was wir in jedem Falle tun — vornimmt, um den Einfluß der Behandlung auf den Verlauf verfolgen zu können. Dagegen hat sie häufig zur Feststellung der Natur isolierter Herde, zweifelhafter Exantheme, Alopezien (s. auch KERL über Alopecia areata), Leukodermata, Schleimhaut-, Nagel-, Knochen-, Gelenk-, Muskelerkrankungen, Iritis und „nervöser" Symptome, große Dienste erwiesen.

Aus den oben dargelegten Gründen geht hervor, daß ein einmaliger negativer Ausfall der Reaktion nie mit Sicherheit gegen Syphilis sprechen kann. Immerhin muß man sagen, daß bei zweifelhaften Erscheinungen ein auch bei wiederholter Untersuchung dauernd negativer Serumbefund mit größter Wahrscheinlichkeit (und von seltenen Ausnahmen abgesehen) gegen Syphilis verwertet werden kann.

Die von einigen Autoren gemachte Feststellung, daß die Reaktion bei unbehandelten manifesten Sekundärfällen bei fortlaufenden Untersuchungen zuweilen ganz regellos hin- und herschwanken kann, konnten wir u. a. nicht bestätigen, dagegen scheinen nach SPIETHOFF bei quantitativer Auswertung der Reaktion selbst Tagesschwankungen nachweisbar zu sein, allerdings in geringer Grenze.

C. Tertiäre Lues.

Der diagnostische Wert, den die Reaktion im Tertiärstadium bietet, ist ein ungemein hoher. Es sind hier insbesondere lupus- und skrofulodermähnliche Syphilide, deren Natur serodiagnostisch leichter als früher festzustellen ist, zu erwähnen, Fälle, bei denen früher durch umständliche histologische Untersuchungen, Tuberkulininjektionen usw. und nicht zuletzt ex adiuvantibus eine Diagnose versucht werden mußte. Der diagnostische Fortschritt, der hier erzielt wurde, ist um so wertvoller, als durch die Forschungen über syphiloide und lupoide Formen von Sporotrichose die klinische Differentialdiagnose noch schwieriger geworden ist (vgl. DE BEURMANN und GOUGEROT: Ann. de dermatol. et de syph. 1906/07).

Es ist hier auch der Ort, in Kürze auf die Frage des Zusammenhanges der Leukoplakie mit der Syphilis einzugehen. Während LEVY-BING, MILIAN u. a. auf dem Standpunkt stehen, daß die Leukoplakie stets auf Lues zurückzuführen und durch spezifische Behandlung zu heilen, bzw. zu bessern ist, geht aus den statistischen Erhebungen von NEISSER und ERB hervor, daß eine Anzahl typischer Leukoplakiefälle mit Sicherheit nicht auf Lues beruht. Auch SCHÄFFER berichtet über Fälle von Leukoplakie, die eine frische Syphilisinfektion (Primäraffekt und nachfolgende Sekundärerscheinungen) aufwiesen, die also, falls die Zungenaffektion auf Syphilis beruht hätte, immun gegen eine neue Infektion gewesen sein müßten. Auch die Tatsache, daß viele Fälle von Leukoplakie sich einer spezifischen Therapie gegenüber völlig renitent erwiesen (nach manchen Angaben durch eine spezifische Behandlung eher verschlechtert worden sind), hat man gegen die Luesnatur aller Leukoplakiefälle ins Feld geführt.

Aus den sero-diagnostischen Untersuchungen, die in dieser Beziehung angestellt wurden, kann man entnehmen, daß ein Zusammenhang der Leukoplakie mit der Syphilis viel häufiger besteht als man bisher glaubte. Natürlich ist damit nicht gesagt, daß nun alle Leukoplakiefälle auf Lues beruhen müssen. Von den von uns früher beobachteten 12 Fällen gaben 10 positive und nur 2 negative Reaktion. Bei den 10 positiven, die einer spezifischen Behandlung unterworfen wurden, gingen die Erscheinungen ausnahmslos rapid zurück (s. auch Joseph).

Man darf nur eins wieder nicht vergessen, was von Anfang an von Neisser betont wurde, aber nicht immer genügend beobachtet wurde: Die positive Reaktion ermöglicht keine lokale Diagnose! Ein positiver Ausfall der Reaktion sagt uns zwar, daß wir es mit einem Syphilitiker zu tun haben, sagt uns aber nicht, ob eine gerade bestehende zweifelhafte Affektion luetisch ist oder nicht. Auch Bruhns und Halberstädter haben auf diesen Punkt hingewiesen und darauf aufmerksam gemacht, welch verhängnisvoller Irrtum entstehen kann, wenn man gerade z. B. bei dem häufigen Entstehen von Karzinomen auf Grund syphilitischer Leukoplakien ein serodiagnostisches Resultat allzu einseitig verwertet (s. auch F. Bruck).

Ledermann berichtet über einen derartigen Fall: Die Untersuchung wurde wegen eines neben Leukoplakie bestehenden zweifelhaften Zungengeschwürs ausgeführt und ergab positive Reaktion. Das Geschwür aber erwies sich später als ein Karzinom.

Ein ebenfalls hierher gehöriger Fall meiner Beobachtung ist folgender:

Ein etwa 60jähriger Mann, der luetische Infektion zugibt, kommt mit zweifelhaften Ulzerationen an der Zunge, dem Velum palatinum, sowie mit typischen Narben eines tuberoserpiginösen Syphilid am Unterschenkel zur Aufnahme. Serumreaktion positiv. In den Abstrichen der Zungen- und Gaumenulzera fanden sich jedoch massenhaft Tuberkelbazillen. Wäre hier die Bedeutung der Serumreaktion verallgemeinert und die mikroskopische Untersuchung der Ulzerationen verabsäumt worden, so hätten wir sowohl in diagnostischer wie in therapeutischer Beziehung einen schweren Irrtum begangen.

Andererseits schildert Neisser an der Hand von 2 Fällen mit äußerst traurigem Ausgange die schrecklichen Folgen, die eine falsche Lupusdiagnose haben kann, während es sich in Wirklichkeit um tertiäre Lues handelt und hebt die Bedeutung der Reaktion zur Erkennung gerade solcher Fälle hervor.

D. Lues latens.

Während in den Stadien mit Erscheinungen die Bedeutung der Reaktion in erster Linie auf differential-diagnostischem Gebiete liegt, ist es in latenten Fällen ihre Aufgabe, zwei Fragen zu lösen:

1. Hat der ohne Erscheinungen zu uns kommende Patient überhaupt einmal Lues gehabt? und

2. hat er noch Lues; ist er noch lueskrank?

Die Beantwortung der ersten Frage könnte auf den ersten Blick unnötig erscheinen, da wir es ja mit „latenten Luetikern" zu tun haben, und doch ist hier eine Klärung für zahlreiche Situationen von der größten Bedeutung. Wir müssen uns nur daran erinnern, wie oft Patienten ihren Primäraffekt, ja sogar alle weiteren Sekundär-Symptome übersehen haben. Oder Sekundärerscheinungen sind nachher vom Arzte als syphilitisch erklärt worden, dieser Diagnose ist aber von seiten des Patienten, der von einer Infektion nichts weiß, mit dem größten Mißtrauen begegnet worden. Hier kann also die Seroreaktion direkt aufklärend wirken.

Oder das Umgekehrte! Es hat ein Ulkus bestanden, dessen Natur auch vom Arzte nicht mit Sicherheit bestimmt werden konnte, das aber immerhin als verdächtig für Syphilis erklärt wurde. Spirochäten sind nicht gesucht oder aus irgendeinem Grunde nicht gefunden worden; vielleicht ist auch inzwischen mit einer spezifischen Behandlung begonnen worden. Das Ulkus ist abgeheilt und es finden sich einige vergrößerte Drüsen. Sonstige sichere Sekundärerscheinungen sind nicht beobachtet worden oder es tritt gerade unglücklicherweise eine harmlose Angina auf, die für eine spezifische gehalten wird. Derartige Leute gehen dann ihr ganzes Leben unter der Diagnose „Syphilis", machen eine Kur nach der andern durch und kommen körperlich und psychisch herunter. Die Bedeutung der Blutuntersuchung, die in diesen Fällen zuweilen geradezu lebensrettend (Suizidium!) sein kann, ist ohne weiteres klar.

Ein weiteres Feld der Serumdiagnose ist ferner dasjenige, solche Fälle aufzudecken, die von einer Infektion überhaupt nichts wissen, die auch nie Erscheinungen bemerkt haben, und die nun wegen irgendwelcher Beschwerden, (Kopfschmerzen, Neuralgien, Heiserkeit usw.) zum Arzte kommen, oder solche Personen zu entlarven, die eine frühere Syphilis wissentlich verschweigen. — Ich führe hier einige charakteristische Fälle eigener Beobachtung an! (publiziert von H. Merz).

1. Wir erhielten das Serum eines Patienten mit der Bemerkung, daß der Fall absolut keinen Verdacht auf Lues, weder nach Anamnese, noch auf Grund des Untersuchungsbefundes biete. Die Blutuntersuchung wurde lediglich vorgenommen, weil Patient eine Bescheinigung wünschte, daß kein Luesverdacht bestehe, da es sich um eine verleumderische Anschuldigung handelte. Die Seroreaktion fiel aber positiv aus, und unter der Wucht dieser Tatsache, deren Bedeutung dem Patienten mit dem nötigen Nachdruck erklärt wurde, gab derselbe zu, daß er in der Tat syphilitisch infiziert sei und noch vor kurzem eine Behandlung durchgemacht hatte.

Einige ganz analoge Fälle von Patienten, welche Atteste für Lebensversicherungen usw. wünschten, und wissentlich ihre Lues verschwiegen, seien hier angeführt:

2. Patient R. verlangt Heiratskonsens, resp. diesbezügliches Attest, um seine zukünftige Schwiegermutter zu beruhigen. Exakte körperliche Untersuchung ergab absolut nichts Luesverdächtiges. Die vorgenommene Serumreaktion ergibt aber positives Resultat, und Patient erklärt nunmehr, vor etwa $^3/_4$ Jahren mit einer in der Tat sehr verdächtigen Person verkehrt zu haben; Krankheitserscheinungen will er nie gehabt haben. Es wird eine energische Kur verlangt und vorgenommen; nach vier Wochen ist die Reaktion negativ.

3. Ein Patient litt lange Zeit an „katarrhalischen" Symptomen des Rachens und der Nase, die zeitweise ganz sistierten, sich aber immer wieder einstellten. Bisherige örtliche Behandlung absolut erfolglos. Serodiagnose: positiv; nun wurde anamnestisch festgestellt, daß vor zehn Jahren eine Infektion stattgefunden und mehrere Kuren durchgemacht worden waren. Auf das Reaktionsresultat hin wurde spezifische Behandlung eingeleitet, welche eine am häutigen Ende des Septum narium befindliche Ulzeration ohne lokale Therapie zur Heilung brachte.

4. Ein starker Raucher litt seit zwei Jahren an chronischem Nasen- und Rachenkatarrh, zu welchem sich zeitweise „weiße Flecke" im Munde gesellten. Die katarrhalischen Erscheinungen heilten trotz energischer örtlicher Behandlung und Aussetzen des Rauchens nicht ab. Serodiagnose positiv. Spezifische Kur brachte rasche Heilung.

5. Bei einem analogen Fall befreite das positive Reaktionsresultat einen an „chronischer Halsentzündung" leidenden Raucher vor weiteren bisher fruchtlosen Versuchen und von seinem Leiden, indem spezifische Kur prompte Heilung brachte.

6. Patient klagte über unbestimmte Symptome, hauptsächlich über Kopfschmerzen, Arbeitsunfähigkeit, Schlaflosigkeit. Anamnese negativ, Serumuntersuchung aber positiv. Patient gestand nun, vor zwei Jahren eine wunde Stelle am Präputium gehabt zu haben;

er habe sich damals nur zur Vorsicht einige Injektionen machen lassen. Spezifische Therapie: Heilung.

7. Patient, der 1894 angeblich Ulcus molle gehabt hat, klagte über Schmerzen im Oberarm- und Unterschenkelknochen. Gesunde Frau ohne Abort, zwei gesunde Kinder. Seroreaktion positiv. Durch antisyphilitische Behandlung völlige Heilung.

8. Patient wünscht Blutuntersuchung, weil eine sekundärsyphilitische Patientin behauptete, von ihm infiziert worden zu sein. Der Mann reagierte positiv und gab zu, sich 1902 infiziert und seither mehrere Kuren durchgemacht zu haben. Er war zur Zeit vollkommen symptomlos.

Oder es handelt sich um die Auffindung einer latenten Familien-Syphilis. Die Fälle, in denen ein Abort dem anderen folgt und in denen weder Ehemann noch Ehefrau irgend etwas von luetischer Infektion wissen, bis dieselbe dann auf serodiagnostischem Wege bei einem oder beiden Ehegatten sicher gestellt wird, sind schon jetzt häufig. Wir haben selbst ein hochgestelltes Ehepaar beobachtet, bei dem weder Mann noch Frau irgend etwas von luetischer Infektion wußten. Seit Jahren erfolgten nur Aborte und die Verzweifelung der Betreffenden, die sich der Erbfolge wegen dringend Nachkommenschaft wünschten, war groß. Die Serumreaktion ergab bei beiden ein positives Resultat und die eingeleitete Kur Beseitigung der Aborte.

Über die Zuverlässigkeit der Reaktion für die Diagnose siehe u. a. Zieler, Selter, Hellström, Kilduffe, Pinard, Engelhardt. (Unter 1000 Fällen kann der Praktiker 995 mal auf richtige einwandfreie Resultate rechnen.)

Ich möchte schließlich noch den Wert der Serodiagnose zur Beruhigung von Syphilidophoben erwähnen. Solche Patienten laufen von Arzt zu Arzt; der eine äußert einen schwachen Syphilisverdacht, der andere findet wieder nichts und so befinden sie sich in einem fortwährenden Hangen und Bangen. In vielen Fällen wird die wiederholte und vielleicht stets negative Blutuntersuchung ihre Angst endgültig zu stillen vermögen. In anderen Fällen wird die auf Grund einer positiven Reaktion eingeleitete Behandlung ihnen insofern Beruhigung gewähren, daß ihre Krankheit nicht vernachlässigt und sie einer möglichen Heilung zugeführt werden. —

Wenn somit, wie gezeigt, die positive Reaktion in Latenzstadien für die Frage: Lues oder Nicht-Lues ? die wichtigsten Direktiven gibt, so begegnet die Verwertbarkeit der Blutuntersuchung für die Frage: Noch-Lues oder Heilung ? ungleich größeren Schwierigkeiten.

Denn wir müssen feststellen, daß eine absolut exakte Entscheidung der Frage: Bedeutet positive Reaktion in Latenzstadien noch Krankheit oder nicht ? auch mit unseren heutigen Mitteln nicht zu erbringen ist. Besitzen wir doch, abgesehen von den Beobachtungen an Reinfizierten, nicht eine einzige klinische oder experimentelle Methode, mit der wir beim Menschen die Heilung von Syphilis mit völliger Sicherheit konstatieren könnten. Aber auch das Tierexperiment versagt in diesem Punkte. Wir können zwar beim Affen durch Verimpfung der Organe auf neue Tiere nachweisen, ob das luetische Tier geheilt ist oder nicht, aber aus der Blutuntersuchung können wir hier keine Schlüsse ziehen. Die „Antikörper"kurve verläuft hier, wie ich früher gezeigt habe, ganz anders wie beim Menschen, die positive Reaktion tritt nur relativ kurze Zeit auf und geht dann wieder in die negative über, obgleich das betreffende Tier noch syphiliskrank ist.

Es bleibt daher nichts übrig, als aus gewissen Erfahrungen am Menschen Schlüsse zu ziehen. Daß damit die Frage nicht definitiv geklärt wird, ist selbstverständlich und erst nach Jahren und Jahrzehnten und an der Hand einer großen Reihe von Einzelbeobachtungen wird es möglich sein, hier klarer zu sehen.

Es stehen sich heute noch zwei Meinungen gegenüber. Die einen glauben der positiven Reaktion im Latenzstadium zwar natürlich eine diagnostische, aber keine prognostische oder therapeutische Bedeutung beimessen zu dürfen, weil sie der Ansicht sind, daß eine positive Reaktion nicht beweist, daß noch Krankheit oder Spirochäten-Herde bestehen. Es soll sich also die positive Reaktion verhalten wie z. B. die VIDALsche Reaktion, die ja auch noch Jahre lang nach Ablauf des Typhus zu beobachten ist. Als Beweis für diese Anschauung wird die Tatsache aufgeführt, daß eine ganze Reihe Menschen mit positiver Reaktion zu beobachten sind, deren Infektionstermin jahrzehntelang zurückliegt, die eine genügende Behandlung durchgemacht, niemehr irgendwelche Erscheinungen gezeigt haben und deren Frauen und Kinder gesund geblieben sind (GROSS-VOLK, KEYES, PALMER u. a.).

Dieser Auffassung steht nun eine andere, insbesondere von NEISSER von Anfang an vertretene diametral gegenüber. NEISSER, CITRON, F. LESSER, BRUCK, E. HOFFMANN, BOAS, R. MÜLLER, SONNTAG, HOAG, HESS-TAYSEN u. a. sehen in der positiven Reaktion ein Zeichen dafür, daß der syphilitische Prozeß noch nicht völlig abgelaufen ist, setzen also die positive Reaktion in Analogie zu anderen, durch Spirochäten hervorgerufenen Syphiliserscheinungen. Sie sehen sie als Krankheitssymptom an und ziehen daraus für die Beurteilung des weiteren Verlaufes, für etwaige Behandlung usw. ihre Schlüsse.

Hierfür sprechen folgende Gründe:

I. In dem Kapitel über das Wesen der Komplementbindungsreaktion bei Syphilis habe ich bereits auseinandergesetzt, daß diese Reaktion gewiß nicht ohne weiteres mit anderen Immunitätsreaktionen verglichen werden kann, und daß es daher mehr wie gewagt ist, Erfahrungen, die man z. B. bei der Typhusagglutination gesammelt hat, hier zu verwerten. Wenn man überhaupt die Syphilisreaktion als ein Immunitätsphänomen gelten läßt, so handelt es sich hier in erster Reihe um die Wirkung eines Autoantikörpers gegen ein körpereigenes Antigen. Wir wissen aber, besonders aus den Untersuchungen von WASSERMANN und CITRON, daß derartige Antikörper äußerst rasch wieder aus dem Blute verschwinden, wenn der Körper nicht immer und immer wieder zu ihrer Produktion angeregt wird. Und genau dieselbe Erscheinung habe ich bei meinen Versuchen, eine künstliche Syphilisreaktion beim gesunden Affen durch Injektionen von Luesextrakten zu erzielen, beschrieben. Hörten die Einspritzungen auf, so verschwand auch bald wieder die positive Reaktion des Blutserums.

Es geht daraus also hervor, daß die „Antikörper" sehr schnell aus dem Blute verschwinden, wenn ihre Produktion nicht beständig angeregt wird. Diese Anregung kann aber bei der menschlichen Syphilis nur durch ein, wenn auch im stillen fortarbeitendes Virus erfolgen. Wir haben schon gesagt, daß beim Affen die „Antikörper" die entschiedene Tendenz zeigen, rasch wieder zu verschwinden, trotz weiter bestehender Krankheit. Aber auch in der menschlichen Syphilis tritt wenigstens nach unseren Erfahrungen diese Erscheinung zutage, indem auch bei völlig unbehandelten Fällen positive Reaktionen im Sekundärstadium häufiger sind als im Tertiärstadium und in diesem wieder häufiger als in der Spätlatenz. Es liegt also nicht der geringste Anhaltspunkt dafür vor, annehmen zu wollen, daß die positive Syphilis-reaktion eine geheilte Syphilis etwa ebenso um Jahre überdauern kann, wie die VIDALsche Reaktion einen Typhus.

II. Lassen wir die Luesreaktion nicht als Immunitätsphänomen gelten, so müssen wir erst recht zugeben, daß sie eine Krankheitserscheinung darstellt, denn dann weist eben das Blut eines positiv reagierenden Menschen eine physi-kalisch-chemische Veränderung auf, die vom Normalen abweicht und als patho-logische Erscheinung angesehen werden muß. Wir wissen nun, daß diese Ver-änderung des Blutes gerade dann am häufigsten beobachtet wird, wenn manifeste Lueserscheinungen vorhanden sind oder Rezidive bevorstehen. Als typische Beispiele möchte ich folgende Fälle anführen.

H. E. SCHMIDT behandelte einen Patienten, der vor drei Jahren eine zweifelhafte Lues akquiriert und vorsichtshalber $2^1/_2$ Spritzkuren durchgemacht hatte. Der Patient zeigte keinerlei Lueserscheinungen, aber positive Reaktion. Allein auf Grund der Reaktion wurde eine erneute Kur eingeleitet. Nach der 3. Injektion trat fast explosiv ein typisches annuläres Syphilid auf.

F. LESSER berichtet folgendes: Ein junger Mann mit gonorrhöischem Bubo gab an, ein-mal eine wunde Stelle am Penis gehabt zu haben, die ärztlicherseits für bedeutungslos ge-halten wurde. Später habe er Halserscheinungen bekommen, die verschieden gedeutet wurden. Die klinische Untersuchung ergibt keine Anhaltspunkte für Lues. Serumreaktion positiv. Bei einer 6 Wochen später erfolgten Untersuchung findet LESSER ganze frisch gruppierte Syphilide am rechten Oberarm usw., die seit 4 Tagen bestehen sollen.

Wir wissen ferner, daß in einer großen Zahl von Fällen mit positiver Reaktion die in vivo anscheinend völlig gesund waren, bei der Sektion sichere Krankheits-erscheinungen gefunden wurden. Es sei hier auf die Versuche von LESSER, PICK und PROSKAUER verwiesen, die Fälle sezierten, bei denen in vivo außer einer positiven Reaktion nicht das geringste für Lues nachweisbar war, bei denen sich aber durch die Autopsie deutliche syphilitische Prozesse manifestierten.

Ferner berichtet BOAS über zwei Fälle mit positiver Reaktion, bei denen erst daraufhin durch Röntgenphotographie bei dem einen ein Aneurysma, bei dem anderen eine diffuse Ektasie der Aorta konstatiert wurde. Bei zwei anderen Patienten mit positiver Reaktion und ohne welche klinischen Symptome fand sich bei der Sektion eine typische syphilitische Aortitis und ein Aneurysma (s. ferner BRUHNS, WALKER-HALLER, WHITNEY u. a.).

Eine weitere wichtige, hierher gehörige Feststellung ist die von BLASCHKO an Material von Lebensversicherungen erbrachte. BLASCHKO konnte feststellen, daß bei $33^0/_0$ der Syphilitiker, Syphilis als Todesursache in Betracht kommt, und daß diese Todesursache in $50^0/_0$ der Fälle in den Organen der Verstorbenen nachweisbar ist. Wenn wir uns nun erinnern, daß auch in etwa $50^0/_0$ von Spät-latenz positive Reaktion auftritt, so wird es schwer sein, diese Koinzidenz der Ziffern für einen Zufall zu erklären.

III. Kann man die Erfahrungen beim Scharlach für diese Frage ver-werten? Wir wissen, wie früher auseinandergesetzt, daß beim Scharlach eine, wenn wahrscheinlich auch nicht identische, aber doch analoge Komplement-ablenkungsreaktion auftritt. Dieses Phänomen überdauert nun nicht jahre-lang die Erkrankung, sondern nach Ablauf des Scharlachs schwindet auch die Reaktion bald wieder. Gerade die Beobachtungen, die hier an einer akuten Infektionskrankheit, dem Scharlach, gesammelt werden konnten, sprechen drastisch dafür, daß nur im kranken und nicht im wieder gesunden Organismus eine positive Reaktion zustande kommen kann.

Gegenüber diesen Tatsachen werden nun von den Anhängern der Anschauung, daß die positive Reaktion die Syphilis überdauern könne, folgende Gründe geltend gemacht:

1. Es gibt eine große Zahl von Personen mit positiver Reaktion, die jahrelang ohne Erscheinungen geblieben sind, gesunde Frauen und gesunde Nachkommenschaft haben. Diese Individuen müßten trotz positiver Reaktion als lueskrank betrachtet werden. Das Unberechtigte eines derartigen Schlusses liegt aber auf der Hand. Es seien nur 2 Punkte erwähnt, daß bekanntlich

    a) die Syphilis jahre- und jahrzehntelang ohne irgendwelche Erscheinungen verlaufen kann und dann plötzlich zu tertiären Manifestationen führt. Und wie groß ist die Zahl der tertiären Fälle, bei denen die vorausgegangene Syphilis ganz unbekannt geblieben ist! Also diese scheinbare Gesundheit beweist nicht das geringste für das Freisein von Syphilis;

    b) daß eine fehlende Infektiosität nichts gegen noch bestehende Lues beweist. Sehen wir doch gar nicht selten manifeste tertiäre Luetiker ohne Folgen für Ehefrau und Nachkommenschaft heiraten!

2. HARTOCH und YAKIMOFF haben bei einigen mit Dourine infizierten Kaninchen nach erfolgter Heilung (?) noch positive Reaktion im Blute gefunden. Derartige Beobachtungen beweisen aber für die menschliche Syphilis nicht viel. Wir wissen, daß Kaninchenseren schon häufig normalerweise positive Reaktion zeigen und es wäre denkbar, daß Kaninchen, wenn sie durch Dourine-Infektion zu einer Blutveränderung angeregt werden, zu der sie schon im gesunden Zustande tendieren, dauernd positive Reaktion behalten. Zudem hat DOHI gezeigt, daß bei Kaninchen zuweilen schon ohne jeden nachweisbaren Grund sich eine negative in eine positive Reakt on und umgekehrt verwandelt.

3. WEIL und BRAUN schlossen aus dem Auftreten der Reaktion bei progressiver Paralyse, einer Erkrankung, „bei der man eine Tätigkeit des Lueserregers nicht annimmt", daß die Reaktion nichts mit der Anwesenheit des Erregers und noch bestehender Krankheit zu tun habe. Sie versuchten die Entstehung der Paralyse in Analogie zu stellen mit der Entstehung einer chronischen Nephritis beim Scharlach. Durch die primäre Tätigkeit der Krankheitserreger käme es zu einer Organveränderung, die die Anwesenheit der Erreger jahrelang oder immer überdauert. Da nun die komplementbindenden Substanzen bei Lues infolge dieser Organveränderungen gebildet würden, könnte es später, wenn der Lueserreger längst aus dem Körper verschwunden ist, bei dem geringsten Anstoß (Gewebsdegenerationen) zu einer Neubildung der komplementbindenden Stoffe kommen. WEIL und BRAUN verwerten hier die Erfahrung der Immunitätslehre, wonach ein Körper, der einmal Antistoffe produziert hat, nach deren Verschwinden durch die geringsten Mengen spezifischen Antigens zur Neuproduktion angeregt werden kann.

Ich bin bereits 1909 dieser Ansicht mit folgenden Worten entgegengetreten: „Wir wissen über das Zustandekommen der Paralyse gar nichts und können weder sagen, ob sie durch Spirochäten direkt oder durch Giftstoffe derselben bedingt wird. Wir wissen nur, daß sie stets — und das haben gerade die Serumuntersuchungen der letzten. Jahre gezeigt. — mit der Lues im Zusammenhang steht. Jedenfalls liegt nicht der geringste Grund vor, ausschließen zu wollen, daß bei Paralytikern in inneren Organen noch Spirochätenherde vorhanden sind, deren toxische Produkte vielleicht das Zentralnervensystem angreifen.‘‘

Heute ist durch die Entdeckungen von Noguchi, Jahnel, Forster und Tomascewski (Spirochätennachweis im Paralytikergehirn und bei Tabes) sowie durch die Erfahrungen über die Infektiosität latenter Luetiker (Trinchese) geradezu die Probe auf das Exempel geliefert worden: Die positive Reaktion spricht für das Nochvorhandensein von syphilitischen Virus im Organismus.

Wir haben also gegenüber den nach meiner Überzeugung recht schwachen Gegengründen gewichtige Tatsachen, die dafür sprechen, daß die positive Reaktion noch bestehende Lues beweist.

Inwieweit diese Anschauungen für die **Therapie** von Einfluß sind, wird in dem Kapitel: ,,Über den Einfluß der spezifischen Behandlung auf die Reaktion‘‘ erörtert werden. Hier seien nur noch einige Bemerkungen über die **Prognose** gemacht. Es ist klar, daß nach dem Gesagten eine positive Reaktion im Latenzstadium für den Träger nie ganz gleichgültig ist, denn wir sehen dieselbe als Beweis dafür an, daß die Krankheit noch nicht geheilt ist oder wenigstens daß noch irgendwo im Körper Virus vorhanden ist. Dazu kommt die Erfahrung, daß in gar nicht so seltenen Fällen, solche Herde, trotz jahrzehntelanger Latenz wieder mobil werden und zu Erscheinungen führen. Wir wissen ferner, daß fast 100% aller Paralytiker positive Reaktion zeigen und es darf daher die Annahme nicht zu gewagt erscheinen, daß die Paralytiker sich aus den positiven Spätlatenten rekrutieren. Positive Reaktion bedeutet also für uns immer: Möglichkeit eines tertiären oder metasyphilitischen Rezidivs. (Über Ehekonsens s. S. 107.)

Was die negative Reaktion in den Latenzstadien betrifft, so kann eine einmalige Untersuchung ebensowenig wie in den Stadien mit Erscheinungen mit Sicherheit als beweisend gegen Lues angesehen werden. Wird aber ein negativer Befund in geeigneten Intervallen mehrfach erhoben, so ist er sicherlich in diagnostischer und prognostischer Beziehung von großer Bedeutung, wenn er auch in den meisten Fällen nicht mit absoluter Sicherheit im Sinne des Freiseins von Lues bzw. einer Definitivheilung verwertet werden kann. Eine Ausnahme machen hier diejenigen Frühfälle, die nach einer gründlichen Frühbehandlung 2 Jahre lang frei von Erscheinungen geblieben sind und in $\frac{1}{4}$ jährlichen Intervallen stets negative Reaktion zeigen. Diese Fälle dürften wohl mit Sicherheit als ,,definitiv geheilt‘‘ angesehen werden können (s. Einfluß der Therapie).

Über den Sitz des Virus sagt uns natürlich die positive Reaktion gar nichts. Dagegen müssen wir, wenn wir sie im Latenzstadium als ein Symptom noch im Körper vorhandener Spirochäten auffassen, folgerichtig auch die Möglichkeit der Infektiosität der Lues so lange bejahen als noch positive Reaktion nachweisbar ist. Fälle, in denen sich latente Luetiker mit positiver Reaktion noch Jahre und Jahrzehnte nach der Ansteckung als infektiös erweisen, bzw. kongenital luetische Kinder erzeugen oder zur Welt bringen, sind ja in der Tat keine Seltenheit (Trinchese), und E. Hoffmann, Uhlenhuth-Mulzer, Frühwald haben ja den experimentellen Beweis geliefert, daß das Blut latenter Luetiker noch mit Erfolg auf Kaninchen verimpfbar sein kann.

Eine Ausnahme hinsichtlich der Infektiosität dürften die „Metaluetiker" bilden, die zwar positive Reaktion zeigen, deren Spirochätenherde aber in der Schädel- bzw. Rückenmarkhöhle fest verschlossen sind.

Andererseits berechtigt uns eine negative Reaktion im Latenzstadium keineswegs zu der Annahme, daß eine Infektiosität des betreffenden Falles ausgeschlossen werden kann. Wenn es auch sehr unwahrscheinlich ist, daß Fälle, deren Ansteckung jahrelang zurückliegt und die lange Zeit immer wieder negativ reagiert haben, sich noch als infektiös erweisen werden, so sind doch von MÜLLER, TREBINSKY, BRUCK u. a. nicht so selten Ansteckungen beobachtet worden, die von latenten Frühfällen mit negativer Reaktion ausgegangen sind. Ebenso spricht der von FRÜHWALD erbrachte Nachweis, daß das Blut eines latenten Luetikers trotz negativer Reaktion mit Erfolg verimpfbar sein kann, also Spirochäten enthält, in diesem Sinne.

Wir können also sagen, daß zum mindesten in den ersten Jahren nach der Ansteckung eine negative Reaktion die Infektiosität nicht ausschließt.

E. Hereditäre Lues.

Die Bedeutung, welche die Serumuntersuchung für die Diagnose der hereditären Lues hat, weicht natürlich nicht von der für die Lues überhaupt ab und braucht daher nicht noch einmal erörtert zu werden. Nur auf einen Punkt möchte ich hinweisen. Gerade für die Fälle, in denen wir wegen Lues der Eltern mit der Möglichkeit einer Lues congenita zu rechnen haben, ist die Blutuntersuchung von unschätzbarem Wert. Früher haben wir anscheinend völlig gesunde Kinder luetischer Eltern nie oder sehr selten einer spezifischen Behandlung unterworfen, mußten aber doch recht häufig später die Erscheinungen der Lues congenita tarda konstatieren. Jetzt sind wir in der Lage, bei den kleinen, anscheinend ganz gesunden Patienten, durch fortlaufende Blutuntersuchungen eine Kontrolle zu üben, und je nach deren Ausfall eine Behandlung einzuleiten oder nicht.

Wie wichtig derartige Blutuntersuchungen bei der Nachkommenschaft luetischer Personen sind, geht auch aus den Beobachtungen von LINSER hervor. Dieser fand positive Reaktion bei zwei Drittel der Kinder luetischer Eltern, während nur ein Drittel Symptome zeigten. Von achtzehn Enkeln syphilitischer Großeltern hatten vier eine positive Reaktion; davon wiesen drei Symptome (Atrophien, Wachstumsstörungen) auf.

Aber auch eine Reihe wichtiger, die Vererbungsgesetze betreffender Fragen sind bei Gelegenheit dieser Untersuchungen über hereditäre Syphilis bearbeitet und wesentlich gefördert worden. So konnten BAB und PLAUT den Nachweis erbringen, daß die komplementbindenden Substanzen auch in die Milch luetischer Mütter übergehen können. Wir haben uns von der Richtigkeit dieser Angabe bei einigen Fällen überzeugen können, in anderen jedoch ergab die Milchuntersuchung im Gegensatz zum positiv reagierenden Serum ein negatives Resultat.

Nun könnte man annehmen, daß evtl. die mit der Milch der luetischen Mutter ausgeschiedenen Stoffe auf das gesunde Kind übergehen können und bei diesen eine positive Reaktion hervorrufen, also Krankheit dort vortäuschen können, wo in Wirklichkeit keine vorhanden ist.

Gegen diese Annahme sprechen folgende Gründe:

1. Nehmen wir an, daß die komplementbindenden Substanzen keine Antikörper, sondern der Ausdruck einer physikalisch-chemischen Veränderung des Serums, bzw. der Milch sind, so wäre eine durch die Milch hervorgerufene gleiche Veränderung des kindlichen Blutes völlig unverständlich.

2. Hält man aber an der Antikörpernatur der komplementablenkenden Stoffe fest, so wissen wir aus der Immunitätslehre, daß der Übergang von Antikörpern mit der Milch auf den Säugling zwar möglich, aber je nach der Natur der betreffenden Antikörper und wahrscheinlich auch der betreffenden Tierart großen Schwankungen unterworfen ist. So fanden z. B. Widal und Sicard, daß bei Mäusen die Agglutinine durch die Milch übertragen werden können, während beim Meerschweinchen, Katzen und beim Menschen keine sicheren Resultate erzielt werden konnten. Ebenso konnten Kasel und Mann bei einem mit agglutininhaltiger Milch ernährten Säugling keine Agglutination des Serums nachweisen, wohingegen wieder Griffon und Landouzi, sowie Castaigne einen Übergang von Typhusagglutininen auf das Kind durch die Milch der typhuskranken Mutter fanden. Demgegenüber hat wieder Stäubli (Arch. f. Kinderheilk. 1909) gezeigt, daß Typhusagglutinine beim Meerschweinchen wohl durch die Plazenta auf die Föten übertragen werden, daß hingegen ein Übergang durch die Milch trotz hohen Agglutiningehaltes nicht stattfindet. Auch für die Antitoxine sind die Verhältnisse in dieser Beziehung nicht einheitlich. So fand z. B. Salge kein Antitoxin im Blute von Säuglingen, die er mit diphtherieantitoxinhaltiger Ziegenmilch ernährte. Aber selbst, wenn man bei Lues einen Übergang der komplementbindenden Substanzen der Frauenmilch annimmt, muß man bedenken, daß es sich dann hierbei nur um eine passive Übertragung handeln würde, die nur von kurzer Dauer sein kann. Man wird also in praxi richtiger handeln, wenn man bei positiver Reaktion und anscheinend gesundem Kind latente Lues annimmt.

Noch interessanter sind die Versuche an der Hand der Serumreaktion, alte Streitfragen auf dem Gebiete der Syphilisvererbung, nämlich das Vorkommen der paternen Vererbung und die Berechtigung des **Collesschen und Profetaschen Gesetzes** zu klären, wobei allerdings auf gelegentliche unspezifische Reaktionsausfälle bei Graviden und Gebärenden Rücksicht genommen werden muß (Esch und Wieloch).

Der erste, der diese Fragen zu bearbeiten suchte, war Rudolf Müller an der Fingerschen Klinik. Er fand, daß das Serum von Frauen, trotz häufiger Aborte und Frühgeburten bei erwiesener Lues des Mannes keine Reaktion auf Lues zu zeigen braucht, und daß andererseits das Serum der Kinder negativ reagieren könne, selbst wenn bei der Mutter Lues erwiesen ist und deren Serum positive Reaktion zeigt.

Knöpfelmacher und Lehndorff nahmen dann diese Studien in größerem Maßstabe auf. Es gelangten zur Untersuchung 45 Frauen, die hereditär luetische Kinder geboren hatten. 32 dieser Frauen hatten nach ihren Angaben niemals Luessymptome gehabt und sind auch nicht antiluetisch behandelt worden. Positive Reaktion fand sich in 18 dieser 32 Fälle = 56,2%.

13 Frauen hatten frühere Lues zugegeben; ein Teil davon war auch antiluetisch behandelt worden. Von diesen 13 wiesen 8 Fälle positive Reaktion auf = 61,5%.

(Nebenbei sei nur erwähnt, daß das Serum von 8 hereditär-luetischen Kindern 7 mal Komplementablenkung zeigte.)

Es geht also aus diesen Untersuchungen hervor:

1. Daß die Seren der Mütter von hereditär-luetischen Kindern in ungefähr gleich hohem Prozentsatze Komplementfixation zeigen bei sicherer wie bei bisher unbekannter Syphilis;
2. daß die Mütter hereditär-luetischer Säuglinge einen positiven Ausfall der Reaktion in ungefähr gleichem Prozentsatze zeigen, wie Menschen, die sich im Latenzstadium der Syphilis befinden.

Den Anschauungen KNÖPFELMACHERS und LEHNDORFFS schließt sich nach seinen Versuchen I. BAUER an. OPITZ berichtet, daß er bei 10 syphilitischen Müttern immer positive Reaktion fand, während nur zwei neugeborene Kinder dieser Mütter reagierten.

Auch FRIEDLÄNDER fand stets positive Reaktion bei den Müttern hereditär-luetischer Kinder.

Ein größeres Material bearbeiteten wieder THOMSEN und BOAS. 9 Kinder im Alter von 14 Tagen bis 6 Monaten mit kongenitaler Syphilis gaben sämtlich positive Reaktion. Ebenso 4 Patienten mit tardiver kongenitaler Lues. Auf Grund von Untersuchungen an 32 luetischen Müttern und deren Kindern, bei denen die Serum-Reaktion noch durch histologische Untersuchung der Nabelschnur und Röntgendiagnose einer etwaigen Osteochondritis ergänzt worden ist, schließen THOMSEN und BOAS, daß

1. eine positive Reaktion bei der Mutter die Aussicht verringert, daß das Kind gesund geboren wird,
2. im Organismus des latent syphilitischen Kindes während der ersten Monate eine Vermehrung der bei der positiven Reaktion wirksamen Stoffe stattfindet und daß die Reaktion bei der Geburt ganz fehlen kann,
3. daß bei Kindern mit klinischen Symptomen kongenitaler Lues die Reaktion konstant zu sein scheint; ebenso bei älteren Individuen mit tardiver, hereditärer Syphilis,
4. daß Mütter, die syphilitische Kinder gebären, selbst als syphilitisch anzusehen sind, wenn ihr Blut positive Reaktion ergibt.

ENGELMANN findet, daß alle scheinbar gesunden Mütter kongenitalluetischer Kinder positiv reagieren. Als für den maternen Ursprung der kongenitalen Lues beweisend wird ein Fall mitgeteilt, indem eine symptomfreie Frau, aus deren erster Ehe mit einem luetischen Manne mehrere luetische Kinder entsprossen waren, mit einem notorisch gesunden Manne wieder luetische Kinder erzeugte. Alle derartigen Mütter sind also als latentsyphilitisch und behandlungsbedürftig zu betrachten. RIETSCHEL fand bei 12 Müttern hereditärluetischer Kinder (und zwar bald nach der Geburt) stets positive Reaktion, obwohl bei 6 dieser Frauen klinisch und anamnestisch nichts von Lues bekannt war. In drei Fällen gab das Blut des Vaters keine Reaktion.

FRANKL sah bei 8 Müttern hereditär luetischer Kinder in allen Fällen positive Reaktion und BAISCH fand bei 72 Müttern sicher luetischer Kinder 63 positiv reagierende, obwohl nur 21 von ihnen Erscheinungen darboten. Die Ehemänner der 9 negativ reagierenden Mütter zeigten, soweit untersucht, stets positive Reaktion. Bei den 9 negativen Müttern handelte es sich 6 mal um erstgebärende, bei 4 von ihnen wurden Spirochäten in der Plazenta nachgewiesen. Baisch folgert aus seinen Untersuchungen, daß 90% aller Mütter luetischer Kinder sicher syphiliskrank sind, wenn auch nur $^2/_3$ von ihnen Erscheinungen aufweisen. Er betont aber, daß möglicherweise ein geringer Prozentsatz von Erstgebärenden (5%) der Infektion entgehen kann.

J. Bergmann hat 20 Mütter hereditärluetischer Kinder untersucht und 18 mal positive Reaktion gefunden; ein Fall, der gerade am Ende der Kur stand, reagierte inkomplett, ein zweiter, der erst 2 Jahre post partum und nach mehreren Kuren zur Untersuchung kam, war negativ. Bergmann betrachtet daher alle Mütter hereditärsyphilitischer Kinder als syphiliskrank und fordert spezifische Behandlung.

Auch Reuben kommt zu dem Schlusse, daß Mütter syphilitischer Kinder stets latent krank sind und in etwa 71% positive Wa-R zeigen. Eine syphilitische Mutter kann zwar während der Latenz ihrer Syphilis ein anscheinend gesundes Kind gebären, nie aber ein gegen Syphilis immunes. Von hereditärluetischen Kindern gaben 99% eine positive Wa-R.

Steinert und Flusser fanden, daß „alle luetischen Kinder luetische Mütter haben. Die Umkehrung dieses Satzes, daß alle Kinder luetischer Mütter auch luetisch sein müssen, ist durch klinische und serologische Untersuchung der Kinder nicht zu begründen. In jedem Stadium der Lues können Frauen klinisch und serologisch gesunde Kinder gebären. Das früheste Stadium der Lues, in welchem die Krankheit von der schwangeren Mutter auf das Kind vererbt werden kann, ist die Zeit 7 Wochen nach der Infektion. Von den Kindern floridluetischer Mütter blieben 45% klinisch und serologisch frei von luetischen Erscheinungen. Auch hereditärluetische Mütter können luetische Kinder gebären. Luetische Frauen können auch zu einer Zeit luetische Kinder gebären, in der ihre Lues weder klinisch noch serologisch nachweisbar ist. Die Colles-Mütter sind stets als Lueticae zu betrachten. In den ersten Wochen nach der Entbindung kommen Schwankungen der Wa-R bei den Müttern vor. Es kann die bei der Geburt positive Reaktion im Wochenbett negativ werden und umgekehrt" (s. ferner Bab, Bunzel u. a.).

Die Frage der Übertragung einer postkonzeptionell erworbenen Syphilis von der Mutter auf das Kind, hat an der Hand der Serumreaktion Wechselmann studiert. Er kommt danach zu dem Schluß, daß die insbesondere von Bab und Lesser vertretene Anschauung, wonach die postkonzeptionelle Syphilis für die Mutter relativ ungünstig, für das Kind jedoch günstig sei, für die Mehrzahl der Fälle nicht zu Recht besteht. Nach Wechselmanns Erfahrungen verläuft die postkonzeptionelle Syphilis bei den Müttern nicht schwerer als gewöhnlich, bei den anscheinend völlig gesunden Kindern besteht meist positive Reaktion. Wechselmann hält es für sicher, „daß die Syphilis viel öfter als man gemeinhin annimmt, jahrlelang als wirklich okkulte — nicht bloß ignorierte — Syphilis lediglich im Innern des Körpers verläuft". Es ergibt sich daher einmal die Notwendigkeit, lediglich auf die positive Reaktion hin die Neugeborenen antisyphilitisch zu behandeln und bei Lues der Eltern sich nicht auf Symptomfreiheit der Neugeborenen und einmaligem negativen Ausfall der Reaktion zu verlassen, sondern in passenden Abständen die serodiagnostische Kontrolle zu wiederholen. Wechselmann warnt ferner davor, ein negativ reagierendes Kind einer positiv reagierenden Mutter anzulegen, eher hält er das Umgekehrte für erlaubt, da er sowohl durch MAZENAUERS Kritik als durch die serodiagnostischen Untersuchungen davon überzeugt ist, daß alle anscheinend gesunden Mütter hereditär-luetischer Kinder selbst bei negativer Reaktion sämtlich latent-krank sind.

Diese Annahme dürfte sich in der Tat immer mehr erweisen, wie gleich noch näher erläutert werden soll. Die „Immunität" dieser Personen ist zwar vorhanden, sie ist aber eine scheinbare und beruht nicht auf einer erworbenen Unempfänglichkeit, sondern ist bedingt durch noch bestehende Krankheit. Diese Erkenntnis steht ja in völligem Einklange mit den Tierversuchen NEISSERS, die gezeigt haben, daß — wenigstens bei der Affensyphilis — eine echte Immunität bei Lues überhaupt nicht vorkommt und daß ein Tier nur so lange vor einer, wenigstens sichtbaren, Neuinfektion geschützt ist, als es noch latent krank ist.

Anhangsweise sei noch erwähnt, daß KNÖPFELMACHER und LEHNDORFF Gelegenheit hatten, 3 Fälle von Hydrocephalus chronicus congenitus, welche zum „Ballonschädel", d. h. schon in den ersten Lebensmonaten zu blasenartigen Auftreibungen des Gehirnschädels führten, zu untersuchen. Bei allen war die Reaktion negativ. Ein anderer Fall von Hydrocephalus chronicus, bei dem die Kopfform gegen den sog. Hydrocephalus chronicus congenitus, die Anamnese dagegen für Lues sprach, reagierte positiv. Es ist also der Schluß erlaubt, daß in der Mehrzahl der Fälle der Hydrocephalus chronicus congenitus mit Ballonschädel als nicht auf Lues beruhend anzusehen ist. Auch die weiteren Untersuchungen von KNÖPFELMACHER und SCHWALBE sprechen in diesem Sinne.

Es kann natürlich hier nicht der Ort sein, ausführlich auf die **Vererbungs-gesetze** bei Syphilis einzugehen, Fragen, die aufs eingehendste von NEISSER, FOURNIER, MATZENAUER u. a. beleuchtet worden sind. Es muß hier nur in Kürze untersucht werden, inwieweit unsere bisherigen Erfahrungen mit der Serodiagnose die Kenntnisse auf diesem Gebiete gefördert haben.

I. Das COLLES-BEAUMÈSsche Gesetz lehrt, daß Frauen, die (vom Vater her) syphilitische Kinder geboren haben, anscheinend gesund bleiben können und immun gegen Syphilis geworden sind.

Die allseitig anerkannte „Immunität" der Mütter hereditär-luetischer Kinder ist nun gedeutet worden:

1. als echte Immunität, hervorgerufen durch:
   a) passive Immunisierung infolge Übergang von Antikörpern vom kranken Kind auf die gesunde Mutter,
   b) aktive Immunisierung. Das bei jedem Koitus in die gesunde Mutter gelangende virusführende Sperma des kranken Mannes soll aktiv immunisieren (FINGER: Analogie mit intraperitonealer Lyssaimmunisierung),
2. als scheinbare Immunität, bedingt durch latente Krankheit. Für diese Auffassung sind insbesondere FOURNIER und MATZENBAUER eingetreten. Sie führen gegen eine echte Immunität folgende Gründe an (MATZENAUER):
   a) bei keiner anderen Infektionskrankheit ist eine spermatische Vererbung zu erweisen, sondern es findet stets nur eine materne Vererbung statt.

b) Eine Vererbung dauernder Immunität gibt es nicht (Ehrlich). Diese kann höchstens eine passive und daher rasch verschwindende sein.

Für welche Auffassung sprechen nun die bisher vorliegenden Serumuntersuchungen?

1. Es geht aus den Versuchen von Bauer, Engelmann, Rietschel u. a. hervor, daß alle kurz nach der Geburt hereditär-luetischen Kinder untersuchten Mütter positive Reaktion zeigen.

2. Die Untersuchungen von Knöpfelmacher und Lehndorff u. a. beweisen, daß diejenigen Frauen, die innerhalb der letzten 4 Jahre luetische Kinder geboren haben, in demselben Prozentverhältnis positiv reagieren, wie latente Luetiker.

Nach unserer Auffassung von der Bedeutung der positiven Reaktion ergibt sich daraus der Schluß:

Die Mütter hereditär-luetischer Kinder sind trotz scheinbarer Gesundheit viel häufiger luetisch infiziert als man bisher annahm.

Gegen diese Annahme könnte nur der Einwand sprechen, daß die positive Reaktion bei anscheinend gesunden Müttern dadurch zustande kommen könne, daß die Reaktionsstoffe auf plazentarem Wege von kranken Kindern auf gesunde Mütter übertragen werden könnten, also in diesem Falle eine positive Seroreaktion in einem gesunden Organismus vorkommt. Diese Annahme ist nach den Erfahrungen der Immunitätslehre nicht von der Hand zu weisen, wenn sie auch gerade für natürliche Antikörper an und für sich schon unwahrscheinlich ist (Pfaundler: Arch. f. Kinderheilk. 18). Es stehen ihr jedoch noch außerdem folgende Bedenken entgegen:

1. Die Übertragung der Reaktionskörper auf eine gesunde Mutter kann nur eine passive sein. Es müßte also die positive Reaktion in kurzer Zeit nach der Geburt wieder aus dem mütterlichen Blute verschwinden. Derartige Befunde jedoch liegen vorläufig nicht vor. Es hat sich im Gegenteil ergeben, daß die positive Reaktion der anscheinend gesunden Mutter noch zu einer Zeit beobachtet werden kann, in der passiv übermittelte Reaktionsstoffe schon längst aus dem Blute verschwunden sein müßten.

2. Es kann häufig positive Reaktion der Mutter und negative Reaktion des Kindes vorkommen (Bauer, Wechselmann u. a.).

3. Es sind bereits eine Reihe von Fällen (Halberstädter, Müller und Reiche, Rietschel) bekannt geworden, bei denen das hereditär-luetische Kind bei der Geburt noch negative Reaktion zeigte und erst kurz vor oder bei Ausbruch der Luessymptome positiv reagierte. Trotzdem war zur Zeit der Geburt die Reaktion bei der scheinbar gesunden Mutter vorhanden. Es war also in diesen Fällen ein intrauteriner Übergang der Reaktionsstoffe ausgeschlossen.

Haben wir demnach Grund zu der Annahme, daß die positive Reaktion anscheinend gesunder Mütter hereditär-luetischer Kinder, Krankheit bedeutet und ziehen wir noch in Erwägung, daß die Neisserschen Affenversuche nicht den geringsten Anhaltspunkt für das Vorkommen echter Immunität bei Syphilis ergeben haben, so wird eine Abänderung des Colles-Beaumèsschen Gesetzes erforderlich:

Mütter hereditär-luetischer Kinder sind nicht gesund **und immun**, sondern sie sind in der Regel latent-syphilitisch und infolgedessen **scheinbar** immun[1]).

Gibt es nun Ausnahmen vom COLLESschen Gesetz, d. h. kann die „Immunität" der Mütter hereditär-luetischer Kinder ausbleiben? Nach unseren heutigen Kenntnissen könnte man diese Erscheinung nur so erklären, daß Frauen hereditärluetische Kinder gebären und trotzdem wirklich gesund bleiben können. Diese Möglichkeit steht oder fällt mit den Ansichten über die Möglichkeit einer

paternen Vererbung der Syphilis.

MATZENAUER, der das Vorkommen einer paternen Vererbung in Abrede stellt, hat die hier in Betracht kommenden Fragen auf das eingehendste beleuchtet und Gründe und Gegengründe in übersichtlicher Weise zusammengestellt. Allerdings bedürfen einzelne seiner Beweise gegen die paterne Vererbung heute bereits einer Revision. Wissen wir doch z. B., daß die Annahme, das Sperma eines Syphilitikers sei nicht infektiös, irrig ist, nachdem durch die Versuche NEISSERS und FINGERS durch Hoden- und Spermaimpfungen Lues auf Affen übertragen worden ist. (Natürlich beweisen diese positiven Impfungen nicht, daß das Virus sich innerhalb der Spermatozoen befindet, sondern sie zeigen nur, daß die Samenflüssigkeit als solche infektiös sein kann.)

NEISSER, der bereits vor MATZENAUER unsere Kenntnis über die paterne Vererbung einer Kritik unterzogen hat, ist zwar auch der Anschauung, daß die Häufigkeit des Vorkommens derselben im allgemeinen enorm überschätzt wird, gibt aber die Möglichkeit einer paternen Vererbung zu. „Die Tatsache, daß eine gesunde Frau ein (vom Vater her spermatisch infiziertes Kind) gebären kann, steht fest, da die Gesundheit einer solchen Frau erwiesen ist durch die Beobachtung nachträglicher Infektion."

Die bisher vorliegenden Serumuntersuchungen haben die Frage von der paternen Vererbung noch nicht geklärt. Man kann nur sagen, daß die durch die Blutuntersuchung bewiesene Krankheit anscheinend völlig gesunder Mütter wieder ein Argument dafür ist, daß die materne Vererbung der Syphilis die Regel bildet. Das tatsächliche Vorkommen einer paternen Vererbung wird sich voraussichtlich durch die Serumreaktion überhaupt nicht beweisen lassen. Die Fälle, in denen die Blutreaktion der Mutter bei der Geburt eines kranken Kindes negativ war, sind seltene Ausnahmen (BAISCH). Aber selbst solche Fälle können, wie RIETSCHEL mit Recht bemerkt, nichts mit Sicherheit beweisen, da der negative Ausfall der Reaktion nicht sicher gegen Lues gedeutet werden kann. Findet die Blutuntersuchung der Mutter aber gar jahrelang nach der Geburt des kranken Kindes statt, so beweist eine negative Reaktion noch weniger. Wir müssen dies bedenken, wenn man z. B. folgenden Fall in Betracht zieht, der der Privatpraxis NEISSERS entstammt und der geradezu evident für das Vorkommen einer paternen Vererbung zu sprechen scheint:

Ein Vater von 5 bisher gesunden Kindern hatte sich 1887 infiziert und war nach verschiedenen Kuren seit 1903 völlig symptomlos. Das dritte Kind

---

[1]) Zu dieser Auffassung steht der Befund von BUSCHKE in völligem Einklang, der in den Lymphdrüsen einer anscheinend völlig gesunden Mutter, die ein hereditär-luetisches Kind geboren hatte, Spirochaeta pallida nachweisen konnte.

erkrankte an typischer Keratitis parenchym. Es wurde eine serodiagnostische Untersuchung bei Vater, Mutter und allen 5 Kindern vorgenommen. Positiv reagierten nur der Vater und das augenkranke Kind. Hier könnte man eine rein paterne Vererbung annehmen, wenn nicht die oben angeführten Bedenken bestünden. Dazu kommt, daß man für solche Fälle auch eine etwaige Infektion post partum in Betracht ziehen muß.

Die Serumreaktion spricht also gegen die Häufigkeit einer paternen Vererbung, sie schließt aber die Möglichkeit des Vorkommens derselben — wenigstens nach den bisherigen Untersuchungen — noch nicht aus (s. auch Ledermann, Cassoube u. a.).

III. Das Profetasche Gesetz sagt, daß gesunde Kinder luetischer Eltern wenigstens bis zur Pubertät immun gegen Syphilis seien. Auf die insbesondere von Neisser und Matzenauer ausführlich erörterten klinischen Gründe, die gegen die Richtigkeit des Gesetzes sprechen (Ausnahmen des Gesetzes, zahllose Infektionen sub partu usw.) sei hier nicht eingegangen.

Die Serumuntersuchungen haben insofern gegen die Berechtigung des Profetaschen Gesetzes gesprochen, als sie bewiesen haben, wie häufig anscheinend völlig gesunde Kinder hereditär-luetischer Eltern positive Reaktion zeigen, also syphilitisch und deshalb scheinbar immun sind. Einwände, die sich auf einen plazentaren Übergang der Reaktionsstoffe beziehen, könnten natürlich auch gegen die Beweiskraft der positiven Reaktion solcher Kinder gemacht werden. Dieselben Gründe, wie sie unter I erörtert wurden, dürften diese Einwände widerlegen. Hier seien noch zwei weitere erwähnt, die sich auf die positive Reaktion der Kinder beziehen:

1. Es sind Fälle bekannt, in denen nach post-konzeptioneller Infektion der Mutter Lues ausbrach, die Reaktion der Mutter dauernd negativ blieb, ein luetisches Kind mit positiver Reaktion geboren wurde, und erst nach längerer Zeit die positive Reaktion sich auch bei der Mutter einstellte (Wechselmann).

2. Die positive Reaktion ist bei Kindern von der Geburt ab bis zur 5. und 6. Woche konstatiert worden, und zwar auch dann, wenn die Kinder nicht von der luetischen Mutter gestillt wurden. Es ist dies ein Zeitraum, in dem passiv übertragene Antikörper bereits hätten verschwunden sein müssen (Wechselmann).

Diese Gründe sprechen also wiederum strikte gegen einen plazentaren Übergang der „Antikörper" von Mutter auf Kind oder umgekehrt.

Es ergibt sich also: Außer den zahlreichen klinischen Gründen, die gegen die Gültigkeit des Profetaschen Gesetzes sprechen, zeigt der Ausfall der Serumreaktion, daß gerade in den Fällen, die man als beweisend für die echte Immunität anscheinend gesunder Kinder angesehen hat, Lues und daher scheinbare Immunität vorliegt (s. auch Cronquist).

Die Serumuntersuchungen an hereditär-luetischen Kindern haben schließlich Klarheit in eine der interessantesten Fragen auf dem Gebiete der kongenitalen Syphilis gebracht, nämlich für die Tatsache, daß bei kongenital infizierten Kindern so häufig nach der Geburt nicht das geringste von Lues nachweisbar ist, und daß, wenn nicht schon bei oder gleich nach der Geburt die Lues manifest ist, die Krankheit in der Regel erst in der 4. bis 8. Woche nach der Geburt zum Ausdruck kommt. Dieses wochenlange Freibleiben von Erscheinungen wird

nun besonders häufig bei Kindern solcher Mütter beobachtet, die klinisch scheinbar völlig gesund sind, Fälle, für die gerade von den Anhängern der paternen
Vererbung dieser Infektionsmodus angenommen wird. Durch diese Annahme
wird aber der Verlauf der kongenitalen Lues ganz wunderbar und völlig abweichend von dem bei der postfötalen Syphilis zu beobachtenden. Denn es
müßte gefolgert werden, „daß in diesen Fällen der Infekt bei der Konzeption
stattgefunden hat und daß das Kind, trotzdem es infiziert war, sich 9 Monate
gesund erhielt und erst nach der Geburt, etwa 6 Wochen danach, klinisch die
Lues zum Ausbruch kam, während wir wissen, daß ein gesundes Kind im Mutter-
leib durch eine nachträgliche Infektion der Mutter mit Syphilis (postkonzeptionelle Syphilis), sogar noch abortiert oder als syphilitische Frühgeburt geboren
werden kann" (RIETSCHEL).

Die Serumreaktion hat nun gezeigt, daß ungemein häufig bei symptomlosen
Kindern luetischer Mütter (manifester oder latenter) kurz nach der Geburt
negative Reaktion gefunden wird, und daß die positive Reaktion erst
einige Wochen post partum auftritt, worauf dann bald die ersten manifesten Krankheitssymptome einsetzten. In selteneren Fällen wird die Reaktion
sogar erst gleichzeitig mit dem Auftritt der Erscheinungen positiv (LEDERMANN,
SOLDIN und LESSER, ROUX u. a.).

Es ist nun zwar immer betont worden, daß eine negative Reaktion nicht
beweisend sei; bei der großen Regelmäßigkeit derartiger Befunde ist aber hier
der Schluß erlaubt, daß die betreffenden Kinder zwar infiziert, aber noch nicht
vom Syphilisvirus durchseucht sind, daß vielmehr die Generalisation des Virus
erst kurz vor dem Auftreten der positiven Reaktion erfolgt. Daraus geht aber
hervor, daß in diesen Fällen die Infektion erst bei der Geburt stattgefunden
haben kann und daß daher die eigenartige Latenzzeit kongenitalluetischer Kinder darauf beruht, daß sie sich kurz nach der Geburt im ersten Inkubationsstadium der Syphilis befinden. Es
kann sich also in diesen Fällen nur um eine materne Infektion intra partum
handeln.

Was die Technik der Säuglingsuntersuchung anbelangt, so fanden
F. LESSER und KLAGES, daß bei Säuglingen häufig Ätherherzextrakte positive,
alkoholische Leberextrakte negative Resultate und umgekehrt ätherische
Leberextrakte positive und alkoholische Herzextrakte negative Resultate
erzielen. Es scheint also bei der Säuglingsuntersuchung die Art des Extraktionsmittels von ausschlaggebender Bedeutung zu sein. Jedenfalls lehren diese
Versuche die Wichtigkeit der Benutzung mehrerer Extrakte.

SERRA und GENTILI behaupten ferner, das Nabelvenenblut bei latenter
Lues öfters positiv gefunden zu haben, während das Armvenenblut negativ
reagierte.

Über die Befunde von STÜHMER und DREYER, KRUKENBERG und BRÜNNER,
ESCH und WIELOCH s. S. 104.

Der öfters zitierte Fall von CASSOUTE, der von 2 anscheinend gesunden
Zwillingen den einen positiv und den anderen negativ reagierend fand, ist nicht
als beweiskräftig anzusehen, da der Autor selbst berichtet, daß das positive
Serum starke Selbsthemmung gezeigt hat.

IV. Über die Verwendbarkeit der Reaktion für andere medizinische Disziplinen.

Die Bedeutung der Reaktion für die Dermatologie und Syphilislehre ist schon in den vorhergehenden Kapiteln behandelt worden. Es bleibt nun noch übrig zu betrachten, was die Reaktion bisher auf anderen medizinischen Gebieten geleistet hat.

1. Innere Medizin.

Die ersten Untersuchungen auf diesem Gebiete stammen von Kroner. Er fand die Reaktion negativ bei folgenden Krankheiten: Glioma cerebri, Myodegeneratio cordis, Nephritis interstitialis, Arthritis, Arthritis urica, Apoplexie, multiple Sklerose, Pseudobulbärparalyse, Tumor medullae spinalis, Epilepsie, Diabetes, Pseudotabes. Auch ein Fall mit tabesähnlichen Symptomen, die auf eine chronische Bleivergiftung zurückzuführen waren, reagierte negativ, während sich bei 13 Tabikern 9mal, bei 6 Paralytikern 5mal positive Reaktion fand. Ferner ergab sich positive Reaktion bei einem Falle von Aorteninsuffizienz, ohne voraufgegangene rheumatische Erkrankung. Luetische Infektion lag 11 Jahre zurück. Die Sektion ergab keine anderen Zeichen für Lues. ,,Dieser Fall bestätigt die neuerdings immer mehr betonte Auffassung, daß bei den im mittleren Lebensalter ohne vorhergegangene Infektionskrankheit auftretenden Klappenfehlern, namentlich den Aortenfehlern, zunächst an Lues zu denken ist.''

Das Gebiet der Herzkrankheiten behandeln weiter Untersuchungen von Ziesché und von Citron. Letzterer konnte an der Hand der Serumreaktion nachweisen, daß 62,6% der reinen Aorteninsuffizienzen resp. 58% bei Einschluß der kombinierten Vitien luetisch infiziert waren. Er kommt daher zu dem Schluß: ,,daß die Lues eine weit häufigere Ursache, besonders der reinen Form der Aorteninsuffizienz ist, als die Anamnese (nach der Citronschen Statistik gaben nur 14,2% der reinen Aorteninsuffizienzen Lues an) und selbst der klinische Befund vermuten läßt.

A. Schütze berichtet über ähnliche Erfahrungen an 12 Fällen, ferner untersuchte Danielopulu 15 Fälle von Aorten- und Arterienerkrankungen und erhielt 11 positive Resultate. Es handelte sich um

    2 Aortenaneurysmen,
    5 chronische Aortiten mit Dilatation der Aorta,
    2 desgleichen mit Insuffizienz der Aorta,
    1 Tabes mit Aortitis und Dilatation,
    1 obliterierte Arteriitis der Tibialis postica mit Gangrän der Extremitäten.

Laubry und Parvu sahen positive Reaktion bei 4 unter 6 Fällen von Aortenaneurysma, von denen nur einer von seiner luetischen Infektion wußte. Es reagierten ferner unter 14 Mitralfehlern positiv: 3, unter 15 Aortenfehlern positiv: 11, unter 7 Arteriosklerosen positiv: 3.

Donath fand unter 14 Arteriosklerosen 3, unter 2 Mesaortitis syphilitica 1, unter 2 Aneurysma 2, unter 10 Aorteninsuffizienzen 9, unter 2 chronischen Gelenkrheumatismus 2 positiv.

Matsch sah unter 7 Aortitisfällen 6mal, unter 17 Myokarditisfällen 12mal positive Reaktion.

ELIASBERG fand unter 131 Herz- und Gefäßkranken 54,2% positive Reaktion (Aortenaneurysma 77,7%, Aortenfehler 85%, Herzsklerose 50%, Mitralfehler 42%, Myokarditis 30%).

LETULLE und BERGERON sahen unter 56 Aortenerkrankungen 40mal, BOCK unter 385 Fällen (Leiche) 66,47% positive Reaktion.

Auf die Bedeutung der Reaktion für die Klärung der Ätiologie von Arthritis deformans weist HECKMANN hin (s. auch STÜHMER, MASSINI, CITRON).

ESWEIN und PARVU berichten über positive Reaktion in einem Falle von Leberzirrhose zweifelhaften Ursprungs. Serum und Aszites reagierten positiv, letzterer stärker als das erstere. Die Autoren sehen in dieser Erscheinung eine weitere Bestätigung der besonders an Lumbalflüssigkeiten gemachten Beobachtung, daß die Reagine vom erkrankten Organ produziert und in diejenige Körperflüssigkeit abgegeben zu werden scheinen, die diesem Organe am nächsten ist. Einen ähnlichen Fall beschreibt KOSTREZEWSKI.

MASSINI sah unter 22 Leberzirrhosen 6mal, LETULLE und BERGERON unter 39 Fällen 23mal positive Reaktion.

Die Bedeutung der Lues für die Pathogenese der paroxysmalen Hämoglobinurie zeigen die serologischen Befunde von MORO, SAATHOFF, SCHEIDEMANDEL und BURMEISTER (anamnestische und klinische Merkmale für Lues in 30%, Wa-R positiv in 95% der Fälle); für diejenige bei Morbus Banti spricht die Arbeit von W. SCHMIDT.

Über die Wichtigkeit der Serumreaktion zur Aufklärung der Ätiologie von Nephritisfällen berichten: R. BAUER, MASSINI, NEWLIN, LETULLE und BERGERON (letztere unter 116 Nephritisfällen 34mal positive Reaktion).

ARNOLDI zeigt an der Hand von 3 Lungenluesfällen die serologische Klärung der Differentialdiagnose: Lungentuberkulose — Lungenlues.

Weiteres über die Bedeutung der Reaktion für die innere Medizin, insbesondere zur Aufklärung der Ätiologie, siehe die Arbeiten von BAUER, COLLINS und SACHS, CUMMING, DEBOVE, DENEKE, DEXTER, DONATH, DREESEN, FAHR, GOLDBERG, GOLDSCHEIDER, HASENFELD und SZILLY, JACOBÄUS, KREFTING, LENHARTZ, OIGAARD, REINHOLD, REITER, RÖMHELD, ROLLY, ROSIN, ROSTOCKI, SAATHOFF, SANAMIAN, STEINITZ, STERZING, SCHEEL, VERCESI, WEILL, WILLIAMS, ZINN.

Über die Bedeutung der Reaktion für die Balneologie siehe: FRIEDLÄNDER, LEDERMANN.

2. Chirurgie [1]).

KAREWSKI erprobte die Serumreaktion in 28 Fällen; bei 8 Fällen fiel sie negativ aus (hartnäckige Fingereiterung, deformierende Polyarthritis, Monoarthritis, chronische Arthritis, Mamma-Tumor) und der weitere Verlauf bestätigte, daß Syphilis in diesen Fällen nicht in Frage kam.

Bei den 18 positiven Fällen, bei denen es sich um Fissura ani, zweifelhafte Eiterungen, vor allem um die Differentialdiagnose zwischen Tuberkulose und Lues (siehe auch LETULLE-BERGERON, LÉPINE, KREUTER und PÖHLMANN) und zwischen Tumor und Lues handelte, bewies die weitere Beobachtung die Richtigkeit der serologischen Diagnose. Besonders interessant ist auch folgender Fall:

---

[1]) Siehe auch die ausführliche Übersicht über die Bedeutung der Serumreaktion für die Chirurgie von SONNTAG (ferner RHONDS).

Bei einem 45 jährigen Manne entwickelte sich nach einem vor mehreren Monaten erlittenen Trauma des Bauches ein großer schmerzhafter Tumor, der als Dermoid der Bauchdecke imponierte. Da in der Jugend ein Schanker akquiriert war, welcher allerdings keine weiteren Folgen gehabt hatte, wurde, obgleich keinerlei als Syphilis zu deutende Symptome vorlagen, die Serodiagnose angestellt. Positives Ergebnis veranlaßte Jodkur und Heilung des Patienten. „Dieser Fall zeigt, daß die neue Methode auch forensischen Wert haben kann, denn der Patient hatte große Neigung, seine Unfallversicherungsgesellschaft wegen des ihm widerfahrenen Übels in Anspruch zu nehmen".

Zu Resultaten, aus denen insbesondere der Wert der Serumreaktion für die Differentialdiagnose: Tumor oder Lues erhellt, kommen Coenen, Baetzner, Wolfsohn, Sonntag, Boas, Massini, Fraenkel, Fabian, Lassen, Thilenius, Wwedenski. Über Ostitis siehe v. Kutscha, über Morbus Paget: Lesne.

3. Augenheilkunde.

Auch hier liegen bereits ausgedehntere Untersuchungen von Leber, Gutmann und besonders von Cohen vor. Leber untersuchte 160 ophthalmologische Fälle, Gutmann 331. Beide äußern sich sehr anerkennend über den großen diagnostischen Wert der Reaktion.

Die an meiner Abteilung untersuchten Cohenschen Fälle zeigt folgende Tabelle:

Tabelle 4.

Krankheit	Zahl	Davon: sicher Lues	verdächtig zweifelhaft	Serumreaktion †	—	Summa †	—
Iritis	23	7	—	6	1	7	16
		—	16	1	15		
Keratit. par.	9	1	—	—	1	6	3
		—	8	6	2		
Choreoiditis	3	—	3	2	1	2	1
Glaskörpertrübung	2	—	2	1	1	1	1
Atroph. n. opt.	6	—	6	4	2	4	2
Neuritis	4	1	—	1	—	4	2
		—	3	—	3		
Stauungspapillen	5	—	5	—	5	—	5
Augenmuskellähmung	5	3	—	1	2	1	4
		—	2	—	2		
Reflektorische Pupillenstarre	1	1	—	—	1	—	1
Ophthalmopleg. int.	1	—	1	1	—	1	—
Zentrales Skotom	1	—	1	—	1	—	1
Atroph. retinae	2	—	2	—	2	—	2
Atroph. iris	1	—	1	—	1	—	1
Macul. corneae	1	—	1	1	—	—	1
Summa:	64	13	51	23	41	—	—

Es bestätigte also der positive Ausfall der Reaktion die Diagnose Lues in 8 Fällen. In 15 Fällen lieferte er direkt eine Stütze und bewährte sich so als diagnostisches Hilfsmittel. Cohen kommt daher zu dem Schluß, daß die Reaktion in der Augenheilkunde auch bei negativem Ausfall manchmal geeignet ist, gewisse diagnostische Fingerzeige zu geben. Bei positivem Ausfall kann sie direkt' ausschlaggebend für die Diagnose und das therapeutische Verhalten werden.

Zu gleichen Resultaten gelangt, was die von ihm untersuchten Augenkrankheiten anbetrifft, WOLFF.

BEST berichtet über einige Fälle von hereditär-luetischer Chorioretinitis mit positiver Reaktion und ähnlichen Formen mit negativer Reaktion, für deren ätiologische Trennung er eintritt.

Siehe ferner die Untersuchungen von BULSON, CLAUSEN, DUTOIT, EMSTE, FLEISCHER, GLANTZ, HARMANN, HESSBERG, HÖLSCHER, IGERSHEIMER, KÜMMELL, LÖWENSTEIN, MANSON, MACKIE und SMITH, MONRADIAN, R. MÜLLER, SIGNATORI, SCHUHMACHER, SONNTAG, VIECENZ.

SONNTAG gibt folgende lehrreiche Tabelle:

Tabelle 5.

	COHEN	FLEISCHER	GLANTZ		HESSBERG
Keratitis parenchymatosa .	(9) 6	(10) 9	(64) 59		(44) 39
Iritis.	(23) 7	(6) 1	(90) 30		(58) 10
Chorioretinitis.	(3) 2		(52) 31		
Atrophia n. opt.	(6) 4		(16) 9	außer Tabes, hier	
			(23) 12	(34) 32	

Tabelle 6.

	IGERSHEIMER	LEBER	R. MÜLLER	SCHU-MACHER	SONNTAG
Keratitis parenchymatosa . .	(104) 95%	(31) 83,9%	(500) 450	(28) 23	(9) 8
Iritis.	(68) 6	(48) 33$\frac{1}{2}$%	(425) 118	(66) 23	(5) 2
Chorioretinitis .	b. Kindern 60 sonst 15%	26%	(120) 26	(24) 6	(12) 2
Atrophia n. opt.	(56) 14 b. Tabes (4) 3		(62) 24	(19) 6	(1) 0
Augenmuskellähmungen . .	(64) 35 b. Tabes (10) 7	59,3%	(58) 20	(19) 7	(6) 1

Erwähnt seien ferner die Studien von MIJJACHITA sowie von GILBERT und PLAUT über die Reaktion des Kammerwassers bei luetischen und nichtluetischen Augenerkrankungen. Bei Luetikern mit positivem Blutbefund wurde das Kammerwasser im allgemeinen negativ befunden; dagegen kann durch Reizzustände (Iritis, auch nichtluetische; Punktion) ein Übertritt der Reagine in das Kammerwasser herbeigeführt werden. Der Beweis einer lokalen Antikörperbildung im Kammerwasser (quantitativ stärkere Reaktion des Kammerwassers als des Serums oder positives Kammerwasser bei negativem Serum) konnte bisher nicht erbracht werden.

4. Geburtshilfe, Gynäkologie und Kinderkrankheiten.

Die bisher auf diesem Gebiete vorgenommenen Untersuchungen sind z. T. bereits in dem Kapitel „hereditäre Syphilis" (S. 80 bzw. 91) abgehandelt worden. Es sei hier nur nochmals insbesondere auf die Untersuchungen von: Bab, Baisch, Bimfel, Bunzel, Engelmann, Gräfenberg, Heimann, Heinemann und Stern, Krukenberg, Mac Ilroy, Opitz, Pust, Saratzéanu und Velican, Sänger, Semon, Stein, hingewiesen. Über positive Reaktion mit Milch siehe Abschnitt Technik (ferner die Arbeit von Rusca).

Stühmer und Dreyer fanden in Bestätigung früherer Befunde von Steinert und Flusser sowie Opitz, daß die Serumuntersuchungen auf Syphilis während der Gravidität und während des Geburtsaktes unzuverlässig sind und zu unspezifischen Ausschlägen neigen (etwa 10%). Das Retroplazentarblut, dessen Untersuchung von Loeser empfohlen wird, liefert die unsichersten Reaktionen (was ich bestätigen kann). Siehe auch die Untersuchungen von Krukenberg und Brünner (20% positive Reaktion im Retroplazentarblut, bei negativer Reaktion des Armvenenblutes) und die Beobachtungen von Cruickshank.

Etwas bessere Ergebnisse zeitigt das Armvenenblut, aber auch hier tritt eine Neigung zu Hemmungen nicht selten auf. Das Nabelvenenblut reagiert zwar seltener unspezifisch positiv, ist aber deshalb nicht brauchbar, weil es auch bei bestehender Lues negativ reagieren kann. Die Flockungsreaktionen scheinen in der Gravidität und während der Geburt die zuverlässigsten Resultate zu geben. Als Ursache der unspezifischen Reaktionen werden Stoffwechselstörungen, vielleicht im Bereiche der Leber oder Plazenta vermutet. Angesichts dieser Ergebnisse erscheint es Stühmer und Dreyer nicht zweckmäßig, in Gebäranstalten serologische Laboratorien zu unterhalten, zumal in solchen Anstalten genügendes Kontrollmaterial an sicherluetischen Seren fehlt. Auch Esch und Wieloch fanden zahlreiche unspezifische Reaktionen während der Gravidität, für die sie eine Störung des Lipoidstoffwechsels annehmen. Zur Aufklärung unspezifischer Ausschläge fordern sie wiederholte Serumuntersuchung, Untersuchung nach Salvarsanprovokation (nach der häufig eine unspezifische positive Reaktion in eine negative umschlagen soll) und Kontrolle der Komplementablenkungsreaktion während der Gravidität durch die Flockungs- und Trübungsreaktionen.

Ferner sei erwähnt, daß Gross und Bunzel in 5 Eklampsiefällen positive Reaktion fanden, die aber nach Ablauf der klinischen Symptome der Eklampsie bald wieder schwand.

Über die Bedeutung der Reaktion bei der Untersuchung kranker Kinder berichten: Ledermann, Elliot (43 schlecht genährte Kinder 6mal positiv, 45 gut genährte 3mal positiv), Epstein (Säuglingsfürsorge), Caffarena (30% aller rachitischen Kinder reagierten positiv), Johnson, Joseph, Rabinowitsch, Watson (positive Reaktion bei 16 kongenitalen Herzfehlern und 15 Hydrozephalusfällen), Villa und Ronchi.

5. Laryngologie, Rhinologie, Otologie.

Auf dem Gebiete der Laryngologie liegt eine Mitteilung von Eisenlohr vor, der in keinem der von ihm untersuchten Fälle von Ozaena eine positive Reaktion fand. Es gestatten daher diese negativen Befunde mit großer Wahrscheinlichkeit das luetische Moment für die Entstehung der Ozaena auszuschalten.

Ihm schließen sich Untersuchungen von ALEXANDER, der bei 26 Fällen, WEINSTEIN, der bei 8 Fällen, SOBERNHEIM, der bei 17 Fällen von ·Ozaena negative Reaktion fand. Letzterer benutzte ferner die Reaktion zur Differentialdiagnose zwischen luetischer und VINCENTscher Angina.

Die Wichtigkeit der Reaktion für die Differentialdiagnose: Schleimhautlupus oder Lues behandelt STRANDBERG.

Den Zusammenhang zwischen nervöser Schwerhörigkeit und Otosklerose mit Lues studierte BUSCH. Er konstatierte in 29 Fällen von sog. nervöser Schwerhörigkeit 15 mal, unter 17 Fällen von Otosklerose 13 mal positive Reaktion.

Über die Bedeutung der Reaktion bzw. der Syphilis für laryngologische und otologische Prozesse siehe ferner: D'AMATO, ARZT, ARZT und GROSSMANN, BECK, CALDERA und GAGGIA, KNICK, KNICK und ZALOZIECKI, LOVE, MARUM, SCHOUSBOE, ZANGE.

6. Pathologische Anatomie.

Versuche, den Zusammenhang von Orchitis fibrosa, Mesaortitis retrahens, der BANTIschen Zirrhose mit der Syphilis zu studieren, sind von PICK und PROSKAUER, sowie FRITZ LESSER, angestellt worden, und zwar in der Weise, daß die in vivo gestellte Serodiagnose später bei der Sektion pathologisch-anatomisch kontrolliert wurde.

Größere Untersuchungen post mortem an dem der Leiche entnommenen Blut (s. auch S. 59) sind von FRÄNKEL und MUCH vorgenommen worden. Die Resultate dieser Autoren sind folgende:

Bei 18 Phthisikern fand sich nur 1 mal positive Reaktion (doppelseitige fibröse Orchitis).

6 Fälle von Pneumonie negativ; eine Bronchopneumonie bei einem Kinde mit zweifelhaften Exanthemen = positiv.

Je ein Fall von Typhus, Diphtherie, Endokarditis, Lepra = negativ.

1 lymphatisch-myelogene Leukämie = positiv.

Die Befunde an Scharlachleichen übergehe ich hier und verweise auf das betreffende Kapitel.

Bei 6 Fällen von Karzinom, 5 mal negative Reaktion, 1 mal positiv bei einer Frau mit verdächtigen Narben.

Weiterhin sind noch bemerkenswert: 2 Fälle von Leberzirrhose; der eine negativ ohne für Lues verdächtigen Befund, der andere positiv mit platten narbigen Einziehungen der Nieren.

Unter 12 Fällen von schwerer allgemeiner Arteriosklerose, von denen 3 durch Aneurysmen der Aorta, einer durch Sklerose der Hirnarterien kompliziert waren, fiel die Reaktion 9 mal negativ aus; unter 3 Fällen von Aneurysma aortae neben allgemeiner Arteriosklerose boten 2 positive Reaktion. Unter 23 Fällen von HELLERscher Aortitis fand sich 19 mal positive Reaktion.

Unter 13 Fällen von Orchitis fibrosa lieferten nur 2 positive Reaktion, und zwar ein an Phthise mit begleitendem allgemeinen Amyloid und ein an Phthise mit rechtsseitiger Ellenbogengelenktuberkulose Verstorbener.

FRÄNKEL und MUCH schließen aus diesem Befunde, daß „ebenso wie in dem positiven Ergebnis der Reaktion bei Fällen von HELLERscher Aortitis ein wichtiges Argument für die von HELLER und seinen Schülern vertretene Ansicht von der syphilitischen Natur dieser Erkrankung zu erblicken ist, der nahezu ebenso konstante negative Ausfall der Reaktion bei Fällen von Orchitis fibrosa als ein ebenso schwerwiegender Beweis gegen den von einzelnen Autoren immer noch aufrecht erhaltenen Standpunkt anzusehen ist, daß die Orchitis fibrosa als Ausdruck eines syphilitischen Prozesses im Hoden zu gelten hat."

Ich habe die Befunde von FRÄNKEL und MUCH absichtlich so ausführlich wiedergegeben, weil sie in auffallendem Gegensatze zu unseren eigenen Erfahrungen an Leichenseren, über die ich bereits früher (s. Tabelle II, S. 59) berichtet habe, stehen. Denn wenn die FRÄNKEL und MUCHschen Untersuchungen sehr verwertbare Resultate zu ergeben scheinen, so sprechen unsere Befunde für einen gewissen Skeptizismus bezüglich der Verwertbarkeit der Reaktion an Leichenmaterial.

Die von SELIGMANN und BLUME und von SCHLIMPERT gemachten Leichenserenuntersuchungen führten zu ähnlichen Resultaten wie die unsrigen. Auch diese Autoren beobachteten positive Reaktionen bei Tumoren, Phthisen, Sepsis usw. SCHLIMPERT, der 261 Leichenseren untersuchte, konstatierte 46 mal positive Reaktion. Bei diesen 46 handelte es sich 35 mal um Lues, 1 mal um Scharlach, bei 10 fehlten jedoch sichere luetische Stigmata, und 4 unter diesen 10 waren ohne jede verdächtige Veränderung. HELLERsche Mesaortitis wurde 16 mal beobachtet, davon 15 positiv; Hodenschwielen 3 mal (2 positiv) und glatter Zungengrund 10 mal (7 positiv). Auch SCHLIMPERT glaubt nicht, daß die Reaktion großes praktisches Interesse für den pathologischen Anatomen bieten kann.

Dagegen urteilen NAUWERCK und WEICHERT über die Verwertbarkeit der Serumreaktion an der Leiche und für die pathologische Anatomie wieder optimistischer. An ihrem Material hat die Reaktion alles geleistet, was man von ihr erwarten konnte (u. a. wurden 13 Fälle von HELLERscher Aortitis 12 mal positiv gefunden). Einen Unterschied zwischen Lebend-Reaktion und Leichenreaktion konnten diese Autoren nicht feststellen, sie heben jedoch die Möglichkeit hervor, daß eine während des Lebens positive Reaktion an der Leiche negativ wird.

Über weitere Untersuchungen an der Leiche siehe die S. 60 genannten Autoren, sowie LUBARSCH, MARCHAND, SCHMORL, KAWAMURA-KAWASHITA, WOLFF u. a.

7. Gerichtliche Medizin.

Hier liegen die Arbeiten von BOHNE, KÜRBITZ, LANGER, LEDERMANN, THIBIERGE und WEISSENBACH vor. Wenn auch die Wichtigkeit der Blutuntersuchung für zahlreiche straf- und zivilrechtliche Fälle außer Frage steht, so ist für das forensische Gebiet der Wert der Serumreaktion immerhin ein beschränkter, weil erstens die Untersuchung des Blutes nicht erzwungen werden kann (LEDERMANN) und zweitens für die meisten forensischen Fälle die Frage, ob es sich um einen Luetiker handelt, weniger wichtig sein dürfte, als die Frage nach dem Zeitpunkte der Infektion. Immerhin wird in vielen Fällen auch die Stärke des Reaktionsausfalles und eine negative Reaktion wertvolle Anhaltspunkte geben können.

8. Wert für soziale Fragen.

a) Lebensversicherungen.

Der Wert der Blutuntersuchung für die Frage der Aufnahme in eine Lebensversicherung dürfte außer Zweifel stehen. Dem ablehnenden Standpunkte von FRIEDLÄNDER und dem skeptischen von LANGER stehen die Anschauungen von BLASCHKO, COLMAR, DENEKE, EISENSTADT, MUNK und SCHOTTMÜLLER gegenüber. Wenn auch die Frage, ob die positive Reaktion ein Luessymptom darstellt, zwar mit größter Wahrscheinlichkeit bejaht, aber nicht mit Sicherheit entschieden werden kann, so wird man doch zugeben müssen, daß die dauernd positive Reaktion eines zu Versichernden für die Gesellschaft nicht gleichgültig sein kann, und daß in diesen Fällen eine erhöhte Gefahrschance immerhin gegeben ist. In der Tat dürften wohl heute die meisten Versicherungsgesellschaften eine Vornahme der Blutuntersuchung bei dem Versicherungsnehmer als erforderlich betrachten.

b) Ehekonsens.

Der Wert der Blutuntersuchung für die Frage der Eheerlaubnis ist ein beschränkter. Der Ausfall der Reaktion wird hier weder in negativem noch in positivem Sinne **allein** entscheidend sein können, sondern es wird die Anamnese, das klinische Bild, der Zeitpunkt der Infektion, die näheren Umstände und die Art der vorhergegangenen Behandlung in erster Linie in Betracht gezogen werden müssen.

Ebensowenig wie eine negative Reaktion bei vorhandener Luesanamnese ohne weiteres im Sinne der Bejahung des Ehekonsenses verwertet werden kann (bei Frühfällen mit ausreichender Behandlung pflegen wir erst dann die Eheeinwilligung zu geben, wenn die Reaktion etwa 2 Jahre nach Abschluß der letzten Kur in vierteljährlichen Intervallen stets negativ befunden worden ist), ebensowenig kann eine trotz genügender Behandlung bestehende positive Reaktion bei klinischer Symptomlosigkeit allein Grund zur Verweigerung der Eheerlaubnis geben. Wenn auch manche Autoren (HEIMANN) auf dem Standpunkt stehen, daß eine positive Reaktion als Syphilissymptom eo ipso die Ehe verbietet, und es nach dem, was wir über die Bedeutung der positiven Reaktion für die Infektiosität gesagt haben (S. 90, 91), außer Zweifel stehen dürfte, daß ein Mensch mit positiver Reaktion zum mindesten als ein in gesundheitlicher Beziehung minderwertiger Ehekandidat angesehen werden muß, so haben wir doch in manchen Fällen kein Recht einzig und allein auf die positive Reaktion hin, die Ehe zu versagen, weil bereits eine reichliche Erfahrung gelehrt hat, daß mit positiver Reaktion behaftete Männer ohne Gefahr für ihre Frauen geheiratet und gesunde Kinder gezeugt haben. Ein gewisses Risiko ist natürlich bei der Erteilung des Ehekonsenses an solche Personen vorhanden, aber wir haben jetzt durch die positive Reaktion den großen Vorteil überall da, wo es angängig ist, wenigstens den Versuch zu machen, durch noch eine oder mehrere gründliche Kuren die positive Reaktion in eine negative zu verwandeln. (Siehe auch E. HOFFMANN, JORDAN, LACAPERE u. a.).

c) Ammenuntersuchung.

Eine positive Reaktion gibt zwar nicht mit Sicherheit Aufschluß darüber, ob das betreffende Individuum zur Zeit infektiös ist, aber die Tatsache, die wir aus der positiven Reaktion mit Sicherheit schließen können, daß nämlich eine Amme syphilitisch infiziert war, ist hier Grund genug, die Betreffende für das Stillgeschäft zurückzuweisen, zumal ja bei solchen jugendlichen Personen die Infektion meist nicht lange zurückzuliegen pflegt. Die Vornahme der Blutuntersuchung bei Ammen wird ja heute vom Publikum aus schon immer mehr gefordert und eine Ammenuntersuchung ohne Anstellung der Serumreaktion dürfte in der Tat nach unseren heutigen Kenntnissen als eine unvollständige anzusehen sein (siehe Rietschel, Pust, Citron, Bruck, Wesener u. a.).

Sehr interessant ist in dieser Beziehung die Angabe von Rietschel, der bei den im Dresdener Säuglingsheime untersuchten Ammen in 10% der Fälle positive Reaktion fand. Bei ¾ der Kinder dieser Ammen konnte bei sorgfältiger Weiterbeobachtung Lues festgestellt werden.

Zu fast gleichen Resultaten gelangte J. Bergmann. Von 75 untersuchten Ammen reagierten 7 = 9,3% positiv, nur bei 2 von ihnen bestanden Syphilissymptome. 4 untersuchte Kinder dieser positiven Ammen reagierten ebenfalls positiv und wiesen z. T. Symptome auf.

Wenn somit die Blutuntersuchung einen erheblichen Schutz vor latentsyphilitischen Ammen gewährt, so wird natürlich häufig auch umgekehrt die Serumreaktion den Ammen von Nutzen sein, weil sie ja auch bei krankheitsverdächtigen Kindern die Diagnose Syphilis ermöglicht und auf diese Weise die Gefahr vermindert wird, daß einer gesunden Amme ein syphilitisches Kind angelegt wird.

(Über Untersuchung der Milch siehe Abschnitt „Technik" sowie die Arbeit von Rusca.)

d) Prostituierten-Untersuchung.

Es eröffnen sich hier Fragen, die in sozialer und hygienischer Beziehung von der größten Wichtigkeit sind, die aber an dieser Stelle nur angedeutet und nicht eingehend erörtert werden können. Die Untersuchungen, die darüber vorliegen, sind die von Beckers, der bei 80 Prostituierten 33 positive Reaktion fand = 41,25%. 11 dieser Fälle boten manifeste luetische Zeichen dar.

Höhne sah bei 107 Prostituierten trotz Fehlens jeglicher Symptome 23mal (21,5% positive) Resultate.

Dreyer und Meirowsky untersuchten 100 Prostituierte. Hiervon hatten bei der Untersuchung nach der Originalmethode 83%, bei aktiver Untersuchung nach Stern 89% positive Reaktion. Von den 98 latenten Fällen reagierten insgesamt 78,6% positiv.

Man wird daher mit diesen Autoren sowie mit Max Müller, Hecht, Stümpke und Venulet die obligatorische periodische Blutuntersuchung bei Prostituierten fordern müssen. Allerdings muß man hierbei bedenken, daß es undurchführbar ist, alle positiv reagierenden Fälle einer Zwangsbehandlung zu unterwerfen und sie so lange isoliert zu halten, bis die Serumreaktion wieder negativ ist. Ein solches Verfahren wäre nicht nur unausführbar, sondern vom polizeiärztlichen Standpunkte aus noch nicht einmal wünschenswert. Da wir wissen, daß die Infektiosität der Lues vom dritten Jahre nach der Ansteckung ab zwar nicht aufhört, aber nachzulassen pflegt, werden wir nur manifeste und latente Syphiliticae mit positiver Reaktion der Frühperiode einer Isolierung und zwangsweisen Behandlung unterwerfen müssen, während wir bei positiv reagierenden Spätlatenten keinen Grund haben werden, sie von ihrem Gewerbe in jedem Falle zurückzuhalten, sondern ihnen die Entscheidung über eine etwaige Behandlung selbst überlassen können. Im polizeiärztlichen und allgemeinen Interesse liegt es dabei eher (wie MAX MÜLLER mit Recht betont), positiv reagierende Spätlatente möglichst wenig zu behandeln, weil sie so am relativ wenigsten infektiös und gleichzeitig vor Neuinfektionen geschützt sind. Allerdings wird ein Urteil über den Zeitpunkt der Infektion und damit über die Frage, ob eine Früh- oder Spätlatenz vorliegt, bei Prostituierten nicht immer ganz leicht sein.

e) Verbreitung der Syphilis.

Bezüglich der Aufklärung, die durch die Blutuntersuchung über die Verbreitung der Syphilis in gewissen Volkskreisen gewonnen wurde, seien nur folgende Arbeiten erwähnt:

Breite Volksschichten: HUBERT, DAY und Mc NUTT (66% der Luesfälle wurden erst durch Blutuntersuchung geklärt).

Syphilitikerfamilien: RAVEN (Untersuchungen über 117 Syphilitikerfamilien. In 77% war durch die Lues die Familie befallen, in 23% blieb sie auf den primärinfizierten Teil beschränkt. Von den Ehehälften der primärinfizierten Gatten hatten 24,6% positive Reaktion; von den Kindern starben 47,7% klein oder waren Aborte. Die Erkrankung der Mütter gefährdete die Kinder mehr als die der Väter). Siehe ferner JOLOVITSCZ, PINARD.

Gefangenenwesen: THOMAS, NAGEL (unter 1518 Gefangenen 166 positive Reaktion, davon wußten angeblich nur ein Drittel von ihrer Lues).

Militärfragen (Bedeutung für Dienstfähigkeit, Demobilmachung usw.): BRUCK; BRUHNS, FINGER, R. MÜLLER, NEISSER, ROSENTHAL, H. E. SCHMIDT u. a.

Verschiedenes: LADD fand die positive Wa-R bei den Weißen 6,1% höher als unter den Negern (poliklinisches Material in Indianopolis, Nordamerika).

V. Einfluß der spezifischen Behandlung auf den Reaktionsausfall.

Wenn wir die positive Reaktion als aktives Syphilissymptom, also für den biologischen Ausweis noch irgendwo im Körper vorhandener Spirochäten auffassen, so wird die Annahme von vornherein die Wahrscheinlichkeit haben müssen, daß die positive Reaktion abgeschwächt werden oder verschwinden muß, wenn wir durch therapeutische Maßnahmen das Syphilisvirus beseitigen, vermindern oder in seiner Virulenz abschwächen.

Die Erfahrungen über den Einfluß spezifischer Behandlung auf die Serumreaktion bestätigen diese Annahme.

a) Einfluß der Quecksilberbehandlung.

Die Tatsache, daß ein gewaltiger Unterschied bezüglich des Reaktionsausfalles bei behandelten und nicht behandelten Luetikern vorhanden ist, wurde noch vor der Salvarsanära zuerst von J. Citron festgestellt. Citron gibt davon folgende Zusammenstellung:

Fälle	positiv:	negativ:
94 unbehandelte Luetiker und Tabiker	77 = 81%	17 = 19%
67 behandelte Luetiker und Tabiker . .	37 = 65%	20 = 35%

Meine eigenen Erfahrungen sind folgende:

Es reagierten positiv:

	Behandelt:	Unbehandelt:
Lues II	45,1%	87,1%
Lues III	45,4%	66,6%
frühlatent (4 Jahre post infectionem) .	18,7%	50 %
spätlatent	16,9%	50 %

Insgesamt reagierten positiv:

Von behandelten Luesfällen 29,5%
Von unbehandelten Luesfällen 82,3%

Es geht also aus diesen Zahlen hervor, daß besonders in den späteren Stadien der Krankheit die Zahl der positiven Reaktionen um so geringer wird, je energischer behandelt worden ist. Diese Tatsache gibt uns ein getreues Spiegelbild des altbekannten und anerkannten Nutzens einer spezifischen Behandlung bei Syphilis. Sie zeigt uns, daß diese Behandlung die Tendenz hat, nicht nur die sichtbaren Erscheinungen zu beseitigen, sondern auch jene feinsten biologischen Veränderungen des Blutes, die von der Krankheit gesetzt worden sind, und von denen wir jetzt erst Kenntnis erhalten haben, zur Norm zurückzuführen. Gleichzeitig lehrt uns diese Tatsache, daß — wenn wir so sagen dürfen — das „Normale" nach einer ausreichenden Syphilisbehandlung eine dauernd negative Reaktion ist, und daß daher eine positive Reaktion im Spätstadium, zum mindesten eine nicht ganz gleichgültige Erscheinung sein kann (s. Latenzstadium).

Wenn bezüglich der Einwirkung, den eine vorausgegangene energische Quecksilberbehandlung auf die Reaktion ausübt, völlige Übereinstimmung herrscht, so gehen doch die Meinungen über den Einfluß einzelner Kuren auf die positive Reaktion und die therapeutischen Schlüsse, die daraus zu ziehen sind, noch ziemlich weit auseinander.

Müller untersuchte im ganzen 48 Fälle vor und nach der Behandlung. 29 Fälle, d. h. 60,4% zeigten keinen Unterschied in der Reaktionsstärke vor und nach der Kur. Ein Fall (Sklerose, die präventiv behandelt wurde) zeigte nach der Behandlung stärkere Hemmung als vorher. Deutliche Abnahme der Hemmungsstärke bis zur völligen Lösung zeigten 18 Fälle. Erste Exantheme und frühe Rezidive zeigten eine größere Abnahme der Reaktionsstärke bei gleicher Behandlungsdauer als späte Rezidive und tertiäre Formen.

HELLER untersuchte 77 Syphilitiker wiederholt im Verlaufe der Kur.

Von 20 vor der Kur negativen Fällen
    blieben negativ: 18,
      wurden positiv: 2 (Sklerosen präventiv behandelt).
Von 57 vor der Kur positiven Fällen
    blieben positiv 18,
    reagierten erheblich schwächer: 17,
      wurden negativ: 22.

Ein Verschwinden der Reaktion wurde also in 38,66%, eine Abschwächung überhaupt in 68,4% der Fälle konstatiert. „Ein deutlicher Zusammenhang zwischen der Schwere der Erkrankung und der Beeinflußbarkeit der Erkrankung durch die Therapie hat sich nur insofern finden lassen, als die Fälle mit hereditärer und mit schnell rezidivierender Lues zu den hartnäckigsten zu gehören scheinen."

SCHONNEFELD fand unter 13 Fällen, die nach Beendigung der Kuren symptomfrei waren und vor der Kur positiv reagiert hatten, 5mal eine deutliche und 1mal einen schwachen Übergang zur negativen Reaktion. Bei allen noch mit Symptomen behafteten blieb trotz voraufgegangener mehr oder minder intensiver Behandlung die positive Reaktion bestehen. 14 Patienten wurden nach LENZMANN mit Chinin. mur. behandelt. Ein Einfluß auf die Reaktion war nicht zu erkennen, aber auch der therapeutische Effekt entsprach nicht den Erwartungen.

BERING untersuchte den Einfluß der Quecksilberbehandlung bei 147 Fällen von Lues latens.

			positiv:	negativ:
Lues latens	147 Fälle			
unbehandelt	8	„	7	1
wenig und schlecht behandelt	70	„	52	18
chronisch intermittierend behandelt	69	„	11	58

Von den 70 gewissermaßen symptomatisch Behandelten reagierten also 52 positiv, während von 69 chronisch intermittierend Behandelten 58 negativ reagierten. BERING hebt mit Recht die großen Vorzüge der chronisch intermittierenden Behandlung gegenüber der symptomatischen hervor, die sich auch in diesen Untersuchungen ausdrücken.

LEDERMANN gibt folgende Zusammenstellung:

		positiv	%
Frühlatente Lues			
mit Behandlung	88	69	78,8
ohne Behandlung oder Zahl der Kur unbekannt	27	24	88,8
Spätlatente Lues			
mit Behandlung	63	26	41,1
ohne Behandlung oder Zahl der Kur unbekannt	15	10	66,6
Latente Lues aller Stadien			
unbehandelt	54	44	81
1.—3. Kur	92	68	73,9
4 und mehr Kuren	59	27	47,7

Je gründlicher die Behandlung war und je weiter der Infektionstermin zurückliegt, um so mehr negative, um so weniger positive Reaktion wurden gefunden.

Blumenthal und Roscher fanden in der Latenzzeit die Zahl der positiven Fälle abnehmend, und zwar unabhängig von der verflossenen Zeit, proportional der Gründlichkeit der Behandlung. In ganz auffallender Weise zeigte sich, daß bei Frühbehandlung die Reaktion stets negativ wurde oder blieb.

Ganz anders verhielt es sich nach Kuren, die wegen Allgemeinerscheinungen oder in der Latenz vorgenommen wurden. Hier blieb die Reaktion häufig positiv und auch der Versuch, durch forcierte Kuren ein Umschlagen der Reaktion herbeizuführen, mißglückte.

In 5 von 33 vor und nach der Kur untersuchten Fällen war die vor der Kur negative Reaktion nachher positiv geworden. Es würde dies die Möglichkeit andeuten, daß auch für die Reaktion latente Herde durch Queck- silber manifest werden können. Eine derartig exzitierende Wirkung des Hg konnten sie z. B. bei 2 Fällen von Hirnlues beobachten. Im übrigen fand sich, daß die Reaktion im Latenzstadium, ohne daß Kuren interponiert wären, oft sehr wechselnd ist. Blumenthal und Roscher kommen also zu folgenden Schlüssen:

1. Daß ein Einfluß der Kuren auf die Reaktion zwar vorhanden ist, aber nicht immer sofort deutlich und regelmäßig hervortritt.

2. Daß es auch durch besonders energische Kuren nicht immer gelingt, die Reaktion zum Schwinden zu bringen.

3. Daß die Länge der Kuren nicht nach dem Ausfall der Reaktion bemessen werden darf, da bei negativem Ausfall sie sehr bald wieder positiv wird und bei positivem Ausfall nach Beendigung der Kur sie noch nach Wochen ohne weitere therapeutische Maßnahmen abklingen kann.

4. Daß es unstatthaft ist, auf Grund eines negativen Ausfalls der Reaktion eine Kur zu unterlassen.

Auch nach W. Fischer scheint in den Frühstadien unter der Therapie die Reaktion eher negativ zu werden, wie bei den späteren Rezidiven. Es reagierten nach Beendigung der Kur von 18 Frühbehandelten 11 negativ, von 13 mit Lues I—II 8 negativ und von 38 im Sekundärstadium befindlichen 11 negativ und 11 deutlich schwächer. Bei den tertiären Formen dagegen fand sich meist keine Änderung. Von 10 anfangs positiven Latenten wurden nach einer Kur 2 negativ.

Unterschiede bezüglich der Art der Hg-Applikation ließen sich nicht nach- weisen. Im übrigen stellt sich Fischer, was die Bedeutung der Reaktion für die Therapie anbelangt, auf einen sehr skeptischen Standpunkt.

Ein entschiedener Verfechter der Beeinflussung der Reaktion durch die Therapie ist Boas. Dieser Autor untersuchte 82 sekundäre Luetiker vor und nach der Behandlung. Vor derselben war die Reaktion bei allen positiv; nach der Behandlung boten 76 Patienten keine Reaktion mehr dar, 6 reagierten noch positiv. Unter diesen 6 ist einer zur weiteren Beobachtung nicht erschienen, die 5 anderen haben alle innerhalb eines Monats nach der Be- handlung Rezidive bekommen, während im Laufe dieser Zeit bei den 76 negativen nur 3mal Rezidive beobachtet wurden.

Nach der Behandlung hat Boas 65 Patienten, deren Krankheit innerhalb der 3 ersten Jahre lag, untersucht. Sie boten alle unmittelbar nach der Be- handlung keine Reaktion dar. Bei 62 wurde nach 1—2 Monaten die Reaktion wieder positiv. 8 hatten gleichzeitig Rezidive. Unter den restierenden 54 wurden 19 nicht behandelt; sie bekamen alle spätestens $1\frac{1}{2}$ Monate nach Konstatierung der positiven Reaktion Rezidive. Die übrigen 35 wurden alle, wenn positive Reaktion auftrat, sofort behandelt; keiner unter diesen bekam ein Rezidiv. (Beobachtungsdauer 3—5 Monate.) Boas schließt also: Daß eine positive Reaktion ein schnelles Rezidiv verheißt und daß man in den ersten Jahren nach der Infektion durch eine monatliche Serumuntersuchung und eine, sofort nach Konstatierung der positiven Reaktion eingeleitete Therapie in vielen Fällen ein Rezidiv verhindern kann.

Diejenigen Autoren, die sich besondere Verdienste in diesen Fragen erworben haben, sind F. Lesser und besonders J. Citron.

Lesser stellte zunächst fest, daß es in den meisten Fällen gelingt, selbst stark positive Seren durch energische, oft länger als bisher üblich fortgesetzte spezifische Behandlung negativ zu machen. Durch die bisher als Norm angesehene Kur (30 Inunktionen; 12 unlösliche oder 25 lösliche Injektionen) gelingt es in zirka 35% eine negative Reaktion zu erhalten. Bei hereditär luetischen Kindern gelang dies nie. Auch reichlicher Alkoholgenuß wirkt störend auf die negative Umwandlung.

Was die Frage nach dem Wert der chronisch-intermittierenden Behandlung auf Grund der Serumreaktion anbelangt, so konstatiert Lesser zweifellos einen Unterschied zu ihren Gunsten. Er nennt „schlecht behandelte" Luetiker solche, die höchstens 1 Kur, „gut behandelte" solche, die mindestens 4 Kuren durchgemacht haben.

Hiernach kamen 168 Fälle zur Untersuchung.

115 gut behandelte: positiv 44 = 38%
53 schlecht behandelte: positiv 29 = 55%.

Am energischsten für eine hohe Bewertung der Serumreaktion als Kriterium für die Art der Therapie der Syphilis tritt Citron ein. Aus seiner Zusammenstellung ergibt sich, daß es in mehr als $3/4$ aller Fälle mit positiver Reaktion gelingt, durch die Quecksilberbehandlung die positive Reaktion zu vermindern und nahezu in der Hälfte der Fälle zum Verschwinden zu bringen. Zuweilen läßt sich dieses Ziel nur durch Fortsetzung der Kur über das bisher übliche Maß hinaus erreichen. Citron formuliert folgende Gesetze:

1. Je länger das Syphilisvirus auf den Körper eingewirkt hat und je häufiger es Rezidive gemacht hat, desto regelmäßiger und stärker ist der Antikörpergehalt des Serums.

2. Je früher die Quecksilbertherapie eingesetzt, je länger sie fortgesetzt wurde, je häufiger sie wiederholt ist, je zweckmäßiger die Applikationsform war und je kürzer die Frist seit der letzten Kur ist, desto geringer wird der Antikörpergehalt, desto häufiger ist er gleich 0.

Citron stellt sich nun auf den auch von uns stets (s. Latenzstadium) eingenommenen Standpunkt, daß dort, wo in Latenzstadien positive Reaktion zu finden ist, in der Regel auch noch Syphilis vorhanden ist. Die Gründe, die hierfür angeführt werden, sind folgende:

1. „Das Langebestehen der Reaktion bei fehlender oder unzureichender Behandlung. Ich habe Fälle beschrieben, in denen die Reaktion 40—50 Jahre nach erfolgter Infektion noch positiv war. Nun gibt es keine einzige Immunitätsreaktion von gleich langer Dauer. Allein dieser Analogieschluß genügt nicht. Es könnte ja sein, daß die Wa-R eine Sonderstellung einnimmt. Nun lehren aber gerade die von mir publizierten Versuche (s. Citron: Med. Klinik 1909), daß mit

dem Beseitigen der aktiven Syphilis die Reaktion schwindet genau so, wie bei dem Abheilen des Typhus die Antikörperkurve nach kurzer Zeit fällt."

2. „Das Wiederaufflackern der Reaktion bei jedem Rezidiv."

„Diese Tatsache zeigt unwiderleglich, daß da, wo die latente Syphilis aktiv wird, von seltenen Ausnahmen abgesehen, die Reaktion auch wieder positiv wird."

3. „Der Einfluß der Behandlung auf die symptomlosen Fälle mit positiver Reaktion."

„Wenn man diese Fälle so auffaßt, daß die positive Reaktion nur eine überdauernde Immunitätsreaktion ist, dann ist dieser Einfluß unbegreiflich. Es sei denn, man mache die Hypothese, daß das Quecksilber direkt auf die Luesreagine zerstörend wirke. Hierfür fehlt aber jeder Anhaltspunkt. Soweit Versuche vorliegen, haben sie das Gegenteil erwiesen (Kreibich)."

Von diesem Standpunkte aus fordert Citron eine biologische Quecksilbertherapie an der Hand der Reaktion.

1. „Das Ziel der biologischen Quecksilbertherapie ist die Beseitigung aller sichtbaren Erscheinungen der Syphilis und der positiven Reaktion.

2. Die Resultate einer erfolgreichen Kur sind durch häufige Besichtigungen, sowie durch chronisch intermittierende Untersuchungen des Serums zu kontrollieren. Jedes Wiederansteigen der Reaktion gibt ebenso wie die geringfügigste Manifestation die Indikation zu einer neuen Kur ab."

Die von mir seinerzeit an der Breslauer Klinik hierüber gemachten Untersuchungen hat Rudolf Pürckhauer zusammengestellt. Vorausgeschickt muß werden, daß wir damals unter einer „Kur" die Injektion von mindestens 10 ccm einer 10%igen Kalomel- oder 15 ccm einer 10%igen Hg-Salizylsuspension oder 2 ccm des 40%igen grauen Öls oder 30—40 ccm einer 3%igen Sublimatlösung verstanden. Als annähernd gleichwertig rechneten wir 30—40 Einreibungen von 4—5 g grauer Salbe pro die.

539 Kranke wurden einer einmaligen, 262 einer mehrmaligen Blutuntersuchung unterzogen. Pürckhauer teilt die Fälle in 2 Gruppen, von denen die erste eine Beurteilung des Einflusses der ganzen vorangegangenen Behandlung erlaubt, während die zweite ein Bild der unmittelbaren Einwirkung der therapeutischen Maßnahmen gibt.

Er fand folgendes:

„Zugleich mit einem Rezidiv mag es in Früh- oder Späterscheinungen bestehen, mag eine gute oder ungenügende Behandlung vorangegangen sein, tritt zumeist wieder die positive Reaktion ein. Von 134 Fällen mit Rezidiven gaben 105 positive (82%), 19 negative Resultate (18%).

Hat wiederholt Behandlung stattgefunden, so zeigt sich eine Abnahme der positiven, eine beständige Zunahme der negativen Reaktion, die proportional ist der Anzahl der Kuren. Am deutlichsten tritt dieses Moment hervor bei Betrachtung der spätlatenten Fälle. Hier kommt bei einmaliger Behandlung auf 1 positives 1 negatives Resultat, während eine energische Behandlung von 8 und mehr Kuren ein Verhältnis von einem positiven zu 10 negativen Ergebnissen herbeiführt. Die frühlatenten Fälle geben ein ähnliches Bild: Je mehr Behandlung desto mehr negative Resultate; nach Applikation von 6 Kuren nur noch negative Resultate.

Was eine eventuelle Abstufung in der Wirksamkeit der verschiedenen therapeutischen Methoden und Mittel anbelangt, so bestehen bei den Fällen mit wenigen Kuren keine wesentlichen Unterschiede. Ja selbst die Intensität der einzelnen Kur scheint ohne besonderen Einfluß auf die Reaktion zu sein. Geben doch schlecht behandelte Fälle in der Latenz zuweilen negative, gut behandelte dagegen positive Ausschläge. Und auch die Fälle, die zahlreiche Kuren durchgemacht haben, gewähren uns keinen sicheren Anhaltspunkt für die größere oder geringere Wertigkeit einzelner therapeutischer Methoden und Präparate. Aber die zahlenmäßige Zusammenstellung ergibt doch die Tatsache, daß nach einer wirklich gut und energisch durchgeführten chronisch intermittierenden Behandlung mit unlöslichen Hg-Salzen die Reaktion im Spätstadium weit häufiger negativ ist und somit wohl auch eine gute Prognose gestellt werden kann."

Es ergibt sich also:

1. Bei Rezidiven tritt die positive Serumreaktion in den meisten Fällen wieder ein.
2. Je besser behandelt latente Luetiker sind, desto häufiger negative Reaktion.
3. In der Frühperiode ist ein Einfluß der Behandlung sicher vorhanden. Auf 35 positiv bleibende Resultate kommen 65% negative.
4. In der Tertiärperiode dagegen zeigen von 18 vor der Kur positiven Fällen 16 auch nach der Kur dasselbe Resultat.
5. Ebenso ist in der Frühlatenz ein Umschlagen der Reaktion leichter zu erzielen als in der Spätlatenz.

Es stimmen also diese Beobachtungen völlig überein mit den oben erwähnten Angaben der meisten Autoren (BLUMENTHAL und ROSCHER, FISCHER usw.).

Ganz ähnliche Resultate hatte ferner HÖHNE:

	Vor der Behandlung	Nach der Behandlung unverändert positiv
Positive Reaktion in %	100	44,6

Über die Wirkung der einzelnen Mittel gibt er folgendes an:

	$7\times0,1$ Hg sal. oder mehr	$11\times0,2$ Hg oxycyan. od. Sublimat	$4\times0,1$ Calomel oder mehr	$24\times3,0$ Ungt. cin. oder mehr	180 g Jodkali oder mehr
Es werden deutlich beeinflußt . . .	73,5 %	70 %	83,3 %	33,3 %	33,3 %

Es hat schließlich MERZ unser serodiagnostisches Material daraufhin gesichtet, inwieweit eine Früh- oder Spätbehandlung den Reaktionsausfall beeinflußt. Wir verstehen unter Frühbehandlung eine möglichst bald nach Auftreten des Primäraffekts begonnene Kur und als Spätbehandlung diejenigen therapeutischen Maßnahmen, die erst etwa 6 Wochen nach dem Erscheinen des Primäraffekts vorgenommen wurden.

Es ergab sich hierbei folgendes:

	nach Frühbehandlung		Spätbehandlung	
	+	0	+	0
A. Frühlatente Luesfälle . . .	25,33%	74,6%	66,6%	33,3%
B. Lues III	57,1 %	42,8%	80 %	20 %
C. Spätlatente Luesfälle . . .	19,5 %	80,4%	41,6%	58,3%

Es geht also aus dieser Zusammenstellung hervor, daß eine Frühbehandlung bedeutend häufiger negative Reaktionen erzielt als Spätbehandlung.

Nachdem, wie aus den genannten Untersuchungen hervorging, ein entschiedener Einfluß der Quecksilberbehandlung auf die Reaktion festgestellt war, legte ich mir zuerst die Frage vor, wodurch die Behandlung die Reaktion zum Verschwinden bringen kann.

Es waren hier zwei Möglichkeiten vorhanden:

1. Die Syphilisheilmittel wirken direkt auf die Reaktionsstoffe, neutralisieren also direkt die „Antikörper“ und bringen sie auf diese Weise zum Verschwinden oder

2. Die betreffenden Stoffe wirken direkt oder indirekt auf das Syphilisvirus ein, vernichten oder schädigen dasselbe und bewirken auf diese Weise, daß eine Neuproduktion der vom Virus ausgelösten komplementbindenden Substanzen nicht mehr stattfinden kann, wobei dahingestellt bleiben kann, ob letztere vom Virus selbst oder durch eine vom Virus bedingte Gewebeveränderung erzeugt werden.

Zur Entscheidung der ersten Frage habe ich zuerst folgende Reagenzglasversuche angestellt:

1. Hebt Quecksilber die Wirkung der komplementbindenden Substanzen in vitro auf?

<table>
<tr><td align="center">A.</td><td align="center">B.</td></tr>
<tr><td align="center">1 ccm Luesserum</td><td align="center">1 ccm Luesserum</td></tr>
<tr><td align="center">+4 ccm Sublimat 1:10000</td><td align="center">+4 ccm phys. Na. Cl.</td></tr>
<tr><td align="center" colspan="2">½ Stunde bei 37⁰.</td></tr>
<tr><td align="center">1 ccm der Mischung A.</td><td align="center">1 ccm der Mischung B.</td></tr>
<tr><td align="center">+0,2 Luesextrakt</td><td align="center">+0,2 Luesextrakt</td></tr>
<tr><td align="center">+0,1 Komplement</td><td align="center">+0,1 Komplement</td></tr>
<tr><td align="center" colspan="2">In beiden Röhrchen komplette Hemmung.</td></tr>
</table>

2. Derselbe Versuch mit Jodkali 1:500 hat dasselbe Resultat.

Es hat sodann Dohi auf meine Veranlassung sehr ausgedehnte Versuche über die Beeinflussung der komplementbindenden Substanzen im normalen Kaninchenserum durch die Syphilisheilmittel angestellt.

Es wurde eine große Reihe normaler Kaninchen, deren Serum negativ reagierte und eine Reihe normaler Kaninchen, die positive Reaktion darboten, fortlaufend teils mit Hg, teils mit Jodkali, und teils mit Arsazetin vorbehandelt. Durch kontrollierende Untersuchungen an unbehandelten Tieren überzeugten wir uns, daß Schwankungen einer normalerweise negativen oder positiven Reaktion zwar vorkommen, aber doch zu den Seltenheiten gehören. Es konnten daher nur große Versuchsreihen einige Beweiskraft erlangen, bei denen man allerdings die noch unbewiesene Voraussetzung machen mußte, daß die positive Reaktion normaler Kaninchen und die positive Reaktion beim luetischen Menschen identisch oder doch wesensverwandt ist.

Es gelang nun auf keine Weise, weder durch Hg oder Jod oder durch Arsazetin eine positive Reaktion beim Kaninchen negativ, noch etwa eine negative positiv zu machen.

Es geht also aus diesen Versuchen hervor, daß eine Einwirkung der Syphilisheilmittel auf die Reaktionsstoffe selbst unwahrscheinlich ist. Wir können nur annehmen, daß das Verschwinden der komplementbindenden Substanzen aus dem Luetikerserum durch eine spezifische Therapie darauf beruht, daß das Virus durch die Behandlung geschwächt oder abgetötet worden ist und auf diese Weise eine Neuproduktion jener Stoffe nicht mehr erfolgen kann. Daß eine direkte oder indirekte (durch Vermittlung des Organismus) Abtötung des Syphilisvirus durch Hg, Arsenpräparate und bis zu einem gewissen Grade auch durch Jod erfolgt, dafür haben wir ja durch die NEISSERschen Versuche feste experimentelle Grundlagen gewonnen.

Von diesen Gesichtspunkten aus wird man also nicht umhin können, das Schwinden der positiven Reaktion nach spezifischer Behandlung als den Ausdruck einer Schädigung des Virus aufzufassen und dieses Phänomen als einen therapeutischen Maßstab von größter Bedeutung zu betrachten.

EPSTEIN und PRIBRAM haben demgegenüber durch Experimente den Nachweis zu bringen versucht, daß das Negativwerden der Reaktion auf Quecksilber nicht auf dessen Einwirkung auf die Krankheit, sondern lediglich auf dem Hg-Gehalte des Serums bzw. auf einer direkten hämolytischen Sublimatwirkung beruhe. BRUCK und STERN sind dieser irrtümlichen Auffassung entgegengetreten und auch die Untersuchungen von SATTA und DONATI, SCHWARZ und FLEMMING, BRAUER, RITZ, CZIKI-ELFER, KIRALYFI bestätigen die Anschauung, daß weder der Hg-Gehalt des Serums noch der direkte Einfluß der Hg auf die komplementbindenden Stoffe eine Rolle spielt, sondern daß das Negativwerden der Reaktion der indirekte Ausdruck einer Krankheits- bzw. Virusbeeinflussung ist.

Neuerdings hat nun v. WASSERMANN die Anschauung vertreten, daß das Hg (im Gegensatz zum Salvarsan) nicht direkt auf die Spirochäten, sondern auf die syphilitische Gewebsveränderung wirkt, indem es die Lipoidbildung in den infizierten Zellen hemmt oder beseitigt und so eine Nährbodenverschlechterung für die Erreger verursache. v. WASSERMANN begründet diese Anschauung mit seiner neuerlichen Auffassung vom Wesen der Wa-R (Lipoid-Lipoidantikörpertheorie, deren Berechtigung jedoch sehr zweifelhaft erscheint, siehe Wesen der Reaktion) und mit der von ihm gemachten Beobachtung, daß die positive Reaktion bei normalen Kaninchen durch Hg-Schmierkuren zum Schwinden gebracht werden könne. Wenn auch die WASSERMANNsche Auffassung über die Hg-Wirkung im Bereiche der Möglichkeit liegt, zumal ja schon seit langem die direkt bakterizide Hg-Wirkung im Organismus als fraglich angenommen und ein indirekter Einfluß auf dem Umwege über die Gewebe oder die Abwehrkräfte des Körpers als wahrscheinlicher erörtert worden ist (KREIBICH, DOHI, NEUBER u. a.), so sind doch gegen die Beweiskraft der WASSERMANNschen Versuche sehr beträchtliche Einwendungen gemacht worden. So hat BRUCK darauf hingewiesen, daß die an normalen Kaninchen mit positiver Reaktion vorgenommenen Versuche allein nicht für die Entscheidung einer so wichtigen Frage herangezogen werden können, zumal erstens noch nicht feststeht, ob die komplementbindenden Stoffe normaler Tiere wesensgleich mit den bei menschlichen Syphilitikern entstehenden sind und zweitens die Resultate Wassermanns im Widerspruch zu den schon 1911 von Dohi vorgenommenen Experimenten stehen, der nach wochenlangen Injektionen relativ hoher Hg-Dosen keine Beeinflussung der positiven Reaktion bei Kaninchen beobachten konnte. Ferner hat Emanuel betont, daß die Beweiskraft der Wassermannschen Versuche schon deshalb angezweifelt werden muß, als es Emanuel gelungen ist, auch durch Salvarsan, also einem unbestreitbar parasitotropen Mittel, die positive Reaktion beim Kaninchen zum Schwinden zu bringen. Von klinischen Gesichtspunkten aus hat ferner Funfack gezeigt, daß das Negativwerden der Reaktion während der Hg-Behandlung nicht immer mit der Resorption syphilitischer Morphen und dem Verschwinden der Spirochäten konform zu gehen braucht (s. auch J. Heller: Ist Hg ein symptomatisches Heilmittel ?).

b) Arsenpräparate.

Der Einfluß von Arsenverbindungen auf die positive Reaktion ist seit langem bekannt. So sah Mühsam (im Gegensatz zu Fritz Lesser) schon nach Atoxyl ein Negativwerden der Reaktion.

Über einen deutlichen Einfluß von Arsenophenylglyzin berichtet Alt. Von 31 Paralytikern wurden 7 negativ (einer wurde nach 5 Wochen wieder positiv, die anderen blieben negativ). Von 6 Epileptikern mit positiver Reaktion wurden 4 negativ. Bei einigen trat die negative Reaktion schon 24 Stunden nach der Einspritzung auf.

Nach Arsazetin fanden Neisser und andere, nach Acidum arsenicosum Pregowski und andere einen Reaktionsumschlag.

Am genauesten studiert ist der Einfluß des Salvarsans auf die Reaktion. Ist doch im Anschluß an die Untersuchungen von Citron, Munk, R. Müller, Hecht u. a. der Reaktionsumschlag im Verlaufe der Behandlung immer mehr zum Wertmesser nicht nur des Salvarsans im allgemeinen, sondern auch der einzelnen Salvarsanpräparate untereinander geworden. Es ist hier nicht der Ort, alle diejenigen praktisch therapeutischen Schlußfolgerungen zu erörtern, die aus dem Studium dieser Fragen gezogen worden sind, um so weniger als hierbei alle noch in Diskussion stehenden Streitpunkte der ungeheuren Salvarsanliteratur mit besprochen werden müßten. Nur so viel sei gesagt, daß die meisten Autoren den Standpunkt vertreten, daß das Negativwerden der positiven Reaktion nach der Salvarsanbehandlung ein Spiegelbild der antiparasitären Wirkung des Präparates darstellt und somit als eine prognostisch günstige und therapeutisch erstrebenswerte Erscheinung aufzufassen ist.

Daß das Salvarsan in der Tat nicht etwa direkt auf die Reagine wirkt oder der Salvarsangehalt des Blutes von Einfluß auf die Reaktion sein kann, haben die Untersuchungen von Schwartz und Flemming sowie von Felke gezeigt (nach Felke kann eine Salvarsanbeimischung zum Serum nicht im Sinne eines Negativwerdens der Reaktion, sondern eher im Sinne einer Eigenhemmung oder Verstärkung bestehender positiver Reaktion wirken) und auch der Beobachtung von Emanuel, daß die positive Reaktion normaler Kaninchen durch Salvarsan zum Schwinden gebracht werden kann, darf aus den oben bereits erörterten Gründen nicht eine entscheidende Beweiskraft beigemessen werden, da die Wesensgleichheit der komplementbindenden Substanzen beim normalen Kaninchen und der bei Syphilitikern entstehenden noch sehr fraglich ist.

Über den Einfluß des Salvarsans auf den Globulingehalt des Luesserums siehe BIRCHER und MC FARLAND (Abschnitt II: Wesen der Reaktion).

c) Jod.

Wie oben bereits dargelegt, hat das etwa im Blute kreisende Jod auf die Reaktion keinen Einfluß. Erst bei starken Konzentrationen kann nach STÜMPKE in vitro eine Hämolysenhemmung erreicht werden.

Beim normalen Kaninchen konnte DOHI keinen Einfluß feststellen, wogegen STÜMPKE ein Schwächerwerden der positiven Reaktion beobachten konnte.

Bezüglich des Einflusses der Jodbehandlung auf die positive Reaktion des Syphilitikers gehen die Befunde noch auseinander. Während MÜHSAM, CITRON, KAREWSKI, FISCHER u. a. keinen wesentlichen Einfluß der Jodbehandlung auf die Reaktion konstatieren konnten, sahen BLUMENTHAL, LESSER, HÖHNE und ENGWER in einzelnen Fällen nach hohen Joddosen ein Negativwerden. Ebenso konstatierte BIZZOZERO in 17 Fällen von Lues III 4 negativwerdende Fälle. SAHM gab bis 120 g Jodkali und erreichte bei 63 Fällen (22 Lues III, 18 Spätlatente, 15 Frühlatente und 8 Latente ohne bekannten Infektionstermin) 27 mal negative Reaktion. Von diesen 27 blieben 22 nach mehrmonatigen Intervallen negativ, während nur 5 rezidivierten. Auch über das neue Jodpräparat Mirion wird von KYRLE Günstiges in klinischer und serologischer Hinsicht berichtet, so daß die Auffassung von der rein symptomatischen Wirkung des Jods bei Lues wohl einer Revision unterzogen werden muß. In der Tat sprechen ja auch die NEISSERschen Versuche an jodbehandelten Affen für eine gewisse (direkte oder indirekte) parasitizide Wirkung der Jodpräparate.

Über die Beeinflussung der Wa-R durch ZITTMANN-Kur siehe STERN, durch radioaktive Bäder siehe MITTENZWEY, durch Wismutpräparate: LEVADITI, BLOCH, H. MÜLLER u. a.

(Über Abschwächung der positiven Reaktion durch interne Alkohol-, Paraldehyd- und Äthylendiamin-Dosen s. S. 63 unter „Spezifizität".)

d) Provokation der Reaktion.

Wenn wir gesehen haben, daß einerseits eine positive Serumreaktion mit größter Wahrscheinlichkeit als ein Symptom noch bestehender Lues aufzufassen ist und andererseits die klinische Erfahrung gelehrt hat, daß eine negative Reaktion nicht unter allen Umständen das Freisein von Syphilis beweisen kann, so lag es nahe, Methoden zu ersinnen, die in Fällen von Lues mit klinisch und serologisch negativem Befund das Symptom der positiven Reaktion provozieren und so die Möglichkeit bieten, bei solchen anscheinend völlig gesunden Patienten das Nochvorhandensein von Lues zu erweisen.

Salvarsan. Eine derartige Methode fand 1910 GENNERICH darin, daß er eine einmalige Injektion von 0,3—0,5 Altsalvarsan bei Luetikern mit negativer Reaktion vornahm und bei wiederholten in den nächsten Tagen (zunächst nach 24 Stunden) angestellten Blutuntersuchungen „positive Schwankungen" beobachtete, die häufig nur wenige Tage anhielten. Nach GENNERICH ist die

Provokation zuverlässig bei Primäraffekten von mindestens 5 wöchigem Alter und bei älteren Fällen, wenn die Behandlung mindestens ein Jahr zurückliegt. Das Wesen der Provokation erblickt er in Analogie mit der Jarisch-Herxheimerschen Reaktion[1]) darin, daß durch die Salvarsaninjektion Spirochäten mobilisiert oder zerstört werden, Endotoxine freiwerden und dadurch das Gewebe zur Reaginbildung stimuliert wird. Dieser Annahme, der auch Ehrlich und Milian beitreten, stellt Silberstein die Erwägung gegenüber, daß die Provokation auch darauf beruhen könne, daß durch das Salvarsan die Antikörperbildung neu angeregt wird, zumal die Untersuchungen von Lippmann, Friedberger und Matsuda, sowie Böhnke die Anregung der Antikörperproduktion durch Salvarsan gezeigt haben.

Dieser Erwägung gegenüber ist jedoch der Einwand am Platze, daß es sich bei den genannten Versuchen um echte Immunkörper handelte, während die positive Syphilisreaktion eben mit größter Wahrscheinlichkeit nicht durch echte Antikörper bedingt wird.

Praktisch wurden jedenfalls die Angaben von Gennerich durch Iversen, Milian, Milian und Giraud, Fraenkel und Grouven, Kall, Gurari, Grünberg, Stokes und O'Leary, Voisin (Hektin) u. a. bestätigt. Im Gegensatz hierzu stehen die ablehnenden Befunde von Politzer und Spiegel.

Eine sehr genaue Nachuntersuchung verdanken wir Silberstein. Er ging so vor, daß er, nachdem durch mehrfache Blutuntersuchungen die negative Reaktion festgestellt war, 0,2—0,3 Altsalvarsan bzw. 0,2—0,3 Silbersalvarsan injizierte und am 1., 3., 6. und 10. Tage nach der Injektion die Blutuntersuchung wiederholte. Bei 19 nichtluetischen Kontrollfällen wurde eine Provokation nie beobachtet, dagegen fiel bei wahrscheinlich noch nicht geheilter Lues die Provokation in 55% der Fälle positiv aus. Silberstein kommt zu dem Schluß, daß die Salvarsanprovokation nach Gennerich ein brauchbares diagnostisches Mittel, besonders für die Fälle der Frühlatenz ist, daß sie dagegen in der Spätlatenz mitunter versagt. Für zweifelhafte Primäraffekte kommt sie nicht in Betracht, da sie hierfür zu unsicher ist und das klinische Bild zu leicht verwischen kann. Der wichtigste Tag der Blutentnahme ist der erste nach der provokatorischen Injektion, da über 78% gelungene Provokationsfälle schon nach 24 Stunden positive Reaktion zeigten.

Über weitere Provokationsmethoden berichten Müller und Stein bzw. Müller und Planner, die nach Organluetinimpfungen, Bergeron und Jouffroy, die nach Injektionen von Schwefel und kolloidalem Hg, sowie Conradi und Sklarek, die nach Injektionen mit Typhusimpfstoff ein Positivwerden der Serumreaktion bei latenten Luetikern beobachteten.

Eine positive Provokationsmethode nach Milchinjektionen geben ferner Uedgren sowie Guczman an. Diese Methoden erheischen sämtlich noch weitere Nachprüfungen. Nach Milchinjektionen haben wir bei einer größeren Zahl von

---

[1]) Buschke und Harder untersuchten, wie sich die Herxheimersche Reaktion zur Komplementbindungsreaktion verhält. Ein Zusammenhang dieser beiden Phänomene ließ sich aber nicht erweisen. Bei 46 Fällen wurde 20 mal eine provokatorische Hg-Reaktion erzielt; bei 22 Fällen war die Komplementbindungsreaktion schon vor der Hg-Injektion positiv, die Provokation selbst verlief mit negativem Resultat. Bei den 20 Fällen mit positiver Hg-Reaktion war die Luesreaktion schon in 13 Fällen vorher positiv.

Kranken noch niemals eine positive Provokation gesehen und auch SILBERSTEIN hatte bisher nur negative Resultate.

Erwähnt sei schließlich, daß nach K. BAUER interne Digitalismedikation bei Nichtluetikern eine meist schwach positive und in wenigen Tagen wieder verschwindende Wa-R hervorrufen kann. BAUER fordert deshalb, daß eine diagnostische Serumuntersuchung auf Syphilis nur in solchen Zeiten vorgenommen werden sollte, in denen keine Medikamente verabreicht werden.

Zusammenfassung.

Die praktischen Schlußfolgerungen aus den eben skizzierten Erfahrungen über die Behandlung der Syphilis sind in dem letzten Jahrzehnt so vielfach erörtert worden, daß es nötig wäre, alle Fragen der Syphilispathologie, sowie allgemeinen und speziellen Therapie zu besprechen, um der Bedeutung der Serumreaktion für die Behandlung gerecht zu werden. Ich verweise daher nur auf die größeren klinischen Arbeiten über Serumreaktion und Therapie von: BRUHNS, CITRON, FINGER und MÜLLER, FUCHS, GOUGEROT und PARENT, GROSS und VOLK, HECHT, KREBS, LEREDDE, FRITZ LESSER, MALINOWSKI, L. MICHAELIS, J. MÜLLER, R. MÜLLER, PLEHN, SARADZÉANU, WATSON und REASONER u. a.

Die Mehrzahl der Autoren steht, wie schon mehrfach betont, auf dem auch von mir schon 1909 vertretenen Standpunkte, daß die positive Serumreaktion das Vorhandensein eines wenn auch latenten Virusherdes anzeigt, also ein Symptom noch bestehender Syphilis ist. Aus dieser Auffassung wird der logische Schluß gezogen, daß die positive Reaktion, falls nicht besondere Gegengründe vorliegen, auch eine Indikation zur Behandlung gibt. Einzelne Autoren dagegen verhalten sich dem Reaktionsausfall als Indikator für die Therapie gegenüber skeptisch, indem sie sich auf die Beobachtung stützen, daß zuweilen trotz positiver Reaktion andauerndes Wohlbefinden, Freibleiben von syphilitischen Erscheinungen, mangelnde Ansteckungsfähigkeit und andererseits trotz negativer Reaktion klinische Rezidive beobachtet werden können.

Wir möchten daher folgende Leitsätze aufstellen, die auch der Auffassung der skeptischen Beurteiler gerecht werden dürften:

I. Die positive Serumreaktion (und Liquorreaktion, siehe dies im Abschnitt von KAFKA) ist — zum mindesten in der großen Mehrzahl der Fälle — der Ausdruck noch im Organismus befindlicher Virusherde. Selbst wenn wir annehmen, daß in manchen Fällen die positive Reaktion das Vorhandensein von noch lebendem Virus überdauern kann, so spricht doch auch in diesen Fällen der serologische Befund dafür, daß im Körper sich noch von der Norm abweichende, durch die Syphilis veranlaßte Zellvorgänge abspielen. Da wir weiterhin über keinerlei klinische oder biologische Untersuchungsmethoden verfügen, die eine Unterscheidung zwischen Fällen mit positiver Reaktion und noch lebendem Virus und solchen mit positiver Reaktion und bereits totem Virus ermöglichen, muß der Schluß gezogen werden: Die positive Serumreaktion kann niemals als ein gleichgültiges Symptom angesehen werden, sondern erfordert im Prinzip eine Behandlung.

II. 1. Bei beginnender und durch Spirochätennachweis gesicherter Syphilis (Primärstadium) muß es Aufgabe der so früh wie möglich einsetzenden Therapie sein, der Entstehung der positiven Reaktion vorzubeugen (Abortivkur) bzw. durch eine oder mehrere Sicherungskuren die Entstehung klinischer und serologischer Rezidive zu verhüten (Frühbehandlung).

2. Bei Frühsyphilis (2—3 Jahre post infectionem) und positiver Reaktion ist, gleichgültig, ob Erscheinungen vorliegen oder nicht, — in jedem Falle eine Behandlung indiziert. Das Ziel der einzelnen Kur muß das sein, durch Wahl und Dosierung der Heilmittel wenn irgend möglich eine negative Reaktion zu erreichen; das Ziel der durch periodenweise evtl. quantitative (F. Lesser, Spiethoff u. a.) Blut- (und Liquor-)Untersuchung kontrollierten chronisch-intermittierenden Therapie ist, die einmal erzielte negative Reaktion zu erhalten, klinische und serologische Rezidive zu verhüten und auf diese Weise den Kranken einer Definitivheilung entgegenzuführen.

3. Bei Spätsyphilis bietet die positive Reaktion eine Indikation zur Behandlung, wenn a) außer dem Symptom der positiven Reaktion noch äußerliche oder innerliche manifeste Erscheinungen vorhanden sind,

b) zwar außer der positiven Reaktion klinisch nachweisbare Erscheinungen nicht vorhanden sind, aber eine ungenügende Behandlung vorhergegangen ist.

4. Bei Spätsyphilis mit positiver Reaktion kann die Behandlung unterlassen bzw. aufgegeben werden, wenn

a) eine ausreichende Behandlung vorhergegangen ist und jahre- bzw. jahrzehntelang äußerliche und innerliche (!) Manifestationen nicht nachweisbar sind,

b) beim Fehlen klinischer Erscheinungen bereits in mehreren Kuren erfolglos der Versuch gemacht worden ist, die positive Reaktion zum Schwinden zu bringen.

III. Die negative Serumreaktion an sich kann in keinem Falle dazu berechtigen, von einer Behandlung abzusehen oder ihre Weiterführung aufzugeben. Je nach der klinischen Lage des Falles wird man sich nur dann entschließen können, die Behandlung zu unterlassen, wenn die negative Reaktion in bestimmten Intervallen dauernd zu konstatieren ist und der serologische Befund nicht mit dem klinischen kontrastiert.

Literatur über die klinische Bedeutung der Serodiagnose
bei Syphilis.

Abadie: Klinischer Wert der Wa-R. Bull. de la soc. franc. de dermatol. 1921.

Abel: Diskussion, Berl. med. Ges. 8. Juni 1910. Ref. Berl. klin. Wochenschr. Nr. 26, S. 1246. 1910.

Abrikossow: Die Wa-R an Leichen. Med. Rundschau 79, S. 508. 1913. Ref. Zeitschr. f. d. ges. Chir. u. ihre Grenzgeb. I, S. 783. 1913.

Achard: Bull. et mém. de la soc. méd. des hôp. de Paris. 15. Nov. 1912. Ref. Semaine méd. Nr. 47, S. 563. 1912.

Acht: Jahresversammlung des Deutschen Vereins für Psychiatrie. 23. u. 24. April 1909. Ref. Allg. Zeitschr. f. Psychiatr. u. psych.-gerichtl. Med. Bd. 66, H. 3—4, S. 658—661.

AJA, DE: Wa-R und Aphthen. Actas dermo-sifilogr. 1913. Ref. Dermatol. Wochenschr. Nr. 81. 1915.

ÅKERBERG, ALMKVIST und JUNDELL: Weitere Beobachtungen über WASSERMANNS Serumreaktion. Lepra. Bd. 9, H. 2.

ALEXANDER: Serodiagnostische Untersuchungen zur Frage der Beziehungen zwischen Ozaena und Syphilis. Zeitschr. f. Laryngol., Rhinol. u. ihre Grenzgeb. Bd. 1, H. 6, S. 670. 1909. — Zur Frage der Verfeinerung der Wa-R. Dermatol. Zeitschr. Bd. 21. 1914. — Die Syphilis des Gehörorgans. Wien u. Leipzig. 1915.

ALMKVIST: Klinische Beobachtungen über Wa-R bei Syphilis. Dermatol. Zeitschr. 1911.

ALT: Untersuchungen über Syphilisantistoffe bei Paralytikern. Psychiatr.-neurol. Wochenschrift 1906. — Behandlungsversuche mit Arsenophenylglyzin. Münch. med. Wochenschrift Nr. 20, S. 1457—1459. 1909. — Das neue Ehrlich-Hata-Präparat gegen Syphilis. Münch. med. Wochenschr. Nr. 11, S. 561. 1910.

ALTMANN: Die Serodiagnostik der Syphilis. Dermatol. Zeitschr. S. 22—45. 1912.

ALTMANN und DREYFUS: Salvarsan und Liq. cerebrosp. bei Frühsyphilis. Ärztl. Verein zu Frankfurt a. M. 20. Jan. 1913. Ref. Berl. klin. Wochenschr. Nr. 8, S. 375. 1913.

D'AMATO: Die Wa-R in den Fällen plötzlicher Taubheit. La prat. dermo-sifilogr. Jg. 8, Nr. 1. 1911—1912.

ANDERSEN: Die Wa-R bei einem Falle von durch gangränösen Schanker eingeleiteter Syphilis. Dermatol. Zeitschr. Bd. 21, S. 323. 1914.

ANDRONESCO und SARATZEANO: Wert der Wa-R in der Diagnostik der Erbsyphilis. Presse méd. Nr. 27. 1912.

ARLART und KATLUHN: Welche allgemeinen gesundheitspolizeilichen Gesichtspunkte usw. Beilage zur Zeitschr. f. Medizinalbeamte. V. 1911.

ARNING: Ärztl. Verein in Hamburg. 15. Dez. 1908. Ref. Münch. med. Wochenschr. Nr. 51, S. 2694. 1908. — Seroreaktion der Syphilis. Dtsch. med. Wochenschr. Nr. 13, S. 605. 1909. — Disk. Ärztl. Verein Hamburg. 11. März 1913. Ref. Münch. med. Wochenschr. Nr. 12, S. 671. 1913.

ARNOLDI: Lungensyphilis. Berl. klin. Wochenschr. 2. 1921.

ARONSON: Wa-R und hereditäre Lues. Schweiz. Rundschau f. Med. 1914. Ref. Arch. f. Dermatol. u. Syphilis, Orig. Bd. 122, S. 457.

ARRUGA: Serodiagnose der Syphilis. Rev. espan. de dermatol. y sifilogr. Bd. 13, Nr. 147. — Persönliche Erfahrungen mit der Wa-R usw. Rev. espan. de dermatol. y sifilogr. Bd. 13, Nr. 153.

ARZT: Die Bedeutung der Wa-R für die Ohrenheilkunde. (Internat. Otol.-Kongr. Budapest 1910.) Münch. med. Wochenschr. Nr. 21, S. 1143. 1910.

ARZT und FASAL: Serologische Untersuchungsergebnisse usw. Monatsschr. f. prakt. Derm. 1910. Bd. 51, S. 393—410.

ARZT und GROSSMANN: Zur Frage der Bedeutung der Wa-R in der Rhino- und Laryngologie. Monatsschr. f. Ohrenheilk. u. Laryngo-Rhinol. Bd. 44, H. 2.

ASCOLI: Serodiagnosi Allergica. Pathologica 96. 1912. Vgl. MÜLLER und STEIN.

D'ASTROS et TEISSONIER: Die Wa-R beim Neugeborenen und Säugling. 1. Pediat. internat. Kongr. Paris 6.—10. Okt. 1912. Ref. Münch. med. Wochenschr. Nr. 6, S. 323. 1913.

ATWOOD: Idiotie und hereditäre Syphilis. Journ. of the Americ. med. assoc. S. 464, 1910.

AUDRY: Soll man die Behandlung der Syphilis nach der Wa-R einrichten? Prov. méd. Nr. 26. 1912.

AZUA, DE und COVISA: Wa-R und Lepra. Lepra. 1910.

AZUA: Die spezifische Bedeutung der Serodiagnose der Syphilis. Rev. clin. de Madrid. 1910. — Zwei zweifelhafte Fälle von positiver Wa-R. Rev. clin. de Madrid Nr. 6. 1912.

BAB: Kurze Mitteilung zu dem Aufsatz von Prof. WASSERMANN und Dr. PLAUT über syphilitische Antistoffe in der Zerebrospinalflüssigkeit von Paralytikern. Dtsch. med. Wochenschr. Nr. 49, S. 1985—1986. 1906. — Verein für innere Medizin zu Berlin. 24. Juni 1907. Ref. Dtsch. med. Wochenschr. Nr. 30, S. 1233. 1907. — Bakteriologie und Biologie der kongenitalen Syphilis. Zeitschr. f. Geburtsh. u. Gynäkol. Bd. 60, S. 161—211. 1907. — Das Problem der Luesübertragung auf das Kind und die latente Syphilis im Lichte der modernen Syphilisforschung. Zentralbl. f. Gynäkol. Nr. 15, S. 527—539. 1909. — Die luetische Infektion in der Schwangerschaft und ihre Bedeutung für das Vererbungsproblem der Syphilis. Zentralbl. f. Bakteriol., Parasitenk. u. Infektionskrankh., Abt. I, Orig. Bd. 51, H. 3, S. 250—275.

Babes: Sur la signification de la réaction des lépreux à la tuberculine. Cpt. rend. 18. 3. 1909. S. 641. — Spezifische Reaktion bei Lepra. Zeitschr. f. Immunitätsforsch. u. exp. Therap., Orig. VII. 1910.

Babes und Busila: Wa-R bei Lepra. Soc. biol. Bd. 68. 1910. — L'extrait éthéré de lépromes gardé depuis des années dans l'alcool comme antigéne lépreux. Cpt. rend. 24 Déc. 1909. S. 847.

Baermann und Wetter: Wa-R bei Tropenkrankheiten. Münch. med. Wochenschr. 1910.

Baetzner: Die Bedeutung der Wassermannschen Serumreaktion für die Differentialdiagnose der chirurgischen Syphilis. Münch. med. Wochenschr. Nr. 7, S. 330—334. 1909.

Baily: La valeur de la méthode d'absorption dans la réaction de Wassermann. Arch. of internal med. Nr. 5, S. 551. 1912.

Baisch: Einfluß der Lues auf die Fortpflanzung. Kongr. d. dtsch. Ges. f. Gynäkol. Straßburg. 2.—5. Juni 1909. Ref. Dtsch. med. Wochenschr. Nr. 28, S. 1253. 1909. — Die Vererbung der Syphilis auf Grund serologischer und bakteriologischer Untersuchungen. Münch. med. Wochenschr. Nr. 38, S. 1929—1933. 1909. — Erfolge und Aussichten der Behandlung der tertiären Syphilis. Monatsschr. f. Geburtsh. u. Gynäkol. Bd. 34, H. 3.

Ballner und v. Decastello: Über die klinische Verwertbarkeit der Komplementbindungsreaktion für die Serodiagnostik der Syphilis. Dtsch. med. Wochenschr. Nr. 45, S. 1923 bis 1927. 1908.

Ballner und Reitmayer: Verwertbarkeit der Komplementabl.Reaktion f. d. Diff. von Mikroorganismen usw. Arch. f. Hyg. H. 2. 1907.

Bandel: Die Serodiagnostik der Syphilis. Ärztl. Verein Nürnberg. 4. Febr. 1909. Ref. Münch. med. Wochenschr. Nr. 29, S. 1513. 1909. — Aneurysma aortae. Ärztl. Verein Nürnberg. 1. April 1909. Ref. Dtsch. med. Wochenschr. Nr. 40, S. 1772. 1909.

Bar et Dauney: Valeur de la réaction de Wassermann au point de vue du diagnostic de la syphilis latente chez le nouveau-né. 20. Juni 1908. Cpt. rend. T. 1, p. 1085—1087. 1908. — Recherches sur le séro-diagnostic de la syphilis chez la femme enceinte et l'enfant nouveau-né. L'Ostétrique 1909. p. 1—35, 192—207, 260—277.

Barré et Gastinel: Etude d'une famille d'hérédosyphilitiques. Presse méd. p. 617—619. 1910.

Barthélemy: Erwiderung auf die Arbeit von Schwers. Annal. de mal. ven. Nr. 6. 1922. (Ref. Zentralbl. f. Haut- u. Geschlechtskrankh. VII. 2.)

Basch: Wert der Wa-R bei Syphilis. Internat. med. Kongr. Budapest 1909. Ref. Monatsschrift f. Dermatol. Bd. 51, Nr. 4, S. 167. 1910.

Bass: Complement fixation with lecithin as antigen in pellagra. New York med. Journ. 20. Nov. 1909. S. 1000.

Basset-Smith: Serum diagnosis of syphilis. Flemings method. Brit. med. Journ. Nr. 2567, S. 632. 1910. — Die Diagnose der Syphilis durch die Komplementablenkungsmethode. Brit. med. Journ. 5. Nov. 1910.

Bauer, J.: Das Collessche und Profetasche Gesetz im Lichte der modernen Serumforschung. Wien. klin. Wochenschr. Nr. 36, S. 1259—1261. 1908.

Bauer, R.: Luesreaktion bei Tabes. Verein f. Psychiatrie. Wien, 9. März 1909. Ref. Wien. klin. Wochenschr. Nr. 22, S. 796. 1909. — Über den Wert der Wa-R für die interne Diagnostik und Therapie. Ges. f. inn. Med. u. Kinderheilk. in Wien. Ref. Wien. klin. Wochenschr. Nr. 48, S. 1694. 1909. — Lues und innere Medizin. Wien 1910. — Die klinisch-serologische Diagnose der luetischen Nierenerkrankungen. Wien. klin. Wochenschr. Nr. 42, S. 1458—1460. 1911. — Postluetische Nierenerkrankung. Münch. med. Wochenschr. Nr. 7, S. 388. 1913.

Bauer, R. und Meier: Zur Technik und klinischen Bedeutung der Wa-R. Wien. klin. Wochenschr. Nr. 51, S. 1765—1771. 1908.

Bauer et Hallion: Du sérodiagnostic de la syphilis par la réaction de Wassermann et ses dérivés. Semaine méd. Nr. 9, S. 106. 1911.

Bauer, K.: Positive Reaktion bei Fleckfieber. Münch. med. Wochenschr. Nr. 39. 1921. — Wa-R und Digitalis. Wien. klin. Wochenschr. 1922. 7. Ref. Münch. med. Wochenschr. Nr. 11. 1922.

Baumgärtel: Serodiagnose der Syphilis im Lichte neuerer Forschung. Ergebn. d. Hyg., Bakteriol., Immunitäts-Forsch. u. exp. Therapie. Bd. 5. 1922.

Bayet et Renault: Le sérodiagnostic de la syphilis. Journ. de méd. de Bruxelles. p. 81 et 97. 1909.

Bayly: Vergleichung des therapeutischen Wertes der verschiedenen Behandlungsarten bei Syphilis auf Grund der Wa-R. Lancet. 11. Nov. 1911.

Beck: Verwendbarkeit der Wa-R in der Otiatrie. Zeitschr. f. Ohrenheilk. u. f. Krankh. d. Luftwege. Bd. 60, H. 3—4. — Über die Bedeutung der Syphilis für die Pathologie der Otosklerose. Monatsschr. f. Ohrenheilk. u. Laryngo-Rhinol. Nr. 5. 1910. — Über die Erkrankungen des inneren Ohres und deren Beziehungen zur Wassermann schen Serumreaktion. Monatsschr. f. Ohrenheilk. u. Laryngo-Rhinol. Bd. 44, H. 1. (1910.)

Beckers: Zur Serodiagnostik der Syphilis. Münch. med. Wochenschr. Nr. 11, S. 551—552. 1909.

Bendig: Diagnostischer Wert der Wa-R. Dermatol. Wochenschr. 1915.

Beneke: Zur Wassermann schen Syphilisreaktion. Berl. klin. Wochenschr. Nr. 15, S. 730 bis 731. 1908.

Benner: Serologische und bakteriologische Untersuchungen zur Frage der Lues. Inaug.-Diss. Straßburg 1911.

Bergmann: Erfahrungen mit der Wa-R. Med. Klinik Nr. 33, S. 1238—1241. 1909.

Bergeron und Jouffroy: „Réactivation" der Wa-R durch Schwefel und Hg. Presse méd. 1917. (Ref. Dermatol. Wochenschr. S. 636. 1918.)

Bering: Die praktische Bedeutung der Serodiagnostik bei Lues. Münch. med. Wochenschr. Nr. 48, S. 2476—2479. 1908. — Über Syphilis congenita. Med. Ges. Kiel. 4. Nov. 1909. Ref. Münch. med. Wochenschr. Nr. 51, S. 2664—2665. 1909. — Was leistet die Seroreaktion für die Diagnose, Prognose und Therapie der Syphilis. Arch. f. Dermatol. u. Syphilis, Orig. Bd. 98, H. 2—3, S. 301—322. 1909. — Welche Aufschlüsse gibt uns die Seroreaktion über das Colles-Baumes sche und das Profeta sche Gesetz ? Dtsch. med. Wochenschr. Nr. 5, S. 219—221. 1910. — Über das Schicksal hereditär-syphilitischer Kinder. Arch. f. Dermatol. u. Syphilis, Orig. Bd. 106, S. 17—42.

Bernheim-Karrer: Demonstration eines Falles von hereditärer Syphilis in der 2. Generation. Mit Disk. Zürich. Ärzteverein. 26. Febr. 1916. Ref. Med. Klinik. Nr. 27. S, 735. 1916.

Beron: Diagnostische Bedeutung. Dermatol. Wochenschr. Bd. 63, S. 891. 1916.

Bertin et Gayet: Syphilis héréditaire et réaction de Wassermann. Rev. de méd. Nr. 9, p. 757. 1910.

Bertin et Petit: Le sérodiagnostic de la syphilis. Echo méd. Lille. p. 656. 1908.

Besancon et Gastinel, Positiver Wassermann in einem Pleuraexsudate. Bull. méd. S. 885. 1912.

Besche, de: Den Wassermannske syfilisreaktion. Norsk Magaz. f. Laegevidenskaben. S. 1095—1110. 1909. — Wassermanns Serodiagnose mit Leichenserum. Berl. klin. Wochenschr. Nr. 26, S. 1259. 1910.

Best: Serumreaktion bei luetischen Augenerkrankungen. Ges. f. Natur- u. Heilk. Dresden. 23. Jan. 1909. Ref. Münch. med. Wochenschr. Nr. 17, S. 884. 1909.

Bettencourt: Sérodiagnostic de la syphilis. Arch. do real. Instit. bact. Lissabon 1908. Ref. Zentralbl. f. Bakteriol., Parasitenk. u. Infektionskrankh., Abt. I, Orig. Nr. 17, S. 545. 1909.

Biach: Psoriasis vulgaris und Wa-R. Wien. med. Wochenschr. Nr. 20. 1910.

Biehler und Eliasberg: Komplementablenkungsversuche bei Lepra. Leprakonferenz. Bergen 1909. Ref. Monatsschr. f. Dermatol. Bd. 49, Nr. 7. 1909. — Komplementbindung bei Lepra mit leprösem Antigen. Dtsch. med. Wochenschr. Nr. 7, S. 304—305. 1911.

Bimfel: Zur Serodiagnostik in der Geburtshilfe. Wien. klin. Wochenschr. Nr. 36, S. 1238. 1909.

Birnbaum: Wa-R bei weichem Schanker. Dermatol. Zeitschr. Juli. 1921.

Bittorf: Wa-R bei Flecktyphus. Münch. med. Wochenschr. Nr. 46. 1916.

Bizzozero: Über den Einfluß der Jodkalibehandlung auf die Wa-R. Med. Klinik. Nr. 31, S. 1222. 1910 und Giorn. R. acad. med. Torino. Bd. 73.

Björkenheim: Syphilis, Serodiagnostik mit Rücksicht auf Lues congenita. Prakt. Ergebn. d. Geburtsh. u. Gynäkol. Jg. 3, S. 83—116. Finska läkaresalskapets Handlingar. Jan. bis März 1911.

Blanck: Die Bewertung der Wa-R für die Behandlung der Syphilis. Berl. klin. Wochenschr. Nr. 36, S. 1652—1654. 1909.

Blaschko: Berl. med. Ges. 19. Febr. 1908. Ref. Dtsch. med. Wochenschr. Nr. 11, S. 480. 1908. — Die Bedeutung der Serodiagnostik für die Pathologie und Therapie der Syphilis. Berl. klin. Wochenschr. Nr. 14, S. 694—699. 1908. — Die Bedeutung der Serodiagnostik der Syphilis für die Praxis. Med. Klinik. Nr. 31, S. 1179—1182. 1908. — Über die klinische Verwertung der Wa-R. Dtsch. med. Wochenschr. Nr. 9, S. 383—390. 1909. — Die Serodiagnostik der Syphilis. XVI. internat. Med. Kongr. Sektion XIII. S. 55—73. — Betrachtungen über die individuelle Prognostik bei Syphilis. Arch. f. Dermatol. u. Syphilis, Orig. Bd. 113, S. 143—168. 1912. — Berl. med. Ges. 8. Juni 1910. Ref. Berl. klin. Wochenschr. Nr. 26, S. 1246. 1910. — Wa-R. bei Infektionsverdacht. Dtsch. med. Wochenschr. Nr. 42. 1918. — Naturheilung und medikamentöse Heilung der Syphilis. Berl. klin. Wochenschr. Nr. 41. 1921.

De Blasi, Dánte: Sulla deviatione del complemento nella malaria umana. Ann. d'ig. (nuove serie). Vol. 17, p. 677.

Bloombergh: Wa-R bei Lepra und Yaws Philippine Journ. Bd. 6. Ref. Dermatol. Wochenschrift S. 1053, 1912.

Blumenfeld: Serodiagnostik bei Syphilis. Wien. klin. Wochenschr. S. 966. 1908.

Blumenthal: Serumdiagnose bei Syphilis. Ges. d. Charitéärzte. 19. Dez. 1907. Ref. Berl. klin. Wochenschr. Nr. 11, S. 572. 1908. — Über 3000 Fälle von Wa-R. Ver. d. Ärzte Halle a. S. 15. Dez. 1909. Ref. Med. Klinik. Nr. 5, S. 197—198. 1910. — Serodiagnose der Syphilis. Dermatol. Zeitschr. Bd. 17, H. 1—2. 1910. — Über die Bedeutung der Wa-R bei der Syphilis während der ersten der Infektion folgenden Jahre. Dermatol. Zeitschr. Bd. 96, S. 154. — Berl. dermatol. Ges. 10. Dez. 1912. Ref. Dermatol. Zeitschr. Nr. 3. 1913.

Blumenthal und Roscher: Über die Bedeutung der Wa-R bei der Syphilis während der ersten der Infektion folgenden Jahre. Med. Klinik. Nr. 7, S. 241—244. 1909.

Blumenthal und Wile: Über komplementbindende Stoffe im Harn Syphilitischer. Berl. klin. Wochenschr. Nr. 22, S. 1050—1051. 1908.

Boas: Betydningen af Wa-R for Behandlingen af Syfilis. Hospitalstidende. Nr. 10, S. 308 bis 312. 1909. — Die Bedeutung der Wa-R für die Therapie der Syphilis. Berl. klin. Wochenschr. Nr. 13, S. 588—589. 1909. — Wa-R. Habilitationsschrift. Kopenhagen 1910 u. dsgl. 2. Aufl. Berlin 1914. — Wa-R, beleuchtet durch ca. 4000 Fälle. Nord. med. Arch. Abt. II, Anhang, S. 40—46. 1911. — Wa-R bei Syphilis ignorée. Dermatol. Wochenschr. S. 581. 1918. — Serologische Rezidive nach Abortivkuren. Dermatol. Wochenschr. Bd. 63, Nr. 37. — Wie spät nach der Infektion wird die Wa-R positiv? Hospitalstidende 1920. Ref. Dermatol. Zeitschr. Aug. 1921. — Antwort an Hess-Taysen. Ugeskrift f. Laeger. Jg. 83. 1921. (Ref. Zeitschr. f. Haut- u. Geschlechtskrankh. III, 6.)

Boas und Eiken: Die Bedeutung der Wa-R mit Leichenblut ausgeführt. Arch. f. Dermatol. u. Syphilis, Orig. H. 2, Bd. 116, S. 313—324. 1913 und Hospitalstidende. Nr. 32. 1913.

Boas und Hauge: Zur Frage der Komplementablenkung bei Scarlatina. Berl. klin. Wochenschrift. Nr. 34, S. 1566—1567. 1908.

Boas und Lind: Untersuchungen der Spinalflüssigkeit bei Syphilis ohne Nervensymptome. Zeitschr. f. d. ges. Neurol. u. Psychiatr., Orig. S. 689—691. 1911. Hospitalstidende. 1911.

Boas und Petersen: Wa-R med. Serum fra narkotiserede Patienter. Hospitalstidende. Nr. 16. 1911.

Bobini: Etude sur la syphilis postconceptionelle et l'hérédité syphilitique. Paris 1912.

Bock: Wa-R und Aortenerkrankungen. Med. Klinik. Nr. 17. 1920.

Bofinger: Wa-R bei syphilitischen und nichtsyphilitischen Krankheiten. Dtsch. militärärztl. Zeitschr. Nr. 10. 1913.

Böhm: Malaria und Wa-R. Dtsch. tropen-med. Ges. Ref. Münch. med. Wochenschr. Nr. 16, S. 829. 1909. — Malaria und die Wa-R. Malaria, Internat. Arch. Bd. 1, H. 3, 1909.

Bohne: Die Bedeutung der Wa-R für den Gerichtsarzt. Vierteljahrsschr. f. gerichtl. Med. u. öff. Sanitätsw. Bd. 45. 1913. Suppl.-H. 1, S. 34—40. Ref. Münch. med. Wochenschr. Nr. 23, S. 1281. 1913. — Diskussion. Ärztl. Ver. Hamburg. 11. März 1913. Ref. Dtsch. med. Wochenschr. Nr. 12, S. 670. 1913.

Bois, du: Wa-R chez les peladiques. Ann. de dermatol. et de syphiligr. p. 554—559. 1910.

Boisseau et Prat: Syphilis héréditaire dystrophique (osseuse et oculaire) de seconde génération. Réaction de Wassermann positive. Ann. de dermat. et de syphiligr. p. 331—339. 1911.

Bolduan: The Development and Character of the Wassermann Test. Journ. of the Americ. med. assoc. Vol. 51, p. 1894. 1908.

Borelli e Messineo: La reazione del Wassermann con vari liquidi organici e col siero de vesicatori. Acad. med. Torino. 14. Mai 1909. Ref. Zeitschr. f. Immunitätsforsch. u. exp. Therap., Orig. Bd. 1, S. 427—428. — Über den Einfluß des Arsens und des Merkur auf die Wa-R und ihren therapeutischen Wert bei der Syphilis. Biochem. e terap. sperim. Anno II. Fasc. II.

BORMANN: Der praktische Wert der Wa-R. Petersb. med. Wochenschr. Nr. 20. 1910.

BORZESKI: Bedeutung der Wa-R für die Behandlung der Syphilis. Przeglad lekarski. 1. 1913. Ref. Dtsch. med. Wochenschr. Nr. 10, S. 478. 1913.

BOSELLINI: Die Wa-R nach Verabreichung von Salvarsan. Gazz. internaz. di med., chirurg., ig. etc. Nr. 47. 1911.

BRAENDLE: Die Wa-R und ihre Bewertung. Dtsch. Ärzte-Zeit. H. 9. 1911.

BRAUER: In welcher Weise wirkt das Quecksilber bei der antiluetischen Behandlung auf den Ausfall der Seroreaktion. Münch. med. Wochenschr. Nr. 17, S. 905. 1910. — Über die Serodiagnose der Syphilis usw. Samml. zwangl. Abh. a. d. Geb. d. Dermatol., d. Syphilidol. u. d. Krankh. d. Urogenitalappar. Bd. 2, H. 1.

BRAUN: Wert der Wa-R. Wien. med. Wochenschr. Nr. 7. 1910.

BREZOWSKY: Erfahrungen mit der Wa-R. Ref. Monatsschr. f. Dermatol. Nr. 7, S. 335. 1909. — Weitere Mitteilungen über die Serumreaktion bei Syphilis. Internat. med. Kongr. Budapest 1909. Ref. Monatsschr. f. Dermatol. Bd. 51, Nr. 4, S. 167. 1910.

BROEMAN: Wa-R from the clinician's point of view. American Journ. of syph. Bd. VI. 1922. (Ref. Zentralbl. f. Haut- u. Geschlechtskrankh. VII. 1.)

BROWNING and MC KENZIE: The Biological Syphilis-reaction, its significance and method of application. Lancet Nr. 4474, S. 1521—1524. 1909. — Die Wa-R bei mit Trypanosomen von Nagana infizierten Kaninchen usw. Journ. of pathol. a. bacteriol. Bd. 15, S. 82. 1911.

BRUCK, C.: Die Serodiagnostik der Syphilis nach WASSERMANN, NEISSER und BRUCK. Arch. f. Dermatol. u. Syphilis, Orig. Bd. 41, S. 337—354. 1908. — Über die klinische Verwertbarkeit der Komplementbindungsreaktion. Dtsch. med. Wochenschr. Nr. 50, S. 2178. 1908. — Die Serodiagnose der Syphilis. Berlin 1909. S. 1—166. — Die Serodiagnose der Syphilis. Berl. klin. Wochenschr. Nr. 7, S. 298. 1910. — Über das angebliche Vorkommen der Syphilisreaktion bei Psoriasis vulgaris. Wien. klin. Wochenschr. Nr. 19, S. 704. 1910. — Über die Verwertbarkeit von Leichenseren. Fol. serol. 1910. — Wa-R bei Ulcus molle. Dermatol. Ges. Hamburg-Altona 1919. (Dermatol. Wochenschr. S. 535. 1919.) — Über den Einfluß von Salvarsanexanthemen auf den Verlauf der Syphilis. Berl. klin. Wochenschr. Nr. 20. 1921.

BRUCK, C. und COHN: Scharlach und Serumreaktion auf Syphilis. Berl. klin. Wochenschr. Nr. 51, S. 2268—2269. 1908.

BRUCK, C. und GESSNER: Über Serumuntersuchungen bei Lepra. Berl. klin. Wochenschr. Nr. 13, S. 589—590. 1909.

BRUCK, C. und STERN: Die WASSERMANN-A.-NEISSER-BRUCK sche Reaktion bei Syphilis. Dtsch. med. Wochenschr. Nr. 10, S. 401—404; Nr. 11, S. 459—461; Nr. 12, S. 504—508. 1908. — Quecksilber und Syphilisreaktion. Wien. klin. Wochenschr. S. 535. 1910.

BRUCK, FR.: Die Wertlosigkeit der positiven Wa-R für die lokale Diagnose. Med. Klinik. Nr. 32, S. 1318. 1912.

BRÜCKNER et GALASESCO: Syphilis et insuffisance aortique. Soc. de Biol. 15. u. 22. Jan. 1910. Ref. Semaine méd. Nr. 5, p. 57. 1910.

BRÜGGEMANN: Beitrag zur Serodiagnose maligner Tumoren. Mitt. a. d. Grenzgeb. d. Med. u. Chirurg. Bd. 25, H. 5.

BRÜNNER: Wa-R am Gebärbett. Monatsschr. f. Geburtsh. u. Gynäkol. Bd. 57. 1922.

BRUHNS: Moderne Syphilisbehandlung. Med. Klinik. Nr. 26. 1912. — Die Heranziehung der Wa-R, Spinalpunktion und Kutanreaktion für die Behandlung der Spätsyphilis. Med. Klinik. Nr. 11, S. 281. 1916. — Über unbewußte Spätsyphilis nebst Mitteilungen über Ausfall der Wa-R an 1800 angeblich nicht mit Syphilis infizierten Menschen. Berl. klin. Wochenschr. Nr. 30, S. 833. 1916.

BRUHNS und HALBERSTAEDTER: Zur praktischen Bedeutung der Serodiagnostik bei Syphilis. Berl. klin. Wochenschr. S. 149—152. 1909.

BULSON: Die NOGUCHI sche Serumreaktion für Syphilis als Hilfsmittel zur Diagnose der Syphilis in der Augenheilkunde. Journ. of the Americ. med. assoc. S. 181. 1910.

BUNZEL: Untersuchungen auf komplementbindende Substanzen im Blut von Schwangeren und Wöchnerinnen. Kongr. d. dtsch. Ges. f. Gynäkol. Straßburg 2.—5. Juni 1909. Ref. Dtsch. med. Wochenschr. Nr. 28, S. 1253. 1909. — Zur Serodiagnostik der Lues in der Geburtshilfe. Wien. klin. Wochenschr. Nr. 36, S. 1230—1232. 1909. — 210 Fälle von Schwangeren und Wöchnerinnen und die Wa-R. Münch. med. Wochenschr. Nr. 30, S. 1562. 1909.

Burmeister: Paroxysmale Hämoglobinurie und Syphilis. Zeitschr. f. klin. Med. Bd. 22. 1921.

Busch: Wassermannsche Seroreaktion bei nervöser Schwerhörigkeit und Otosklerose. Passow-Schaefer: Beitr. z. Anat., Physiol., Pathol. u. Therap. d. Ohr., d. Nase u. d. Hals. Bd. 3, H. 1—2, S. 42. 1909. — Wa-R bei nervöser Schwerhörigkeit und Otosklerose. Berl. otolog. Ges. 14. Mai 1909. Ref. Berl. klin. Wochenschr. Nr. 24, S. 1140. 1909. — Erwiderung auf die Arbeit Zanges: Chronische progressive Schwerhörigkeit und Wa-R. Zeitschr. f. Ohrenheilk. u. f. Krankh. d. Luftwege. Bd. 62, H. 4, S. 371—374. 1911.

Buschke: Diagnose und Therapie der Syphilis auf Grund der neueren Forschungsergebnisse. Berl. klin. Wochenschr. Nr. 19. 1910. — Serodiagnostische Methode nach Wassermann, Neisser-Bruck. Lehrb. d. Haut- u. Geschlechtskrankh. von Rieke.` II. Aufl.

Buschke und Freymann: Über den Einfluß von Salvarsanexanthemen auf die Wa-R. Med. Klinik. Nr. 30. 1921.

Buschke und Harder: Über die provokatorische Wirkung von Sublimatinjektionen und deren Beziehungen zur Wa-R bei Syphilis. Dtsch. med. Wochenschr. Nr. 26, S. 1139 bis 1142. 1909.

Buschke und Zimmermann: Wa-R im Inhalte von Kantharidenblasen. Med. Klinik. Nr. 27. 1913.

Butler: The specificity of complement fixation. Journ. of the Americ. med. assoc. Nr. 50, S. 1988. 1908. — The serum diagnosis of syphilis and its clinical value. New York med. Journ. Nr. 5, S. 207—213. 1909. — Untersuchungen an tropischen Ulzera mittels der Wa-R. 3. Kongr. d. Ostasiat. Tropenmed. Ges. Saigon. 8.—15. Nov. 1913. Ref. Münch. med. Wochenschr. Nr. 3, S. 159. 1914.

Buys, de: Wa-R und Lues hered. Americ. Journ. of dis. of childr. Bd. 5.

Caan: Über Komplementablenkung bei Hodgkinscher Krankheit. Münch. med. Wochenschr. Nr. 19, S. 1002. 1910. — Über Komplementablenkung bei Karzinom. Münch. med. Wochenschr. Nr. 14, S. 731—732. 1911.

Caffarna: Rachitis und Wa-R. Gazz. d. osp. e d. clin. Nr. 61. 1912.

Calcar, v.: Zur Serodiagnose der Syphilis. Berl. klin. Wochenschr. Nr. 4, S. 178. 1908.

Caldera und Gaggia: Ein Beitrag zur Serodiagnose der Stinknase. Arch. f. Laryngol. u. Rhinol. Bd. 26, S. 45—48.

Calmette, Breton et Couvreur: Application pratique de la réaction de Wassermann du diagnostic de la syphilis chez les nouveau-nés. Semaine méd. Nr. 9, S. 106. 1911.

Campa: Die Syphilisdiagnose und die Wa-R. Rev. espan. de urol. y de dermatol. Bd. 14, Nr. 157.

Campana: Serodiagnose der Syphilis mit Urin. Rif. med. Nr. 34. 1908.

Candler and Mann: Relability of the results obtained by the Wa-R on serum and cerebrospinal fluids, obtained post mortem. Brit. med. Journ. Nr. 2671, S. 537—539. 1912.

Capelli: Area celsi und Syphilis. Monatsschr. f. pr. Dermatol. Bd. 55, S. 1311. 1912.

Capelli e Gavazzeni: Über den praktischen Wert der Wa-R. Riv. crit. di clin. med. Vol. 10, Nr. 28. Ref. Monatsschr. f. Dermatol. Nr. 5, S. 230. 1909.

Carle: Deuxième note sur l'influence comparée des générateurs dans l'hérédo syphilis. Ann. de dermatol. et de syphiligr. p. 72—84. 1911.

Carletti: Wa-R und Pellagra. Gazz. d. osp. e d. clin. Nr. 69. 1911.

Carthy, Mc.: The early diagnosis of syphilis. Journ. of ment. science Dublin. p. 81 89. 1911.

Casoni: Einfluß von Medikamenten auf die Wa-R. Rif. med. Nr. 40. 1910.

Cassoube: Verschiedener Ausfall der Wa-R bei Zwillingen. Bull. de la soc. de péd. de Paris. 3. p. 179. 1913. Ref. Berl. klin. Wochenschr. Nr. 20, S. 935. 1913. — Wa-R beim Kind und — bei der Mutter. Bull. de la soc. de péd. de Paris. p. 166. 1914. Ref. Berl. klin. Wochenschr. Nr. 21, S. 990. 1914.

Castelli: Technic of the Wa-R: Its practication, application with reference to diagnosis, prognosis and treatment of nervous disease. Journ. of the Americ. med. assoc. Vol. 51, Nr. 22, p. 1894. 1908. — The Wa-R. Journ. of the Americ. med. assoc. Vol. 53, p. 936. 18. Sept. 1909.

Castor et Girauld: Sérodiagnose chez un malade atteint de chancre syphilitic de l'amygdale. Presse méd. p. 347. 1908.

Cavini: Beitrag zur Frage des praktischen Wertes der Wa-R. Il policl. Febr. 1911.

Cherry: An explanation of the positive Wa-R following some cases of anestesia. New York med. Journ. p. 230—232. 1912.

CHIARI: Über Morbus Banti. Prag. med. Wochenschr. Nr. 24. 1902.

CHISLET: Syphilis and congenital mental defect. Journ. of ment. science. Bd. 57.

CHLENOFF: Serumdiagnose der Syphilis. Russk. Wratsch. 1908.

CHMELNITZKY: Die Serodiagnose der Syphilis. Prakt. Wratsch. Nr. 43—44. 1908. Ref. Fol. serol. S. 233. 1909.

CHRISTIAN: Seradiagnosis of syphilis. Boston med. a. surg. Journ. Vol. 159, p. 307. 1908. Ref. Fol. serol. Bd. 1, H. 5. 1908.

CHRISTIANSEN, J. NEY: Wa-R bei sekundärer Lues. Hospitalstidende 1921. Ref. Zeitschr. f. Haut- u. Geschlechtskrankh. II, 3/4.

CHURCHILL: Wa-R bei Kindern. Americ. Journ. of dis. of childr. Juni 1912.

CIPOLLA: Klinischer Beitrag zur Wa-R. Monatschr. f. Dermatol. Bd. 51. H. 9, S. 411. 1910.

CITRON: Die Serodiagnostik der Syphilis. Berl. klin. Wochenschr. Nr. 43, S. 1370—1373. 1907. — Erwiderung auf die Bemerkungen E. WEILS. Dtsch. med. Wochenschr. Nr. 43, S. 1790—1791. 1907. — Erwiderung auf die Arbeit von WEIL und BRAUN: Über Antikörper bei Lues, Tabes und Paralyse. Berl. klin. Wochenschr. Nr. 50, S. 1629. 1907. — Demonstration einer neuen Methode zur Serodiagnostik der Lues. Berl. med. Ges. 19. Febr. 1908. Ref. Berl. klin. Wochenschr. Nr. 9, S. 469—470. 1908. — Die Bedeutung der modernen Syphilisforschung für die Bekämpfung der Syphilis. Berl. med. Ges. 26. Febr. 1908. Ref. Berl. klin. Wochenschr. Nr. 10, S. 518—522. 1908. — Bemerkungen zu dem Aufsatz FR. LESSERS: Zu welchen Schlüssen berechtigt die Wa-R? Med. Klinik. Nr. 12, S. 418. 1908. — Über Aorteninsuffizienz und Lues. Berl. klin. Wochenschr. Nr. 48, S. 2142—2146. 1908. — Komplementbindung. EULENBURGS Realenzyklopädie. 4. Aufl. 1908. — Klinische Bakteriologie, Protozoologie und Immunodiagnostik in BRUGSCH-SCHITTENHELM: Lehrbuch der klinischen Untersuchungsmethoden. 1908. — Über die Grundlagen der biologischen Quecksilbertherapie der Syphilis. Med. Klinik. Nr. 3, S. 86—91. 1909. — Verein der Ärzte Wiesbaden. 23. April 1909. Ref. Berl. klin. Wochenschr. Nr. 34 S. 1589. 1909. — Internat. Kongr. Budapest. Sektion f. inn. Med. 30. Aug. 1909. Ref. Münch. med. Wochenschr. Nr. 37 S. 1916. 1909. — Disk. Berl. med. Ges. 15. Juni 1910. Ref. Berl. klin. Wochenschr. Nr. 26, S. 1248. 1910. — Die Bedeutung der Wa-R für die Therapie der Syphilis. Therap. Monatsh. Juli 1911. — Zur Therapie der Angina Plaut-Vincenti. Berl. klin. Wochenschr. Nr. 14, S. 627—629. 1913. — Disk. Med. Ges. Berlin. Ref. Med. Klinik. Nr. 12. 1914. — Die Bedeutung der biologischen Reaktion für die Diagnose und Therapie der Syphilis (Wa-R). 85. Vers. d. Naturf. u. Ärzte. Wien 21.—27. Sept. 1913. Ref. Dtsch. med. Wochenschr. Nr. 44, S. 2173. 1913.

CIUFFO: Sul alcun prop. biol. del sangue de sifilitico. Giorn. ital. malatt. vener. e d. pelle. 1908. Ref. Dermatol. Zentralbl. Nr. 25. 1909.

CIUFFO und USUOLLI: Klinische und experimentelle Untersuchungen über die Wa-R. Biochem. e terap. sperim. Jg. 1, Nr. 9.

CLAUSEN: Ätiologische, experimentelle und therapeutische Beiträge zur Kenntnis der Keratitis interstitialis. Graefes Arch. f. Ophthalmol. Bd. 83, H. 3.

CLEMENGER: The diagnosis of syphilis by some laboratory methods. Brit. med. Journ, p. 377. 1909.

CLEMENS: Med. Ges. in Chemnitz. 25. Nov. 1909. Ref. Münch. med. Wochenschr. Nr. 8. S. 430. 1910.

CLOUGH: Klinische Erfahrungen mit der Wa-R am John Hopkins-Hospital. Bull. of Johns Hopkins hosp. Nr. 228. 1910. Ref. Zentralbl. f. Chirurg. 9. 1910.

COENEN: Die praktische Bedeutung des serologischen Syphilisnachweises in der Chirurgie Bruns Beitr. z. klin. Chirurg. Bd. 56, H. 1—2, S. 265—295. 1908. — Die W.-N.-B.-Syphilisreaktion im Dienste der Chirurgie. Payr-Küttners Ergebn. d. Chirurg. u. Orthop. Bd. 3. (1911.)

COHEN: Die Serodiagnose der Syphilis in der Ophthalmologie. Berl. klin. Wochenschr. Nr. 18, S. 877—882. 1908. — The value of the serodiagnosis in ophthalmology. Arch. of ophthalmol. Vol. 39, p. 93. 1910.

COHN: Kritische Bemerkungen zur praktischen Verwertung des WASSERMANNschen Verfahrens. Berl. klin. Wochenschr. Nr. 36, S. 1681. 1910. — Disk. in Berl. med. Ges. 15. Juni 1910. Ref. Berl. klin. Wochenschr. Nr. 26, S. 1247. 1910.

COLLINS and SACHS: The value of the Wa-R in cardiac and vascular disease. Americ. Journ. of the med. sciences. Nr. 450, S. 344—350. 1909.

CONRADI und SKLAREK: Provokation der Wa-R in der Latenz. Kongr. f. inn. Med. 1921.
CONSTANTINI: Le détournement du complement dans l'infection syphilitique. Polich. séz. méd. 1908. Ref. Fol. serol. Nr. 5. 1908.
CONTINO: Recherches des anticorps syphilitiques dans les larmes de syphilitiques ayant des manifestations oculaires. La clin. ocul. Juni 1911.
CORBUS: Zwei Jahre Erfahrung mit der Wa-R in der Praxis. Journ of Americ. med. assoc. p. 849. 1910. — Vierjährige Erfahrung mit der Wa-R in der Praxis. Journ. of the Americ. med. assoc. Okt. 1912.
COVISA und PINEDA: 3000 Wa-R. Actas dermo-sifilogr. Jg. 14. 1922. (Ref. Zentralbl. f. Haut- u. Geschlechtskrankh. V, 3.)
CRAIG: Die Auslegung der Resultate der Wa-R. Journ. of the Americ. med. assoc. Chicago 8. 1913. Ref. Münch. med. Wochenschr. Nr. 22, S. 1224. 1913. — Ergebnisse an 18000 Serumuntersuchungen. Americ. Journ. of the med. sciences. 1915. Ref. Dermatol. Wochenschr. S. 61. 1916.
CRAIG und NICHOLS: Die Wirkung des Alkoholgenusses auf den Ausfall der Wa-R bei Syphilis. Journ. of the Americ. assoc. med. p. 474. 1911.
CRONQUIST: Über Pemphigus vegetans. Arch. f. Dermatol. u. Syphilis, Orig. Bd. 106, S. 143—182. — Welche Urteile sind wir berechtigt auf Grund der Ergebnisse der Wa-R über COLLES' und PROFETAS Gesetze zu fällen ? Arch. f. Dermatol. u. Syphilis, Orig. Bd. 115, S. 1—9. Svenska Läkartidningen. S. 137—147. 1913.
CRUICKSHANK, J. N.: Syphilis as a cause of ante-natal death. Brit. med. Journ. Nr. 3222. 1922. (Ref. Zentralbl. f. Haut- u. Geschlechtskrankh. VII. 2.)
CSIKI und ELFER: Über die Wirkung des Sublimats bei der Wa-R. Wien. klin. Wochenschr. Nr. 24. 1910.
CUMMING und DEXTER: Die Beziehungen zwischen Aortitis und Syphilis und die Wichtigkeit der Diagnose. Journ. of the Americ. med. assoc. 10. Aug. 1912.
CUMMING and SMITHIES: Deviation of complement with failure of complete haemolysis (Wa-R) in certain non syphilitic human sera. Journ. of the Americ. med. assoc. p. 1330. April 1909.
DANDOIS: Lupus vegetans mit positiver Wa-R. Soc. belge de dermatol. 1914.
DANIÉLOPOLU: Séroréaction de la syphilis dans les affections de l'aorte et des artères. Cpt. rend. p. 971—982. 1908.
DANIELS: Über die Spezifität der Wa-R. Nederlandsch Tijdschr. v. Geneesk. Nr. 24. 1911.
DAVIS: Serumdiagnosis of syphilis. Brit. Journ. of dermatol. Nr. 1. 1909.
DAX: Über PAGET sche Knochenerkrankung. Verh. d. Ver. bayr. Chirurg. 3. Vers. München. 12. Juli 1913. Beitr. z. klin. Chirurg. Bd. 88, S. 643. (1914.)
DAY und MC NUTT: Verbreitung der Syphilis. Americ. Journ. of syphilis. 1919. Ref. Dermatol. Wochenschr. Nr. 45. 1921.
DEAN: An examination of the blood serum of idiots by the Wa-R. Lancet. Nr. 4534, S. 227. 1910. — Über die Serumdiagnose der Syphilis. Roy. soc. of med. 15. Febr. 1910. Ref. Berl. klin. Wochenschr. Nr. 14, S. 656. 1910.
DEBOVE: Aortainsuffizienz. Latente Syphilis. Journ. de prat. Nr. 17. 1910. — La Wa-R. Quinzaine thérap. p. 501—507. 1911.
DELBANCO: Disk. Ärztl. Ver. Hamburg. 25. März 1913. Ref. Dtsch. med. Wochenschr. Nr. 29, S. 1435. 1913. — Wann setzt die sekundäre Lues ein ? Dermatol. Wochenschr. Bd. 70, S. 18.
DEIBANCO und ZIMMERN: Häufung negativer Serumreaktion bei sekundärer Lues. Med. Klinik. 16. 1921.
DELISLE: Serodiagnose der Syphilis. Wa-R. Med. rec. Nr. 6. 1910.
DELTA: Wa-R bei Flecktyphus. Zentralbl. f. Bakteriol., Parasitenk. u. Infektionskrankh. Abt. I, Orig. Bd. 76. 1916.
DEMBROW, ASSMANN und FABRY: Die Wa-R. Arch. f. Dermatol. u. Syphilis, Orig. Bd. 105, S. 325—326.
DENEKE: Aortainsuffizienz. Ärztl. Ver. in Hamburg. 1. Juni 1909. Ref. Münch. med. Wochenschr. Nr. 24, S. 1259. 1909. — Zur Klinik der Aortitis luetica. Dermatol. Wochenschr. Bd. 21, S. 348—363. — Über syphilitische Aortenerkrankung. Dtsch. med. Wochenschr. Nr. 10, S. 441—447. 1913.
DETRE: Über den Nachweis von spezifischen Syphilisantisubstanzen und deren Antigenen bei Luetikern. Wien. klin. Wochenschr. Nr. 21, S. 619—620. 1906.

DETRE und BREZOWSKY: Die Serumreaktionen der Syphilis. Wien. klin. Wochenschr. Nr. 49, S. 1700—1704 u. Nr. 50, S. 1743—1747. 1908.

DÉTRÉ et SAINT-GÉRON: Sur le pouvoir hémolytique du sérum des enfants en bas âge etc. Semaine méd. p. 119. 1912.

DIEBALLA, V.: Heredodegeneration und kongenitale Lues. Dtsch. Zeitschr. f. Nervenheilk. Bd. 37, S. 149—160. 1909.

DOHI: Über den Einfluß von Heilmitteln auf die Immunsubstanzen des Organismus. Zeitschr. f. exp. Pathol. u. Therap. Bd. 6, S. 171. 1909. — Über die hämolytische Wirkung des Sublimats. Zeitschr. f. exp. Pathol. u. Therap. Bd. 5, S. 626. 1909.

DOHI und ITO: Med. Ges. in Tokio. Ref. Dtsch. med. Wochenschr. Nr. 41, S. 1816. 1909.

DOMINICI: Wa-R dopo le cloronnarcosi, eteronarcosi e rachianestesie. Policlinico, sez. chirurg. Bd. 29. 1922. (Ref. Zentralbl. f. Haut- u. Geschlechtskrankh. V, 1—2.)

DOMMER: Wa-R ohne Lues. Ges. f. Natur- u. Heilk. Dresden. 18. u. 25. Okt. 1913. Ref. Dtsch. med. Wochenschr. Nr. 3, S. 159. 1914.

DONAGH: Die Wa-R vom Standpunkte der Praxis aus betrachtet. Lancet. 2. April 1910. — Der Wert der Wa-R. Brit. Journ. of dermatol. Mai 1910. — The action of salvarsan and neosalvarsan on the Wa-R. Brit. med. Journ. Nr. 2684. — A rationel method of treating syphilis. Brit. med. Journ. Nr. 2693, S. 299—301.

DONATH: Bedeutung der Komplementreaktion. Berl. klin. Wochenschr. Nr. 7, S. 326. 1909. — Der heutige Stand der Serodiagnostik bei Syphilis. Ver. d. Ärzte Halle, 3. Febr. 1909. Ref. Münch. med. Wochenschr. Nr. 18, S. 946. 1909. — Über die Wa-R bei Aorteninsuffizienz und die Bedeutung der provokatorischen Quecksilberbehandlung für die serologische Diagnose der Lues. Berl. klin. Wochenschr. Nr. 45, S. 2015—2018. 1909. — Lues und Metalues des zentralen Nervensystems. Orvosi mjsag. Nr. 51. 1911.

DOWNS, MC KEAN: Wa-R in non-luetic cases. American journ. of med. sciences. Bd. 164. 1922. (Ref. Zentralbl. f. Haut- u. Geschlechtskrankh. VII. 5.)

DREESEN: Über das Vorkommen und die Bedeutung der Wa-R bei internen Erkrankungen. Med. Klinik. Nr. 51, S. 2067—2069. 1912.

DREUW: Über die Bewertung der Wa-R. Dtsch. med. Wochenschr. Nr. 4, S. 166—169. 1910. — Disk. in Berl. med. Ges. 15. Juni 1910. Ref. Berl. klin. Wochenschr. Nr. 26, S. 1249 bis 1250. 1910. — Wa-R und Prostituierten-Untersuchung. Dtsch. med. Wochenschr. Nr. 32, S. 1482—1483. 1911.

DREYER: Über Wa-R bei Bleivergifteten. Dtsch. med. Wochenschr. Nr. 17, S. 785—788. 1911. — Über die Latenzdauer der Wa-R. Med. Klinik. Nr. 18, S. 708. 1913.

DREYER und MEIROWSKY: Serodiagnostische Untersuchungen bei Prostituierten. Dtsch. med. Wochenschr. Nr. 39, S. 1698—1701. 1909.

DREYFUS: Die Bedeutung der modernen Untersuchungs- und Behandlungsmethoden für die Beurteilung isolierter Pupillenstörungen nach vorausgegangener Syphilis. Münch. med. Wochenschr. Nr. 30, S. 1647—1652. 1912. — Die Methoden der Untersuchung des Liquor cerebrospinalis. Münch. med. Wochenschr. Nr. 47. S. 2567—2570. 1912.

DUBOIS: Valeur clinique du sérodiagnostic. Ann. de la policlin. centr. de Bruxelles p. 94. 1908.

DUDUMI und SARATZEANO: Wa-R en Dermatologie. Ann. de dermatol. et de syphiligr. 1913.

DUFOUR: Maladie osseuse de Paget; Wa-R positive. Semaine méd. p. 45. 1913. — Hemichorée syphilitique. Semaine méd. Nr. 9, p. 104. 1913.

DUFOUR et BERTIN: Maladie osseuse de Paget. Ref. Berl. klin. Wochenschr. S. 660. 1913.

DUHOT: Bemerkungen zu der Kontrolle der Wa-R durch die Salvarsaninjektion. Ann. de la policlin. centr. de Bruxelles. Nr. 10. 1911.

DUJARDIN: Einige Betrachtungen über die Abortivbehandlung der Syphilis und den Wert der Wa-R als Wegweiser für die antisyphilitische Behandlung. Journ. de méd. de Bruxelles. Nr. 20. 1910. — Über Serodiagnostik der Geschwülste mittelst Komplementbindungsreaktion. Münch. med. Wochenschr. Nr. 2. 1912.

DULANCY, ANNA DEAN: Non specific cross-fixation of complement with Wa-R and Tuberculous Antigens. Americ. Rev., of tubercul. Vol. 6. 1922. (Ref. Zentralbl. f. Haut- u. Geschlechtskrankh. Bd. 6, H. 9—10.)

DURUPT: Spezifität der Wa-R. Presse méd. 1920. Ref. Dermatol. Wochenschr. Nr. 26a. 1921.

DUTOIT: Die ätiologische Bedeutung der Syphilis bei Augenkrankheiten. Dtsch. med. Wochenschr. Nr. 34, S. 1599—1601. 1912.

EHLERS: Den dansk-franske Spedalskhedsexpedition. Ugeskrift f. Laeger. Nr. 29, S. 813 bis 817. 1909.

EHLERS und BOURRET: Wa-R ved. Lepra. Ugeskrift f. Laeger. S. 1347—1352. 1909. — Reaction de Wassermann dans la lèpre. Bull de la soc. de pathol. exot. T. II, Nr. 9, p. 520—524. 1909.

EHRLICH, H.: Ein Beitrag zur Wa-R. Wien. med. Wochenschr. Nr. 22. 1910.

EHRMANN: Berl. med. Ges. 16. Juni 1909. Ref. Semaine méd. Vol. 25, p. 300. 1909.

EHRMANN und STERN, H.: Mitteilungen zur Wa-R. Berl. klin. Wochenschr. Nr. 7, S. 282 bis 285. 1910.

EHRMANN, S. und FALKENSTEIN: Über Lupus erythematodes. Arch. f. Dermatol. u. Syphilis. Bd. 141. H. 3. 1922.

EICH: Frankf. Zeitschr. f. Pathol. Bd. 7. 1911.

EICHELBERG: Die praktische Verwertbarkeit der Wa-R auf Lues und das Vorkommen derselben bei Scharlach. Münch. med. Wochenschr. Nr. 22, S. 1206. 1908. — Ärztl. Ver. Hamburg, 24. März 1908. Ref. Berl. klin. Wochenschr. Nr. 20, S. 980. 1908. — Ärztl. Ver. Hamburg, 17. Nov. 1908. Ref. Med. Klinik. Nr. 1, S. 35. 1909. — Med. Ges. Göttingen, 14. Jan. 1909. Ref. Dtsch. med. Wochenschr. Nr. 27, S. 1211. 1909. — Die Serumreaktionen auf Lues mit besonderer Berücksichtigung ihrer praktischen Verwertbarkeit für die Diagnostik der Nervenkrankheiten. Dtsch. Zeitschr. f. Nervenheilk. Bd. 36, S. 319—341. 1909. — Jahresvers. d. Dtsch. Ver. f. Psychol., 23. u. 24. April 1909. Ref. Allg. Zeitschr. f. Psychiatr. u. psych.-gerichtl. Med. Bd. 66, S. 685—659. 1909. — Praktische Bedeutung der WASSERMANN-NEISSERschen Serumreaktion auf Lues. Dtsch. med. Wochenschr. Nr. 27, S. 1211. 1909.

EICKE: Zur Sero- und Liquordiagnostik bei Syphilis. Dermatol. Zeitschr. S. 911. 1914. — Über das Positivwerden der Wa-R. Berl. dermatol. Ges. 1919. Ref. Dermatol. Wochenschr. S. 435. 1919. — Wa-R im Skleroseserum. Dermatol. Wochenschr. Bd. 66, S. 24. — Ulcus molle und Wa-R. Dermatol. Wochenschr. Bd. 72, S. 2.

EISENLOHR: Untersuchungen über die Ätiologie der Ozaena. Inaug.-Diss. Freiburg 1908. — Die Wa-R. bei Ozaena. Zeitschr. f. Ohrenheilk. u. f. Krankh. d. Luftwege. Bd. 57, H. 4, S. 401—410. 1909.

EISENSTADT: Die Bedeutung der Wa-R für Todesursachenstatistik und soziale Hygiene. Zeitschr. f. Versicherungsmed. Nr. 6. 1910.

EITNER: Über den Nachweis von Antikörpern im Serum eines Leprakranken mittelst Komplementbindung. Wien. klin. Wochenschr. Nr. 51, S. 1555—1557. 1906. — Zur Frage der Komplementbindungsreaktion auf Lepra. Wien. klin. Wochenschr. 1908. Nr. 20, S. 729.

ELDER: Die Nachbehandlung der Syphilis. Med. Rec. 7. Dez. 1912.

ELIAS: Über die Spezifizität der WASSERMANNschen Syphilisreaktion. Wien. klin. Wochenschrift. Nr. 18, S. 652. 1908.

ELIASBERG: Komplementablenkung bei Lepra mit syphilitischem Antigen. Dtsch. med. Wochenschr. Nr. 44, S. 1922—1923. 1909. — Über das Fehlen freien Komplementes im Blute Lepröser. Dtsch. med. Wochenschr. Nr. 7, S. 302—304. 1911. — Wa-R bei malignen Tumoren. Dtsch. Zeitschr. f. Chirurg. Bd. 124, H. 1—4, S. 133. 1913. — Wa-R bei Herzerkrankungen. St. Petersburger Zeitschr. 1913. Ref. Dermatol. Zeitschr. S. 1025. 1914.

ELLERMANN: Om Vurderingen af den Wa-R Styrke. Hospitalstidende. Nr. 5, S. 140—144. 1909. — Om Maalingen af den Wa-R. Hospitalstidende. Nr. 6, S. 171—172. 1909. — Den BORDET-GENGOU ske Reaktion ved Syfilis (Wa-R). Ugeskrift f. Laeger. Nr. 49, S. 1352—1356. 1909. — Svar til d'Hrr. BOAS og THOMSEN. Ugeskrift f. Laeger. Nr. 51, S. 418. 1909.

ELLIOT: Wa-R bei Kindern der ärmeren Klasse. Glasgow med. Journ. Nr. 5. 1914. Ref. Berl. klin. Wochenschr. Nr. 29, S. 1375. 1914.

ENGEL: Die Wa-R in der ärztlichen Praxis. Zeitschr. f. ärztl. Fortbild. S. 711. 1910.

ENGELHARDT: Zuverlässigkeit der Wa-R. Klin. Wochenschr. Nr. 35. 1922.

ENGELMANN: Ein Beitrag zur Serodiagnostik der Lues in der Geburtshilfe. Zentralbl. f. Geburtsh. u. Gynäkol. S. 85—89. 1909. — Isolierter Schleimhautlichen. Ärztl. Ver. Hamburg, 23. März 1909. Ref. Dtsch. med. Wochenschr. Nr. 37, S. 1633. 1909.

ENGMAN und BUHMAN: Bericht über die Wa-R bei 61 Syphilisfällen, die mit Salvarsan behandelt waren. Journ. of cut. dis. S. 256. 1912.

ENQUETE: Sur la reaction de Wa-R. Ann. de malad. vénér. Jg. 16. 1921. (Ref. Zentralbl. f. Haut- u. Geschlechtskrankh. Bd. 4, S. 3—4.)

ENGWER: Wa-R nach intravenöser Injektion von Jodnatrium. Münch. med. Wochenschr. Nr. 23. 1917.

ENSTE: Wa-R und Augenerkrankungen. Inaug.-Diss. Marburg 1917. Ref. Dermatol. Wochenschr. S. 756. 1920.

EPSTEIN: Wa-R in der Säuglingsfürsorge. Prag. med. Wochenschr. Nr. 45. 1913.

EPSTEIN und PRIBRAM: Studien über die hämolysierende Eigenschaft der Blutsera. Wirkung des Sublimats auf die komplexe Hämolyse und die Wa-R. Zeitschr. f. exp. Pathol. u. Therap. Bd. 7, H. 2, S. 549. 1909. — Zur Frage des Zusammenhanges zwischen Wa-R und Hg-Behandlung. Wien. klin. Wochenschr. S. 290. 1908.

ESCH und WIELOCH: Über die Wertigkeit der Serumuntersuchungen bei Schwangeren usw. Münch. med. Wochenschr. Nr. 25. 1922.

ESMEIN et PARVU: Diagnose de la nature syphilitique de certaines cirrhoses du foie par la séroréaction. Cpt. rend. T. 61, Nr. 3, p. 159. 1909. — Soc. de Biol., 23. Jan. 1909. Ref. Semaine méd. Nr. 5, p. 60. 1909.

D'ESTE EMERY: Über die Immunitätsreaktion bei der Diagnose, besonders bei Tuberkulose und Syphilis. Lancet. 25. Febr. 1911.

FABIAN: Drei interessante Fehldiagnosen bei malignen Tumoren. Berl. klin. Wochenschr. Nr. 21, S. 984. 1912.

FEIBES: Méthodes récentes pour le diagnostic et le traitement de la syphilis. Presse méd. p. 619. 1910.

FELKE: Salvarsan und Ablauf der serologischen Reaktionen. Arch. f. Dermatol. u. Syphilis. Orig. Bd. 134. 1921.

FENDT: Die Bedeutung der Serodiagnose der Syphilis für die Praxis. Ver. d. Ärzte Wiesbaden, 15. Sept. 1909. Ref. Berl. klin. Wochenschr. Nr. 47, S. 2123. 1909.

FERRARI: Richerche sulla reazione di Wassermann. Bull. d. soc. med.-.chirurg. di Modena. Jg. 12.

FERRARI und GIOSEFFI: Die Wa-R in Malaria. Riv. di bioch. e ter. sper. Nr. 3. 1911.

FEUERSTEIN: Serodiagnostik der Lues. Wien. klin. Wochenschr. Nr. 38, S. 1341. 1908. — Quecksilberbehandlung und Syphilisreaktion. Wien. med. Wochenschr. Nr. 38 u. 45. 1910 und Poln. Zeitschr. f. Dermatol. u. Syphilis Nr. 1—2. 1910. — Über die Wa-R bei Lupus erythematosus acutus. Arch. f. Dermatol. u. Syphilis, Orig. Bd. 104, S. 233—238.

FICHTNER c. W. SCHMIDT.

FIELD: Das Vorkommen einer positiven Wa-R bei Fällen von Bleivergiftung. Journ. of the Americ. med. assoc. p. 1681. 1912.

FILDES: The Wa-R. Brit. Journ. of dermatol. Jan. 1911.

FINDER: Fall von Lupus oder Lues ? Laryngol. Ges. zu Berlin, 19. Nov. 1909. Ref. Berl. klin. Wochenschr. Nr. 1, S. 35. 1910.

FINGER: Die neuesten Errungenschaften auf dem Gebiete der Syphilidologie. Wien. klin. Wochenschr. Nr. 1, S. 1—7. 1908.

FINGER und MÜLLER, R.: Bedeutung der Wa-R für Diagnose und Therapie. Zentralbl. f. ärztl. Fortbild. 1917.

FISCHER: Klinische Betrachtungen über die Wa-R bei Syphilis. Berl. klin. Wochenschr. Nr. 4, S. 151—153. 1908. — Die WASSERMANNsche Syphilisreaktion. Therap. d. Gegenw. Nr. 4. 1908. — Die Bewertung der Wa-R für die Frühdiagnose und die Therapie der Syphilis. Med. Klinik. Nr. 5, S. 173—175. 1908. — Über den Ausfall der Wa-R bei Verwendung größerer Serummengen. Dtsch. med. Wochenschr. Nr. 5. 1916. — Beiträge zur Kenntnis der Wa-R. Arch. f. Dermatol. u. Syphilis, Orig. Bd. 100, S. 215. — Beiträge zur Klinik und Serologie der Syphilis. Dermatol. Wochenschr. Nr. 24, Bd. 62. 1916.

FISCHER und MEIER: Über den klinischen Wert der WASSERMANN schen Serodiagnostik bei Syphilis. Dtsch. med. Wochenschr. Nr. 52, S. 2169—2172. 1907.

FISCHER, W.: Negative Wa-R bei gänzlich unbehandelter Lues III. Dermatol. Wochenschr. Nr. 24, Bd. 62.

FITZ-GERALD: Einige Bemerkungen zur Serumdiagnose der Syphilis. New York med. Journ. p. 221. 1910.

FLASHMANN and BUTLER: Remarks on complement fixation as a method of diagnosis applied to syphilis and general paralysis: the Wa-R. Brit. med. Journ. Nr. 2545, p. 1019—1025. 1909.

FLEISCHER: Disk. Med.-naturwiss. Ver. Tübingen, 13. Juli 1908. Ref. Münch. med. Wochenschrift. Nr. 39, S. 2065. 1908.

FLEISCHMANN: Verein f. inn. Med. Berlin, 24. Juni 1907. Ref. Dtsch. med. Wochenschr. Nr. 30, S. 1233. 1907. — Zur Theorie und Praxis der Serumdiagnose der Syphilis. Berl. klin. Wochenschr. Nr. 10, S. 490—494. 1908 u. Münch. med. Wochenschr. Nr. 8. 1908.

FLEISCHMANN and BUTLER: Serum Diagnosis of Syphilis. Journ. of the Americ. med. assoc. Vol. 49, Nr. 11, p. 934—938. 1907.

FLETSCHER: Die Wa-R bei Malaria. Lancet. Nr. 4737. 13. Juni 1914. Ref. Berl. klin. Wochenschrift. Nr. 27, S. 1280. 1914.

FOA und KOCH: Serumreaktion bei Scharlach. Wien. klin. Wochenschr. Nr. 15, S. 522. 1909.

FÖNSS: Manifeste unbehandelte Syphilis mit negativer Wa-R. Ugeskrift f. Laeger. Nr. 45. 1915. Ref. Münch. med. Wochenschr. Nr. 8, S. 281. 1916 u. Dermatol. Zeitschr. Bd. 23, S. 3. 1916.

FORDYCE und ROSEN: Laboratoriumbefunde bei Früh- und Spätsyphilis. Journ. of the Americ. med. assoc. Bd. 77, Nr. 22. (Ref. Dermatol. Wochenschr. Nr. 32. 1922.)

FORNET: Die WASSERMANN-A.-NEISSER-BRUCK sche Reaktion bei Syphilis. Dtsch. med. Wochenschr. Nr. 19, S. 830—831. 1908.

FÖRSTER: Die Wa-R in Beziehung zum Karzinom. Lancet. 24. Juni 1911.

FOUQUET et JOLTRAIN: Multiple Primäraffekte. Verhalten der Wa-R. Einfluß der Behandlung auf dieselbe. Ann. de malad. vénér. Bd. 4, Nr. 11—12.

FOX: The Wa-R (NOGUCHIS modification) in pellagra. New York med. Journ. p. 1206—1208. 18. Dec. 1908. — The WASSERMANN and NOGUCHI complement fixation test in leprosy. Americ. Journ. of the med. sciences. p. 725. Mai 1910. — Recent progress in the serum diagnosis of syphilis. Journ. of the Americ. med. assoc. p. 727—733. 1910. — Wa-R bei Carcinom. Med. Rec. 1913. Ref. Dermatol. Wochenschr. S. 218. 1914.

FRAENKEL: Zur Frage der Syphilisdiagnose in Verbindung mit der Wa-R. Russ. Zeitschr. f. ven. u. Hautkrankh. April 1909. Ref. Monatsschr. f. prakt. Dermatol. Nr. 1, S. 27. 1909. — Ringförmige Mastdarmstriktur. Ärztl. Ver. Hamburg, 11. Mai 1909. Ref. Berl. klin. Wochenschr. Nr. 22, S. 1044. 1909. — Die WASSERMANN sche Probe. Med. Klinik. Nr. 14. 1911. — Naturhistorisch-med. Ver. Heidelberg. 7. Juli 1914. Ref. Berl. klin. Wochenschr. Nr. 39, S. 1674. 1914.

FRAENKEL und MUCH: Über die WASSERMANN sche Serodiagnostik der Syphilis. Münch. med. Wochenschr. Nr. 12, S. 602—603. 1908. — Zur WASSERMANN schen Syphilisdiagnose durch Serumuntersuchung. Ref. Berl. klin. Wochenschr. Nr. 18, S. 896. 1908. Ärztl. Ver. Hamburg, 10. März 1908. — Die Wa-R an der Leiche. Münch. med. Wochenschr. Nr. 48, S. 2479—2484. 1908.

FRANCINE: Pulmonary Tuberculosis with late Wa-R. New York med. Journ. Nr. 17, p. 846. 1910.

FRANCIONI: Über die Bedeutung der Lues bei der Pathogenese verschiedener Kinderkrankheiten auf Grund der Wa-R. Riv. di clin. pediatr. Nr. 8. 1912.

FRANCOIS: Diskussion zu DANDOIS (s. d.).

FRANKL: Vererbung der Syphilis. Kongr. d. Dtsch. Ges. f. Gynäkol. Straßburg, 2.—5. Juni 1909. Dtsch. med. Wochenschr. Nr. 28, S. 1253. 1909.

FRANZ: Aneurysma aortae ascendentis. Wiss. Ver. d. Militärärzte d. Garnison Wien. 20. März 1909. Ref. Dtsch. med. Wochenschr. Nr. 39, S. 1724. 1909.

FREUDENBERG: Eine Mahnung zur Vorsicht bei der diagnostischen Verwertung der WASSERMANN schen Syphilisreaktion. Berl. klin. Wochenschr. Nr. 26, S. 1231. 1910 u. Sitzungsbericht d. Berl. med. Ges. 8. Juni 1910.

FREY: Über die Wirkung des Enesol auf die metaluetischen Nervenerkrankungen und auf die Wa-R. Berl. klin. Wochenschr. S. 1171—1175. 1911.

FREYMANN: Sekundärluetische Erscheinung bei negativem Blutbefund nach Abortivkur. Med. Klinik. Nr. 39. 1920.

FRIEDLÄNDER: Hereditäre Lues. Dermatol. Zeitschr. Bd. 15, S. 649. — Der Wert der Wa-R für die Diagnose der Syphilis. Arch. f. Dermatol. u. Syphilis, Orig. Bd. 100, S. 255—262. — Die Bedeutung der Wa-R für die Balneotherapie. Med. Klinik. Nr. 16, S. 628. 1910. — Über Keratoma palmare und über Vitiligo. Med. Klinik. Nr. 36, S. 1382 bis 1383. 1911. — Wa-R und Lebensversicherung. Blätt. f. Vertrauensärzte d. Lebensversich. 1912. 5. Ref. Münch. med. Wochenschr. Nr. 7, S. 378. 1913.

FRONGIA: Sul potere del siero nella malaria recidiva. Bull. soc. cult. scienz. med. Cagliari. 1909. Ref. Biochem. Zentralbl. Bd. 8, S. 19. 1909.

FRUGONI: Syphilis und Lepra. Arch. f. Dermatol. u. Syphilis, Orig. Bd. 95, H. 2 u. 3, S. 223 bis 250. 1909.

FRUGONI und PISANI: Vielfache Bindungseigenschaften des Komplementes einiger Sera (Leprakranker) und ihre Bedeutung. Berl. klin. Wochenschr. Nr. 33, S. 1530—1531, 1909.

FRÜHAUF: Maligne Lues. Wiss. Ver. d. Militärärzte d. Garnison Wien. Ref. Dtsch. med. Wochenschr. Nr. 21, S. 957. 1909.

FRÜHWALD: Liquor cerebrospinalis bei Syphilis. Med. Ges. Leipzig, 11. April 1916. Ref. Dtsch. med. Wochenschr. Nr. 22, S. 682. 1916. — Infektiosität und Wa-R. Wien. klin. Wochenschr. 1913; Dermatol. Wochenschr. Bd. 59, Nr. 48 u. Bd. 60, Nr. 22. 1914. — Liquorveränderung bei Alopecia syphilitica und Leukoderm. Dermatol. Wochenschr. Bd. 67, S. 45.

FUCHS: Wa-R und Behandlung. Dermatol. Wochenschr. S. 831. 1914.

FÜNFACK: Bewertung der durch Hg-Behandlung negativ gewordener Reaktion. Dtsch. med. Wochenschr. Nr. 12. 1921.

FUENTES, C.: Serolog. studies on the exsudate of syph. chancres. Arch. of dermatol. a. syphil. Vol. 6. 1922. (Ref. Zentralbl. f. Haut- u. Geschlechtskrankh. Bd. 6, H. 11.)

FULCHIERO und RIVERDITO: Aorteninsuffizienz und Syphilis. Morgagni p. I (Archivio). 1911.

FUSS: Die Wa-R bei Lues. Riv. med. Anz. Nr. 1. 1910.

GAFFARENA: Rhachitis und Wa-R. Gazz. d. osp. e d. clin. 1912. (Ref. Dermatol. Wochenschr. S. 120. 1913.)

GALEWSKY Bedeutung der Serodiagnose. Münch. med. Wochenschr. S. 42. 1909.

GARDIEWSKI und HIRSCHBRUCH: Die serologischen Untersuchungen auf Syphilis. Straßb. med. Zeit. H. 3—4. 1909.

GARIN: 200 Fälle von Wa-R. Presse méd. Nr. 53. 1910.

GÄRTNER: Weitere Beiträge zum Alopeciephänomen bei meningealer Syphilis. Dermatol. Wochenschr. Bd. 63, S. 659.

GASTOU: Du contrôle de l'action du traitement mercuriel et arsenical etc. Bull. de la soc. franc. de dermatol. p. 327—332. 1911.

GASTOU et GIRAULD: Séro-diagnostic (Réaction de WASSERMANN) chez un malade, atteint de chancre syphilitique de l'amygdale. Bull. de la soc. franc. de dermatol. p. 235—237. 1908.

GAUCHER et ABRAMI: Sérodiagnose der Lepra. Bull. et mém. de la soc. méd. des hôp. de Paris. p. 497. 1908. — Le séro-diagnostic des formes atypiques de la lèpre. Bull. et mém. de la soc. méd. des hôp. de Paris. 6. Nov. 1908.

GAUCHER et ABRAMI, GOUGEROT et MEAUX-SAINT-MARC: Maladie de MAURICE REYNAUD avec WASSERMANN positif. Bull. de la soc. franc. de dermatol. 24, p. 77. 1913. Ref. Zentralbl. f. d. ges. Chirurg. u. i. Grenzgeb. I. S. 400. 1913.

GAUCHER und BLOCH: Wa-R und Biskrabeule. Bull. de la soc. franc. de dermatol. 1914. Ref. Dermatol. Wochenschr. S. 525. 1914.

GAUCHER und WEISSENBACH: Wa-R bei Lymphogranulomatose. Ann. de malad. vénér. 1913. Ref. Dermatol. Wochenschr. S. 1185. 1913.

GAUS: Disk. Ärztl. Ver. Hamburg, 27. Mai 1913. Ref. Berl. klin. Wochenschr. Nr. 25, S. 1186. 1913.

GAVINI: Beitrag zur Frage des praktischen Wertes der Wa-R bei Syphilis. Policlinico, sez, med. Febr. 1911. — Über das interne Antilueticum Mergal und seinen Einfluß auf die Wa-R. Aus der kgl. Universitätsklinik f. Haut- u. Geschlechtskrankh. in Bologna S. 1—15.

GAVINI: Serumreaktion und Salvarsan. Giorn. ital. malatt. vener. e d. pelle. (Ref. Dermatol. Zeitschr. Bd. 22. 1915.)

GAY and FITZGERALD: The serumdiagnosis of syphilis. Boston med. a. surg. Journ. Nr. 6. Febr. 1908.

GELARIE: Über die diagnostische und therapeutische Bedeutung der WASSERMANN-BRUCK-NEISSER schen Reaktion und die Brauchbarkeit der Modifikation HECHT. Arch. f. Dermatol. u. Syphilis, Orig. Bd. 100, S. 269.

GENNERICH: Die Wa-R bei Syphilis etc. Veröff. a. d. Geb. d. Marine-San.-Wesens. H. 3. Berlin 1911.

GERALD: Some aspects of the serum diagnosis of syphilis. New York med. Journ. Nr. 5, p. 221—225. 1910.

GIBBS and BAYLY: The comparative value on the various methods of antisyphilitic treatment. Lancet. 1910. 7. Mai.

Gifford: Kongenitale Syphilis. Journ. of the Americ. med. assoc. 3. Juli 1909. Ref. Dtsch, med. Wochenschr. Nr. 31, S. 1368. 1909.

Gilbert und Plaut: Kammerwasseruntersuchungen bei syphilitischen und nichtsyphilitischen Augenerkrankungen. Berl. klin. Wochenschr. Nr. 37. 1921.

Gilmour: Wa-R und Lupus erythematodes acutus. Med. Rec. 1912.

Gioseffi: Die Wa-R in bezug auf das Colles sche Gesetz und auf Erblues. Gazz. d. osp. e d. clin. Nr. 66. 1911. Ref. Med. Klinik. Nr. 23. 1912.

Girauld et Teissier: Reaktivierung der Wa-R bei latenter Syphilis. Bull. méd. p. 712. 1912.

Gjorgjevicz und Sawnik: Über die Wa-R bei Lues und bei Psoriasis vulgaris. Wien. klin. Wochenschr. Nr. 17, S. 626. 1910. — Erwiderungen auf die Bemerkungen von Dr. Bruck. Wien. klin. Wochenschr. Nr. 21, S. 778. 1910.

Glantz: Die Bedeutung der Wa-R für die Augenheilkunde. Berl. ophthalmol. Ges. 13. Juli 1911. Berl. klin. Wochenschr. Nr. 39, S. 1781. 1911.

Glaser: Die Erkennung der Syphilis und ihrer Aktivität durch probatorische Quecksilberinjektionen. Berl. klin. Wochenschr. Nr. 27, S. 1264. 1910.

Glaser und Wolfsohn: Klinische Beobachtungen über die Wassermann-Neisser-Brucksche Reaktion und deren Kontrolle durch Sektionsresultate. Med. Klinik. Nr. 46, S. 1731—1733; Nr. 47, S. 1777—1778 u. Nr. 48, S. 1809—1812. 1909.

Glomset: Serumreaktion bei hereditärer Lues. Journ. of the Americ. med. assoc. Vol. 65. (Dermatol. Zeitschr. S. 743. 1916.)

Golay: Wa-R im Primärstadium. Rev. méd. de la Suisse romande. 1921. (Ref. Zentralbl. f. Haut- u. Geschlechtskrankh. I, 9.)

Goldberg: Über die Entstehung von Herzklappenfehlern und Aortenaneurysmen durch Syphilis. Dermatol. Wochenschr. S. 1539—1554. 1912.

Goidmann: Serodiagnostik der Lues nach Wassermann. Poln. Zeitschr. f. Dermatol. u. Syphilis. Nr. 7. 1910.

Goldscheider: Über die syphilitische Erkrankung der Aorta. Med. Klinik. Nr. 12, S. 471 bis 475. 1912.

Goldstein: Welche Bedeutung hat die Serumdiagnostik der Syphilis im gegenwärtigen Stadium für den Praktikus? Prag. med. Wochenschr. Nr. 32, S. 461—463. 1908.

Goldzieher und Roth: Über den diagnostischen Wert der Wa-R. Budapesti Orvosi Ujsag. 1909. Nr. 33. Ref. Zeitschr. f. Immunitätsforsch. u. exp. Therap., Orig. Bd. 2, H. 3. 1910.

Gomes: Die Serodiagnose der Syphilis vermittelst der Reaktion von Wassermann, Neisser und Bruck. Arch. do Inst. Bact. Camara Testana. Bd. 3, H. 2.

Gottschlich, Schürmann und Bloch: Wa-R und Fleckfieber. Med. Klinik. 1915.

Gottsmann: Über die Brauchbarkeit der serodiagnostischen Untersuchungsmethoden bei Lues und anderen Erkrankungen. Inaug.-Diss. Würzburg 1910.

Gougerot: Verspätetes Auftreten der Wa-R. Ann. de malad. vénér. 1915. (Ref. Arch. f. Dermatol. u. Syphilis, Ref. S. 912. Nr. 122.)

Gougerot et Parent: Syphilistherapie und Wa-R. Ann. de malad. vénér. Nov., Dez. 1911. Febr., April 1912.

Gozony: Serodiagnose der Syphilis. Orvosi hetilap. Nr. 32—33. 1908. Ref. Dtsch. med. Wochenschr. Nr. 36, S. 1567. 1908.

Graetz: Praktische und theoretische Erfahrungen mit der Wa-R. Monatsschr. f. prakt. Dermatol. Bd. 53, Nr. 6, S. 303—323, 363—386. 1911.

Grau: Über die luetische Aortenerkrankung. Zeitschr. f. klin. Med. Bd. 72, S. 292—309.

Gravagna: Die Wa-R bei ignorierter Syphilis. Gazz. internaz. di med., chirurg., ig. etc. Nr. 35. 1911.

Grave, de: Le sérodiagnose de la syphilis. Presse méd. Nr. 15. 1909.

Grenet: Sur l'origine syphilitique de la chorée de Sydenham. Semaine méd. Nr. 4, p. 45. 1913.

Grön: Betydningen av Wa-R i den medfödte syfilis. Med. Rev. p. 393—396. 1912.

Grosz und Bunzel: Über das Vorkommen lezithinausflockender und komplementbindender Substanzen im Blute Eklamptischer. Wien. klin. Wochenschr. Nr. 22, S. 783—784. 1909.

Grosz und Volk: Serodiagnostische Untersuchungen bei Syphilis. Wien. klin. Wochenschr. Nr. 18, S. 647—650. 1908. — Weitere serodiagnostische Untersuchungen bei Syphilis. Wien. klin. Wochenschr. Nr. 44, S. 1522—1524. 1908. — Syphilistherapie und Wa-R. Wien. klin. Wochenschr. Nr. 46. 1913.

GROSS, PAUL: Serologische Beobachtungen an Primäraffekten. Arch. f. Dermatol. u. Syphilis, Orig. Bd. 136. 1921.

GROSSER: Wert und praktische Bedeutung der Serodiagnostik bei Lues. Med. Klinik. Nr. 36, S. 1343—1350. 1909.

GRUBER: Über die WASSERMANN sche Syphilisreaktion. Sitzungsber. d. Ges. f. Morphol. u. Physiol., München. 30. Juni 1909. Ref. Berl. klin. Wochenschr. Nr. 32, S. 1509, 1909. — Über Untersuchungen mittelst der Wa-R an der Leiche. Münch. med. Wochenschrift Nr. 25, S. 1366—1370. 1912. — Über Untersuchungen mittelst der Wa-R an der Leiche. Münch. med. Wochenschr. Nr. 31, S. 1718. 1912.

GRÜNBERG: Zur Kasuistik latenter Lues. Dtsch. med. Wochenschr. Nr. 44, S. 1145. 1912.

GUILMAIN: Ein Vergleich des klinischen Wertes der Reaktionen von PORGES und von WASSERMANN bei der Diagnose der Syphilis. Thèse de Lyon. 1911.

GULADSE: Wa-R an der Leiche. Russk. Wratsch. 20. 1913. Ref. Dtsch. med. Wochenschr. Nr. 40, S. 1954. 1913 u. Zentralbl. f. Bakteriol., Parasitenk. u. Infektionskrankh., Abt. I, Orig. 1913.

GURARI: Der Einfluß des Salvarsans und Neosalvarsans auf die Wa-R. Wratsch Gaz. 48. 1912. Ref. Münch. med. Wochenschr. Nr. 23, S. 1287. 1913.

GURD: The diagnosis of syphilis by the method of complement fixation etc. Brit. Journ. of dermatol. p. 396. 1910.

GUSCZMANN: Die Bedeutung der Laboratoriumsuntersuchungen in der Diagnose und Therapie der Syphilis. Orvosi ujsag. Nr. 15. 1912.

GUSCZMANN und NEUBER: Wa-R. Orvosi hetilap. Nr. 28—29. 1909. — Über den praktischen Wert der Wa-R bei Syphilis. Med. Klinik. Nr. 36, S. 1409. 1910.

GUSCZMANN, J.: Provokation der Wa-R durch Milch. Dermatol. Wochenschr. Nr. 45. 1921.

GUTFELD: Die Wa-R bei im Blute kreisendem Salvarsan. Med. Klinik. Nr. 13, S. 526—527. 1912.

GUTMANN: Serodiagnose in der Augenheilkunde. Berl. med. Ges. 11. März 1908. Berl. klin. Wochenschr. Nr. 12, S. 619. 1908. — Verein f. inn. Med. Berlin. 15. Febr. 1909. Ref. Dtsch. med. Wochenschr. Nr. 9, S. 419—420. 1909. — Eine vorübergehende +Wa-R bei Ulcera mollia und non venerea. Dermatol. Zeitschr. S. 133. 1915.

HAAN, DE: Over het vorkommen van antistoffen en hit bloedserum van lijders aan lepra. Neder-Indic. Tijdschr. v. Geneesk. S. 151. 1909. — Wa-R bei Malaria. Arch. f. Schiffs- u. Tropenhyg. Bd. 17, Nr. 20, S. 693. 1913.

HAENDEL; Beitrag zur Frage der Komplementablenkung. Dtsch. med. Wochenschr. Nr. 49, S. 2030—2032. 1907. — Ergebnisse der Immunitätsforschung in den letzten Jahren. Dtsch. militärärztl. Zeitschr. 1909. 20. Jan. 20. Jan. Vereinsbeil. S. 2—3.

HAENDEL und SCHULTZ: Beitrag zur Frage der komplementablenkenden Wirkung der Sera von Scharlachkranken. Zeitschr. f. Immunitätsforsch. u. exp. Therap., Orig. Bd. 1, H. 1, S. 91—103.

HAHN: Erfahrungen mit der Wa-R. Berl. klin. Wochenschr. Nr. 49, S. 2340. 1912. — Über den Wert der Wa-R für Therapie und Prognose der Syphilis. Ärztl. Ver. Hamburg, 5. Nov. 1912. Ref. Dtsch. med. Wochenschr. Nr. 2, S. 94. 1913.

HALBERSTAEDTER: Die Bedeutung der neueren Hilfsmittel für Diagnostik und Therapie der Syphilis. Therap. Monatsh. Febr. 1910.

HALBERSTAEDTER und REICHE: Die Therapie der hereditären Syphilis mit besonderer Berücksichtigung der Wa-R. Therap. Monatsh. Juli 1910.

HALBERSTAEDTER, MÜLLER und REICHE: Über Komplementbindung bei Syphilis hereditaria, Scharlach und anderen Infektionskrankheiten. Berl. klin. Wochenschr. Nr. 43, S. 1917 bis 1919. 1908.

HANCKEN: Über die praktische Bedeutung der WASSERMANN schen Syphilisreaktion. Fortschr. d. Med. Nr. 4, S. 145. 1909. — Med. Ges. Magdeburg, 29. April 1909. Ref. Münch. med. Wochenschr. Nr. 33, S. 1714. 1909. — Beitrag zur Serodiagnose der Syphilis. Inaug.-Diss. Berlin 1909.

HARMANN: Die Wa-R bei Augenkrankheiten. Lancet. S. 1619. 1910.

HARNSTEIN: Über den diagnostischen Wert der Wa-R. Inaug.-Diss. Zürich 1911.

HARRISON: Die Komplementfixationsmethode als Führer der Behandlung. Brit. med. Journ. p. 1438. 1910. — Die Rolle des Pathologen für die Erkennung und Behandlung der Syphilis. Brit. med. Journ. p. 686. 1911.

Hartoch und Yakimoff: Zur Frage der Komplementbindung bei experimentellen Trypanosomosen. Wien. klin. Wochenschr. Nr. 21, S. 753—755. 1908.

Hasenfeld und Szilli: Greisenalter, Arteriosklerose und die Wa-R. Internat. Kongr. Budapest, 1. Sept. 1909. Ref. Münch. med. Wochenschr. Nr. 40, S. 2080. 1909.

Hauck: Zur Frage des klinischen Wertes der Wassermann-Neisser-Bruck schen Syphilisreaktion. Münch. med. Wochenschr. Nr. 25, S. 1265—1268. 1909. — Neuere Forschungsergebnisse auf dem Gebiete der Syphilistherapie. Ärztl. Bezirksver. Erlangen. 3. Juni 1910. Ref. Münch. med. Wochenschr. Nr. 27, S. 1471. 1910. — Positiver Ausfall der Wassermann-Neisser-Bruck schen Syphilisreaktion bei Lupus erythematosus acutus. Münch. med. Wochenschr. Nr. 1, S. 17. 1910.

Hausmann: Die luetischen Erkrankungen der Bauchhöhle. Samml. v. Abh. üb. Verdauungs- u. Stoffwechselkrankh. Herausgeg. von Albu. Halle a. S. 1913.

Hecht: Vorstellung eines Lichen lueticus mit negativer Wa-R nebst einigen Bemerkungen über den Wert derselben. Ver. Dtsch. Ärzte Prag. 19. März 1909. Ref. Berl. klin. Wochenschr. Nr. 15, S. 713. 1909. — Was leistet die Serodiagnostik dem praktischen Arzte ? Ver. Dtsch. Ärzte Prag. 26. Nov. 1909. Ref. Münch. med. Wochenschr. Nr. 4, S. 220—221. 1910. — Die Serodiagnostik im Rahmen der Prostitution. Dtsch. med. Wochenschr. Nr. 7, S. 317. 1910. — Reaktionsfähigkeit des Organismus und Luesbehandlung. Münch. med. Wochenschr. Nr. 49, S. 2578—2579. 1910. — Klinische und serologische Untersuchungen bei Syphilis mit besonderer Berücksichtigung der malignen Form. Arch. f. Dermatol. u. Syphilis, Orig. Bd. 104, S. 433—448. — Bemerkungen zu „Vergleichende Untersuchungen usw." von Hoehne und Kalb. Arch. f. Dermatol. u. Syphilis, Orig. Bd. 107, S. 419—422. — Lues maligna. Arch. f. Dermatol. u. Syphilis, Orig. Bd. 108, S. 387—434. — Die Wa-R als Indikator bei der Therapie der Syphilis. Ver. d. Ärzte i. Prag. 24. April 1913. Ref. Münch. med. Wochenschr. Nr. 19, S. 1069. 1913 u. Prag. med. Wochenschr. 1913.

Hecht, H.: Wa-R im Primärstadium. Dermatol. Wochenschr. S. 145. 1916.

Hecht, Lateiner und Wilenko: Über Komplementbindungsrektion bei Scharlach. Wien. klin. Wochenschr. Nr. 15, S. 523—524. 1909. — Über die Komplementbindungsreaktion bei Scharlach. Zeitschr. f. Immunitätsforsch. u. exp. Therap., Orig. Bd. 2, H. 3, S. 356 bis 374.

Heckmann: Zur Ätiologie der Arthritis deformans. Münch. med. Wochenschr. Nr. 31, S. 1588—1591. 1909.

Hehewerth: Malaria und Tropenkrankheiten und Serumreaktion. Journ. of hyg. Bd. 19. 1921. Ref. Zentralbl. f. Haut- und Geschlechtskrankh. I, H. 1—2.

Heidingsfeld: The Wassermann diagnostic test for syphilis. Lancet. 10. April 1909. — Die Diagnose der Syphilis. Journ. of the Ohio State med. assoc. Juli 1909. — Salvarsan and the Wa-R. in syphilis. New York med. Journ. p. 915—920. 1912.

Heimann: Wa-R in der geburtshilflichen Praxis. Schles. Ges. f. vaterl. Kultur. Breslau, 30. Juni 1911. Ref. Med. Klinik. Nr. 40, S. 1561. 1911. — Die Wa-R im Hinblick auf die Eheschließung. Journ. of the Americ. med. assoc. Nr. 18. 1915. Ref. Med. Klinik. Nr. 29, S. 817. 1915.

Heinemann: Malaria und Wa-R. Münch. med. Wochenschr. Nr. 48. 1921.

Heinemann und Stern: Die Wassermann-Neisser-Bruck sche Reaktion in der Geburtshilfe. Zeitschr. f. Geburtsh. u. Gynäkol. Bd. 69, S. 351—363. 1911.

Heinrich: Ein Fall von Leucaemia cutis mit syphilisähnlichen Hauterscheinungen und positiver Wa-R usw. Arch. f. Dermatol. u. Syphilis, Orig. Bd. 108, S. 201—228.

Heller: Serodiagnose der Syphilis. Inaug.-Diss. Erlangen 1908.

Heller, J.: Kritisches zur modernen Syphilislehre. Berl. klin. Wochenschr. Nr. 35. 1916. — Wie soll sich der Arzt bei Unstimmigkeiten zwischen der Wa-R und klinischem Befund verhalten ? Zeitschr. f. ärztl. Fortbild. Bd. 18. 1921. — Ist Hg ein symptomatisches Heilmittel ? Klin. Wochenschr. Nr. 11. 1922.

Hellström: Erfahrungen über Zuverlässigkeit der Wa-R. Svenska Läkartidningen. Jg. 18. 1921. (Ref. Zentralbl. f. Haut- u. Geschlechtskrankh. III, Nr. 4.)

Herzfeld: Die Serodiagnostik der Lues. Klin.-therap. Wochenschr. Nr. 51. 1910.

Hess-Thaysen: Positive Wa-R — aktive Lues! Ugeskrift f. Laeger. Jg. 83. 1921. — Latente Lues und Wa-R. Lancet. Bd. 200. 1921. (Ref. Zentralbl. f. Haut- u. Geschlechtskrankh. Bd. 1, H. 1—2.) Ugeskrift f. Laeger. Bd. 84. 1922. (Ref. Zentralbl. f. Haut- u. Geschlechtskrankh. Bd. 6, H. 11.)

HESSBERG: Beiträge zur Bedeutung der Serodiagnose der Syphilis für die Augenheilkunde. Klin. Monatsbl. f. Augenheilk. Beilageheft zum 48. Jg. Ref. Berl. klin. Wochenschr. Nr. 19, S. 902. 1910.

HESSE: Beeinflussung der Wa-R durch Embarin und Merlusan. Berl. klin. Wochenschr. Nr. 46, S. 1814. 1914. — Positiver Ausfall der Wa-R bei Pemphigus. Wien. klin. Wochenschrift. Nr. 3, S. 62. 1915.

HILGERMANN: Wa-R und Bleiintoxikation. Dtsch. med. Wochenschr. Nr. 3, S. 118—119. 1912.

HIRSCH, S.: Wa-R bei Malaria. Zeitschr. f. Hyg. u. Infektionskrankh. 1917. (Ref. Dermatol. Zeitschr. S. 155, Bd. 31.)

HMIELVITZKI: Serodiagnose der Syphilis. Prakt. Wratsch. Nr. 43—45. 1909. Ref. Dermatol. Zeitschr. H. 5. 1909.

HOAG: Die Wa-R und ihre klinische Bewertung. Med. Rec. 20. Febr. 1910.

HOEHNE: Die Serumdiagnose der Syphilis. Dermatol. Zeitschr. Bd. 15, Nr. 9, H. 3, S. 146. 1908. — Die Serodiagnose der Syphilis. Dtsch. med. Wochenschr. Nr. 26, S. 949. 1908. — Über die Verwendung von Urin zur WASSERMANN schen Syphilisreaktion. Berl. klin. Wochenschr. Nr. 32, S. 1488—1489. 1908. — Über das Verhalten des Serums von Scharlachkranken bei der Wa-R auf Syphilis. Berl. klin. Wochenschr. Nr. 38, S. 1717 bis 1719. 1908. — Was leistet zur Zeit die Wa-R für die Praxis ? Med. Klinik. Nr. 47, S. 1787—1790. 1908. — Die Wa-R und ihre Beeinflussung durch die Therapie. Berl. klin. Wochenschr. Nr. 19, S. 869—873. 1909. — Über die Bedeutung der positiven Wa-R. Dermatol. Zeitschr. S. 273—281. Mai 1909.

HOEHNE und KALB: Reagiert das vor und nach dem Essen entnommene Blut verschiedenartig nach WASSERMANN ? Berl. klin. Wochenschr. Nr. 29, S. 1367. 1910.

HOFFMANN, E.: Die Serumdiagnose der kongenitalen Syphilis. Münch. med. Wochenschr. S. 423. 1909. — Sehr ausgedehnter Lupus usw. mit stark positiver Wa-R. Dtsch. med. Wochenschr. Nr. 51, S. 2402. 1911. — Kontagiosität und Ehekonsens. Dtsch. med. Wochenschr. 1913.

HOFFMANN, E. und BLUMENTHAL: Die Serodiagnostik der Syphilis und ihre Verwertbarkeit in der Praxis. Dermatol. Zeitschr. S. 23—36. 1908.

HÖLSCHER: Die Bedeutung der Syphilis für die Augenkrankheiten auf Grund von 150 Beobachtungen. Inaug.-Diss. Kiel 1912.

HÖSSLI und HAUPTMANN: Erweiterte Wa-R usw. Münch. med. Wochenschr. Nr. 30. 1910.

HOLZMANN: Scharlach und WASSERMANN sche Syphilisreaktion. Münch. med. Wochenschr. Nr. 14, S. 715—716. 1909.

HOUGH: Wirkung von Alkoholgaben auf die Wa-R. Zeitschr. f. d. ges. Neurol. u. Psychiatr., Orig. 1912.

HUBERT: Die Bedeutung der Wa-R für die Erkennung der syphilitischen Ansteckung in den breiteren Volksschichten. Münch. med. Wochenschr. Nr. 39, S. 1314. 1915.

HÜBNER: Quecksilberbehandlung der Syphilis. Fortschr. d. Med. Nr. 13. 1910. Ref. Dtsch. med. Wochenschr. Nr. 15, S. 727. 1910.

HÜGEL und RUETE: Bisherige Erfahrungen über die Serodiagnostik der Syphilis an der dermatologischen Universitätsklinik zu Straßburg. Münch. med. Wochenschr. Nr. 2, S. 79—80. 1910.

HUFFSCHMIDT: Considération sur la Wa-R. Presse méd. Jg. 30. 1922. (Ref. Zentralbl. f. Haut- u. Geschlechtskrankh. V, H. 1—2.)

HUTEAU: Die Wa-R. Thése de Lyon. 1910.

IGERSHEIMER: Inwiefern ist die moderne Syphilis- und Tuberkulosediagnostik imstande, die bisherigen Anschauungen über die Ätiologie gewisser Augenerkrankungen zu modifizieren ? 36. Ophthalm. Ges. in Heidelberg. 4., 5. u. 6. Aug. 1910. Münch. med. Wochenschrift. Nr. 35, S. 1855. 1910. — Wa-R nach spezifischer Behandlung bei hereditärer Lues. Berl. klin. Wochenschr. Nr. 33, S. 1540. 1910. — Syphilis als Erblindungsursache bei jugendlichen Individuen. Fortschr. d. Med. Nr. 38. 1911. — Graefes Arch. f. Ophthalmol. Bd. 76. (1910.) — Disk. Ver. d. Ärzte in Halle a. S. Ref. Münch. med. Wochenschrift Nr. 15, S. 825. 1910.

Mc ILROY: Wa-R in der gynäkologischen Diagnose. Brit. med. Journ. 18. Okt. 1913. Ref. Dtsch. med. Wochenschr. Nr. 47, S. 2318. 1913. — Die Bedeutung der Wa-R bei der gynäkologischen Diagnose. 81. Jahresvers. Brit. med. assoc. Brighton. 25. Juli 1913. Ref. Münch. med. Wochenschr. Nr. 35, S. 1969. 1913.

Mc Intosh: The Sero-Diagnosis of Sypbilis. Lancet. Nr. 4474. 1909. — Observations on the Wa-R with spezial reference to the influence of specific treatment upon it. Zeitschr. f. Immunitätsforsch u. exp. Therap., Orig. Bd. 5, H. 1, S. 76. 1910.

Isaac: Diskussion in Berl. med. Ges. 15. Juni 1910. Ref. Berl. klin. Wochenschr. Nr. 26, S. 1250. 1910.

Isabolinsky: Über die klinische Bedeutung der Wa-R. Wratsch. Gaz. Nr. 16—17. 1909. Ref. Fol. serol. p. 248, 1909. — Beiträge zur klinischen Beurteilung der Serumdiagnostik der Syphilis. Arb. a. d. Inst. z. Erforsch. d. Infektionskrankh. i. Bern u. aus d. Laborat. d. Schweiz. Serum- u. Impfinst. H. 3. 1909.

Iwaschenzoff und Lange: Die Salvarsantherapie in der Chirurgie. Bruns Beitr. z. klin. Chirurg. Bd. 85, S. 449. 1914.

Jacobaeus: Klinska erfarenheter af Wa-R i en undersökning af omkring 700 fall. Hygiea. S. 97 u. 239. 1910. — Einige Bemerkungen über syphilitische Herz- und Gefäßkrankheiten usw. Dtsch. Arch. f. klin. Med. Bd. 102, S. 44—53.

Jacobsthal: Über positive Wa-R der Lumbalflüssigkeit bei negativer des Blutes. Ärztl. Ver. in Hamburg. 2. Nov. 1909. Ref. Berl. klin. Wochenschr. Nr. 48, S. 2166. 1909. — Über die praktische Bedeutung der Wa-R. Berl. klin. Wochenschr. S. 655. 1913. — Über die praktische Bedeutung der Wa-R. Ärztl. Ver. Hamburg. 12. Febr. 1913 u. 11. März 1913. Ref. Dtsch. med. Wochenschr. Nr. 21 u. 27, S. 1018 u. 1337. 1913. — Disk. Ärztl. Ver. Hamburg. 27. Mai 1913. Ref. Berl. klin. Wochenschr. Nr. 25, S. 1116. 1913.

Jacobsthal und Rocha d'Lima: Wa-R bei Malaria. Dermatol. Wochenschr. Bd. 58, Erg.-Bd. 1919.

Jacquet et Durand: Wa-R dans un liquide d'hydrathrose chez un syphilitique. Bull. et mém. de la soc. méd. des hôp. de Paris. p. 244—245. 1912.

Jadassohn: Die Bedeutung der modernen Syphilisforschung. Vers. d. Ärztl. Zentralver. Olten. 31. Okt. 1908. Ref. Dtsch. med. Wochenschr. Nr. 48, S. 2102. 1908. — Bedeutung der modernen Syphilisforschungen, besonders der Serodiagnostik, für die Klinik der Syphilis. Korrespbl. f. Schweiz. Ärzte. Nr. 5. 1909. — Die Tuberkulide. Arch. f. Dermatol. u. Syphilis, Orig. Bd. 129. 1914.

Jakobovics: Der Einfluß des Scharlachs auf die Wa-R. Jahrb. f. Kinderheilk. 79, H. 2. Ref. Dtsch. med. Wochenschr. Nr. 14, S. 719. 1914.

Jaworski und Lapinski: Über das Schwinden der Wassermann-Neisser-Bruck schen Reaktion bei syphilitischen Erkrankungen und einige strittige Punkte derselben. Wien. klin. Wochenschr. S. 1442—1445. 1909.

Jaworst: Fünf Fälle von Uterusblutungen syphilitischen Ursprungs. Wien. klin. Wochenschrift. Nr. 29. 1911.

Jeanselme: Zytologie und Serologie der Lepra. Presse méd. Nr. 61. 1912. — Etude sur la fièvre consécutive à une première injection du Salvarsan. Bull. de la soc. franc. de dermatol. p. 564—578. 1912. — Wa-R und Leishmaniosis. Bull. de la soc. franc. de dermatol. 1914. Ref. Dermatol. Zeitschr. Bd. 21, S. 719. 1914.

Jeanselme et Chevalier: Les méningopathies syphilitiques secondaires cliniquement latentes. Rev. de méd. 1912.

Jeanselme et Vernes: Über die Wa-R in der Syphilisbehandlung. Paris méd. März 1912. — Les indications thérapeutiques tirées de la Wa-R et de la ponction lombaire chez les syphilitiques. Bull. et mém. de la soc. méd. des hôp. de Paris. p. 274. 1912.

Jersild: Ungewöhnlich spätes postinfektiöses Auftreten der Serumreaktion. Ugeskrift f. Laeger. 1914. Dermatol. Wochenschr. S. 1088. 1915.

Jesionek: Die Bedeutung der Wa-R für die Therapie der Syphilis. Berl. klin. Wochenschr. S. 2216. 1909. — Die Wassermann-A. Neisser-Bruck sche Reaktion. Ergebnisse der Jahre 1908—1909. Aus Jesioneks Prakt. Ergebn. auf d. Geb. d. Haut- u. Geschlechtskrankh. Wiesbaden 1910.

Jesionek und Meirowsky: Die praktische Bedeutung der Wassermann-A. Neisser-Bruck schen Reaktion. Münch. med. Wochenschr. Nr. 45, S. 2297—2300. 1909.

Jochmann: Über Serodiagnostik. Zeitschr. f. ärztl. Fortbild. 1912.

Jochmann und Töpfer: Zur Frage der Spezifität der Komplementbindungsmethode bei der Syphilis. Münch. med. Wochenschr. Nr. 32, S. 1690—1691. 1908.

John: Wa-R in malaria. Americ. Journ. of trop. med. Bd. 1, 1921. (Ref. Zentralbl. f. Haut- u. Geschlechtskrankh. III, H. 6.)

JOHNSON: 200 Kinderuntersuchungen. Americ. Journ. of syphilis. 1917. (Ref. Dermatol. Wochenschr. Nr. 91. 1920.) — Malaria und Wa-R. Journ. of pathol. a. bacteriol. Vol. 24. 1921. (Ref. Zentrclb. f. Haut- u. Geschlechtskrankh. I, H. 9.)

JOLOWICZ: Die Wa-R bei Angehörigen von Luetikern, insbesondere Paralytikern. Zeitschr. f. d. ges. Neurol. u. Psychiatr., Orig. 2—4. 1916. Ref. Med. Klinik. Nr. 15, S. 398. 1916.

JOLTRAIN: Serodiagnostik der Syphilis. Ann. de malad. vénér. Nr. 8. 1909. — Nouvelles méthodes de séro-diagnostic. Paris 1910.

JORDAN: Zur Frage über den praktischen Wert der Wa-R bei Syphilis. Med. Obosr. Nr. 2. 1910. — Syphilis und Ehe. Dermatol. Wochenschr. Nr. 26a. 1921.

JOSEPH: Die Bedeutung der Serumdiagnostik für die kongenitale Lues. Arch. f. Kinderheilk. S. 164—168. 1909. — Leukoplakie. Med. Klinik. S. 174. 1908.

JUNDELL, ALMKVIST und SANDMAN: WASSERMANNS Syphilisreaktion bei Lepra. Zentralbl. f. inn. Med. Nr. 48, S. 1181—1188. 1908. — Några erfarenheter med WASSERMANNS serumreaktion vid syfilis. Hygiea. S. 193—215. 1909. Ref. Münch. med. Wochenschr. Nr. 31, S. 1611. 1909.

KAPLAN: The theoretical consideration of the Wa-R and its pratical application. Americ. Journ. of the med. sciences. p. 91. Juli 1910. — Über die Verwertung der Wa-R. Journ. of the Americ. med. assoc. 3. Dez. 1910. — Der praktische Wert der Wa-R. Med. Rec. 15. Juni 1912. — The Wa-R. New York med. Journ. 7. Sept. 1912.

KAPPEL: Komplementbindung bei Scharlach. Wien. klin. Wochenschr. 1911.

KAREWSKI: Über die Bedeutung der WASSERMANN schen Syphilisreaktion für die chirurgische Differentialdiagnose. Berl. klin. Wochenschr. Nr. 1, S. 15—18. 1908. — Chirurgische Syphilis. Berl. klin. Wochenschr. Nr. 5, S. 181—190. 1908.

KAWAMURA und KAWAKITA: Wa-R in der pathol. Anatomie. Saikingakuzashi 1912. (Ref. Zeitschr. f. Chemotherap. S. 113. 1913.)

KEIDEL: Über den Wert der Wa-R. Med. Rec. Juli 1911.

KEIDEL und GERAGHTY: Der Wert der Wa-R. Journ. of the Americ. med. assoc. S. 1659. 1911.

McKENZIE: The Serum diagnosis of syphilis. Journ. of pathol. a. bacteriol. p. 311—324. 1909.

KERL: Wa-R bei Tuberkulose und Tuberkuliden. Arch. f. Dermatol. u. Syphilis, Orig. Bd. 124, H. 4.

KEYES: Klinische Eigenarten der Wa-R. Journ. of the Americ. med. assoc. 1915. (Ref. Arch. f. Dermatol. u. Syphilis, Ref. Bd. 122, S. 775.)

KILDUFFE: Reaktion normaler Seren nach As- und Hg-Behandlung. Journ. of the Americ. med. assoc. 1921. (Ref. Zentralbl. f. Haut- u. Geschlechtskrankh. II, H. 3—4.) — Vorkommen positiver Wa-R bei 484 angeblich nicht syphilitischen Kranken. Arch. of dermatol a. syphil. Bd. 5. 1922. (Ref. Zentralbl. f. Haut- u. Geschlechtskrankh. IV, H. 7.) Clinical evaluation of Wa-R. Arch. of dermatol. a. syphil. Vol. 6. 1922. (Ref. Zentralbl. f. Haut- u. Geschlechtskrankh. Bd. 6, H. 9—10.)

KIRALYFI, Zur Frage des Zusammenhanges zwischen WASSERMANN scher Reaktion und antiluetischer Behandlung. Wien. klin. Wochenschr. 1910. Nr. 5. S. 162—166.

KIRSCHBAUM: Die A. WASSERMANN-A. NEISSER-C. BRUCK sche Reaktion bei Syphilis. Dtsch. militärärztl. Zeitschr. S. 500—513. 1909.

KLAUDER und KOLMER: Komplementbindung mit Sekreten, Transsudaten usw. Journ. of the Americ. med. assoc. Nr. 24. 1921. Ref. Dermatol. Wochenschr. Nr. 44. 1921. — Wa-R im Schankerserum. Arch. of dermatol. a. syphil. Bd. V. 1922. (Ref. Zentralbl. f. Haut- u. Geschlechtskrankh. VI, H. 2.)

KLAUSNER: Unspezifische Komplementbindung bei Tuberkuliden und nach Gehirntraumen. Dermatol. Wochenschr. Bd. 62, 8.

KLEINMANN: Wa-R bei tertiärer und maligner Lues. Inaug.-Diss. Berlin 1919. (Ref. Dermatol. Wochenschr. S. 757. 1920.)

KNICK: Die praktische Bedeutung der v. DUNGERN schen Modifikation in der Oto-Rhino-Laryngologie. Monatsschr. f. Ohrenheilk. u. Laryngo-Rhinol. Bd. 45, H. 7.

KNICK und ZALOZIECKI: Über Akustikuserkrankungen im Frühstadium der Lues usw. Berl. klin. Wochenschr. Nr. 14, S. 639—642; Nr. 15, S. 693—696. 1912.

KNOEPFELMACHER und LEHNDORFF: Komplementablenkung bei Müttern hereditär-luetischer Säuglinge. Ges. f. inn. Med. u. Kinderheilk. Wien. 5. März 1908. Ref. Wien. med. Wochenschr. Nr. 15, S. 813. 1908. — Komplementfixation bei Müttern heredo-syphilitischer Säuglinge (II. Mitteilung). Med. Klinik. Nr. 31, S. 1182—1184. 1908. — Hydrocephalus chronicus internus congenitus und Lues. Med. Klinik. Nr. 49, S. 1863—1865. 1908. — Untersuchungen heredo-luetischer Kinder mittelst der Wa-R. Das Gesetz von Profeta. Wien. med. Wochenschr. Nr. 38, S. 2230—2237. 1909. — Das Collessche Gesetz. Med. Klinik. Nr. 40, S. 1506—1508. 1909. — Das Colles sche Gesetz und die neuen Syphilisforschungen. Jahrb. f. Kinderheilk. Bd. 71, S. 156—179. 1910.

Koenigsberger: Diagnostische Bedeutung der Wa-R. Zeitschr. f. ärztl. Fortbild. Jg. 18. 1921.

Kolle: Die Ergebnisse der neueren Forschungen über die Syphilisätiologie und Syphilisdiagnostik, im besonderen die Serumdiagnostik. Korrespbl. f. Schweiz. Ärzte. Nr. 2, S. 33—45. 1909.

Kolle und Schatiloff: Untersuchungen über Komplementbindung bei Rekurrenserkrankungen des Menschen und experimenteller Rekurrens-Spirochätose der Mäuse. Dtsch. med. Wochenschr. Nr. 27, S. 1176—1178. 1908.

Kolmer: Wa-R und Lebensversicherung. Journ. of the Americ. med. assoc. 1916. (Ref. Arch. f. Dermatol. u. Syphilis, Ref. Bd. 125, H. 3.) — Wa-R. und Scharlach. Journ. of exp. med. 1911. (Ref. Biochem Zentralbl. Bd. 12, S. 692.)

Kon: Die praktische Bedeutung der Wa-R. Przeglad lekarski Nr. 27. 1911.

Kondratowitsch, Minz, Swerew, Stanojewitsch: Zur Frage der Wa-R. Russky Wratsch. Nr. 11. 1910.

Kopp: Über die Bedeutung der Wassermann schen Serodiagnostik der Syphilis für die Praxis. Münch. med. Wochenschr. Nr. 19, S. 957—959. 1909. — Über die Bedeutung der Wassermann schen Serodiagnostik der Syphilis für die Praxis. Münch. med. Wochenschr. Nr. 23, S. 1184. 1909. — Zur Frage der praktischen Bedeutung der Serodiagnose der Syphilis. Münch. med. Wochenschr. Nr. 21, S. 1126. 1910.

Korschun und Leibfried: Über Komplementbindung bei Typhus recurrens. Dtsch. med. Wochenschr. Nr. 27, S. 1179—1180. 1909.

Korschun und Merkuiew: Technik und praktische Bedeutung der Wa-R. Charkow med. Zeit. S. 271. 1909. Ref. Monatsh. f. prakt. Dermatol. Nr. 4, S. 189. 1909.

Kostrazewski: Wa-R im Blut, Ascites und Harn. Zentralbl. f. Bakteriol., Parasitenk. u. Infektionskrankh., Abt. I, Orig. Bd. 80. (Ref. Dermatol. Wochenschr. S. 635. 1918.)

Kraus, Fr.: Über Serodiagnostik vom klinischen Standpunkt. Med. Klinik. Nr. 38, S. 1411 bis 1418. 1908. — Wesen und klinische Bedeutung der Serumdiagnostik. Zeitschr. f. ärztl. Fortbild. S. 257. 1910.

Krebs: Wa-R und Therapie der Spätlues. Med. Klinik. Nr. 27, S. 1109—1112. 1912.

Krefting: Ligsera og den Wassermannske syfilisreaktion. Norsk. Magaz. f. Laegevidenskaben. S. 65—73. Jan. 1910. — Aortainsufficienz og Wassermanns Luesreaktion. Norsk Magaz. f. Laegevidenskaben. Nr. 2, S. 156—162. 1910. — Leichensera und die Wassermann sche Syphilisreaktion. Dtsch. med. Wochenschr. Nr. 8, S. 366. 1910. — Aortainsuffizienz und die Wassermann sche Luesreaktion. Berl. klin. Wochenschr. Nr. 16, S. 713. 1910. — den Wa-R og dens kliniske Betydning. Kristiania. S. 1—152. 1911. — La signification clinique de la réaction de Wassermann. La semaine clinicienne. Mai 1912. — Sur l'hérédité de la syphilis. Arch. f. Dermatol. u. Syphilis, Orig. Bd. 110, S. 439—446.

Kreuter und Pöhlmann: Die Bedeutung der Wa-R für die chirurgische Diagnostik mit besonderer Berücksichtigung der Modifikation nach Stern. Dtsch. Zeitschr. f. Chirurg. Bd. 102, H. 1—3, S. 277—293. 1909.

Kromayer und Trinchese: Die negative Wa-R. Med. Klinik. Nr. 10. S. 404—407. 1912.

Kroner: Über den differentialdiagnostischen Wert der Wassermann schen Serodiagnostik bei Lues für die innere Medizin und die Neurologie. Berl. klin. Wochenschr. Nr. 4, S. 149—151. 1908.

Kronfeld: Beitrag zum Studium der Wa-R usw. Zeitschr. f. d. ges. Neurol. u. Psychiatr., Orig. Bd. 1, S. 376—438.

Kürbitz: Welche Bedeutung kommt der serologischen Feststellung der Syphilis in der gerichtlichen Medizin zu ? Zeitschr. f. Medizinalbeamte. Nr. 20. 1910.

Kürner: Über die Verbreitung der Syphilis in den Schwachsinnigenanstalten Württembergs auf Grund von Blutuntersuchungen mittelst der Wassermann schen Methode. Med. Klinik. Nr. 37, S. 1445. 1910.

Kutscha, v.: Beitrag zur Kenntnis der Ostitis def. Verhandl. d. Dtsch. Ges. f. Chirurg. Bd. I, S. 241, 1909.

KYRLE: Mirion und Wa-R. Arch. f. Dermatol. u. Syphilis, Orig. 1922 (Kongr.-Ber.).
LACAPÈRE: La question du mariage etc. Rev. belge d'urol. et de dermatol. Jg. 4. 1921.
(Ref. Zentralbl. f. Haut- u. Geschlechtskrankh. IV, H. 5.)
LADD: Wa-R bei Farbigen. New York Med. Journ. 1916. Ref. Dermatol. Wochenschr.
S. 635. 1918.
LAIRD: Die Technik und klinische Brauchbarkeit der Wa-R. Med. Rec. S. 945. 1911.
LAMALLE: Sur la séroréaction de la syphilis. Scalpel. Nr. 11. 1909.
LANGE: Zur Kenntnis der Wa-R, insbesondere bei mit Ehrlichs 606 behandelten Luesfällen.
Berl. klin. Wochenschr. Nr. 36, S. 1656. 1910. — Serodiagnose und Blutchemismus.
Klin. Wochenschr. Nr. 21/22. 1922.
LANGER, E.: Gutachtliche Verwertbarkeit der Wa-R. Ärztl. Sachverst. Zeit. 27. 1921.
(Ref. Zentralbl. f. Haut- u. Geschlechtskrankh. I, H. 7.)
LASSEN: + Wa-R bei Sarkom. Hospitalstidende. 49. 1912. Ref. Dtsch. med. Wochenschr.
Nr. 8, S. 377. 1913.
LAUBRY et PARVU: La réaction de WASSERMANN dans les anévrysmes de l'aorte. Soc. de
biol. 8. Mai 1909. Ref. Semaine méd. Nr. 20, p. 238. 1909. — La réaction de WASSER-
MANN au cours de quelques affections cardiovasculaires. Soc. de biol. 3. Juli 1909.
Ref. Semaine méd. Nr. 28, p. 335. 1909.
LAUTENSCHLÄGER: Ein Fall von positiver Wa-R bei Sarkom. Arch. f. Laryngol. u. Rhinol.
Bd. 26, S. 421—424. (1913.)
LEBER: Serodiagnostik bei Augenerkrankungen. 34. Versamml. d. ophthalmol. Ges. Heidel-
berg. 5.—7. Aug. 1907. Ref. Dtsch. med. Wochenschr. Nr. 38, S. 1563. 1907. — Über
die biologische Diagnostik spezifischer, insonderheit syphilitischer Augenerkrankungen.
Med. Klinik. Nr. 38, S. 1140—1141. 1907. — Berichtigung zu der Arbeit „Die Sero-
diagnostik in der Ophthalmologie" von CURT COHEN. Berl. klin. Wochenschr. Nr. 20,
S. 991. 1908. — Ophthalmologische Serodiagnostik. Berl. ophthalmol. Ges. 19.
März 1908. Dtsch. med. Wochenschr. Nr. 31, S. 1372. 1908. — Serodiagnostische
Untersuchungen bei Syphilis und Tuberkulose des Auges. Arch. f. vergl. Oph-
thalmol. Bd. 73, H. 1, S. 1—69. 1909.
LEDERMANN: Über den praktischen Wert der Serumdiagnostik bei Syphilis. Dtsch. med.
Wochenschr. Nr. 41, S. 1760—1763. 1908. — Über die Technik der Serumdiagnose
der Syphilis und allgemeine Bemerkungen über ihren Wert in der ärztlichen Praxis.
Zeitschr. f. ärztl. Fortbild. Bd. 4, Nr. 7. 1909. — Über die Bedeutung der WASSERMANN-
schen Serumreaktion für die Diagnostik und Behandlung der Syphilis. Med. Klinik.
Nr. 12, S. 419—423. 1909. — Die Serodiagnostik bei Lues. Versamml. d. Balneol.
Ges. Berlin, 4.—9. Mai 1909. Ref. Münch. med. Wochenschr. Nr. 15, S. 776. 1909. —
Psych. Ver. Berlin. 19. Dez. 1908. Ref. Allg. Zeitschr. f. Psychiatr. u. psych.-gerichtl.
Med. S. 224. 1909. — Disk. Berl. med. Ges. 15. Juni 1910. Ref. Berl. klin. Wochenschr.
Nr. 26, S. 1250. 1910. — Über die Beziehungen der Syphilis zu Nerven- und anderen
inneren Erkrankungen auf Grund von 573 serologischen Untersuchungen. Berl. klin.
Wochenschr. Nr. 39, S. 1787. 1910. — Die Serumreaktion bei Syphilis in der forensischen
Praxis. Ärztl. Sachverst.-Zeit. Nr. 9. 1911. — Les résultats de la reaction de WASSER-
MANN dans les maladies du coeur et des vaisseaux. Internat. Dermatol. Kongr. Rom
1912. Ref. Ann. p. 438. Juli 1912. — Die Serumreaktion bei Syphilis in der Säuglings-
praxis. Zeitschr. f. ärztl. Fortbild. Nr. 5. 1912. — Disk. in Berl. Dermatol. Ges. 10. Dez.
1912. Ref. Med. Klinik. Nr. 50. 1913. — Die Serumdiagnostik der Syphilis in der
Pädiatrie. Arch. f. Dermatol. u. Syphilis, Orig. Bd. 106, S. 325—336. — Über Syphilis
als Ursache von Herz- und Gefäßerkrankungen. Dtsch. med. Wochenschr. Nr. 22,
S. 1038—1040. 1912. — Berl. Dermatol. Ges. 11. Jan. 1910. Ref. Dermatol. Zeit.
S. 430. 1910. — Wa-R bei Säuglingen. Zeitschr. f. ärztl. Fortbild. Nr. 5. 1913. — Lues
congenita und Serodiagnose. Dtsch. med. Wochenschr. Nr. 4. 1914.
LEE und WHITEMORE: Die Wa-R bei Syphilis und anderen Erkrankungen. Publ. of the
Massachusetts general Hosp. Okt. 1909. Ref. Monatsschr. f. prakt. Dermatol. Bd. 52,
Nr. 5, S. 257. 1911.
LENHARTZ: Internat. Kongr. Budapest. 30. Aug. 1909. Ref. Münch. med. Wochenschr.
Nr. 37, S. 1916. 1909.
LEREDDE: Sur la réaction de WASSERMANN. Acad. de méd. 17., 24. Okt. 1911. Ref. Semaines
méd. Nr. 43, p. 515. 1911. — Die Reaktion von HECHT-WEINBERG bei syphilitischen
Augenaffektionen. Bull. et mém. de la méd. des hôp. de Paris. 27. Jan. 1912. — Wa-R

und Behandlung. Paris 1913. — Die Domäne der Syphilis und die Wa-R. Presse méd. Nr. 96. 1921. (Ref. Münch. med. Wochenschr. Nr. 22. 1922.)

Leredde und Rubinstein: Zur Wa-R. Acad. de méd. 24. Okt. 1911. Ref. Münch. med. Wochenschr. Nr. 2, S. 117. 1912. — Über die Wa-R. Bull. méd. p. 920. 1911. — Acad. de méd. 10. Okt. 1911. Ref. Berl. klin. Wochenschr. Nr. 50, S. 2278. 1911. — Sur les variations maxima de la réaction de Wassermann dans la syphilis et en particulier dans la syphilis secondaire et la syphilis nerveuse (paralys. générale, tabes etc.). Bull. de la soc. franc. de dermatol. p. 555—564. 5. Dez. 1912.

Leroux und Labbé: Die Serodiagnose bei infantiler Syphilis und der familiären Syphilis. Arch. de méd. des enfants. Dez. 1911. Ref. Dermatol. Wochenschr. Nr. 35, S. 1102 bis 1103. 1912.

Lesné: La réaction de Wassermann dans la maladie de Paget. Bull. et mém. de la soc. méd. des hôp. de Paris. Nr. 29, p. 321. 1913. Ref. Zentralbl. f. d. ges. Chirurg. u. ihre Grenzgeb. I, S. 234. 1913.

Lesser, Fr.: Zu welchen Schlüssen berechtigt die Wa-R. Med. Klinik. Nr. 9, S. 299—302. 1908. — Antwort auf die vorstehenden Bemerkungen des Herrn J. Citron. Med. Klinik. Nr. 12, S. 418—419. 1908. — Tabes und Paralyse im Lichte der neueren Syphilisforschung. Berl. klin. Wochenschr. Nr. 39, S. 1762—1764. 1908. — Psych. Ver. Berlin. 19. Dez. 1908. Ref. Allg. Zeitschr. f. Psychiatr. u. psych.-gerichtl. Med. Bd. 66, S. 244 bis 226. 1909. — Weitere Ergebnisse der Serodiagnostik der Syphilis. Dtsch. med. Wochenschr. Nr. 9, S. 379—383. 1909. — Die Behandlung der Syphilis im Lichte der neuen Syphilisforschung. Dtsch. med. Wochenschr. Nr. 3, S. 116—121. 1910. — Disk. Berl. med. Ges. 8. Juni 1910. Ref. Berl. klin. Wochenschr. Nr. 26, S. 1245. 1910. — Zur Verfeinerung der Wa-R und Vermeidung divergierender Resultate. Dermatol. Zeitschr. Bd. 20, Nr. 3, S. 193—199. 1913. — Die praktische Bedeutung der quantitativen Wa-R für die Behandlung der Syphilis. Münch. med. Wochenschr. Nr. 2, S. 70. 1914.

Lesser und Klages: Über ein eigenartiges Verhalten syphilitischer Neugeborener gegenüber der Wa-R. Dtsch. med. Wochenschr. Nr. 26, S. 1309. 1914.

Lesser, F.: Über den Einfluß toxischer Exantheme auf den Verlauf der Syphilis. Berl. klin. Wochenschr. Nr. 41. 1921.

Leszynsky: Syphilis und Nervensystem nebst Bemerkungen über die Wa-R und Salvarsan. Med. Rec. 18. Febr. 1911. Ref. Monatsschr. f. prakt. Dermatol. Bd. 53, Nr. 3, S. 150. 1911.

Letulle: La réaction de Wassermann comme moyen de recherche de la syphilis latente. Acad. méd. 11. April 1911. Ref. Semaine méd. Nr. 15, S. 179. 1911. — Wa-R. als Mittel zur Auffindung latenter Syphilisfälle. Acad. de méd. 1911. Ref. Dtsch. med. Wochenschr. Nr. 46, S. 2160. 1911.

Letulle et Bergeron: La réaction de Wassermann comme moyen de la syphilis latente. Bull. de l'acad. de méd. p. 486. 11. April 1911. — La recherche de la syphilis latente par la réaction de Wassermann. Acad. de méd. 11. April 1911. Ref. Quinzaine thérap. Nr. 6, S. 136. 1911. — Wa-R und latente Syphilis bei der Zirrhose und Nephritis. Presse méd. Nr. 77, 1912. — Wa-R bei chronischen Krankheiten. Acad. de méd. 1916. (Ref. Dermatol. Wochenschr. S. 938. 1916.)

Letulle und Lépine: Wa-R bei Tuberkulösen. Acad. de méd. 7. April 1914. Ref. Berl. klin. Wochenschr. Nr. 26, S. 1246. 1914.

Levaditi: Le séro-diagnostic de la syphilis. Rev. prat. des malad. cut. syphil. et vénér. p. 312—323. 1907. — La séro-réaction de la syphilis. Presse méd. Nr. 41, p. 321—323. 1907. — La question de la syphilis. Presse méd. Nr. 90, p. 721—724. 1907. — Les nouveaux moyens de diagnostic microbiologique et sérologique de la syphilis. Ann. de dermatol. et de syphiligr. p. 187—207 u. 259—274. 1909.

Levaditi, Laroche et Yamanouchi: Le diagnostic précoce de la syphilis par la méthode de Wassermann. Cpt. rend. T. 1, p. 720—722. 1908, 2. Mai.

Levaditi et Latapie: Die Serodiagnose der Syphilis nach den Resultaten des Instituts Pasteur im Verlaufe des Jahres 1909. Presse méd. Nr. 31. 1910. Ref. Monatsschr. f. prakt. Dermatol. Bd. 52, Nr. 4, S. 220. 1911. — Die Serodiagnose der Syphilis nach den im Institut Pasteur im Jahre 1910—1911 verzeichneten Ergebnissen. Presse méd. Nr. 88. 1911. Ref. Dermatol. Wochenschr. Bd. 54, Nr. 5, S. 156. 1912.

Leven: Wa-R bei Thrombosen. Med. Klinik. 1915.

LEVI: Verlauf der Syphilis nach toxischem Exanthem. Berl. klin. Wochenschr. Nr. 38. 1921.

LEVY: Om WASSERMANNS praktiske Betydning for Syphilis. Nyt medicinsk Aaarskrift. S. 172—186. 1910.

LEVY, M. D.: Wa-R in malaria. Americ. Journ. of trop. med. Vol. 1, 1921. (Ref. Zentralbl. f. Haut- u. Geschlechtskrankh. III, H. 6.)

LEVY-BING-DOGNY: Die Wa-R etc. Ann. de malad. vénér. Okt. 1912.

LEVY-BING, GARBAY und HAAG: Wa-R im Primärstadium. Ann. de malad. vénér. 3. 1918. (Dermatol. Wochenschr. S. 679. 1919.)

LEVY-BING, DOGNY und GARBAY: Einfluß der Behandlung speziell des Neosalvarsans auf die Wa-R. Ann. de malad. vénér. IX, 6. (Ref. Arch. f. Dermatol. u. Syphilis, Ref. Nr. 122, S. 645.)

LEWANDOWSKY: Disk. Berl. Ges. Psychiatr. u. Nervenheilk. 13. Juni 1910. Ref. Berl. klin. Wochenschr. Nr. 36, S. 1682. 1910.

LEWEK: Disk. Ärztl. Ver. Hamburg. 25. März 1913. Ref. Dtsch. med. Wochenschr. Nr. 29, S. 1435. 1913.

LEWIN: Beitrag zur Serumdiagnostik der Syphilis. Inaug.-Diss. Basel 1909. — Die Wa-R bei Leprakranken. Russ. Wratsch. Nr. 33. 1911. Ref. Münch. med. Wochenschr. Nr. 51. S. 2759. 1911.

LIE: Om serologiske Undersögelser särlig ved Syphilis. Medicinsk Rev. S. 113. 1909.

LIEVEN: Diagnose und Therapie der Syphilis. Petersb. med. Wochenschr. S. 127. 1911. Ref. Monatsschr. f. prakt. Dermatol. Bd. 53, Nr. 3, S. 1. 1911.

LINSER: Über Heredität bei Syphilis. Naturw. Ver. Tübingen. 8. Febr. 1909. Ref. Münch. med. Wochenschr. Nr. 13, S. 686. 1909.

LIPP: Die Bedeutung der Spirochaeta pallida und der WASSERMANN schen Komplementbindung für die Bekämpfung der Syphilis vom Standpunkt der öffentlichen Gesundheitspflege. Vierteljahrsber. f. gerichtl. Med. Bd. 41, 1. Suppl.-H., S. 105—127. 1911.

LITTERER: Die Serodiagnostik der Syphilis. Journ. of the Americ. med. assoc. p. 1537. 1909. — Die klinische Bedeutung der serodiagnostischen Methode für die Diagnose der Syphilis. New York med. Journ. p. 151. 1910, Juli.

LÖHLEIN: Die Luesreaktion an der Leiche. Fortschr. d. Med. Nr. 3. 1909; Verhandl. d. dtsch. pathol. Ges. Bd. 13. (1909). — Moderne Serodiagnostik. Med. Ges. Zwickau. 2. März 1909. (Ref. Dtsch. med. Wochenschr. Nr. 38, S. 1676. 1909. — Zur Frage der Verwertbarkeit der WASSERMANN schen Syphilisreaktion an der Leiche. Fol. serol. Bd. 4, H. 3, S. 227. 1910.)

LÖHLEIN und RIECKE: Die Wa-R auf Syphilis. Berl. klin. Wochenschr. S. 2169. 1908. — Die Wa-R. Med. Ges. Leipzig. 27. Okt. 1908. Münch. med. Wochenschr. Nr. 2. u. 3, S. 104 u. 152. 1909.

LOVE, J. K.: Syphilis und Taubheit. Glasgow med. Journ. Mai 1912. Ref. Berl. klin. Wochenschr. Nr. 23, S. 1099. 1912.

LÖW: Zur Therapie der Syphilis. Wien. klin. Wochenschr. Nr. 31, S. 1192—1196. 1912.

LUBARSCH: Jahresber. f. ärztl. Fortbild. 1911 u. Disk. Verhandl. d. dtsch. pathol. Ges. Bd. 14. (1910.)

LUCATELLO und CARLETTI: Untersuchungen über die Komplementbildung bei Pellagra. Gazz. d. osp. e. d. clin. Nr. 60. 1911.

LUCKSCH: Die Wa-R an der Leiche. Wiss. Ges. dtsch. Ärzte in Böhmen. 20. Mai 1910. Ref. Münch. med. Wochenschr. Nr. 23, S. 1261. 1910 u. Verhandl. d. dtsch. pathol. Ges. Bd. 14. (1910).

LUCI und BACELLI: Komplementbindungen bei Pellagra. Ref. med. Nr. 42. Ref. Dtsch. med. Wochenschr. Nr. 44, S. 2052.

LÜDKE: Die praktische Verwertung der Komplementbindungsreaktion. Münch. med. Wochenschr. Nr. 26, S. 1313—1318. 1909.

LUX, Beitrag zur praktischen Bedeutung der Wa-R. Inaug.-Diss. Straßburg 1914.

MAASS: Narkotika und Komplementbindung. Zeitschr. f. d. ges. Neurol. u. Psychiatr., Orig. Bd. 24. (Dermatol. Zeitschr. Bd. 22, S. 56. 1915.)

MAISEL: Wa-R bei Spätlues. Inaug.-Diss. Berlin 1912.

MAJ: Wa-R bei Pellagra. Riv. pellagrol. 1912. (Ref. Zeitschr. f. Chemotherap. 840. 1912.)

MALINOWSKY: Über die Bedeutung der Wa-R für die Syphilis. Poln. Zeitschr. f. Dermatol. Nr. 1. 1909. Ref. Monatsschr. f. prakt. Dermatol. Nr. 39, S. 326. 1909. — Bedeutung und Wert der Wa-R mit besonderer Berücksichtigung der therapeutischen Indikationen. Poln. Zeitschr. f. Dermatol. Nr. 3—4, 1911. Ref. Monatsschr. f. prakt. Dermatol. Bd. 53, Nr. 8, S. 453. 1911.

Manson, McKie und Smith: Wa-R bei Augenkrankheiten. Med. Rec. 1915. (Arch. f. Dermatol. u. Syphilis, Ref. Bd. 125, H. 2.)

Mantovani: Die Wassermann sche Serodiagnose bei Scharlach. Bull. de science med. H. 9. 1911. — 4000 Untersuchungen. Giorn. ital. malatt. vener. e d. pelle. 1917. (Ref. Dermatol. Zeitschr. S. 370. 1915.)

Manu-Mussel u. Vaseliu: Wa-R und Malaria. Cpt. rend. des séances de la soc. de biol. 1910.

Marcus: Om Serumdiagnosen af syphilis. Hygiea. S. 216—232. 1909. — Om den praktiska betydelsen af Wa-R vid Syphilis. Stockholm 1910. — Om den praktiska betydelsen af Wa-R vid Syphilis. Hygiea. S. 257—317, 385—454, 513—600. 1911. — Om Prognosen for syphilis. Hygiea. Bd. 75, S. 92—107.

Margulies: Komplementbindung bei Scharlach. Russky Wratsch. 5. 1910. (Ref. Münch. med. Wochenschr. S. 1706. 1910.)

Marriani: Syphilis und Ehe. Hereditäre Syphilis. Pavia 1911.

Marum: Beiträge zur Bedeutung der Wa-R in der Otologie. Monatsschr. f. Ohrenheilk. u. Laryngo-Rhinol. Nr. 8—9. 1910. Ref. Münch. med. Wochenschr. Nr. 12, S. 645. 1911. — Beiträge zur Bedeutung der Wa-R in der Otologie. Arch. f. Ohren-, Nasen- u. Kehlkopfheilk. Jg. 44, Nr. 12. Ref. Arch. f. Dermatol. u. Syphilis, Ref. Bd. 109, Nr. 1—2, S. 252. 1911.

Maslakowetz und Liebermann: Wa-R zur Diagnose der Syphilis. Russ. Wratsch. Nr. 15. 1908. Ref. Dtsch. med. Wochenschr. Nr. 26, S. 1159. — Einfluß der spezifischen Behandlung auf die Anwesenheit der sog. Antikörper im Blutserum Luetischer. Russk. Wratsch. Nr. 38. 1908.

Mason: Non specific. Wa-R in diabetes. Americ. Journ. of the med. sciences. Vol. 126. 1921. (Ref. Zentralbl. f. Haut- u. Geschlechtskrankh. V, H. 1—2.)

Massini: Luesdiagnose mittelst Komplementablenkung. Med. Ges. Basel. 25. März 1909. Ref. Dtsch. med. Wochenschr. Nr. 37, S. 1638. 1909. — Die Wa-R in der Pathologie und Klinik. Il. policlin. Nr. 6—7. 1912. — Über die Bedeutung der Wa-R bei internen Krankheiten. Münch. med. Wochenschr. Nr. 24, S. 1310—1313; Nr. 25, S. 1384—1386. 1912.

Mathieu, Weil und Giroux: Die relative Häufigkeit der Wassermann- und Noguchi-Reaktion etc. Bull. et mém. de la soc. méd. des hôp. de Paris. 10. Okt. 1913. Ref. Münch. med. Wochenschr. Nr. 47, S. 2653. 1913.

Matozza-Scafa: Beitrag zum Studium der Wa-R in der inneren Medizin. Gaz. internat. de med. Mai 1911.

Matsch: Wa-R bei innerer Erkrankung. Russky Wratsch. 1913. (Ref. Zeitschr. f. Chemotherap. S. 887. 1913.)

Matschalko-Jansco und Sciki: Über den klinischen Wert der Wassermann schen Syphilisreaktion. S. Boas.

Matson: Die Nützlichkeit der Wassermann schen Seroreaktion in der allgemeinen Medizin an 2667 Fällen demonstriert. Americ. Journ. of dermatol. el genito urin. dis. Nr. 8. 1910.

Matson und Reasoner: Der Einfluß der Behandlung auf die Wa-R bei Syphilis. Journ. of the Americ. med. assoc. p. 1670. 18. 1911. Nov.

Matsumoto: Beziehungen zwischen Salvarsanbehandlung und Wassermann scher Serodiagnose bei Syphilis. Japan. Zeitschr. f. Dermatol. u. Urol. Bd. 12, H. 7. Ref. Dermatol. Wochenschr. Nr. 45, S. 1389. 1912.

Matsuo: Über die klinischen und serologischen Untersuchungen der paroxysmatischen Hämoglobinurie, zugleich ein Beitrag zur Kenntnis der Isolysine. Arch. f. klin. Med. Bd. 107, Nr. 4, S. 335—356.

Matsuura und Matsumoto: Serodiagnose bei Syphilis. Japan. Zeitschr. f. Dermatol. u. Urol. Bd. 11, H. 6—7. Ref. Arch. f. Dermatol. u. Syphilis, Ref. Bd. 53, Nr. 10, S. 551.

Mauriac: Résultats fournis par la séro-réaction de Wassermann. Soc. de biol. 24. April 1909. Ref. Semaine méd. Nr. 18, S. 214—215. 1909. — La séro-réaction de Wassermann peut-elle contrôler le traitement et la guérison de la syphilis ? Journ. de méd. de Bordeaux. 11. Aug. 1909. Ref. Rev. de thérap. Nr. 19. 1909. — Conclusions fournies par 300 cas de séro-réaction de Wassermann. Cpt. rend. Nr. 14, p. 668. 1909.

Mayer und Proescher: Serumdiagnosis of syphilis. Arch. of internat. med. p. 55. 1908.

Mayer, H.: Salvarsan und Hämolyse. Dtsch. med. Wochenschr. Nr. 21, S. 983—985. 1911.

Mefford und Simmonds: Die Serodiagnostik der Syphilis. Journ. of the Indian State med. assoc. Sept. 1910. Journ. of the Americ. med. assoc. 5, p. 1670. 1910. Nov. Ref. Arch. f. Dermatol. u. Syphilis, Ref. Bd. 108, Nr. 1—2, S. 338.

Meier, G.: Die Technik, Zuverlässigkeit und klinische Bedeutung der Wa-R. Berl. klin. Wochenschr. Nr. 51, S. 1636—1642. 1907. — Berl. med. Ges. 26. Febr. 1908. Ref. Berl. klin. Wochenschr. Nr. 10, S. 522—523. 1908. — Scharlach und Serodiagnostik auf Syphilis. Med. Klinik. Nr. 36, S. 1383. 1908. — Die Komplementbindung mit besonderer Berücksichtigung ihrer praktischen Anwendung. II. Teil. Die Serodiagnostik der Syphilis. Jahresber. über d. Ergebn. d. Immunitätsforsch. Bd. 5, S. 140 bis 280. 1909. — Die technischen und klinischen Grundzüge der Wa-R. Fol. serol. Aug. 1911. Bd. 7, S. 785—798.

Meier, G. und Lie: Serologische Untersuchungen bei Lepra. Vortr. auf d. Internat. Leprakonferenz zu Bergen. Aug. 1909.

Mensi: Neue Beobachtungen über die Wa-R und die therapeutische Wirkung des Salvarsans bei der hereditären Syphilis. Giorn. d. r. d. med. Nr. 4—5. Turin 1912. — Wa-R und Salvarsankuren bei hereditärer Syphilis. Rif. med. 44. 1913. Ref. Dtsch. med. Wochenschrift. Nr. 48, S. 2374. 1913.

Menze: Über luetische Rezidivexantheme usw. Münch. med. Wochenschr. Nr. 40. 1921.

Merklen: Irrégularité pupillaire et réact. de Wassermann. Semaine méd. Nr. 11, p. 129. 1913. Ref. Berl. klin. Wochenschr. Nr. 17, S. 805. 1913.

Merkurjew: Die Wa-R bei Lepra und beim Abdominaltyphus. Russ. Wratsch. Nr. 27. 1910. Ref. Monatsschr. f. prakt. Dermatol. Bd. 52, H. 4, S. 189. 1911. — Die Wa-R bei Lepra. Klin.-therapeut. Wochenschr. 1911. Ref. Monatsschr. f. prakt. Dermatol. Bd. 53, S. 99. 1911.

Merz: Über die klinische Verwendbarkeit der Wassermann-Neisser-Bruck schen Seroreaktion. Korrespbl. f. Schweiz. Ärzte. Nr. 10, S. 329—338. 1909.

Meschtscherski: Einfluß von Typhus abdominalis auf die Wa-R. Ref. Dermatol. Zeitschr. 6. 1922, — und Troisky, Lup. erythematodes und pos. Wa-R. Arch. f. Dermatol. Bd. 115. S. 116.

Messineo: Über den Einfluß der Arsen- und Quecksilberbehandlung auf die Wa-R. Internat. med. Kongr. Budapest 1909. Ref. Monatsschr. f. prakt. Dermatol. Bd. 51, Nr. 4. S. 167. 1910.

Metchnikoff: La syphilis expérimentale. Rev. de méd. p. 925—939. 1907.

Meyer, Fr.: Über den Ausfall der Wa-R bei Dourine infizierten Kaninchen. Münch. med. Wochenschr. Nr. 44, S. 2318—2319. 1911.

Meyer, K.: Serumdiagnostik der Tabes, Lues und Paralyse. Fol. neurobiol. Bd. 1, p. 656. 1908.

Meyer, L.: Wann soll der Arzt sich der Wa-R bedienen? Allg. Zentralbl. Nr. 9. 1909. — Über Wa-R. Wiss. Ver. d. Ärzte Stettin. Ref. Berl. klin. Wochenschr. Nr. 22, S. 1042. 1909.

Meyerstein: Untersuchungen bei Malaria. Münch. med. Wochenschr. Nr. 11, Feldbeilage 1917.

Michaelis: Die Wassermann sche Syphilisreaktion. Berl. klin. Wochenschr. 1907. — Demonstration der Serumdiagnose der Syphilis. Berl. med. Ges. 6. Nov. 1907. Ref. Dtsch. med. Wochenschr. Nr. 48, S. 2017. 1907. — Berl. med. Ges. 11. März 1908. Ref. Berl. klin. Wochenschr. Nr. 13, S. 667. 1908. — Über die Bedeutung der Wa-R für die Therapie. Therap. d. Gegenw. 7. 1916. (Juli.)

Michaelis und Lesser: Erfahrungen mit der Serodiagnostik der Syphilis. Berl. klin. Wochenschr. Nr. 6, S. 301—303. 1908.

Michaud: Wa-R und Fleckfieber (zit. nach Bauer). Münch. med. Wochenschr. Nr. 39. 1921.

Micheli: Sur la nature de la réaction de Wassermann. Ital. Kongr. f. int. Med. 27.—30. Okt. 1912. Ref. Semaine méd. Nr. 46, S. 548. 1912.

Micheli et Borelli: Sulla deviazione del complemento. Riv. crit. di clin. med. Nr. 43—44. Firenze 1907. Ref. Fol. serol. Bd. 1, H. 5, p. 382. 1908. — Osservatione sulla siero diagnosi. Riv. crit. di clin. med. Firenze. Bd. 9, p. 289. Ref. Fol. serol. Bd. 3, H. 5, S. 234. 1909.

Mijashita: Kammerwasseruntersuchung bei syphilitischen Kaninchen. Klin. Monatsbl. f. Augenheilk. 1920.

Milian: Alopecia areata et syphilis. Bull. de la soc. franç. de dermatol. Nr. 1, p. 38. 1911. — Réactivation biologique de la réaction de Wassermann. Bull. et mém. de la soc. méd. des hôp. de Paris. 22. Dez. 1911. Ref. Semaine méd. Nr. 52, p. 622. — La réactivation biologique de la réaction de Wassermann. Bull. de la soc. franç. de dermatol. p. 314 bis 318. Juli 1911. — Presse méd. 1912. 20. April. — La nature syphilitique de la chorée. Bull. et mém. de la soc. méd. des hôp. de Paris. 5. Juli 1912. Ref. Semaine méd. Nr. 28, p. 333. 1912. — Valeur séméiologique de la réaction de Wassermann. Internat. dermatol. Kongr. Rom 1912. Ref. Ann. de dermatol. et de syphiligr. p. 438—439. 1912. Juli. — De l'origine syphilitique de la chorée de Sydenham. Bull. et mém. de la soc. méd. des hôp. de Paris. 29. Nov. 1912. Semaine méd. Nr. 49, p. 587. 1912.

Milian et Girauld: Die biologische Reaktivierung der Wa-R. Bull. et mém. de la soc. méd. des hôp. de Paris. p. 694. 1911.

Mills, A.: Wa-R. in general practice. Edinburgh med. Journ. Vol. 28. 1922.

Milne, S. L.: The present value of the Wa-R. Americ. Journ. of the med. sciences. p. 197. 1913.

Minassian: Die Wa-R bei Psoriasis. Rev. Veneta di scienze med. H. 11. 15. Dez. 1910. Ref. Arch. f. Dermatol. u. Syphilis, Ref. Bd. 109, H. 1—2, S. 254—255. 1911.

Minassian e Viana: La réaction de Wassermann à des periodes différentes de la syphilis. Fol. gynaecol. 1909. Ref. L'Obstétrique. p. 470. 1909.

Mitsuda und Murata: Über die Seroreaktion bei Lepra. Japan. Zeitschr. f. Dermatol. u. Urol. Bd. 11, H. 6—7. Januar—Juli 1911. Ref. Monatsschr. f. prakt. Dermatol. Bd. 53, Nr. 10, S. 552.

Mittenzwey: Einfluß radioaktiver Bäder auf die Wa-R. Wien. klin. Wochenschr. Nr. 30. 1922.

Modrzewski und Reize: Syphilisreaktion. Przeglad lekarski p. 18. 1909.

Möller: Disk. Ärztl. Ver. Hamburg. 27. Mai 1913. Ref. Berl. klin. Wochenschr. Nr. 25, S. 1186. 1913.

Montesanto und Sotiriades: Die Wassermann sche Seroreaktion in 48 Fällen von Lepra. Presse méd. Nr. 70. 1910.

Montreuil: La réaction de Wassermann. Faculté de méd. de Paris. Nr. 131. 1909.

Moro, Noda und Benjamin: Paroxysmale Hämoglobinurie und Hämolyse in vitro. Münch. med. Wochenschr. 1909.

Morris: Bemerkungen über die Geschichte der Syphilis, über die Wa-R, sowie über die Therapie. Lancet. 24. Mai 1912.

Mouradian: Über die praktische Bedeutung der Wa-R in der Augenheilkunde. Ann. d'oculist. Nr. 1. Januar 1912.

Much: Nachprüfungen der Resultate der Wa-R. Ärztl. Ver. Hamburg. 15. Dez. 1908. Ref. Dtsch. med. Wochenschr. Nr. 15, S. 606. 1909. — Die praktische Brauchbarkeit der Wa-R. Münch. med. Wochenschr. Nr. 29, S. 1485. 1909.

Much und Eichelberg: Die Komplementbindung mit wässerigem Luesextrakt bei nicht-syphilitischen Krankheiten. Med. Klinik. Nr. 18, S. 671—673. 1908. — Komplement-bindung bei Scharlach. Med. Klinik. Nr. 39, S. 1500—1501. 1908.

Muck: Die Schleimhaut der Nasenscheidewand, eine besonders geeignete Stelle für die Blutentnahme zu der Wa-R und zu anderen serologischen Untersuchungszwecken. Münch. med. Wochenschr. Nr. 45, S. 2320. 1909.

Mühsam: Die klinische Leistungsfähigkeit der Serodiagnostik bei Lues. Berl. klin. Wochen-schrift. Nr. 1, S. 14—15. 1908. — Syphilophobie und Wa-R. Zeitschr. f. Krankenpfl. Nr. 50, S. 225. 1909. — Disk. in Berl. med. Ges. 8. Juni 1910. Ref. Berl. klin. Wochen-schrift. Nr. 26, S. 1245. 1910. — Die bisherigen Ergebnisse der Wassermann schen Luesreaktion für die Praxis. Zeitschr. f. ärztl. Fortbild. Bd. 7, S. 11. 1910.

Müller, J.: Syphilis und Ehe. Ver. d. Ärzte Wiesbadens. 19. Mai 1909. Ref. Berl. klin. Wochenschr. Nr. 40, S. 1823. 1909. — Der Einfluß der Therapie auf die Wa-R bei Spät-syphilis. Dtsch. med. Wochenschr. Nr. 6, S. 268—270. 1912. — Die Wa-R der Spät-lues. Vers. dtsch. Naturforsch. u. Ärzte zu Münster. 17. Sept. 1912. Ref. Dermatol. Wochenschr. Bd. 55, S. 1384—1385. 1912.

Müller, M.: Serodiagnostik der Syphilis. Straßb. med. Zeitschr. Nr. 11. 1908. — Die Bedeutung der Wa-R für die Kontrolle der Prostituierten und für die all-gemeine Prophylaxe der Syphilis. Verhandl. d. Ges. dtsch. Naturforsch. u. Ärzte zu Münster i. W. 1912. Ref. Dermatol. Wochenschr. Nr. 48, S. 1476. 1912. — Die

Notwendigkeit einer obligatorischen Einführung der Blutuntersuchung nach WASSER-MANN bei Kontrolle der Prostituierten in der Bedeutung für die allgemeine Prophylaxe der Syphilis. Münch. med. Wochenschr. Nr. 6, S. 299—300. 1913.
MÜLLER, R.: Ges. d. Ärzte Wien. 19. April 1907. Ref. Wien. klin. Wochenschr. Nr. 17, S. 514—515. 1907. — Zur Verwertbarkeit und Bedeutung der Komplementbindungs-reaktionen für die Diagnose der Syphilis. Wien. klin. Wochenschr. Nr. 9, S. 282—287. 1908. — Kongr. d. Dtsch. Dermatol. Ges. 8.—10. Juni in Frankfurt. 1908. Ref. Wien. klin. Wochenschr. Nr. 28, S. 1039. 1908. — Die Bedeutung der Serodiagnose der Syphilis für den Arzt. Wien. med. Wochenschr. Nr. 51, S. 2796—2800. 1908 u. 1909. Nr. 5. — Ges. f. inn. Med. u. Kinderheilk. Wien. Wien. med. Wochenschr. Nr. 5. S. 286. 1909. — Über den technischen Ausbau der Wa-R nebst klinischen Betrachtungen über deren Wert und Wesen. Wien. klin. Wochenschr. Nr. 40, S. 1376—1380. 1909. — Zur Unter-scheidung sublimathaltiger Sera von Seris mit Quecksilber behandelter Luetiker. Berl. klin. Wochenschr. Nr. 33. S. 1538. 1910. — Über den Einfluß der Salvarsan-behandlung auf die Wa-R. Wien. klin. Wochenschr. Nr. 23, S. 837—877. 1912. — Wa-R. Zur Antigenfrage. Wien. klin. Wochenschr. Nr. 24, S. 911—914. 1912. — Die Sero-diagnose der Syphilis usw. Berlin u. Wien 1913. — Die Bedeutung der biologischen Reaktionen für die Diagnose und Therapie der Syphilis. 85. Vers. d. Naturforsch. u. Ärzte. Wien 21.—27. Sept. 1913. Ref. Dtsch. med. Wochenschr. Nr. 48. S. 2229. 1913. — Einige Grundsätze bei der Bewertung der Wa-R in Fragen der Luesdiagnose und -therapie. Wien. med. Wochenschr. Nr. 28. 1916. — Wa-R bei Soldaten. Berl. klin. Wochenschr. Nr. 36. 1916.
MÜLLER, R. und STEIN: Die Hautreaktionen bei Lues und ihre Beziehung zur Wa-R. Wien klin. Wochenschr. Nr. 11, S. 408—409; Nr. 21, 38, 40. 1913. — Kutisreaktion bei Lues und ihre Beziehungen zur Wa-R. Berl. klin. Wochenschr. Nr. 47, S. 2184. 1913.
MÜLLER und SUESS: Vergleichende serologische Untersuchungen bei Tuberkulose und Syphilis. Wien. klin. Wochenschr. Nr. 16, S. 577. 1910; Nr. 16, S. 559—562. 1911.
MÜLLER, R. und PLANNER: Reaktion im Serum und Krankheitsherd nach Impfung Tertiär-luetiker mit Organluetin. Med. Klinik. Nr. 15. 1921.
MULZER: Das Vererbungsproblem bei der Syphilis im Lichte moderner Forschung. Arch. f. Dermatol. u. Syphilis, Orig. Bd. 113, S. 769—780.
MULZER und MICHAELIS: Hereditäre Lues und Wa-R. Berl. klin. Wochenschr. Nr. 30, S. 1402. 1910.
MUNK: Welche Bedeutung hat die Serodiagnostik der Syphilis für die Lebensversicherung ? Zeitschr. f. Versicherungsmed. Nr. 6. 1910.
MUNK, FR.: Salvarsan und Wa-R. Dtsch. med. Wochenschr. S. 1952. 1910.
MÜNZ: Die Wa-R in der Sprechstunde. Dtsch. med. Wochenschr. Nr. 37, S. 1709. 1910.
MURGIA: Komplementbindung und Bleivergiftung. La Liguria Med. VII. (Ref. Biochem. Zentralbl. Nr. 18, S. 461.)
NABARRO: Die Wa-R bei Geisteskrankheiten. Brit. med. Journ. 23. Nov. 1912.
NADOSY: Serodiagnostik der Lues bei der kongenitalen Form und der Ammenwahl. Orvosi hetilap. Nr. 52. 1909. Ref. Dtsch. med. Wochenschr. Nr. 3, S. 142. 1910. — Die Serum-diagnostik der Lues mit besonderer Rücksicht auf die kongenitale Syphilis und die Ammenwahl. Budapest. Orvosi hetilap. Nr. 3. 1911. Ref. Monatsschr. f. prakt. Der-matol. Bd. 53, Nr. 3, S. 154—156. 1911.
NAGEL: Serumreaktionen bei Gefängnisinsassen. California State Journ. of med. 1921. (Ref. Zentralbl. f. Haut- u. Geschlechtskrank. I, H. 10.)
NARBEL: Klinische Bedeutung der Wa-R. Rev. méd. de la Suisse romande. 1919. (Ref. Dermatol. Wochenschr. S. 757. 1920.)
NATHAN: Über das engebliche Vorkommen einer positiven Wa-R beim Pemphigus. Berl. klin. Wochenschr. Nr. 46, S. 1183. 1915.
NAUWERCK: Leontiasis ossea und Syphilis. Dermatol. Stud. Bd. 20, S. 620—621.
NAUWERCK und WEICHERT: Die Wa-R an der Leiche. Münch. med. Wochenschr. Nr. 45, S. 2329—2333. 1910.
NEISSER: Über den derzeitigen Stand der experimentellen Syphilisforschung. IX. Kongr. d. Dtsch. Dermatol. Ges. Bern. 12. Sept. 1906. Ref. Dtsch. med. Wochenschr. Nr. 41, S. 1687. 1906. — Die experimentelle Syphilisforschung. Berlin 1906. — Der gegen-wärtige Stand der Pathologie und Therapie der Syphilis. Kongr. f. inn. Med. Wien. 7. April 1908. Ref. Wien. klin. Wochenschr. Nr. 19, S. 707—708. 1908. — Neuere

Forschungen auf dem Gebiete der Syphilis. Ärztl. Ver. München. 11. Dez. 1908. Ref. Berl. klin. Wochenschr. Nr. 1, S. 39. 1909. — Über die Bedeutung der Wassermannschen Serodiagnose für die Praxis. Münch. med. Wochenschr. Nr. 21, S. 1076—1077. 1909. — Anfrage. Berl. klin. Wochenschr. Nr. 22, S. 1050. 1909. — Lupus oder tertiäre Lues ? Sarkom oder primäre Lues ? Berl. klin. Wochenschr. Nr. 33, S. 1517—1520. 1909. — Moderne Syphilisforschung. Ver. d. Ärzte Wiesbadens. 23. April 1909. Ref. Berl. klin. Wochenschr. Nr. 34 S. 1589. 1909. — Mitt. d. schles. Ges. f. vaterl. Kult. zu Breslau. 9. Dez. 1910. Ref. Berl. klin. Wochenschr. S. 142—144. 1911. — Zur Blutuntersuchung und 606-Behandlung der Prostitution. Zeitschr. f. Bekämpf. d. Geschlechtskrankh. Bd. 12, Nr. 6, S. 201—209. 1911. — Diagnostisches und Therapeutisches zur Syphilisfrage. Mitt. d. schles. Ges. f. vaterl. Kult. zu Breslau. 12. Mai 1916. Ref. Med. Klinik. Nr. 22, S. 602. 1916.

Neisser, Bruck und Schucht: Diagnostische Gewebs- und Blutuntersuchungen bei Syphilis. Dtsch. med. Wochenschr. Nr. 48, S. 1937—1942. 1906.

Neisser und Siebert: Die Bedeutung und Wertung der serodiagnostischen Luesreaktion in der Praxis. Jahresk. f. ärztl. Fortbild. April 1910.

Neuber: Beeinflußt die Quecksilberbehandlung die Immunkörper des Organismus ? Orvosi hetilap. Nr. 17—21. 1910. Ref. Arch. f. Dermatol. u. Syphilis, Ref. Bd. 104, H. 3, S. 566. 1910. — Beeinflußt die Quecksilberbehandlung die Schutzstoffe des Organismus. Arch. f. Dermatol. u. Syphilis, Orig. Bd. 105, Nr. 1—2, S. 99. 1911.

Newlin: Positive Wa-R bei anscheinend nichtsyphilitischen Krankheiten. Med. Rec. 1913. (Ref. Dermatol. Wochenschr. S. 1458. 1913.)

Nicolas et Charlet: Variations de la réaction de Wassermann faite en séries chez les syphilitiques. Ann. de dermatol. et de syphiligr. p. 605—630. 1912. — Zur Frage der Reaktivierung der Wa-R. Lyon. méd. Bd. 118, S. 1472.

Nicolas, Favre et Charlet: Comparaison de résultats fournis par l'intradermo-réaction à la syphiline et par la séro-réaction de Wassermann. Bull. et mém. de la soc. méd. des hôp. de Paris. Nr. 11, p. 440. 1910.

Nicolas et Moutot: Kritische Übersicht über die neuen Heilmittel zur praktischen Diagnostizierung der Syphilis. Journ. méd. franç. 15. April 1910. Ref. Monatsschr. f. prakt. Dermatol. Bd. 53, Nr. 3, S. 162. 1911.

Nicolas u. Gate: Klinische Bedeutung der Wa-R. Ann. de dermatol. et de syphiligr. VI. 1. (Ref. Dermatol. Wochenschr. S. 813. 1920.)

Niculescu: Vergleichende Studie über den Wert der serodiagnostischen Methoden. Rev. Stiintzelor med. Okt. 1910. Ref. Monatsschr. f. prakt. Dermatol. Bd. 52, Nr. 5, S. 246 bis 247. 1911.

Nishiura: Wa-R bei Lepra. Zeitschr. f. Immunitätsforsch. u. exp. Therap., Orig. 1910.

Nobécourt und Bonnet: Wa-R bei Säuglingen und deren Mütter. Presse méd. 1920. (Ref. Dermatol. Wochenschr. Nr. 26a. 1921.)

Nobl: Studium zur Ätiologie der Alopecia areata. Wien. med. Wochenschr. Nr. 15. 1911.

Nobl und Arzt: Zur Serodiagnostik der Syphilis (Porges-Meier sche und Klausner sche Reaktion). Wien. klin. Wochenschr. Nr. 9, S. 287—291. 1908.

Noé: Klinische Bedeutung der Reaktion von Hecht. Journ. de méd. de Bruxelles. Nr. 26. 1912.

Noguchi: Serum diagnosis of Syphilis. Philadelphia 1910, 1911, 1912. — Die Wa-R und der praktische Arzt. Münch. med. Wochenschr. Nr. 26, S. 1399. 1910. — Non-specific complement fixation. Proc. of the soc. f. exp. biol. a. med. p. 55—56. 1910. — Experimentelle Syphilisforschung mit besonderer Berücksichtigung der Spirochaeta pallida. Journ. of the Americ. med. assoc. p. 1162. 1912.

Nordentoft, S. und J.: Tertiäre Lues mit negativer Wa-R. Hospitalstidende. S. 303. 1912 u. S. 28. 1913.

Oberndorfer: Die luetische Aortitis und Aortainsuffizienz. Ärztl. Ver. i. München. 18. Nov. 1912. Ref. Med. Klinik. Nr. 6, S. 233. 1913.

Oettinger, Marie und Baron: Bleimeningitis und Wa-R. Bull. méd. 1914. (Ref. Dermatol. Wochenschr. Nr. 37. 1915.)

Öigaard: Wa-R etc. Hospitalstidende. S. 1601. 1909. — Syphilitische Herzkrankheiten und Wa-R. Zeitschr. f. klin. Med. Bd. 82, H. 5 u. 6. 1916.

Opitz: Über die Bedeutung der Wassermann schen Luesreaktion für die Geburtshilfe. Med. Klinik. Nr. 30, S. 1137—1138. 1908.

OPPENHEIM: Der gegenwärtige Stand der Lehre und der Therapie der Syphilis. Med. Klinik. Nr. 6, S. 177—182. 1908. — Die Serodiagnostik der Syphilis. Med. Klinik. Nr. 27, S. 1039—1042. 1908. Nr. 28, S. 1080—1083.

ORKIN: Ein Beitrag zur Syphilis des Herzens. Berl. klin. Wochenschr. Nr. 25, S. 1177—1181. 1912.

PALMER, E.: How shall we interprete the Wa-R. Urol. a cut. Rev. Bd. 25. 1921. (Ref. Zentralbl. f. Haut- u. Geschlechtskrankh. I, H. 10. 1921.)

PAPAMARKU: Fleckfieber und Wa-R. Zentralbl. f. Bakteriol., Parasitenk. u. Infektionskrankh., Abt. I, Orig. 77. 1915.

PARIS et SABARÉANU: L'absence de réaction de fixation chez les syphilitiques. Gaz. des hôp. civ. et milit. Nr. 79. 1910.

PARVU: Sérodiagnose de la syphilis. Trib. méd. 1908. Ref. Ann. de malad. vénér. p. 846. 1908.

PAUTRIER: Sarcoides de Boeck chez un syphilitique. Bull de la soc. franc. de dermatol. 1914.

PAVONE: Hautleishmaniose. Pathologica 1914. (Ref. Dermatol. Wochenschr. S. 321. 1915.)

PEDERSEN: Serodiagnose of syphilis. New York med. Journ. Nr. 19, S. 947; Nr. 20, S. 1012; Nr. 21, S. 1063; Nr. 22, S. 1113. 1910.

PERUSSIA: Bleivergiftung und Wa-R. Dtsch. med. Wochenschr. Nr. 34, S. 1559, 1911.

PERUTZ: Die serologische Untersuchung zweier Leprafälle. Wien. med. Wochenschr. Nr. 28. 1916. — Bedeutung serologischer Untersuchungen für die Prognose abortiv behandelter Fälle. Wien. klin. Wochenschr. Nr. 51. 1916. (Ref. Dermatol. Wochenschr. S. 653. 1918.)

PESCH und THOMAS: Zur Serologie des Scharlach. Zeitschr. f. Immunitätsforsch. Bd. 34. Nr. 6. 1922.

PETRÉN: Om den s. k. serumdiagnosen af syphilis. Svenska läkaresaelskapets Handlinger. Nr. 28, S. 511—527. 1908.

PETZSCH: Wa-R und Epilepsie. Psychiatr.-neurol. Wochenschr. 1913. (Ref. Dermatol. Zeitschr. S. 955. 1914.)

PEYRI: Wa-R bei Lepra. Actas dermo-sifilogr. 2. 1912. (Ref. Dermatol. Wochenschr. S. 696. 1913.)

PHILIP: Disk. Ärztl. Ver. Hamburg. 25. März 1913. Ref. Dtsch. med. Wochenschr. Nr. 29, S. 1435. 1913.

PHOTINOS et MICHAELIS: La réaction de WASSERMANN dans le lépre. Internat. Dermatol. Kongr. Rom. 1912. Ref. Ann. de dermatol et de syphiligr. p. 433. Juli 1912. — Die WASSERMANN sche Serumreaktion und die PIRQUET sche Hautreaktion bei Lepra. Bd. 12, H. 4. 1912.

PICK und PROSKAUER: Die Komplementbindung als Hilfsmittel der anatomischen Syphilisdiagnose. Med. Klinik. Nr. 15, S. 539—541. 1908.

PIGNATARI: Die Wa-R in einem Fall von Retinochorioditis macularis dunkler Ätiologie. Ann. di oftal. Jg. 29, H. 1—2.

PILLON: Die Wa-R bei Neugeborenen. Lyon méd. 1911. Bd. 17, p. 113. Ref. Dermatol. Wochenschr. Bd. 54, H. 4, S. 130.

PINARD: Wa-R und Familienenquete. Bull. et mém. de la soc. méd. des hôp. de Paris 36. 1921. (Ref. Zentralbl. f. Haut- u. Geschlechtskrankh. I, H. 9.)

PINARD, DEGUIGNAND et MONQUIN: Des erreurs graves etc. Bull. et mém. de la soc. méd. des hôp. de Paris. Jg. 37. 1921.

PISANI: La reazione di WASSERMANN nella cheratite parenchimatosa e nell' infantilismo. Riv. crit. di clin. med. Vol. 10, p. 351—352. 1909. Ref. Zeitschr. f. Immunitätsforsch. u. exp. Therap., Ref.-Teil. Bd. 1, H. 6, S. 429. 1909.

PLACZEK: Die Wa-R als Hilfsmittel der forensisch-psychiatrischen Beurteilung. Schwachsinn, sexuelle Delikte. Med. Klinik. Nr. 17, S. 656—657. 1911.

PLANTEREL: Zur Lehre vom BOECK schen Sarkoid. Dermatol. Zeitschr. Bd. 21, S. 676. 1914.

PLEHN: Die praktische Bedeutung der Wa-R für die Therapie der Syphilis, besonders der Spätformen. Berl. klin. Wochenschr. Nr. 34. 1911. — Die praktische Bedeutung der Wa-R für die Behandlung der Syphilis. Berl. med. Ges. 19. Juli 1911. Ref. Dtsch. med. Wochenschr. Nr. 32, S. 1492. 1911.

POAR: Syphilis in der Beleuchtung der neueren Versuchsuntersuchung. Orvosi ujsag. Nr. 13. 1912.

POEHLMANN: Technik der Wa-R und SG-R. München: Müller & Steinicke. 1921.

POLLITZER und SPIEGEL: Die provozierte Wa-R. Americ. Journ. of syphilis. 1919. (Dermatol. Wochenschr. Nr. 43. 1921.)

PREGOWSKI: Inj. von nukleins. As. und Wa-R. Progr. méd. 40. 1921. (Dermatol. Wochenschrift. Nr. 13. 1922.)

PÜRCKHAUER: Wie wirkt die spezifische Therapie auf die WASSERMANN-A. NEISSER-BRUCKsc Reaktion ein ? Münch. med. Wochenschr. Nr. 14, S. 698—702. 1909.

PUST: Die praktischen Konsequenzen der WASSERMANN schen Luesreaktion für den Frauenarzt. Gynäkol. Rundschau. Jg. 3, H. 12, S. 434—439.

RABINOWITSCH: Syphilis und Wa-R bei Findelsäuglingen. Zentralbl. f. Bakteriol. Bd. 72, H. 4 u. 5. 1914.

RAE, MAC: The Wa-R and 606. New York med. Journ. 31. Dez. 1910.

RAJCHMANN und SZYMANOWSKI: Praktische Bemerkungen zur Wa-R. Przeglad lekarski. Nr. 25. 1909. Dtsch med. Wochenschr. 1909.

RAUBITSCHEK: Serodiagnostik der Syphilis. Ver. d. Ärzte d. Bukowina. Ref. Wien. klin. Wochenschr. Nr. 30. 1909.

RAVAUT: Wa-R bei Tuberkuliden. Ann. de dermatol. et de syphiligr. 1913. (Dermatol. Zeitschr. S. 649. 1914.) — Wa-R und Lupus erythematosus. Bull. de la soc. franç. de dermatol. 1913. (Disk.: Milian.) — Was sollen wir von der Wa-R verlangen ? Rev. de méd. T. 27. 1921. (Ref. Zentralbl. f. Haut- u. Geschlechtskrankh. I, H. 8.)

RAVAUT und RABEAU: Wa-R bei Lymphogranulom. Ann. de dermatol. et de syphiligr. T. 3. 1921. (Ref. Zentralbl. f. Haut- u. Geschlechtskrankh. V, H. 1—2.)

RAVEN: Syphilitikerfamilien. Dtsch. Zeitschr. f. Nervenheilk. Bd. 51. (Ref. Dermatol. Zeitschr. Nr. 22, S. 56. 1915.)

RECIO: La réaction de WASSERMANN dans la lèpre. Lepra. T. II, Nr. 3, p. 292—298. 1909.

REICHER: Über Wa-R und Narkose. Dtsch. med. Wochenschr. Nr. 13, S. 617. 1910.

REINHARDT: Über positive Wa-R bei Lepra, Framboesie und Scharlach. Münch. med. Wochenschr. Nr. 42, S. 2197. 1909. — Wa-R. Ärztl. Ver. Hamburg. 12. Okt. 1909. Berl. klin. Wochenschr. Nr. 43, S. 1954. 1909. — Erfahrungen mit der WASSERMANN-NEISSER-BRUCK schen Syphilisreaktion. Münch. med. Wochenschr. Nr. 41, S. 2092—2097. 1909.

REINHOLD: Über die luetischen Erkrankungen der Aorta. Münch. med. Wochenschr. Nr. 42, S. 2289—2292; Nr. 43, S. 2347—2349. 1912.

REISCHEG: Statistische Beobachtungen über kongenitale Lues. Inaug.-Diss. München 1911.

REITTER: Ein Beitrag zu den syphilitischen Erkrankungen des Herzens und der Aorta unter besonderer Berücksichtigung der Ergebnisse der Wa-R. Inaug.-Diss. Freiburg 1911. Ref. Monatsschr. f. prakt. Dermatol. Bd. 53, S. 470. 1911.

RENAUX: Differ. des princips actifs etc. Cpt. rend. des séances de la soc. de biol. Bd. 86. 1922.

REUBEN: Wa-R bei hereditärer Lues. Arch. of pediatr. 1911. (Ref. Dermatol. Wochenschrift. S. 215. 1912.)

REUBNER: Hereditäre Syphilis und Wa-R. Arch. of pediatr. Juni 1911. Ref. Dermatol. Wochenschr. Nr. 7, S. 215. 1912. — Hereditäre Syphilis und Wa-R bei 5 Fällen in einer Familie. New York acad. med. 1911. März. Med. Rec. p. 803. 1911. Okt. 14.

REYN: Fehlende Wa-R bei tertiärer Hautsyphilis. Arch. f. Dermatol. u. Syphilis, Orig. Bd. 113, S. 843—848. 1912.

RHONDS: Wa-R in der Chirurgie. Americ. Journ. of syphilis 1917. (Ref. Dermatol. Wochenschrift S. 283. 1920.)

RICHARDS: Wa-R bei Acidosis nach Diabetes mellitus. Journ. of the Americ. med. assoc. 12. April 1913. Ref. Dtsch. med. Wochenschr. Nr. 19, S. 907. 1913.

RICHTER: Bedeutung der WASSERMANN schen Blutuntersuchung für die Diagnose und Therapie der Frühsyphilis. Med. Ges. in Chemnitz. 25. Nov. 1909. Ref. Münch. med. Wochenschr. Nr. 8, S. 429. 1910.

RIETSCHEL: Über den Infektionsmodus bei der kongenitalen Syphilis. Med. Klinik. Nr. 18, S. 658—663. 1909. — Über die Vererbung der Syphilis. Ges. f. Natur- u. Heilk. zu Dresden. 16. Okt. 1909. Ref. Münch. med. Wochenschr. Nr. 51, S. 2658. 1909.

RITZ: Sublimat und Wa-R. Zeitschr. f. Immunitätsforsch. u. exp. Therap., Orig. Bd. 7, H. 1—2, S. 170. 1910.

RITZ und SACHS: Erfahrungen über die Serodiagnose der Syphilis. Dtsch. med. Wochenschr. Nr. 47, S. 2009—2012. 1912.

ROAF: Die Wa-R bei Rückfallfieber. Brit. Journ. of exp. pathol. Vol. 3. 1922. (Ref. Zentralbl. f. Haut- u. Geschlechtskrankh. Bd. 5, H. 6. 1922.)

Robinson, D. O.: Étude par la méthode de Noguchi des modifications du sérodiagnose à la suite d'injections d'arsenobenzol. Bull. de la soc. franç. de dermatol. p. 325—327. Juli 1911.

Rocamore: Salvarsan bei Lepra. Lepra. Bd. 13, Nr. 1.

Roddy: Ein Resumée über 100 Wa-R. New York med. Journ. 23. Sept. 1911.

Roemer: Untersuchungen über die intrauterine und extrauterine Antitoxinübertragung von der Mutter auf ihre Deszendenten. Berl. klin. Wochenschr. Nr. 46, S. 1150—1157. 1901.

Roemheld: Was nützt die Wassermannsche Blutprobe in diagnostisch-zweifelhaften Fällen dem praktischen Arzt? Münch. med. Wochenschr. Nr. 33, S. 1804—1805. 1912.

Roger: Sur la déviation du complément par les sérosités syphilitiques. Bull. et mém. de la soc. méd. des hôp. de Paris. 1. u. 21. Jan. 1910. Ref. Semaine méd. Nr. 4, p. 47. 1910.

Rohde: Beitrag zur Bewertung der Wa-R. Dtsch. med. Wochenschr. Nr. 35, S. 1683. 1914.

Rohdenburg, Garbat, Spiegel und Manheims: 28 000 Untersuchungen. Journ. of the Americ. med. assoc. 76. 1921. (Ref. Zentralbl. f. Haut- u. Geschlechtskrankh. I, H. 1—2.)

Rolly: Die Wassermannsche Seroreaktion bei Lues und anderen Infektionskrankheiten. Münch. med. Wochenschr. Nr. 2, S. 62—63. 1909.

Rosenbloom: Wa-R bei Diabetes. Proc. of the soc. of exp. biol. a. med. Vol. 18. 1921. (Ref. Zentralbl. f. Haut- u. Geschlechtskrankh. IV, H. 5.)

Rosenthal: Disk. in Berl. med. Ges. 15. Juni 1910. Ref. Berl. klin. Wochenschr. Nr. 26, S. 1251. 1910. — Wa-R und Therapie bei Soldaten. Dermatol. Zeitschr. Nr. 23, S. 2. 1916. — Praktische Bedeutung. Berl. klin. Wochenschr. Nr. 8. 1917.

Rosin: Gegenwärtiger Stand der Frage der Herz- und Gefäßlues. Dtsch. med. Wochenschr. Nr. 40. 1920.

Rossi: Sulla specificita della reazione di Wassermann. Riv. di patol. nerv. e ment. Vol. 13, H. 6. 1909. Ref. Zeitschr. f. Immunitätsforsch. u. exp. Therap., Ref.-Teil. Bd. 1, H. 6, S. 429. 1909. — Über die Serodiagnose Wassermann. Assoc. med. Florenz. 2. Mai 1911. Ref. Arch. f. Dermatol. u. Syphilis, Ref. Bd. 112, H. 4, S. 488.

Rostoski: Bedeutung der Wa-R für die innere Medizin. Vers. d. Freien Vereinigung f. inn. Med. im Königr. Sachsen. 16. Mai 1909. Ref. Dtsch. med. Wochenschr. Nr. 22, S. 997. 1909.

Rotmann: Die positiven Seiten der Serodiagnostik der Syphilis. Russk. Wratsch. Nr. 27. 1910. Ref. Monatsschr. f. prakt. Dermatol. Bd. 52, H. 4, S. 221. 1911.

Roustacroix et Payan: Absence de déviation du complément en présence des antigènes syphilitiques chez un malade atteint de bilharziose. Cpt. rend. des séances de la soc. de biol. 29. Semaine méd. Nr. 20, p. 239. 1911.

Roux: Wa-R bei Neugeborenen und Säuglingen. Thèse de Montpellier 1913. (Ref. Dermatol. Wochenschr. Nr. 37. 1915.)

Rüscher: Häufigkeit der Wa-R bei Kindertuberkulose. Dtsch. med. Wochenschr. Nr. 7. 1922.

Rühl: Über die diagnostische Wertlosigkeit der negativen Wa-R. Dermatol. Wochenschr. Nr. 6, S. 159—162. 1913.

Runge: Lupus erythematodes der Nase mit + Wa-R. Ärztl. Ver. Hamburg. 4. April 1916. Ref. Münch. med. Wochenschr. Nr. 17, S. 609. 1916.

Rusca, C. L.: Wa-R in der Milch. Riv. d'ostetr. e ginecol. prat. Jg. 30. 1921. Ref. Zentralbl. f. Haut- u. Geschlechtskrankh. III, H. 7.

Russovitch: Über die klinische Bedeutung der Wa-R. Inaug.-Diss. Berlin 1908.

Rusz: Wiss. Ver. d. Militärärzte d. Garnison Wien. Ref. in Der Militärarzt. Nr. 10, S. 154. 1909.

Saalfeld: Disk. in Berl. med. Ges. 8. Juni 1910. Ref. Berl. klin. Wochenschr. Nr. 26, S. 1246. 1910. — Berl. med. Ges. 19. Okt. 1910. Ref. Berl. klin. Wochenschr. Nr. 45, S. 2079 bis 2080. 1910.

Saathoff: Erfahrungen mit der Wa-R in der inneren Medizin. Münch. med. Wochenschr. Nr. 39, S. 1987—1990. 1909.

Saathoff, Plaut und Baisch: Über die klinische Bedeutung der Wa-R in der inneren Medizin, der Psychiatrie und der Frauenheilkunde. Ärztl. Ver. München. 21. Juni 1909. Ref. Berl. klin. Wochenschr. Nr. 32, S. 1509. 1909.

Sabin, B.: Psoriasis und psoriasisform. Syphilid. Diagnostischer Wert der Seroreaktion nach Wassermann. Ann. de malad. vénér. Bd. 6, H. 8. Aug. 1911. Ref. Monatsschr. f. prakt. Dermatol. Bd. 53, Nr. 8, S. 446. 1911.

Sabourand et Vernes: De la réaction de Wassermann appliquée aux péladiques. Ann. de dermatol. et de syphiligr. p. 257—285. 1911.

Saccone: Die Wa-R bei Hautkrankheiten. Ann. di med. nav. e colon. H. 1. 1910. Ref. Arch. f. Dermatol. u. Syphilis, Ref. Bd. 104, Nr. 3, S. 566.

Sachs, O.: Wa-R und Tuberkulide. Arch. f. Dermatol. u. Syphilis, Orig. Bd. 123, H. 5.

Sadoun: Über den Einfluß des Quecksilbers und Arseniks auf die Modifikationen der Serodiagnostik bei der Syphilis. Inaug.-Diss. Paris 1911.

Saenger: Wa-R bei Gebärenden. Monatsschr. f. Geburtsh. u. Gynäkol. 1917. Ref. Dermatol. Zeitschr. Bd. 29, S. 176.

Sahm: Jodkali und Wa-R. Arch. f. Dermatol. u. Syphilis, Orig. Bd. 132. 1921.

Sakaguchi und Nakagana: Japan. Zeitschr. f. Dermatol. u. Urol. Bd. 11, H. 3—5. 1911. Ref. Monatsschr. f. prakt. Dermatol. Bd. 53, Nr. 8, S. 453. 1911.

Saloz und Grumbach: Spezielle Komplementbindung bei Scharlach. Cpt. rend. des séances de la soc. de biol. Bd. 86. 1922. (Ref. Zeitschr. f. Haut- u. Geschlechtskrankh. VI, H. 2.)

Sanamian: Wa-R in der inneren Medizin. Inaug.-Diss. Berlin 1912.

Saratzéanu: Der Wert der Wa-R für die Behandlung der Prognose der Syphilis. Inaug.-Diss. Bukarest 1912. Ref. Münch. med. Wochenschr. Nr. 24, S. 1356. 1914.

Saratzéanu und Velican: Die Wa-R in der Schwangerschaft der Frauen und bei den Wöchnerinnen. Monatsschr. f. Geburtsh. u. Gynäkol. Bd. 37, 1. (1913.)

Satta und Donati: Über die Hemmung der Wa-R durch Sublimat und über die Möglichkeit, dieselbe aufzuheben. Münch. med. Wochenschr. Nr. 11, S. 567. 1910. — Hat das Sublimat eine Wirkung auf die Wa-R ? Wien. klin. Wochenschr. Nr. 20, S. 739. 1910.

Scheel und Fahr: Wa-R und innere Klinik. Ugeskrift f. Laeger. 1917. (Ref. Arch. f. Dermatol. u. Syphilis, Ref. Bd. 125, S. 837.)

Scheidemandel: Über das Wesen und die Technik und die klinische Bedeutung der Serodiagnostik der Lues. Würzburg. Abh. a. d. Gesamtgeb. d. prakt. Med. Bd. 10, H. 1. 1909. — Erfahrungen über die Spezifität der Wa-R, die Bewirkung und Entstehung inkompletter Hemmungen. Dtsch. Arch. f. klin. Med. Bd. 101, H. 5—6, S. 482—497. 1911.

Schereschewsky: Serumreaktion bei Scharlach und Masern. Münch. med. Wochenschr. Nr. 15, S. 794—795. 1908. — Experimentelle Beiträge zum Studium der Syphilis. Zentralbl. f. Bakteriol., Parasitenk. u. Infektionskrankh., Abt. I, Orig. Bd. 47, H. 1, S. 41—56. 1908.

Schilling und v. Hoesslin: Trypanosomeninfektion und Komplementbindung. Dtsch. med. Wochenschr. Nr. 33, S. 1422—1425. 1908.

Schindler: Die paterne Übertragung der Syphilis auf die Nachkommenschaft. Arch. f. Dermatol. u. Syphilis, Orig. Bd. 115, S. 935—970. 1912.

Schleisner: Zur Frage der Komplementbindung bei Scharlach. Wien. klin. Wochenschr. Nr. 40, S. 1375—1376. 1908.

Schlesinger: Osteoperiostitis luetica. Ges. f. inn. Med. u. Kinderheilk. Wien. 28. Okt. 1909. Ref. Berl. klin. Wochenschr. Nr. 46, S. 2081. 1909.

Schlimpert: Die Serodiagnostik der Syphilis an der Leiche. Ges. f. Natur- u. Heilk. Dresden. 20. März 1909. Ref. Münch. med. Wochenschr. Nr. 29, S. 1505. 1909 u. Verhandl. d. dtsch. pathol. Ges. Bd. 13. (1909.)

Schmidt, H.: Zur Bedeutung der Blutuntersuchung bei latenter Syphilis. Berl. klin. Wochenschrift Nr. 46, S. 2089. 1908. — Die Wa-R am Leichenserum. 83. Vers. dtsch. Naturforscher u. Ärzte. Karlsruhe. 11. Sept. 1911. — Die Wa-R am Leichenserum. Dtsch. med. Wochenschr. Nr. 17, S. 802—805. 1912.

Schmidt: Über die Bedeutung der Wa-R im allgemeinen und im besonderen für die Behandlung der syphilitischen Soldaten. Berl. klin. Wochenschr. Nr. 22, S. 589. 1916. — Erwiderung auf die vorstehenden Bemerkungen (Müller). Berl. klin. Wochenschr. Nr. 36, S. 1008. 1916.

Schmidt, W.: Über Bantische Krankheit bei hereditärer Lues etc. Münch. med. Wochenschrift. Nr. 12, S. 625. 1910.

Schnitter: Wa-R bei Bleivergifteten. Dtsch. med. Wochenschr. Nr. 22, S. 1030. 1911.

Schönfeld: Wa-R bei Tuberkulose und Tuberkuliden. Arch. f. Dermatol. u. Syphilis, Orig. Bd. 126, H. 2. 1919.

Schoenrich: Die Wa-R. Americ. Journ. of dermatol. S. 481—485. 1911.

Schölberg and Goodall: On the Wa-R in 172 Cases of mental disorders and 66 control cases syphilitic and other. Journ. of ment. science. April 1911. Ref. Berl. klin. Wochenschrift. Nr. 35, S. 1607. 1911.

Scholtz: Die Bedeutung der Wa-R für Diagnose und Therapie der Syphilis. Ver. f. wiss. Heilk. Königsberg. 21. März 1910. Ref. Berl. klin. Wochenschr. Nr. 15, S. 697. 1910. — Die Bedeutung der Wa-R für die Diagnose und Therapie der Syphilis. Med. Klinik. Nr. 17, S. 688. 1910.

Schonnefeld: Die Serodiagnostik der Syphilis. Inaug.-Diss. Bonn 1909.

Schoo: Die Wa-R und Malaria. Nederlandsch Tijdschr. v. Geneesk. Nr. 5. 1910.

Schottmüller: Disk. Ärztl. Ver. Hamburg. 11. März 1913. Ref. Münch. med. Wochenschr. Nr. 12, S. 671. 1913. — Die Bedeutung der Syphilis und der Wert der Wa-R für das Versicherungswesen. Bl. f. Vertrauensärzte d. Lebensversich. 2. 1913. Ref. Münch. med. Wochenschr. Nr. 48, S. 2699. 1913.

Schousboe: Wa-R i Otologien. Ugeskrift f. Laeger. Nr. 2, S. 46—48. 1911.

Schroeter: Erfahrungen mit der Wa-R an der Hand von 1300 Fällen unter besonderer Berücksichtigung der Stern schen Reaktion. Nat.-med. Ges. zu Jena. 2. März 1911. Ref. Münch. med. Wochenschr. Nr. 20, S. 1108—1109. 1911.

Schubert: Med. Ges. Chemnitz. 25. Nov. 1909. Ref. Münch. med. Wochenschr. Nr. 8, S. 429. 1909.

Schüffner: Über Framboesia tropica und die Wa-R. Gem. Zijdschr. v. Nederl. Ind. B. 1911. Ref. Arch. f. Dermatol. u. Syphilis, Ref. Bd. 112, H. 1, S. 99—100. 1912. — Die Wa-R bei Ulcus tropicum und der Wert der verschiedenen Antigene in den Tropen. Zeitschr. f. Hyg. u. Infektionskrankh. Bd. 72, H. 2, S. 362—370 u. Bd. 76, H. 3. 1912.

Schumacher: Die Serodiagnose der Syphilis in der Augenheilkunde nebst Bemerkungen über die Beziehungen der Tuberkulose zur Syphilis bei Augenleiden. Dtsch. med. Wochenschr. Nr. 44, S. 1914—1919. 1909.

Schütz: Disk. in Berl. med. Ges. 15. Juni 1910. Ref. Berl. klin. Wochenschr. Nr. 26, S. 1251. 1910.

Schütze: Experimenteller Beitrag zur Wassermann schen Serodiagnostik bei Lues. Berl. klin. Wochenschr. Nr. 5, S. 126—129. 1907. — Erkrankungen der Aorta, Tabes dorsalis und Lues. Dtsch. Zeitschr. f. Chirurg. Bd. 95, S. 13—20. 1908. — Tabes und Lues. Zeitschr. f. klin. Med. S. 397—424. 1908.

Schwartz und Flemming: Über das Verhalten des Ehrlich-Hataschen Präparates, des Arsenophenylglyzin, des Jodkali und des Sublimat zur Wa-R. Münch. med. Wochenschrift. Nr. 37, S. 1933—1934. 1910.

Schwers, H.: Für den gewiegten Praktiker ist die Wa-R unnötig. Ann. de malad. vénér. Jg. 17. 1922.

Sciare: Der positive Ausfall der Wa-R als Symptom aktiver Immunität. Rif. med. Jg. 38. 1922. (Ref. Zentralbl. f. Haut- u. Geschlechtskrankh. VII. H. 3—4.)

Seiffert: Über Serodiagnostik der Syphilis. Korrespbl. f. Schweiz. Ärzte. Nr. 12. 1910.

Seiffert und Barteczko: Betrachtungen über die Serodiagnostik der Syphilis auf Grund praktischer Erfahrungen und statistischer Ergebnisse. Korrespbl. f. Schweiz. Ärzte. Nr. 10—11. 1910.

Seiffert und Rasp: Reaktionsumschläge bei wiederholter Wa-R. Arch. f. Hyg. Bd. 79. (1913.)

Selenew: Die Schattenseiten der Wa-R. Russ. Zeitschr. f. Haut- u. Geschlechtskrankh. Nov. 1908. Ref. Münch. med. Wochenschr. Nr. 17, S. 876. 1909. — Der Einfluß der Behandlung der Syphilis auf die Wa-R. Russ. Zeitschr. f. Haut- u. Geschlechtskrankh. Bd. 20. Nov. 1910. Ref. Monatsschr. f. prakt. Dermatol. Bd. 52, H. 4, S. 185. — Das Colles sche Gesetz und die Wa-R, wahrscheinlich Übertragung der Syphilis auf die dritte Generation. Russ. Zeitschr. f. Haut- u. Geschlechtskrankh. Bd. 20. Nov. 1910. Ref. Monatsschr. f. prakt. Dermatol. Bd. 52, Nr. 4, S. 184—185. 1911. — Syphilisbehandlung und Wa-R. Russ. Zeitschr. f. Haut- u. Geschlechtskrankh. Ref. Münch. med. Wochenschr. Nr. 17, S. 919—920. 1911.

Seligmann und Blume: Die Luesreaktion an der Leiche. Berl. klin. Wochenschr. Nr. 24, S. 1116—1120. 1909.

Seligmann und Klopstock: Über Serumreaktionen bei Scharlachkranken. Berl. klin. Wochenschr. Nr. 38, S. 1719—1720. 1908.

Selter: Zuverlässigkeit der Wa-R. Münch. med. Wochenschr. Nr. 29. 1918.

Selter und Grouven: Serodiagnostik bei Lues. Niederrhein. Ges. f. Natur- u. Heilk. in
    Bonn. 14. Dez. 1908. Ref. Dtsch. med. Wochenschr. Nr. 21, S. 954. 1909.
Semon: Eklampsie und Wa-R. Zeitschr. f. Geburtsh. u. Gynäkol. Bd. 67, S. 773. 1910.
Senator: Hufeland-Gesellschaft. 10. Juni 1909. Ref. Med. Klinik. Nr. 29, S. 1102. 1909. —
    Internat. Kongr. Budapest. 30. Aug. 1909. Ref. Münch. med. Wochenschr. Nr. 37,
    S. 1916. 1909.
Serra: La séro-réaction de Wassermann chez les lapins inoculés de lépre à la chambre
    antérieure de l'oeil. Lepra XIII, 3. — Klinischer und experimenteller Beitrag zur Wa-R
    bei Syphilis. Gazz. internaz. di med., chirurg., ig. etc. 27—31. Neapel 1910. Ref.
    Arch. f. Dermatol. u. Syphilis, Ref. Bd. 106, Nr. 1—2, S. 253 u. Bd. 109, Nr. 1—3. 1911.
    — Wa-R und Lepra. Policlinico. Bd. 16.
Serra und Gentilli: Wa-R im Blute des Nabelstranges, im Blute der Mutter und des
    Kindes nach der Geburt. Ihre Spezifität bei der hereditären Syphilis. Beziehung
    zwischen serologischer Reaktion, klinischer Erscheinung. Parasitologie und anatomische
    Alterationen der Eiadnexe. Pathologica. Jg. 3, Nr. 63. Juni 1911. Ref. Dermatol.
    Wochenschr. Bd. 54, Nr. 4, S. 130. 1912. — Wa-R und hereditäre Lues. Ann. di ostetr.
    e ginecol. 1911. (Ref. Dermatol. Wochenschr. S. 1052, 1912.)
Shearmann: Wa-R as an index of cure. Med. Journ. of Australia. Vol. 1, p. 24. 1922.
    (Ref. Zentralbl. f. Haut- u. Geschlechtskrankh. Bd. 6, H. 7—8.)
Shiga: Die Wa-R und der Verlauf derselben nach Salvarsaninjektion. Berl. klin. Wochenschr.
    Nr. 41, S. 1937—1939. 1912.
Shiskina und Yavain: Die Serodiagnostik der Syphilis. Russ. Wratsch. S. 641. 1908.
    Ref. Dtsch. med. Wochenschr. Nr. 32, S. 1406. 1908.
Siegert: Hereditäre Lues in der dritten Generation. Ver. niederrhein.-westfäl. Kinderärzte.
    28. Febr. 1909. Ref. Jahrb. f. Kinderheilk. S. 599. 1909.
Silberstein: Provokation der Wa-R durch Salvarsan. Arch. f. Dermatol. u. Syphilis,
    Orig. Bd. 132. 1921.
Silvestri: Syphilis und Scharlach. Gazz. d. osp. et d. clin. Nr. 93. 1911. Ref. Dermatol.
    Wochenschr. Nr. 35, S. 1104. 1912.
Silvestrini: Contributs al valore pratico della reazione di Wassermann. Ann. di med.
    nav. e colon. I. 5—6. Ref. Zentralbl. f. Chirurg. 24. 1913.
Simmonds: Disk. zu Luckschs Vortrag. Verhandl. d. tsch. pathol. Ges. Bd. 14. (1910.)
Simon: Complement fixation in malignant disease. Journ. of the Americ. med. assoc.
    Nr. 14, S. 1090—1092. 1909.
Simon and Thomas: Complement fixation in malignant diesase. Journ. of exp. med. Nr. 5,
    S. 673. 1908.
Simon, Keith: 1400 Wa-R nach Behandlung mit Neoarsphenamin und Hg. sal. Arch. for
    dermatol. a. syphil. Bd. 3, 1921. (Ref. Zentralbl. f. Haut- u. Geschlechtskrankh. I, H. 10.)
Simon und Gastinel: Wa-R im Primärstadium. Ann. de dermatol. et de syphiligr. 3, 1918.
    (Ref. Arch. f. Dermatol. u. Syphilis, Ref. S. 919, Bd. 125.
Simon: Wa-R im Blut und Urin. Bull. de la soc. franc. de dermatol. 1920. (Ref. Dermatol.
    Wochenschr. S. 931. 1920.)
Simonelli: Verwendung der syphilitischen Kornea zur Wassermann-Neisser-Bruckschen
    Reaktion. Gazz. d. osp. e d. clin. Nr. 89. Ref. Dtsch. med. Wochenschr. Nr. 33, S. 1447. 1908.
Sisto und Jona: Komplementableitung bei bösartigen Geschwülsten. Clin. med. ital. 48.
    (Ref. Biochem. Zentralbl. X, S. 123. 1910.)
Slatinéanu et Daniélopolu: Sur la présence d'anticorps specifiques dans le sérum des
    malades atteints de lèpre. Cpt. rend. T. 2, p. 309—310. 1908. — Sur la présence d'anti-
    corps spécifiques dans le sérum des malades atteints de lèpre. Zentralbl. f. Bakteriol.,
    Parasitenk. u. Infektionskrankh., Abt. I, Orig. Bd. 48, S. 480—483. 1908. — Réaction
    de fixation avec le sérum et le liquide céphalorachidien des malades atteints de lèpre
    en présence de l'antigene syphilitique. Cpt. rend. T. 2, p. 347—348. 1908. — Réaction
    de fixation avec le sérum et le liquide céphalorachidien des malades atteints de lepre
    en présence de l'antigene syphilitique. Zentralbl. f. Bakteriol., Parasitenk. u. In-
    fektionskrankh., Abt. I, Orig. Bd. 49, S. 289—291. 1909. — Fixation, en présence de
    lécithine comme antigene, de l'alexine par le sérum, mais non par le liquide céphalo-
    rachidien des lépreux. Soc. de biol. 20. u. 27. Febr. 1909. Ref. Semaine méd. Nr. 10,
    p. 116—117. 1909. — Réaction des lépreux à la tuberculine et réaction de fixation dans
    la lèpre en employant la tuberculine comme antigène. Cpt. rend. T. 65, p. 530. —

Présence de fixateur dans le liquide céphalo-rachidien des sujets atteints de lepre. Cpt. rend. T. 65, p. 702. — Sur la réaction des lepreux dans le liquide céphalo-rachidien des sujets atteints de lepre. Cpt. rend. Bd. 65, S. 702. — Sur la réaction des lèpreux à la tuberculine. Cpt. rend. T. 67, Nr. 25, p. 149. 1909.

SOBERNHEIM: Kurze serologische Mitteilung zur Angina-Vincenti-Frage. Arch. f. Laryngol. u. Rhinol. Bd. 21, H. 3, S. 504—506. 1909. Ref. Münch. med. Wochenschr. Nr. 19, S. 987. 1909. — Serologische Untersuchungen bei Ozaena. Laryngol. Ges. 19. März 1909. Ref. Berl. klin. Wochenschr. Nr. 21, S. 990. 1909. — Ozaena und Syphilis. Arch. f. Laryngol. u. Rhinol. Bd. 22, H. 3, S. 430—435. Ref. Münch. med. Wochenschr. Nr. 30. S. 1556. 1909.

SÖDERBERGH: Wa-R im Blute bei Alkaptonurie. Neurol. Zentralbl. 1. 1914. Ref. Dtsch. med. Wochenschr. Nr. 4, S. 195. 1914.

SOLDIN und LESSER, F.: Zur Kenntnis der kongenitalen Lues der Säuglinge. Dtsch. med. Wochenschr. Nr. 15. 1915.

SOMMERFELD: Komplementablenkung bei Scharlach. Arch. f. Kinderheilk. Bd. 50, S. 38. 1909. Ref. Dtsch med. Wochenschr. Nr. 31, S. 1362. 1909.

SONNENBERG: Weitere Erfahrungen über Serodiagnostik der Syphilis. Med. Ges. Magdeburg. 29. April 1909. Ref. Münch. med. Wochenschr. Nr. 33, S. 1714. 1909.

SONNTAG: Neuere Erfahrungen über die Serumdiagnostik der Syphilis mittelst der Wa-R. Korrespbl. f. Schweiz. Ärzte. H. 11—13. 1911. — Neuere Erfahrungen über die Serumdiagnostik der Syphilis mittelst der Wa-R. Beih. zur Med. Klinik. Nr. 7, S. 176—206. 1911. — Wa-R bei Tumoren und Narkosen. Dtsch. med. Wochenschr. Nr. 51—52. 1916. — Wa-R, Technik und klinische Bedeutung. Berlin: Julius Springer 1917. — Zur Frage der Spezifität der Wa-R: Tumor und Narkosesera. Dtsch. med. Wochenschrift. 1916.

SOUQUES: La réaction de WASSERMANN dans la maladie osseuse de Paget. Bull. et mém. de la soc. méd. des hôp. de Paris. 24. Jan. 1913. Semaine méd. Nr. 5, p. 57. 1913.

SPIEGLER: Kongr. f. inn. Med. Wien. 6.—9. April 1908. Ref. Berl. klin. Wochenschr. Nr. 19, S. 941. 1908.

SPIESS: Positive Wa-R bei malignen Geschwülsten. 20. Tagung d. Ver. d. Laryngol. Stuttgart. 7. u. 8. Mai 1913. Ref. Dtsch. med. Wochenschr. Nr. 28, S. 1392. 1913. — Verlauf zeitweise unbehandelter Syphilis und das Verhalten der ausgewerteten Wa-R. Klin. Wochenschr. Nr. 8, 1922. — Tagesschwankungen der Wa-R. Münch. med. Wochenschr. Nr. 41. 1922.

SPILLMANN et LAMY: A propos du sérodiagnostic de la syphilis. Interprétation d'une réaction négative chez un syphilitique. Cpt. rend. T. 1, p. 561—563. 1908.

SPINDLER: Bemerkung über den Komplementgehalt und die Wa-R des Blutes Lepröser. Dermatol. Zentralbl. Bd. 16, Nr. 3.

SPRINGER: Über den klinischen Wert der Wa-R. Med. in Kronlek. Nr. 35—38. 1910. Ref. Arch. f. Dermatol. u. Syphilis, Ref. Bd. 106, S 457.

STEFFENHAGEN: Über Komplementbindungsreaktion bei Lepra. Berl. klin. Wochenschr. Nr. 29, S. 1362. 1910.

STEIN: Die Wa-R. Med. Rec. 18. Nov. 1911. — Die Wa-R. Ihre praktische Bedeutung für die menschliche Gesellschaft. Med. Rec. p. 1023. 1911. — Wa-R in der Gynäkologie. New York med. Journ. 1911.

STEINER und FLUSSER: Hereditäre Lues und Wa-R. Arch. f. Kinderheilk. Bd. 65. (Ref. Dermatol. Zeitschr. Bd. 28, S. 46. 1919.)

STEINHAUS: Über den praktischen Wert der Wa-R. Policlinico. Nr. 5. 1911. Ref. Monatsschr. f. prakt. Dermatol. Bd. 53, Nr. 3, S. 160. 1911.

STEINITZ: Zur Verwendung der Wa-R in der inneren Medizin. Med. Klinik. Nr. 45, S. 1834 bis 1837. 1912.

STERN, C.: Über den Einfluß der ZITTMANN schen Kur auf den Ausfall der Wa-R. Med. Klinik. Nr. 23, S. 898. 1910. — Lymphdrüsenentzündung und Wa-R. Arch. f. Dermatol. u. Syphilis, Orig. Bd. 123 u. Dtsch. med. Wochenschr. Nr. 46. 1920.

STERNBERG: Ärztl. Verein Brünn. Wien. klin. Wochenschr. Nr. 20, S. 741. 1908. — Ges. f. inn. Med. u. Kinderheilk. Wien. 9. Dez. 1909. Ref. Wien. klin. Wochenschr. Nr. 1, S. 33. 1909. — Wa-R. Wien. klin. Wochenschr. Nr. 18. 1914 u. Verhandl. d. dtsch. pathol. Ges. 17. Tagung 23.—25. März 1914. München. Ref. Münch. med. Wochenschr. Nr. 13, S. 741. 1914.

Sterzing: Luetische Aortenerkrankungen, insbesondere das Aortenaneurysma. Ärztl. Ver. Krefeld. 25. Jan. 1913. Ref. Med. Klinik. Nr. 11, S. 433. 1913.

Steyerthal: Die Wa-R in der Sprechstunde. Fortschr. d. Med. Nr. 6. 1911. Ref. Monatsschrift f. prakt. Dermatol. Bd. 53, Nr. 9, S. 521. 1911.

Stiner: Ergebnisse der Serumdiagnose bei kongenitaler Lues. Korrespbl. f. Schweiz. Ärzte. Nr. 16. 1912.

Stokes und O'Leary: Provokation der Wa-R. Americ. Journ. of syphilis. 1917. (Ref. Dermatol. Wochenschr. Nr. 92. 1920.)

Stone: Why is the Wa-R? Med. Rec. Vol. 100. 1921. (Ref. Zentralbl. f. Haut- u. Geschlechtskrankh. IV, H. 5.)

Stopezanski: Beobachtungen über die Diagnose der Syphilis vermittelst der Wa-R. Wien. klin. Wochenschr. Nr. 47, S. 1631—1637. 1909.

Strandberg, Ove: Über die Bedeutung der Wa-R in der Rhinologie. Berl. klin. Wochenschr. Nr. 34, S. 1549—1550. 1911. — Differentialdiagnose der Tuberkulose und Lues bei Schleimhauterkrankungen der oberen Luftwege. Hospitalstidende. 1914. (Ref. Zeitschr. f. Chemotherap. S. 648. 1914.)

Strickler, A.: Clinical significance of the Wa-R. Journ. of the Americ. med. assoc. Vol. 78, 1922. (Ref. Zentralbl. f. Haut- u. Geschlechtskrankh. V, H. 6.)

Stroscher: Die Therapie der kongenitalen Syphilis mit Einschluß serologischer Untersuchungsergebnisse. Dermatol. Zeitschr. S. 485. 1910.

Stühmer: Abgrenzung der Lues I und II auf Grund experimenteller Trypanosomenstudien. Dtsch. med. Wochenschr. Nr. 7. 1921.

Stühmer und Dreyer: Unzuverlässigkeit der Serumuntersuchung auf Syphilis bei Schwangeren und Gebärenden. Zeitschr. f. Geburtsh. u. Gynäkol. Bd. 84. 1921.

Stuelp: Über Wesen und Technik der Wassermann-Neisser-Bruckschen Luesreaktion nebst Bemerkungen über ihre praktische Bedeutung. Arch. f. Augenheilk. LXVII, Bd. 1, Nr. 1.

Stumme: Wien. klin. Wochenschr. 1908. S. Ber. c. Coenen.

Stümpke: Vorübergehende + Wa-R bei Leistendrüsenentzündungen und nicht syphilitischen Ulzerationen. Med. Klinik. Nr. 6, S. 147. 1916. — Welche Beziehungen bestehen zwischen Jod (Jodkali) und dem Ausfall der Seroreaktion? Münch. med. Wochenschr. Nr. 29, S. 1532. 1910. — Wa-R bei Prostituierten. Münch. med. Wochenschr. Nr. 10. 1917.

Sugai: Zur klinisch-diagnostischen Verwertung der Komplementbindungsmethode bei Lepra. Arch. f. Dermatol. u. Syphilis, Orig. Bd. 95, S. 313—319. 1909.

Swift: A comparative study of serum diagnosis in syphilis. Arch. of internal med. Vol. 4, p. 376. Okt. 1909. — Die Serumdiagnose der Syphilis. New York med. Journ. 26. März 1910. Ref. Monatsschr. f. prakt. Dermatol. Bd. 51, Nr. 8, S. 383. 1910. — Prinzipien und klinische Anwendung der Wa-R. Journ. cut. dis. XXVII. Ref. Arch. f. Dermatol. u. Syphilis, Ref. Bd. 101, S. 449.

Tachau: Wert für die Behandlung. Ärztl. Kreisver. Braunschweig 1921. (Ref. Med. Klinik. Nr. 16. 1922.)

Tallquist: Hvilla kliniska erfarenheter har Wa-R lämnat os? Finska Läkarasälskapets Handlinger. S. 344—348. 1913. März.

Teissier et Lautenbacher: Sérum rougeoleux et anticorps syphilitique. Soc. de biol. 27. Mai, 3. Juni 1911. Ref. Semaine méd. Nr. 24, p. 286. 1911.

Teruuchi und Toyoda: Die Cuorinseroreaktion zur Diagnose der Syphilis. Wien. klin. Wochenschr. Nr. 25, S. 919. 1910.

Thibierge: Schädlichkeit der Wa-R. Presse méd. 66. 1918. (Dermatol. Wochenschr. S. 757. 1912.)

Thibierge und Legrain: Wa-R bei Ulcus molle. Bull. de la soc. franç. de dermatol. Jg. 1921, Nr. 6. (Ref. Zentralbl. f. Haut- u. Geschlechtskrankh. III, H. 6.)

Thibierge et Weissenbach: La réaction de Wassermann en Médicine legale. Ann. d'hyg. publ. et med. légale. T. 17, p. 81—117. 1912.

Thilenius: Beiträge zur serologischen Syphilisreaktion bei chirurgischen Erkrankungen. Inaug.-Diss. Breslau 1910.

Thomas und Joy: Journ. of the Americ. med. assoc. Vol. 62, p. 19. 1914. Ref. Med. Klinik. Nr. 9, S. 389. 1914.

Thomas: Wa-R bei Marinegefangenen. Med. Rec. 1915. (Ref. Arch. f. Dermatol. u. Syphilis, Ref. Bd. 125, H. 2.)

THOMSEN, OLUF: Pathologisk-anatomiske Forandringer i Efterbyrden ved Syfilis. Kopenhagen 1905. — Den moderne Syfilisforskning. II. Den diagnostiske Serumundersogelse. Hospitalstidende. Nr. 30, p. 770—782. 1907. — Den diagnostiske Serumreaktion ved Syfilis, Dementia paralytica og Tabes. Hospitalstidende. Nr. 20, p. 558—567. 1908. — Wa-R med Maelk. Hospitalstidende. Nr. 41, S. 1289—1300. 1909. — Die Wa-R mit Milch. Berl. klin. Wochenschr. Nr. 46, S. 2052—2055. 1909. — Nogle Bemaerkninger i Anledning af Dr. ELLERMANNS Artikel: Den BORDET-GENGOU ske Reaktion ved Syfilis (Wa-R). Ugeskrift f. Laeger. Nr. 51, S. 417—418. 1909.

THOMSEN, OLUF of BJARNHEDINSSON: Undersögelser over Komplementbinding med Serum af Spedalske. Hospitalstidende. Nr. 33, S. 954. 1910. — Untersuchungen über Komplementbindung mit dem Serum Aussätziger. Zeitschr. f. Immunitätsforsch. u. exp. Therap., Orig. Bd. 7, H. 4, S. 414.

THOMSEN, OLUF og BOAS: Wa-R ved medfödt Syfilis. Hospitalstidende. Nr. 3, S. 57—71. 1909. — Svar til Dr. ELLERMANN. Hospitalstidende Nr. 5, S. 144—147. 1909. — Gensvar til Dr. ELLERMANN. Hospitalstidende. Nr. 6, S. 172—173. 1909. — Die Wa-R bei kongenitaler Syphilis. Berl. klin. Wochenschr. Nr. 12. S. 539—542. — Die Wa-R bei angeborener Syphilis. Arch. f. Dermatol. u. Sypbilis, Orig. Bd. 111, S. 91—116. 1912.

THOMSEN, OLUF und HEDINSON: Wa-R und Lepra. Zeitschr. f. Immunitätsforsch. u. exp. Therap., Orig. Bd. 7. 1910.

TOEPELMANN: Bewertung der Wa-R. Dermatol. Wochenschr. Bd. 62, Nr. 14.

TORDAY: Wa-R. Orvosi usag. 1909. Ref. Monatsschr. f prakt. Dermatol. Nr. 7, S. 355. 1909.

TÖRÖK und VAS: Die Anwendung der Wa-R zur Diagnose der Syphilis. Dermatol. Beil. zu Nr. 19 d. Orvosi usag. 1909. Ref. Zeitschr. f. Immunitätsforsch. u. exp. Therap., Ref. Bd. 2, H. 3. 1910.

TOURAINE: La réaction de WASSERMANN chez les syphilitiques traitis par lé dioxydiamidoarsenobenzol. Bull. et mém. de la soc. méd. des hôp. de Paris. 4. Nov. 1910. Ref. Semaine méd. Nr. 45, S. 539. 1910.

TOWLE: The serodiagnosis of syphilis. Boston med. a surg. Journ. Nr. 15. 1908.

TRAUBE: Zur Diagnose der Syphilis. Dtsch. med. Wochenschr. Nr. 5, S. 203. 1911.

TREMBUR: Lymphosarkomatose und positive Wa-R. Dtsch. Arch. f. klin. Med. Bd. 101, H. 1—2, S. 20—30.

TREMBUR, SCHROEDER und BUSSE: Erfahrungen mit der Wa-R an der Hand von 1300 Fällen, auch unter Berücksichtigung der STERN schen Modifikation. Klin. Jahrb. Bd. 26, H. 1.

TRINCHESE: Infektiosität und Wa-R. Dtsch. med. Wochenschr. Nr. 2. 1917.

TROLLER: Die Komplementablenkung und die Wa-R. Ihr Wert in der ärztlichen Praxis. Journ. de méd. de Paris. Nr. 14. 1911.

TSCHIKNAWEROW: Die WASSERMANN sche Probe bei Syphilis, Scharlach und Malaria. Russk. Wratsch. Nr. 26. 1909. Ref. Dtsch. med. Wochenschr. Nr. 31, S. 1367. 1909.

TUCCIO: Die Wa-R. Pathologica. Nr. 52. 1911.

TUSCHINSKI und IWASCHENZOW: Die Wa-R bei der Krankenhauspraxis. Russk. Wratsch. Nr. 13—15. 1912. Ref. Dermatol. Wochenschr. Nr. 48, S. 1484. 1912 u. Münch. med. Wochenschr. Nr. 12, S. 662. 1913.

TZANCK et PELBOIS: Traitement des tuberculides par le Néosalvarsan. Ann. de dermatol. et de syphiligr. 1914.

UCKE: Über die Wa-R. St. Petersb. med. Zeitschr. 5. 1913. Ref. Berl. klin. Wochenschr. Nr. 22, S. 1027. 1913.

UEDRGEN: Milchinjektion u. Wa-R. Berl. klin. Wochenschr. Nr. 15. 1918.

UFFENHEIMER: Über Komplementbindung bei Scharlach. Münch. mcd. Wochenschr. Nr. 48, S. 2471—2474. 1909.

UHDE und MACKNUICI: Vergleichende Resultate bei Wa-R. Journ. of the Americ. med. assoc. 10. 1915. Ref. Med. Klinik. Nr. 46, S. 1274. 1915.

UMBER: Zur viszeralen Syphilis. Münch. med. Wochenschr. Nr. 47, S. 2499. 1911.

VALERIO: Die Komplementablenkungsreaktion bei der Malaria. Riv. med. 30. Jan. 1911. Ref. Berl. klin. Wochenschr. Nr. 13, S. 466. 1911.

VALLARDI: Die Methode der Komplementdeviation bei Pellagra. Ref. med. Nr. 36. 1911.

VANDEGRIFT: Der praktische Wert der positiven Komplementbindungsreaktion bei Syphilis. Med. Rec. 26. Nov. 1910. Ref. Monatsschr. f. prakt. Dermatol. Bd. 52, H. 5, S. 247.

VENULET: Lues der Dirnen auf Grund serologischer Daten. Przeglad epidemjologiezny. Bd. 1. 1921. (Ref. Zentralbl. f. Haut- u. Geschlechtskrankh. IV, H. 5.)

Vercesi: Beobachtungen über den Wert der Wa-R in der inneren Medizin. Med. ital. Nr. 40. 1912.

Vernes: Signes humoraux de la Syphilis. Paris 1913.

Verrotti: Die Wa-R bei Syphilis während eines Trienniums in der Klinik für Hautkrankheiten und Syphilis zu Neapel. Giorn. internaz. d. science med. H. 17. 1911.

Viecenz, G.: Serodiagnose der Lues bei Augenkrankheiten. Klin. Monatsschr. f. Augenheilk. Bd. 68. 1922. (Ref. Zentralbl. f. Haut- u. Geschlechtskrankh. Bd. 6, H. 5—6.)

Villa, de und Ronchi: Experimentelle Untersuchung über die Wa-R bei Kindern. Policlinico sez. prat. Bd. 29. 1922. (Ref. Zentralbl. f. Haut- u. Geschlechtskrankh. V, H. 1—2.)

Waldvogel und Süssenguth: Die Folgen der Lues. Berl. klin. Wochenschr. Nr. 26, S. 1213. 1908.

Walker und Holler: Regelmäßige Wassermannuntersuchungen an 4000 Krankenhauspatienten. Journ. of the Americ. med. assoc. Bd. 66, S. 7. 1916. Ref. Med. Klinik. Nr. 17, S. 457. 1916.

Wallenstein: Deutung und Zuverlässigkeit der Wa-R. New York med. Journ. Nr. 9. 1922. (Ref. Dermatol. Wochenschr. Nr. 42. 1922.)

Wansey-Bayly: The Serum diagnosis of syphilis. Lancet. Nr. 4474, p. 1523—1525. 1909. — Die Laboratoriumsdiagnose der Syphilis. West London med. Journ. Jan. 1910. — Der praktische Wert der Wa-R. Brit. med. Journ. London. Sekt. of Pathol. a. Bacteriol. Brit. med. Journ. p. 1430. 1910. 5. Nov. Ref. Arch. f. Dermatol. u. Syphilis, Ref. Bd. 108, H. 1—2, S. 338. — The comparative value of the various methods of antisyphilitic treatment as estimated by the Wa-R. Lancet. p. 1332—1333. 11. Nov. 1911.

Wassermann, A.: Zur diagnostischen Bedeutung der spezifischen Komplementfixation. Berl. klin. Wochenschr. Nr. 1, S. 12—14. 1907. — Über die Entwicklung und den gegenwärtigen Stand der Serodiagnostik gegenüber der Syphilis. Berl. klin. Wochenschr. Nr. 50, S. 1599—1602. 1907 u. Nr. 51, S. 1634—1636. — Über die Serodiagnostik bei Syphilis. Wien. klin. Wochenschr. Nr. 12, S. 388—389. 1908. — Über die Serodiagnostik der Syphilis und ihre praktische Bedeutung für die Medizin. Wien. klin. Wochenschr. Nr. 21, S. 745—748. 1908. — Disk. in Berl. med Ges. 15. Juni 1910. Ref. Berl. klin. Wochenschr. Nr. 26, S. 1252. 1910. — Die Komplementablenkung als Diagnostikum. Abt. f. Bakteriol. Brit. med. Journ. London 1910. Ref. Münch. med. Wochenschr. 1910, Nr. 39, S. 2065. 1910. — Der diagnostische Wert der Komplementfixationsmethode. Brit. med. Journ. 1910. Lect. of Pathol. a. Bacteriol. Brit. med. Journ. Nr. 5, p. 1427. 1910. Ref. Arch. f. Dermatol. u. Syphilis, Ref. Bd. 108, H. 1—2, S. 339—340. 1911. — Wa-R und biologische Stadien der Lues. Dtsch. med. Wochenschr. Nr. 33, 1918.

Wassermann, A. und Bruck: Ist die Komplementbindung beim Entstehen spezifischer Niederschläge eine mit der Präzipitierung zusammenhängende Erscheinung oder Ambozeptorenwirkung? Med.-Klinik. Nr. 55, S. 1409—1411. 1905.

Wassermann, A. und Meier: Die Serodiagnostik der Syphilis. Münch. med. Wochenschr. Nr. 24. 1910.

Wassermann, A., Neisser und Bruck: Eine serodiagnostische Reaktion bei Syphilis. Dtsch. med. Wochenschr. Nr. 19, S. 745—746. 1906.

Wassermann, A., Neisser, Bruck und Schucht: Nachweis spezifisch-luetischer Substanzen durch Komplementverankerung. Zeitschr. f. Hyg. u. Infektionskrankh. Bd. 55, S. 451 477. 1906.

Wassermann, A. und Plaut: Über das Vorhandensein syphilitischer Antistoffe in der Zerebrospinalflüssigkeit von Paralytikern. Dtsch. med. Wochenschr. Nr. 44, S. 1769 bis 1772. 1906.

Wassermann, M. und Meier: Zur klinischen Verwertung der Serumdiagnostik bei Lues. Dtsch. med. Wochenschr. Nr. 32, S. 1287—1289. 1907.

Watson und Reasoner: Der Einfluß der Therapie auf die Wa-R bei Syphilis. Journ. of the Americ. med. assoc. p. 1670. 1911.

Watson: Wa-R bei Kinderkrankheiten. Glasgow med. Journ. 1913. (Ref. Dermatol. Wochenschr. Nr. 191. 1914.)

Weber: Die Syphilis im Lichte der modernen Forschung mit besonderer Berücksichtigung der Einflüsse auf Geburtshilfe und Gynäkologie. Berlin: S. Karger.

WECHSELMANN: Postkonzeptionelle Syphilis und Wa-R. Dtsch. med. Wochenschr. Nr. 15, S. 665—668. 1909. — Die Behandlung der Syphilis mit Dioxydiamidoarsenobenzol. Bd. 1—2. Berlin: Oscar Coblentz 1911—1912.

WECHSELMANN und MEIER: Wa-R in einem Falle von Lepra. Dtsch. med. Wochenschr. Nr. 31, S. 1340—1342. 1908.

WEIL und GIRAUX: Häufigkeit der Reaktionen nach WASSERMANN und NOGUCHI. Bull. et mém. de la soc. méd. des hôp. de Paris. 10. Okt. 1913. Ref. Berl. klin. Wochenschr. Nr. 49, S. 2309. 1913.

WEILL, O.: Über die Wa-R in einer Spitalabteilung für innere Krankheiten. Ann. et bull. de la soc. roy. des sciences méd. et natur. de Bruxelles. Nr. 9. 1911. Ref. Münch. med. Wochenschr. Nr. 7, S. 383—384. 1912.

WEINSTEIN: Über die Bedeutung der WASSERMANN schen Syphilisreaktion für die Rhino-laryngologie. Dtsch. med. Wochenschr. Nr. 39, S. 1696—1698. 1909. — Wa-R in der Laryngologie. Americ. Journ. of dermatol. p. 542—545. 1911. — Die Wa-R bei Krankheiten an Nase und Rachen. Americ. Journ. of dermatol. Bd. 15, Nr. 10. Ref. Dermatol. Wochenschr. Nr. 2, S. 70. 1912.

WEISBACH: Ergebnisse der Wa-R. Dtsch. med. Wochenschr. Nr. 22. 1921.

WELANDER: Zur Frage der Behandlung der syphilitischen Krankheit. Beiheft 6 zur Med. Klinik. S. 125—156. 1909.

WERDT: Über die Wa-R an der Leiche. Korrespbl. f. Schweiz. Ärzte Nr. 28—29. 1911.

WERNICKE: Die Serumreaktion mit besonderer Berücksichtigung der Wa-R auf Syphilis. Dtsch. med. Wochenschr. Nr. 31, S. 1373. 1908.

WERTHER: Über das Wesen und den Wert der Wa-R. Monatsschr. f. Dermatol. Bd. 50, Nr. 4, S. 147. 1910.

WERTHER und KÖNIG: Über die HECHT sche Modifikation der Wa-R, über die Erfahrungen bei 500 Untersuchungen und über den Wert der Reaktion für die Praxis. Ges. f. Natur- u. Heilk. zu Dresden. 6. Nov. 1909. Ref. Münch. med. Wochenschr. Nr. 2, S. 161—162. 1910.

WESENER: Über die Bedeutung der Wa-R bei der Verwendung von Ammen. Monatsschr. f. Kinderheilk. Bd. 12, Nr. 6. u. 7. 1913. — Zweijährige Erfahrungen mit der Wa-R. Münch. med. Wochenschr. Nr. 33, S. 1816. 1913.

WHITE und LUDLUM: Studium über die Wa-R. Med. Rec. 25. Dez. 1909. Ref. Monatschr. f. prakt. Dermatol. Bd. 51, Nr. 8, S. 384. 1910.

WHITEHOUSE: Einige Beobachtungen über Wa-R bei Skleroderma. Journ. cut. dis. 27, Nr. 12. Ref. Arch. f. Dermatol. u. Syphilis, Ref. Bd. 104, H. 2, S 367.

WHITNEY: Wa-R in der Poliklinik. Journ. of the Americ. med. assoc. 1915. (Ref. Arch. f. Dermatol. u. Syphilis, Ref. Bd. 125, S. 254.)

WIDERÖE: Om den Wa-R klinske betydning. Norsk. Magaz. f. Laegevidensk. S. 1354—1359. Dez. 1910.

WILE: Vergleichende Untersuchungen über die Gegenwart komplementbindender Stoffe im Serum von Syphilitikern. Journ. of the Americ. med. assoc. Bd. 51, Nr. 14, S. 1142. Ref. Monatsschr. f. Dermatol. S. 183. 1909.

WILLIAMS: Wa-R bei Nichtluetikern, insbesondere Diabetes und Nephritis. Americ. Journ. of syphilis. Bd. 5. 1921. (Ref. Zentralbl. f. Haut- u. Geschlechtskrankh. II, H. 10.)

WINKLER, M.: Wa-R bei unbehandelter tertiärer Lues. Korrespbl. f. Schweiz. Ärzte 1917. (Ref. Dermatol. Zeitschr. Bd. 29, S. 175.)

WISCHER: Die praktische Verwertbarkeit der Wa-R bei Lues, Tabes dorsalis und progressiver Paralyse. Inaug.-Diss. 1911.

WITH: Wa-R und Ulcus venereum. Ugeskrift f. Laeger. 1916. (Ref. Arch. f. Dermatol. und Syphilis, Ref. Bd. 125, S. 462.)

WOICIECHOWSKY: Über den praktischen Wert der Wa-R und die von BAUER vorgeschlagene Modifikation derselben. Zeitschr. f. Dermatol. 1909.

WOLBARST: Contradict. findings in the WASSERMANN test. New York. med. Journ. p. 378 bis 381. 1913. 22. Febr.

WOLFF: Die Serumdiagnostik der Syphilis. Nederlandsch Tijdschr. v. Geneesk. Nr. 21. 1908. — Wa-R. Nederlandsch Tijdschr. v. Geneesk. Nr. 9. 1911. Ref. Dtsch. med. Wochenschr. Nr. 38, S. 17—62. 1911. — Die Wa-R in der pathologischen Anatomie. Zeitschr. f. Immunitätsforsch. u. exp. Therap., Orig. Bd. 11, H. 2, S. 154—166. 1911. — Über Untersuchung mittelst der Wa-R an der Leiche. Münch. med. Wochenschr.

Nr. 29, S. 1614. 1912. — Die praktische Bedeutung der Wa-R. Berl. klin. Wochenschr. Nr. 24, S. 1155. 1912.

WOLFSOHN: Die Verwendung der Serodiagnostik in der praktischen Chirurgie mit Berücksichtigung eigener Untersuchungen. Berl. klin. Wochenschr. Nr. 10, S. 444—447. 1909. — Über die Wa-R und Narkose. Dtsch. med. Wochenschr. Nr. 11, S. 505. 1910.

WOLLSTEIN and LAMAR: The presence of antag. substances in the bloodserum in early and late syphilis, paralyse and tabes. Arch. of internat. med. p. 341. 1908. Ref. Fol. serol. p. 382. 1908.

WOSSIDLO: Disk. Berl. med. Gesellsch. 15. Juni 1910. Ref. Berl. klin. Wochenschr. Nr. 26, S. 1231. 1910.

WWEDENSKI: Wa-R in der Chirurgie. Russk. Wratsch. 42. 1913. Ref. Zentralbl. f. Chirurg. Nr. 2, S. 63. 1914.

XYLANDER: Die Komplementbindungsreaktion bei Syphilis, Impfpocken und anderen Infektionskrankheiten. Zentralbl. f. Bakteriol., Parasitenk. u. Infektionskrankh., Abt. I, Orig. Bd. 51, H. 3, S. 290—304.

ZANGE: Über die Diagnose der syphilitischen Erkrankungen der oberen Luftwege. Med. Klinik. Nr. 29, S. 1127. 1910. — Chronische progressive Schwerhörigkeit und WASSERMANN sche Seroreaktion. Zeitschr. f. Ohrenheilk. u. f. Krankh. d. Luftwege. Bd. 62, Nr. 1. 1910. Ref. Münch. med. Wochenschr. Nr. 12, S. 645. 1911. — Antwort auf die Erwiderung BUSCHS, Zeitschr. f. Ohrenheilk. u. f. Krankh. d. Luftwege Bd. 62, Nr. 4, S. 373—374.

ZAUBITZER: Über Wa-R in der Praxis. Ärztl. Ver. Essen-Ruhr, 5. Okt. 1909. Ref. Berl. klin. Wochenschr. Nr. 46, S. 2079—2080. 1909.

ZELANDER: Beiträge zur Serodiagnose der Syphilis. Inaug.-Diss. Zürich 1910. Ref. Monatsschrift f. prakt. Dermatol. Bd. 52, Nr. 5, S. 267.

ZEISSL: Die Syphilisbehandlung zur Kriegszeit und was soll nach Friedensschluß geschehen, die Zivilbevölkerung vor der Infektion durch venerisch krank Heimkehrende zu schützen. Berl. klin. Wochenschr. Nr. 2, S. 36. 1916.

ZEISSLER: Die Wa-R bei Scharlach. Berl. klin. Wochenschr. Nr. 42, S. 1887—1889. 1908.

ZIEGEL: A case of grave disease with scleroderma and a positive Wa-R, treated with salvarsan. Med. Rec. 83, 25, p. 1124. 1913. Ref. Zentralbl. f. d. ges. Chirurg. u. ihre Grenzgeb. III, Nr. 37. 1913.

ZIELER: Ein Fall von Syphilis in dritter Generation. Würzb. Ärzteabend. 9. Nov. 1909. Ref. Münch. med. Wochenschr. Nr. 47, S. 2451. 1909. — Wesen und Bedeutung der Wa-R für die Diagnose und Therapie der Syphilis. Würzb. Ärzteabend. 9. Nov. 1909. Münch. med. Wochenschr. Nr. 47, S. 2451. 1909. — Zuverlässigkeit der Wa-R. Münch. med. Wochenschr. Nr. 33—34. 1918. — Hauttuberkulose und Tuberkulide. Prakt. Ergebn. a. d. Geb. d. Haut- u. Geschlechtskrankh. München: J. F. Bergmann 1914.

ZIMMERN: Okkulte Schwankungen der Serumreaktion bei Lues I. Dermatol. Wochenschr. Nr. 41, S. 1080. 1921.

ZIMMERN und DELBANCO: Häufung negativer Serumreaktionen bei sekundärer Lues. Med. Klinik. 16. 1921.

ZINN: Disk. Ges. d. Charitéärzte 1908. Ref. Berl. klin. Wochenschr. 1908.

ZSCHUCKE: Über den Ausfall der MÜLLER-BRENDEL schen Modifikation der Wa-R bei Malaria. Berl. klin. Wochenschr. Nr. 37, S. 1716. 1913.

ZUBRZYCHI: Wa-R mit dem Blutserum von an Eclampsia parturientium leidenden Frauen. Lwowski Tygodnik lekarski. Nr. 1—2, S. 291. 1912.

ZUMBUSCH, v.: Ein Fall von Lupus erythematodes disseminatus mit positiver Wa-R. Wien. klin. Wochenschr. S. 550. 1910.

ZWICKE: BOFINGERS Erfahrungen mit der Wa-R. Dtsch. militärärztl. Zeitschr. 3. 1914. Ref. Dtsch. med. Wochenschr. Nr. 8, S. 402. 1914.

Vierter Teil

Die Technik der Komplementbindung zum serologischen Nachweis der Syphilis.

Von

J. Zeissler-Altona.

Mit 1 Abbildung.

Einleitung.

Die folgende Darstellung der Technik der Komplementbindung für den serologischen Nachweis der Syphilis behandelt ein Gebiet der Serologie, auf welchem während eines Zeitraumes von anderthalb Jahrzehnten von berufener und unberufener Seite ganz ungewöhnlich viel gearbeitet und publiziert worden ist. Eine gleichmäßige und unterschiedslose Berücksichtigung aller hierher gehörigen Arbeiten würde eine übersichtliche Gliederung des abzuhandelnden Stoffes unmöglich machen. Der Verfasser hat sich deshalb auf die Wiedergabe der einerseits für die Praxis, andererseits für das Verständnis der technischen Prinzipien wichtigen Arbeiten beschränkt.

Der Verlauf der Reaktion gleicht der von BORDET entdeckten und zuerst praktisch nutzbar gemachten Erscheinung der Adsorption von Komplement bei der Einwirkung von Antigen und Antikörper aufeinander. Bei der Ausnutzung dieser Erscheinung als biologisches Verfahren dient das Komplement als Indikator für etwaiges Zustandekommen einer solchen „Antikörper-Antigenreaktion", indem sein Verschwinden auf ihr Zustandekommen, sein unverändertes Vorhandensein, nachgewiesen an seiner hämolytischen Wirkung auf spezifisch sensibilisierte Blutkörperchen, auf ihr Ausbleiben schließen läßt und damit weiter auf Vorhandensein oder Fehlen eines der beiden Reaktionskörper („Antigen" und „Antikörper") im Reaktionsgemisch. Da nun das sogen. Antigen im Gemisch, weil ausdrücklich künstlich zugesetzt, nicht fehlt, kann der etwa fehlende Reaktionskörper immer nur der „Antikörper" sein und der Eintritt der Hämolyse der sensibilisierten Blutkörperchen zeigt also durch den Nachweis des unbeeinflußten Vorhandenseins des Komplementes im Reaktionsgemisch indirekt das Fehlen des „Antikörpers" in demselben an, das Ausbleiben der Hämolyse sein Vorhandensein. Der Träger dieses „Antikörpers" ist das zur Reaktion verwendete Menschenserum und die Reaktion ist somit ein indirektes

Verfahren zum Nachweis eines sogen. Antikörpers im Blutserum usw. gegen die bei ihrer Ausführung gebräuchlichen sogen. Antigene (Extrakte, S. 172—180).

Die Reaktion verläuft also nach folgendem Schema:

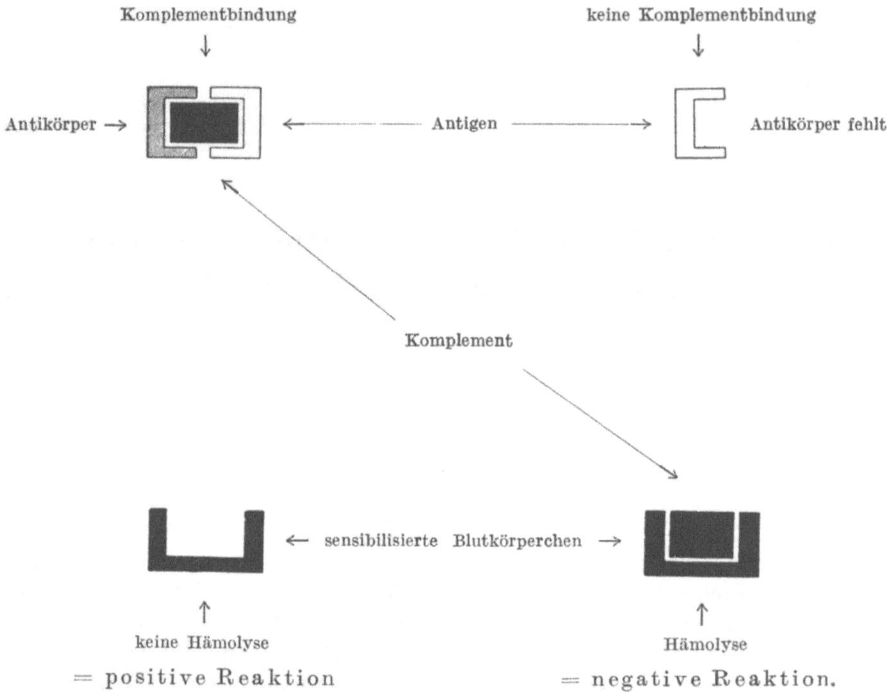

A. Die Reagentien.

1. Die Blutkörperchen.

In ihrer ersten Mitteilung schreiben Wassermann, Neisser und Bruck, als Indikatoren für das Eintreten oder Ausbleiben der Komplementbindung Hammelerythrozyten vor. Die weitaus meisten Untersucher arbeiten auch heute noch mit Schafblutkörperchen, doch sind von einzelnen Autoren gelegentlich oder auch dauernd rote Blutkörperchen anderer Tierarten verwendet worden. So benutzten Noguchi, Birth, Bronfenbrenner und Schlesinger, Peters, Rouchèse, Buttler Menschenblutkörperchen, Boas Ziegenblutkörperchen, Detre Pferdeblutkörperchen, Ballner und Decastello, Browning und Mc. Kenzie, Berczeller, Geber, Peters, Picado Rinderblutkörperchen, Vox, Golay benutzten Kaninchenblutkörperchen, Tschernogubow und Pfeiler Meerschweinchenblutkörperchen.

Die für die Reaktion verwendeten Menschenblutkörperchen entstammen den jeweils zu untersuchenden Blutproben der Patienten und werden keiner besonderen Vorbehandlung unterworfen (S. 183, 184). Dagegen werden die Blutkörperchen anderer Tierarten in besonderer Weise vorbehandelt, wie am Beispiel der Hammelblutkörperchen als der bei weitem am meisten verwendeten Blutart beschrieben werden soll.

Blutentnahme: Venenpunktion mit genügend weiter Kanüle an der durch einen um den Hals gelegten Strick gestauten Vena jugularis. Aufnahmegefäß für das Blut: eine sterile mit dicht aufsitzendem Stöpsel verschließbare und mit Glasperlen beschickte Flasche. Statt durch Venenpunktion kann das Blut auch bei der Schlachtung aufgefangen werden. Unmittelbar nach der Blutabnahme muß die Flasche mit dem frisch gewonnenen Blut und den darin befindlichen Glasperlen zur Defibrinierung wenigstens 10 Minuten lang ununterbrochen und stark geschüttelt werden. Als Blutspender kommen nur ausgewachsene, gesunde Schafe in Betracht. Wird das Hammelblut nicht vom Schlachthof bezogen, sondern von eigens zum Zwecke der fortlaufenden Blutgewinnung im Institut gehaltenen Schafen abgenommen, so ist darauf zu achten, daß diese Tiere durch die Aderlässe nicht geschwächt und anämisch werden. Es müssen darum wenigstens 2 Schafe gehalten und die Tiere wenigstens vierteljährlich gegen frische ausgetauscht werden.

Nach der Abnahme und Defibrinierung wird die Blutprobe bis zum Gebrauch im Eisschrank aufbewahrt. Wenige Tage lang hält sie sich — aseptische Entnahme vorausgesetzt — so brauchbar. Für längere Aufbewahrung empfiehlt C. LANGE einen Zusatz von käuflichem Formol im Verhältnis von 1 : 700. Auch ARMAND-DELILLE und LANOY, BERNSTEIN und KALISKE, MELKICH empfehlen Formalinzusatz in ähnlichem Verhältnis zur Konservierung der Blutkörperchen. Mit Formalin konservierte Blutkörperchen können im Handel bezogen werden.

Mit Formalin konservierte Blutkörperchen zeigen nach LANGE innerhalb der ersten 8 Tage gegenüber frischen im Hämolyseversuch keinerlei Unterschiede und auch 3—4 Wochen alte sollen noch brauchbar sein. Jedoch entwickeln nach KAPLAN alte Schafblutkörperchen antikomplementäre Wirkungen.

Vor ihrer Benutzung zum Versuch werden die Blutkörperchen durch dreimaliges Waschen mit physiologischer Kochsalzlösung von ihrem arteigenen Plasma befreit. Nach H. STERN ist es wichtig, daß die Kochsalzlösung stets 0,85 %ig ist und nach PÖHLMANN ist die „physiologische Kochsalzlösung" des neuen Pharmakopoe wegen ihres Gehaltes an Natrium cabonicum zum Auswaschen und nachherigen Aufschwemmen der Blutkörperchen und überhaupt zur Wa-R unbrauchbar, weil das Natrium carbonicum an sich schon geringere oder stärkere Hämolyse bewirken kann.

Nach dem dreimaligen Waschen mit physiologischer Kochsalzlösung und jedesmaligem Abschleudern in der Zentrifuge werden die Erythrozyten in neuer physiologischer Kochsalzlösung zur „Blutkörperchenemulsion" aufgeschwemmt.

Nach der Originalvorschrift von WASSERMANN, NEISSER und BRUCK kommt 1 Teil Blutkörperchensediment auf 19 Teile Kochsalzlösung. Diese Bemessung hat zur Voraussetzung, daß das Blutkörperchensediment annähernd frei von Suspensionsflüssigkeit ist. Das läßt sich nur mit sehr leistungsfähigen elektrischen Zentrifugen erreichen. Wo diese Bedingungen nicht gegeben sind, ist es besser, bei der Bemessung des Mischungsverhältnisses von gewaschenen Blutkörperchen und Kochsalzlösung vom Volum des Rohblutes auszugehen derart, daß das gesamte Sediment, welches aus einem Teil Vollblut durch Auswaschen und Schleudern gewonnen ist, mit physiologischer Kochsalzlösung auf das zehnfache Volum des Vollblutquantums gebracht wird, dem es entstammt (nach LANGE, BESSER nur auf das 8—9fache Volum des Vollblutes).

Bigger sichert die gleichmäßige Dichte seiner Erythrozytenaufschwemmungen dadurch, daß er ihren Hämoglobingehalt mit dem Haldaneschen Hämoglobinometer gleichmäßig einstellt. Reichert verwendet zum gleichen Zweck das Sahlische Hämoglobinometer.

Während im allgemeinen 5%ige Hammelblutkörperchen bei der Wa-R als Indikator dienen, benutzte Mahr eine 15%ige Hammelerythrozytenemulsion und einige später noch (S. 182—200) aufzuführende Modifikationen arbeiten gleichfalls mit Blutkörperchenaufschwemmungen anderer Konzentration.

2. Der Ambozeptor.

Als Ambozeptor (Hämolysin) dient bei der Originalmethode der Wa-R und auch bei vielen ihrer Modifikationen ein durch wiederholte Einspritzungen gewaschener Hammelblutkörperchen vom Kaninchen gewonnenes Immunserum. Noguchi verwendet Kaninchenimmunserum gegen Menschenblutkörperchen. Picado, Ballner und Decastello Kaninchenimmunserum gegen Rinderblutkörperchen, was jedoch nach Browning, Mc. Kenzie nicht zu empfehlen ist. Pfeiler Rinderimmunserum gegen Meerschweinblutkörperchen. Detre Kanninchenimmunserum gegen Pferdeblutkörperchen. Frisches Schweineserum diente Maslakowetz, Ledermann, Negru als Ambozeptor und als Komplement. Boas warnt vor dieser Methode. Sandfort benutzte Hundeimmunserum gegen Menschenblutkörperchen und bei mehreren später (S. 183 bis 184) aufgeführten Modifikationen der Wa-R wird das im menschlichen Serum normalerweise in größerer oder geringerer Menge enthaltene Hämolysin gegen Hammelblutkörperchen oder Meerschweinblutkörperchen (Bauer, Hecht u. a.) als Ambozeptor benutzt.

Die Immunisierung der Kaninchen zur Ambozeptorgewinnung geschieht nach Wassermann durch wiederholte Einspritzungen gewaschener Hammelblutkörperchen in eine Ohrvene in 5tägigen Intervallen. Als erste Dosis erhalten die Kaninchen 2 ccm des zentrifugierten, konzentrierten Bodensatzes der Hammelblutkörperchen, als 2. Dosis 1,5 ccm, als 3. Dosis 1,0 ccm. Die Ursache für die Verminderung der Dosis von Injektion zu Injektion ist die Gefahr einer Anaphylaxie bei den Wiederholungen der Einspritzungen. Am 5.—7. Tage nach der 3. Einspritzung wird den behandelten Tieren aus einer Ohrvene eine Blutprobe von 2—3 ccm entnommen und in einem Versuch der hämolytische Titer ihres Serums festgestellt (s. S. 187). Beträgt der Titer 1:1000 oder darüber, so wird das Kaninchen in der auf Seite 167 beschriebenen Weise entblutet, anderenfalls das Tier weiter behandelt. Nach Eintritt der Gerinnung wird das Serum des Kaninchen durch Zentrifugieren vom Blutkuchen getrennt und dann eine halbe Stunde lang im Wasserbad auf 55° erwärmt (inaktiviert). Die Gewinnung des Kaninchenimmunserums muß möglichst aseptisch ausgeführt werden. Zur Konservierung kann nun das inaktivierte Kaninchenimmunserum („Ambozeptor") mit 0,5% Phenol versetzt werden oder das Serum kann nach Noguchi in Fließpapier, oder nach Loessler in Würfelzucker, oder nach Lange in geglühtes Natriumsulfat eingetrocknet werden. Weniger günstig als die Eintrocknung in Natriumsulfat ist nach Lange die einfache Trocknung für sich allein im Exsikkator bzw. im Faust-Heimschen Apparat.

3. Das Komplement.

Als Komplement haben WASSERMANN, NEISSER und BRUCK frisches Meerschweinserum in zehnfacher Verdünnung verwendet. Die meisten Untersucher benutzten auch heute noch Meerschweinkomplement. REINHARDT und ÖLLER haben frisches Hamsterserum empfohlen, NEGRU, PICADO, Schweineserum, THOMSON fand Rattenserum brauchbar. v. LIEBERMANN hat sogar ein „künstliches Komplement" aus einem Gemisch von Seife, Kalk und Eiweiß in physiologischer Kochsalzlösung hergestellt, welches jedoch nach seinen eigenen Angaben „sich für die Praxis noch nicht eignet". Eine Reihe später (S. 182—183) noch zu nennender Autoren benutzen das im frischen Menschenserum enthaltene Menschenkomplement. Allgemeine Anwendung hat nur das Meerschweinkomplement für die inaktiven Methoden (S. 184—200) und das Menschenkomplement für die aktiven Methoden (S. 182—183) gefunden.

Das Menschenblutkomplement ist in dem zu untersuchenden frischen Menschenblutserum enthalten und wird daher mit diesem in der auf S. 169 bis 170 angegebenen Weise gewonnen.

Das Meerschweinkomplement kann durch Entbluten der Tiere oder durch Entnahme einer geringeren Blutmenge, welche das Weiterleben des Tieres nicht in Frage stellt, erfolgen. Das Entbluten geschieht am einfachsten durch Öffnen beider Karotiden mittels Halsschnittes und Auffangen des Blutes in einem Glastrichter, welcher einem Zentrifugenglase aufgesetzt ist.

KLEIN, BAUMGERTEL u. a. entnehmen das Blut durch Herzpunktion. Einstich neben dem Brustbein links im zweiten Interkostalraum. PUTTER hat hierfür eine besondere Nadel angegeben, bei deren Gebrauch keine tötlichen Verletzungen des Herzens vorkommen sollen. DOKTOR schlägt vor, den Meerschweinchen jeweils bei Bedarf an Komplement ein Stückchen Ohr abzuschneiden und das nach Kompression der abführenden Venen aus der Schnittwunde hervorquellende Blut aufzufangen. STERN, ZAHN, BONTEMPS, BREIT entnehmen das Blut aus dem Ohr der Meerschweine, indem sie nach Anlegung eines oder mehrerer Einschnitte in die Ohrmuschel über letztere eine von der Firma Leitz, Berlin, zu beziehende Glasglocke stülpen, welche einerseits mit einer Wasserstrahlpumpe, andererseits mit einem Zentrifugenglas verbunden ist und so mittels der Luftpumpe mehrere Kubikzentimeter Blut aus den Einschnitten der Ohrmuscheln absaugen. BAMBER und HARTMANN stecken eine hintere Extremität der Meerschweine auf eine Viertelstunde in heißes Wasser von 45° C oder übergießen sie mit noch heißerem Wasser. Darauf trocknen sie das Bein ab und durchschneiden es zentral vom Pfotenballen bis auf den Knochen. Dann legen sie einen Verband an und pinseln Kollodium darüber.

Die Blutgewinnung durch einfachen Halsschnitt ist für das Tier tödlich, doch ist sie schonend verglichen mit den Methoden der Blutentnahme, welche das Weiterleben der Tiere zulassen. Die Letztgeschilderte ist eine beträchtliche Tierquälerei. Auch die Herzpunktion kann kaum anders bezeichnet werden. Die gemeinste Methode ist jedoch das Absaugen des Blutes aus dem Ohr, denn hier zerreißt, auch bei größter Vorsicht, sehr häufig das Trommelfell und der danach im inneren Ohr erzeugte negative Druck hat schwere und, nicht selten stundenlang anhaltende, Gleichgewichtsstörungen bei den Tieren zur Folge, und ein gewisser Prozentsatz der Tiere geht mehrere Stunden nach der Prozedur zugrunde. Auch ist der wirtschaftliche Vorteil wiederholter Blutabnahmen an denselben Meerschweinchen nicht so groß, wie er vielfach eingeschätzt wird. Zwischen zwei Blutabnahmen müssen die Tiere 6—8 Wochen lang Ruhe haben, und da man bei völligem Entbluten etwa die dreifache Blutmenge gewinnt gegenüber dem Quantum, welches bei wiederholter Blutentziehung auf einmal gewonnen werden kann, so kostet ein Meerschwein, welchem wiederholt Blut entzogen wird, bis zur Gewinnung derselben Blutmenge durch 4 Monate hindurch Pflege und Fütterung. Diese Kosten werden heute kaum geringer sein als der Preis für ein frisches Meerschwein. Für größere Institute ist es daher kaum kostspieliger, an jeden Versuchstag eine kleinere Anzahl von Meerschweinchen jeweils völlig zu entbluten, als einer dreifach größeren Anzahl von Tieren nur ein Teil ihres Blutes abzunehmen und einen diesen Anforderungen entsprechend großen Stamm von Tieren dauernd zu halten. Dazu kommt noch, daß nach Sterns, von Rabinowitsch allerdings bestrittener Angabe, das Serum von Meerschweinen, denen wiederholt Blut abgenommen worden ist, eigenlösende Eigenschaften (S. 169, 197) gewinnen soll. Aber auch abgesehen hiervon verträgt jedes Meerschwein nur eine beschränkte Zahl von Blutentnahmen ohne anämisch zu werden, und die Qualität seines Blutes, und natürlich auch seines Komplementes, muß selbstverständlich mit jeder weiteren, dem Tiere zugemuteten Blutentnahme schlechter werden. Aus all diesen Gründen ist der Verfasser von den auch von ihm vorübergehend ausgeführten wiederholten kleineren Blutentnahmen seit langem wieder abgekommen.

Die Originalvorschrift von Wassermann, Neisser und Bruck berücksichtigt etwaige Verschiedenheiten im Komplementgehalt der Seren verschiedener Meerschweine nicht, und noch in seiner Arbeit über „die Lebensdauer der für die Wa-R benötigten Reagentien", aus dem Jahre 1917 stellt Lange als „ersten Hauptsatz" die Behauptung auf, daß das Serum gesunder Meerschweine frisch nach der Entnahme einen ganz konstanten Komplementgehalt besitzt. Demgegenüber haben Kotzewaloff, Hintz, Boas, Lechly, Sonntag, Bruck, Stern, Trinchese, Sormani u. a. unter Aufführung exakter Zahlenangaben Verschiedenheiten im Komplementgehalt von gesunden Meerschweinen frisch entnommener Seren auf Grund genügend ausgedehnter Untersuchungsreihen mitgeteilt, und zwar Unterschiede von solcher Größe, daß sie auf den Ablauf und das Endergebnis der Wa-R Einfluß haben müssen. Da Lange gegenüber den detaillierten und auf breiter, experimenteller Basis gestützten Berichten der eben zitierten Autoren seinen vorhin genannten „ersten Hauptsatz" von der absoluten Gleichheit des Komplementgehaltes in allen frischen Seren gesunder Meerschweinchen nur auf nicht näher mitgeteilte „unzählige Versuche" stützt, erscheint diese Stütze des Langeschen „ersten Hauptsatzes" dem Verfasser viel weniger einwandfrei als die Grundlage der Lange entgegengesetzten und untereinander übereinstimmenden Mitteilungen der vorerwähnten andern Autoren. Darum darf, bis etwa das Gegenteil mit scharfer Methodik an einer genügend großen Untersuchungsreihe nachgewiesen werden sollte, entgegen Langes nicht experimentell exakt begründeten, sondern vielmehr dogmenhaft aufgestellten „ersten Hauptsatze" der Komplementgehalt in frischen Seren verschiedener, auch gesunder Meerschweine nicht als gleich, nicht als konstante Größe angenommen werden.

Abgesehen von den eben erörterten, normalerweise vorkommenden Verschiedenheiten im Komplementgehalt frischer Meerschweinseren kann frisches Meerschweinserum eine weitere für die Wa-R störende Eigenschaft besitzen. JALOWICZ und NEUE fanden Eigenlösung des Meerschweinserums bei bestimmten Tieren und konnten diese Erscheinungen aufklären als ein Symptom der Degeneration dieser Tiere infolge Inzucht. GIERKE fand Eigenlösung im Serum kachektischer, z. B. tuberkulöser, Meerschweine. HINTZE beobachtete dasselbe im Serum scheinbar gesunder Meerschweine, bei denen er jedoch durch Sektion Pseudotuberkulose feststellte. Er hält darum zur Sicherung gegen unliebsame Überraschungen im WASSERMANNschen Versuch die sofortige Sektion eines jeden Meerschweinchens für notwendig, dessen Serum als Komplement benutzt werden soll. Auch das Serum schwangerer oder sehr alter Meerschweine sowie solcher, welche nicht längere Zeit vor der Entblutung gleichmäßig und gut gefüttert worden sind, hält BLUMENTHAL nicht für geeignet zur Verwendung als Komplement bei der Wa-R.

Die Originalvorschrift von WASSERMANN, NEISSER und BRUCK verlangt die Verwendung ausschließlich frischer Meerschweinseren als Komplement und die meisten Untersucher halten sich auch heute noch an diese Vorschrift. Doch sind auch Methoden zur Konservierung des Komplementes im Meerschweinserum angegeben worden. ALEXANDER, FRIEDBERGER, HECHT, LANGE, MELKICH u. a. haben dem frischgewonnenen Meerschweinserum 8,5% Kochsalz zugesetzt und dadurch seine komplementäre Wirkung für ein bis zwei Tage erhalten. Statt Kochsalz haben CARUSO, HAMMERSCHMIDT 10% Natriumazetat dem Meerschweinserum zugegeben, wogegen KLEIN über Störungen durch Eigenhemmung bei Verwendung von sieben Tage altem, manchmal auch schon von drei Tage mit Natriumazetat konserviertem Komplement berichtet und darum vor dieser Methode der Komplementaufbewahrung warnt. LANGE berichtet über erfolgreiche Konservierung des Komplementes durch Aufbewahren des Meerschweinserums im „Frigo", KLEIN über schlechte Erfahrungen mit Komplement, welches durch Einfrieren des frischen Meerschweinserums mit Kohlensäureschnee behandelt worden war. NOGUCHI und nach ihm v. DUNGERN haben das frisch gewonnene Meerschweinserum in Fließpapier eintrocknen lassen und in diesem Zustande das Komplement lange Zeit aufbewahrt. NOGUCHI hat diese Konservierungsmethode als ungeeignet bald wieder aufgegeben. Allgemeine Anwendung haben die verschiedenen Methoden der Komplementkonservierung nicht gefunden und M. STERN, BROWNING und MC. KENZIE warnen vor dem Gebrauch länger als zwei Tage alten konservierten Komplementes, weil bei der Aufbewahrung nicht nur der Komplementgehalt des Serums leidet, sondern es sich auch schwerer binden läßt.

4. Das Patientenserum.

Das zur Untersuchung nötige Serum wird im allgemeinen durch Venenpunktion entnommen. Bei Erwachsenen und nicht zu kleinen Kindern meist aus der Vena mediana der Ellenbeuge nach vorheriger Stauung des Armes durch einen um den Oberarm gelegten Gummischlauch. Auch ein Handtuch kann als Stauungsbinde benutzt werden. Bei ganz kleinen Kindern ist die Punktion einer oberflächlichen Vene am Kopf oft leichter. Eine Stauungsbinde ist dabei unnötig. Die Erregung, in welche diese Kinder durch die ärztliche Manipulation versetzt werden, führt meist zu einem so starken Blutzustrom zum Kopfe, daß die Entnahme von 5 ccm Blut aus einer mittels einfacher Kanüle punktierten oberflächlichen Kopfvene meist leicht gelingt. Auch die Punktion des Sinus longitudinalis wird gelegentlich ausgeführt. Verfasser möchte dieses Verfahren nicht empfehlen.

Statt durch Venenpunktion wird das Blut auch vielfach durch Stich oder Schnitt in die Haut mittels einer Lanzette, eines Skapell oder eines Schneppers gewonnen.

MULZER hat einen solchen sterilisierbaren Schnepper mit 5 Klingen angegeben für Blutgewinnung am Rücken. Aus der mit solchem Schnepper skarifizierten Haut wird das Blut mittels einer mit Gummiball versehenen Saugglocke abgepumpt. Die eben angeführte Methode der Blutentnahme mittels Schnepper und Saugglocke ist wegen der Notwendigkeit der jedesmaligen Reinigung und Sterilisierung des mehrklingigen Schneppers und der Saugglocke der Venenpunktion mittels einfacher Kanüle weit unterlegen. Wird die Skarifikation am Rücken oder am Oberarm mit aseptischen Kautelen ausgeführt und die Wunde mit einem ausreichend schützenden Verbande versehen, so birgt das Verfahren für den Patienten keine wesentlich größere Gefahr der Wundinfektion in sich, als die Venenpunktion. Dagegen sieht der Verfasser in dem von RAAB und DUHOT empfohlenen Einstich in die Fingerbeere eine unnötige Gefährdung des Kranken, denn die Fingerbeere ist Infektionen weit mehr ausgesetzt, als die meisten Teile der Oberfläche des menschlichen Körpers. Dasselbe gilt, wenn auch vielleicht in etwas geringerem Maße, von dem von SORMANI angegebenen Verfahren der Blutentnahme durch Einstich mittels Glaskapillare in das gestaute distale Fingerglied seitlich vom Nagelbett. In dieser Hinsicht weniger bedenklich ist die Blutgewinnung durch Einschnitt in das Ohrläppchen. Immerhin soll nach PARWU der Antikörpergehalt des Ohr- oder Fingerblutes geringer sein, als der des Venenblutes.

Für die Venenpunktion hat STRAUSS eine besondere, mit einem blattförmigen Griff armierte Nadel empfohlen. LINDENFELD, WOLFF, MULZER und PETROFF haben Nadeln mit doppelt durchbohrten Stöpseln angegeben, welche auf die Glasgefäße passen, die das gewonnene Blut aufnehmen sollen. DREUW benutzt eine besonders gebogene Nadel zur Punktion.

Alles das ist überflüssig. Es genügen einfache, grade Hohlnadeln mit nicht zu schräg geschliffener Spitze. Für starke Venen sind Nadeln mit größerem Lumen mehr zu empfehlen, als engere Nadeln. Letztere sind nur bei zarten Venen anzuwenden und ganz allgemein ist es ratsam, Nadeln mit möglichst weitem Lumen zu benutzen, weil erstens wegen größerer Strömungsgeschwindigkeit das Blut in ihnen nicht so leicht gerinnt wie in engeren Kanülen, so daß die weiten Kanülen mit größerer Sicherheit als die engen das Gelingen der für den Kranken immerhin lästigen Prozedur der Blutentnahme im höheren Grade sichern als die engen Kanülen, und weil zweitens die Blutentnahme mit weiter Kanüle sehr viel schneller die nötige Blutmenge liefert als die Punktion mit enger Kanüle. Auch die schnelle Beendigung der Blutentnahme ist für den Kranken angenehm.

Kanülen und Gläser, welche das Blut aufnehmen, sind trocken sterilisiert vorrätig zu halten. Noch ARNING und JACOBSTHAL kann die Verwendung

in Sodalösung ausgekochter Punktionsnadeln zu falschen Ergebnissen bei
Wa-R führen. Levy empfiehlt ein Gemisch von 3 Teilen Paraffin und 100 Teilen
Chloroform zum Aufbewahren der Kanülen. Vor Gebrauch muß das Chloroform
durch einige Kolbenzüge mit der Spritze zum Verdunsten gebracht werden.
Verfasser sieht darin keinen Vorteil gegenüber der vorher empfohlenen trockenen
Aufbewahrung der trocken sterilisierten Kanülen. Bertarelli empfiehlt ausdrücklich Venenpunktion mit einer mit Spritze armierten Kanüle. Verfasser
hält das Aufsetzen einer Spritze auf die Punktionskanüle für ebenso überflüssig
wie lästig. Zur Vermeidung etwaiger Hämolyse in der entnommenen Blutprobe empfiehlt Bernstein paraffinierte Gefäße. Arning und Jacobsthal
empfehlen Gefäße aus Jenaer Glas. Doch genügen im allgemeinen die gewöhnlichen Reagenzgläser durchaus zur Aufnahme und Aufbewahrung der Blutproben. Dagegen spielt eine große Rolle für die Erhaltung der Blutproben
in einwandfreiem Zustande die sorgfältige Einhaltung aseptischer
Kautelen bei der Entnahme (Craig, Douglas, Kolmer).

Durch längeres Eintauchen von Wattebäuschchen in die Serumproben
kann nach Langer Eigenhemmung und sogar falsche positive Reaktion erzeugt
werden. Zu vermeiden ist auch das Hineingeraten von Chemikalien in die
Blutproben, z. B. von Desinfektionsflüssigkeiten (Fürst) oder Alkali (Langer).
Dagegen hält Hinz einen Zusatz von Yatren als Konservierungsmittel zum
Serum für unbedenklich, Reichert eine Zugabe von 1 Tropfen einer Trypa-
flavinlösung 1/750 auf 1 ccm Serum. Rüdiger empfiehlt einen Zusatz von
Glyzerin zur Konservierung des Serums, warnt jedoch vor der Verwendung
von Formalin, weil letzteres die komplementbindende Kraft des Serums ver-
ringert.

Die Methode der Blutgewinnung hat nach Kolmer keinen Einfluß auf
den Ausfall der Wa-R. Der Genuß narkotischer Mittel vor der Blutentnahme
scheint für das Ergebnis der Wa-R nicht immer ohne Bedeutung zu sein. Nach
Sonntag geben zwar Narkoseseren keine unspezifische Hemmungen. Doch
kann nach Craig der Genuß von viel konzentriertem Alkohol nach 24 Stunden
eine sonst stark positive Reaktion bei den betr. Kranken auf die Dauer von
3—4 Tagen zum Verschwinden bringen.

Nicht nur das Blutserum Lebender, sondern auch solches von Leichen
ist als Untersuchunsobjekt zur Wa-R benutzt worden (Eugen Fränkel und
Much, Boas, Guladze, Machhi u. a.). (Näheres siehe Teil III dieses
Handbuches.)

In Fäulnis übergegangenes oder zersetztes Leichenserum ist zur Untersuchung
ungeeignet. Die Gefahr falscher positiver Reaktionen birgt es jedoch nicht in
sich, weil seine starke Selbsthemmung in den Kontrollen vor Täuschungen
schützt. Auch äußerlich einwandfrei erscheinende Leichenseren zeigen in einem
viel höheren Prozentsatze als Seren von Lebenden starke Selbsthemmung,
so daß auch sie nicht eine (falsche) positive Reaktion vortäuschen können.
Jedoch hat Boas bei Verwendung der gebräuchlichen Serummenge viele falsche
positive Reaktionen, bei Verwendung ihrer Hälfte noch immer vereinzelte
falsche positive Reaktionen erhalten und mahnt darum zu größter Zurückhal-
tung bei der Beurteilung von Reaktionsergebnissen, welche mit Leichenseren
gewonnen sind. Auch das Serum von Wöchnerinnen bzw. Gebärenden
aus Armvenenblut, Retroplazentar- und Nabelvenenblut gibt nach Stühmer

unsichere Resultate. Bis zu $10\,\%$ falscher positiver Reaktionen. Das Retroplazentarblut gab ihm die unsichersten Resultate, während das Nabelvenenblut zwar keine falschen positiven Reaktionen lieferte, dafür aber bei sicher bestehender Lues häufiger negativ reagierte. Diese, auf einer großen Reihe vergleichender Untersuchungen gewonnene Erfahrung führt Stühmer zu der Überzeugung, daß eine ständige serologische Untersuchung von Gebärenden und Wöchnerinnen für die Syphilisdiagnose keineswegs so wichtig und maßgebend ist, wie man von vornherein hätte annehmen können. Auch Lesser, Lange, Pomine, Serra u. a. haben Unterschiede in der Komplementbindungsfähigkeit von Serum aus Armenvenenblut, Retroplazentarblut und Nabelvenenblut gefunden.

Auch andere Körperflüssigkeiten als Blutserum sind zur Anstellung der Wa-R benutzt worden. Die praktisch größte Bedeutung hat die serologische Untersuchung der Lumbalflüssigkeit gefunden. Ihr ist ein besonderer Abschnitt dieses Handbuches gewidmet (Teil VI). Die Untersuchung aller übrigen gelegentlich geprüften Körperflüssigkeiten, wie Aszitis-, Pleura-, Hydrothorax-, Peritonealexsudat, Gelenkflüssigkeit, Schankerreizserum[1]), Milch[1]), Kammerwasser[1]), Tränenflüssigkeit, Speichel, Urin (Bab. Thomsen, Blumenthal und Wile, Höhne und Pollio, Bauer, Besançon und Gastinell, Duhot, Eicke, Gilbert und Plaut, Jacquet, Klauder und Kolmer, Kostrzewski, Gill, Lesser, Reschke, Riser, Rubinstein und Roubakien, Guladze, Rufca, Simon, Simon und Lebert) ist für die diagnostische Praxis bedeutungslos.

5. Die Extrakte.

Als sogen. Antigene sind bei der Wa-R Extrakte aus verschiedenen Organen, rein oder nach Zusatz bestimmter, die Wirkung verstärkender Reagentien verwendet worden und gelegentlich auch künstlich hergestellte Gemische gewisser dazu für geeignet gehaltener Substanzen.

Die Schöpfer der Methode, Wassermann, Neisser und Bruck haben ursprünglich ein wässeriges Extrakt aus der Leber syphilitischer Föten empfohlen. Auf je 1 g gaben sie 4 ccm physiologischer, mit einem halben Prozent Phenol versetzter Kochsalzlösung. Das Gemisch ließen sie 24 Stunden im Schüttelapparat schütteln, danach wurde es zentrifugiert. Statt zu zentrifugieren, filtrierte G. Meier die Aufschwemmung durch ein dünnes Gazefilter. Dadurch wurden nur die größeren Leberpartikel aus der Flüssigkeit entfernt, während die kleineren darin blieben. Meier gewann also mit seinem Verfahren, im Gegensatz zu den Entdeckern der Methode, nicht ein klares Extrakt, sondern eine Suspension feinster Leberteilchen in physiologischer Kochsalzlösung. Nach seinen Angaben sind solche Suspensionen aus fötaler Luesleber haltbarer als die klaren wäßrigen Lueslebesextrakte und sein Verfahren soll außerdem von jeder zweiten bis dritten syphilitischen Fötalleber ein brauchbares Antigen ergeben gegenüber höchstens jeder fünften Luesleber bei Herstellung des Antigens, nach dem Verfahren von Wassermann, Neisser und Bruck. Hiermit steht in Widerspruch eine Mitteilung von Jaiser, wonach wäßrige Aufschwem-

---

[1]) Siehe hierüber auch Teil III dieses Handbuches.

mungen menschlicher und tierischer Organe, auch in feinster Suspension, kein
für die Wa-R brauchbares Antigen sind.

Die Eignung syphilitischer Lebern zur Gewinnung eines brauchbaren Extraktes hängt nach BAB von ihrem Gehalt an Lues-Spirochäten ab. Dagegen fand SCHLIMPERT, daß überhaupt kein Verhältnis zwischen dem Spirochätenreichtum eines Organes und seiner Verwendbarkeit als Antigen besteht, im Gegensatz zu MUNK, welcher berichtet, daß von allen wäßrigen Extrakten aus normalen sowie aus den in verschiedenster Art pathologisch veränderten Organen nur diejenigen für die Wa-R brauchbare Antigene liefern, deren Ausgangsmaterial Spirochäten enthält, und zwar gleichgültig, ob die Spirochaeta pallida oder Rekurrensspirochäten (Extrakt aus Lebern von Rekurrensmäusen). Hingegen halten WASSERMANN und GRAETZ einen bestimmten Zustand der Mazeration für wichtiger. Nach ersterem geben eigentümlich matschige Lebern mazerierter Föten mit süßlichem Geruch gute wäßrige Extrakte, nicht aber Lebern von frisch-toten oder gar von neugeborenen syphilitischen Kindern. Deshalb empfiehlt C. LANGE vor Beginn der Extraktion die Lebern 24 Stunden bei 56—60° C einer aseptischen Autolyse zu überlassen.

Da sich die wäßrigen Luesleberextrakte nur sehr kurze Zeit halten, hat LEVADITI die Lebersubstanz zerkleinert, im Vakuum über Schwefelsäure und Chlorkalzium getrocknet, im sterilen Mörser pulverisiert und zur Aufbewahrung in Glastuben eingeschmolzen. Zum jeweiligen Gebrauch wird ein Teil dieses Pulvers in 30 Teilen physiologischer Kochsalzlösung aufgeschwemmt, für 12 Stunden in den Eisschrank gestellt und danach zur Klärung des Extraktes zentrifugiert.

Nach CITRON, HÖHNE, C. LANGE, LEDERMAN, FRITZ MEIER, MÜHSAM, WASSERMANN sollen die wäßrigen Luesleberextrakte allen anderen noch später aufzuführenden Antigenen in der Spezifität ihrer Wirkung überlegen sein und darum nach WASSERMANN als Standardantigen bei der Einstellung neuer beziehentlich auf andere Weise hergestellter Extrakte benutzt werden. Trotzdem sind wegen ihrer geringen Haltbarkeit die wäßrigen Luesleberextrakte schon seit Jahren allgemein außer Gebrauch gekommen und durch alkoholische Extrakte ersetzt worden.

WASSERMANN und LANGE extrahieren einen Teil zerkleinerter, im Vakuumapparat getrockneter und im Mörser zerriebener Lueslebersubstanz in 50 Teilen 96%igen Alkohols während ein bis zwei Tagen unter häufigerem Durchschütteln, und zwar nach dem Vorschlage von LANDSTEINER, MÜLLER und PÖTZL bei einer Temperatur von 60° C. Danach befreien sie durch Zentrifugieren oder Filtration durch gewöhnliche Papierfilter das — leicht gelbliche — Extrakt von den Gewebebröckeln. Nach LANGE dürfen solche alkoholische Luesleberextrakte erst drei Monate nach ihrer Herstellung in Gebrauch genommen werden. In den ersten drei Monaten kann sich vielfach ihre Reaktionsstärke ändern. Nach Ablauf dieser Zeit seien sie dagegen auf Jahre hinaus bei geeigneter Aufbewahrung absolut konstant. Die alkoholischen Luesleberextrakte scheinen sich also in dieser Beziehung ähnlich zu verhalten, wie Diphtherie- und Tetanus-Heilseren, deren Titer auf eine Reihe von Jahren konstant bleibt, nachdem er zuvor in den ersten Monaten nach der Gewinnung der Seren sich oft beträchtlich geändert hat. Während jedoch bei den oben aufgeführten Heilseren die anfängliche Veränderung stets in einem Sinken des Titerwertes besteht, kann bei den alkoholischen Luesleberextrakten die anfängliche Veränderung sowohl in einer Abschwächung wie auch in einer Zunahme der Wirksamkeit des Extraktes bestehen. Nach Lange ist letzteres bei heiß extrahierten Extrakten fast ausnahmlos der Fall.

Bei der Aufbewahrung der alkoholischen Luesleberextrakte ist darauf zu achten, daß sie gegen Licht, gegen Verdunstung und gegen übermäßige Abkühlung geschützt sind. Den Schutz gegen Licht gewähren am besten braune Flaschen. Um auf möglichst einfache Weise die Verdunstung möglichst gering zu halten, empfiehlt sich die Abfüllung des Extraktes in Flaschen von nicht mehr wie 20 ccm Inhalt derart, daß die Flüssigkeit die Flasche annähernd vollständig ausfüllt. Gummistopfen sollten nach Lange nicht als Verschluß dienen, weil sie evtl. an den Alkohol des Extraktes Substanzen abgeben können, die vielleicht nicht indifferent sind. Am besten sind eingeschliffene Glasstopfen oder Korkstopfen. Die Flaschen mit den Extrakten müssen bei Zimmertemperatur aufbewahrt werden, nicht im Eisschrank, weil bei niedriger Temperatur zu der Reaktion wichtige Körper ausfallen können.

Sonntag extrahierte die aus Luesleber wie oben gewonnene Trockensubstanz nicht in jedem Falle mit 50 Teilen $96^0/_0$igem Alkohols, sondern je nach dem Ergebnis eines an einer kleinen Probe Trockensubstanz der betr. Leber ausgeführten Vorversuches 1 Teil Trockensubstanz mit 30—100 Teilen $96^0/_0$igen Alkohols drei Stunden im Schüttelapparat, drei weitere Stunden im Brutschrank und danach zwölf Stunden bei Zimmertemperatur. Soll ohne vorheriges Trocknen die Lueslebersubstanz extrahiert werden, so wird 1 g zerkleinerter Lebermasse mit 9 g $96^0/_0$igen Alkohols unter Schütteln mit Glasperlen ausgezogen. Dem eben geschilderten Verfahren der Herstellung alkoholischer Extrakte aus Lueslebern im wesentlichen gleiche Methoden haben Bauer, F. Lesser, L. Michaelis, Porges und G. Meier angegeben. Die Unterschiede bestehen nur im Mengenverhältnis zwischen dem Leberbrei und dem Alkohol, der Art der Zerkleinerung der Lebermasse und der Temperatur, bei welcher die Extraktion vor sich geht.

Nach Wassermann, Bruck, Burzi, Citron, Desmoulière, Durup, Gross, Händel, Jacobsthal, Jaiser, Kaup, Keidel, Kolle, Levy und Dogny, Martelli, Meier, Meier und Luedke, Paris und Desmoulière, Plaut, Ronny, Sachs, Sonntag und Stühmer, Swift u. a. geben Luesleberextrakte bei der Wa-R schärfere und zuverlässigere Resultate als Extrakte aus anderm Ausgangsmaterial. Dagegen beanstanden Eicke und Graetz die hohe Eigenhemmung der Luesleberextrakte, Nielsen den geringen Abstand der Extraktdosis, welche noch völlige Lösung zuläßt von derjenigen, welche noch komplette Hemmungen gibt, R. Müller die im Verhältnis zu alkoholischen Herzextrakten geringe Konstanz der Luesleberextrakte und Graetz das Versagen der alkoholischen Luesleberextrakte bei einem Prozentsatz syphilitischer Seren, welche mit andersartigen Extrakten positive Reaktion geben.

Olregia, Ureihia, Carniol fanden alkoholisches Extrakt aus dem Gehirn von Paralytikern, dem aus Leber gewonnenen überlegen, für die Untersuchung von Seren. Für Liquoruntersuchungen dagegen Extrakte aus Paralytikergehirn und Lueslebern gleichwertig.

Marie und Levaditi haben zuerst Extrakte aus Normalorganen vorgeschlagen. Alexander, Beron, Engelhardt, Gebert, Hadjopoulos,

LANDSTEINER, MICHAELIS, MÜLLER, NOGUCHI, PÖTZL u. a. extrahierten Menschen-
oder Meerschweinherzen, BITTER tuberkulöse Lebern von Meerschweinchen
und Rindern, STÜHMER, BLOCH und POMARET Lebern gesunder Meerschweinchen, AOKI Hühnerleber, JAISER Menschenniere, SÉZARY und BOREL Rinder-
nebennieren. MARUYAMA fand Alkoholextrakte und Alkoholätherextrakte
aus normaler Gehirnsubstanz unbrauchbar.

Während, wie oben erwähnt, nur ein gewisser Prozentsatz der Lueslebern
bei der Extraktion mit Alkohol für die Wa-R-Reaktion brauchbare Antigene
liefert, sind die nach einheitlicher Methode gewonnenen alkoholischen Extrakte
aus normalen Menschenherzen nach den Beobachtungen von THOMSEN,
BOAS u. a. in ihrer Wirkung absolut gleich. THOMSEN kommt zu diesem Urteil
auf Grund vergleichender Untersuchungen, an 40 verschiedenen, nach der
Vorschrift von L. MICHAELIS hergestellten Herzextrakten: 10 Teile 96%igen
Alkohols auf 1 Teil zerkleinerten Herzmuskels, 24stündige Extraktion bei
Zimmertemperatur, Filtration durch Papier, Aufbewahrung bei Zimmer-
temperatur. Gebrauchsdosis: eine 20%ige Verdünnung in physiologischer
Kochsalzlösung. Diese Dosis wurde von LANGER, LECHLY, BOAS und THOMSEN
für alle auf die eben skizzierte Weise hergestellten einfachen alkoholischen
Extrakte aus normalen Menschenherzen als optimale Gebrauchsdosis
gefunden und auf Grund dieser Befunde erklären die genannten Autoren eine
Titration derartiger Extrakte vor ihrer praktischen Verwendung für überflüssig.
Die Ursache der Gleichheit der so gewonnenen alkoholischen Herzextrakte
beruht nach THOMSEN darauf, daß bei ihrer Herstellung das Herzfleisch nicht
erschöpfend extrahiert wird. Eine zweite Extraktion, in gleicher Weise ausgeführt wie die erste, ergab ihm ein dem ersten Extrakt vollkommen gleich-
wertiges zweites Extrakt, und eine dritte Extraktion lieferte ein schwächeres
Extrakt als die beiden ersten.

Die Konstanz dieser einfachen alkoholischen Extrakte aus normalen
Menschenherzen ist jedoch nach THOMSEN, BOAS, ENGELHARDT und KAUP
auf die ersten 14 Tage nach ihrer Herstellung begrenzt und darum warnen
diese Autoren vor der Verwendung mehr als 10—14 Tage alter alkoholischer
Menschenherzextrakte.

Sehr viel mehr verbreitet als der Gebrauch der einfachen ist der nach einem
Vorschlag von SACHS mit Cholesterin versetzter alkoholischer Extrakte
aus Normalorganen. Nach SACHS, GRAETZ u. a. ist das Optimum an Cholesterin nicht gleich für alle Extrakte, sondern muß vielmehr für jedes einzelne
Extrakt durch Vorversuch festgestellt werden. Es beträgt im allgemeinen
zwischen $1/2$—$1^0/_{00}$ Cholesterin. Nach SACHS und GRAETZ sind diese cholesterinierten Herzextrakte, in erster Linie Rinderherzextrakte, den alkoholischen
Lueslebererextrakten an Leistungsfähigkeit gleichwertig, an Konstanz überlegen, sofern sie vor dem Zusatze des Cholesterins genügend lange (2—3 Monate)
gestanden haben. Diese Forderung, erst nach mehrmonatlicher Ablagerung
die alkoholischen Herzextrakte mit dem für sie jeweilig notwendigen Cholesterinzusatz zu versehen und in Gebrauch zu nehmen, steht im Einklang mit der
auf S. 173 erwähnten Angabe LANGES über die Veränderlichkeit der alkoholischen
Lueslebererextrakte während der ersten 3 Monate nach ihrer Herstellung und ihrer
dann auf Jahre hinaus gesicherten Konstanz, sowie mit den auf Seite 175
angeführten Beobachtungen von THOMSEN, BOAS, KAUP usw. über die Ver-

änderlichkeit der einfachen alkoholischen Menschenherzextrakte nach Ablauf der ersten 14 Tage nach ihrer Herstellung. Außer Sachs und Graetz berichten über gute Erfahrungen bei der Verwendung cholesterinierter Herzextrakte, Alexander, Aoki, Altmann, Bottler, Boyd, Browning, Desmoulière, Eicke, Field, Fränkel, Gross, Heinlein, Hinton, Jacobsthal, Mc. Intosh und Fildes, Joy, Judd, Kafka, Lade, Sänger, Thomas u. a. Letztere ganz besonders wenn die Komplementbindung bei niederer Temperatur vorgenommen wird. Doch machen Boderick, Boas, Kaup, Lechly, Pöhlmann darauf aufmerksam, daß bei Verwendung von Cholesterinherzextrakt ein größerer Überschuß an Komplement nötig ist als bei Luesleberextrakt zur Sicherung gegen falsche positive Resultate (sogen. unspezifische Hemmungen). Alexander fordert aus demselben Grunde für Cholesterinherzextrakte Verwendung höherer (4—6facher) Ambozeptordosen.

Alexander, Bottler, Kolmer und Mitarbeiter, Leredde und Rubinstein, Ray berichten über falsche positive Resultate mit Cholesterinherzextrakten, während nach Graetz die cholesterinierten Extrakte selbst bei Malaria, Scharlach, Rekurrens usw. keinen höheren Prozentsatz positiver Reaktionen geben als cholesterinfreie Extrakte.

Nach Sachs und Graetz gibt es jedoch einen gewissen, wenn auch nicht großen, Prozentsatz von Alkoholextrakten, deren Leistungen für die Wa-R durch Zusatz von Cholesterin nicht verbessert wird, und nach Graetz ist für die Untersuchungen gewisser Fälle die Verwendung von Cholesterinherzextrakten geradezu kontraindiziert, obwohl dieser Autor im allgemeinen in der Nichtverwendung cholesterinierter Herzextrakte einen Kunstfehler erblickt. Berichtet er doch über alkoholische Herzextrakte, von denen nach Zusatz optimaler Cholesterinmengen noch ein Hundertstel der Gebrauchsdosis volle Wirksamkeit entfaltete.

Abweichend von den meisten Autoren, welche Extrakte aus Normalorganen mit Cholesterin versetzten, teilt Gaethgens gute Erfahrungen mit cholesterinierten Luesleberextrakten mit.

Sachs hat die Wirksamkeit alkoholischer Extrakte durch Zusatz von Cholesterin verstärkt, Signorelli zum gleichen Zweck einen Zusatz von Phenol empfohlen derart, daß er zur Extraktverdünnung physiologische Kochsalzlösung mit 0,25 % Phenolgehalt verwendet.

Neben den alkoholischen Extrakten aus syphilitischen Lebern bzw. aus Normalorganen werden seit langem (Fritz Lesser) Ätherextrakte aus Normalorganen (Herzen von Menschen oder Meerschweinchen) viel gebraucht. Herstellung: Das Herzfleisch wird mit der Fleischmaschine zerkleinert, mit Seesand im Mörser zerrieben, mit Äther versetzt, im Schüttelapparat 5 Stunden lang mit Glasperlen geschüttelt und über Nacht stehen gelassen. Am nächsten Tag wird der Äther abfiltriert, in einer Porzellanschale bei 37 ⁰ C auf dem Wasserbad verdampft und der Rückstand, sobald er frei ist von Äthergeruch, mit physiologischer Kochsalzlösung versetzt, welche $^1/_2$ % Phenol enthält. Es entsteht so eine Aufschwemmung, welche nun nach mehrstündigem Schütteln durch ein nicht zu feines Tuch geseiht wird. Dieses Lessersche Ätherextrakt, eigentlich kein Extrakt sondern eine Suspension, wird von der Tauenzin-Apotheke in Berlin vertrieben, seine Herstellung von Lesser kontrolliert. Über gute Ergebnisse mit dem Lesserschen Ätherextrakt berichten Markus, Orkin,

Eicke, Sonntag, Sachs, während Sormani in seiner Verwendung gegenüber anderen Extrakten keinen Vorteil sieht. Immerhin kann das Lessersche Extrakt gegenüber den alkoholischen Extrakten das Fehlen von Alkohol als Vorzug für sich in Anspruch nehmen. Ist doch, wie später (S. 196) noch ausgeführt werden wird, der Alkoholgehalt der Extrakte für den Ablauf der Wa-R nicht ganz bedeutungslos. Dieser Umstand hat R. Müller und Hecht dazu veranlaßt, vom alkoholischen Extrakt den Alkohol abzudampfen und den dabei gewonnenen Bodensatz in physiologischer Kochsalzlösung aufzuschwemmen.

Zur Extraktion syphilitischer Lebern haben Kolle und Stiner Azeton benutzt und rühmen die hohen Leistungen derartiger Extrakte. Einen Nachteil ihres Extraktionsverfahrens erblicken sie nur darin, daß nur etwa jede 10. Luesleber ein brauchbares Azetonextrakt liefert. Auch Alexander erhielt aus 8 spirochätenhaltigen Lebern kein brauchbares Azetonextrakt und empfiehlt deshalb die Azeton-Extraktion nicht zur Herstellung von Antigenen für die Wa-R, weil sie gegenüber der Alkoholextraktion eine zu geringe Ausbeute an praktisch brauchbaren Extrakten liefert und damit eine Verschwendung der für die Antigenengewinnung so kostbaren Lueslebern zur Folge hat. Herstellung: 1 g getrocknete Lebersubstanz wird im Mörser zerrieben und dann mit 20—50 ccm Azeton versetzt, auf 8—10 Stunden im Brutschrank gehalten, dann wird es 10 Stunden im Schüttelapparat geschüttelt, bleibt einen Tag bei Zimmertemperatur stehen und wird danach filtriert. Munck, Ebert, Brüllower und Isabolinsky rühmen die Güte der Azetonextrakte, während Nielsen-Geyer, Heinlein, Sonntag, Sachs, Boas, Thomsen und Lechly sie nicht leistungsfähiger befunden haben als gute alkoholische Extrakte und Nielsen sogar eine im Vergleich zu alkoholischen Extrakten viel stärkere antikomplementäre Wirkung an den Azetonextrakten beobachtet hat. Stiner glaubt, daß sein Azetonextrakt den Alkoholantigenen dadurch überlegen sei, daß das Azeton eine Anzahl von Neutralfetten nicht löst, welche in den Alkoholextrakten die Wirkung herabsetzen, Noguchi dagegen sieht gerade in der Verwendung des azetonunlöslichen Teiles der Ätheralkoholextrakte aus Lebern, Herzen oder Nieren einen Vorzug seiner Methode (S. 183).

Goss hat Glyzerinextrakte aus Lebern als sehr wirksam und streng spezifisch empfohlen. Herstellung: 3 g frische bzw. 1 g trockener Lebersubstanz auf 30 g Glyzerin im Mörser ordentlich zerrieben, in den Thermostaten gestellt und von Zeit zu Zeit tüchtig durchgeschüttelt. Nach Jaiser sind jedoch diese Glyzerinextrakte den wäßrigen und alkoholischen Lueslebererextrakten nicht gleichwertig.

Extrakte aus Spirochätenkulturen haben sich sowohl nach Noguchi wie auch nach Kolmer, Williams nicht bewährt, Freund hat Antiforminextrakt aus fötaler Luesleber, Rinderleber, Menschen- und Rinderherzen wirksamer befunden als alkoholische Extrakte aus Rinderherzen.

Rezepte für künstlich zusammengesetzte Antigene haben eine Reihe von Autoren angegeben: Porges und Meier: 1 %ige Lezithinemulsion, Levaditi: glykocholsaures Natron, Sachs: oleinsaures Natron, Desmoulière: reines Cholesterin 1 g, 0,5 %ige Lezithinlösung in absolutem Alkohol 10 ccm, 3,7 %ige Natronseifenlösung im 60 %igen Alkohol 3 ccm, absoluter Alkohol ad 100 ccm. Milian und Girould betrachten das Desmoulièresche Antigen als einen Fortschritt für die Praxis. Versuche, das Cholesterin durch rechtsdrehendes Iso-Cholesterin zu ersetzen, ergaben Desmoulière eindeutig die Überlegenheit des Cholesterins als Antigenzusatz. Schließlich hat Sagastume ein künstliches Antigen angegeben, bestehend aus den „wichtigsten Bestandteilen normaler Leber, nur Fette und Lipoide enthaltend." Es gab ihm in $92^0/_0$ der untersuchten Fälle übereinstimmende Resultate mit Luesleberextrakten.

Eine interessante Mitteilung über die Verschiedenheit der Wirkungen mit verschiedenen Extraktionsmitteln aus gleichem Ausgangsmaterial gewonnener Extrakte macht Lesser. Er berichtet über vergleichende Untersuchungen von Seren Neugeborener aus Nabelvenenblut einerseits und den Seren der zugehörigen Mütter aus Armenvenenblut andrerseits sowohl mit Ätherextrakt wie bei Alkoholextrakt aus gleichen syphilitischen Fötallebern bzw. den gleichen Normalherzen hergestellt. In fast der Hälfte dieser Fälle reagierte das Serum der Neugeborenen, deren Mütter sowohl mit den Äther- wie den Alkoholextrakten positive Wa-R hatten, mit dem Ätherextrakt ebenfalls positiv, mit den alkoholischen Extrakten jedoch negativ. Lesser schließt hieraus, daß für den Ausfall der Reaktion nicht so sehr die Herkunft des Organes wichtig ist, welches für die Antigenenbereitung gedient hat, als vielmehr das Extraktionsmittel. Folgerichtig verlangt er, daß in praxi jedes Serum sowohl mit Alkohol- wie auch mit Ätherextrakt untersucht werden soll und dann, wenn alle Versuchskontrollen in Ordnung sind, das positive Resultat maßgebend sein muß. Auch Munck hält die Herkunft des Rohmaterials, aus welchem die Extrakte gewonnen werden, für nebensächlich. Nach ihm geben alle alkoholischen Extrakte sowohl die aus syphilitischen Fötallebern wie die aus normalen Organen und selbst solche aus Kartoffeln annähernd dieselben Resultate bei der Wa-R. Ein prinzipieller Unterschied zwischen alkoholischen Extrakten aus verschiedenen Organen besteht seiner Meinung nach somit nicht. Die wirksamen Bestandteile sind die extrahierten Lepoide. Ihr kolloidaler Zustand, nicht bestimmte chemische Charakteristika, ist für ihre Brauchbarkeit für die Wa-R Bedingung. In der Wirksamkeit aus verschiedenem Ausgangsmaterial gewonnener, bzw. nach verschiedenen Methoden hergestellter Extrakte sind von einer Reihe von Autoren Unterschiede gefunden worden derart, daß manche Seren nur mit gewissen Extrakten reagieren, mit andern nicht. Da nun die Inkongruenz mehrerer Extrakte durchaus nicht in einer gleichmäßigen Verschiebung ihrer Reaktionsschärfe besteht, sondern ein im allgemeinen weniger empfindliches Extrakt sich gegenüber manchen Seren sonst empfindlicheren Extrakten überlegen zeigt, hat dieses individuelle Verhalten eines jeden Extraktes zu der fast allgemeinen Forderung geführt, jedes Serum gegenüber mehereren Extrakten zu prüfen. Alexander, Blumenthal, Durupt, Eicke, Engelhardt, Freudenberg, Graetz, Hayn und Schmidt, Hecht, Jacobsthal, Ledermann, Lesser und Klages, Löhlein, Loeb, Marcus, Meier, Meirowsky, Mühsam, Nauwerck und Weichert, Kolle, Rabinowitsch, Rasp und Sonntag, Rodes, Schwab, Seligmann und Pinkus, Seligmann und Blume, Sobermheim, Stillians, Margarethe Stern, Wesener u. a. Nach Michaelis trägt die Hauptschuld an den Divergenzen im Ausfall der Wa-R am selben Serum bei verschiedenen Untersuchungen (S. 203—204) die verschiedene „Reproduzierbarkeit" der einzelnen Reagentien, unter welchen das Antigen am schlechtesten reproduzierbar ist, und Sachs und Rondoni haben gezeigt, in wie hohem Grade die Wirksamkeit

der alkoholischen Extrakte von der Art ihrer Verdünnung mit der Kochsalzlösung abhängt.

Im Gegensatz zum Gros der Autoren glauben einige wenige Untersucher
mit einem einzigen Extrakt auskommen zu können ohne Beeinträchtigung
der Ausbeute an positiven Reaktionen. NOGUCHI und mit ihm andere amerikanische Autoren beschränken sich auf Verwendung einer „Lipoidemulsion",
dem azeton-unlöslichen Teil eines Alkoholätherextraktes aus Leber, Herz oder
Niere, STÜHMER auf sein alkoholisches Extrakt aus den Lebern gesunder Meerschweinchen, SORMANI auf ein alkoholisches Luesleberextrakt, BOAS, THOMSEN,
FORSSMANN verwenden nur ein alkoholisches Extrakt aus normalen Menschenherzen und auch KAUP führt seine quantitative Methode nur mit einem Extrakt
(am besten alkoholisches Luesleberextrakt) aus. NOGUCHI, SORMANI, BOAS
und insbesondere KAUP arbeiten jedoch im Gegensatz zu den meisten anderen
Untersuchern mit Komplementbindung bei niederen Temperaturen bzw. mit
so genau austitrierten Komplementmengen (S. 198), daß ihren Ergebnissen
allein schon aus diesem Grunde ein größeres Gewicht beizumessen ist als denen
aller anderen Autoren, welche mit weniger scharf eingestellten Komplementdosen arbeiten. Wenn nun einerseits ihre sehr großen Untersuchungsreihen
diese mit besonders scharfer Methode arbeitenden Autoren zu der Überzeugung
gebracht haben, daß gleichmäßig alle von ihnen bei der Vorprüfung brauchbar
befundene Extrakte mit jedem beliebigen Serum gleichsinnig reagierten, und
andrerseits KAUP durch sehr gründliche Experimente gezeigt hat, daß Divergenzen im Ausfall der Reaktion ein und desselben Serums mit verschiedenen,
an sich zur Reaktion brauchbaren, Antigenen ausschließlich auf falscher
Einstellung und Dosierung, auch amtlicher Einstellung beruhen,
und daß darum die Verwendung mehrerer falsch oder ungenügend eingestellter
und dosierter Extrakte keinen Vorteil bietet gegenüber der Benutzung nur eines,
jedoch richtig (S. 198—199) eingestellten und dosierten Extraktes, so hat
diese von KAUP, BOAS und SORMANI vertretene Anschauung solange Anspruch
auf allgemeine Anerkennung ihrer sachlichen Richtigkeit und demgemäß auch
allgemeine Berücksichtigung in der Praxis, bis mit gleich exakter Technik
in annähernd gleich großen Untersuchungsreihen die Richtigkeit ihrer Befunde
und der daraus von ihnen gezogenen Schlüsse widerlegt werden sollte.

Somit ergibt sich als praktische Ausbeute der vorstehenden Ausführungen,
daß 1. alkoholische Extrakte aus fötalen Lueslebern, einfache alkoholische
Extrakte aus normalen Menschen-, Rinder- oder Meerschweinherzen, FRITZ
LESSERS Ätherextrakte aus normalen Menschen- oder Meerschweinherzen,
alkoholische Menschen- oder Rinderherzextrakte mit geeignetem Cholesterinzusatz nach SACHS und NOGUCHIS Lipoidemulsion in der Praxis am meisten
verwendet werden, 2. alkoholische Extrakte aus normalen Menschenherzen
innerhalb der ersten 14 Tage nach ihrer Herstellung in der Wirkung konstant
und brauchbar sind, alkoholische Luesleberextrakte und alkoholische Extrakte
aus Normalorganen mit oder ohne Cholesterinzusatz etwa vom 3. Monat ihrer
Herstellung an und dann, bei geeigneter Aufbewahrung, auf Jahre hinaus (gegen
Verdunstung, Licht und niedere Temperaturen geschützt) konstant und brauchbar sind, 3. die meisten Autoren den gleichzeitigen Gebrauch mehrerer aus
verschiedenem Ausgangsmaterial gewonnener bzw. nach verschiedenen Methoden
hergestellter Antigene nebeneinander für notwendig halten zur Erfassung

aller positiv-reaktionsfähigen Seren, 4. diejenigen Autoren, welche mit Komplementbindung bei niederen Temperaturen bzw. mit auf das genaueste eingestellten Komplementdosen arbeiten, die Verwendung eines einzigen, jedoch in besonderer Weise richtig eingestellten und dosierten Extraktes für wenigstens ebenso ausreichend halten wie die gleichzeitige Verwendung mehrerer, jedoch falsch oder unzulänglich eingestellter Antigene, sofern die übrigen Reagentien des Versuches, in erster Linie das Komplement, ihren Ansprüchen genügend scharf aufeinander eingestellt sind, 5. die von der zuletzt aufgeführten Minderheit der Autoren vertretene Anschauung auf einer genügend breiten und, gegenüber dem Material des Gros der Autoren, mit schärferer Technik gewonnenen und darum exakteren und wertvolleren experimentellen Grundlage ruht, als die gegenteilige Meinung der Mehrheit, daß also bei scharfer (S. 193—200) Einstellung der einzelnen Reagentien aufeinander, ganz besonders, auch des Komplementes ein Extrakt für die Wa-R genügt.

B. Die Methoden.

Die verschiedenen Methoden der Komplementbindung, welche zum serologischen Nachweis der Syphilis im Laufe der Jahre bekannt gegeben worden sind, lassen sich in 2 große Gruppen einordnen. Die 1. Gruppe arbeitet entsprechend der Wassermann-Neisser-Bruckschen Originalvorschrift mit einem Komplement, welches, enthalten im frischen Serum einer anderen Tierart (meist Meerschweinchen), allen am selben Versuchstage nebeneinander zu prüfenden Patientenseren in gleicher Menge bzw. in gleich abgestuften Mengen besonders zugesetzt wird, nachdem das arteigene Komplement in den zu untersuchenden Menschenseren durch vorheriges Erwärmen derselben auf 55° im Wasserbad (Inaktivieren) vorher beseitigt worden ist. Diese Methoden, welche mit „inaktiven" Menschenseren arbeiten, werden unter der gemeinsamen Bezeichnung der „inaktiven Methoden" zusammengefaßt und sollen später abgehandelt werden.

Zuvor soll der sogen. „aktiven Methoden" gedacht werden, welche sich von den vorgenannten inaktiven Methoden dadurch unterscheiden, daß bei ihnen kein andersartiges Serum wie Menschenserum als Komplementträger mitwirkt, sondern vielmehr das in den zu untersuchenden Patientenseren normalerweise enthaltende Komplement für die Reaktion ausgenutzt wird. Im Gegensatz zu den inaktiven Methoden darf daher bei den aktiven Methoden das Patientenserum nicht durch vorheriges Erwärmen auf 55°„inaktiviert" werden.

Das Fortlassen vorheriger Inaktivierung und die Ersparnis eines außer dem zu untersuchenden Patientenserum noch besonders zuzusetzenden andersartigen Serums als Komplementträger lassen die aktiven Methoden technisch einfacher erscheinen als die inaktiven und diese größere Einfachheit ihrer Technik ist wohl auch der einzige unbestreitbare Vorteil der aktiven Methoden gegenüber den inaktiven.

Die erste Voraussetzung für genügende Empfindlichkeit und vor allen Dingen Zuverlässigkeit der aktiven Methoden ist gleicher oder annähernd gleicher Komplementgehalt aller zur Untersuchung kommenden Menschenseren. Diese Voraussetzung ist nicht gegeben. Nach Leredde, Rubinstein und Ruge variiert die hämolytische Kraft des frischen Menschenserums stark. Auch

Rouchèse hat große Unterschiede im Komplementgehalt der einzelnen Seren gefunden. Desgleichen Brinckmann, welcher noch besonders hervorhebt, daß auch bei organisch Gesunden das Komplement im Serum fehlen kann. Bei Syphilis berichten Bickel, Cori und Radnitz, Eicke und Mascher, Shaw über abnorm niedrige Komplementwerte im frischen Menschenserum. Dasselbe hat M. Stern bei schweren konsumierenden Krankheiten gefunden. Im Gegensatz zu den genannten Autoren gibt Mandelbaum an, daß bei Hunderten von ihm daraufhin untersuchter frischer Menschenseren von Gesunden sowohl wie von Kranken der Komplementtiter durchweg der gleiche gewesen sei. Kafka und Haas widersprechen dem, und Kaup hat eindeutig gezeigt, daß Mandelbaums Befund das Ergebnis verkehrter Untersuchungstechnik (zu grober Abstufung der Serendosen) ist und daß bei genügend feiner Abstufung bei der Komplementtitration der Menschenseren vom vollständigen Fehlen bis zum doppelten des durchschnittlichen Komplementwertes der Komplementtiter frischer, auch normaler, Menschenseren schwankt. Die erste Voraussetzung für die Zuverlässigkeit und praktische Brauchbarkeit der aktiven Methoden: konstante und zuverlässige Dosierung des einen bei der Reaktion mitwirkenden Reagens — des Komplementes — ist also bei den aktiven Methoden nicht erfüllt, und allein schon aus diesem Grunde dürfen die aktiven Methoden nicht als einwandfreie und zuverlässige Modifikationen der Wa-R angesehen werden..

Eine zweite Vorbedingung für die Leistungsfähigkeit und Zuverlässigkeit der aktiven Methoden besteht darin, daß das aktive Menschenserum in nicht höherem Grade als das inaktivierte aus anderer Ursache als wegen bestehender Syphilis mit den gebräuchlichen Antigenen Komplementbindung gibt. Auch diese Vorbedingung ist nicht erfüllt. Schon Sachs, der seinerzeit mit Altmann zuerst gefunden hatte, daß aktives Serum gelegentlich stärker positiv reagiert als inaktiviertes, warnte bald vor der Untersuchung aktiver Sera, weil er verschiedentlich mit aktiven Seren falsche positive Resultate erhalten hatte. Boas, Donald, Browning, Dunlop und Kennavay, Leredde und Rubinstein, Mantovani, Nathan, Wassermann und Meier, Kleinschmidt, Mühlmann und Abulow, Jacobäus, Stühmer, Schleswiyk, Galvani, Twist, Pedersen, Plaut, Citron, Kolle, Pinés, Sonntag, Stiner, Hoene, Thomsen, Lesser, Ledermann, Ruge, Kaup lehnen alle die aktiven Methoden als nicht genügend zuverlässig (spezifisch) ab, weil nach ihren Erfahrungen das Menschenserum durch die Inaktivierung nicht nur seines Komplementgehaltes beraubt, sondern auch seine Komplementbindungsfähigkeit gegenüber dem Rohzustand derart verändert wird, daß es mit im übrigen einwandfreien Reagentien und einwandfreier Technik von bestimmten andersartigen Krankheiten abgesehen (Frambosie, Scharlach usw.) keine Komplementbindung und somit keine falschen positiven Resultate gibt.

Allerdings wird durch die Inaktivierung auch die für Syphilis charakteristische Reaktionsfähigkeit des Menschenserums herabgesetzt derart, daß bei nicht genügend scharfer Einstellung der verschiedenen Reagentien gegeneinander, wie es z. B. bei der Originalmethode der Wa-R und bei den 1919 vom Reichsministerium des Innern herausgegebenen „Staatlichen Bestimmungen über die Wa-R" der Fall ist, manche Syphilissera mit inaktiven Methoden negative Reaktion ergeben und nur mit aktiven Methoden positiv reagieren;

diese Erscheinung ist der Grund dafür, daß eine Reihe von Autoren die aktiven Methoden den inaktiven in gewissen Fällen für überlegen hält. Kaup hat jedoch gezeigt, daß diese Überlegenheit der aktiven Methoden gegenüber den inaktiven nur eine scheinbare ist und nur dadurch zustande kommt, daß die im Versuch wirksame Komplementmenge bei der Originalmethode und den meisten ihrer Modifikationen so groß ist, daß Sera mit geringerem Bindungsvermögen von der großen im Gemisch verfügbaren Komplementmenge nicht soviel binden, daß nicht noch ein zum Zustandekommen der Hämolyse genügend ausreichender Komplementrest freibleibt. Das von Kaup beigebrachte Zahlenmaterial läßt keinen Raum für Zweifel an der Richtigkeit seiner Deutung und die von ihm mitgeteilte Erfahrung, daß seine (S. 196—200 näher zu beschreibende) Methode keine geringere Ausbeute an (zu Recht) positiven Reaktionen liefert als die aktiven Methoden, ist sogar von der Erfinderin der meist gebräuchlichen aktiven Methode (M. Stern) bestätigt worden.

Somit ist auch die 2. Voraussetzung für die Leistungsfähigkeit und Zuverlässigkeit der aktiven Methoden nicht erfüllt, indem die aktiven Seren im Gegensatz zu den inaktiven nicht nur auf Syphilis bzw. einigen wenigen andern (s. oben S. 176) Krankheitszuständen beruhende positive Reaktion geben, sondern auch sogen. unspezifische d. h. falsche positive Reaktionen in einigen Fällen liefern, und auch ihre vielfach gerühmte Überlegenheit gegenüber den inaktiven Methoden in einem Bruchteil der Seren ist nur eine scheinbare und läßt sich durch präzise Einstellung der einzelnen Reagentien aufeinander, vor allem des Komplementes, zugunsten der inaktiven Methoden vollkommen ausgleichen.

Die aktiven Methoden dürfen darum gewissen inaktiven Methoden (S. 193 bis 200) an Zuverlässigkeit nicht gleichgestellt, an Leistungsfähigkeit nicht übergeordnet werden und als logische Folge dieser Tatsache egibt sich ihre Unterlegenheit gegenüber bestimmten (S. 193—200) inaktiven Methoden. Die Berichte einiger Autoren (s. weiter unten) über höhere Leistungen mit der einen oder andern aktiven Methode, im Vergleich zu inaktiven Methoden vermögen die prinzipiellen Unzulänglichkeiten der aktiven Methodik nicht zu beseitigen, und stammen ausschließlich von Untersuchern, welche neben ihrer aktiven Methode als Vergleichsverfahren nicht die präziseste inaktive Methode (S. 196 bis 200) benutzt haben.

Deshalb müssen heute die aktiven Methoden sowohl als überflüssig wie als nicht genügend zuverlässig bezeichnet werden. Im folgenden ist darum nicht eine Detailschilderung der verschiedenen aktiven Methoden, sondern nur eine die Prinzipien ihres Aufbaues darstellende Skizze gegeben.

1. „Aktive" Methoden.

Die Methode von Margarethe Stern.

Blutkörperchen: Gewaschene Hammelblutkörperchen 2,5 %ig.

Ambozeptor: (Immunserum von Kaninchen). Das dreifache der beim Original-Wassermann (S. 185—187) mit 5 %igen Hammelblut üblichen Dosis.

Komplement: Das Komplement des zu untersuchenden Menschenserums.

Antigen: in zwei verschiedenen Dosen:

a) $^2/_5$ der für den Original-Wassermann üblichen Konzentration.

b) $^1/_5$ der für den Original-Wassermann üblichen Konzentration.

M. STERN hat ihre Methode nur als Ergänzung neben der stets gleichzeitig auszuführenden inaktiven Methode (Original-WASSERMANN) empfohlen.

Auch BRUCK, MEIROWSKY, SCHLIMPERT, VOSSWINKEL, RUGE, GRAETZ, EICKE, ENGELHARDT, OLIVI, empfehlen ihre Ausführungen nur neben der stets gleichzeitig mit anzusetzenden (inaktiven) Originalmethode.

Die Methode von NOGUCHI.

Blutkörperchen: Menschenblutkörperchen (vom Patienten).

Ambozeptor: Immunserum von Kaninchen (gegen Menschenblutkörperchen).

Komplement: frisches Meerschweinserum + das Komplement des zu untersuchenden Menschenserums.

Antigen: „Lipoidemulsion", der azeton-unlösliche Teil von Äther-Alkohol-Extrakten aus Normalorganen (S. 177, 179). Zwei Einheiten.

KALISKI, LEDERER, MC. NEIL-GALVERTON, ROBINSON, FOX, BIRT, BRONFEN-BRENNER und SCHLESINGER, FICHET, GOLAY u. a. berichten über erfolgreiches Arbeiten mit NOGUCHIS Methode, bzw. unwesentlichen Modifikationen derselben.

Die Methode von MÜLLER-LANDSTEINER.

Blutkörperchen: gewaschene Hammelblutkörperchen 50%ig.

Ambozeptor: Immunserum von Kaninchen (gegen Hammelblut).

Komplement: frisches Meerschweinserum + das Komplement des zu untersuchenden Menschenserums.

Extrakt: a) alkoholisches Rinderherzextrakt und daneben.

b) dasselbe nach vorherigem Abdampfen des größten Teiles seines Alkohols (S. 177). Abmessung aller Reagentien nach Tropfen.

Die Methode ist in Österreich sehr verbreitet. Nach ECKSTEIN und DEUTSCH ist sie nicht geeignet, die WASSERMANNsche Originalmethode voll zu ersetzen.

Die Methode von TSCHERNOGUBOW.

Blutkörperchen: Meerschweinblutkörperchen.

Ambozeptor: Das im zu untersuchenden Menschenserum enthaltene Hämolysin gegen Meerschweinblutkörperchen.

Komplement: Das Komplement des zu untersuchenden Menschenserums.

Die Methode von HECHT.

Blutkörperchen: Gewaschene Hammelblutkörperchen $2{,}5\%$ig.

Ambozeptor: Der im zu untersuchenden Patientenserum enthaltene Normal-ambozeptor gegen Hammelblutkörperchen.

Komplement: Das Komplement des zu untersuchenden Menschenserums.

Die HECHTsche Modifikation ist in Frankreich (HECHT-WEINBERGsche Methode) und in Nord-Amerika (HECHT-GRADWOHLsche Methode) sehr viel mehr verbreitet als in Deutschland. Über günstige Resultate berichten: LEREDDE, LEREDDE und RUBINSTEIN, LEVADITI und LATAPIE, DE MONTVAL, RADAELI, SIMON und GASTINEL, FAMULENER, H. D. MC. INTYRE, WORTH und A. P. MC. INTYRE, FERNANDEZ, COVISA und PINEDA, KOLMER, BETTENCOURT, (Methode BARTLETT und O'SHANSKY), BRENDEL und MÜLLER, GRADWOHL, WEINBERG,

Hallion und Bauer, Fleming, König. Perelmann empfiehlt die Methode, obwohl er mit ihr wegen Mangel an Normalambozeptor in einer Reihe von Seren falsche positive Resultate erhalten hat! Auch Boas hat falsche positive Resultate mit der Hechtschen Modifikation bekommen und in einer Reihe weiterer Fälle versagte sie ihm überhaupt, ebenfalls wegen Mangel an Normalambozeptor in den zu untersuchenden Menschenseren. Im Gegensatz zu Perelmann jedoch zieht er aus dieser Beobachtung den einzig möglichen Schluß, das heißt, er verwirft die Methode als praktisch unbrauchbar allein schon aus diesem Grunde, ganz abgesehen von den gegen jede aktive Methode zu erhebenden Bedenken, welche schon auf S. 180—182 besprochen sind, und welche auch durch Zugabe frischen negativ reagierenden Menschenserums anderer Herkunft nach dem Vorschlage von Mutermiloh u. Latapie, Fichet u. a. nicht behoben werden.

2. Die „inaktiven" Methoden.

Es folgt jetzt die Besprechung der „Inaktiven Methoden". Auch hier sollen von den nicht allgemein gebräuchlichen bzw. weniger leistungsfähigen Methoden nur die Prinzipien ihres Aufbaues skizziert und eine Detaildarstellung außer von der Originalmethode von Wassermann, Neisser und Bruck nur von ihren wichtigsten und leistungsfähigsten Modifikationen Seite 186—200 gegeben werden.

Die Methode von Bauer.

Blutkörperchen: Gewaschene Hammelblutkörperchen.
Ambozeptor: Der im zu untersuchenden Patientenserum enthaltene Normalambozeptor gegen Hammelblutkörperchen.
Komplement: Frisches Meerschweinserum.

Meirowsky und Boas bemängeln die Unsicherheit des Ergebnisses bzw. in einem hohen Prozentsatz das völlige Versagen der Methode infolge mehr oder weniger störenden Mangels an Ampozeptor (Normalambozeptor des Patientenserums) und diese Erscheinung, einer der beiden Grundfehler auch der Hechtschen Methode, ist ein so schwerer Mangel, daß die Bauersche Methode nicht als für die Praxis genügend zuverlässig angesehen werden kann.

Die Methode von v. Dungern.

Blutkörperchen: Menschenblutkörperchen (vom Patienten).
Ambozeptor: Immunserum von Kaninchen (gegen Menschenblutkörperchen) in Fließpapier angetrocknet.
Komplement: Meerschweinserum in Fließpapier angetrocknet.
Antigen: Alkoholisches Extrakt aus Normalorganen, in Fließpapier angetrocknet.

v. Dungern empfiehlt seine Methode als sehr einfach den praktischen Ärzten zur Ausführung in der Sprechstunde bzw. am Krankenbett. Mit der Methode zufrieden sind v. Dungern, v. Dungern-Hirschfeldt, Steinhaus, Kepinow, Spiegel, Steinitz, Lang, Schulz-Zehden, Steyerthal, v. Ingersleben, Best, Knick, Gali, Roth, Schereschewsky, Taussig, Guisan, Malan v. Dematheis, Wohlwill, v. Crippa, Samelson, Drügg, Balzarek, Krulle, Winternitz, Grünbaum, Wesener.

Mehr oder weniger streng verurteilt wird sie von Wassermann und Meier, Lange, Plaut, Münz, Weiler, Böttcher, Kahn, Stiner, Hoehne und Kalb, R. Müller, Boas, Körtke, Sonntag, de Ridder und Marzocati. Nach Lange und Boas liegt der Hauptnachteil der v. Dungernschen Methode in dem im Fließpapier angetrockneten Komplement und im Weglassen jeglicher Kontrollen. Der letztere Umstand genügt ihnen schon um die Methode abzulehnen. Jeder naturwissenschatlich Gebildete kann dem nur zustimmen und muß sich mit Lange darüber wundern, daß es so viele Veröffentlichungen gibt, in denen die Resultate der v. Dungernschen Methode als zuverlässig empfohlen werden.

Die Originalmethode von Wassermann, Neisser und Bruck.

Blutkörperchen: Gewaschene Hammelblutkörperchen 5%ig.
Ambozeptor: Immunserum von Kaninchen gegen Hammelblutkörperchen (das dreifache der kompletlösenden Dosis = 3 Einheiten).
Komplement: Frisches Meerschweinserum 1:10 verdünnt.
Antigen: Mehrere alkoholische Extrakte aus fötalen Lueslebern.

In der ersten Zeit wurde die Reaktion in einem Gesamtvolum von 5 ccm ausgeführt derart, daß das Volum jedes einzelnen Reagenz 1 ccm war.

Das Reaktionsgemisch bestand also aus:

1. 1 ccm 5%iger Aufschwemmung gewaschener Hammelblutkörperchen.

2. 1 ccm der dreifachen Konzentration derjenigen Ambozeptorverdünnung, welche in einem Vorversuch sich eben noch als kompletlösende Dosis für 1 ccm der für den betr. Versuchstag hergestellten 5%igen Hammelblutaufschwemmung unter Mitwirkung der für denselben Versuchstag hergestellten 10fachen Verdünnung von frischem Meerschweinserum in Menge von 1 ccm ergeben hatte.

3. 1 ccm frisches Meerschweinserum 1:10 verdünnt.

4. Je 1 ccm einer Verdünnung der alkoholischen Luesleberextrakte, deren Konzentration durch an früheren Tagen einerseits mit dem hämolytischen System allein, andererseits zusammen mit bekannten positiv und negativ reagierenden Menschenseren und dem hämolytischen System ausgeführten Titrationen festgestellt worden ist.

5. 1 ccm einer 5fachen Verdünnung des zu untersuchenden Patientenserums (0,2 ccm Patientenserum), welches vorher durch halbstündiges Erwärmen in konzentriertem Zustande im Wasserbad auf 55° „inaktiviert" worden ist.

Aus Sparsamkeitsrücksichten ging man schon sehr bald zur Ausführung der Wa-R mit „halben Mengen" über. Die Mengenverhältnisse der einzelnen Reagentien zueinander wurden dabei nicht geändert. Das Gesamtvolum des Reaktionsgemisches beträgt beim „Wassermann mit halben Mengen" demnach 2,5 ccm, die Volumina der einzelnen Reagentien bzw. ihrer Verdünnungen je 0,5 ccm. Es wird also für je 0,5 ccm vom 10fach verdünnten Meerschweinserum (Komplement) nur mehr je 0,05 ccm konzentriertes Meerschweinserum gebraucht gegenüber 0,1 ccm konzentrierten Meerschweinserums beim Arbeiten mit ganzen Mengen. Entsprechend werden für je 0,5 ccm der fünffachen Verdünnung des zu untersuchenden Patientenserums hier je 0,1 ccm gebraucht gegenüber 0,2 ccm konzentrierten Patientenserums bei der Untersuchung mit ganzen Mengen.

In gleicher Weise ist der Verbrauch an Antigen, Ambozeptor und Hammelblutkörperchen bei Ausführung der Wa-R mit halben Mengen nur halb so groß als beim Arbeiten mit ganzen Mengen. Für Institute, welche große Untersuchungsserien auszuführen haben, ist die durch das Arbeiten mit halben Mengen sich ergebende Ersparnis an Antigen (Extrakten) und Komplement (frischem Meerschweinserum) sehr beträchtlich, und da das Abmessen der „halben Mengen" der einzelnen Reagentien mit praktisch derselben Präzision ausführbar ist, wie das der „ganzen Mengen", wird schon seit Jahren in den meisten Instituten die Untersuchung mit „ganzen Mengen" nicht mehr ausgeführt. In Deutschland führte 1916 die Not des Krieges dazu, daß das Sanitätsdepartement des preuß. Kriegsministeriums zum Zwecke noch weiterer Materialersparnis die Ausführung der Wa-R mit „Viertelmengen" empfahl. Im Institut des Verfassers sind seit jener Zeit rund 100 000 Wa-R mit „Viertelmengen" ausgeführt worden. Dabei hat sich ergeben, daß die Untersuchung mit „Viertelmengen" den mit „halben" oder „ganzen Mengen" ausgeführten Untersuchungen an Zuverlässigkeit und Exaktheit nicht nachstehen, sofern sie von zuverlässigem und technisch genügend geübtem Personal ausgeführt werden.

Dem sogen. Hauptversuch, der Prüfung der Patientenseren auf Komplementbindungsfähigkeit, geht am Versuchstage selbst ein Vorversuch voraus zur Bestimmung der die 5%ige Hammelblutkörperchenemulsion des Versuchstages unter Mitwirkung des 10fach verdünnten frischen Meerschweinserums (Komplementes) des Versuchstages gerade noch lösenden Ambozeptordosis.

Neben dem Hauptversuch sind folgende Kontrollen nötig:

1. Die 5%igen Hammelblutkörperchen allein. [Ohne Ambozeptor und Komplement.]

2. Die 5%igen Hammelblutkörperchen + frisches Meerschweinserum 1:10 (Komplement). [Ohne Ambozeptor.]

3. Das zu untersuchende Patientenserum: 1:5 verdünnt + 10fach verdünntes Meerschweinserum + Ambozeptor + Hammelblutkörperchen. [Ohne Antigen.]

4. Das zu untersuchende Patientenserum in doppelter Menge + 10fach verdünntes Meerschweinserum + Ambozeptor + Hammelblutkörperchen. [Ohne Antigen.]

5. Das Extrakt (Gebrauchsdosis) + 10fach verdünntes Meerschweinserum + Ambozeptor + Hammelblutkörperchen. [Ohne Menschenserum.]

6. Ein bekanntes positiv reagierendes Menschenserum + Extrakt (Gebrauchsdosis) + 10fach verdünntes Meerschweinserum + Ambozeptor + Hammelblutkörperchen.

7. Ein bekanntes negativ reagierendes Menschenserum + Extrakt (Gebrauchsdosis) + 10fach verdünntes Meerschweinserum + Ambozeptor + Hammelblutkörperchen.

Verdünnungsflüssigkeit für alle Reagentien ist eine $0{,}85\%$ige Lösung von chemisch reinem Kochsalz in destilliertem Wasser, nicht die „physiologische Kochsalzlösung" der neuen Pharmakopoe, welche Natriumkarbonat enthält (S. 165). Alle Röhrchen, welche nicht nur das „hämolytische System" enthalten, sondern außer diesem noch Extrakt oder Menschenserum oder beides, werden vor dem Zusatz der Hammelblutkörperchen und des Ambozeptors, nur mit den andern Reagentien beschickt, auf 1 Stunde in den Brutschrank bei 37⁰ gestellt. Während dieser Stunde soll gegebenenfalls die „Komplementbindung" stattfinden. Nach Ablauf dieser Zeit, also nachdem die Komplementbindung gegebenenfalls eingetreten oder ausgeblieben ist, werden die Hammelblutkörperchen und der Ambozeptor, letztere beiden vorher gemischt, gemeinsam zugesetzt und die Röhrchen mit den Gemischen wieder auf 1 Stunde bzw. bis zur kompletten Lösung der Blutkörperchen in den Kontrollen im Brutschrank bei 37⁰ gehalten.

Tabelle 1.

1. Austitrierung des Ambozeptors.

Ambozeptor in 1,0 cm	NaCl	Hammelblutkörperchen 5%	Komplement $^1/_{10}$	Ablesung nach 2 Stunden bei 37⁰ im Brutschrank	○ = Haemolyse ◒ = partielle Hämolyse ● = keine Hämolyse
0,001	2 ccm	1 ccm	1 ccm	○	
0,0008	„	„	„	○	
0,0006	„	„	„	○	
0,0004	„	„	„	◒	
0,0002	„	„	„	●	
0,0001	„	„	„	●	
—	3 ccm	„	„	●	
—	4 ccm	„	—	●	

Tabelle 2.

2. Hauptversuch.

Inaktiviertes Menschenserum	Extrakt. Gebrauchsdosis in 1 ccm	Komplement $^1/_{10}$	NaCl	1 Stunde Brutschrank (37⁰ C)	5% Hammelblutkörperchenaufschwemmung mit 3 Ambozeptoreinheiten sensibilisiert. Blutkörperchenaufschwemmung-Ambozeptorverdünnung āā	
0,2 ccm Patientenserum 1 . . .	1 ccm	1 ccm	0,8 cm		2 ccm	○ ╮
0,2 ccm Patientenserum 1 . . .	—	„	1,8 „		„	○ ⎬ negatives
0,4 ccm Patientenserum 1 . . .	—	„	1,4 „		„	○ ╯ Serum
0,2 ccm Patientenserum 2 . . .	1 ccm	„	0,8 „		„	● ╮
0,2 ccm Patientenserum 2 . . .	—	„	1,8 „		„	○ ⎬ positives
0,4 ccm Patientenserum 2 . . .	—	„	1,4 „		„	○ ╯ Serum
—	1 ccm	„	1,0 „		„	○
—	2 ccm	„	—		„	○
0,2 ccm positiv reagierendes Menschenserum	1 ccm	„	0,8 „		„	●
0,2 ccm negativ reagierendes Menschenserum	1 ccm	„	0,8 „		„	○
—	—	„	2,0 „		„	○

Die Originalmethode von Wassermann, Neisser und Bruck ist seit gut $1^1/_2$ Jahrzehnten in allen Kulturländern der Erde praktisch im Gebrauch. Sie ist von allen serologischen Untersuchungsmethoden der Humanmedizin die meist geübte und neben der Agglutination auf Typhus, Paratyphus, Ruhr usw. die praktisch wichtigste und wenigst entbehrliche geworden.

Viele Untersucher arbeiten heute noch nach der alten Originalvorschrift bzw. mit mehr oder weniger unwesentlichen Abänderungen derselben. Wassermann, G. Meier, H. Meier, Levy und Dogny, Bertarelli, Blumenthal, Sonntag u. a. halten die Originalmethode allen von anderen Autoren angegebenen Modifikationen für wenigstens gleichwertig.

Dagegen haben Boas, Thomsen, der Verfasser, Sormani, Kolmer, Browning und Mc. Kenzie, Kaup u. a. teils schon bald nach der Bekanntgabe der alten Originalmethode, teils erst in neuerer Zeit die gegenseitige Einstellung der in der Reaktion aufeinander wirkenden verschiedenen Reagentien, ganz besonders des Komplementes, nach der alten Methode nicht genügend scharf befunden und Verbesserungsvorschläge gemacht, von denen weiter unten noch die Rede sein wird.

Außer diesen Verbesserungsvorschlägen, welche sich lediglich auf genauere Dosierung der einzelnen Reagentien beziehen, sind von einer Reihe anderer Autoren Verbesserungsvorschläge gemacht worden, welche die Förderung der Komplementbindung durch Anwendung niederer bzw. verschieden hoher Temperaturen im ersten Akt des Versuches sowie ferner eine Verlängerung der für das Zustandekommen der Komplementbindung vorgeschriebenen Zeit erstreben. 1909 hatte Jacobsthal gefunden, daß ein gewisser Prozentsatz syphilitischer Seren bei Vornahme der Komplementbindung bei Eisschrank- bzw. Eiswasserbadtemperatur positive Wa-R gibt, während sie bei Komplementbindung bei Brutschranktemperatur negativ reagieren. Er schlug daraufhin seinerzeit vor, die Komplementbindung (den ersten Akt der Wa-R) statt bei 37⁰ C bei 0—8⁰ C vorzunehmen. Bald zeigte jedoch Guggenheimer, daß nicht für allen Syphilitikerseren Eisschranktemperaturen die Komplementbindung begünstigen gegenüber höherer Temperaturen, sondern daß ein, wenn auch kleinerer Prozentsatz syphilitischer Seren nur bei höheren Temperaturen überhaupt oder doch stärker reagiert als bei niederen. Die Befunde von Jacobsthal und Guggenheimer sind seitdem von einer großen Zahl von in- und ausländischen Autoren bestätigt worden. Und alle Nachprüfer heben nachdrücklich hervor, daß das Heruntergehen von der Brutschranktemperatur auf niedere Grade, selbst bis auf den Gefrierpunkt, keine sogen. unspezifischen Hemmungen d. h. also keine falschen positiven Resultate ergibt. (Altmann und Zimmern, Boas, Boyd, Burdick, Duke, Golay, H. D. Mc. Intyre, Worth und A. P. Mc. Intyre, Kahn, Kolmer, Shivers, Otto Müller, Sänger, Leredde und Rubinstein, Ray, Rhamy, Wyler, Boas 15—16⁰ C, Shearman u. a.). Nur Noguchi hält 37⁰ C für die optimale Temperatur zum Zustandekommen der Komplementbindungen und Keidel und Moore erkennen zwar an, daß bei Anwendung niederer Temperaturen im ersten Akt der Reaktion mehr positive Resultate zu erzielen sind, meinen jedoch, daß dabei auch flasche positive Reaktionen mit unterlaufen können.

Wird der erste Akt der Reaktion ausschließlich bei niederer Temperatur vorgenommen, so sind nach Kahn 4 Stunden, nach Shearman 18 Stunden, nach DUKE 4 Stunden, nach H. D. MC. INTYRE, WORTH und A. P. MC. INTYRE 10 Stunden notwendig, um bei allen Seren mit positivem Reaktionsvermögen die Komplementbindung vollständig eintreten zu lassen. KOLMER sieht darum für den ersten Akt der Wa-R eine Dauer von 18 Stunden vor. Eine so lange Ausdehnung des ersten Aktes der Untersuchung ist jedoch nach KOLMER und seiner Mitarbeiter eigenen Angaben nicht ganz unbedenklich, weil, besonders bei cholesterinierten Herzextrakten, das unspezifische Bindungsvermögen der Extrakte bei so langem Einwirken der Reagentien aufeinander zunimmt. Dieser Gefahr kann natürlich durch einen genügend großen Überschuß an Komplement im Reaktionsgemisch begegnet werden. Doch leidet dadurch wieder die Exaktheit der Einstellung der einzelnen Reagentien aufeinander, und der durch die Anwendung niederer Temperatur und langer Dauer des ersten Aktes der Untersuchung bedingte Gewinn in der Ausbeute positiver Resultate wird durch den zur Verhütung falscher positiver Reaktionen verwendeten Komplementüberschuß wieder eingebüßt oder wenigstens in Frage gestellt.

Besser als die ausschließliche Verwendung niederer Temperaturen ist darum das von GRAETZ und SCHWAB vorgeschlagene Verfahren während des ersten Aktes der Untersuchung die Temperatur von etwa 6⁰ C bis zu 37⁰ C alle Temperaturgrade durchlaufen zu lassen. Bei diesem Verfahren wird jedem einzelnen syphilitischen Serum auch die ihm für den Eintritt der Komplementbindung optimale Temperatur lange genug geboten. Nach BOAS und GRAETZ genügt sowohl für die niederen wie für die höheren Temperaturen, sofern sie für das betr. Serum zur Komplementbindung günstig sind, 30—40 Minuten.

Im Institut des Verfassers werden die Röhrchen zur Komplementbindung zunächst auf eine halbe Stunde in das Eiswasserbad (6⁰ C), sodann auf eine halbe Stunde auf einen Tisch bei Zimmertemperatur und schließlich wiederum auf eine halbe Stunde in ein Warmwasserbad (37⁰) gestellt. Das Verfahren hat sich in der Praxis ausgezeichnet bewährt.

Die Originalmethode von WASSERMANN, NEISSER und BRUCK arbeitet mit einem beträchtlichen Überschuß an Komplement und LANGE sieht darin einen Vorzug der Originalmethode gegenüber verschiedenen ihrer Modifikationen. Nach ihm besteht das Wesen einer positiven Reaktion darin, daß ein Serum in 20⁰/₀iger Verdünnung mit der Gebrauchsdosis des Extraktes Hemmung der Hämolyse erzielt, d. h. daß es zwei Einheitenkomplement bindet. Er verzichtet also bewußt auf die Erfassung aller derjenigen positiv reagierenden Syphilitikerseren, welche weniger als 2 Komplementeinheiten binden. Die Ursache dieser Bescheidenheit ist die Sorge vor sogen. „unspezifischen Hemmungen", welche durch einfaches Heruntergehen der Komplementmenge, wie es SCHLOSSBERGER vorgeschlagen hat, bei der Untersuchung von Seren Tuberkulöser, Karzinomatöser usw. leicht vorkommen können. Daß gleichwohl ohne Schaden für die Zuverlässigkeit der Reaktion die Komplementmenge sehr wesentlich verringert werden kann, lehren eindeutig die großen Untersuchungsserien von SORMANI, BOAS, KAUP, KOLMER u. a. Vorbedingung dafür ist freilich eine größere Genauigkeit der Einstellung der einzelnen Reagentien aufeinander, als es die WASSERMANNsche Originalmethode vorsieht.

Während BOAS nur etwa 20⁰/₀ weniger Komplement verwendet als die WASSERMANNsche Originalmethode und somit eine größere Ausbeute an positiven Reaktionen nicht in erster Linie durch eine Herabsetzung der Komplementmenge im Versuche erreicht als vielmehr durch Ablauf des ersten Aktes der Untersuchung bei 15—16° und 37°, reduzieren Sormani und Kaup die Komplementmenge auf die Hälfte bis ein Drittel. Sormani sensibilisiert dabei die Hammelblutkörperchen mit 8—12 Ambozeptoreinheiten, Kaup mit 4—5 Ambozeptoreinheiten. Nach Graetz, Lechly und Kaup ist eine über 4—5 Ambozeptoreinheiten hinausgehende Sensibilisierung der Hammelblutkörperchen überflüssig, nach Graetz zuweilen sogar störend. Doch soll nach Sormani die verschiedentlich beobachtete Störung der Hämolyse bei Anwendung ungewöhnlich starken Ambozeptors, das sogen. „Neisser-Wechsbergsche Phänomen", nicht auf einer Wirkung des Immunserums auf das Komplement beruhen (Komplementverstopfung), sondern auf einer präzipitierenden Wirkung des Immunserums (Ambozeptors) auf die Oberfläche der Blutkörperchen. Diese Niederschlagsbildung soll die Löslichkeit der Blutkörperchen herabsetzen. Darum verlangt auch Sormani für sein mit sehr hohen Ambozeptordosen arbeitendes Verfahren die Verwendung von Kaninchenimmunserum mit hohem hämolytischen Titer und geringem Präzipitationsvermögen. Sormani und Kaup verwenden ebenso wie es der Verfasser in der seinerzeit von ihm angegebenen „Quantitativen Methode" getan hat, im Gegensatz zu den meisten andern Autoren als Komplement nicht eine ein für allemal feststehende Menge frischen Meerschweinserums bzw. gewisse Abstufungen einer solchen, sondern sie titrieren an jedem Versuchstage das als Komplement zur Verfügung stehende frische Meerschweinserum nicht nur gegen das hämolytische System (wie die Wassermannsche Originalmethode), sondern auch gegen das zur Verwendung kommende Extrakt und ein negativ reagierendes Menschenserum aus. Der durch diesen Vorversuch gefundene Komplement-Titer dient für den betr. Versuchstag als Ausgangspunkt ihrer Komplementdosierung. In der Kaupschen Methode ist das Prinzip genauester Einstellung des Komplementes schärfer und klarer durchgeführt, als in den 8 Jahre früher bekanntgegebenen Methoden Sormanis und des Verfassers. Ihr gebührt darum vor den beiden letztgenannten Verfahren der Vorzug. Dieses zunächst auf theoretische Erwägungen begründete Urteil hat der praktische Gebrauch der Kaupschen Methode im Institut des Verfassers voll bestätigt.

Staatliche Anleitung für die Ausführung der Wassermannschen Reaktion vom 11. Juli 1919.

Die „Staatliche Anleitung für die Ausführung der Wa-R vom 11. 7. 1919" versucht gleichfalls eine schärfere Einstellung der verschiedenen Reagentien gegeneinander als sie in der Originalmethode ausgeführt wird, doch gleicht sie Unterschiede im Komplementgehalt des Meerschweinserums bzw. in der Bindungsfähigkeit (Deviabilität) des Komplementes nicht direkt durch Verwendung einer dem jeweils im Meerschweinserum nachweisbaren Komplementwirkung bzw. -Bindungsfähigkeit entsprechenden Menge frischen Meerschweinserums aus, sondern nur indirekt durch entsprechend stärkere oder geringere Sensibilisierung der Hammelblutkörperchen (Verwendung einer nach Bedarf höheren oder geringeren Ambozeptormenge). Dies Verfahren verbürgt naturgemäß nicht entfernt eine so genaue Einstellung des Komplementes wie die Methode von Kaup.

Während nun die Originalmethode von WASSERMANN, NEISSER und BRUCK das Menschenserum, das Extrakt und auch das Komplement nur in je einer Dosis ansetzt, sieht die „Staatliche Anleitung zur Wa-R vom 11. 7. 1919" die Verwendung der eben aufgeführten drei Komponenten des Reaktionsgemisches zwar ebenfalls in je einer Dosis vor, jedoch mit dem Unterschied, daß sie 1. die Untersuchung jeden Serums mit wenigstens 3 verschiedenen Extrakten verlangt und 2. wenigstens 2 dieser Extrakte im Hauptversuch mit dem doppelten der Komplementmenge angesetzt werden wie das letzte Extrakt.

Tabelle 3.
1. Bestimmung der völlig lösenden Ambozeptor-Dosis.

Röhrchen	Hämolytischer Ambozeptor	Kochsalzlösung	Komplement	Hammelblutkörperchen
1	1,5 ccm Verd. 1 : 3000 [= 0,5 ccm 1 : 1000]	0	0,5 ccm 1 : 10	0,5 ccm 1 : 20
2	1,0 „ „ „ [— 0,5 „ 1 : 1500]	0,5	„	„
3	0,75 „ „ „ [= 0,5 „ 1 : 2000]	0,75	„	„
4	0,5 „ „ „ [= 0,5 „ 1 : 3000]	1,0	„	„
5	1,5 „ „ 1 : 12000 [= 0,5 „ 1 : 4000]	0	„	„
6	1 „ „ „ [= 0,5 „ 1 : 6000]	0,5	„	„
7	0,75 „ „ „ [= 0,5 „ 1 : 8000]	0,75	„	„
8	0,5 „ „ „ [= 0,5 „ 1 : 12000]	1,0	„	„
9	0	1,5	„	„

Die in eckigen Klammern beigefügten Verdünnungen stellen die Ambozeptorenverdünnungen auf ein Volumen von 0,5 ccm berechnet, dar, also auf diejenigen Bedingungen bezogen, wie sie im Hauptversuche praktisch zur Anwendung gelangen.

Tabelle 4.
2. Bestimmung der völlig lösenden Ambozeptor-Dosis nach vorherigem Zusammenwirken von Extrakt und Komplement unter Verwendung sensibilisierten Blutes.

Röhrchen	Hämolitischer Ambozeptor	Kochsalzlösung	Hammelblutkörperchen	
10	0,5 ccm 1 : 100 [1 : 100]	0	0,5 ccm 1 : 20	Nach $^3/_4$ stündigem Verweilen im
11	0,25 „ 1 : 100 [1 : 200]	0,25		Brutschrank wird je 1,5 ccm einer
12	0,5 „ 1 : 300 [1 : 300]	0		gleichfalls zuvor $^3/_4$ Stunden im
13	0,3 „ 1 : 300 [1 : 500]	0,2		Brutschrank gehaltenen Mischung
14	0,2 „ 1 : 300 [1 : 750]	0,3		von gleichen Teilen Extraktver
15	0,15 „ 1 : 300 [1 : 1000]	0,35		dünnung, physiologischer Koch
16	0,1 „ 1 : 300 [1 : 1500]	0,4		salzlösung und 10fach verdünn
				tem Meerschweinchenserum zu
				gefügt.

Die fertig beschickten Röhrchen werden 1 Stunde im Brutschrank oder $^1/_2$ Stunde im Wasserbad bei 37° gehalten. Danach wird im Vorversuch 1 die kleinste lösende Dosis („Titerdosis") des Ambozeptors bestimmt, durch Feststellung desjenigen Röhrchens von 1—8, in dem gerade noch völlige Lösung der Blutkörperchen eingetreten ist.

Die Ausführung der Hauptversuche gestaltet sich demnach bei der Untersuchung von drei Krankenseren unter Verwendung von drei Extrakten folgendermaßen:

Tabelle 5.

Röhrchen	Menschenserum (1:5)	Extrakte (A, B, C)	Komplement-verdünnung 1:10	Komplement-verdünnung 1:20	Kochsalzlösung	Ambozeptor (Gebrauchsdosis)	Hammelblut
1	—	A) 0,5 ccm	0,5 ccm	—	0,5 ccm	0,5 ccm	0,5 ccm
2	—	B) 0,5 „	„	—	„	„	„
3	—	C) 0,5 „	—	0,5 ccm	„	„	„
4	Negatives Vergleichsserum 0,5	A) 0,5 „	0,5 ccm	—	—	„	„
5	„	B) 0,5 „	„	—	—	„	„
6	„	C) 0,5 „	—	0,5 ccm	—	„	„
7	Positives Vergleichsserum 0,5	A) 0,5 „	0,5 ccm	—	—	„	„
8	„	B) 0,5 „	„	—	—	„	„
9	„	C) 0,5 „	—	0,5 ccm	—	„	„
10	Krankenserum I 0,5	A) 0,5 „	0,5 ccm	—	—	„	„
11	„	B) 0,5 „	„	—	—	„	„
12	„	C) 0,5 „	—	0,5 ccm	—	„	„
13	Krankenserum II 0,5	A) 0,5 „	0,5 ccm	—	—	„	„
14	„	B) 0,5 „	„	—	—	„	„
15	„	C) 0,5 „	—	0,5 ccm	—	„	„
16	Krankenserum III 0,5	A) 0,5 ccm	0,5 ccm	—	—	„	„
17	„	B) 0,5 „	„	—	—	„	„
18	„	C) 0,5 „	—	0,5 ccm	—	„	„
19	Negatives Vergleichsserum 1,0	—	0,5 ccm	—	—	„	„
20	„	—	—	0,5 ccm	—	„	„
21	Positives Vergleichsserum 1,0	—	0,5 ccm	—	—	„	„
22	„	—	—	0,5 ccm	—	„	„
23	Krankenserum I 1,0	—	0,5 ccm	—	—	„	„
24	„	—	—	0,5 ccm	—	„	„
25	Krankerserum II 1,0	—	0,5 ccm	—	—	„	„
26	„	—	—	0,5 ccm	—	„	„
27	Krankenserum III 1,0	—	0,5 ccm	—	—	„	„
28	„	—	—	0,5 ccm	—	„	„

(Anmerkung: In denjenigen Röhrchen, die 20fach verdünntes Komplement enthalten (also in Röhrchen 3, 6, 9, 12, 15, 18, 20, 22, 24, 26 und 28) ist die Gebrauchsdosis des hämolytischen Ambozeptors eine andere, als in den übrigen Röhrchen, in denen die Komplementverdünnung 1:10 benutzt wird. Die Gebrauchsdosis ergibt sich aus den Vorversuchen.)

Auch bei Benutzung von mehr als drei Extrakten wird immer nur ein Extrakt mit der Komplementverdünnung 1:20 angesetzt.

Es werden zunächst nur das menschliche Serum, die Extrakte und das Komplement (in den Röhrchen 1, 2 und 3, außerdem die entsprechende Menge Kochsalzlösung) miteinander gemischt und alle Röhrchen 1 Stunde bei 37⁰ C im Brutschrank gehalten. Hierauf erfolgt der Zusatz des sensibilisierten Hammelblutes. Zur Sensibilisierung sind Ambozeptorverdünnung und Hammelblutkörperchenaufschwemmung gut zu mischen und $\frac{1}{2}$ Stunde bei 37⁰ im Brutschrank zu halten. Die Röhrchen kommen nach kräftigem Durchschütteln ihres nunmehr überall 2,5 ccm betragenden Gesamtinhaltes wiederum in den Brutschrank oder in das auf 37⁰ C eingestellte Wasserbad.

Durch zeitweise Betrachtung der Röhrchen wird der Verlauf der Reaktion beobachtet und der Zeitpunkt festgestellt, an dem in den Kontrollröhrchen 1—6 und 19—28 die Blutkörperchen überall völlig gelöst sind. Alsdann wird das Ergebnis festgestellt.

Diese Versuchsanordnung der „Anleitung zur Wa-R vom 11. 7. 1919" erfordert fast ebensoviele Röhrchen wie die subtilste der bekannten Modifikation der Wa-R, die Kaupsche und ist auch in ihrem Aufbau nicht einfacher, sondern eher weniger übersichtlich als jene (S. 196—200).

Methode von Sormani.

Die Methode von Sormani arbeitet mit **nur einem Extrakt**, welches jedoch in **5 verschiedenen Abstufungen** dem Patientenserum zugegeben wird, so daß jedes Patientenserum außer seiner Kontrolle 5 Röhrchen erfordert.

Tabelle 6.

1. Vorprobe.

Komplement $\frac{1}{10}$	1,0 ccm	0,9 ccm	0,8 ccm	0,7 ccm	0,6 ccm	0,5 ccm	0,4 ccm	0,3 ccm	0,2 ccm	0,1 ccm	
NaCl: 2 ccm 1 Stunde Brutschrank 37⁰ C 5 % Hammelblutkörperchen mit 8—12 Ambozeptoreinheiten sensibilisiert	○	○	○	○	○	○	○	◐	●	●	Ablesen nach halbstündigem Aufenthalt im Brutschrank bei 37⁰ C

↑ (unter 0,3 ccm)

Gebrauchsdosis für die Kontrollen ohne Extrakt.

Komplement $\frac{1}{10}$	1,0 ccm	0,9 ccm	0,8 ccm	0,7 ccm	0,6 ccm	0,5 ccm	0,4 ccm	0,3 ccm	0,2 ccm	0,1 ccm	
Extrakt: Gebrauchsdosis in 1 ccm NaCl: 1 ccm 1 Stunde Brutschrank 37⁰ C 5 % Hammelblutkörperchen mit 8—12 Ambozeptoreinheiten sensibilisiert	○	○	○	○	○	◐	●	●	●	●	Ablesen nach halbstündigem Aufenthalt im Brutschrank bei 37⁰ C

↑ (unter 0,5 ccm)

Gebrauchsdosis für Röhrchen mit Menschenserum + Extrakt.

Tabelle 7.
2. Hauptversuch.

Inaktiviertes Menschenserum	Extrakt. Gebrauchsdosis bzw. Bruchteile derselben	Komplement $^1/_{10}$	NaCl	1 Stunde Brutschrank 37° C	5% Hammelblutkörperchenaufschwemmung mit 8—12 Ambozeptoreinheiten sensibilisiert. Blutkörperchenaufschwemmung-Ambozeptorverdünnung āā	Negatives Serum	Verschieden stark positive Seren
0,2 ccm Patient.-Serum	$^4/_4$	0,6 ccm	ad 3 ccm	—	2 ccm	○	● ● ● ● ●
„	$^3/_4$	„	„	—	„	○	○ ● ● ● ●
„	$^2/_4$	„	„	—	„	○	○ ○ ● ● ●
„	$^1/_4$	„	„	—	„	○	○ ○ ○ ● ●
„	$^1/_{25}$	„	„	—	„	○	○ ○ ○ ○ ●
„	—	0,4 ccm	„	—	„	○	○ ○ ○ ○ ○
0,2 ccm stark positiv reagierendes Menschenserum	$^4/_4$	0,6 ccm	„	—	„	●	
„	$^3/_4$	„	„	—	„	●	
„	$^2/_4$	„	„	—	„	●	
„	$^1/_4$	„	„	—	„	●	
„	$^1/_{25}$	„	„	—	„	●	
„	—	0,4 ccm	„	—	„	○	
0,2 ccm negativ reagierendes Menschenserum	$^4/_4$	0,6 ccm	„	—	„	○	
„	$^3/_4$	„	„	—	„	○	
„	$^2/_4$	„	„	—	„	○	
„	$^1/_4$	„	„	—	„	○	
„	$^1/_{25}$	„	„	—	„	○	
„	—	0,4 ccm	„	—	„	○	
—	$^4/_4$	0,6 ccm	„	—	„	○	
—	$^3/_4$	„	„	—	„	○	
—	$^2/_4$	„	„	—	„	○	
—	$^1/_4$	„	„	—	„	○	
—	$^1/_{25}$	„	„	—	„	○	
—	—	0,4 ccm	„	—	„	○	

Kontrollen. — Ablesen nach 1 Stunde Brutschrank 37° C.

Die Sormani sche Methode gleicht also in der Verwendung abgestufter Extraktdosen der im Frankfurter Institut für experimentelle Therapie von Sachs eingeführten Methode und unterscheidet sich von ihr durch genauere Einstellung des Komplementes bei sehr hoher Sensibilisierung Hammelblutkörperchen. Daß der Gebrauch nur eines Extraktes bei scharf eingestelltem Komplement (Sormanische und Kaupsche Methode) gegenüber dem Gebrauch mehrerer Extrakte mit nicht scharf eingestelltem Komplement (Originalmethode von Wassermann, Neisser und Bruck, „Anleitung der Wa-R vom 11. 7. 1919", Methode des Frankfurter Institutes für experimentelle Therapie u. a.) nur ein scheinbarer, kein wirklicher Nachteil ist, hat Kaup klar und sehr überzeugend dargelegt.

Durch ihre Verwendung abgestufter Extraktdosen sind die Methoden des Frankfurter Institutes für experimentelle Therapie und die Methode von Sormani den „quantitativen Methoden" zuzuzählen.

Methode von Boas.

Dasselbe gilt für die Methode von Boas. Von den vorgenannten unterscheidet sie sich jedoch durch Verwendung abgestufter Dosen des

Patientenserums. Sie arbeitet mit nur einem Extrakt (alkoholisches normales Herzextrakt) und nicht genau eingestelltem Komplement. Das letztere Moment könnte die Schärfe der Methode beeinträchtigen, wenn es nicht durch zweimal dreiviertelstündige Komplementbindung (erster Akt der Reaktion) bei Zimmer- bzw. Brutschranktemperatur wieder ausgeglichen würde.

Tabelle 8.

1. Austitrierung des Ambozeptors: wie Tab. 1.   2. Austitrierung des Komplements.

Komplement $^1/_{10}$	1,0 ccm	0,9 ccm	0,8 ccm	0,7 ccm	0,6 ccm	0,5 ccm	0,4 ccm	0,3 ccm	0,2 ccm	
+ 5% Hammelblutkörperchen mit 2½ Ambozeptoreinheiten sensibilisiert + NaCl ad 5 ccm	○	○	○	○	○	○	◐	●	●	Ablesen nach zweistündig. Aufenthalt im Brutschrank bei 37° C mittels „Hämoglobinskala"

(↑ Pfeil unter 0,7 ccm)

Gebrauchsdosis für die Kontrollen ohne Extrakt.

3. Austitrierung der antikomplementären Wirkung des alkoholischen Menschenherzextrakts.

Komplement $^1/_{10}$	1,0 ccm	0,9 ccm	0,8 ccm	0,7 ccm	0,6 ccm	0,5 ccm	0,4 ccm	0,3 ccm	0,2 ccm	
0,2 ccm alkoholisches Menschenherzextrakt + 5% Hammelblutkörperchen mit 2½ Ambozeptoreinheiten sensibilisiert + NaCl ad 5 ccm	○	○	○	◐	◐	●	●	●	●	Ablesen nach zweistündig. Aufenthalt im Brutschrank bei 37° C mittels „Hämoglobinskala"

(↑ Pfeil unter 0,6 ccm)

Gebrauchsdosis für die Röhrchen mit Menschenserum + Extrakt.

Tabelle 9.
3. Hauptversuch.

Inaktiviertes Menschenserum	Extrakt. (frisches alkoholisch. Menschenherzextrakt) Gebrauchsdosis (stets 0,2 ccm) in 1 ccm	Komplement. Gebrauchsdosis in 1 ccm	NaCl	¾ Stunde Zimmertemperatur, danach ¾ Stunde 37° C	5% Hammelblutkörperchenaufschwemmung mit 2½ Ambozeptoreinheiten sensibilisierten Blutkörperchenaufschwemmung-Amboseptorverdünnung ää	Negatives Serum	Verschieden stark positive Seren					
0,2 ccm Patientenserum	1 ccm	1 ccm	0,8 ccm	—	2 ccm	○	●	●	●	●	●	Ablesen nach zweistündigem Aufenthalt im Brutschrank bei 37° mittels „Hämoglobinskala"
0,1 ccm Patientenserum	1 ccm	1 ccm	0,9 „	—	„	○	○	●	●	●	●	
0,05 ccm Patientenserum	1 ccm	1 ccm	0,95 „	—	„	○	○	○	●	●	●	
0,025 ccm Patientenserum	1 ccm	1 ccm	0,975 „	—	„	○	○	○	○	●	●	
0,01 ccm Patientenserum	1 ccm	1 ccm	0,99 „	—	„	○	○	○	○	○	●	
0,2 ccm Patientenserum	—	<1 ccm[1])	>1,8 ccm	—	„	○						
0,2 ccm positiv reagierendes Menschenserum	1 ccm	1 ccm	0,8 „	—	„	●	Kontrollen.					
0,2 ccm negativ reagierendes Menschenserum	1 ccm	1 ccm	0,8 „	—	„	○						
—	—	<1 ccm[1])	2,0 „	—	„	○						

[1]) Nach Austitrierung des Komplements (Tab. 8, 2).

Methode von Kaup.

Im Gegensatz zu den eben aufgeführten „quantitativen Methoden", bei welchen entweder einerseits das Extrakt oder andererseits das Menschenserum abgestuft ist, wird bei der Methode von Kaup das Komplement in 5 verschiedenen Dosen einem Gemisch von stets gleichen Mengen Extrakt und Menschenserum zugesetzt. Das Komplement ist sowohl mit dem hämolytischen System allein, mit dem Extrakt, einem negativ reagierenden Menschenserum von nicht übernormaler Eigenhemmung und schließlich gegenüber einem Gemisch der beiden letzteren sehr genau eingestellt, genauer als bei irgend einer der anderen Methoden. Durch diese genaue Einstellung des Komplementes gegenüber den anderen bei der Reaktion mitwirkenden Faktoren unterscheidet sich die Kaupsche Methode von allen anderen Komplementbindungsverfahren zum Nachweis der Syphilis und ihr verdankt sie ihre große, auch in des Verfassers eigener Praxis zutage getretene Überlegenheit.

Aus der scharfen Einstellung des Komplementes bei der Kaupschen Methode ergibt sich notwendig ein von dem Vorgehen anderer Autoren abweichendes Verfahren bei der Prüfung und Einstellung der Extrakte. Während sonst ganz allgemein die Prüfung der Extrakte darauf beruht, einerseits die geringste Extraktdosis zu finden, welche mit mittelstark oder schwach positiv reagierenden Syphilitikerseren noch sichere und deutliche Komplementbindung gibt, andererseits die höchste Extraktdosis, welche mit nicht syphilitischen Seren, darunter auch Seren von Menschen, die an verschiedenartigen, nicht syphilitischen, Krankheiten leiden, sicher keine Hemmung der Hämylose mehr gibt, prüft Kaup die Wirkung der Extrakte auf das hämolytische System zunächst ohne Rücksicht auf ihr Bindungsvermögen mit syphilitischen oder nicht syphilitischen Seren (Tabelle 13). Erst wenn er so die Extraktdosis festgestellt hat, unterhalb deren die komplementäre Wirkung des frischen Meerschweinserums nicht mehr zerstört oder beeinträchtigt wird, vor allem aber jene Grenze, unterhalb deren das Extrakt nicht mehr selbst (ohne Mitwirkung von Ambozeptor und Komplement) lytisch oder gar eiweißfällend wirkt, sucht er in weiteren Versuchsserien — im Gegensatz zu allen anderen Autoren mit Hilfe nur je eines positiven und eines negativen Serums — einerseits die niederste Extraktdosis, welche auch mit mäßig stark bzw. schwach positivem Serum die der Reaktionsstärke des betreffenden Serums entsprechende Zahl von Komplementeinheiten bindet, andererseits die höchste Extraktdosis, welche mit einem negativen Serum auch nicht nachweisbare Bruchteile einer Komplementeinheit ablenkt. Das Kaupsche Vorgehen der Prüfung und Auswertung der Extrakte ist im Vergleich mit dem Verfahren aller anderen Autoren verblüffend einfach, nach Kaups durch detaillierte Angaben gestützter Meinung dem Auswertungsprinzip der anderen Autoren nicht nur gleichwertig, sondern überlegen. Eigene Erfahrung hat dem Verfasser diese Angaben Kaups so vollkommen und eindeutig bestätigt, daß er selbst nicht wieder zu dem mühevollen und rein empirischen, beinahe systemlosen, bis vor Jahresfrist auch von ihm geübten, noch fast allgemein gebräuchlichem Vorgehen der Extrakt-Prüfung und Auswertung zurückkehren wird und sich wundert, daß die Kaupsche Methode der Extraktauswertung noch keine größere Verbreitung gefunden hat.

Tabelle 10.

Methode von KAUP.

1 a. **Ambozeptorauswertung mit normalem Verlauf.**

Ambo-zeptor 0,5 ccm	NaCl	Hammel-blut-körperchen 3%[1])	Kom-plement 1/10	Ablesung nach ½	¾	1 Stunde bei 37°C im Wasserbad	Kom-plement 1/50	Ablesung nach ½	¾	1 Stunde bei 37°C im Wasserbad
1/1000	1 ccm	0,5 ccm	0,5 ccm	○	○	○	0,5 ccm	○	○	○
1/2000	,,	,,	,,	○	○	○	,,	●	◐	◐
1/3000	,,	,,	,,	○	○	○	,,	●	●	●
1/4000	,,	,,	,,	○	○	○	,,	●	●	●
1/5000	,,	,,	,,	◐	○	○	,,	●	●	●
1/6000	,,	,,	,,	●	◐	◐	,,	●	●	●
1/7000	,,	,,	,,	●	●	●	,,	●	●	●
1/8000	,,	,,	,,	●	●	●	,,	●	●	●
1/9000	,,	,,	,,	●	●	●	,,	●	●	●
					↑				↑	

[1]) Der Gesamtbodensatz gewaschener Blutkörperchen aus 6 ccm Vollblut mit physiologischer Kochsalzlösung auf 100 ccm gebracht. (KAUP selbst benutzt eine 2,5% Blutkörperchenaufschwemmung, deren Konzentration er, vom Bodensatz aus berechnet, als 5% angibt.)

Tabelle 11.

Methode von KAUP.

1 b. **Ambozeptorauswertung mit anormalem Verlauf.**

Ambo-zeptor- 0,5 ccm	NaCl	Hammel-blut-körperchen 3%	Kom-plement 1/10	Ablesung nach ½	¾	1 Stunde bei 37°C im Wasserbad	Kom-plement 1/50	Ablesung nach ½	¾	1 Stunde bei 37°C im Wasserbad
1/1000	1 ccm	0,5 ccm	0,5 ccm	○	○	○	0,5 ccm	○	○	○
1/2000	,,	,,	,,	○	○	○	,,	◐	◐	○
1/3000	,,	,,	,,	○	○	○	,,	◐	◐	◐
1/4000	,,	,,	,,	○	○	○	,,	◐	◐	◐
1/5000	,,	,,	,,	◐	○	○	,,	●	◐	◐
1/6000	,,	,,	,,	◐	○	○	,,	●	●	●
1/7000	,,	,,	,,	◐	○	○	,,	●	●	●
1/8000	,,	,,	,,	●	○	○	,,	●	●	●
1/9000	,,	,,	,,	●	◐	○	,,	●	●	●
					↑				↑	

Eigenhämolysine des komplementhaltigen Meerschweinserums lassen nur in der Versuchsreihe mit starker Verdünnung desselben (1/50) die Hämolysewirkung ausschließlich des Immunambozeptors von Kaninchen rein erkennen.

Tabelle 12.

Methode von Kaup mit Temperierung und zeitlicher Bemessung des I. Aktes nach Graetz.

2. Komplementauswertung mit einem alkoholischen Luesleberextrakt.

Komplementmenge ($^{1}/_{10}$):	0,4	0,3	0,25	0,2	0,15	0,12	0,1	0,08	0,06	0,04	—
I allein	○	○	○	○	○	○	○	⊖	⊖	●	●
II mit 0,1 ccm eines negativ reagierenden Menschenserums von nicht über die Norm starker Eigenhemmung	○	○	○	○	○	○	⊖	●	●	●	●
III mit Extrakt (Gebrauchsdosis)	○	○	○	⊖	⊖	●	●	●	●	●	●
IV mit Extrakt (Gebrauchsdosis) und mit 0,1 ccm eines negativ reagierenden Menschenserums von nicht über die Norm starker Eigenhemmung	○	○	○	○	⊖	⊖	●	●	●	●	●

(Zeilengruppe: Komplement (frisches Mischserum von mehreren Meerschweinchen))

I. Akt (Komplementbindung): $^{1}/_{2}$ Stunde Eiswasserbad (6⁰ C), danach $^{1}/_{2}$ Stunde außerhalb des Wasserbades auf dem Tisch bei Zimmertemperatur, danach $^{1}/_{2}$ Stunde Warmwasserbad (37⁰ C). (Kaup selbst nur 37⁰ C.)

II. Akt: $^{3}/_{4}$ Stunden Warmwasserbad (37⁰ C), danach Ablesung. Gesamtvolum 2,5 ccm.

Tabelle 13.

Methode von Kaup mit Temperierung und zeitlicher Bemessung des I. Aktes nach Graetz.

3. Extraktauswertung (alkoholisches Luesleberextrakt). Vorwertung.

Extraktmenge in ccm:	0,6	0,4	0,2	0,1	0,05	0,025	0,012	0,006	0,003	0,001
I —	● (Eiweißfällung!)	⊖ (Eiweißfällung!)	○	○	●	●	●	●	●	●
II Negativ reagierendes Menschenserum mit nicht über die Norm starker Eigenhemmung 0,1 ccm	⊖ (Eiweißfällung!)	○	⊖ (trüb)	●	●	●	●	●	●	●
III Komplement (1 Einheit) —	⊖ (Eiweißfällung!)	⊖ (Eiweißfällung!)	○	○	○	○	○	○	○	○

Extraktmenge in ccm:	0,6	0,4	0,2	0,1	0,05	0,025	0,012	0,006	0,003	0,001
IV Komplement (1 Einheit) Negativ reagierendes Menschenserum mit nicht über die Norm starker Eigenhemmung 0,1 ccm	◐ Eiweißfällung!	○ Spur trüb	○	○	○	○	○	○	○	○
V Komplement (1 Einheit) Positiv reagierendes Menschenserum mit nicht über die Norm starker Eigenhemmung 0,1 ccm	◐ Eiweißfällung!	○ Spur trüb	◐	●	●	●	●	●	◐	○

I. Akt (Komplementbindung): $\frac{1}{2}$ Stunde Eiswasserbad (6^0 C), danach $\frac{1}{2}$ Stunde außerhalb des Wasserbades auf dem Tisch bei Zimmertemperatur, danach $\frac{1}{2}$ Stunde Warmwasserbad (37^0 C). (Kaup selbst nur 37^0 C.)

II. Akt: $\frac{3}{4}$ Stunden Warmwasserbad (37^0 C), danach Ablesung. Gesamtvolum 2,5 ccm.

Tabelle 14.

Methode von Kaup mit Temperierung und zeitlicher Bemessung des I. Aktes nach Graetz.

4. Extraktauswertung (alkoholisches Luesleberextrakt). Hauptwertung.

Gesamtvolum: 2,5 ccm	0,1 ccm positiv reagierendes Menschenserum							0,1 ccm negativ reagierendes Menschenserum						
$3^0/_0$ Hammelblutkörperchenaufschwemmung mit 4 Ambozeptoreinheiten sensibilisiert: Blutkörperchenaufschwemmung-Ambozeptorverdünnung ää	Extraktabstufungen in ccm:													
	0,1	0,05	0,025	0,012	0,006	0,003	0,001	0,1	0,05	0,025	0,012	0,006	0,003	0,001
1 Komplementeinheit	●	●	●	●	●	◐	○	○	○	○	○	○	○	○
$1\frac{1}{2}$ Komplementeinheiten	●	●	●	●	●	○	○	○	○	○	○	○	○	○
2 Komplementeinheiten	●	●	●	●	○	○	○	○	○	○	○	○	○	○
3 Komplementeinheiten	●	●	●	◐	○	○	○	○	○	○	○	○	○	○

I. Akt (Komplementbindung): $\frac{1}{2}$ Stunde Eiswasserbad (6^0 C), danach $\frac{1}{2}$ Stunde außerhalb des Wasserbades auf dem Tisch bei Zimmertemperatur, danach $\frac{1}{2}$ Stunde Warmwasserbad (37^0 C). (Kaup selbst nur 37^0 C.)

II. Akt: $\frac{3}{4}$ Stunden Warmwasserbad (37^0 C), danach Ablesung.

Tabelle 15.

Methode von KAUP mit Temperierung und zeitlicher Bemessung des I. Aktes nach GRAETZ.

5. Hauptversuch.

Komplement (frisches Meerschweinserum, Mischserum, je 1, 1½, 2, 3, 4 Komplement-Einheiten mit NaCl auf 0,5 ccm aufgefüllt)	Extrakt (Gebrauchsdosis mit NaCl auf 0,5 ccm aufgefüllt)	Patientenserum	NaCl	½ Stunde: Eiswasserbad (6°C), danach: ½ Stunde außerhalb des Wasserbades auf dem Tisch bei Zimmertemperatur, danach: ½ Std. Warmwasserbad (37°C)	3% Hammelblutkörperchen-aufschwemmung mit 4 Ambozeptoreinheiten sensibilisiert. Blutkörperchen-aufschwemmung-Ambozeptor-verdünnung ää	¾ Stunde Warmwasserbad (37°), danach Ablesung	Negative Seren ohne bzw. mit verschieden starker Eigenhemmung	Sehr schwach (+) positive Seren	Schwach (+) positive Seren (1 Komplementeinheit bindend) ohne bzw. mit verschieden starker Eigenhemmung	Schwach (+) positive Seren (1½ Komplementeinheiten bindend) ohne bzw. mit verschieden starker Eigenhemmung	Schwach (++) positive Seren (2 Komplementeinheiten bindend) ohne bzw. mit verschieden starker Eigenhemmung	Mäßig stark (+++) positive Seren (3 Komplementeinheiten bindend) ohne bzw. mit schwacher Eigenhemmung	Stark (++++) positives Serum (4 Komplementeinheiten bindend) ohne Eigenhemmung	Serum, dessen Untersuchung nach Vorbehandlung mit Bariumsulfat (WECHSELMANN, S. 205) oder Salzsäurefällung (SACHS, S. 205) oder mit Zugabe höherer Komplementdosen (KAUP, S. 205) wiederholt werden muß
4 Einheiten	0,5 ccm	0,1 ccm	0,4 ccm	—	1 ccm	—	○ ○ ○ ○ ○ ○	○	○ ○ ○	○ ◐ ○	○ ◐ ●[2]	○ ●[2]	●	●
3 Einheiten	0,5 ccm	0,1 ccm	0,4 ccm	—	1 ccm	—	○ ○ ○ ○ ○ ○	○	○ ○ ◐	● ○ ○	◐ ● ●	● ●	●	●
2 Einheiten	0,5 ccm	0,1 ccm	0,4 ccm	—	1 ccm	—	○ ○ ○ ○ ◐ ●	○	○ ◐ ●	● ○ ○	● ● ●	● ●	●	●
1½ Einheiten	0,5 ccm	0,1 ccm	0,4 ccm	—	1 ccm	—	○ ○ ◐ ● ● ●	○	● ● ●	● ○ ●	● ● ●	● ●	●	●
1 Einheit	0,5 ccm	0,1 ccm	0,4 ccm	—	1 ccm	—	○ ● ● ● ● ●	○	● ● ●	● ● ●	● ● ●	● ●	●	●
Serum-Kontrollen { 2 Einheiten	—	0,1 ccm	0,9 ccm	—	1 ccm	—	○ ○ ○ ○ ◐ ●	○	○ ○ ◐	● ○ ○	○ ◐ ○	○ ○	○	●
1½ Einheit	—	0,1 ccm	0,9 ccm	—	1 ccm	—	○ ○ ◐ ● ○ ●	○	○ ◐ ●	● ○ ◐	● ○ ○	○ ○	○	●
1 Einheit }	—	0,1 ccm	0,9 ccm	—	1 ccm	—	○ ● ● ● ○ ●	●	● ● ●	● ○ ●	● ○ ●	○ ●	○	●
System-Kontrollen { 1½ Einheiten	0,5 ccm	0,1 ccm [1]	0,4 ccm	—	1 ccm	—	○							
1 Einheit	0,5 ccm	0,1 ccm [1]	0,4 ccm	—	1 ccm	—	○							
1 Einheit }	1 ccm	0,1 ccm [1]	—	—	1 ccm	—	◐							
System-Kontrollen { 1½ Einheiten	—	—	1 ccm	—	1 ccm	—	○							
1 Einheit	—	—	1 ccm	—	1 ccm	—	○							
½ Einheit }	—	—	1,25 ccm	—	1 ccm	—	◐							

[1] Negativ reagierendes Menschenserum von nicht über die Norm starker Eigenhemmung. (Dasselbe wie bei der Komplementauswertung Tabelle 12.)

[2] Zur restlosen Feststellung der Stärke der positiven Reaktion derartiger Seren müßte ihre Untersuchung nach Vorbehandlung mit Bariumsulfat (WECHSELMANN, S. 205) oder Salzsäurefällung (SACHS, S. 205) oder mit Zugabe höherer Komplementdosen (KAUP, S. 205) wiederholt werden.

Die große Bedeutung scharfer Einstellung der einzelnen Reagentien aufeinander, ganz besonders auch des Komplementes, unter Berücksichtigung der Temperatur im ersten Akt der Reaktion kommt in den Berichten der mit den verschiedenen Modifikationen der Komplementbindung der Wa-R gewonnenen Ergebnisse sehr klar zum Ausdruck. FREUDENBERG berichtet über einen hohen Prozentsatz divergierender Resultate bei Untersuchung der gleichen Serumproben durch verschiedene Serologen. Ebenso BLUMENTHAL und HERZ, EICKE, HELLER, HELLSTRÖM, MATSUMOTO und AUDO, MEIROWSKI, PALMER u. a.

WASSERMANN geht diesen Unstimmigkeiten dadurch aus dem Wege, daß er einerseits nur absolut negative Reaktionen, andererseits nur stark positive Reaktionen gelten und für alle Zwischenstufen, von der angedeuteten bis zur mäßig stark positiven Reaktion das Urteil: zweifelhaft wünscht. Durch solche Beurteilung der Untersuchungsergebnisse wird natürlich die Zahl der Widersprüche zwischen den Resultaten verschiedener Untersucher sehr verringert, und zwar genau in dem Maße, wie die Beurteilung der Untersuchungsergebnisse vergröbert wird. WASSERMANN erzielt also einen Gewinn an Übereinsteimmung zwischen den Resultaten verschiedener Untersucher ganz ausschließlich auf Kosten der Feinheit und damit auch in hohem Grade auf Kosten des praktischen Wertes der Komplementbindungsreaktion, ohne den Versuch zu machen, ob nicht auf anderem Wege, ohne Beeinträchtigung der praktischen Verwertbarkeit der Reaktion, dasselbe Ziel hätte erreicht werden können.

Die in der Literatur niedergelegten Berichte über die Leistungsfähigkeit der Methoden von SORMANI, BOAS, KOLMER und KAUP zeigen, daß einerseits Anwendung verschiedener Temperaturen, darunter vor allem auch niederer (6^0 C) und, bei Anwendung ausschließlich niederer Temperatur, Ausdehnung der ersten Periode der Reaktion auf 15—18 Stunden (KOLMER), andererseits scharfe Einstellung der verschiedenen bei der Reaktion mitwirkenden Reagentien, vor allem des Komplementes, dem Verfahren des Spyhilisnachweises durch Komplementbindung eine solche Schärfe geben, daß bei den von FREUDENBERG, BLUMENTHAL und HERZ, EICKE, HELLER, HELLSTRÖM, MATTSUMOTO und AUDO, MEIROWSKI, PALMER, PÖHLMANN u. a. mitgeteilten Differenzen in den Untersuchungsergebnissen verschiedener Untersucher an ein und demselben Serum die Vermeidung von Widersprüchen bei der Abgabe der Untersuchungsresultate nicht nur, wie es WASSERMANN wünscht, durch Beschränkung der Beurteilung auf die negativen und die stark positiven Resultate möglich ist unter Verzicht auf eine Beurteilung aller schwach oder angedeutet positiven Reaktionen, also fast gerade aller derjenigen Fälle, für deren Beurteilung der Kliniker sowohl für die Diagnose wie für die Therapie in weit höherem Maße auf die Wa-R angewiesen ist als bei den stark positiven Fällen.

WASSERMANN entwertet also durch seine Anweisung, nur stark positive Reaktionen als positiv anzusehen, ohne den Versuch einer, wie unsere vorigen Ausführungen zeigen, nicht nur möglichen, sondern sicher und verhältnismäßig einfach durchführbaren technischen Verfeinerung des Komplementbindungsverfahrens zu machen, die Komplementbindungsmethode zum Nachweis der Syphilis für die Praxis.

Die Unterlegenheit der von WASSERMANN empfohlenen Technik, der alten Methode sowohl wie der ,,Amtlichen Vorschrift der Wa-R vom 11. 7. 1919" gegenüber den vorher genannten Methoden mit schärferer Einstellung der Reagentien aufeinander bzw. mit längerer erster Periode der Reaktion bei Anwendung ausschließlich niederer Temperaturen oder mit Verwendung sowohl niederer wie höherer Temperaturen für die Komplementbindung kommt außer in den Divergenzen verschiedener Untersucher bei Untersuchung derselben Serumprobe bzw. mehr oder weniger vollständiger Übereinstimmung derselben auch noch bei den „paradoxen Seren" zum Ausdruck. Das sind Seren, welche bei Untersuchung an verschiedenen Versuchstagen bei ein und demselben Untersucher verschiedene Reaktionsausfälle geben. Auch diese Erscheinung, welche nach Graetz, Blumenthal und Herz, Sonntag, Meirowski u. a. fast ausschließlich bei Seren mit geringer Komplementbindungsfähigkeit vorkommt, ist bei den Methoden von Sormani, Boas, Kaup bis jetzt nicht beobachtet worden. Graetz, Stone führt sie auf ungenügende Titration der Reagentien zurück. Leredde und Rubinstein, Shropshire und Watterston auf technische Fehler bei der Untersuchung und Kolmer sowie Palmer sprechen es direkt aus, daß die Originalmethode von Wassermann nicht empfindlich genug ist für die Untersuchung von Seren mit geringer Komplementbindungsfähigkeit und daß diese zu geringe Empfindlichkeit der Wassermannschen Originalmethode die Ursache für das Zustandekommen „paradoxer Reaktionen" ist.

Nach Neumark und Wolff hat auch die neue „Amtliche Vorschrift der Wa-R vom 11. 7. 1919" trotz ihrer größeren Umständlichkeit die besagten Mängel der alten Originalmethode nicht beseitigt und auch die Methode des Frankfurter Instituts für examentelle Therapie ist nach Pöhlmann so wenig scharf, daß „paradoxe Reaktionen" bei einwandfreier Versuchsanordnung eine „Selbstverständlichkeit" sind. Daß die jetzt $1^{1}/_{2}$ Jahrzehnte alte Originaltechnik von Wassermann, Neisser und Bruck uns heute verbesserungsfähig erscheint, setzt ihren großen Wert und den für die Zeit ihrer Entdeckung hohen Grad von Vollkommenheit nicht herab. Dagegen war die in den „Staatlichen Bestimmungen über die Ausführung der Wa-R vom 11. 7. 1919" vorgeschriebene Technik schon zur Zeit ihrer Einführung nicht nur einer, sondern mehreren (vergleiche oben) damals bekannten und in sehr großen Untersuchungsreihen erprobten anderen Methoden unterlegen. Nicht einmal den Vorzug größerer Einfachheit hat sie vor jenen voraus und das Studium der neueren Literatur gibt keinen Anhalt dafür, daß die „Staatliche Vorschrift für die Ausführung der Wa-R vom 11. 7. 1919" in der serologischen Praxis sich bewährt habe. Wenn sie trotzdem in ihren Einzelheiten (Tabelle 3—5) hier aufgeführt wird, so geschieht das nicht zu ihrer Empfehlung, sondern nur, damit dem Verfasser aus einem, seiner Meinung nach sachlich durchaus berechtigten, Weglassen von Detailangaben über dieses dem heutigen Stande der serologischen Technik keineswegs entsprechende Verfahren wegen der amtlichen Sanktion, die es vorläufig noch genießt, kein Vorwurf gemacht werden kann.

Von den im Vorstehenden als der alten Originalmethode von Wassermann, Neisser und Bruck sowohl wie den neuen „Staatlichen Bestimmungen über die Ausführung der Wa-R vom 11. 7. 1919" an Zuverlässigkeit und Schärfe überlegenen Methoden liegen außer von Boas selbst und seiner Schule, die über ein riesiges Untersuchungsmaterial berichten, von Campbell sehr günstigen Berichte über die Methode von Boas vor.

Die Methode von Sormani hat sich, wie Sormani selbst berichtet, an einem sehr großen Untersuchungsmaterial ausgezeichnet bewährt und die Literatur enthält keine Angaben, welche an der Richtigkeit der Berichte Sormanis Zweifel zuließen.

Die Methode von Kaup ist außer von Kaup und seinen Mitarbeitern von Blank, Engelhardt, Gross, Hatziwassiliu, Koreszies, Langer, Rapisardi, M. Stern u. a. bezüglich Zuverlässigkeit und Schärfe ihrer Ergebnisse den anderen von den Autoren vergleichsweise geprüften Modifikationen wenigstens gleichwertig, meist wesentlich überlegen, niemals unterlegen gefunden worden. In vergleichenden Untersuchungen mittels verschiedener Komplementbindungsverfahren bekam Ruge nur mit der Sternschen Methode eine größere Ausbeute an positiven Reaktionen als mit dem Kaupschen Verfahren. Da er aber nach Stern eine beträchtliche Zahl (9 unter wenigen Hundert) falscher positiver Reaktionen erhielt, nach Kaup keines, so zeigt auch diese Serie eindeutig die Überlegenheit der Kaupschen Methode gegenüber anderen Komplementbindungsverfahren. Eigene Erfahrung an bis jetzt ca. 5000 Seren mit der Kaupschen Methode in der von ihm ausgeführten Form (Durchlaufen aller Temperaturstufen von 6—37° C während des auf $1^1/_2$ Stunden ausgedehnten ersten Aktes der Reaktion nach Graetz) hat den Verfasser die Überzeugung gewinnen lassen, daß die Kaupsche Methode nicht nur die nach dem heutigen Stande unserer serologischen Technik schärfste, zugleich zuverlässigste und darum leistungsfähigste Ausführungsform der Komplementbindungsmethode zum serologischen Luesnachweis ist, sondern wahrscheinlich überhaupt den Höhepunkt der technischen Entwicklungsmöglichkeit dieses Untersuchungsverfahrens darstellt, solange es mit den jetzt üblichen Extrakten arbeitet. Dem eben aufgeführten, zum Teil auf großen Untersuchungsserien begründeten, ausnahmslos sehr günstigen Berichten über praktische Erfahrungen mit der Kaupschen Methode steht als einziger weniger günstiger Bericht eine Publikation von Levy-Lenz gegenüber, in welcher zwar auch die große Schärfe der Kaupschen Methode anerkannt, jedoch zugleich über seltenes Vorkommen falscher positiver Reaktionen Mitteilung gemacht wird. Diese Angaben stützen sich auf ein im Vergleich zu den gegenteiligen Berichten aller vorgenannten Autoren verschwindend kleines Untersuchungsmaterial und ändern darum nichts an unserem Urteil über die Kaupsche Methode.

Für den Spezialfall der Ausführung der Kaupschen Methode mit cholesterinierten Extrakten hat Gaehtgens eine Modifikation unter der Bezeichnung „Cholesterinbindungsmethode" angegeben, die sich von der Kaupschen Methode dadurch unterscheidet, daß die drei Kontrollröhrchen einer jeden Serumprobe an Stelle der Kochsalzlösung, welche die in ihnen fehlende Extraktverdünnung ersetzt, eine 25—30fache (durch Versuch festgestellte) Verdünnung einer einpromilligen alkoholischen Cholesterinlösung enthalten.

Zur Erfassung schwach positiver Seren haben zuerst Kromayer und Trinchese die Verwendung größerer Mengen Patientenserums als in der Originalmethode vorgesehen, vorgeschlagen. Auch Much und Eichenberg, Burzi, Hütter, Bohan und Lynch, Ledermann u. a. haben mit höheren Dosen Patientenserum gearbeitet, Schlossberger sogar unter gleichzeitiger Herabsetzung der Komplementmenge auf die Hälfte. Auch Boas hat anfangs geglaubt, durch Erhöhung der Menge des zu untersuchenden Patientenserums die Schärfe der Komplementbindungsreaktion zu verstärken. Er ist jedoch bald zu der Einsicht gekommen, daß die auf diese Weise erreichbare Erhöhung der Ausbeute der Reaktion nur auf Kosten der Zuverlässigkeit möglich ist derart, daß häufig falsche positive Reaktionen gewonnen werden. Deshalb lehnt er die Verwendung höherer Dosen Patientenserums als die Originalmethode der Wa-R vorsieht, ab. Seine Ausführungen stützen sich auf so einwandfreie experimentelle Grundlagen, daß alle ihnen entgegenstehenden Angaben der vorgenannten anderen Autoren durch sie hinfällig werden.

Auch als Mikromethode ist die Wa-R bzw. sind Modifikationen derselben empfohlen worden (Sormani, Weidanz, Halle-Pribram, R. Müller und Landsteiner, Berzeller u. a.). Die Abmessung der einzelnen Reagentien erfolgt dabei mittelst Kapillarpipetten oder auch nach Tropfen. Keine dieser Mikromethoden hat größere Verbreitung gefunden.

Zur Beurteilung der Stärke der Reaktion bei partieller Hemmung der Hämolyse haben sich Lyon, Eiman, eines besonderen Zentrifugenröhrchens bedient, dessen 4 ccm fassender Trichter nach unten in ein mit 20 Teilstrichen versehenes Kapillarrohr ausläuft. Nach 5 Minuten langem Zentrifugieren mit 1200 Touren lesen sie die Höhe der Blutkörperchensäule in der Kapillare ab und bestimmen danach den Grad der eingetretenen Hämolyse und damit indirekt die Stärke der Reaktion. Boas, Mahr, Bergeron und Normand, Taege u. a. bestimmen kolorimetrisch den Grad der eingetretenen Hämolyse und damit die größere oder geringere Stärke der von ihnen beobachteten positiven Reaktionen. Bei Arbeiten mit scharf aufeinander eingestellten Reagentien, vor allem mit scharf eingestelltem Komplement, wie es in höchster Vollkommenheit die Kaupsche Methode gewährleistet, ist das alles überflüssig, ja, diese Hilfsmittel können etwa mangelhafte Präzision in der Einstellung der verschiedenen Reagentien aufeinander auch nicht annähernd ersetzen, sondern höchstens einen in Wirklichkeit nicht vorhandenen Grad technischer Exaktheit vortäuschen.

Beim Zustandekommen der auf S. 201—202 besprochenen Divergenzen in den Resultaten verschiedener Untersucher sowie der paradoxen Reaktionen sind nach Graetz, Blumenthal und Hercz, Bittencourt, Gaston und Lebert, Gradwohl, Peters u. a. die Normalambozeptoren der untersuchten Menschenseren mehr oder weniger stark beteiligt. Um diese Fehlerquelle auszuschalten, haben eine Reihe früher genannter Autoren (S. 164) statt Hammelblutkörperchen Blutkörperchen anderer Tierarten als Indikator gewählt. Blumenthal, und Hercz, Burzi, Eicke, Kahn, Graetz, Kafka, Leredde und Rubinstein, Bettencourt u. a. empfehlen darum vor Anstellung der Wa-R die zu untersuchenden Patientenseren nach ihrer Inaktivierung mit gewaschenen Hammelblutkörperchen zu digerieren. Hierbei absorbieren die Hammelblutkörperchen die gegen sie gerichteten Normalambozeptoren aus dem Patientenserum und können dann bei der Reaktion nicht mehr den zugefügten künstlichen Ambozeptor (Kaninchenimmunserum) in unerwünschter und unkontrollierbarer Weise verstärken. Alexander, Blumenthal und Hercz haben jedoch verschiedentlich im Gegensatz zu den vorgenannten Autoren nicht eine Verstärkung, sondern eine Abschwächung der Wa-R nach vorheriger Absorption der Normalambozeptoren aus dem Patientenserum beobachtet. Bei den Methoden, welche mit scharf aufeinander eingestellten Reagentien und genügendem Zusatz von künstlichen Ambozeptor (wenigstens 2 Einheiten) arbeiten, stören die Normalambozeptoren des Menschenserums nicht, ist ihre vorherige Entfernung also überflüssig.

Nur eine bei der alten Originalmethode der Wa-R und allen ihren bis jetzt bekannten Modifikationen bei einem geringen Prozentsatz von Seren beobachtete Erscheinung läßt sich auch durch genaueste Einstellung der verschiedenen Reagentien aufeinander nicht beseitigen. Das ist die sogen. Selbsthemmung einiger Menschenseren. Sie besteht darin, daß solche Seren allein ohne Mitwirkung eines Antigens (Extraktes) in der zur Ausführung der Wa-R üblichen Dosis größere oder kleinere Mengen Komplement binden. Ausgesprochene Eigenhemmung des Serums deuten Hecht und Trinchese als Luessymptom und Hesse u. a. haben Komplementbindungsverfahren vorgeschlagen, deren Zustandekommen ausschließlich auf der Eigenhemmung der Patientenseren ohne Mitwirkung eines besonders zuzusetzenden „Antigens" (Extraktes) beruht. Nach Michaelis und R. Müller ist jedoch die Eigenhemmung weder auf Luesseren beschränkt noch eine konstante Eigenschaft derselben und darum als Grundlage eines Verfahrens zur Erkennung der Syphilis durchaus ungeeignet. Bei Methoden, welche mit größerem oder geringerem Überschuß von „Komplement" arbeiten, entgehen geringe Grade von Eigenhemmung der Beobachtung. Bei Methoden mit scharf eingestellten Komplementmengen treten auch die in Erscheinung. Hierbei zeigt sich wieder die große Überlegenheit der Kaupschen Methode gegenüber allen anderen Verfahren der Komplementbindung zum Nachweis der Syphilis, indem sie bis zur Höhe von 2 Komplementeinheiten ein genaues Ablesen der Stärke der Selbsthemmung erlaubt, so daß nur bei Seren mit sehr starker Eigenhemmung das Ergebnis der Reaktion nicht abgelesen werden kann.

Solche Seren sind nach den Erfahrungen des Verfassers selten. Für sie empfiehlt Kaup eine Wiederholung der Reaktion mit höheren Komplementdosen als den sonst bei seiner Methode gebräuchlichen, Wechselmann vorheriges Ausschütteln des Serums mit Bariumsulfat, Sachs, Eicke, Blumenthal und Hercz, Rapisardi ein von Sachs angegebenes Verfahren der Vorbehandlung selbsthemmender Seren durch Ausfällen mit stark verdünnter Salzsäure: 1 Teil Serum wird mit 8,2 Teilen $^1/_{300}$ Normalsalzsäure in aqua. dest. gemischt, nach halbstündigem Stehen bei Zimmertemperatur zentrifugiert und der Abguß durch Zufügen von 0,8 Teilen $10^0/_0$ Kochsalzlösung besalzen.

Die im Dezember 1921 von Wassermann geheimnisvoll angekündigte, in ihren technischen Details erst im Laufe des Jahres 1922 bekannt gegebene „Bestätigungsreaktion" hat keinen Eingang in die Praxis gefunden. Sie ist wenigstens ebenso umständlich wie überflüssig. Ob sie zuverlässig arbeitet, ist noch ungewiß, da sich in der Literatur keinerlei Mitteilung über eine Nachprüfung dieser „Bestätigungsreaktion" findet. Darum erübrigt sich eine genaue Schilderung ihrer sehr schwierigen und umständlichen Technik.

Abgesehen von den wenigen Mikromethoden, bei denen die Dosierung der einzelnen Reagentien nach Tropfen erfolgt, werden zum Abmessen und Abfüllen der verschiedenen Flüssigkeiten ganz allgemein Pipetten benutzt. Bach hat eine besondere Pipette zur Abmessung kleinerer Mengen angegeben. Blumenthal hat eine von Lautenschläger, Berlin, zu beziehende „Universalpipette", spez. für die Wa-R mit $^1/_4$ Dosen empfohlen, Bernstein statt einer einfachen graduierten Pipette eine „automatisch arbeitende Pipette".

Schluß.

Ein Rückblick auf die im Vorstehenden gegebene zusammenfassende Darstellung der Technik der Komplementbindung zum serologischen Nachweis der Syphilis zeigt einen beträchtlichen Fortschritt in der Entwicklung dieser Technik von ihren ersten Anfängen bis zu ihrem heutigen Stande anderthalb Jahrzehnte später. Der Fortschritt beruht ausschließlich auf zwei Momenten: Erstens der Vornahme des ersten Aktes der Reaktion (der Komplementbindung) nicht nur bei Brutschranktemperatur, sondern entweder bei Eisschrank- (Eiswasserbad-) temperatur während 15—18 Stunden (Kolmer u. a.), oder besser noch bei allmählich ansteigender Temperatur von 6^0—37^0 C im Verlauf von $1^1/_2$ Stunden (Boas, Graetz, Schwab). Zweitens auf möglichst scharfer Einstellung der einzelnen Reagentien gegeneinander, insbesondere des Komplementes, wie sie am vollkommensten in der Methode von Kaup durchgeführt ist. Die Methode von Kaup in Kombination mit der Temperierung und zeitlichen Bemessung des ersten Aktes der Reaktion (der Komplementbindung) nach Graetz erscheint deshalb dem Verfasser als die bei dem heutigen Stande unserer theoretischen Kenntnisse und unserer technischen Entwicklung leistungsfähigste, zuverlässigste und darum vollkommenste Ausführungsform des Komplementbindungsverfahrens für den serologischen Nachweis der Syphilis.

Die bis jetzt vorliegenden Literaturberichte über den klinischen Wert und die Bedeutung der Wa-R sind, mit verschwindenden Ausnahmen, ein Ergebnis weniger, oft sehr viel weniger leistungsfähiger Technik der Komplementbindung, und beim Vergleich andersartiger serologischer Methoden z. B. der Flockungs- und Trübungsreaktionen mit dem Komplementbindungsverfahren muß deshalb immer berücksichtigt werden, daß bei den bis jetzt ausgeführten Paralleluntersuchungen die Komplementbindung noch nie in ihrer leistungsfähigsten Ausführungsform als Vergleichsobjekt gedient hat, daß also alle diese Vergleiche zu einem für das Komplementbindungsverfahren weniger günstigen, vielfach sogar bedeutend ungünstigeren Abschluß führen mußten, als es bei Ausführung der Komplementbindung nach der Kaupschen Technik im Verein mit der Graetzschen Temparierung und zeitlichen Bemessung des ersten Aktes der Reaktion der Fall gewesen wäre.

Literatur über die Technik der Komplementbindung.

Abramow, S.: Über den Einfluß der Reaktion auf die Komplementbindungsphänomene und die sie vermittelnden Komponenten. Zeitschr. f. Immunitätsforsch. u. exp. Therap. Orig. Bd. 8, H. 2, S. 145.

Abrikosoff: Serodiagnostische Bemerkungen. Die Wa-R an Leichen und die Serodiagnose des Echinokokkus. Wratschebnaja Gaz. Nr. 6. 1913.

Alexander, A.: Technisches zur Wa-R. Med. Klinik Nr. 5, S. 184. 1911. — Zur Frage der „verfeinerten Wa-R" von Kromeyer und Trinchese. Ebenda 1912. Nr. 19, S. 783. — Berl. dermat. Ges. 10. Dez. 1912. — Zur Frage der Verfeinerung der Wa-R. Dermatol. Zeitschr. Bd. 21, S. 218. 1914.

De Allessandro: Modifikation der Wa-R. Il movimento sanitario. 1912. Nr. 7.

Altmann: Die Serodiagnose der Syphilis. Dermatol. Zeitschr. Bd. 13, H. 1. 1912.

Altmann und Zimmern: Über den Einfluß der Temperatur auf die Komplementbindung bei Syphilis. Arch. f. Dermatol. u. Syphilis. Orig. Bd. 111, S. 837; Bd. 115, S. 496. 1912.

AOKI: Über die Verwendbarkeit von alkoholischen Hühnerherzextrakten als Antigen bei meiner einfachen Komplementbindungsreaktion. Zeitschr. f. Immunitätsforsch. u. exp. Therap. Orig. Bd. 16. S. 141. — Meine modifizierte serologische Methode bei Syphilis, geeignet für praktische Ärzte. Japan. Zeitschr. f. Dermatol. u. Urol. Bd. 21, S. 53. 1921. Ref. Zentralbl. f. Haut- u. Geschlechtskrankh. Bd. 4, S. 171. 1922.

ARANJO, SILVA: Seroreaktionen der Syphilis. Rio de Janeiro, Pimento de Mello et Cie., Rua nova do Ouvidor 34. 1911.

ARLOING, F. et LANGERON, Technique tendant à éviter certaines causes d'erreur dans la practique de la réaction de BORDET-WASSERMANN. Cpt. rend. des séances de la soc. de biol. Tome 84, Nr. 4, p. 206. 1921.

ARMAND-DELILLE: Technique du diagnostic par la méthode de déviation du complément. Paris 1911.

ARMAND-DELILLE und LAUNOY: Der Gebrauch der durch Formol stabilisierten Blutkörperchen bei der Wa-R. Presse méd. Nr. 89. 1912. Ref. Dermatol. Wochenschr. Bd. 56, S. 95. 1913. — Étude de la stabilisation des globules rouges de mammifères (du mouton en particulier) par les solutions très dilués de fermol. Ann. de l'inst. Pasteur. Tome 25, p. 222. 1911.

ARNING, ED. und JACOBSTHAL, E.: Erkenntnis und Behandlung der primären Syphilis. Dermatol. Wochenschr. Bd. 66, S. 614.

DE AZUA, J.: Serodiagnose der Syphilis. Methode mit antihumanem Ambozeptor und menschlichem Komplement. Verhandl. d. span. Ges. f. Dermatol. u. Syphilis. Sitzung vom 4. Mai 1910.

BACH, F. W.: Bemerkungen zu dem Artikel „Universalpipette für serologische Arbeiten (speziell für WASSERMANN-Untersuchungen mit $^{1}/_{4}$ Dosen)" von Dr. GEORG BLUMENTHAL. Zentralbl. f. Bakteriol., Parasitenk. u. Infektionskrankh., Abt. I. Orig. Bd. 88, H. 3, S. 255. 1922.

BALZAREK: Zur Kenntnis des diagnostischen Wertes der v. DUNGERNschen Modifikation der Wa-R. im Vergleich mit der WASSERMANNschen Originalmethode. Med. Klinik. Nr. 38. 1913.

BAMBER, D. und HARTMANN, G.: Sparsame und einfache Methode zur Komplementgewinnung von Meerschweinchen. Dtsch. med. Wochenschr. Nr. 52. 1918.

BANA, F. D.: Bemerkungen über eine Modifikation der Wa-R. Brit. med. Journ. 3. April 1915. Ref. Dermatol. Wochenschr. Bd. 62, S. 64. 1916.

BARRAT, WAHELIN: Über die Bestimmung der Konstanten in der Antigen-Ambozeptor-Komplementreaktion. Zeitschr. f. Immunitätsforsch. u. exp. Therap. Orig. Bd. 18, S. 384. 1913.

BARTOLONO: Vergleichende Untersuchungen über die Modifikationen der Wa-R. Il. policl. Sez. prat. H. 37. 1910.

BAUMGÄRTEL: Zur Technik der Komplementgewinnung mittels Herzpunktion. Zentralbl. f. Bakteriol., Parasitenk. u. Infektionskrankh., Abt. I. Orig. Bd. 85, S. 281. 1920.

BAUMGÄRTEL, TRAUGOTT: Die staatlichen Bestimmungen über die Ausführung der Wa-R. München: J. F. Lehmann 1922.

BARTLETT, C. J. und O'SHANSKY, A. L.: Eine Veränderung der Wa-R, die auf der raschen Fixierung des im lebenden Serum enthaltenen Komplementes beruht. The Americ. Journ. of Syphil. Oktober 1917. Bd. 1, H. 4. Ref. Dermatol. Wochenschr. Bd. 70, S. 126. 1920.

BAUER, J.: Zur Methodik des serologischen Luesnachweises. Dtsch. med. Wochenschr. S. 698. 1908. — Simplification de la technique du serodiagnostic de la syphilis. S. m. Nr. 36, p. 429. 1908. — Über den Ersatz der Organextrakte bei der WASSERMANNschen Luesreaktion. Med. Klinik. Nr. 5, S. 193. 1909. — Zur technischen Vervollkommnung des serologischen Luesnachweises. Dtsch. med. Wochenschr. Nr. 10, S. 432. 1909. — Zu dem Bedenken des Herrn Dr. CARL STERN gegen die BAUERsche Modifikation der Wa-R. Berl. klin. Wochenschr. Nr. 14, S. 607. 1909. — Über die Bedeutung der Wa-R und die Technik der Blutuntersuchung. Verein d. Ärzte Düsseldorfs. 9. März 1914. Ref. Med. Klinik. Nr. 17, S. 747. 1914.

BAUER, R. und MEIER: Zur Technik und klinischen Bedeutung der Wa-R. Wien. klin. Wochenschr. Nr. 51, S. 1765. 1908.

Beckerich, A. et Holzmann, B.: Pour effectuer le Bordet-Wassermann en sérum chauffé en l'absence d'animaux de laboratoire. Rev. méd. de l'est. Tome 50, p. 555. 1922. Ref. Zentralbl. f. Haut- u. Geschlechtskrankh. Bd. 7, S. 55. 1922.

Benard et Joltrain: Résultats comparés de la méthode de Wassermann et d'une méthode de simplification pratique pour le diagnostic de la syphilis. S. m. Nr. 32, p. 384. 1910.

Berczeller, L.: Über die Organisation der Ausführung der Wa-R. Berl. klin. Wochenschr. Nr. 45, S. 1081. 1917. — Soll die Wa-R mit aktivem oder inaktivem Patientenserum ausgeführt werden? Zeitschr. f. Immunitätsforsch. u. exp. Therap. Orig. Bd. 27, S. 305. 1918. — Anleitung zur Ausführung der Wa-R. Berlin-Wien: Urban und Schwarzenberg 1919.

Bergeron, A. und Normand, E.: Zur Verwendung einer natürlichen kolorimetrischen Stufenleiter bei der Wa-R. Presse méd. Nr. 51. 1918. Ref. Dermatol. Wochenschr. Bd. 71, S. 757. 1920.

Bernhardt, E.: Über neuere Modifikationen (Karvonen-Manoiloff) und zur Technik der Wa-R. Dermatol. Wochenschr. Nr. 29, S. 907. 1912.

Bernstein, E. P. und Kaliski, D. J., The use of formalinized sheep cells in complement-fixation tests. Zeitschr. f. Immunitätsf., Bd. 13, H. 5, S. 430.

Bernstein, Joseph: Zur Technik der Serodiagnostik. Münch. med. Wochenschr. Nr. 2. 1914.

Beron, B.: Beitrag zu der Frage der diagnostischen Bedeutung der Wa-R. Dermatol. Wochenschr. Bd. 63, Nr. 28, S. 891.

Bertarelli: Über die Wa-R und ihre Technik. Pensiero Med. Nr. 28. 1911. Ref. Dermatol. Wochenschr. Bd. 56, S. 211. 1913.

Besançon und Gastinel: Positiver Wassermann in einem Pleuraexsudate. Bull. méd. S. 885. 1912.

Best: Die Serodiagnostik der Lues. Klin.-therapeut. Wochenschr. Nr. 30. 1913.

Bettencourt, Nicol.: Über ein Mittel, um gewisse Störungen bei der Wa-R auszuschalten. Die Absorption der hämolytischen Ambozeptoren. Arqiv do instituto bakteriol. camara pestana Lissabon 1913. Vol. 4, H. 1. Ref. Dermatol. Wochenschr. Bd. 60, S. 52. 1915.

Bickel: Komplementbindung-Alexintiter. Münch. med. Wochenschr. Nr. 15, S. 804. 1912.

Bigger, Joseph W.: The standardisation of suspensions of red blood cells for Wassermann tests. Lancet. Vol. 201, p. 1369. 1921. Ref. Zentralbl. f. Haut- u. Geschlechtskrankheiten. Bd. 4, S. 278. 1922.

Birt: Eine einfache Modifikation der Wa-R. Journ. of the roy. army med. corps. Oktober 1910. Ref. Dermatol. Wochenschr. Bd. 60, S. 54. 1915.

Bitter, Ludwig: Brauchbarer, leicht zu beschaffender Organextrakt zur Anstellung der Wa-R. Med. Ges. Kiel. 22. Mai 1913. Münch. med. Wochenschr. 1913. Nr. 33 u. Med. Klinik 1913. Nr. 35.

Blanck, Theodor: Die Originalmethode der Wa-R und die quantitative Methode nach Kaup. Münch. med. Wochenschr. 1917. Nr. 41.

Blanck und Friedmann: Über thermoreversible Zustandsänderungen der bei der Wa-R verwendeten alkoholischen Leberextrakte. Zeitschr. f. Immunitätsforsch. u. exp. Therap. Orig. Bd. 4, Nr. 1—2, S. 108.

Bloch, Marcel und Marcel Pomaret: Preparation of antigens für the Bordet-Wassermannreaction. Urol. a. cut. rev. Tome 25, p. 457. 1921. Ref. Zentralbl. f. Haut- u. Geschlechtskrankh. Bd. 3, S. 307. 1921.

Blumenthal, Franz: Zur Frage der Zuverlässigkeit der Wa-R. Dermatol. Zeitschr. Bd. 25, S. 314. 1918. — Über die antikomplementäre Wirkung alkoholischer syphilitischer Leberextrakte. Zeitschr. f. Immunitätsforsch. u. exp. Therap. Orig. Bd. 16, S. 347. — Verschärfung der Wa-R. Ges. der Charitéärzte. Berlin, 5. März 1914. Ref. Dtsch. med. Wochenschr. Nr. 30. 1914 und Berl. klin. Wochenschr. Nr. 28. 1914.

Blumenthal und Hercz: Versuche zur Verschärfung der Wa-R. Dermatol. Zeitschr. Bd. 19. S. 769. 1912.

Blumenthal und Tsakalotis: Zur quantitativenBestimmung der Syphilisstoffe. Dermatol. Zeitschr. Bd. 23, S. 731. 1916.

BLUMENTHAL und WILE: Über komplementbindende Stoffe im Harn Syphilitischer. Berl. klin. Wochenschr. Nr. 22, S. 1050. 1908.

BLUMENTHAL, GEORG: Universalpipette für serologische Arbeiten (speziell für WASSERMANN-Untersuchungen mit ¼ Dosen). Zentralbl. f. Bakteriol., Parasitenk. u. Infektionskrankh., Abt. I. Orig. Bd. 87, S. 317. 1921.

BOAS: Die Wa-R bei „aktiven" und „inaktiven" Sera. Berl. klin. Wochenschr. Nr. 9, S. 400. 1909. — Der Einfluß der Temperatur auf die Komplementbindung bei der Wa-R. Dermatol. Wochenschr. Bd. 60, S. 76. — Wa-R. Habilitationsschrift. Kopenhagen 1910 u. dsgl. 2. Aufl. Berlin 1914. — Die Wa-R mit besonderer Berücksichtigung ihrer klinischen Verwertbarkeit. Berlin: S. Karger 1911. — Die Bedeutung der „Alkoholreaktion" bei der Wa-R. Dermatol. Wochenschr. Bd. 70, S. 199. 1920. — Die Wa-R mit besonderer Berücksichtigung ihrer klinischen Verwertbarkeit. Berlin: S. Karger 1922.

BOAS und EIKEN: Die Bedeutung der Wa-R mit Leichenblut ausgeführt. Arch. f. Dermatol. u. Syphilis, Orig. Bd. 116, H. 2, S. 313. 1913.

BOAS und PETERSEN: TH., Die Wa-R mit Serum von narkotisierten Patienten. Hospitalstidende. Nr. 16, S. 425. 1911.

BODERICK, C. E.: Cholesterinierter alkoholischer Menschenherzextrakt als Antigen bei der Wa-R. The Americ. Journ. of Syphilis. Vol. 3, Nr. 2. Januar 1919. Ref. Dermatol. Wochenschr. Bd. 73, S. 1136. 1921.

BÖTTCHER: Vergleichende Bemerkungen über die WASSERMANNsche Originalmethode und die von DUNGERNsche Modifikation bezügl. ihrer Brauchbarkeit für die Psychiatrie. Psychiatr.-neurol. Wochenschr. H. 20. 13. Jahrg. 1911.

BOHAN, T. P. und LYNCH, L. A.: Eine empfindlichere, von der Anwendung steigender Mengen Blutserum abhängige Wa-R. Journ. of the Americ. med. assoc. Vol. 69, Nr. 15. 1917. Ref. Dermatol. Wochenschr. Bd. 70, S. 302. 1920.

BONFIGLIO: Nella reazione del WASSERMANN all estratto acquozo di organi sifilitici puo venire sostituito l'estratto alcoolico di cuore di cavia. Riv. ital. di neuropatol., psichiatr. ed elettroterap. Vol. 2, H. 11. 1909.

BONTEMPS: Diskussion. Ärztl. Verein Hamburg. 25. März 1913. Ref. Dtsch. med. Wochenschrift Bd. 29, S. 1436. 1913. — Eine einfache und Meerschweinchen sparende Methode zur Komplementgewinnung. Münch. med. Wochenschr. Nr. 41. 1917.

BOTTLER: Über die Brauchbarkeit von Rinderherzextrakten mit Cholesterinzusatz bei der Wa-R. Arch. f. Dermatol. u. Syphilis. Orig. Bd. 115, H. 7. 1913.

BOYD, J. S. K.: The Wassermann reaction: results of two methods compared. Journ. of the roy. army med. corps. Vol. 36, Nr. 5, p. 344. 1921. Ref. Zentralbl. f. Haut-u. Geschlechtskrankh. Bd. 2, S. 526. 1921.

BORELLI e MESSINEO: La reazione del WASSERMANN con vari liquidi organici e col siero dei vescicatore. Acad. med. Torino. 14. Mai 1909. Ref. Zeitschr. f. Immunitätsforsch. u. exp. Therap. Orig. Bd. 1, S. 427.

BORODENKO: Zur Frage der Möglichkeit des Ersatzes der syphilitischen Exktrakte durch künstliche Mischungen. Russk. Zeitschr. f. Hautkrankh. Ref. Monatsschr. f. Dermatol. Nr. 2, S. 68. 1909.

BORY: Le nécessité et le moyen de standardiser la réaction de BORDET-WASSERMANN. Presse méd. Jg. 30, Nr. 54, S. 584—585. 1922. Ref. Zentralbl. f. Haut- u. Geschlechtskrankh. Bd. 7, S. 57. 1922.

BORZESKI und NITSCH: BAUERsche Modifikation der Wa-R usw. Przeglad lekarski. Nr. 31—33. 1910.

BÖTTCHER: Vergleichende Bemerkungen über die WASSERMANNsche Originalmethode und die v. DUNGERsche Modifikation. Psychiatr.-neurol. Wochenschr. Nr. 20. 1911.

BRAENDLE: Die Wa-R und ihre Bewertung. Dtsch. Ärztezeitung 1911. H. 9.

BRAUER, A.: Über die Serodiagnose der Syphilis, ihr Wesen, ihre Technik und ihre praktische Bedeutung. Samml. zwangl. Abh. a. d. Geb. d. Dermatol., d. Syphilidol. u. d. Krankh. d. Urogenitalappar. Bd. 2, H. 10.

BRENDEL und MÜLLER: Ausbau der HECHTschen Modifikation der Wa-R. Münch. med. Wochenschr. Nr. 32, S. 1754. 1912.

BRIEGER und RENZ: Chlorsaures Kali bei der Serodiagnose der Syphilis. Dtsch. med. Wochenschr. Nr. 50, S. 2203. 1909. Dtsch. med. Wochenschr. Nr. 2, S. 78. 1910.

Brinkmann: Studien über den Komplementgehalt des menschlichen Blutes. Zentralbl. f. Bakteriol., Parasitenk. u. Infektionskrankh., Abt. I. Orig. Bd. 87, S. 50. 1921.

Bronfenbrenner und Schlesinger: Eine Methode der Serumdiagnose der Syphilis besonders für Lazarettbetrieb. The Americ. Journ. of syphilis. Vol. 1, H. 2. 1917. Ref. Dermatol. Wochenschr. Bd. 70, S. 283. 1920.

Brown, Claude und Kolmer: Studies in the Standardization of the Wa-R II. Journ. of the Americ. med. assoc. Vol. 3, Nr. 1. 1919. Ref. Dermatol. Wochenschr. Bd. 73, S. 1134. 1921.

Browning: The technique of the Wa-R. Lancet 1914. Nr. 11 u. 12. Ref. Med. Klinik. Nr. 14, S. 607. 1914. — Die Technik der Wa-R mit besonderer Berücksichtigung der Cholesterin enthaltenden Antigene. The Lancet. S. 740. 1914. Ref. Arch. f. Dermatol. u. Syphilis, Orig. Bd. 122, S. 49. 1915. — Lecithin and Cholesterin as reagents for the detection of syphilitic serums. Brit. med. Journ. 5. November 1910.

Browning, Cruickschank and Gilmour, W.: The action of lecithin from different sources in the Wassermann syphilis reaction. Journ. of pathol. a. bacteriol. Vol. 15, Nr. 3, p. 361.

Browning, Cruickshank and Mackenzie: Constituents concerned in the Wassermann syphilis reation with spezial reference to lecithin and cholesterin. Journ. of pathol. a. bacteriol. Vol. 14, p. 484. 1910.

Browning and Mc Kenzie: On the Complement-containing Serum as a Variable Factor in the Wa-R. Zeitschr. f. Immunitätsforsch. u. exp. Therap. Orig. Bd. 2, S. 459. 1909.

Browning, C. H., Dunlop, E. M. and Kennavay, E. L.: The Wa-R with unheated human sera. Journ. of pathol. a. bacteriol. Vol. 25, p. 36. 1922. Ref. Zentralbl. f. Haut- und Geschlechtskrankh. Bd. 4, S. 449. 1922.

Bruck, Carl: Die Serodiagnose der Syphilis. Berlin: Julius Springer 1910.

Brückner et Galasesco: La réaction de Hecht. Simplification de la réaction de Wassermann. Cpt. rend. des séances de la soc. de biol. Nr. 21, p. 988.

Brünner, Karl: Die Wa-R am Gebärbett. Monatschr. f. Geburtsh. u. Gynäkol. Bd. 57, S. 42. 1922.

Bulson, A. E.: Die Noguchi Serumreaktion als Hilfsmittel zur Diagnose in der Augenheilkunde. Journ. of the Americ. med. assoc. Vol. 33, Nr. 3.

Burzi, G.: Beobachtungen und Bemerkungen über die Wa-R bei Syphilis und über einige ihrer wichtigsten Modifikationen. Giorn. ital. malatt. vener. e d. pelle. Vol. 48, p. 629. 1914. Ref. Zeitschr. f. Immunitätsforsch. u. exp. Therap. Ref. Bd. 9, S. 650. 1916.

Buschke: Serodiagnostische Methode nach Wassermann, Neisser und Bruck. Lehrb. d. Haut- u. Geschlechtskrankh. von E. Rieke. Jena: G. Fischer 1912. 2. Aufl.

Busila: Ein thermolabiler syphilitischer „Immunkörper“. Modifikation der Technik der Wa-R. Zentralbl. f. Bakteriol., Parasitenk. u. Infektionskrankh., Abt. I. Orig. Bd. 77, S. 279. — Eine Änderung in der Reaktionsmethode von Bauer-Hecht. Revista -stintelor med. Oktober 1910. — Une modification du procédé Bauer-Hecht. Réunion biol. de Bucarest, séance du 17. November 1911. Cpt. rend. des séances de la soc. de biol. Tome 69, Nr. 37, p. 585.

Buttler, E. H.: Another technic for the Wassermann test. Americ. Journ. of syphilis. Vol 6, p. 280. 1922. Ref. Zentralbl. f. Haut- u. Geschlechtskrankh. Bd. 6, S. 107. 1922.

Calmette: Methode simple de H. Noguchi pour le sérodiagnostic de la syphilis. Presse méd. Nr. 26, p. 226. 1909.

Campbell, J. Arch.: Die Boassche Modifikation der Wa-R. Glasgow med. Journ. September 1912.

Cander und Kann: Rehability of the results obtained by the Wassermann test on serums and cerebro-spinal fluids obtained post mortem. Brit. med. Journ. Nr. 2671. 1912.

Candler: The control of a series Wassermann reactions by post mortem examination. Journ. of pathol. a. bacteriol. Nr. 5. 1911.

Candler, J. P. und Mann, S. A.: Die Zuverlässigkeit der Wassermannschen Reaktion bei dem der Leiche entnommenen Blut und Liquor cerebro-spinalis. Brit. med. Journ. 9. März 1912.

Caruso, Gaetano: Sulla conservazione del complemento. Pathologica. Jg. 13, p. 184. 1921. Zentralbl. f. Haut- u. Geschlechtskrankh. Bd. 2, S. 198. 1921.

CAULFEILD: A modification of technic of complementfixation. Journ. of med. research. p. 507. Dezember 1908.

CHATELLIER: Réaction du complément. Presse méd. Jg. 30, Nr. 54, S. 584. 1922. Ref. Zentralbl. f. Haut- u. Geschlechtskrankh. Bd. 7, S. 56. 1922.

CHITROWO: Eine vereinfachte Methode der Serodiagnostik der Syphilis. Dermatologia (Russisch). Bd. 1. 1913.

CITRON: Die Technik der BORDET-GENGOUschen Komplementbindungsmethode in ihrer Verwendung zur Serodiagnostik der Infektionskrankheiten, speziell der Syphilis, sowie zur Eiweißdifferenzierung. Handbuch der Technik und Methodik der Immunitätsforschung (KRAUS und LEVADITTI). Bd. 2, S. 1076. — Die Methoden der Immunodiagnostik und Immunotherapie. Leipzig 1912.

CLÉMENT, SIMON et RATEREAU: L'influence de la digestion sur les réactions de WASSERMANN et de HECHT-BAUER. Presse méd. Jg. 30, S. 584. 1922. Ref. Zentralbl. f. Haut- u. Geschlechtskrankh. Bd. 7, S. 56. 1922.

COCA und ESPÉRANCE: A modification of the technik of the Wa-R. Zeitschr. f. Immunitätsforsch. u. exp. Therap., Orig. Bd. 14, S. 139.

COHEN: The value of the serodiagnosis of syphilis in ophthalmology. A preliminary report. Arch. of ophthalmol. Vol. 39, S. 93. 1910.

COLLIER, W. T.: WASSERMANN and sigma test compared in 569 cases. Lancet. Vol. 203, p. 274. 1922. Ref. Zentralbl. f. Haut- u. Geschlechtskrankh. Bd. 6, S. 366. 1922.

CONTINO: Recherches des anticorps spézifiques dans les larmes de syphilitiques ayant des manifestations oculaires. Annal. d'oculist. Tome 147. Februar 1912.

CORI, K. u. RADNITZ, G.: Über den Gehalt des menschlichen Blutserums an Komplement und Normalambozeptor für Hammelblutkörperchen. Zeitsch. f. Immunitätsforsch. u. exp. Therap., Orig. Bd. 29, S. 445. 1920.

CORSON-WHITE: Vortrag vor der Pathologischen Gesellschaft in Philadelphia am 12. Januar 1910.

COVISA, JOSÉ, S. und PINEDA, S.: Untersuchungen über die Wa-R (3000 Reaktionen). Arch. de méd. chirurg. y especialid. Tome 5, p. 209. 1921. Ref. Zentralbl. f. Haut- u. Geschlechtskrankh. Bd. 3, S. 585. 1922.

CRAIG, CHARLES, F.: Die Deutung der Resultate der Wa-R. Journ. of the Americ. assoc. med. 22. Februar 1913. Ref. Dermatol. Wochenschr. Bd. 57, S. 844. 1913.

CRAIG und NICHOLS: Die Wirkung des Alkoholgenusses auf den Ausfall der Wa-R bei Syphilis. Journ. of the Americ. med. assoc. August 1911. p. 474.

v. CRIPPA, J. F.: Ein Beitrag zur Beantwortung der Frage: Ist die Modifikation der WASSERMANNschen Blutprobe nach v. DUNGERN zuverlässig? Wien. med. Wochenschr. Nr. 43. 1912.

CUCCIA, VITO: La reazione di WASSERMANN impostata a tempo. Policlinico, sez. prat. Jg. 28, p. 722. 1921. Zentralbl. f. Haut- u. Geschlechtskrankh. Bd. 2. S. 196. 1921.

DANIELS: Über Spezifität der Wa-R. Nederlandsch. Tijdschr. voor Geneesk. Nr. 24. 1911. — Über die Bedeutung der Verwendung von Antigen verschiedener Herkunft bei der Wa-R. Zeitschr. f. Immunitätsforsch. u. exp. Therap., Orig. Bd. 10, H. 1 u. 2.

DEAN: Vergleich der ursprünglichen Wa-R mit ihren Modifikationen. Brit. med. Journ. p. 1437. 1910.

DESMOULIÉRE: L'antigène dans la réaction de WASSERMANN. Cpt. rend. hebdom. des séances de l'acad. des sciences. Nr. 18, 19, 22. 1912. 27. Januar 1913. — Das Antigen in der Wa-R. Ann. de malad. vénér. Bd. 7, Nr. 10. 1912. Ref. Dermatol. Wochenschr. Bd. 55, S. 1599. 1912. Ann. de malad. vénér. Tome 7, Nr. 11, 12. Ref. Dermatol. Wochenschr. Bd. 56, S. 239. 1913. Bull. méd. 1912. Nr. 79. Ref. Dermatol. Wochenschr. Bd. 56, S. 240. 1913. Ann. de malad. vénér. Tome 8, Nr. 1. 1913. Ref. Dermatol. Wochenschr. Bd. 56, S. 520. 1913. — L'antigène de la réaction de WASSERMANN. Presse méd. Nr. 90. 1913.

DESNEUX: Schätzung der Intensität der Wa-R. Journ. de Bruxelles Nr. 3. 1912.

DESNEUX, J., DUJARDIN, B., RENAUX, E.: Über eine Methode zur Auswertung der Stärke der Wa-R. Journ. de Bruxelles. Nr. 34. 1911.

DETRE und BREZOWSKY: Die Serumreaktion der Syphilis. Wien. klin. Wochenschr. Nr. 49, S. 1700. 1908 u. Nr. 50, S. 1743.

Détré und Saint-Girons: Sur le pouvoir hémolytique du sérum des enfants en bas age à l'égard des hématies du lapin. Application à la réaction de Wassermann. Cpt. rend. des séances de la soc. de biol. Nr. 8, p. 338. 1912.

Detweiler, H. K.: Die Technik der Bordet-Wa-R. The Americ. Journ. of syphilis. Vol. 2, Nr. 1. 1918. Ref. Dermatol. Wochenschr. Bd. 70, S. 360. 1920.

Deval: Seroreaktion auf Syphilis nach der Methode von Wassermann, modifiziert von Noguchi. Presse méd. Nr. 4. 1909.

Dexter und Cummer: Die Gegenwart eines Antihammelambozeptors im menschlichen Serum und seine Bedeutung für die Technik der Wa-R. Arch. f. int. med. Nr. 5, p. 605 1912.

Dohi und Nakano: Über Wassermannsche und Bauersche Syphilisdiagnostik. Japan. Zeitschr. f. Dermatol. u. Urol. Bd. 10, H. 12. Dezember 1910.

Doktor: Zur Frage der Komplementgewinnung. Wien. klin. Wochenschr. Nr. 24. 1916.

Donald, R.: Ein Vergleich zwischen Flemmings (Hechts) Modifikation und der Wa-R. Lancet 1912. S. 1752. Ref. Dermatol. Wochenschr. Bd. 55, S. 1688. 1912.

Douges: Über den Einfluß bakterieller Infektionen des Blutserums auf den Ausfall der Komplementbindungsreaktion. Zeitschr. f. Hyg. u. Infektionskrankh. Bd. 75, S. 424. 1913.

Dreuw: Blutgewinnung bei der Wa-R. Dtsch. med. Wochenschr. Nr. 5, S. 221. 1910.

Drügg: Untersuchung mit der v. Dungernschen Vereinfachung der Wa-R. Dtsch. med. Wochenschr. Nr. 7, S. 306. 1913.

Duhot, F.: Zur Frage der zur Wa-R nötigen Blutmenge. Soc. de biol. 10. und 27. Januar 1914. Ref. Dermatol. Wochenschr. Bd. 59, S. 1420. 1914. — Über die zur Wa-R erforderlichen Menge von Patientenserum. Soc. de biol. 10. Januar 1914. Bd. 76, H. 1. S. 36.

Duke, W. W.: Ice Water-Bath in Complement Fixation for the Wa-R, a Shortened Technic. The Americ. Journ. of syphilis. Vol. 5, Nr. 2, p. 3124. 1921. Ref. Dermatol. Wochenschr. Bd. 74, S. 480. 1922. Journ. of labarot a. clin. med. Vol. 6, Nr. 7, p. 392. 1921. Zentralbl. f. Haut- u. Geschlechtskrankh. Bd. 1, S. 589. 1921.

v. Dungern: Wie kann der Arzt die Wa-R ohne Vorkenntnisse leicht vornehmen? Münch. med. Wochenschr. S. 507. 1910.

v. Dungern und Hirschfeld: Über unsere Modifikation der Wa-R. Münch. med. Wochenschrift. Nr. 21, S. 1124. 1910.

Durupt, M.: De la Specificité de la Réaction de Wassermann. Presse méd. Nr. 65. 1920. Ref. Dermatol. Wochenschr. Bd. 72, S. 623. 1921.

Dymling, Otto: Ist die Ambozeptorquantität bei der Wa-R gleichgültig? Zeitschr. f. Immunitätsforsch. u. exp. Therap., Orig. Bd. 25, H. 2. 1916.

Eberth: Vergleich des diagnostischen Wertes der Modifikationen der Wa-R und der anderen zur Erkennung der Syphilis vorgeschlagenen Methoden. Dermatologie. Bd. 2. Dez. 1913. Dermatol. Wochenschr. Bd. 58, S. 247. 1913.

Eberth und Brüllowa: Über die Vorzüge der Azetonextrakte bei der Ausführung der Wa-R. Wratsch. Gaz. Nr. 9. 1912.

Eicke, Hans: Wa-R im Serum des Primäraffektes. Dermatol. Wochenschr. Bd. 66, Nr. 24. — Zur Sero- und Luesdiagnostik bei Syphilis. Dermatol. Zeitschr. Bd. 21, S. 911. 1914.

Eicke und Mascher, Willi: Die bisherigen Ergebnisse der Hämolysinuntersuchung des syphilitischen Blutserums und ihre Bedeutung für die Pathologie der Lues. Dermat. Zeitschr. Bd. 26, S. 197. — Komplementschwund bei unbehandelter Spätsyphilis. Zeitschr. f. Immunitätsforsch. u. exp. Therap., Orig. Bd. 26, H. 6.

Eisenberg und Nitsch: Über die Wassermannsche Probe mit künstlichem Antigen. Zeitschr. f. Immunitätsf. u. exp. Therap., Orig. Bd. 3, Nr. 4, S. 376. — Zur Technik und Theorie der Wa-R. Zeitschr. f. Immunitätsforsch. u. exp. Therap., Orig. Bd. 4, Nr. 3, S. 331.

Eliasberg, J., Zur Theorie und Praxis der Wa-R. St. Petersb. med. Wochenschr. 1910. Nr. 15.

Emanuel, Gustav: Beeinflussung der Wa-R des normalen Kaninchens durch Quecksilber und Salvarsan. Berl. klin. Wochenschr. S. 197. 1921.

Emmert, J.: Über die v. Dungernsche Syphilisreaktion. Dermatol. Zentralbl. Bd. 15, Nr. 11. 1912.

ENGEL: Über die Ausführung der Wa-R in der ärztlichen Praxis. Therap. Rundschau. Nr. 49. 1910. — Über ein Syphilis-Mikrodiagnostikum. Berl. klin. Wochenschr. Nr. 39, S. 1791. 1910. — Weitere Erfahrungen mit der Mikroreaktion der Syphilis nach WASSERMANN. Dtsch. med. Ztg. 20. Januar 1912.

ENGELHARDT, WILLY: Ein Beitrag zur Zuverlässigkeit der Wa-R. für die praktische Diagnostik. Berl. klin. Wochenschr. S. 1734. 1922.

Enquête sur la réaction de BORDET-WASSERMANN dans la syphilis I—V. Annal. de malad. vénér. Jg. 16, p. 385, 449, 513, 557. 1921. Ref. Zentralbl. f. Haut- u. Geschlechtskrankh. Bd. 3, S. 60, Bd. 4, S. 187. 1921.

EPSTEIN, E.: Versuch einer quantitativen Auswertung luetischer Sera auf die Intensität ihrer komplementbindenden Eigenschaft gegen alkoholischen Herzextrakt. Wien. klin. Wochenschr. Nr. 51, S. 1847. 1910.

EPSTEIN und DEUTSCH: Nachprüfung der nach Angabe MÜLLERS und LANDSTEINERS modifizierten Methodik der Wa-R mit nicht inaktiviertem Serum. Wien. klin. Wochenschrift Nr. 24, S. 860.

d'ESTE EMERY: Die Technik einer vereinfachten Form der Wa-R. Lancet 3. September 1910. — The application and interpretation of the Wa-R, with a description of a simple and accurate quantitative method. Lancet. 4. März 1911.

FACCHINI: Beiträge zur Technik der Wa-R. Zeitschr. f. Immunitätsforsch. u. exp. Therap., Orig. Bd. 2, H. 3, S. 257. 1909.

FAMULENER, L. W. and JULIA, A. W. HEWITT: The HECHT-WEINBERG-GRADWOHLreaction in syphilis. Proc. of the soc. f. exp. biol. a. med. Vol. 19, p. 365. 1922. Ref. Zentralbl. f. Haut- u. Geschlechtskrankh. Bd. 6, S. 366. 1922.

FAVERA, DALLA: Über die Wa-R und ihre Modifikationen. Soc. med. chir. Parma. 21. Dez. 1910. Ref. Arch. f. Dermatol. u. Syphilis, Orig. S. 253. 1911

FERNANDEZ, CALVIN: Über die Wa-R nach der Methode BAUER, LEVADITI und LATAPIE Eine Vereinfachung. Actos dermo-sifilograficas 1913. Nr. 3. Ref. Dermatol. Wochenschrift. Bd. 63, S. 1021. 1916.

FERRANNINI, L.: Eine bedeutende Vereinfachung in der Technik der Komplementbindungsmethode. Riforma med. Vol. 27, Nr. 6, p. 147. 1911.

FICHET: Au sujet de la réaction de fixation. Arch. de méd. et de pharm. nav. Tome 111, p. 273. 1921. Ref. Zentralbl. f. Haut- u. Geschlechtskrankh. Bd. 3, S. 480. 1922. — Sur l'emploi des sérums humains négatifs de renfort, dans la réaction de HECHT. Cpt. rend des séances de la soc. de biol. Tome 86, p. 810. 1920. Ref. Zentralbl. f. Haut- u. Geschlechtskrankh. Bd. 7, S. 56. 1922.

FIELD: Der Gebrauch von Cholesterinantigen für die Wa-R. Journ. of the Americ. med. assoc. Vol. 62, Nr. 21. 1914. Ref. Med. Klinik. Nr. 25, S. 1076. 1914.

FIEUX und MAURIAC: Über eine Eigentümlichkeit des Serums von schwangeren Frauen, die Irrtümer bei der Serodiagnose der Syphilis durch vereinfachte Methoden verursacht. Journ. de méd. de Bordeaux. Nr. 12. 1912.

FINKELSTEIN: Zur Technik der Wa-R. Wien. klin. Wochenschr. Nr. 35, S. 1610. 1909.

FINKELSTEIN und DAWYDOW: Studien über die Wa-R aus Laboratorium und Klinik. Berl. klin. Wochenschr. Nr. 36, S. 1659. 1910.

FISCHER: Über den Ausfall der Wa-R bei Verwendung größerer Serummengen. Dtsch. med. Wochenschr. Nr. 5. 1916.

FLEMMING: A simple methode of serum Diagnosis of Syphilis. Lancet. Nr. 4474, p. 1512. 1909.

FLEMMING und ELLMENGER: Eine einfache Methode zur Ausführung der Komplementfixation bei Syphilis. Med. record. 30. Juli 1910.

FOIX: Technique simplifiée de réaction de fixation. Soc. de Biol. 17. Juli 1909. Ref. S. m. Nr. 30, p. 359. 1909.

FORSSMANN, J.: Über Wa-R. Hospitalstidende Jg. 64, S. 681. 1921. Ref. Zentral. f. Haut- u. Geschlechtskrankh. Bd. 4, S. 60. 1922. — Die Zuverlässigkeit der Wa-R und eine Methode, dieselbe sicher zu konstrollieren. Svenska läkartidningen. Jg. 18, S. 797. 1921. Ref. Zentralbl. f. Haut- u. Geschlechtskrankh. Bd. 4, S. 447. 1922.

Fox: The prinziples and technik of the Wa-R. New York med. Record. 1909. — Comparison of the WASSERMANN and NOGUCHI test. Journ. of cut. dis. August 1909.

FRAENKEL und MUCH: Die Wa-R an der Leiche. Münch. med. Wochenschr. Nr. 48, S. 2479. 1908.

Fraenkel, Max: Weitere Beiträge zur Bedeutung der Auswertungsmethode der Wa-R usw. Zeitschr. f. d. ges. Neurol. u. Psychiatr., Orig. Bd. 11, H. 1—2. 1912. — Diskussion Ärztl. Verein Hamburg, 25. März 1913. Ref. Dtsch. med. Wochenschr. Nr. 29, S. 1436 1913.

Frank, N.: Untersuchungen über den Cholesteringehalt und dessen Bedeutung bei der Wa-R. Klin. Wochenschr. S. 419. 1922.

Fraser, B. Gurd: The use of active serum in the serum diagnosis of syphilis. Journ. of infect. dis. Vol. 8, Nr. 4. 1911.

Freudenberg, A.: Nochmals eine Mahnung zur Vorsicht bei der diagnostischen Verwertung der Wa-R. Berl. klin. Wochenschr. Nr. 42. 1916. — Zur Zuverlässigkeit der Wa-R bei Syphilis. Zugleich eine Erwiderung auf die Arbeit von Wassermann in der Berl. klin. Wochenschr. Nr. 5, Berl. klin. Wochenschr. Nr. 13. 1917.

Freund, Julius: Die Herstellung von Antigenen für die Wa-R mit Antiformin. Dtsch. med. Wochenschr. Nr. 16. 1918.

Frühwald und Weiler: Die v. Dungernsche Modifikation der Wa-R. Berl. klin. Wochen- Nr. 44, S. 2018. 1910.

Fukuhara, Y.: Zur Bemessung des Hämolysintiters. Zeitschr. f. Immunitätsforsch. u. exp. Therap., Orig. Bd. 34, S. 136. 1922.

Gaehtgens, W.: Zur Frage der Komplementauswertung bei der Wa-R. Berl. klin. Wochenschrift. S. 647. 1921. — Beitrag zur Frage der Komplementauswertung bei der Wa-R. Zeitschr. f. Immunitätsforsch. u. exp. Therap., Orig. Bd. 33, S. 1. 1921.

Garbat und Munch: Kann das chlorsaure Kali bei der Wa-R das Immunhämolysin ersetzen? Dtsch. med. Wochenschr. Nr. 3, S. 114. 1910.

Galli-Velerio, B. et Bornand, M.: Recherches sur la fixation du complement par le procédé des Salvazès-Eckenstein. Zeitschr. f. Immunitätsforsch. u. exp. Therap., Orig. Bd. 10, S. 440. 1911.

Gaston und Marguerite Lebert: Séro-diagnostic de la syphilis. Bull de la soc. franç. de dermatol. et de syphilis p. 199. 1910. — Hämylotische und komplementäre Kraft des Serums (mit Bezug auf die Wa-R). Bull de la soc. franc. de dermatol. et de Syphilographie. 4. Dezember 1913. Ref. Dermatol. Wochenschr. Bd. 58, S. 269. 1914.

Gavini: Über den Wert der Methode von Noguchi als Modifikation und Vereinfachung der Original-Wa-R zur Diagnose der Syphilis. Fol. clinic. chimica et mikrosk. April 1911. Bd. 3, H. 8. Ref. Dermatol. Wochenschr. Bd. 55, S. 1077. 1912.

Géber, H.: Die Technik der an unserer Klinik gebräuchlichen Wa-R. Dermatol. Wochenschrift. Bd. 36, Nr. 46, S. 1083.

Gebermann, Adolf, Wesener, J. A. and Roman, M.: The prognostic and diagnostic values and interpretation of quantitative Wa-R. Illinois med. journ. Vol. 39, Nr. 3, p. 212. 1921.

Georgi, W.: Aus Praxis und Theorie der Wa-R. Dtsch. med. Wochenschr. Nr. 49. 1918.

Gilbert, W und Plaut, F.: Kammerwasseruntersuchungen bei syphilitischen Augenerkrankungen. Berl. klin. Wochenschr. Nr. 37. 1921.

v. Gierke, E.: Über eigenlösende Eigenschaften des Meerschweinchenserums. Dtsch. med. Wochenschr. Nr. 15. 1913.

Gillmann, George: Die Prinzipien und die Technik der Wa-R. Med. Rec. 4. Juni 1910.

Gilmour, W.: The Wa-R, a more reliable technique. Journ. of ment. science. Vol. 67, Nr. 1, p. 23. 1911.

Ginsburg: Ein neues Verfahren der quantitativen Bestimmung der verschiedenen Grade in Fällen von positiver Wa-R. Wratsch. Gaz. Bd. 33. 1913.

Goat: The serodiagnosis of syphilis, using the Noguchi system. New York med. Journ. p. 954. 1910.

Golay, J.: Eine vereinfachte Fixationmethode für das hämolytische System. Rew. Suisse vom. 1919. Nr. 10. Ref. Dermatol. Wochenschr. Bd. 71, S. 1022. 1920.

Gonin et Cann: Index hémolytique élevé. Presse méd. Jg. 30, p. 584. 1922. Ref. Zentralbl. f. Haut- u. Geschlechtskrankh. Bd. 7, S. 55. 1922.

Goss: Über eine neue Methode zur Herstellung des Antigens für die Wa-R. Russische syphilitische und dermatologische Gesellschaft Tarnowsky zu St. Petersburg. 27. Okt. 10. November 1912. Ref. Dermatol. Wochenschr. Bd. 56, S. 29. 1913. Zeitschr. f. Immunitätsforsch. Bd 17, S. 99. 1913.

GRADWOHL: Die HECHT-WEINBERGsche Reaktion als Kontrolle für die Wa-R. Journ. of the Americ. med. assoc. Vol. 63, Nr. 3, p. 240. 1914. Ref. Arch. f. Dermatol. u. Syphil. Orig. Bd. 122, S. 779. — Die HECHT-WEINBERG-GRADWOHLsche Reaktion in der Syphilisdiagnose. Journ. of the Americ. med. assoc. Vol. 68, Nr. 7. Ref. Dermatol. Wochenschr. Bd. 70, S. 302. 1920. — Bemerkungen über die serologische Diagnose der Syphilis mit besonderer Berücksichtigung der HECHT-GRADWOHLschen Modifikation. Americ. Journ. of syphilis. Vol. 1, H. 3. 1917. Ref. Dermatol. Wochenschr. Bd. 70, S. 283. 1920.

GRAETZ: Zur Frage des verfeinerten Wassermann mit besonderer Berücksichtigung der sog. paradoxen Sera. Biol. Abt. Ärztl. Verein Hamburg, 27. Mai 1913. Ref. Münch. med. Wochenschr. Nr. 27, S. 1518. 1913. u. Dermatol. Wochenschr. Bd. 56, S. 20. 1913 und Med. Klinik Nr. 45 u. 46, S. 1858 u. 1898. 1913. — Über die Wa-R. Zeitschr. f. ärztl. Fortbildung. Nr. 5. 1913. — Über den Einfluß der Temperatur auf das Komplementbindungsvermögen bei der Wa-R und seine Bedeutung für die Serodiagnostik der Syphilis. Zeitschr. f. Hyg. u. Infektionskrankh. Bd. 89, S. 285. 1919. — Über die Brauchbarkeit cholesterinierter Rinderherzextrakte bei der Serodiagnostik der menschlichen Syphilis. I. Der Einfluß des Cholesterinzusatzes auf den Ausfall der Wa-R. Zeitsch. f. Immunitätsforsch. u. exp. Therap., Orig. Bd. 31, S. 431. 1921. — Schwebende Fragen zur Theorie und Praxis der Wa-R. Arch. f. Dermatol. u. Syphilis, Orig. Bd. 130, S. 199. 1921.

GROAT, A. W.: Die Serumdiagnose der Syphilis nach der NOGUCHI-Methode. New York med. Journ. 12. November 1910.

GROSS, PAUL: Serologische und klinische Beobachtungen bei Primäraffekten mit besonderer Berücksichtigung der KAUPschen Methode der Wa-R sowie der Ausflockungsreaktion nach SACHS-GEORGI. Arch. f. Dermatol. u. Syphilis, Orig. Bd. 163, S. 304. 1921.

GRUBER: Über Untersuchungen mittels der Wa-R an der Leiche. Münch. med. Wochenschr. Nr. 25 u. 31. 1912.

GRÜNBAUM: Über den Wert der v. DUNGERNschen Syphilisreaktion. Prager med. Wochenschrift. Nr. 48. 1914.

GUISAN: Sur la reaction de v. DUNGERN-HIRSCHFELD. Rev. suisse de méd. Nr. 47. 1911.

GUGGENHEIMER, HANS: Über den Einfluß der Temperatur auf die WASSERMANNsche Syphilisreaktion. Münch. med. Wochenschr. Nr. 26. 1911.

GULADZE, J. S.: Die Wa-R in der pathologischen Anatomie. Wratsch Gaz. p. 899. 1914. Ref. Zeitschr. f. Immunitätsforsch. u. exp. Therap. Referate. Bd. 9, S. 513. 1916.

GUNZENHÄUSER: Untersuchungen über den praktischen Wert der sog. Wa-R in der Modifikation von M. STERN. Inaug.-Diss. Würzburg 1911.

GURD: The use of active human serum in the serum diagnosis of syphilis. Journ. of infect. dis. Vol. 8, Nr. 4, p. 427. 1911.

GUTH: Über die zweite von TSCHERNOGUBOW angegebene Modifikation der Wa-R. Dtsch. med. Wochenschr. Nr. 52, S. 2319. — Refraktometrische Serumuntersuchungen bei Lues an der Leiche. Prager med. Wochenschr. Nr. 40. 1910.

HADJOPOULOS, L. G.: A standard method for preparing and standardizing lipoidal antigens for the WASSERMANN test. Journ. of laborat. a clin. med. Vol. 6, p. 624. 1921. Ref. Zentralbl. f. Haut- u. Geschlechtskrankh. Bd. 3, S. 238. 1921.

HALLE und PIBRAM: Ausführung der Komplementbindungsreaktion (Wa-R) im hohlen Objektträger. Wien. klin. Wochenschr. Nr. 32. 1916.

HALLION und BAUER: Über bestimmte Ursachen für die Divergenz der Resultate bei der Wa-R und deren Modifikationen. Bull des hôp. p. 200. 1911. — Die Anwendung der Wa-R mit inaktiviertem und nicht inaktiviertem Serum. Bull de la. soc. franç. de dermatol. et de syphilogr. 6. Juni 1912. — Utilité de l'évaluation du pouvoir hémolytique naturel usw. S. m. Nr. 46, p. 549. 1910. — Sur certaines causes de divergence dans les résultats du serodiagnostic etc. Ann. de dermatol. et de syphiligr. p. 430. 1911. — Sur l'utilité pour le diagnostic de la syphilis d'adjoindre systématiquement usw. S. m. Nr. 18, p. 213. 1912. — Sur l'adjonction systématique à l'épreuve de WASSERMANN usw. Bull de la soc. franç. de dermatol. et de syphil. p. 257. 1912.

HAMMACHER: Komplementbestimmung bei der Wa-R. Nederlandsch. Tijdschr. v. Geneesk. Nr. 14. 1912. Ref. Dtsch. med. Wochenschr. Bd. 42. 1912. — Über die Notwendigkeit der Komplementbestimmung bei der Wa-R. Nederlandsch. Tijdschr. v. Geneesk. Bd. 2. 1912.

Hammerschmidt, Joh.: Über Komplementkonservierung. (Zu dem Artikel von Dr. Karl Klein in Nr. 45 1921 Münch. med. Wochenschr.) Münch. med. Wochenschr. Nr. 4.

Hara: Untersuchungen über die Eigenhemmung der Sera. Zeitschr. f. Immunitätsforsch. u. exp. Therap., Orig. Bd. 17, H. 2. 1913.

Hatziwassiliu, P.: Eine neue Verfeinerung der Wa-R. Münch. med. Wochenschr. Nr. 29. 1918. Zur Frage der Wa-R. Dtsch. med. Wochenschr. Nr. 22. 1919.

Hauptmann und Hössli: Erweiterte Wassermannsche Methode zur Differentialdiagnose zwischen Lues cerebrospinalis und multipler Sklerose. Münch. med. Wochenschr. Nr. 30, S. 1581. 1910.

Hayn und Schmidt: Über die angebliche Brauchbarkeit des chlorsauren Kali für die Serodiagnose der Syphilis. Dermatol. Zeitschr. S. 325. 1910. — Über die praktische Brauchbarkeit der Wa-R mit Berücksichtigung der Sternschen Modifikation. Münch. med. Wochenschr. Nr. 49, S. 2576. 1910 u. Dermatol. Zeitschr. H. 3. 1911.

Hecht: Eine Vereinfachung der Komplementbindungsreaktion bei Syphilis. Wien. klin. Wochenschr. Nr. 50, S. 1742. 1908. — Untersuchungen über hämolytische, eigenhemmende und komplementäre Eigenschaften des menschlichen Serums. Wien. klin. Wochenschr. Nr. 8, S. 265. 1909. — Eine Vereinfachung der Komplementbindungsreaktion bei Syphilis. Wien. klin. Wochenschr. Nr. 10, S. 338. 1909. — Zur Technik der Seroreaktion bei Syphilis. Zeitschr. f. Immunitätsforsch. u. exp. Therap., Orig. Bd. 5, H. 5. S. 572. — Eigenhemmung menschlicher Sera. Berl. klin. Wochenschr. Nr. 18, S. 830. 1910. — Auswertung des Antigenextraktes. Dtsch. med. Wochenschr. Nr. 20, S. 922. 1911. — Bemerkungen zu „Vergleichende Untersuchungen der Originalmethode von Wassermann mit den übrigen gebräuchlichen Modifikationen" von Hoehne und Kalb. Arch. f. Dermatol. u. Syphilis, Orig. Bd. 107, S. 419. 1911. — Zur Methodik der Wa-R. Dermatol. Wochenschr. Bd. 68, S. 289. 1919. — Meine Aktivmethode der Wa-R bei Syphilis. Dermatol. Wochenschr. Bd. 74, S. 300.

Hecht und Lederer: Die Wassermannsche Seroreaktion mit aktiven Seren. Verhandl. d. intern. Kongr. in Rom, April 1912 u. Med. Klinik. Nr. 19. 1912.

Heimann: Quantitative Bestimmung des Ausfalles der Syphilisreaktion. Journ. of the Americ. med. assoc. 21. Mai 1910. — Eine Methode zur zahlenmäßigen Bestimmung der Wa-R. Journ. of the Americ. med. assoc. Vol. 54, Nr. 21.

Heinlein: Vergleichende Versuche mit Antigen verschiedener Herkunft. Inaug.-Diss. München 1912.

Heller: Kritisches zur modernen Syphilislehre. Berl. klin. Wochenschr. S. 978. 1916. — Zur Frage der Zuverlässigkeit der Wa-R. Eine Erwiderung auf die Arbeit des Herrn v. Wassermann in der Berl. klin. Wochenschr. Nr. 5. 1917. Berl. klin. Wochenschr. Nr. 13. 1917.

Hellström, Nils: Einige Erfahrungen über die Zuverlässigkeit der Wa-R. Svenska läkartidningen. Jg. 18, S. 390. 1921. Ref. Zentralbl. f. Haut- u. Geschlechtskrankh. Bd. 3, S. 240. 1921.

Hesse: Über Verwendung von aktivem und inaktivem Serum bei dem Komplementablenkungsversuch. Wien. klin. Wochenschr. Nr. 16. 1913. — Über die Bedeutung der Eigenhemmung. Wien. klin. Wochenschr. Nr. 20. 1916.

Heues, Edwin: Cholesterinämie und die Wa-R. The Journ. of the Americ. med. assoc. Vol. 64, Nr. 24. Ref. Dermatol. Zeitschr. Bd. 23, S. 743. 1916.

Hinrichs: Der serologische Luesnachweis mit der Bauerschen Modifikation der Wa-R. Med. Klinik. Nr. 35, S. 1349. 1908. — Diskussion des Ärztlichen Verein Hamburg. 25. März 1913. Ref. Dtsch. med. Wochenschr. Nr. 29, S. 1436. 1913.

Hinton, William, A.: Specific inhibitory reaction of cholesterinized antigens in the Wassermann test. Americ. Journ. of syphilis. Vol. 5, p. 81. 1921.

Hintz: Zur Frage der Vervollkommnung der Wa-R. Zeitschr. f. Immunitätsforsch. u. exp. Therap., Orig. Bd. 9, S. 29. — Ein ungiftiges Konservierungsmittel für Sera. Berl. tierärztl. Wochenschr. Jg. 37, Nr. 13, S. 148. 1921.

Hintze, K.: Über die Beeinflussung der Wa-R durch das Komplement infizierter Tiere, nebst Bemerkungen über den Komplementsgehalt des Meerschweinserums. Zentralbl. f. Bakteriol., Parasitenk. u. Infektionskrankh., Abt. I Orig. Bd. 84, H. 1.

Hoehne: Über die Verwendung von Urin zur Wassermannschen Syphilisreaktion. Berl. klin. Wochenschr. Nr. 32, S. 1488. 1908. — Über die verschiedenen Modifikationen der Wa-R. Berl. klin. Wochenschr. Nr. 8, S. 334. 1910. — Entgegnung auf vorstehende Bemerkungen von HUGO HECHT. Arch. f. Dermatol. u. Syphilis, Orig. Bd. 107, S. 423.

HOEHNE und KALB: Reagiert das vor oder nach dem Essen entnommene Blut verschiedenartig nach WASSERMANN? Berl. klin. Wochenschr. Nr. 29, S. 1367. 1910. — Vergleichende Untersuchungen der Originalmethode nach WASSERMANN mit den übrigen gebräuchlichen Modifikationen. Arch. f. Dermatol. u. Syphilis, Orig. Bd. 104, H. 3, S. 387.

HOFFMANN, K. F.: Die Modifikation der Wa-R nach HECHT und WECHSELMANN. Med. Klinik. Nr. 33. 1910.

HOLZMANN: Scharlach und WASSERMANNsche Syphilisreaktion. Münch. med. Wochenschr. Nr. 14, S. 715. 1909. — Immunitätsreaktionen bei Erkrankungen des Zentralnervensystems. Neue Dtsch. Chirurgie. Bd. 12. Teil II. S. 297.

HOUGH, W. K.: Die Wirkung von Alkoholgaben auf die Wa-R. Zeitschr. f. d. ges. Neurol. u. Psychiatr., Orig. Bd. 10, H. 3, S. 281. 1912.

HÜBSCHMANN, P.: Das Verhalten der „aktiven" Sera bei der Wa-R und die antikomplementäre Wirkung alter „aktiver" Sera. Zeitschr. f. Immunitätsforsch. u. exp. Therap., Orig. Bd. 26, H. 1.

HUNDESHAGEN: Zur Verfeinerung der Wa-R nach Dr. M. MANDELBAUM. Münch. med. Wochenschr. Nr. 29. 1919.

v. INGERSLEBEN: Zur Technik der Wa-R. Zeitschr. f. Medizinalbeamte. Nr. 6. 1911.

MC INTOSH and FILDES: Eine Untersuchung über den Wert gewisser Antigene, besonders des neuen Antigens von SACHS, für den Gebrauch bei der Wa-R. Zeitschr. f. Chemotherap. Bd. 1, H. 1. 1912. — An investigation of the value of certrain antigens for use in the Wa-R usw. Zeitschr. f. Chemotherap. Bd. 1, S. 79.

MC INTYRE, H. D., WORTH, E. A. and MC INTYRE, A. P.: The HECHT-GRADWOHL test employing ice chest fixation. A. prelinary report. Journ. of laborat. a. clin. med. Vol. 6, p. 706. 1921.

ISABOLINSKI: Über syphilitische Antigene. Wratsch. Gaz. Nr. 9/10. 1912.

ITO: Über die Vereinfachung der WASSERMANNschen Serodiagnostik. Japan. Zeitschr. f. Dermatol. u. Urol. H. 12. 1909.

JACOBAEUS: Die störende Einwirkung der im Menschenserum enthaltenen Ambozeptoren bei der Wa-R. Zeitschr. f. Immunitätsforsch. u. exp. Therap., Orig. Bd. 8, S. 615.

JACOBAEUS und BACKMANN: Über verschiedene Modifikationen der Wa-R. Zeitschr. f. Immunitätsforsch. u. exp. Therap., Orig. Bd. 4, Nr. 1—2, S. 78.

JACOBI: Das Zustandekommen unspezifischer Serumreaktionen. Therap. d. Gegenw Nr. 12. 1908.

JACOBSTHAL: Zur Technik der Wa-R. Münch. med. Wochenschr. Nr. 13, S. 689. 1910.

JACOBY und SCHÜTZE: Über die Inaktivierung des Komplementes durch Schütteln. Berl. klin. Wochenschr. Nr. 48, S. 2139. 1909.

JAISER, A.: Studien über Organextrakte. Zeitschr. f. Immunitätsforsch. u. exp. Therap., Orig. Bd. 24, S. 568. 1916.

JOLOWICZ: Über eigenlösende Eigenschaften des Meerschweinserums und dadurch bedingte Fehlerquellen der Wa-R. Dtsch. med. Wochenschr. Bd. 17, S. 798. 1913.

JOLTRAIN et BÉNARD: Vereinfachte Methoden des WASSERMANNschen Verfahrens zur Serodiagnose der Syphilis. Ann. de malad, vénér. August 1910.

JOLTRAIN und LEVY-BING: Méthodes de simplification du procédé de WASSERMANN pour le sérodiagnostic de la syphilis. Arch. f. Dermatol. u. Syphilis, Orig. Bd. 106, S. 337.

JOUSSET et PARASKEVOLOPOULOS: De la variabilité du complément et des causes d'erreur dans le syphilo-diagnostic pour la réaction de fixation. Soc. de Biol. 3. Juli 1909. Nr. 28, S. 335.

JOY: The Duboscp colorimeter as a means of estimating hemolysis in the Wa-R. Journ. Americ. med. assoc. Nr. 6. 1911.

JUDD, CHARLES, C. W.: Ein Vergleich des cholesterinierten und nicht cholesterinierten künstlichen Antigens bei der Wa-R. Journ. of the Americ. mcd. assoc. Vol. 63, Nr. 4.

KABRHEL, G. und KREDBA, M.: Bereitung hochwertiger hämolytischer Ambozeptoren. Casopis lekaruv ceskych. Jg. 61, p. 21. 1922. Ref. Zentralbl. f. Haut- u. Geschlechtskrankh. Bd. 4, S. 370. 1922.

Kafka, V.: Die Luesdiagnostik in Blut und Rückenmarksflüssigkeit. Dermatol. Wochenschrift. Bd. 61, Nr. 48.

Kafka, V. und Haas: Über die Veränderung der hämolytischen Komponenten, besonders der Komplemente im Blutserum der Syphilitiker. Med. Klinik Nr. 50. 1916.

Kahn: Hundert Untersuchungen mit der v. Dungern-Hirschfeldschen Modifikation der Wa-R. Berl. klin. Wochenschr. Nr. 16, S. 704. 1911. — The rate of fixation of complement at various temperatures. Proc. of the soc. f. exp. biol. a. med. Vol. 18, p. 168. 1921. Ref. Zentralbl. f. Haut- u. Geschlechtskrankh. Bd. 2, S. 289. 1921. — A simple method for the removal of natural ambozeptor from human sera. Journ. of laborat a. clin. med. Vol. 6, Nr. 4, p. 218. 1921. — The quantitative relation between complement and complement fixing antibody. Proc. of the soc. f. exp. biol. a. med. Vol. 18, p. 170. 1921. Ref. Zentralbl. f. Haut- u. Geschlechtskrankh. Bd. 2, S. 289. 1921. — Optimum conditions of fixation of complement in the Wassermann test. Arch. of dermatol. a. syphil. Vol. 4, p. 358. 1921. Ref. Dermatol. Wochenschr. Bd. 74, S. 435. 1921.

Kahn, Johnson, S. R. and Body, A. G.: Studies on complement fixation antibodies. III. The effect of heat on complement-fixing. Journ of infect. dis. Vol. 29, p. 639. 1921. Ref. Zentralbl. f. Haut- u. Geschlechtskrankh. Bd. 4, S. 449. 1922.

Kahn and Johnsen, S. R.: Determination of optimum amount of antigen in complement fixation tests. Proc. of the soc. f. exp. biol. a. med. Vol. 19, p. 128. 1921. Ref. Zentralbl. f. Haut- u. Geschlechtskrankh. Bd. 6, S. 35. 1922.

Kahn and Olin, R. M. jr.: Studies on complement fixation. II. The velocity of fixation of complement in the Wassermann test. Journ. of infect. dis Vol. 29, p. 630. 1921. Ref. Zentralbl. f. Haut- u. Geschlechtskrankh. Bd. 4, S. 448. 1922.

Kallos: Daten der Technik der Wa-R. Budapesti Orvosi Ujsàg. Nr. 44. 1909.

Kallos, Joseph: Beiträge zur Kenntnis der Wa-R. Wien. klin. Wochenschr. Nr. 42. 1918.

Kaliski: Eine Vereinfachung der Wa-R. Med. Record. S. 86. 1911.

Kaplan: Die Wassermannsche Probe; einige Faktoren nicht spezifischer Hemmung. New York med. Journ. 7. September 1912. Ref. Dermatol. Wochenschr. Bd. 55, S. 1683. 1912. — The principles and technique of the Wassermann and Noguchi reactions and their comparative value to the clinician. Americ. Journ. of the med. sciences. Januar 1910. Nr. 1, p. 82.

Kapsenberg: Technik der Wa-R. Nederlandsch. Tijdschr. v. Geneesk. Nr. 45, p. 2211. 1913. — Über eine einfache zuverlässige Ausführung der Wa-R. Münch. med. Wochenschrift. Nr. 2. 1919. — Untersuchungen über die Bedeutung der Globuline bei der Wa-R., zugleich ein Beitrag zur Technik der Dialyse und zur Ausführung der Wa-R. Zeitschr. f. Immunitätsforsch. u. exp. Therap., Orig. Bd. 31, S. 301. 1921.

Karmin, W.: Über eine empfindlichere Modifikation der Reaktion nach Wassermann. Kurze Mitteilung der Technik. Arch. f. Dermatol. u. Syphilis, Orig. Bd. 140, S. 336. 1922. — Kurze Mitteilung über die Technik einer Verfeinerung der Wa-R. Semana méd. Jg. 29, p. 909. 1922. Ref. Zentralbl. f. Haut- u. Geschlechtskrankh. Bd. 6, S. 287. 1922.

Kaufmann: Beiträge zur Praxis der Wa-R. I. Teil. Med. Klinik. Nr. 25. 1918.

Kaup, J.: Kritik der Methodik der Wa-R und neue Vorschläge für die quantitative Messung der Komplementbindung. München und Berlin 1917. R. Oldenbourg und Arch. f. Hyg. Bd. 87. H. 1—4. 1917. — Zur Frage der Zuverlässigkeit der Wa-R. Münch. med. Wochenschr. Nr. 34. 1917.

Kaup, J. und Kretschmer: Kritik der Methodik der Wa-R und neue Vorschläge für die quantitative Messung der Komplementbindung. Münch. med. Wochenschr. Nr. 5. Feldbeilage. 1917.

Kawamura und Kawakita: Über die Wa-R in der pathologischen Anatomie. Saikingakuzasshi. Nr. 201. 1911.

Keidel, Alb.: Eine einfache Tube zur Erhaltung von Blutproben für die Wa-R. Journ. of the Americ. med. assoc. 25. Mai 1912. Ref. Dermatol. Wochenschr. Bd. 55, S. 1370. 1912.

Keidel, Alb. und Hurwitz: Ein Vergleich der Normal- und Syphilisextrakte mittels der Wassermann- und Epiphaninreaktion. Journ. of the Americ. med. assoc. 5. Oktober 1912. Ref. Dermatol. Wochenschr. Nr. 51 b. S. 1688. 1912.

KEIDEL, ALB. and JOSEPH EARLE MOORE: The ice box modifikation of the WASSERMANN test in the diagnosis and treatment of syphilis. Bull. of Johns Hopkins hosp. Vol. 32, p. 367. 1921. Ref. f. Haut- u. Geschlechtskrankh. Bd. 3, S. 585. 1922.

KELLEOGG, W. H.: Ein Versuch, die Empfindlichkeit der Komplementbindungsreaktion für die Syphilis zu verstärken ohne Minderung der Genauigkeit. Arch. of dermatol. a. syphil. März 1921. Vol. 3, H. 3.

Mc KENZIE: Individuelle Eigenschaften des Komplementes und Organextraktes bei der Wa-R. Brit. med. Journ. p. 1435. 1910.

KEPINOW, L.: Über weitere Erfahrungen mit der vereinfachten Wa-R nach v. DUNGERN-HIRSCHFELD. Münch. med. Wochenschr. H. 4, S. 2135. 1910.

KERESSTES, MARIE: .Die Modifikation der WASSERMANNschen Originalmethode nach KAUP. Wien. klin. Wochenschr. Nr. 10. 1918.

KILDUFFE, ROBER A.: Concerning the specificity of cholesterinized antigens in the serologic. diagnosis of syphilis. Arch. of dermatol. of syphil. Vol. 3, Nr. 5, p. 598. 1921. Ref. Zentralbl. f. Haut- u. Geschlechtskrankh. Bd. 1, H. 10, S. 588. 1921.

KISS, J.: Beiträge zur Kenntnis der Wa-R. Gyogyászat 1912. Nr. 11—12. Ref. Dermatol. Wochenschr. Bd. 57, S. 842. 1913.

KLAUDER, JOS. and JOHN A. KOLMER: The urine in syphilis. Report of laboratory observations including the WASSERMANN in sixty cases. Proc. of the pathol. soc. of Philadelphia Vol. 23, p. 78. 1921. — WASSERMANN test with secretions, transsudats and exsudates in siphilis, with a note on the origin of the complement fixing antibody. Journ. of the Americ. med. assoc. Vol. 76, p. 1635. 1921. Ref. Zentralbl. f. Haut-u. Geschlechtskrankh. Bd. 2, S. 290. 1921. — The WASSERMANN test performed with chancre fluid as an aid to the early diagnosis of syphilis. Arch. of dermatol. a. syphil. Vol. 5, p. 566. 1922. Ref. Zentralbl. f. Haut- u. Geschlechtskrankh. Bd. 6, S. 107. 1922.

KLEIN, KARL: Über zwei zur Komplementkonservierung bei der Wa-R empfohlene Verfahren. Münch. med. Wochenschr. S. 1453. 1921. — Die Verwendung der Wa-R vom quantitativen Standpunkt aus. Lancet. 7. Mai 1910.

KLEINSCHMIDT, HANS: Über die STERNsche Modifikation der Wa-R. Zeitschr. f. Immunitätsforsch. u. exp. Therap., Orig. Bd. 3, S. 512. 1909.

KLINCZEW: Die mikroskopische Methode der Wa-R. Russky Wratsch. Nr. 27, p. 1113. 1911.

KNICK: Die praktische Bedeutung der v. DUNGERNschen Modifikation in der Oto-Rhino-Laryngologie. Monatsschr. f. Ohrenheilk. Bd. 45, H. 7.

KNÖPFELMACHER und SCHWALBE: Hydrozephalus und Lues. Zeitschr. f. Kinderheilk. Bd. 3, S. 428. 1912.

KOBAYASH: Über die Verwertbarkeit wässeriger und alkoholischer Extrakte aus normalen Organen zur Komplementbindungsreaktion bei Syphilis. NEISSER, Beiträge zur Pathologie und Therapie der Syphilis. S. 507. Berlin 1911.

KOCH: Die WASSERMANN sche Serodiagnostik der Syphilis und ihre technische Vereinfachung Med. Korrespbl. f. Württ. 7. Mai 1910.

KOLLE und STINER: Die Verwendung von Azetonextrakten zur Serodiagnostik der Syphilis. Dtsch. med. Wochenschr. Nr. 38, S. 1739. 1911.

KÖNIG: Warum ist die HECHTsche Modifikation der WASSERMANNschen Luesreaktion dieser und der STERNschen Modifikation vorzuziehen? Wien. klin. Wochenschr. Nr. 32, S. 1127. 1909. — Über die HECHT sche Modifikation der Wa-R. Dtsch. med. Wochenschr. Nr. 10, S. 506. 1910.

KÖRTE: Untersuchungen über die v. DUNGERN sche Modifikation der Wa-R. Dtsch. Zeitschr. f. Nervenheilk. Bd. 44, S. 275.

KOLMER, J. A., WILLIAMS, W. W. und LAUBOUGH, E. E.: A study of complement fixation in syphilis with Treponema antigens. Journ. of med. research. Vol. 28, p. 345. 1913. Ref. Zeitschr. f. Immunitätsforsch. u. exp. Therap., Orig. Bd. 9, S. 1331. 1916.

KOLMER, J. A.: Vergleichende Untersuchungen über die WASSERMANN- und die HECHT-WEINBERG-Reaktion bei Syphilis, mit besonderer Berücksichtigung der cholesterinierten Antigene. Journ. of the Americ. med. assoc. p. 70. 1916. — Studies in the Standardization of the Wa-R. I. Americ. Journ. of siphilis. Jan. 1919. Vol. 3. Nr. 1. Ref. Dermatol. Wochenschr. Bd. 73, S. 1134. 1921.

Kolmer, J. A. und Claude P. Brown: Studies in the Standardization of the Wa-R III. Americ. Journ. of syphilis. Vol. 3, Nr. 2. 1919. Ref. Dermatol. Wochenschr. Bd. 73, S. 1136. 1921.

Kolmer, J. A. und Anna Rule: Studies in the Standardization of the Wa-R IV. Americ. Journ. of syphilis. Vol. 4, Nr. 3. 1920.

Kolmer, J. A., Toitsa Matsunami und Anna Rule. Studies in the Standardization of the Wa-R V. Americ. Journ. of syphilis. Vol. 4, Nr. 3. 1920.

Kolmer, J. A. and Mary, E. Trist: Studies in the Standardization of the Wa-R XV. The influence of temperature and duration of primary incubation upon the anticomplementary activity. Americ. journ. of syphilis. Vol. 5, p. 30. 1921. Ref. Zentralbl. f. Haut- u. Geschlechtskrankh. Bd. 4, S. 447. 1922.

Kolmer, J. A., Anna, M. Rule and Elisabeth, M. Yagle: Studies in the standardization of the Wa-R. XVI. The influence of temperature and duration of primary incubation upon the velocity and amount of complement fixation in syphilis with different organ extracts (antigenes). Americ. Journ. of syphilis. Vol. 5, S. 44. 1921. Ref. Zentralbl. f. Haut- u. Geschlechtskrankh. Bd. 3, S. 308. 1922.

Kolmer, J. A., Toitsu Matsunami and Mary E. Trist: Studies in the standardization of the Wa-R XVII. A comparative study of Methods for conducting the primary incubation for complement fixation in syphilis with the technik recommended for a standardized test. Americ. Journ. of syphilis. Vol. 5, p. 63. 1921. Ref. Zentralbl. f. Haut- u. Geschlechtskrankh. Bd. 3, S. 308. 1922.

Kolmer, J. A.: Studies in the standardization of the Wa-R XVIII. The influence of the order of mixing serum, antigen and complement and total volume upon. complement-fixation reactions in syphilis. Americ. Journ. of syphilis. Vol. 5, p. 290. 1921. Ref. Zentralbl. f. Haut- u. Geschlechtskrankh. Bd. 2, S. 366. 1921. — Studies in the standardization of the Wa-R XIX. A study of factors relating to the serum and control tube. Americ. Journ. of syphilis. Bol. 5, p. 439. 1921. Ref. Zeitschr. f. Haut- u. Geschlechtskrankh. Bd. 3, S. 65. 1921.

Kolmer, J. A., Elisabeth Yagle and Anna M. Rule: Studies in the standardization of the Wa-R XX. A study of factors influencing the amount of hemolysin employed in complement-fixation tets. Americ. journ. of syphilis. Vol. 5, p. 451. 1921. Ref. Zentralbl. f. Haut- u. Geschlechtskrankh. Bd. 3, S. 65. 1921.

Kolmer, J. A.: Studies in the standardization of the Wa-R XXI. A study of methods for conducting the secondary incubation and time of reading of complement fixation reactions in syphilis. Americ. Journ. of syphilis. Vol. 5, p. 614. 1921. Ref. Zentralbl. f. Haut- u. Geschlechtskrankh. Bd. 4, S. 370. 1922.

Kolmer, J. A.: Studies in the standardization of the Wa-R XXII. A method for prenenting the influence of natural antisheep haemolysin upon complementfixation reactions after the secondary incubation. Americ. journ. of syphilis. Vol. 5, p. 628. 1921. Ref. Zentralbl. f. Haut- u. Geschlechtskrankh. Bd. 4, S. 173. 1922. — Standardization of the Wa-R. Journ. of the Americ. med. assoc. Vol. 77, p. 776. 1921. Ref. Zentralbl. f. Haut- u. Geschlechtskrankh. Bd. 3, S. 184. 1921. — Der Charakter der Wa-R bezüglich der Standardisierung der Technik. Zeitschr. f. Immunitätsforsch. u. exp. Therap., Orig. Bd. 34, S. 341. 1922. — Serumdiagnose der Syphilis und Gonorrhöe bei Verwendung von menschlichem Komplement mit besonderer Beachtung der Reaktionen von Noguchi, Hecht und Hecht-Gradwoht. Americ. Journ. of syphilis. Vol. 2, Nr. 4. 1918. Ref. Dermatol. Wochenschr. Bd. 72, S. 655. 1921.

Koreszies, Martin: Die Modifikation der Wassermannschen Originalmethode nach Kaup. Münch. med. Wochenschr. 1918. Nr. 10.

Kostrzewsky, J.: Über die Wa-R im Blutserum, Bauchhöhlenflüssigkeit und Harn eines und desselben Kranken. Zentralbl. f. Bakteriol., Parasitenk. u. Infektionskrankh., Abt. I Orig. Bd. 80, H. 7.

Kotzewaloff, S.: Zur Frage der Titration des Komplements bei der Wa-R. Zentralbl. f. Bakteriol., Parasitenk. u. Infektionskrankh., Abt. I Orig. Bd. 70, S. 98. 1913. — Das Komplement bei der Wa-R. Charkowsky med. Journ. Vol. 14, Nr. 10. 1912.

Krauss, William: The whis and wherefores of unreliable Wassermann reports. Southern med. Journ. Vol. 14, p. 186. 1921. Zentralbl. f. Haut- u. Geschlechtskrankh. Bd. 2, S. 196. 1921.

KROMAYER und TRINCHESE: Der verfeinerte Wassermann. Med. Klinik Nr. 41, S. 1670. 1912. — Entgegnung auf den Artikel von R. P. SORMANI usw. Med. Klinik. Nr. 43, S. 1746. 1912. — Der negative Wassermann. Med. Klinik. Nr. 10, S. 404. 1912.

KRULLE: Das Syphilisdiagnostikum von DUNGERN. Arch. f. Dermatol. u. Syphilis, Orig. Bd. 113, S. 535.

LAIRD: Die Technik und klinische Bedeutung der Wa-R. Med. society of the State of Pennsylvania. September 1911. Med. record, 4. November 1911. p. 945.

LANDSTEINER und MÜLLER: Über den Wert der Verwendung aktiver Sera und Rinderherzextrakte bei der Wa-R. Ges. f. int. Med. u. Kinderheilk. Wien. med. Wochenschr. Nr. 40. 1909.

LANDSTEINER und PÖTZL: Über die Gleichwertigkeit nichtluetischer Organe für die Komplementbindungsreaktion bei Syphilis. Vortrag i. d. Ges. d. Ärzte Wiens. Wien. klin. Wochenschr. Nr. 17, S. 514. 1907.

LANG: Die Modifikation der Wa-R nach Prof. v. DUNGERN und Dr. HIRSCHFELD. Schweiz. W. f. Chemie u. Pharm. S. 53. 1910.

LANGE, CARL: Die Wa-R mit chlorsaurem Kali nach BRIEGER und RENZ. Berl. klin. Wochenschrift Nr. 2, S. 87. 1910. — Ergebnisse der Wa-R bei Vorbehandlung der Sera mit Baryumsulfat nach WECHSELMANN. Dtsch. med. Wochenschr. Nr. 5, S. 217. 1910. — Die Wa-R mit chlorsaurem Kali nach BRIEGER und RENZ. Berl. klin. Wochenschr. Nr. 8, S. 337. 1910. — Die Bedeutung der Herzextrakte für den heutigen Stand der Wa-R. Arch. f. Dermatol. u. Syphilis, Orig. Bd. 11, H. 1. 1912. — Die Lebensdauer der für die Wa-R benötigten Reagenzien. Zeitschr. f. Immunitätsforsch. u. exp. Therap., Orig Bd. 26, H. 4. — Entgegnung auf A. v. WASSERMANNs modifizierte Lipoidhypothese. Berl. klin. Wochenschr. S. 330. 1921.

LANGER, HANS: Eine durch Watte bedingte Fehlerquelle bei der Wa-R. Dtsch. med. Wochenschr. Nr. 6. 1914. — Über die KAUPsche Modifikation der Wa-R. Dtsch. med. Wochenschr. S. 588. 1922.

LARKIN, MAX E.: Complement fixation tests with two antigens. Comparison of resultats of a series of routine public health complement-fixation tests for syphilis with two antigens. Americ. Journ. of syphilis. Vol. 5, Nr. 3, p. 476. 1921. Zentralbl. f. Haut- u. Geschlechtskrankh. Bd. 3, S. 63. 1921.

LEDERER, MAX: On the value of the NOGUCHI reaction to general practitioner. New York med. Journ. p. 1229. 1911.

LEDERMANN: Über die Verwendung größerer Serumdosen zur Verfeinerung der Wa-R. Med. Klinik. Bd. 50, S. 2070. 1913. — Die technische Syphilisdiagnose in der Hand des Arztes. Zeitschr. f. ärztl. Fortbild. Nr. 9. 1916.

LENARTOWICZ und POTRZOLOWSKI: Über Sensibilisierung der Wa-R durch Titrierung des Komplements. Poln. Zeitschr. f. Dermatol. u. Venerologie. Nr. 10. 1910. Ref. Monatsschr. f. pr. Dermatol. Bd. 53, Nr. 8, S. 451. 1911.

LEREDDE: Die Reaktion von HECHT-WEINBERG bei syphilitischen Augenaffektionen. Soc. de méd. de Paris. 27. Januar 1912.

LEREDDE und RUBINSTEIN: Über die Wa-R. Bull. méd. p. 320. 1911. — Die maximale Variation der Wa-R. Bull. de la soc. franç. de dermatol. 5. Dezember 1912. — Vergleichende Studien über einige Methoden der Serodiagnostik der Syphilis. Bull. de la soc. franç. de dermatol. et de Syphilis. 6. Februar 1913. Ref. Dermatol. Wochenschr. Bd. 56, S. 432. 1913. — Réaction de fixation du complément et pouvoir hémolitique des sérums humains. Procédé de WASSERMANN et procédé de HECHT-WEINBERG. Zeitschr. f. Immunitätsforsch. u. exp. Therap., Orig. Bd. 19, S. 499. 1913. — Serodiagnostik der Syphilis. Bull. de la soc. franç. de dermatol. et de Syphilographie. 2. Juli 1914. Ref. Dermatol. Wochenschr. Bd. 62, S. 462. — Sérodiagnostic de la Syphilis. Influence de la température sur la réaction de fixation. Cpt. rend. des séances de la soc. de biol. Tome 76, Nr. 11. 1914. Ref. Zentralbl. f. Immunitätsforsch. u. exp. Therap., Referate. Bd. 9, S. 125. 1916. — La „standardisation" de la réaction de BORDET-WASSERMANN. Presse méd. Nr. 45. 1920.

LESCHLY, W.: Versuche über Komplement I. Komplement und Ambozeptor. Zeitschr. f. Immunitätsforsch. u. exp. Therap., Orig. Bd. 24, S. 499. — Versuche über Komplement III. Die Komplemente verschiedener Tiere. Zeitschr. f. Immunitätsforsch.

u. exp. Therap., Orig. Bd. 25, H. 2. — Versuche über Komplement IV. Die Bedeutung der Wasserstoffionenkonzentration. Zeitschr. f. Immunitätsforsch. u. exp. Therap., Orig. Bd. 25, S. 203.

Lesser, F.: Zur Technik und zum Wesen der Wa-R. Berl. klin. Wochenschr. Nr. 21, S. 974. 1909. — Die verschiedenen Modifikationen der Wa-R und ihre Bewertung. Dermatol. Zeitschr. S. 504. 1910. — Zur Verfeinerung der Wa-R und Vermeidung divergierender Resultate. Dermatol. Zeitschr. Bd. 20, Nr. 3, S. 193. 1913. — Die praktische Bedeutung der quantitativen Wa-R für die Behandlung der Syphilis. Münch. med. Wochenschr. Nr. 2, S. 70. 1914. — Zur Verfeinerung der Wa-R. Sitzungsber. der Berl. Dermatol. Ges. Dermatol. Wochenschr. Bd. 56, S. 87. 1913. — Bedeutung der quantitativen Wa-R. Dermatol. Wochenschr. Bd. 58, S. 23. 1914. — Müssen Punktionsflüssigkeiten für die Wa-R inaktiviert werden? Arch. f. Dermatol. u. Syphilis, Orig. Bd. 131, S. 87. 1921.

Lesser, F. und Klages, R.: Über ein eigenartiges Verhalten syphilitischer Neugeborener gegenüber der Wa-R. Dtsch. med. Wochenschr. Nr. 26. 1914.

Levaditi und Latapie: Die Serodiagnostik der Syphilis nach den im Institut Pasteur im Jahre 1910—1911 verzeichneten Ergebnissen. Presse méd. Nr. 88. 1911. Ref. Dermatol. Wochenschr. Bd. 54, S. 156. 1912.

Levy, A.: Wie soll man das Blut für die Wa-R gewinnen? Journ. d'Urologie médic. et chirurg. Tome 5, Nr. 4. p. 194. Ref. Dermatol. Wochenschr. Bd. 59, S. 860. 1914.

Lévy, A. und Dogny, M.: Die Wa-R, ihre Interpretation und Fehlerquellen. Ann. de malad. vénér. Tome 7, Nr. 10. 1912. Ref. Dermatol. Wochenschr. Bd. 55, S. 1598. 1912.

Lévy, Gerbay und Haag: Der Einfluß der Antigene. Ann. de malad. vénér. H. 8. 1918. Ref. Dermatol. Wochenschr. Bd. 69, S. 694. 1919.

Leyy-Lenz: Der Wert der Kaup schen Modifikation der Wa-R für die Praxis. Dtsch. med. Wochenschr. S. 588. 1922.

Levy, P. P.: Aufbewahrung der Stahlnadeln für Venenpunktion und Injektion. Therap. Halbmonatsschr. Jg. 35, S. 802. 1921.

Liebermann, L. v.: Über künstliches Komplement. Dtsch. med. Wochenschrschr. S. 1283. 1921.

Liefmann: Ein Wasserbad für serologische Zwecke. Zeitschr. f. Immunitätsforsch. u. exp. Therap. Bd. 10, S. 537. 1911.

Lindenfeld, Béla: Eine verbesserte Methode der Blutentnahme. Wien. klin. Wochenschr. S. 379. 1921.

Loele: Technik der Wa-R. Zwickauer med. Ges., 9. September und 7. Oktober 1913. Ref. Dtsch. med. Wochenschr. Bd. 50, S. 2484. 1913.

Lode und Ballner: Zur Methodik der Komplementbindung. Münch. med. Wochenschr. Nr. 10, S. 503. 1908.

Lyon, B. B. V. und Eimann, J. : Die Verwendung der Zentrifuge zur Beschaffung eines gleichmäßigen Maßstabes zur Beurteilung von Wa-R. Journ. of the Americ. med. assoc. Dezember 1914. Ref. Dermatol. Wochenschr. Bd. 62, S. 60. 1915.

Macchi, A.: Über die Wa-R. Societa lombarda di Scienza Mediche e Biologiche. 3. Januar 1913. Ref. Dermatol. Wochenschr. Bd. 56, S. 344. 1913.

Mahlo, A.: Kritik der Mandelbaum schen Veränderung der Wa-R. Dtsch. med. Wochenschrift. Nr. 49. 1918.

Mahr, Ernst, F.: Studies in the serology of syphilis. Syphilimetric. colorindex (Preliminary report on 317 consecutive cases). Journ. of laborat. a. clin. med. Vol. 7, p. 1. 1921. Ref. Zentralbl. f. Haut- u. Geschlechtskrankh. Bd. 3, S. 481. 1922.

Malan, G. und Dematteis, F.: Über die Methode Dungerns zur Serodiagnose der Syphilis. Giorn. d. R. Accad. di Med. di Torino,1911. Nr. 6—10.

Mandelbaum: Neue Beobachtungen über Komplemente und deren Bedeutung. Münch. med. Wochenschr. S. 1038. 1916. — Eine neue Verfeinerung der Wa-R. Münch. med. Wochenschr. Nr. 11. 1918.

Manoiloff: Natürlicher Magensaft bei der Serodiagnostik der Syphilis. Zentralbl. f. Bakteriol., Parasitenk. u. Infektionskrankh., Abt. I Orig. Bd. 57, Nr. 5. S. 463. — Die Bedeutung des natürlichen Magensaftes für die Serodiagnostik der Syphilis. Wratsch Gaz. Nr. 40. 1910. Ref. Arch. f. Dermatol. u. Syphilis, Orig. Bd. 110, Nr. 1—2, S. 331.

MANTOVANI, M.: La sierodiagnosi della sifilide col metodo J. SABRAZÈS-ECKENSTEIN. Bull. d. scienze med. 1910. — L'uso del siero attivo nella sierodiagnose della sifilide col metodo di WASSERMANN. Soc. med. Chir. Bologna, Sitzung, 5. Febraur 1914. Ref. Zeitschr. f. Immunitätsforsch. u. exp. Therap., Referate. Bd. 9, S. 375. 1916. — Anwendung von aktivem Serum bei der Wa-R. Policlinico sez. med. 1. Juli 1914. Ref. Dermatol. Wochenschr. Bd. 60, S. 86. 1915.

MARCHILDON: Wässerige und alkoholische Extrakte. Journ. of Americ. med. assoc. Nr. 5. 1908.

MARTELLI, CARLOS: Wissenschaftlich-praktische Bemerkungen über Wa-R. Arch. de cardiol. y haematol. Tome 2, p. 389. 1921. Ref. Zentralbl. f. Haut- u. Geschlechtskrankh. Bd. 4, S. 279. 1922.

MARUYAMA: Anwendung des Schweineserums zur Wa-R. Mitt. d. Med. Ges. zu Formosa. Nr. 100. 1912. — Über Anwendung des Gehirnextraktes als Antigen bei der Wa-R. Jahrb. f. Psychiatr. u. Neurol. 1914.

MASLAKOWETZ und LIEBERMANN: Zur Technik der Wa-R. Zeitschr. f. Immunitätsforsch. u. exp. Therap., Orig. Bd. 2, H. 5, S. 554.

MASSONE: Menschliche Plazenta und Wa-R. Pathologica. Vol. 3, Nr. 60, p. 204. 1911.

MATSUMOTO und ANDO: Über die sog. „Paradoxe Reaktion" bei WASSERMANNS Serodiagnose. Japan. Zeitschr. f. Dermatol. u. Urol. Bd. 12, Nr. 7. Ref. Dermatol. Wochenschr. Bd. 55, Nr. 45. S. 1389.

MAYER, HERM.: Der Einfluß von Soda auf die Wa-R. Dtsch. med. Wochenschr. Nr. 6, S. 231. 1912. — Welchen Zweck hat die quantitative Bewertung der Wa-R.? Dtsch. med. Wochenschr. Nr. 46, S. 2174. 1912. — Zur Frage der Divergenzen der WASSERMANN-Resultate. Berl. klin. Wochenschr. Nr. 4. 1918.

MAZZA, S.: Méthode thermique pour l'élimination du pouvoir anti-complémentaire des sérums dans la réaction de WASSERMANN. Cpt. rend. des séances de la soc. de biol. Tome 85, Nr. 25, p. 311. 1921. Ref. Zentralbl. f. Haut- u. Geschlechtskrankh. Bd. 2, H. 10, S. 525. 1921.

MEIER, GEORG: Die technischen und klinischen Grundzüge der Wa-R. Fol. serol. Bd. 7, H. 8. 1911. Ref. Dermatol. Wochenschr. Bd. 56, S. 210. 1913. — Über die Unvermeidlichkeit von Divergenzen in den Ergebnissen der Wa-R. Berl. klin. Wochenschr. Nr. 34. 1920.

MEIROWSKY: Über die von BAUER vorgeschlagene Technik der WASSERMANN-A. NEISSER-BRUCK schen Reaktion. Berl. klin. Wochenschr. Nr. 4, S. 152. 1909. — Über die von M. STERN vorgeschlagene Modifikation der WASSERMANN-A. NEISSER-BRUCK schen Reaktion. Berl. klin. Wochenschr. Nr. 28, S. 1310. 1909.

MEIROWSKY: Über paradoxe Erscheinungen bei der Wa-R. Med. Klinik. Nr. 24, S. 947. 1910. — Die Bedeutung der paradoxen Sera bei der Wa-R. Dtsch. med. Wochenschr. Nr. 27, S. 1287. 1912.

MELKICH: Über die Antigene bei der Wa-R. Chark. med. Journ. Vol. 2, Nr. 5, p. 2. Ref. Wien. klin. Wochenschr. Nr. 42, S. 1474. 1911. — Technik der Wa-R. Russk. Wratsch. Bd. 6. 1913 u. Bd. 2. 1914. Ref. Dtsch. med. Wochenschr. Nr. 19, S. 915. 1913 u. Nr. 12, S. 609. 1914.

MELLON, RALPH, R. and PAULINE, M. AVERY: An experimental verification of the significance of the delayed negative Wa-R. Arch. of dermatol. a. syphil. Ref. Zeitschr. f. Haut- u. Geschlechtskrankh. Bd. 3, S. 64. 1921.

MEYER, FRITZ: Ein Beitrag zur Frage des Wesens der Wa-R. Zeitschr. f. Immunitätsforsch. u. exp. Therap., Orig. Bd. 31, S. 278. 1921.

MEYER, K.: Die Normalhämolysine als Fehlerquelle für die Wa-R. Med. Klinik. Nr. 18. 1922. — Die Modifikation der Wa-R. Fol. serol. Bd. 5, H. 1, S. 1.

MEYER, L.: Ein Beitrag zur Theorie und Technik der Wa-R. und zur Wertbemessung der geprüften Sera. Berl. klin. Wochenschr. Nr. 18. S. 829. 1909.

MICHAELIS: Über die Bedeutung der Wa-R für die Therapie. Therap. d. Gegenw. S. 241. 1916.

MICHAELIS und SKWIRSKY: Das Verhalten des Komplements bei der Komplementbindungsreaktion. Berl. klin. Wochenschr. Nr. 4. S. 139. 1910.

MILIAN und GIRAULD: Der Wert des Antigens von DESMOULIÈRE bei der Wa-R. Bull. de la soc. franç. de dermatol. et de Syphil. 8. Mai 1913. Ref. Dermatol. Wochenschr. Bd. 57, S. 1080. 1913.

Milne, L. S.: Die derzeitige Bedeutung der Wa-R. Americ. Journ. of the med. sciences. Februar 1913. Ref. Dermatol. Wochenschr. Bd. 57, S. 843. 1913.

Mintz: Zur Frage der Vervollkommnung der Wa-R. Wratsch. Gaz. Nr. 29. 1910. Ref. Monatsschr. f. prakt. Dermatol. Bd. 52, S. 250. 1911. Zeitschr. f. Immunitätsforsch. u. exp. Therap., Orig. Bd. 9, H. 1, S. 29.

de Montval, L.: Beitrag zur Kenntnis der Serodiagnostik der Syphilis durch die Hecht sche Methode. Inaug.-Diss. Toulouse 1911. Ref. Dermatol. Wochenschr. Bd. 55, S. 1077. 1912.

Much: Eine Studie über die sogen. Komplementbindungsreaktion, mit besonderer Berücksichtigung der Lues. Med. Klinik. Nr. 28, S. 1076. 1908. u Nr. 29, S. 1117.

Much und Eichelberg: Die Komplementbindung mit wässerigem Luesextrakt bei nichtsyphilitischen Krankheiten. Med. Klinik. Nr. 18, S. 671. 1908. — Komplementbindung bei Scharlach. Med. Klinik. Nr. 39, S. 1500. 1908.

Mühlmann und Abulow: Zur Frage der Technik und klinischen Bedeutung der Wa-R und ihrer Modifikation von M. Stern. Wratsch. Gaz. Nr. 30—31. 1914. Ref. Dermatol. Wochenschr. Bd. 69, S. 457. 1919.

Mühsam: Zur Blutentnahme für serodiagnostische Zwecke. Dtsch. med. Wochenschr. Nr. 42, S. 1811. 1908.

Müller, Otto: Über den Einfluß der Temperatur auf die spezifische Komplementbindung. Zeitschr. f. Immunitätsforsch. u. exp. Therap., Orig. Bd. 23, S. 306. 1914.

Müller, Rudolf: Wa-R. Zur Antigenfrage. Wien. klin. Wochenschr. Nr. 24, S. 911. 1912. — Wa-R und zur Antigenfrage. Verhandl. d. internat. Kongr. in Rom. 10. April 1912. — Über den technischen Ausbau der Wa-R nebst klinischen Betrachtungen über deren Wert und Wesen. Wien. klin. Wochenschr. Nr. 40, S. 1376. 1909. — Die Serodiagnose der Syphilis und ihre Bedeutung für Diagnose, Prognose und Therapie. Berlin: Urban u. Schwarzenberg 1913. — Über die Bedeutung der Eigenhemmung. Wien. klin. Wochenschr. Nr. 39. 1916. — Einige Grundsätze bei der Bewertung der Wa-R in Fragen der Luesdiagnose und Therapie. Wien. med. Wochenschr. Nr. 28. 1916. — Über die Wirkung von Druck auf Immunkörper und Immunreaktionen. Wien. klin. Wochenschr. Nr. 27. 1917. — Über die Grundlagen der von J. Kaup-München und J. Kretzschmar vorgeschlagenen Modifikationen der Wa-R nebst Bemerkungen zur Kritik der bisherigen Methoden. Wien. klin. Wochenschr. Nr. 10. 1917.

Mulzer: Die Weidanz sche Modifikation der Wassermann schen Syphilisreaktion (Verwendung geringer Blutmengen) und ihre praktische Verwertung. Berl. med. Ges. 16. Juni 1909. Ref. Berl. klin. Wochenschr. Nr. 26, S. 1231. 1909. — Zur Technik und praktischen Verwertung der Wa-R. Zeitschr. f. Immunitätsforsch. u. exp. Therap., Orig. Bd. 5, H. 2—3, S. 236. 1910. — Technik der Blutentnahme zur Wa-R. Münch. med. Wochenschr. Nr. 26, S. 1429. 1913.

Munk, Fritz: Über weitere Erfahrungen mit Acetonextrakten bei der Serumdiagnostik der Syphilis. Dtsch. med. Wochenschr. Nr. 52, S. 2457. 1912. — Über Antigene zur Wa-R. Ein Beitrag zur Biologie der Lipoide. Dtsch. med. Wochenschr. Nr. 19. 1912.

Murakani: Bedarf die Wassermann sche Methode in bezug auf sichere Resultate einer Verbesserung? Japan. Zeitschr. f. Dermatol. u. Urol. Bd. 11, H. 6. 1911.

Mutermilch, S. und Herz, R.: Untersuchungen über den Gehalt an Komplement in normalen und pathologischen Flüssigkeiten des Körpers. Zeitschr. f. klin. Med. Bd. 76, H. 5/6.

Mutermilch, S. et Latapie, A.: Sur une simplifixation du procédé dit rapide pour le sero-diagnostic de la syphilis. Cpt. rend. des séances de la soc. de biol. Tome 86, p. 748. 1922. Ref. Zentralbl. f. Haut- u. Geschlechtskrankh. Bd. 6, S. 366. 1922.

Nakano: Wassermann sche und Bauer sche Serumreaktion. Januar-April 1911. Med. Ges. in Tokio. Ref. Dtsch. med. Wochenschr. Bd. 29, S. 1376. 1911.

Nathan: Über die Tschernogubow sche Modifikation der Wa-R. Arch. f. Dermatol. u. Syphilis, Orig. Bd. 121, H. 3. 1915. — Zur Bewertung der hämolytischen und hämolysehemmenden Funktion syphilitischer Sera. Berl. klin. Wochenschr. Nr. 51. 1914. — Experimentelle Untersuchungen über das Wesen der Wa-R. Zeitschr. f. Immunitätsforsch. u. exp. Therap., Bd. 27, S. 219. 1918. — Beiträge zur Kenntnis der Inaktivierbarkeit des Meerschweinchenkomplementes und ihrer Abhängigkeit von der Serumbeschaffenheit. Zeitschr. f. Immunitätsforsch. u. exp. Therap., Orig. Bd. 26, H. 5.

Nauwerk, C. und Weichert, M.: Die Wassermann sche Syphilisreaktion an der Leiche. Münch. med. Wochenschr. Nr. 45, S. 2329. 1910.

Nedrigailoff und Kolobaieff: Zur Frage über die Ursachen der nicht spezifischen Komplementbindung bei der Wa-R. Fol. urol. Bd. 7, Nr. 5, S. 483.

Negru, Elena: Eine neue Modifikation der Bordet-Wassermann schen Reaktion. Clujul. med. Jg. 2, S. 138. 1921. Ref. Zentralbl. f. Haut- u. Geschlechtskrankh. Bd. 4, S. 60. 1921.

Mc Neil-Galverton: Kritische Studien über die Wassermann- und Luetinreaktion nach Untersuchungen von 500 Fällen. Dermatol. Wochenschr. Bd. 67, S. 47. — A preliminary report on a method of determining the number of complement binding units in sera giving positive Wa-R. Journ. of laborat. a. clin. med. Vol. 7, p. 109. 1921. Ref. Zentralbl. f. Haut- u. Geschlechtskrankh. Bd. 4, S. 173. 1922. — Suggestion for the Avoidance of the Wassermann-Fast State in the Treatment of Chronic Syphilis. Journ. of the Americ. med. assoc. Nr. 25, p. 1970. 1921. Ref. Dermatol. Wochenschr. Bd. 75, S. 813. 1922.

Nue: Über eigenlösende Eigenschaften des Meerschweinserums und dadurch bedingte Fehlerquellen der Wa-R. Dtsch. med. Wochenschr. Nr. 25. 1913.

Neukirch, P.: Beiträge zur Kenntnis der Wa-R und und ihrer Beziehungen zur Ausflockung. Zeitschr. f. Immunitätsforsch. Bd. 29, S. 177. 1920.

Neumark, Eugen und Wolff, Georg: Kurze Mitteilung zur Wa-R nach der neuen Vorschrift. Berl. klin. Wochenschr. Nr. 20. 1921.

Niculescu, P.: Vergleichende Studie über den Wert der serodiagnostischen Methoden bei Syphilis. Revista stiintzelor med. Oktober 1910.

Nielsen, R. F.: Erfahrungen und Experimente über die Fehlerquellen in der Serodiagnostik der Syphilis. Dtsch. med. Wochenschr. Nr. 29. 1912.

Niessen, M. v.: The Official Approbation of the Wa-R. The Urol. and Cutan. Rev. Mai 1921. Tome 25, Nr. 5. Ref. Dermatol. Wochenschr. Bd. 73, S. 1161. 1921.

Noguchi, H.: Eine für die Praxis geeignete, leicht ausführbare Methode der Serumdiagnose bei Syphilis. Münch. med. Wochenschr. Nr. 10, S. 494. 1909. — Modifikation der Wa-R. Journ. of the Americ. med. assoc. 12. Juni 1909. Ref. Dtsch. med. Wochenschr. Nr. 28, S. 1247. 1909. — A rationel and simple system of serodiagnosis of syphilis. Journ. of Americ. med. assoc. p. 1532. 1909. — The butyric. acid. reaction for syphilis in man and monkeys. Proc. of the soc. f. exp. biol. a. med. p. 51. 1909. — Weiteres Erfahrungen mit vereinfachter Methode der Serumdiagnose der Syphilis. Zeitschr. f. Immunitätsforsch. u. exp. Therap. Bd. 7, H. 3, S. 353. — The present status of the Noguchi System of serodiagnosis of syphilis. Internat. med. Journ. Vol. 18, Nr. 1. — Die quantitative Seite der Serodiagnostik der Syphilis mit Bemerkungen über den Globulin- und natürlichen Antihammel-Ambozeptorgehalt syphilitischer Sera, sowie über die angebliche Gefahr von Auftreten des Neisser-Sachs schen Phänomens beim Verwenden antimenschlichen Ambozeptors. Zeitschr. f. Immunitätsforsch. u. exp. Therap. Bd. 9, H. 6. — The comparative merits of various complements and ambozeptors in the serum diagnosis of syphilis. Journ. of exper. med. Vol. 13, Nr. 1, p. 78. 1911. — Barium sulphate absorption and the serum diagnosis of syphilis. Ebenda Vol. 13, Nr. 2, p. 217. — On non-fixation of Complement. Proc. of the soc. f. exp. biol. a. med. Vol. 7, Nr. 14. 1909. — Serum Diagnosis of Syphilis. Philadelphia und London 1910. Lippincot u. Co. — Influence of temperature upon the velocity of the complement fixation reaction in Syphilis. Journ. of exp. med. 1. September 1918. Vol. 28, Nr. 3, p. 297. Ref. Dermatol. Zeitschr. Bd. 31, S. 157. 1920. — A homohemolytic system for the serum diagnosis of syphilis. Journ. exp. med. 1. Juni 1918. Vol. 28, Nr. 1, p. 43. Ref. Dermatol. Zeitschr. Bd. 31, S. 157. 1920. — The fate of so-called syphilis antibody in the specific precipitation reaction. Proc. soc. exper. biol. and med. Vol. 7, Nr. 16. 1909.

Noguchi und Bronfenbrenner: Biochemical studies on socalled syphilis antigen. Journ. of exp. med. Vol. 13, Nr. 1, p. 43. — Interference of inactive serum and egg-white in the complement fixation. Ebenda Vol. 13, p. 92. 1911.

Nonne, M. und Holzmann, W.: Über Wa-R im Liquor spinalis bei Tabes dorsalis sowie über quantitative Auswertung von Stärkegraden der Wa-R bei syphilitischen Krankheiten des Zentralnervensystems. Monatsschr. f. Psychiatr. u. Neurol. Bd. 27, S. 128. 1910.

Obregia de Bruckner: Résistence da la putréfaction de l'anticorps syphilitique. Soc. med. Nr. 13, p. 154. 1909.

Obregia, Al., Ureihia, G. F. und Carniol, A.: Die Wa-R mit Antigenextrakt aus dem Gehirn von Paralytikern. Cpt. rend. hebdom. de la soc. de biol. Tome 79, p. 890. 1916. Ref. Dermatol. Wochenschr. Bd. 66, S. 652. 1918.

Olivi, Girolamo: Sul contegno dei complementi nelle siero-diagnose Wassermann e Stern. Pathologica. Jg. 13, p. 457. 1921 Ref. Zentralbl. f. Haut- u. Geschlechtskrankh. Bd. 3, S. 481. 1922.

Orkin, G.: Erfahrungen mit dem Sachs schen Cholesterinalkohol und dem Lesser schen Ätherextrakt bei der Wa-R. Berl. klin. Wochenschr. S. 690. 1914.

Palier, E.: Die Wa-R nach Wassermann selbst. Medical Record. p. 62. 1915.

Palmer, Lester, J.: Wassermann variations. A study of the serums of seventifive patients by eight laboratories. Journ. of the Americ. med. assoc. Vol. 79, p. 724—726. 1922. Ref. Zentralbl. f. Haut- u. Geschlechtskrankh. Bd. 7, S. 57. 1922.

Panton und Fleming: Flemings Modifikation und die Wa-R. Lancet 1912.

Paris und Desmoulière: Das Antigen beim Wassermann. Ann. de malad vénér. Tome 8, Nr. 9. September 1913. Ref. Dermatol. Wochenschr. Bd. 57, S. 1482. 1913. — Sur un point de technique de la réaction de Wassermann. Bull. de la soc. franç. de dermatol. Nr. 2, p. 86. 1912.

Parvu: Wie soll man das Blut zur Serodiagnose gewinnen? Arch. des malad. du coeur, des vaisseaux et du sang. Dezember 1915. Ref. Dermatol. Wochenschr. Bd. 62.

Pedersen: Serodiagnosis of Syphilis. New York med. Journ. Vol. 91, p. 1113. 1910.

Penecke: Erfahrungen mit der quantitativen Komplementbindungsreaktion nach Sormani. Zeitschr. f. Immunitätsforsch. u. exp. Therap. Bd. 118, p. 2. 1913.

Pereira: Der Wert der Wa-R mit inaktinaktivem Serum. Dtsch. med. Wochenschr. Nr. 35, S. 1649. 1912.

Perelmann, A.: Beitrag zur Modifikation der Wa-R nach Sabrazès-Eckenstein und ihre Anwendbarkeit in der Kinderklinik. Rev. méd. de la Suisse romaine. Nr. 2. 1913. Ref. Dermatol. Wochenschr. Bd. 57, S. 1485. 1913.

Pesch, Karl und Thomas, E.: Beitrag zur Serologie des Scharlachs. Zeitschr. f. Immunitätsforsch. u. exp. Therap., Orig. Bd. 34, S. 502. 1922.

Peters, L. B.: Die Beziehungen des natürlichen Anti-Schaf-Ambozeptors zur Wa-R. New-York med. Journ. 18. November 1911. Ref. Dermatol. Wochenschr. Bd. 55, S. 1078. 1912.

Petroff, S. A.: A new needle for collecting blood for serologic tests. Journ. of the Americ. med. assoc. Vol. 77, p. 1495. 1921. Ref. Zentralbl. f. Haut- u. Geschlechtskrankh. Bd. 4, S. 166. 1922.

Peyre, Eduard: Intérêt de la méthode des dilutions dans la réaction, de Bordet-Wassermann: numération des unités d'anticorps (Σ). Presse méd. Jg. 29, Nr. 6, p. 56. 1921.

Pfeiler, W. und Soheyer, Z.: Über die gleichzeitige Verwendung des Hämolysins und Hämagglutinins als Indikatoren bei der Komplementablenkungsreaktion zur Feststellung der Syphilis. Münch. med. Wochenschr. Nr. 12. 1915.

Phleps, W. M.: Die Noguchi reaktion in der Serodiagnostik. New York med. Journ. 23. Juli 1910. p. 155.

Philippson, Luigi: Osservazioni intorno alla reazione di Wassermann nella sifilide. Il Policlinico sez. med. Nr. 1. 1914. Ref. Zeitschr. f. Immunitätsforsch. u. exp. Therap., Ref. Bd. 9, S. 562. 1916.

Picado, C.: Wa-R mit Ochsenblutkaninchenserum und mit Komplement aus Schweineblut. Cpt. rend. des séances de la soc. de biol. Nr. 20. 1914. Ref. Dermatol. Wochenschr. Bd. 62, S. 63. 1915.

Pinés, Noé: Klinische Bedeutung der Reaktion von Hecht. Journ. de Bruxelles 1912. Nr. 26. Ref. Dermatol. Wochenschr. Bd. 55, S. 1487. 1912.

Plaut, H. C.: Zur Wertschätzung der Brendel-Müller schen Reaktion. Münch. med. Wochenschr. Nr. 5. 1913.

Podwyssotzki, O. N. und Sacknowsky, A. A.: Zur Frage der quantitativen Ablesung der Wa-R. Russky Wratsch. Nr. 41. 1912.

Pöhlmann, A.: Physiologische Kochsalzlösung der neuen Pharmakopoe und Wa-R. Münch. med. Wochenschr. Nr. 48, S. 2554. 1911. — Über die Verwendung sodahaltiger physiologischer Kochsalzlösung bei der Wa-R. Dtsch. med. Wochenschr. Nr. 14, S. 650.

1912. — Ist die Ausführung der BRENDEL-MÜLLER schen Reaktion durch den praktischen Arzt empfehlenswert? Münch. med. Wochenschr. Nr. 11. 1913. — Die Technik der Wa-R. München: Rud. Müller u. Steinicke 1917. — Die Technik der Wa-R und der SACHS-GEORGI-Reaktion. Kurzgefaßte praktische Anleitung zur Ausführung der beiden Reaktionen. Zweite völlig umgearbeitete Auflage. München: Rud. Müller u. Steinicke 1921.

POLAK-DANIELS, L.: Über die Bedeutung der Verwendung von Antigenen verschiedener Herkunft bei der Wa-R. Zeitschr. f. Immunitätsforsch. u. exp. Therap., Orig. Bd. 10, H. 1 u. 2. 1911.

POLLERI, PIO MARIANO: Richerche sul complemento emolitico nell' uomo. Determinazione del valore complementare del siero umano. Pathologica. Jg. 14, Nr. 329, p. 466. 1922. Ref. Zentralbl. f. Haut- u. Geschlechtskrankh. Bd. 7, S. 56. 1922.

POLLIO: La reazione di WASSERMANN con le urine ha valore practico. Rif. med. Nr. 9. 1909. Ref. Berl. klin. Wochenschr. Nr. 30, S. 1418. 1909.

POLLITZER, S. und SPIEGEL, L.: The „Provocative" WASSERMANN Test. Americ. Journ. of syphilis. Januar 1919. Vol. 3, Nr. 2. Ref. Dermatol. Wochenschr. Bd. 73, S. 1137. 1921.

POMINE, F.: La reazione di WASSERMANN sul sangue retroplacentare. Policlinico sez. prat. Jg. 28, p. 1214. 1921. Ref. Zentralbl. f. Haut- u. Geschlechtskrankh. Bd. 3, S. 65. 1921.

POPOFF, METHODI: Über hämolysehemmende Erscheinungen bei luetischen Seren und über die Möglichkeit ihrer Ausnützung für eine Serodiagnostik bei Syphilis. Dtsch. med. Wochenschr. Nr. 39. 1912.

POPOWSKI: Zur Technik der Wa-R. Dtsch. med. Wochenschr. Nr. 34, S. 1481. 1909.

PORTMANN: Eine neue Modifikation der Wa-R. Berl. klin. Wochenschr. Nr. 4, S. 191. 1913. — Erwiderung auf vorstehende Bemerkungen. Berl. klin. Wochenschr. S. 239. 1913.

PUTTER, E.: Zur Technik der Herzpunktion beim Meerschweinchen. Zeitschr. f. Immunitätsforsch. u. exp. Therap. 1. Teil. Orig. Bd. 32, S. 475. 1921.

QUADFLIEG: Beitrag zur Modifikation der WASSERMANN-NEISSER-BRUCK schen Reaktion nach M. STERN. Dtsch. med. Wochenschr. Nr. 18, S. 847. 1913.

RAAB: Technik der Blutentnahme für die Wa-R. Münch. med. Wochenschr. Nr. 35, S. 1941. 1913. — Zur Technik der Blutentnahme für die Wa-R. Zeitschr. f. ärztl. Fortbild. Nr. 1. 1914.

RABINOWITSCH: Über eigenlösende Eigenschaften des Meerschweinchenserums und dadurch bedingte Fehlerquellen der Wa-R. Dtsch. med. Wochenschr. Nr. 25. 1913.

RADAELI, ALLESSANDRO: Il metodo die HECHT e la reazione di SACHS-GEORGI in confronto alla WASSERMANN originale nella diagnosi della sifilide. Giorn. ital. mallatt. vener. e. d. pelle. Vol. 62, p. 506. 1921. Ref. Zentralbl. f. Haut- u. Geschlechtskrankh. Bd. 3, S. 537. 1922.

Mc RAE, EISENBREY und SWIFT: Die Anwendung von reinen Lipoiden und alkoholischen Extrakten mit aktivem und inaktivem Serum bei der Komplementfixation bei Syphilis. Arch. of internal a. pathol med. November 1910. Nr. 6, p. 469.

RAPISARDI, S.: Sulla proprietà fissatrice aspecifica del siero nella reazione di WASSERMANN-KAUP modification. Pathologica. Jg. 13, Nr. 293. p. 65. 1921.

RASP und SONNTAG: Über die sog. „paradoxe" Wa-R. Dtsch. med. Wochenschr. Nr. 15, S. 683. 1911.

RAY, HENRY, M.: The Wa-R: Reasons for discrepancies in estimation of clinical value: Necessity for uniformity and standardization: Suggestions: Repart of a series and interpretation. Americ. Journ. of syphilis. Vol. 5, Nr. 2, p. 320. 1921. Zentralbl. f. Haut- u. Geschlechtskrankh. Bd. 1, S. 590. 1921.

REDAELLI: Über eine serumdiagnostische Methode bei Syphilis für den praktischen Arzt. Biochem. e terap. sperim. Anno II. Fasc. 4.

REGGIANI, ASTORRE: Über Technik u. Resultate der Wa-R. Morgagni 1913. Nr. 4. Ref. Dermatol. Wochenschr. Bd. 57, S. 1421. 1913.

REICH, F.: Ein Apparat zur Blutentnahme bei Meerschweinchen. Dtsch. med. Wochenschr. Nr. 4. 1917.

REICHERT, FRITZ: Eine neue Methode zur Bestimmung der Konzentration der Hammelblutkörperchenaufschwemmung. für die Wa-R. Zentralbl. f. Bakteriol., Parasitenk. u. Infektionskrankh., Abt. I. Orig. Bd. 87, S. 315. 1921.

REICHERT, FR.: Über die Konservierung von Blutproben zur Wa-R. Zentralbl. f. Bakteriol., Parasitenk. u. Infektionskrankh., Abt. I. Orig. Bd. 88, S. 593. 1922.

REINHARDT: Wa-R in der Modifikation nach MARGARETHE STERN. Ärztl. Verein Hamburg. 12. Oktober 1909. Ref. Dtsch. med. Wochenschr. 1910. Nr. 4, S. 197.

REINHARDT und CELLER: Hamster-Komplement an Stelle von Meerschweinchen-Komplement bei der WASSERMANN schen Luesreaktion. Münch. med. Wochenschr. Nr. 39. 1916. Feldärztl. Beil. S. 1399.

RESCHKE, K.: Zur Diagnose der Gelenksyphilis. Arch. f. klin. Chirurg. Bd. 2, H. 2. 1919.

RESPIGHI, E.: Über eine Vereinfachung der Wa-R nach Prof. v. DUNGERN. Giorn. ital. malatt. vener. e d. pelle. Vol. 57, p. 79. 1916. Ref. Dermatol. Zeitschr. Bd. 31, S. 156. 1920.

RHAMY, B. W.: The value of ice box incubation and cholesterin antigen as shown by 1600 comparative tests. Americ. Journ. of syphilis. Vol. 5, p. 300. 1921. Ref. Zentralbl. f. Haut- u. Geschlechtskrankh. Bd. 2, S. 366. 1921.

DE RIDDER und MARZORATI: v. DUNGERN sche Modifikation der Wa-R. Journ. de Bruxelles. Nr. 22. 1911. Ref. Dtsch. med. Wochenschr. Nr. 25, p. 1184. 1911.

RISER: La Réaction de BORDET-WASSERMANN dans les Transsudats chez les Syphilitiques. Ann. de dermatol. et de syphilogr. Tome 1, Nr. 10. 1920. Ref. Dermatol. Wochenschr. Bd. 72, S. 125. 1921.

RITZ, H. und SACHS, H.: Erfahrungen mit der Serodiagnose der Syphilis. Dtsch. med. Wochenschr. Nr. 43. S. 2009. 1921.

ROBINSOHN, D. O.: La méthode de NOGUCHI dans le serodiagnostic de la Syphilis. Ann. de malad. vénér. Nr. 12. 1910. Ref. Monatschr. f. prakt. Dermatol. Bd. 52, H. 4, S. 182. 1911. — Der praktische Wert der Methode von NOGUCHI. Med. Record. 23. Juli 1910. Ref. Dermatol. Wochenschr. Bd. 54, S. 155. 1911. — Diagnostic value of the NOCGUHI luetin reaction. Journ. of cut. dis. Juli 1912.

ROSENOFF und WIESEMANN, Syphilis and Insanity. Americ. Journ. of insanity. Vol. 66, pag. 419. 1910.

ROSSI: Über die Methodik der WASSERMANN schen Syphilisreaktion. Ein Verfahren zwecks Absorption der im Menschenserum normalerweise enthaltenen Ambozeptoren gegen rote Hammelblutkörperchen. Zeitschr. f. Immunitätsforsch. u. exp. Therap., Orig. Bd. 10, H. 3.

ROTH: Über die Modifikation der Wa-R nach v. DUNGERN. Korrespbl. f. Schweiz. Ärzte. Nr. 8, S. 257. 1911.

ROUCHÈSE: Wa-R. Presse méd. 1917. Nr. 70. Ref. Dermatol. Wochenschr. Bd. 66, S. 634. 1918.

RUBINSTEIN und ROUBAKINE: La Réaction de BORDET-WASSERMANN dans l'urine. Bull. de la soc. franç. de dermatol. et syphilis. 20. November 1920. Ref. Dermatol. Wochenschrift Bd. 72, S. 589. 1921.

RUEDIGER, E. H.: Konservierung des Serums für die Wa-R. Philippine Journ. of science. Januar 1916. Ref. Dermatol. Wochenschr. Bd. 66, S. 636. 1918.

RUGE, HEINRICH: Vergleichende Untersuchungen über die Methoden der serologischen Luesdiagnostik. Zentralbl. f. Bakteriol., Parasitenk. u. Infektionskrankh., Abt. I Orig. Bd. 89, S. 127. 1922.

RUSCA, C. L.: Ulteriori osservazioni intorno alla sierodiagnosi di WASSERMANN sul latte muliebre. Rass. d'obstetr. e ginecol. Jg. 30, p. 31. 1921. Ref. Zentralbl. f. Haut- u. Geschlechtskrankh. Bd. 3, S. 481. 1922. — Ulteriori osservazioni intorno alla sierodiagnosi di WASSERMANN sul latte muliebre. (Nota II.) Pediatria. Vol. 29, p. 121. 1921. Zentralbl. f. Haut- u. Geschlechtskrankh. Bd. 2, S. 196. 1921.

RUTA: Über die angebliche Substitution des Kalium chloricum an Stelle des hämolytischen Ambozeptors bei der Wa-R. Gazz. internaz. di med., chirurg., ig. etc. Nr. 24. 1910. Ref. Arch. f. Dermatol. u. Syphilis, Orig. Bd. 112, Nr. 2, S. 202. 1912.

SAALFELD, EDMUND: Zur Ausführung der Wa-R in der Praxis. Dtsch. med. Wochenschr. Nr. 44. 1916.

SABRAZÈS und ECKENSTEIN: Über eine einfache Methode zur Komplementfixation bei der Syphilis. Lancet. 22. Januar 1910. — Diagnostic de la Syphilis, par un procédé simplifié de dévation du complément. Paris 1910.

SACHS, H.: Zur Methodik der Wa-R. Hyg. Rundschau 1914. S. 675. — Über den Einfluß des Cholesterins auf die Verwendbarkeit der Organextrakte zur WASSERMANN schen

Syphilisreaktion. Berl. klin. Wochenschr. Nr. 46. 1911. — Die Bedeutung physikalischer Einflüsse für das biologische Verhalten des Blutserums. Berl. klin. Wochenschr. Nr. 52. 1916. — Über den Einfluß der Cholesterinierung auf die Empfindlichkeit der Organextrakte bei der Wa-R. Zeitschr. f. Immunitätsforsch. u. exp. Therap., Orig. Bd. 26. H. 5. — Zur Frage der Brauchbarkeit cholesterinierter Organextrakte für die Serodiagnostik der Syphilis. Dtsch. med. Wochenschr. Nr. 3. 1919. Ebenda 1920. Nr. 3. — Ein Hilfsmittel für die Methodik der Wa-R. Berl. klin. Wochenschr. S. 1075. 1921. — Aus Theorie und Praxis des serologischen Luesnachweises. Münch. med. Wochenschr. Nr. 32. 1921. — Des modifications du serum sanguin par le chauffage. Soc. med. Nr. 26. 1908. — Über Differenzen der Blutbeschaffenheit in verschiedenem Lebensalter. Zentralbl. f. Bakteriol., Parasitenk. u. Infektionskrankh., Abt. I Orig. Bd. 34. 1903.

SACHS und ALTMANN: Über den Einfluß von Temperatur und Reaktion des Mediums auf die Serodiagnostik der Syphilis. Zeitschr. f. Immunitätsforsch. u. exp. Therap., Orig. Bd. 26, S. 470. 1917. — Über die Wirkung des oleinsauren Natrons bei der Wa-R. auf Syphilis. Berl. klin. Wochenschr. Nr. 10, S. 494. 1908. — Über den Einfluß des Cholesterins auf die Verwendbarkeit der WASSERMANN schen Komplementbindung bei Syphilis. Berl. klin. Wochenschr. Nr. 14, S. 699. 1908. — Komplementbindung. Handbuch von KOLLE und WASSERMANN. 2. Ergänzungsband. S. 455.

SACHS und RONDONI: Beiträge zur Theorie und Praxis der WASSERMANN schen Syphilisreaktion. I. Berl. klin. Wochenschr. Nr. 44, S. 1968. 1908. II. Zeitschr. f. Immunitätsforsch u. exp. Therap., Orig. Bd. 1, H. 1, S. 132.

SAENGER, ALFRED: Über den Wert einiger Modifikationen (Cholesterinherzextrakte und Kältemethode) der Wa-R für die Neurologie. Neurol. Zentralbl. Nr. 22. 1913.

SAGASTUME, C. A.: Sur le antigènes artificiels dans la réaction de WASSERMANN. Cpt. rend. des séances de la soc. de biol. Tome 76, Nr. 9. 1914. Ref. Zeitschr. f. Immunitätsforsch. u. exp. Therap., Referate. Bd. 9, S. 72. 1916.

SAITO: Vergleichende Versuche der verschiedenen Antigene zur Wa-R. Zeitschr. f. Militärärzte. Nr. 32. 1912.

SAMELSON: Über die v. DUNGERN sche Syphilisreaktion bei Lues congenita. Zeitschr. f. Kinderheilk. Bd. 2. 1913.

SANFORD, A. H.: The Preparation of Ambozeptor with human Erythrocytes. The Amer. Journ. of syphilis. Oktober 1920. Ref. Dermatol. Wochenschr. Bd. 72, S. 565. 1921.

SATTA und DONATI: Über das Verhalten von verschiedenen Extrakten bei der Wa-R mit Berücksichtigung ihrer antikomplementären und hämolytischen Wirkung. Wien. klin. Wochenschr. Nr. 18, S. 659. 1910.

SCHEIDEMANDEL: Über das Wesen und die Technik und die klinische Bedeutung der Serodiagnostik der Lues. Würzb. Abhandl. a. d. Ges. f. prakt. Med. Bd. 10, H. 1. 1909. — Erfahrungen über die Spezifität der Wa-R, die Bewertung und Entstehung inkompletter Hemmungen. Dtsch. Arch. f. klin. Med. Bd. 101, H. 5—6, S. 482. 1911.

SCHERESCHWSKY: Syphilisdiagnostik und das Syphilisdiagnostikum nach v. DUNGERN. Dtsch. med. Wochenschr. H. 18, S. 828. 1911.

SCHLESINGER, M. F.: Gründe für den verschiedenen Ausfall der Wa-R von der technischen Seite. Medical. Record. p. 61. 1915.

SCHLIMPERT: Beobachtungen bei der Wa-R. Dtsch. med. Wochenschr. Nr. 32, S. 1386. 1909.

SCHLIMPERT und VOSWINKEL: Modifikation der WASSERMANN schen Serodiagnostik der Syphilis. Ges. f. Natur- u. Heilk. Dresden. 20. März 1909. Ref. Münch. med. Wochenschr. Nr. 29, S. 1505. 1909.

SCHMIDT, P.: Zur Apparatur und Technik der Wa-R. Münch. med. Wochenschr. Nr. 15, S. 793. 1911.

SCHMITH: Die Laboratoriumsdiagnose der Syphilis. Journ. of Americ. med. assoc. 18. Nov. 1911.

SCHLOSSBERGER: Beiträge zur Serodiagnose der Syphilis mittels der Wa-R. Zeitschr. f. Immunitätsforsch. u. exp. Therap., Orig. Bd. 13, S. 115. 1913.

SCHUBERT: Über die Bedingungen zur exakten Anwendung der Komplementablenkungsmethode. Arch. f. wiss. u. prakt. Tierheilk. Bd. 35, S. 319. 1909.

SCHULTZ, J. H.: Über Hemmung der Alkoholhämolyse durch Blutserum Luetischer. Folia serol. Vol. 7. p. 99. 1911 und Zeitschr. f. Immunitätsforsch. u. exp. Therap., Orig. Bd. 12, H. 4.

Schultz, Marta: Steigerung der Ambozeptorbildung im Kaninchenserum durch intravenöse Deutero-Albumose-Injektion. Arch. f. Dermatol. u. Syphilis, Orig. Bd. 135, S. 350. 1921.

Schultz-Zehden: Erfahrungen über die Dungern sche Methode der Syphilisreaktion in der Sprechstunde. Med. Klinik 1910. Nr. 27, S. 1058. — Bemerkungen zur Arbeit von Dr. Richard Frühwald und Dr. Felix Weiler über die v. Dungern sche Modifikation der Wa-R. Nr. 44. Diese Wochenschr. Berl. klin. Wochenschr. Nr. 45, S. 2087. 1911.

Schürmann: Ein künstlicher Extrakt zur Anstellung der Luesreaktion. Med. Klinik. Nr. 17, S. 627. 1909.

Schwab, Eberhard: Über den Einfluß der Temperatur auf die Reaktivität des Syphilitikerserums. (Zugleich ein Beitrag zur Frage der technischen Ausgestaltung der Wa-R.) Zeitschr. f. Immunitätsforsch. u. exp. Therap., Orig. Bd. 32, S. 87. 1921.

Seiffert, H.: Über Serodiagnose der Syphilis. Korrespbl. f. Schweiz. Ärzte. Nr. 12. 1910.

Seiffert, O.: Eine neue serologische Methode zur Syphilisdiagnose. Dtsch. med. Wochenschrift. Nr. 50. 1910.

Seligmann: Zur Kenntnis der Seruminaktivierung. Biochem. Zeitschr. Bd. 10, H. 4—6. 1908.

Seligmann und Blume: Die Luesreaktion an der Leiche. Berl. klin. Wochenschr. Nr. 24, S. 1116. 1909.

Seligmann und Pinkus: Beiträge zur Theorie und Praxis der Wa-R. Zeitschr. f. Immunitätsforsch. u. exp. Therap., Or'g. Bd. 5, H. 4, S. 377. 1910.

Selter, H.: Zur Methode der Wa-R und die Frage ihrer Zuverlässigkeit. Münch. med. Wochenschr. Nr. 29. 1918.

Serra, A.: Wa-R im Blute des Nabelstranges, im Blute der Mutter und des Kindes nach der Geburt usw. Pathologica III. Jg. Nr. 63. 1911. Ref. Dermatol. Wochenschr. Bd. 54, S. 130. 1912.

Serra, A. und Gentili, A.: Wa-R im Nabelstrangblut, im mütterlichen und fötalen Blut nach der Geburt. Ihre Wichtigkeit beim Studium der hereditären Lues. Zusammenhänge zwischen serologischer Probe, klinischen Erscheinungen, Parasitologie und ev. anatomischen Veränderungen der Eihäute. Ann. di obstetr. e ginecol. 1911. Ref. Dermatol. Wochenschr. Bd. 55, S. 1052. 1912.

Sézary und Borel: Die Verwendung von Nebennierenextrakt als Antigen zur Wa-R. Soc. de Biol. 28. Februar 1914. Bd. 76, H. 8, S. 334.

Shaw, B. H.: Der Einfluß der Syphilis auf das Komplement der Patienten. Brit. med. Journ. 26. Juli 1919. Nr. 3056. Ref. Dermatol. Wochenschr. Bd. 71, S. 756. 1920.

Shearman, C. H.: The Wa-R as an index of cure, with special reference to the value of cold fixation in the technique of the test. Med. Journ. of Australia. Vol. 1, p. 656. 1922. Ref. Zentralbl. f. Haut- u. Geschlechtskrankh. Bd. 6, S. 366. 1922.

Shiga, R.: Das E. R.-Lezithin als Antigen bei der Wa-R. Zentralbl. f. Bakteriol., Parasitenk. u. Infektionskrankh., Abt. I Orig. Beilage zu Bd. 54.

Signorelli, Ernesto: Über den Einfluß des Phenols auf die Wa-R. Zeitschr. f. Immunitätsforsch u. exp. Therap., Orig. Bd. 19, S. 293. 1913.

Silberstein, S.: Über die Provokation der Wa-R durch Salvarsaninjektionen. Arch. f. Dermatol. u. Syphilis, Orig. Bd. 132, S. 227. 1921.

Simon, Clement: Note sur la recherche comparative de la réaction der Bordet-Wassermann, dans le sang et dans les urines. Bull. méd. Jg. 35, p. 536. 1921. — Zentralbl. f. Haut- u. Geschlechtskrankh. Bd. 2, S. 196. 1921.

Simon, C und Gastinel, P.: Serologische Untersuchungen in der Primärperiode der Lues. Ann. de dermatol. et de syphilogr. Nr. 3, p. 97.

Simon, Cl. und Lebert, M.: Technik der Wa-R im Urin. Bull. de la soc. franç. de dermatol. et syphilis. 11. März 1920. Ref. Dermatol. Wochenschr. Bd. 72, S. 165. 1921.

Sobernheim: Zur Organisation der Serodiagnostik nach Wassermann. Berl. klin. Wochenschrift. Nr. 29, S. 1365. 1910.

Sonntag: Über die Brauchbarkeit der v. Dungern schen vereinfachten Methode der Wa-R. für die Syphilisdiagnostik. Med. Klinik Nr. 52. 1916. — Neuere Erfahrungen über die Serumdiagnostik der Syphilis mittels der Wa-R. Schweiz. Korrespbl. Nr. 12—13. 1911. — Zur Frage der Spezifität der Wa-R: Tumor- und Narkosesera. Dtsch. med. Wochenschrift. Nr. 51 u. 52. 1916. — Die Wa-R in ihrer serologischen Technik und klinischen Bedeutung. Berlin: Julius Springer 1917.

Sormani, B. P.: Quantitative Bestimmung der luetischen Serumveränderungen mittels der Reaktion von Wassermann, Neisser und Bruck. Arch. f. Dermatol. u. Syphilis, Orig. Bd. 48, H. 1, S. 73 1909 und Bd. 68, H. 1. 1913. — Quantitative Komplementbindungsreaktion (insbesondere Reaktion von Wassermann) mit vorausberechneten Komplementsquanta. Genaue Technik für kleinere Quantitäten. Zeitschr. f. Immunitätsforsch. u. exp. Therap., Orig. Bd. 11, Nr. 2, S. 243. 1911. — Über die von Prof. Kromayer und Dr. Trinchese vorgeschlagene „Therapia causalis" der pseudonegativen Wa-R. Med. Klinik. Nr. 34, S. 1393. 1912. — Die Bedeutung der paradoxen Sera bei der Wa-R. Dtsch. med. Wochenschr. Nr. 37, S. 1470. 1912. — Wert und Methodik der Bestimmung des luetischen Index. (Σ—J) Münch. med. Wochenschr. Bd. 2, S. 69. 1914. — Eine rationelle Verbesserung der Komplementbindungsmethodik, insbesondere der quantitativen W-R. Nederlandsch. Tijdschr. v. Geneesk. 1911. Zeitschr. f. Immunitätsforsch. u. exp. Therap., Orig. Bd. 11, H. 2. — Die Σ.—J.-Bestimmung. Dermatol. Wochenschr. Bd. 62, Nr. 17, 18 u. 19. — Eine neue Erklärung des Neisser-Wechsberg schen Phänomens vermittels des „Phänomens der spezifischen Sprödigkeit." Zeitschr. f. Immunitätsforsch. u. exp. Therap., Orig. Bd. 24, S. 336. 1916.

Spiegel: Was leistet die v. Dungern sche Methode der Syphilisreaktion? Münch. med. Wochenschr. Nr. 45, S. 2334. 1910.

Spiethoff, B.: Der Verlauf zeitweise unbehandelter Syphilis und das Verhalten der ausgewerteten Wa-R während dieser Zeit. Klin. Wochenschr. S. 367. 1922.

Steinhaus, J.: Die Noguchi-v. Dungern sche Modifikation der Wassermann sche Methode der Serodiagnose der Syphilis. La Policlinique. Bruxelles 1911. Nr. 12. Ref. Dermatol. Wochenschr. Bd. 54, Nr. 5, S. 155. 1912. — Bemerkungen zu den neuen Arbeiten über die Anwendung der v. Dungern schen Methode der Serodiagnostik der Syphilis. La Policlinique. Nr. 2. 1912.

Steinitz: Über die vereinfachte Wa-R nach v. Dungern-Hirschfeld. Münch. med. Wochenschr. Nr. 47, S. 2476. 1910.

Stephens: Ein einfacher Ersatz der Wa-R. The Arch. of·diagnosis. Vol. 8, H. 2. 1915. Ref. Berl. klin. Wochenschr. Nr. 31, S. 819. 1915.

Stern, Carl: Vergleichende Untersuchungen mit „amtlichen Extrakten" zur Wa-R. Dtsch. med. Wochenschr. S. 1463. 1921. — Über einige Bedenken gegen die Bauer sche Modifikation der Wa-R. Berl. klin. Wochenschr. Nr. 11, S. 497. 1909. — Über die sog. „Verfeinerungen" der Wa-R. Dtsch. med. Wochenschr. Nr. 24, S. 1118. 1910. — Über eigenlösende Eigenschaften des Meerschweinserums und dadurch bedingte Fehlerquellen der Wa-R. Dtsch. med. Wochenschr. Nr. 9. 1913.

Stern, Henni: Die Technik der Wa-R. The urologic and cutaneous Review. September 1915. Dermatol. Wochenscr.h Bd. 62, S. 277. 1915. — Über die praktische Verwertbarkeit der von Wassermann kontrollierten Luesextrakte. Dtsch. med. Wochenschr. Nr. 27, S. 1264. 1911.

Stern, Marg.: Eine Vereinfachung und Verfeinerung der serodiagnostischen Syphilisreaktion. Zeitschr. f. Immunitätsforsch. u. exp. Therap., Orig. Bd. 1, S. 422. 1909. — Über die Bewertung der unsicheren und „paradoxen" Reaktionen bei der serodiagnostischen Untersuchung der Syphilis. Zeitschr. f. Immunitätsforsch. u. exp. Therap., Orig. Bd. 5, S. 201. 1910. — Über die praktische Verwendbarkeit der Hermann-Perutz schen Luesreaktion und der Popoff schen Serodiagnose. Arch. f. Dermatol. u. Syphilis, Orig. Bd. 118, S. 772. 1914. — Zur Technik der Serodiagnostik der Syphilis. Berl. klin. Wochenschr. Nr. 32, S. 1489. 1908. — Über die Brauchbarkeit der Bariumsulfatbehandlung von Leichenserum zwecks serodiagnostischer Untersuchung. Zeitschr. f. Geburtsh. u. Gynäkol. Bd. 13, S. 688. 1912. — Theorie und Praxis der Wa-R. Zeitschrift f. Immunitätsforsch. u. exp. Therap., Orig. Bd. 22, H. 2. 1914.

Stern, Marg. und Danziger, Hel.: Zur Technik der Kaup schen Methode der Wa-R. Zeitschr. f. Immunitätsforsch. u. exp. Therap., Orig. Bd. 28, S. 377. 1919.

Sternberg, Karl: Versuche über die Wa-R. Wien. klin. Wochenschr. Nr. 18. 1914.

Steyerthal: Die Wa-R in den Sprechstunden. Fortschr. der Med. Nr. 34, S. 1549. 1911.

Stillians, Arthur, W.: Einige Einzelheiten in der Technik der Wa-R. Journ. of cutaneous diseases incl. Syphilis. Mai 1913. Ref. Dermatol. Wochenschr. Bd. 57, S. 806. 1913. — Vorschlag, die Wa-R nach einer Standardvorschrift auszuführen. Americ. Journ. of syphilis. Vol. 1, H. 4. 1917. Ref. Dermatol. Wochenschr. Bd. 70, S. 126. 1920.

Stilling, Erwin: Über den Einfluß der Serumaktivierung bei der Wa-R. Berl. klin. Wochenschr. Nr. 11. 1917.

Stiner, Otto: Untersuchungen über die Brauchbarkeit der v. Dungern schen Reaktion für die Serodiagnostik der Syphilis. Schweiz. Korrespbl. Nr. 33. 1911. — Weitere Erfahrungen über Verwendung von Acetonextrakten bei der Serumdiagnostik der Syphilis. Dtsch. med. Wochenschr. Nr. 49. 1912. — Über die Modifikation der Wa-R nach Mintz und Rossi. Zeitschr. f. Immunitätsforsch. u. exp. Therapie., Orig. Bd. 13, S. 378. 1913.

Stone, Chester, T.: Quellen von Irrtümern bei der Wa-R. New York med. Journ. 20. Juni 1914. Ref. Dermatol. Wochenschr. Bd. 60, S. 52. 1915.

Strophire, Courtney, W. und Watterston, Chas.: Zur notwendigen Vereinheitlichung der Wa-R. Dermatol. Wochenschr. Bd. 63, Nr. 51.

Stühmer: Über ein Verfahren aus Meerschweinchenleber den spezifisch syphilitischen gleichwertige Extrakte für die Wassermann sche und die Sachs-Georgi sche Reaktion herzustellen. Berl. klin. Wochenschr. Nr. 26. 1921. — Über die von Tschernogubow angegebene Modifikation der Wa-R. Dtsch. med. Wochenschr. Nr. 35, S. 1517. 1909. — Über die Verwendung autolysierter Lebern zu Organextrakten für die Wa-R. Zentralbl. f. inn. Med. Nr. 14. 1910.

Stühmer und Dreyer: Die Unzulässigkeit der Serumuntersuchungen auf Syphilis bei Schwangeren und Gebärenden. Zeitschr. f. Geburtsh. u. Gynäkol. Bd. 84, S. 289. 1921.

Swift: Der Gebrauch aktiven und inaktiven Serums in der Komplementablenkungsprobe der Syphilis. Arch. f. int. Med. November 1909.

Taege: Die Technik der Wassermann-Neisser-Bruck schen Serodiagnostik der Syphilis. Münch. med. Wochenschr. Nr. 33, S. 1730. 1908. — Quantitativer Wassermann. Münch. med. Wochenschr. Nr. 47. 1917.

Tatsukawa: Wa-R mit Erland schem Lezithin im Vergleich mit Cuorinseroaktion. Saikingakkuzasshi. Nr. 186. 1911.

Terajima: Ersatzpräparate der Luesantigene zur Wa-R. Mitt. d. Marineärztl. Ges. zu Tokio. Nr. 2. 1911.

Thaysen, Th. E. Hess: Spontaneous variations in the strength of the Wa-R. Acta med. scandinav. Vol. 55, S. 281. 1921. Ref. Zeitschr. f. Haut- u. Geschlechtskrankh. Bd. 3, S. 63. 1921.

Thiele und Embleton: Some observations on the Wa-R. Zeitschr. f. Immunitätsforsch. u. exp. Therap. Orig. Bd. 17, H. 4, S. 430. 1913. — Methoden zur Erhöhung der Genauigkeit und Empfindlichkeit der Wa-R. Lancet. 21. Februar 1914 und 11. April 1914. Nr. 4721 und 4728. Ref. Berl. klin. Wochenschr. Nr. 13, S. 609 u. Nr. 20, S. 941. 1914.

Thomas, B. A. und Ivy, R. H.: Bemerkungen zur Wa-R. Americ. Journ. of the med. sciences. Juli 1914. Ref. Dermatol. Wochenschr. Bd. 60, S. 35. 1915. — Use of cholesterinized antigens in the Wa-R. Journ. of the Americ. med. assoc. Vol. 62, p. 363. 1914. Ref. Zeitschr. f. Immunitätsforsch. u. exp. Therap. Ref. Bd. 9, S. 275. 1916.

Thompson, L.: Cholesterinierte Antigene. Journ. of the Americ. med. assoc. Vol. 62, p. 19. 1914. Ref. Med. Klinik. Nr. 23, S. 994. 1914. — Komplementfixierung bei Syphilis nebst vorläufiger Mitteilung über eine neue Technik. Americ. Journ. of syphilis. Juli 1917. Vol. 1, Nr. 3. Ref. Dermatol. Wochenschr. Bd. 70, S. 91. 1920.

Thomsen, Oluf: Wa-R. med. Maelk. Hospitalst. Nr. 41, p. 1289. 1909. — Die Wa-R mit Milch. Berl. klin. Wochenschr. Nr. 46, S. 2052. 1909.

Thomson, Olaf und Boas, Harald: Über den Wert der Anwendung von größeren Mengen Patientenserum bei der Wa-R. Dermatol. Zeitschr. Bd. 26, S. 189. 1918. — Der Einfluß der Temperatur auf die Komplementbindung bei Wa-R. Hospitalstitende. Vol. 36. 1913 und Zeitschr. f. Immunitätsforsch. u. exp. Therap., Orig. Bd. 18, S. 516. 1913. — Über die Thermoresistenz der in der Wa-R wirksamen „Antikörper" in den verschiedenen Stadien der Syphilis und anderen Krankheiten. Zeitschr. f. Immunitätsforsch. u. exper. Therap., Orig. Bd. 10, H. 3.

Tilgren, S. und Brun, G.: Über die Bedeutung der im Menschenserum enthaltenen Normalambozeptoren gegen Hammelblut bei der Wa-R. Zeitschr. f. Immunitätsforsch. u. exp. Therap., Orig. Bd. 20, H. 6.

Torday: Über paradoxe Wa-R. Orvosi hetilap. Nr. 50. 1912.

TRIBONDEAU: Emploi d'extraits végétaux dans la réaction de WASSERMANN. Accad. de sciences. 27. Januar 1913. Ref. S. med. H. 6, p. 68. 1913.

TRINCHESE: Die Beeinflussung der Wa-R durch Schwankungen des Komplements. Berl. klin. Wochenschr. Nr. 41, S. 1935. 1912. — Die Eigenhemmung der Sera, ein Symptom der Lues. Dtsch. med. Wochenschr. Nr. 34. 1913.

TROLLER: Die Komplementablenkung und die Wa-R. Ihr Wert in der ärztl. Praxis. Journ. de méd. de Paris. Nr. 14. 1911.

TROSSARELLO, M.: Über die Aufbewahrung der luetischen Seren. La Riforma med. Nr. 4. 1914. Ref. Arch. f. Dermatol. u. Syphilis, Ref. Bd. 122, S. 47. 1915. — Sull' azione paradossa degli antigeni nella Wa-R. Pathologica. Vol. 13, Nr. 291. p. 16. 1921.

TSCHERNOGUBOW: Die Serumdiagnose der Syphilis mit aktivem Serum. Arch. f. Dermatol. u. Syphilis, Orig. Bd. 120, H. 1. — Der Wert und die Technik der Syphilisdiagnose mittels der aktiven Methode. Russ. Zeitschr. f. Haut- u. Geschlechtskrankh. Januar-März 1914. Bd. 27. — Eine einfache Methode der Serumdiagnose bei Syphilis. Berl. klin. Wochenschr. Nr. 47, S. 2107. 1908. — Zur Frage der Herstellung von syphilitischen Antigenen. Wien. klin. Wochenschr. Nr. 10, S. 336. 1909. — Ein vereinfachtes Verfahren der Serumdiagnose bei Syphilis. Dtsch. med. Wochenschr. Nr. 15, S. 668. 1909. — Zur Technik der Serodiagnostik nach WASSERMANN, NEISSER und BRUCK. Russk. Wratsch. Nr. 26. 1909. Ref. Dtsch. med. Wochenschr. Nr. 31, S. 1367. 1909. — Zur Frage von der Anwendung aktiver Sera für die Serumdiagnose der Syphilis. Berl. klin. Wochenschr. Nr. 40, S. 1808. 1909.

TSCHIDSCHAWADZE: Das künstliche Antigen bei der Wa-R. Wratsch. Gaz. Nr. 5. 1912.

TUSCHINSKI und IWASCHENZOW: Die Wa-R bei der Krankenhauspraxis. Russk. Wratsch. Nr. 13—15. 1912. Ref. Dermatol. Wochenschr. Bd. 55, S. 1484. 1912 und Münch. med. Wochenschr. Nr. 12, S. 662. 1913.

UHLE, A. und MC KINNEY, W.: Vergleichende Untersuchungen über die Wa-R. Journ. of the Americ. med. assoc. p. 863. 1915. Ref. Arch. f. Dermatol. u. Syphilis, Orig. Bd. 122, S. 77. 1916.

UNGER, K.: Wa-R mit wässerigem Antiformin-Antigen (FREUND). Orvosi hetilap. 1920. Ref. Dermatol. Wochenschr. Bd. 72, S. 623. 1921.

ULLOM: NOGUCHIs Modifikation der Wa-R, Technik, Resultate. Americ. journ. of dermatol. Juni 1911. — Die Reaktion nach WASSERMANN-NOGUCHI. Americ. Journ. of Dermatol. and genitourin. diss. 1911. Vol. 15. Ref. Monatsschr. f. prakt. Dermatol. Bd. 53, Nr. 6, S. 335. 1911.

VALERIO und BORNAUD: Untersuchungen über die Komplementbindung nach der Methode von SABRAZÈS-ECKENSTEIN. Zeitschr. f. Immunitätsforsch. u. exp. Therap., Orig. Bd. 10, Nr. 1, S. 440. 1911.

VALLEZ, G.: Les Procédés derivés de la Technique de Calmette et Massol pour la réaction de WASSERMANN. Presse méd. Nr. 79. 1920. Ref. Dermatol. Wochenschr. Bd. 72, S. 622. 1921.

VARNEY, H. R. und BAESLACK, F. W.: Eine vergleichende Studie über Antigene für die Wa-R. Journ. Amer. med. assoc. 6. Sept. 1913. Ref. Dermatol. Wochenschr. Bd. 60, S. 54. 1915.

VATTUONE: Neues Antigen für die Wa-R. Gazz. d. ospedali. Vol. 29. 1914. Ref. Dermatol. Wochenschr. Nr. 14, S. 715. 1914.

VERNES, ARTHUR: Présentation d'un distributeur automatique des liquides, application à la réaction de WASSERMANN. Cpt. rend. des séances de la soc. de biol. Tome 76, Nr. 10. 1914. Ref. Zeitschr. f. Immunitätsforsch. u. exp. Therap. Referate. Bd. 9, S. 74. 1916.

VESZPRÉMI, D.: Die Bedeutung der WASSERMANNschen Syphilisreaktion bei Sektionen. Orvosi hetilap. Nr. 47. 1909.

DE VILLA und ROUCHI, A.: Ricerche sperimentali sulla R. die WASSERMANN nei bambini. Il Policlinico. H. 6 u. 7. 1922. Ref. Dermatol. Wochenschr. Bd. 75, S. 815. 1922.

VOISIN: Die biologische Reaktivierung der Wa-R als diagnostisches Hilfsmittel. Bull. des hôp. p. 271. 1912.

WAGNER, GERHARD: Über den Einfluß des Antigen-Alkohols auf die Wa-R. Zeitschr. f. Immunitätsforsch. u. exp. Therap., Orig. Bd. 30, S. 26. 1920. — Vergleichende quantitative Untersuchungen über die Wa-R in Kantharidenblasen- und anderen Körperflüssigkeiten. Med. Klinik. S. 1468. 1922.

Walbum, L. E.: Die Einwirkung verschiedener Alkohole auf Antigene und ähnliche
    Körper. Zeitschr. f. Immunitätsforsch. u. exp. Therap., Orig. Bd. 7, Nr. 5, S. 544.
Wallenstein, Sidney: The Interpretation of the Wa-R. Its Reliability and Limitations.
    New York med. Journ. Vol. 115, Nr. 9. 1922. Ref. Dermatol. Wochenschr. Bd. 75,
    S. 1055.
Wassermann, A. v.: Zur Frage der Zuverlässigkeit der Wa-R. Berl. klin. Wochenschr.
    Nr. 5. 1917. — Neue experimentelle Forschungen über Syphilis. Berl. klin. Wochenschr.
    S. 193. 1921. — Über die Antikörpernatur der Wassermannsubstanz. Berl. klin.
    Wochenschr. S. 331. 1921. — Bemerkungen zu den Ausführungen E. Weils. Berl.
    klin. Wochenschr. S. 970. 1921. — Diskussion. Freie Vereinigung f. Mikrobiol. 5. Tagg.
    1911. (Schereschewsky- und v. Dungern sche Reaktion.) — The diagnostic use
    of the complement-fixation method. Brit. med. Journ. Vol. 2, p. 1427. 1910.
Wassermann, A. v., Neisser und Bruck: Eine serodiagnostische Reaktion bei Syphilis.
    Dtsch. med. Wochenschr. Nr. 19, S. 745. 1906. — Eine serodiagnostische Reaktion
    bei Syphilis. Nachweis spezifisch luetischer Substanzen durch Komplementveränderung.
    Zeitschr. f. Hyg. u. Infektionskrankh. Bd. 55, S. 541. 1906.
Waugh, J. F.: Die Resultate der Noguchi-Modifikation der Wassermann schen Serum-
    diagnose bei Syphilis. Journ. of the Americ. med. assoc. Vol. 55, Nr. 10. — Unter-
    suchungen mit Noguchis Modifikation der Wassermann schen Serumdiagnostik
    bei Syphilis. Journ. of the Americ. med. assoc. p. 844. 3. September 1910.
Wechselmann: Über Verschleierung der Wa-R durch Komplementoidverstopfung. Zeit-
    schrift f. Immunitätsforsch. u. exp. Therap., Orig. Bd. 3, H. 5, S. 525. 1909.
Wehrli: v. Dungern sche Modifikation der Wa-R. Schweiz. Rundschau f. Med. Bd. 7,
    S. 375. 1911. Ref. Med. Klinik. Nr. 34, S. 1324. 1911.
Weichert: Die Stern sche Modifikation an 600 Seren im Vergleiche zur Wassermann-
    schen Syphilisreaktion. Berl. klin. Wochenschr. Nr. 16, S. 702. 1911.
Weidanz: Demonstration der Technik der Wa-R auf Syphilis bei Anwendung kleinster
    Blutmengen. Bericht über die 2. Tagung d. Fr. Verein. f. Mikrobiol. 11.—13. Juni
    1908. Ref. Berl. klin. Wochenschr. Nr. 44, S. 1996. 1908. — Die Wa-R bei Anwendung
    kleinster Blutmengen. Berl. klin. Wochenschr. Nr. 50, S. 2240. 1908.
Weil, E.: Das Problem der Serologie der Lues in der Darstellung Wassermanns. Berl.
    klin. Wochenschr. S. 966. 1921.
Weil und Kafka: Weitere Untersuchungen über den Hämolysingehalt der Cerebrospinal-
    flüssigkeit bei akuter Meningitis und progressiver Paralyse. Med. Klinik. S. 1314.
    1911.
Weinberg, U.: Technique rationelle de la réaction de fixation. Ann. de l'inst. Pasteur.
    Nr. 6, p. 424. 1912.
Weiss, Richard: Ein neues Rezept zur Ausführung der Wa-R im Sprechzimmer des Arztes.
    Münch. med. Wochenschr. Nr. 40. 1915.
Werdt: Über die Wa-R an der Leiche. Korrespbl. f. Schweiz. Ärzte. Nr. 28—29. 1911.
Wermel: Zur Technik der Serodiagnostik der Syphilis nach Wassermann. Med. Obosrinje.
    p. 955. 1909. Ref. Monatsschr. f. prakt. Dermatol. Bd. 51, Nr. 8, S. 380. 1910.
Wesener, F.: Zweijährige Erfahrungen mit der Wa-R. Münch. med. Wochenschr. Nr. 33.
    1913.
Wetterer: Ein schonendes Verfahren der Entblutung von Tieren für die Zwecke der Wa-R.
    Münch. med. Wochenschr. S. 796. 1910.
Wilk, Karl: Original-Wa-R: Kältemethode: Ausflockungsmethode nach Sachs-Georgi.
    Zentralbl. f. Bakteriol., Parasitenk. u. Infektionskrankh., Abt. I Orig. Bd. 86, S. 169.
    1921.
Woiciechowsky: Über den praktischen Wert der Wa-R und die von Bauer vorgeschlagene
    Modifikation derselben. Zeitschr. f. Dermatol. 1909. — Die Bewertung der nach Bauer
    und Hecht modifizierten Wassermann schen Methode. Poln. Zeitschr. S. 206. 1912.
    Ref. Zeitschr. f. Dermatol. Nr. 1, S. 34. 1913.
Wolbarst, A. L.: Widersprechende Befunde bei der Wassermann schen Probe. Große
    Verschiedenheiten in den Resultaten verschiedener Untersucher. New York med. Journ.
    22. Februar 1913. Ref. Dermatol. Wochenschr. Bd. 57, S. 844. 1913.
Wolff: Die Wa-R in der pathologischen Anatomie. Zeitschr. f. Immunitätsforsch. u. exp.
    Therap., Orig. Bd. 11, H. 2, S. 154. — Über Untersuchungen mittels der Wa-R an der
    Leiche. Münch. med. Wochenschr. Nr. 29. 1912. — De reactie van Wassermann

in de pathologische Anatomie. Nederlandsch. Tijdschr. v. Geneesk. Nr. 9, p. 693. 1911. — Bemerkungen zu der PORTMANN schen Notiz: „Eine neue Modifikation der Wa-R.“. Berl. klin. Wochenschr. Nr. 6. 1913.

WYLER, E. J.: Observations on the WASSERMANN test using a method of prolonged fixation at ice-chest temperature. Journ. of pathol. a. bacteriol. Vol. 24, p. 349. 1921. Ref. Zentralbl. f. Haut- u. Geschlechtskrankh. Bd. 2, S. 364. 1921. — Further obzervations on the WASSERMANN test with prolonged fixation at icechest temperature (with a note on tests with Bordets antigen). Journ. of pathol. a. bacteriol. Vol. 25, p. 271. 1922.

ZALOZIECKI: Bemerkung zu S. PORTMANNs Notiz: „Eine neue Modifikation der Wa-R.“ Berl. klin. Wochenschr. Nr. 5, S. 239. 1913. — Über eigenlösende Eigenschaften des Meerschweinserums und dadurch bedingte Fehlerquellen der Wa-R. Dtsch. med. Wochenschr. Nr. 17, S. 797. 1913.

ZEISSLER, Z.: Die Wa-R bei Scharlach. Berl. klin. Wochenschr. Nr. 42, S. 1887. 1908. — Quantitative Hemmungskörperbestimmung bei der Wa-R. Berl. klin. Wochenschr. Nr. 44, S. 1968. 1909. — Komplementschädigung durch Schütteln. Berl. klin. Wochenschrift Nr. 52, S. 2340. 1909. — Quantitative Hemmungskörperbestimmung bei der Wa-R. II. Mitteil. Berl. klin. Wochenschr. Nr. 21, S. 968. 1910. — Über die quantitative Bestimmung der bei der Wa-R nachweisbaren Hemmungskörper. Biolog. Abt. d. ärztl. Vereins in Hamburg. 18. Oktober 1910. Ref. Münch. med. Wochenschrift Nr. 47, S. 2498. 1910.

ZIELER: Zur Frage der Zuverlässigkeit der Wa-R. Münch. med. Wochenschr. Nr. 33. 1918.

ZILZ: Prof. v. DUNGERN s Syphilisdiagnostikum. Ashs. Wien. Viertelj. Fachbl. 1911. 2.

ZIMMERN, F.: Die akute Schwankung der Serumreaktion bei primärer Lues. Dermatol. Wochenschr. Bd. 73, S. 1080. 1921.

ZUCCÔLA, PIER FRANCESCO: Dosaggio degli anticorpori nella prova di WASSERMANN. Policlinico sez. prat. Jg. 28, p. 1463. 1921. Ref. Zentralbl. f. Haut- u. Geschlechtskrankh. Bd. 4, S. 61. 1922.

Fünfter Teil

Die Präzipitations- und Flockungsreaktionen zum Luesnachweis.

Von

E. Jacobsthal-Hamburg-St. Georg.

Mit 13 Abbildungen.

Jahrelang hat die WASSERMANNsche Reaktion das Feld vollständig beherrscht. Es schien auch kein Grund vorhanden zu sein, um von ihr abzugehen. Vielmehr erschien es ein mehr theoretisches Interesse zu haben, für die Serumveränderungen, die man durch die WASSERMANNsche Reaktion (Wa-R) nachweist, auch andere Indikatoren zu haben, als das dabei gebrauchte hämolytische (hämolysierende) System. Aber schließlich waren es zwei Gesichtspunkte, die nach dem Ersatz der Wa-R durch andere Methoden hindrängten: einmal die Unsicherheit, die, wie sich immer mehr herausstellte, auch bei bester Technik ein so kompliziertes System mit sich brachte, und zweitens das Bestreben, irgend etwas zu schaffen, was auch den Praktiker in den Stand setzte, selbst die Blutuntersuchung auszuführen. Wie sich aus den folgenden Auseinandersetzungen ergeben wird, sind wir von dieses Wunsches Erfüllung noch ziemlich entfernt. Den letzten Anstoß zur energischen Bearbeitung dieses Gebietes hat aber noch die augenblickliche Not mit sich gebracht; denn die Beschaffung der Versuchstiere, besonders der Meerschweinchen, wurde immer schwerer. Soll das eigentliche Ideal, daß in jedem Krankenhause jeder Patient serologisch untersucht wird, erfüllt werden, so dürfte das unter den jetzigen Bedingungen des Tiermangels kaum möglich sein.

Die Literatur über das hier zu besprechende Gebiet ist schon jetzt so groß, daß sie ein einzelner kaum noch beherrschen kann, und wie eine Hydra scheint sie dem immer noch anzuwachsen, der sie bearbeiten soll. So war eine gewisse Beschränkung nötig. Es schien mir richtig, das Gewesene und jetzt Überholte nur in seinen Grundzügen, insbesondere in seiner Bedeutung für das darauf Folgende und Aufgebaute darzustellen. Auch war es nicht möglich, die vielen Arbeiten aller „Bestätiger" zu besprechen. Aber ich bin mir bewußt, zum Teil durch äußere Verhältnisse gezwungen, hier und da auch wichtigere Arbeiten nicht gewürdigt zu haben. Dagegen hoffe ich das Literaturverzeichnis ziemlich vollständig gebracht zu haben.

Ich habe es für besser gehalten, die Technik aller zu besprechenden Reaktionen in einem besonderen „Technischen Anhang" beizufügen. Dort sind die Methoden meistens ziemlich wortgetreu nach den Originalangaben der Autoren so zusammengestellt, daß man danach arbeiten kann; das Ziel war, das Buch auch für die praktische Laboratoriumsarbeit übersichtlich zu gestalten.

Wenn man ein Gebiet zu besprechen hat, so ist in der Einteilung schon eine Möglichkeit gegeben, für den, der die Materie kennt, seine Grundanschauungen durchblicken zu lassen. So muß ich denn schon hier meiner Meinung Ausdruck geben, daß die gesamten zur Zeit bekannten Methoden zum Luesnachweis sich in zwei Gruppen trennen lassen, von denen man die eine als die Labilitätsreaktionen bezeichnen kann, weil bei ihnen lediglich der Nachweis der Labilität, der Serumglobuline nachgewiesen wird, und die andere als Lipoidbindungsreaktionen (MEINICKE). Es ist nun nicht so, daß diese beiden Gruppen sich streng gegenüber stehen. Sie decken sich in gewisser Weise; eine Labilitätsreaktion ist nie eine Lipoidbindungsreaktion, aber eine Lipoidbindungsreaktion wird meist erst durch die Bedingungen manifest, die für eine Labilitätsreaktion wesentlich sind. So ist der Begriff der Lipoidbindungsreaktion de facto, aber nicht im Wesen, der weitere, übergeordnete.

Allgemeines zur Geschichte der Fällungsreaktionen. Die Geschichte der Fällungsreaktionen ist voll von Prioritätsstreitigkeiten, und auch voll von Ungerechtigkeiten. Das hat einige prinzipielle Gründe.

Im letzten Grunde sollte man eine Reaktion dann erst als eine fertig geschaffene ansehen, wenn sie ihre endgültige Form angenommen hat und man nun am Richtstuhl der Tatsachen feststellen kann, ob sie brauchbar ist oder nicht. Aber leider läßt sich das praktisch nicht durchführen: denn das Wichtigste, das Neue, der Geistesblitz, der zu der neuen Methode geführt hat, kann schon längst vor der Erzielung durchgehends einwandfreier Ergebnisse publiziert sein. Gerade bei den hier zu besprechenden Reaktionen kommt es nun nicht nur auf irgendeinen einzelnen Faktor, sondern immer auf die geeignete richtige Kombination mehrerer Faktoren, wie Temperatur, Mengenverhältnisse, Salzgehalt, Extraktbeschaffenheit an. Und eine Kombination, bei der alle anderen Faktoren vielleicht richtig gewählt sind, nur ein einziger nicht, kann eben nicht als vollwertig gelten. Und an sich hat der Autor, der bei einem anderen die von ihm angewandte, aber noch nicht völlig richtige Kombination korrigiert sieht, deshalb noch kein Recht auf Prioritätsansprüche. Die Prioritätsansprüche sind erst da berechtigt, wo schon der erstgenannte Autor entweder durch einen neuen Gedanken oder durch systematische Durcharbeitung der Variationen eines oder mehrerer Faktoren eine neue, bis daher unbekannte oder nicht beachtete Basis geschaffen hat. Am allerwenigsten dürften aber bloße, nicht vom Experiment gestützte Vermutungen, daß man vielleicht auch diese oder jene Kombination anwenden könne, als Stütze für Prioritätsansprüche gelten. Bei Durchsicht der Literatur ist es geradezu erstaunlich zu sehen, wie leicht manche Autoren vergessen, auf wessen Schultern stehend sie selbst ein Stück emporgeklommen sind.

Wenn alle Autoren, die Prioritätsansprüche geltend gemacht haben, oder es noch wollen, sich auf unserem Gebiete diese Gedanken zu eigen machen würden, so wäre schon viel gewonnen.

Es kommt noch etwas hinzu: über den Begriff einer selbständigen Methode, der Modifikation oder des sog. Modifikatiönchens gehen die Anschauungen auch recht weit auseinander. Der Erfinder der Modifikation wird das gern seine „Methode“ nennen, was der Entdecker der Methode eine „Modifikation“ zu nennen geneigt sein wird. Jeder, der die Geschichte der Forschung kennt, wird mir beistimmen. Er wird auch verstehen, warum die Autoren so viel aneinander vorbeireden.

Ich möchte es mir versagen, von diesen Gesichtspunkten ausgehend die Prioritätsansprüche auf dem Gebiet der Luesreaktionen im einzelnen zu beleuchten. Einzelnes wird sich aus dem Text ergeben.

I. Die Labilitätsreaktionen.

Nachdem durch die Untersuchungen von Porges und Meier, Levaditi und Yamonouchi, Landsteiner, Müller und Poetzl nachgewiesen worden war, daß die Wa-R keine eigentlich spezifische Reaktion sei, sondern daß man auch alkoholische, also eiweißfreie Antigene für die Wa-R benutzen könne, lag die Frage nahe, welches wohl die wirksamen Stoffe bei der Wa-R in den Extrakten seien. (Näheres hierüber s. Abschnitt II dieses Handbuches.) Aus den Untersuchungen des Wassermannschen, des Sachsschen und des Levaditischen Laboratoriums ergab sich, daß vor allem die Lipoide, das Lezithin, das Cholesterin, das ölsaure Natron und andere Seifen dafür in Betracht kamen.

A. Spezieller Teil.

1. Fornet-Schereschewskis-Reaktion [1]).

Bei dem Versuche, ob vielleicht doch eine Antigen-Antikörper-Reaktion im eigentlichen Sinne beim serologischen Luesnachweis in Betracht käme, brachten Fornet und Schereschewski (1907) das Serum eines mit spirochätenhaltigem Materiale immunisierten Kaninchens mit dem Extrakte aus der Leber eines syphilitischen Fötus zusammen, und beobachteten dabei eine ausgesprochen spezifische Ausflockung. So fragten sie sich, ob vielleicht eine Immunität im Blute eines alten Syphilitikers vorhanden sein könnte, die dazu führte, daß eine Präzipitationsreaktion mit diesem Immunblute erzeugt werden könnte. Von Erfahrungen, die sie beim Typhus und anderen Infektionskrankheiten gemacht hatten, ausgehend, glaubten sie, daß vielleicht die im Blute eines frisch infizierten Luesfalles kreisenden Spirochäten oder Spirochätenabbauprodukte als Antigen dienen könnten. Als sie nun eine Schichtungsprobe machten, indem sie 0,03 ccm Paralytikerblutserum im Volumen von 0,15 ccm mit 0,15 ccm Serum eines frischen Luesfalles unterschichteten, fanden sie sofort oder wenigstens im Verlauf von 2 Stunden eine deutliche Ringbildung. Diese Reaktion, die bis heute noch nicht ganz geklärt ist, fand sich zwar häufiger bei Lues, aber wir werden ihr vielleicht doch eine andere Deutung geben müssen, als es Fornet und Schereschewski getan haben. Sie könnte ebensogut eine Reaktion sein, die Isoantikörper zwischen verschiedenen Individuen anzeigt, ähnlich wie wir sie durch den hämolytischen Versuch zwischen Serum und Blutkörperchen

---

[1]) S. Technischer Anhang S. 367.

verschiedener Menschen nachweisen können. Diese Frage, die durch Absättigungsversuche mit Erythrozyten in der Kälte sehr wohl zu lösen wäre, ist eigenartigerweise nie aufgeworfen worden. Auch hat sich die Literatur, nachdem über das Thema Arbeiten von CITRON, BLUMENTHAL, PLAUT, HEUCK und ROSSI, BAUER, SACHS und ALTMANN erschienen waren, die die Spezifität der Reaktion leugneten, später ganz ausgeschwiegen. Heute wird man wohl einen Teil der positiven Reaktionen in die Reihe der KLAUSNERschen Reaktion, die wir gleich zu besprechen haben, bringen.

Wie wenig spezifisch die Reaktion ist, sei an den Zahlen PLAUT und HEUCKS dargetan; diese fanden:

bei Kombination der Sera von	+	−
Lues und Paralyse	6	10
Lues und Normal	4	4
Normal und Paralyse. . . .	6	5
Lues und Lues	0	2
Normal und Normal	1	1

BOAS fand bei 22 sicheren Nichtsyphilitikern siebenmal positive Reaktion.

Auffallend ist, daß FORNET und SCHERESCHEWSKI das Präzipitin 11mal bei Metalues gefunden haben, davon 7mal bei Paralytikern; bei Normalen fanden sie fast nie.

In demselben Jahre wurde von L. MICHAELIS eine Reaktion gefunden, deren Bedeutung damals nicht erkannt wurde, die aber die Grundlage aller modernen Präzipitationsmethoden zum Nachweis der Syphilis geworden ist. MICHAELIS beobachtete nämlich in einem Falle, daß bei Überschichtung eines verdünnten wäßrigen Luesleber-Extraktes mit inaktivem Luesserum nach Brutschrankaufenthalt sich eine kräftige Präzipitation entwickelte. Aus der quantitativen Beobachtung dieser neuen Reaktion, daß nämlich der Luesleberextrakt ein Optimum der Fällung hatte, zog er den richtigen Schluß, daß in dem Leberextrakt das Präzipitinogen sei, der Leberextrakt aber das Präzipitin enthielte. Da ihm mit mehreren Extrakten aber die Wiederholung des Versuches nicht gelang, unterließ er weitergehende Schlüsse.

2. Klausnersche Reaktion[1]).

Im Jahre 1908 versuchte KLAUSNER, den Spuren FORNETs und SCHERESCHEWSKIS folgend, die vielleicht im Luesserum vorhandenen Antikörper mittels einer Präzipitationsreaktion nachzuweisen. Er fand dabei, daß Reizserum mit destilliertem Wasser, zugefügt zu Luikerserum, in bestimmter Menge „einen flockigen Niederschlag erzeugte", während in gleicher Versuchsanordnung Normalserum keinen oder erst nach 24 Stunden einen geringen Niederschlag ergab. KREIBICH, aus dessen Klinik die Arbeit stammt, vermutete sogleich, daß es sich um frühzeitigere Ausfällbarkeit von Globulin beim Luikerserum handelte. Unter Weglassung des unnötigen Reizserums wurde

----

[1]) S. Technischer Anhang S. 367.

nun im Standgläschen von 0,5 cm lichter Weite 0,2 aktives Patientenserum + 0,7 ccm Aqu. dest. gemischt. Nach einer bis höchstens 15 Stunden zeigte sich bei Zimmertemperatur bei allen Gläschen mit Luetikerserum eine 2—4 mm hohe, manchmal auch noch suspendierte Ausflockung. Schon bei der ersten Beobachtung wurden von 50 Fällen, worunter 23 Kontrollseren waren (zwei krupp öse Pneumonien und ein Typhus reagierten positiv), keine unspezifische Ausflockung gefunden. Die meisten Fälle waren sekundäre Luesfälle, einige Lues I—II, und einige Lues III. Auch Klausner hielt es für wahrscheinlich, daß es sich wegen der Löslichkeit des Niederschlages in Kochsalzlösung und in konzentrierter Essigsäure um Globuline handelte, die beim Luikerserum früher oder stärker ausfielen.

Die Frage der Spezifität wurde dann später von Klausner noch genauer untersucht und bei von 70 nicht luischen Patienten bei 10 Typhuskranken, 3 fieberhaften Pneumonien, die Reaktion positiv gefunden.

Es muß hier nochmals festgestellt werden, daß das Verdienst, die besondere Globulinfällbarkeit des Luesserums richtig erkannt und gedeutet zu haben, in Wirklichkeit Kreibich zukommt, der in dieser Beziehung nirgends genannt wird. Das ist wichtig, weil auf dieser Beobachtung zahlreiche spätere aufbauen. Kreibich hat bald darauf sich dahin geäußert, daß die Präzipitate Fibrinogenreste und Fibrinoglobuline seien, die im Luetikerserum vermehrt oder leichter ausfällbar seien. Das Präzipitat löste sich mit 10% Kochsalzlösung quantitativ wieder auf und es wurde mit $28,5\%$ Ammonsulfat quantitativ wieder ausgefällt. Damit war es als ein Eiweißkörper erwiesen, der mit dem Fibrinogen mehr verwandt ist als mit dem Seroglobulin.

Es zeigte sich auch in Kreibichs Versuchen, daß durch langes Stehen, wie auch durch Inaktivieren, die Klausnersche Reaktion aufgehoben werden kann.

Bemerkenswert ist nun, daß es Klausner gelang (Biochem. Zeitschr. Bd. 47. 1912), auch durch Entfernung der Lipoide aus dem Serum durch Ätherextraktion ein positives Serum negativ zu machen. Entsprechend konnte er durch Wiederhinzufügung der extrahierten Lipoide, sowie durch Zufügung von Lipoiden aus normalem Serum oder Gehirn eine positive Klausnersche Reaktion wieder- bzw. neuerzeugen. Die Deutung, die er, wie auch Porges (Beitr. z. Klin. d. Infektionskrankh. u. z. Immunitätsforsch. Bd. 2. 1914) diesen Befunden gibt, müssen wir als irrig bezeichnen. Sie sprechen sich nämlich dahin aus, daß die Klausnersche Reaktion wahrscheinlich auf einem vermehrten Lipoidgehalt beruhe. Wir werden durch diese Versuche nämlich an ganz ähnliche Versuche erinnert, die Forssmann (Biochem. Zeitschr. Bd. 121. 1921; Bd. 124. 1921) mitgeteilt hat, bei denen er durch Behandlung mit Äther die Wa-R des Blutserums erzeugen und durch Inaktivieren wieder verschwinden lassen konnte. Mit Recht deutet er, nachdem er vorher eine ganz andere Auffassung gehabt hatte, die Erscheinungen als Dispersitätsänderungen. So müssen wir auch für die Klausnerschen Experimente annehmen, daß das Aufbewahren der Sera, das Inaktivieren, die Ätherausschüttelung in gleichem Sinne, nämlich als Stabilisierung der Globuline aufzufassen sind. Schwieriger schon ist die Deutung des Wiederauftretens der Klausnerschen Reaktion. Ich möchte annehmen, daß es sich hier um einen ganz anderen Prozeß handelt, nämlich nicht um Ausfällung von Globulinen wie bei der echten Klausnerschen Reaktion, sondern um das Ausfallen der zugesetzten Lipoide unter dem Einfluß des destillierten Wassers, vielleicht gleichzeitig mit dem Ausfallen von Globulinen. Es würde sich demnach um einen Vorgang handeln, der der ersten Phase der Meinickereaktion (Kochsalzmethode) entsprechen würde.

Diese Auffassung wird auch durch die Versuche von HANDOVSKY und WAGNER gestützt, die Pferdesera mit Lezithin-Emulsionen zusammenbrachten und Ausflockungen entstehen sahen. KLAUSNER selbst weist auf diese Versuche hin.

KLAUSNER hat bei dieser Gelegenheit eine Anzahl von Befunden erhoben, die ich zwar anders deuten möchte als er, die aber für die neueren Flockungsreaktionen wichtige Hinweise enthalten. Ich hebe von ihnen folgende hervor: jedes Ausflockungsreaktion gebende Serum läßt sich durch Ätherextraktion oder Erhitzung inaktivieren. Die Reaktivierung nach Ätherextraktion mittels Gehirnlipoiden gelingt aber nur beim vorher aktiven, nicht beim inaktivierten Serum. Auch ein negativ reagierendes Normalserum läßt sich durch Gehirnlipoid aktivieren, aber nur, wenn es unerhitzt ist. Aus diesen Befunden wäre der richtige Schluß gewesen, daß eben der Zusatz der Gehirnlipoide einen anderen Prozeß auslöst als die echte KLAUSNERsche Reaktion.

Die natürliche Präzipitationsreaktion, wenn durch Erhitzen inaktiviert, läßt sich durch frisches Normalserum nicht wieder aktivieren.

Wäre die KLAUSNERsche Erklärung richtig, daß der Lipoidgehalt des syphilitischen Serums eine Reaktion hervorriefe, so würde auch diese nicht hierher gehören, sondern in gewissem Sinne zu den im zweiten Abschnitte besprochenen Lipoidreaktionen gerechnet werden müssen.

Die KLAUSNERsche Reaktion wurde von zahlreichen Nachprüfern als nicht spezifisch erklärt, wenn auch allgemein anerkannt werden mußte, daß sie bei Lues häufiger vorkam als bei allen anderen Erkrankungen. Unspezifisch wurde sie besonders gefunden bei: Tuberkulose, Pneumonie, Tumorkachexie, fieberhaften Zuständen. Am häufigsten positiv wurde sie bei frischer Lues gefunden. Mit der Behandlung nimmt die Reaktion ab. Unter den Nachprüfern seien genannt: KAPPELHOF, CITRON, SACHS und ALTMANN, NOBEL und ARZT, FRITZ und KREN. BOAS fand 31 positive Reaktionen unter 130 Nichtsyphilitikern.

Durch die KLAUSNERsche Reaktion wurde bald darauf eine Anzahl von Reaktionen angeregt, die nach meiner Meinung nur zum Teil zu den Labilitätsreaktionen gerechnet werden dürfen; die meisten von ihnen sind wohl Lipoidbindungsreaktionen und sollen später besprochen werden, so die Reaktion von PORGES-MEIER, HERMANN-PERUTZ usw. Andere sind nicht ganz leicht systematisch unterzubringen. Ich meine hier die

3. Reaktionen von Sachs und Altmann.

SACHS und ALTMANN benutzten Alkohol (2 Teile 20%igen Alkohol + 1 Teil Serum); über Temperatur und Zustand der Aktivität des Serums teilten sie nichts mit. Sie fanden aber nach einigen Stunden einen deutlichen Niederschlag beim Luesserum. Sofort feststellbar war der Unterschied zwischen Lues und Normalserum bei Verwendung von 0,7 ccm 20%igem Alkohol auf 0,2 ccm Serum. Analoge Ausfällungen erhielten sie auch mit 0,3—0,35%igem ölsaurem Natron oder einer Mischung von 0,5% Seifenlösung mit 20% Alkohol, wenn sie diese mit gleichen Teilen Serums mischten. Endlich konnten sie mit Lezithinlösungen Ausflockungen erhalten, die je nach der Menge der Lezithinlösung kürzere oder längere Zeit bis zur Ausflockung brauchten. Die Lezithinausflockungsmethode brachten sie selbst in Beziehung zur Klausnerschen Reaktion („Verstärkung der Wasserwirkung durch Zusatz von Lezithin oder Alkohol"). In diesem Sinne sprach auch, daß nachträglicher Zusatz von Kochsalz die Lezithinausflockung wieder abnehmen ließ. Dann erwähnen sie noch, daß es ihnen durch Zusatz von Azeton, Ammonsulfat und Mastix gelungen sei, die Reaktion zu verstärken.

Alle diese Angaben sind so, daß man zwar in ihnen die Keime späterer und jetzt bekannter Entwicklung fühlt, zugleich aber auch die sich überstürzende Hast, mit der in jenen Jahren die neuen Entdeckungen hingenommen und weiter verarbeitet wurden. Ich bin geneigt, die Alkoholfällungsreaktion als eine reine Labilitätsreaktion aufzufassen und wahrscheinlich auch die Seifen- und Lezithinreaktionen in der von Sachs und Altmann angedeuteten Anordnung. Die angedeutete Ammonsulfatreaktion gehört wahrscheinlich zu den direkten Globulinfällungsreaktionen, wie sie später von Winternitz, Müller und Hough u. a. ausgebaut wurden.

H. Sachs hat, zum Teil in Versuchen mit Altmann, gezeigt, daß durch Eiweißfällungsmittel verschiedener Art, also neben Alkohol auch durch Salzsäure noch deutlicher als durch die Klausnersche Reaktion verschiedene Grade der Globulinfällbarkeitsbereitschaft dargestellt werden können. Besonders ist es möglich, beim inaktiven oder gelagerten Serum, bei dem die Klausnersche Reaktion, wie Sachs, sowie Citron zeigten, versagt, durch Salzsäurezusatz eine positive Reaktion wieder aufleben zu lassen. Sachs nahm hierzu (La semaine médicale 1908) zu einem Teil Serum 5 Teile $^1/_{1000}$—$^1/_{500}$ Normalsalzsäure. Für Lues war diese Reaktion allerdings nicht genügend charakteristisch. Diese Versuche sind in doppelter Richtung wesentlich. Einmal sind sie eine Bestätigung und Weiterführung der durch v. Liebermann festgestellten Verminderung der Serumazidität durch den Inaktivierungsprozeß, andererseits bilden sie den geistigen Übergang zu der Bruckschen Milchsäurereaktion.

4. Die Bruckschen serochemischen Reaktionen [1]).

Erst neun Jahre später (1917) hat Bruck bewußt die Labilitätsreaktionen weiter ausgebaut. Unterdessen war auf dem Gebiete der Wa-R sehr viel Neues gearbeitet worden. Namentlich durch die Bemühungen der Sachsschen Schule und durch die fesselnden Arbeiten von Herzfeld und Klinger und Hirschfeld und Klinger war das Problem der Chemie der Luesreaktionen, die Frage, ob es sich um eine sog. echte Immunitätsreaktion oder eine Kolloidreaktion handelte, ob qualitative oder quantitative Serumveränderungen das Luesserum von dem Normalserum unterschieden, so recht in Schwung gekommen. Es sei mir gestattet, an dieser Stelle einige allgemeine Anschauungen darüber zu äußern: so sonderbar und vielleicht ketzerisch es klingen mag, so halte ich einen großen Teil der Meinungsverschiedenheiten, die sich auf diesem und besonders später auf dem Gebiete der Flockungsreaktionen entwickelt haben, für relativ fruchtlos. Nicht etwa, daß die Ergebnisse der

---

[1]) S. Technischer Anhang S. 367.

Arbeit fruchtlos gewesen wären. Der Fehler liegt vielmehr an der mangelnden Präzisierung der Begriffe, die, mag sie auch historisch gesehen erklärlich sein, nur gar zu leicht zum Aneinandervorbeireden führte. Oder hat es irgendeinen Sinn, eine echte Immunitätsreaktion einer kolloidalen Reaktion gegenüberstellen zu wollen. Sind nicht alle Immunitätsreaktionen physikalisch-chemische Prozesse? Führt uns der Streit, welches bei einer gegebenen Reaktion das Wesentliche sei, nicht wieder in dieselben Probleme, zu denen der Streit um das ursächliche und das konditionale Denken führen mußte. Und ferner: was heißt qualitativer und quantitativer Unterschied zweier Reaktionen? Gewiß, es gibt auch qualitative Unterschiede, wenn nämlich für die eine ein wesentlicher Faktor verantwortlich gemacht werden muß, der der anderen vollkommen fehlt. Aber wie selten sehen wir auf unserem Gebiete diese Bedingung verwirklicht.

Brucks Originalarbeit (Münch. med. Wochenschr. 1917. Nr. 1, S. 25) ging von der Beobachtung aus, daß der von Salpetersäure und Luikerserum erzeugte Niederschlag bei Zusatz von Aqu. dest. sich im allgemeinen etwas schwerer und langsamer löst. Bei systematischen Untersuchungen fand er dann, „daß sich bei einer gewissen Verdünnung das gesamte Säurealbuminat des Normalserums in Wasser löst, während bei derselben Verdünnung noch ein Teil des Säurealbuminates des Luesserums ungelöst bleibt".

So fügte er denn Salpetersäure bestimmter Konzentration zum Serum, ließ abgemessene Zeiten die Säure einwirken, und prüfte durch Zufügung von Aqu. dest. die gebildeten Azidalbuminate. Die Azidalbuminate der negativen Sera lösen sich wieder.

Diese Reaktion beurteilt Bruck selbst als eine Bemessung der quantitativen Mengen der Eiweißkörper — zuzufügen wäre, der leicht fällbaren Eiweißkörper — des Luesserums im Vergleich zum Normalserum. Bruck selbst fand in 200 Fällen Übereinstimmung mit der Wa-R. Dieses von allen zahlreichen Nachprüfern nicht bestätigte günstige Ergebnis hängt wahrscheinlich mit den besonderen Verhältnissen des Feldes zusammen. Denn die Kontrollen, die erfahrungsgemäß unspezifisch reagieren, wie Kachektische und Tuberkulöse, fehlen naturgemäß unter den Soldaten. Unter den Nachprüfern seien genannt: R. Müller, Poehlmann, Weichbrodt, Kaemmerer, Stümpke, Nathan, Jacobsthal. Alle diese Untersucher stimmen darin überein, daß ein praktischer Wert der Reaktion nicht zukäme. Jacobsthal hat durch vergleichende Untersuchungen nachgewiesen, daß man vor allem durch minimale Differenzen in der Temperatur ganz verschiedene Ergebnisse erzielen könne. Einzelne Sera sah er bei 0^0 absolut negativ, bei Zimmertemperatur nur teilweise negativ, bei 37^0 und 56^0 mittelstark bis stark positiv reagieren. Er versuchte für die Trübungen bei der Bruckschen Reaktion eine Trübungsskala aufzustellen. Diese ist auch jetzt noch ein bequemes, viel zu wenig benutztes Hilfsmittel, um bei der Laboratoriumsarbeit, z. B. der Herstellung von Vakzinen, eine orientierende Vergleichsskala zu haben. Ich darf hinzufügen, daß die damals von mir benutzte, in Glasröhrchen eingeschmolzene Skala noch jetzt, nach 6 Jahren also noch unverändert sich gehalten hat.

Für die Herstellung des Trübungsmaßstabes versetzte ich abgerahmte Milch mit etwas Formalin und verdünnte sie in folgender Weise:

Trübung 0 entspricht einer Verdünnung von 1 : ∞

„	1	„	„	„	„	
„	2	„	„	„	„	1 : 1280
„	3	„	„	„	„	1 : 640
„	4	„	„	„	„	1 : 320
„	5	„	„	„	„	1 : 160
„	6	„	„	„	„	1 : 80
„	7	„	„	„	„	1 : 40
„	8	„	„	„	„	1 : 20
„		„	„	„	„	1 : 10

Dann wurden die Röhrchen zugeschmolzen.

Gärtner (Zentralbl. f. Bakteriol., Parasitenk. u. Infektionskrankh., Abt. I Orig. Bd. 82. 1919) hat, unbeirrt von der allgemeinen Ablehnung der Salpeter-säure-Reaktion, an dem großen Material der Gennerichschen Syphilisabteilung die Frage nach dem Ablauf der Reaktion in den verschiedenen Stadien der Syphilis geprüft. Es mag sein, daß bei der Eigenartigkeit der Reaktion und der Möglichkeit, die Fälle in gewissem Sinne zu gruppieren, das eine oder andere Ergebnis „frisiert" erscheinen könnte. Die Gesamtausbeute seiner Unter-suchungen, gewonnen an so großem Material und mit geübtem Blick geordnet, zeigt doch neue Gesichtspunkte.

Gärtner erkannte, daß die von Bruck selbst angegebene Menge von 0,3 ccm HNO_3 nicht allen Verhältnissen genügt; er nahm vielmehr eine Austitrierung mit höheren und geringeren Werten, offenbar von 0,2—0,4 (Angaben fehlen) vor. Untersucht wurden 2850 Proben. An technischen Einzelheiten ist be-merkenswert, daß nur frische Sera untersucht werden sollen, und durch Stehen-lassen über längere Zeit falsche Werte resultieren können. Gleichzeitig wurde immer die Wa-R geprüft. Als Gesamtergebnis kann ausgesprochen werden, daß bei Lues im sekundären Stadium die Brucksche Salpetersäure-Reaktion so gut wie immer positiv ist, daß dann eine „gewisse" Zuverlässigkeit im spät-primären, frühlatenten und frühen Rezidiv-Stadium besteht; daß dann aber die Zuverlässigkeit absinkt und wieder im Stadium tertiärer, destruktiver Vorgänge ansteigt. In der Spätlatenz und bei Metasyphilis, außer bei Paralyse, sind positive Ergebnisse selten und auch da vielleicht nicht spezifisch. Un-spezifische Reaktionen wurden vor allem bei allen Eiterungsprozessen, bei Tuberkulose, zuweilen bei Fieber und Kalomel-Abszessen störend beobachtet.

Gärtner fand, daß bei Lues II auch quantitativ die Reaktionen am stärksten sind, nämlich bei 0,22—0,24 HNO_3. Bei normalen Seris wurde bei 0,36 ccm noch kein Niederschlag erzielt. Die positive Schwankung der Wa-R bei Lues I unter der Behandlung, sowie die positive Schwankung der Wa-R durch Provo-kation hat ihr Widerspiel in einem Positivwerden der Salpetersäurereaktion. Doch reicht die Prüfung mit 0,3 HNO_3 nicht immer aus, um das festzustellen. Unter der Behandlung wird auch die Salpetersäurereaktion negativ, jedoch später als die Wa-R, trotzdem sie später als diese auftritt. Bei älteren Sekundär-fällen war die Salpetersäurereaktion häufig positiv, doch mit einer Nieder-schlagsgrenze von 0,26—0,28. Gärtner faßt seine Erfahrungen in folgendem Schema zusammen:

Stadium	Wa-R	Typische Reaktion mit 0,3 HNO_3	Niederschlagsgrenze in ccm HNO_3
Frühprimär	—	—	normal
Spätprimär	∓ und +	— später +	0,34—0,24
Frühsekundär (Exanthem) .	+ (100%)	+ (100%)	0,2 —0,4
Spätsekundär (Rezidive) . .	+	+ und —	0,24—0,32
Frühlatenz	+ gelegentl. —	+ häufiger —	0,28—0,38
Tertiär (Gummen)	+ und —	— bei Zerfall +	0,28—0,34
Spätlatenz	+ und —	—	oberhalb 0,32
Metasyphilis	+ und —	—	fast normal

Zur Erklärung der Bruckschen Salpetersäurereaktion glaubt Gärtner auch einen Zusammenhang mit Gewebszerfall annehmen zu müssen. Er läßt es aber unentschieden, ob es sich dabei um eine Vermehrung des Globulins oder um eine leichtere Fällbarkeit innerhalb der vorgeschriebenen 10 Minuten handelt. Wichtig ist auch ihm die große Übereinstimmung mit der Klausnerschen Reaktion.

Kaemmerer (Münch. med. Wochenschr. 1917. Nr. 8), der auch die mangelnde Spezifität der Salpetersäure-Reaktion betont, setzt sie in Beziehung zur Klausnerschen Reaktion. Er verglich die Reaktion mit der Ammon-sulfatausfällung des Globulins, indem er in Uhlenhuthröhrchen 0,5 ccm Serum mit 1,5 ccm physiologischer Kochsalzlösung und 2 ccm gesättigter Ammonsulfatlösung mischte und die Höhe der abgesetzten Eiweißsäule nach 12—24 Stunden ablas. (Man kann auch 0,5 ccm Serum + 8,5 physiologische Kochsalzlösung + 9 ccm Ammonsulfat nehmen.) Es zeigte sich, daß die salpeter-säurenegativen Seren auch weniger Globulin enthalten.

Nachdem Bruck selbst für seine Salpetersäurefällungsmethode die für Lues nicht genügende Spezifität besonders bei fieberhaften Erkrankungen festgestellt und zugegeben hatte, hat er sich bemüht, das Wesentliche seiner Befunde zu erweitern. Er wandte sich hier Alkoholausfällungen zu, die H. Sachs schon früher gelegentlich angewandt hatte. Auch Jacobsthal hatte bei der Nachprüfung der Salpetersäurereaktion schon einige Versuche mit Alkohol-ausfällung bei verschiedenen Temperaturen gemacht, war aber nicht zu brauch-baren Ergebnissen gekommen. Es zeigte Bruck bei seinen Untersuchungen, daß bei der Fällung von Serum durch Alkohol die Konzentration, die Tem-peratur, die Versuchsdauer, der Salzgehalt und nicht zum geringsten Teil die Individualität des Serums eine Rolle spielte. Überhaupt konnte Bruck auf einen Punkt hinweisen, der bis dahin beim serologischen Luesnachweis nicht genug beachtet war, und es vielleicht heute noch nicht allgemein ist: auf die großen Verschiedenheiten, die scheinbar geringfügige Differenzen in der Behand-lung der Sera für den Endeffekt bedeuten. Nicht nur die Inaktivierungs-temperatur, auch die Dauer des Eingriffs, ja, die Zeit, die vor und nach ihm bis zur Untersuchung des Serums vergangen ist, sind von Bedeutung. Der Stabilisierungsprozeß, den die Eiweißkomplexe durch das Inaktivieren erleiden, setzt sich noch danach fort. Besonders Meinicke hat später diese Dinge bewußt berücksichtigt. Daß Bruck auf diese besonderen Verhältnisse kam, hing damit zusammen, daß er mit seinen Reaktionen in

Wirklichkeit ein zu feines Reagens in der Hand hatte. So reagierten bei ihm mit der Salpetersäuremethode die Sera vor dem Inaktivieren unspezifisch empfindlich, und eine Ausfällung wurde 1—2 Tage danach immer schwieriger.

Die Erklärung, die er dafür gibt, daß nämlich die Säure des Serums sich immer mehr steigere, ist allerdings nicht ganz gut ausgedrückt, weil ja die Alkaleszenzverhältnisse des Serums sich mit dem primitiven Ausdruck der „Säuerung" nicht voll erfassen lassen.

Die dritte der Modifikationen Brucks, die Milchsäuremethode, ist gerade von der Idee der verschiedenen Säuregrade des Normal- und Luesserums ausgegangen. (Technik s. Techn. Anhang 3C S. 368.)

Bruck selbst erhielt mit der Milchsäuremethode sehr zufriedenstellende Ergebnisse. Unter 149 Luesfällen hatte er dabei unter Nichtberücksichtigung der zweifelhaften Resultate 6 Differenzen, die 4 Lues I und 2 Lues II betrafen. Von den 58 sicher negativen Kontrollen reagierten nur 2 Malariafälle unspezifisch.

Bruck schließt aus seinen Versuchen auf eine erhöhte Fällbarkeit der Globuline bei den meisten Wassermann + Seren. Zwischen positiver und negativer Wa-R und größerer und geringerer Globulinfällbarkeit besteht ein weitgehender Parallelismus.

Marmann hat die Alkoholfällungs- und Milchsäuremethode von Bruck nachgeprüft. Er hat sie mit der Wa-R verglichen. Bei Lues fand er mit der Milchsäuremethode 73,3% Übereinstimmung. Unter den Kontrollfällen waren ca. 8% unspezifisch positive.

Bemerkenswert sind seine Untersuchungen über den Einfluß längeren Inaktivierens und auch des Stehenlassens der Sera. Durch diese Maßnahmen, besonders auch nochmaligem einstündigen Inaktivieren, konnten vorher unspezifisch positive Resultate in negative umgewandelt werden.

Meinicke hat (Berl. klin. Wochenschr. 1917. Nr. 25; Münch. med. Wochenschr. 1917. Nr. 45) in etwas modifizierter Weise Alkoholausfällungsversuche ausgeführt. Er inaktivierte die Sera nicht unverdünnt, sondern 2:5 mit physiologischer Kochsalzlösung verdünnt ½ Stunde bei 55—56°. Davon wurden 0,5 ccm mit 3,0 ccm eines 1:5, 1:6 und 1:8 verdünnten Alkohols versetzt, dann bis zum nächsten Tage bei Zimmertemperatur stehen gelassen. Mit Fleckfieberseren erhielt er mehr positive Ausfälle als mit Luesseren.

Herzfeld und Klinger (Münch. med. Wochenschr. 1917) haben versucht, aus den Ergebnissen der Salpetersäurereaktion nicht, wie die meisten Nachprüfer, die so leichten Lorbeeren einer Ablehnung zu pflücken, sondern den doch ohne Zweifel hier vorhandenen, recht schweren Problemen nachzugehen. Sie kommen auf Grund ihrer höchst anregenden kolloidchemischen Anschauungen zu der Auffassung, daß allen Bruckschen Fällungsreaktionen dieselbe tiefere Ursache, nämlich die stärkere Fällbarkeit der Globuline, zugrunde liege.

Herzfeld und Klinger stellen sich vor, daß im Serum mehrere Typen von Eiweißteilchen vorhanden sind, nämlich relativ große mit relativ kleiner Oberfläche und solche mit relativ großer Oberfläche. Beide werden in der umgebenden Flüssigkeit nicht nur durch das Wasser, sondern auch durch ihre Abbauprodukte, die sie an ihrer Oberfläche adsorbiert halten, in der Flüssigkeit suspendiert gehalten. Sie selbst sind verhältnismäßig wasserunlöslich. Nur ihre mit den Abbauprodukten besetzte Oberfläche vermittelt die Löslichkeit zwischen ihnen und dem Wasser. Alle Faktoren, die diese Löslichkeitsvermittler stören oder entfernen, führen eine Ausfällungstendenz durch Näherung der Teilchen aneinander, zu mindestens aber eine Dispersitätsverminderung herbei. Die erstgenannten größeren Eiweißteilchen sind die Globuline, die kleineren aber die sog. Albumine. Es geht schon aus diesen Darlegungen hervor, daß die Albumine relativ feiner dispers sein müssen und viel schwerer zur Ausfällung zu bringen sind.

Die Flüssigkeit nun, die sich zwischen den Eiweißteilchen befindet und ihre kolloidale Verteilung vermittelt, sei eine schwach alkalische (bikarbonatalkalische) Lösung, in der Polypeptide und Aminosäuren in Form von Alkalisalzen (— COONa) und meist auch als Neutralsalzverbindungen (z. B. CH . NH$_2$-NaCl) durch das Alkali in Lösung gehalten werden. Während nun Alkalien niemals die Ausfällungsneigung erhöhen können, sondern vielmehr eher dispersitätsvermehrend und damit stabilisierend wirken, wirkt Wasserzusatz und vor allem Säurezusatz in entgegengesetztem Sinne. Bei Wasserzusatz wird das lösungsvermittelnde Salz ausgelaugt und besonders labile Eiweißteilchen fallen unter Trübung der Flüssigkeit aus. Aber der Prozeß ist reversibel. Schon das Lagern von Seris, bei dem durch Autolyse reichlichere Abbauprodukte entstehen, hemmt den geschilderten Vorgang. All das ist bei der Klausnerschen Reaktion zu beobachten.

Bei Zufügung von Säure werde Bikarbonat neutralisiert und von der COONa-Gruppe in die COOH-Gruppe der freien Aminosäure übergeführt. In gleichem Sinne wirkt Wasserentziehung durch Alkohol oder konzentrierte Salze, indem es die Dispersität vermindert.

Bei der Bruckschen Salpetersäurereaktion wirke die Säure deswegen fällend, weil sie den Eiweißteilchen das zur Verteilung notwendige Wasser entziehe. Je nach der Dauer ihrer Einwirkung ist der Vorgang reversibel oder nicht reversibel. Daher die Wichtigkeit der Einhaltung einer bestimmten Zeit.

Bei der Alkoholmethode von Bruck spiele eigentlich nur die Ausfällung der Globuline eine Rolle.

Bei der Milchsäurereaktion Brucks spiele (nach Herzfeld-Klinger) die Reaktion des Serums eine Rolle. Allerdings sei es nicht richtig, das Phenolphthalein anstatt des Azolithmins als Indikator zur Prüfung der Alkaleszenz zu wählen. Denn durch die Anwesenheit von Bikarbonaten im Serum sei eine genaue Titrierung schon ohnehin kaum möglich. Es sei nicht zulässig, von einer „Azidität" des Serums zu reden. Auch die Kohlensäure spiele, besonders im aktiven Serum, eine Rolle. Schon allein, weil sie durch den Inaktivierungsprozeß angetrieben wird, sind aktive Sera stabiler.

Überblickt man nachträglich die wissenschaftliche Bedeutung der Bruckschen Fällungsreaktionen, so muß man sagen, daß sie uns durch die Anregungen, die von ihnen ausgegangen sind, doch ein gut Stück weiter gebracht haben. Praktisch kommen sie als diagnostische Methode nicht in Betracht.

Man sollte meinen, daß nach dem praktischen Fiasko der Labilitätsreaktionen keine Neigung bestanden hätte, deren noch neue herauszuarbeiten. In neuester Zeit sind aber zwei weitere hervorgetreten: die Senkungsbeschleunigungsreaktion von Fahraeus und die Formolgelefikation von Gaté und Papacostas.

5. Die Senkungsbeschleunigungsreaktion [1)

knüpfte an uralte Erfahrungen der Ärzte an. Diese wußten, daß in Fällen schwerer Erkrankung und bei Schwangeren beim Aderlaß sich eine vollkommen andere Art Gerinnsel bildete als beim Normalen; es bildet sich bei ihnen eine sog. Crusta sanguinis über dem Blutkuchen des geronnenen Blutes. Ich selbst habe dieser Erscheinung bei zahlreichen Blutentnahmen bei älteren kachektischen Leuten meine Aufmerksamkeit zugewandt, konnte aber niemals einen Unterschied im spezifischen Gewicht von Blutkörperchen und Serum finden, der die Erscheinung erklärt hätte. Erst durch die Arbeiten von Fahraeus und Höber ist Licht in das Phänomen gekommen. Fahraeus fand nämlich in sehr ausführlichen Versuchsreihen, daß die roten Blutkörperchen, die an sich negativ geladen sind (Höber) unter den Umständen dieser Reaktion durch einen, im Plasma befindlichen Stoff umgeladen werden. Diese positive Umladung führt nach bekannten kolloidchemischen Gesetzen zu Zusammenballungen (Agglutination) und damit zur schnelleren Absenkung der Blutkörperchen im Plasma. Es ist hier nicht der Ort, die zahlreichen und interessanten theoretischen und praktischen Versuche auf diesem Gebiete zu besprechen. Uns interessiert hier nur das Problem vom Gesichtspunkt der Labilitätsreaktionen und vom praktisch-diagnostischen Standpunkt. Die wichtigsten theoretischen Arbeiten auf diesem Gebiete stammen von: Fahraeus, Höber, Linzenmeier, Abderhalden, Starlinger, Sachs und v. Oettingen.

Die Rotenblutkörperchensenkungsbeschleunigung läßt sich nur im Plasma feststellen. Defibriniertes Blut ist daher ungeeignet. Im Plasma selbst ist, wie systematische Versuche zeigen, die Albuminfraktion indifferent. Die Senkungsbeschleunigung (SB) geht von den Globulinen und von diesen wieder besonders von der Fibrinoglobulinfraktion mehr als von den Serumglobulinen aus (Linzenmeier, Starlinger). Daher kommt es, daß die SB sich gerade bei den Zuständen findet, bei denen auch die Blutgerinnung durch Vermehrung des Fibrinoglobulins beschleunigt ist. Man beobachtet darum, auch in der Praxis bei den Blutentnahmen zur Wa-R ohne besondere Maßnahmen, nur die leichtesten Grade der SB: dann stellt sich die Erscheinung so dar, daß die oberste Schicht der Blutsäule in einem Bezirk von $^1/_4$—2 und mehr Zentimeter beim ruhigen Stehenlassen sich durch den Sedimentationsprozeß der Blutkörperchen aufhellt. Wenn sich dann ein Fibringerinnsel bildet, so ist es deswegen in seinen obersten Teilen vollkommen weiß. Die gewöhnlichen Grade der SB aber kann man nur durch den Kunstgriff beobachten, daß man durch ein gerinnungshemmendes Mittel, gewöhnlich Natrium citricum, den Blutkörperchen die Absenkung ermöglicht. Um einen Maßstab für den Prozeß zu finden, wird nach gegebenen Zeiten die Höhe der Absenkungszone gemessen.

Es zeigte sich nun, daß alle Prozesse, die die Stabilität des Protoplasmas erhöhen, auch die SB hemmen. Dazu gehört z. B. schon leichte Erwärmung des Plasmas für 1—2 Stunden auf 37—38°, Zufügen von Serum zum Plasma, Lagern des sterilen Plasmas auch im Eisschrank, Inaktivierung des Plasmas! Die SB wird aber auch gehemmt durch solche Adsorbentien, die positive Teilchen

---

[1) S. Technischer Anhang S. 369.

adsorbieren, also durch Ausschüttelung des Plasmas mit Tierkohle, Kaolin, Bolus alba (LINZENMEIER). Das entgegengesetzt geladene Eisenhydroxyd und andere Stoffe, die nur negative Teilchen adsorbieren, wirken indifferent oder gar senkungsbeschleunigend nach Ausschüttelung im Plasma. H. SACHS und v. OETTINGEN haben betont, daß es eben der Dispersitätsgrad der Globuline ist, der bei allen diesen Erscheinungen wirksam ist. Es konnten von LINZENMEIER in Verfolgung dieses Gedankens Versuche ausgeführt werden, die analog den SACHSschen Versuchen der Komplementinaktivierung im salzarmen Medium ausfielen und auch im Sinne der Auffassung sprechen, daß die mangelnde Plasmastabilität das Wesentliche der SB ist. Daneben scheint nach LINZEN- MEIERS und PEWNYS Versuchen auch die Beschaffenheit der roten Blutkörper- chen eine gewisse Rolle zu spielen.

Nach HÖBER sind die roten Blutkörperchen durch Adsorption von Ionen an ihrer Oberfläche negativ geladen, sie bewegen sich also in einem Potentialgefälle zur Anode. Bei Gravidität usw. sind nach FAHRAEUS' ursprünglichen Unter- suchungen die Blutkörperchen weniger stark geladen. Mit Unrecht ist er aber von diesen Erklärungen des Phänomens wieder abgegangen und hat es ganz auf die Vermehrung der Globulinfraktion zur Albuminfraktion geschoben. Der isoelektrische Punkt des positiv geladenen Globulins liegt dem Neutralpunkt näher als der des Albumins. Durch die Beladung mit Globulin werden nach HÖBER die Blutkörperchen stärker an den isoelektrischen Punkt, d. h. die Flockungszone, als wie durch Albumin herangeführt.

Sedimentierung und Ladung der Blutkörperchen in verschiedenen Eiweiß- Solen nach HÖBER

	in 5,5% Pseudoglobulin	in 2,75% Pseudoglobulin +2,6% Albumin	in 5,2% Albumin
Senkung der BK nach 30 Min.	51 mm	4 mm	1 mm
Senkung der BK nach 60 Min.	61 ,,	8 ,,	3 ,,
Negative Ladung der BK	0,8	1,0	1,3

Welches sind nun die praktischen Ergebnisse der SB-R? Da muß man zunächst bedenken, daß normalerweise bei den beiden Geschlechtern die SB verschieden ist, nämlich bei Männern 2 mm, bei Frauen 6 mm in 1 Stunde (bestimmt nach FAHRAEUS). NATHAN (Berl. klin. Wochenschr. 1921. Nr. 24) hatte nun bei Lues folgende Ergebnisse:

Lues   I seronegativa . . . . . . 8,0 mm
,,   I seropositiva . . . . . . 24,1 ,,
,,   II florida . . . . 31,1 ,,
,,   III florida . . . . 14,5 ,,
.,   latens seropositiva . . . . . 8,2 ,,
,,   ,, seronegativa . . . . 4,7 ,,

Im allgemeinen zeigt sich, daß die Stärke des äußeren Exanthems und der Grad der Allgemeindurchseuchung bzw. der Grad der reaktiven

Abwehrvorgänge mit der Beschleunigung der Senkungsgeschwindigkeit proportional geht. Bei lokalisierten Erscheinungen ist die Senkungsgeschwindigkeit geringer.

	Männer		Frauen	
mit Exanthem	mit lokalen Symptomen		mit Exanthem	mit lokalen Symptomen
34,1 mm	23,7 mm		39,5 mm	34,4 mm

Zwischen der Wa-R (und SG-R) und der Senkungsgeschwindigkeit bestehen keinerlei Beziehungen. Doch zeigt sich ein deutlicher Rückgang der hohen Senkungsgeschwindigkeit unter dem Einfluß der Therapie; bei 4 genau beobachteten Fällen etwas langsamer und später als das Negativwerden der Wa-R.

K. Bätzold (Münch. med. Wochenschr. 1922. Nr. 23, S. 857) untersuchte vor allem Säuglinge nach der Methode von Linzenmeier; er fand:

	Durchschnittszahl	Maximum	Minimum
Säuglinge mit L. cong.	38	120	7
Normal	110	525	48

Im Verlauf der antisyphilitischen Behandlung stieg die Senkungszeit wieder etwas an, nur in wenigen Fällen sehr bedeutend (um das 5—10fache). Pewny (Dermatol. Wochenschr. 1922) erhob folgende Befunde:

Lues I . . . . 60% positive SB. Unter den Wa-R-Positiven zeigten 62% positive SB.
Lues II . . . 80% ,, ,, ,, ,, ,, ,, 77% ,, ,,
Lues latens . 57% ,, ,, ,, ,, ,, ,, 75% ,, ,,
Lues III . . . 60% ,, ,, ,, ,, ,, ,, 66% ,, ,,
Lues hered. . 64% ,, ,, ,, ,, ,, ,, 40% ,, ,,

Somit könnte es erscheinen, als wenn die SB eine brauchbare Reaktion auch für diagnostische Zwecke wäre. Das ist aber leider nicht der Fall. Denn abgesehen von der schon natürlichen Differenz bei beiden Geschlechtern kommt die SB bei so vielen Zuständen vor, so in der Gravidität, im Kindesalter, bei allen möglichen Infektionskrankheiten, Tumoren, Kachexien, daß sie höchstens eventuell als Stütze der Diagnose bei zweifelhaften Exanthemen benutzt werden kann.

6. Die Formalinreaktion von Gaté-Papacostas [1].

Gaté und Papacostas (Cpt. rend. des séances de la soc. de biol. Bd. 83. S. 143. 1920) haben eine Reaktion angegeben, die vielleicht berufen gewesen wäre, die Seroreaktion der Syphilis auf die einfachste Weise dem praktischen Arzte zugängig zu machen, wenn nicht die Voraussetzungen dieser Reaktion von vornherein die Erfüllung dieser Hoffnungen wenig wahrscheinlich gemacht hätten. Sie fügten einfach zu 1 ccm des aktiven oder inaktiven Serums 2 Tropfen des käuflichen Formols. Am nächsten Tage sollen dann die Röhrchen, die über Nacht im Brutschrank gestanden haben müssen, eine halbflüssige Gallerte bilden, wenn es sich um Lues handelt, sonst bleiben sie flüssig. Diese leicht auszuführende Reaktion hat ziemlich viele Nachprüfungen, aber auch ebenso viele Nichtbestätigungen erfahren. Nicht als ob die Verschiedenheit der Sera

---

[1] S. Technischer Anhang S. 369.

nicht bestände; es fehlt aber die Spezifität. So finden sich unter den Nachprüfungen folgende Zahlen: Übereinstimmung mit der Wa-R in $71,3\%$; von der positiven Wa-R-Sera aber nur $26,4\%$ positive Gelefikation (BETTENCOURT). 47% Übereinstimmung (LEGER und HUCHARD); $55,86\%$ Übereinstimmung (Area Leao); 100% Übereinstimmung (GATÉ und PAPACOSTAS). Positiver Ausfall häufiger bei nichtsyphilitischen Kranken als bei Gesunden (BESSEMANS).

Das theoretische Interesse an der Reaktion von GATÉ und PAPACOSTAS bleibt aber trotzdem bestehen. Daß Gelieren des Serums anstatt einer Flocculation eintritt, hängt mit der Langsamkeit des eintretenden Prozesses zusammen. Analoges kennen wir ja auch bei der Herstellung des von SCHERESCHEWSKI angegebenen Pferdeserumnährbodens zur Spirochätenzüchtung. Der Zusammenhang mit den uns hier beschäftigenden Problemen scheint mir aber sicher. Er wird auch bekräftigt durch die Untersuchungen von NICOLAU, der auch Fibrinogenlösungen in analoger Weise zur Gelefizierung bringen konnte. Daß es sich um ein Stabilitätsphänomen handelt, beweisen auch seine Versuche des langsameren und schwereren Eintritts durch Lagernlassen des Serums. Wenn ich mich also der Anschauung von COMBIESCO anschließe, daß der labile Gleichgewichtszustand des Serums die eigentliche Ursache der Reaktion ist, so möchte ich doch mit einer gewissen Reserve darauf hinweisen, daß aktive und inaktive Sera genau gleich reagieren sollen, was der Theorie widerspricht.

Praktisch ist, wie gesagt, die Formolgelefixationsprobe unbrauchbar.

B. Wesen der Labilitätsreaktionen.

Damit wären wir am Ende der Darstellung der Labilitätsreaktionen angelangt und es liegt uns eigentlich nun ob, eine tiefere Begründung des sich dabei abspielenden Geschehens zu geben. Aber gerade hier versagt unser Wissen noch ziemlich stark. Wie wir in einem anderen Kapitel noch besprechen müssen, ist die Verteilung der Eiweißkörper des Blutserums ein eigentlich noch ungelöstes Problem, in das erst in allerletzter Zeit durch die Untersuchungen RUPPELS und seiner Mitarbeiter etwas Licht gefallen ist. Das, was wir in diesen Reaktionen beschreiben, ist eigentlich eine Tautologie. Wir sagen, das Globulin fällt aus, weil es labil ist und definieren labil mit Neigung zur Ausfällung. Daß natürlich dabei ganz bestimmte kolloidelektrische Vorgänge eine Rolle spielen müssen, ist selbstverständlich. Einen Einblick haben uns auch, zum mindesten heuristisch, die Vorstellungen von HERZFELD und KLINGER über den inneren Bau der Eiweißstoffe gebracht.

Was wissen wir nun eigentlich von dem besonderen chemischen Aufbau des Syphilitikerserums, soweit er die Fällungsreaktionen betrifft? Da scheint es nun, als ob die leichter ausfällbaren Teile des Serumeiweißes, die wir als Globuline bezeichnen, in der Tat beim Luiker und eben auch bei denjenigen Patienten, die an Kachexien, Tuberkulose usw. leiden, vermehrt sind. Schon vorher hatte ich die Arbeit von MARMANN erwähnt, der mit Ammoniumsulfatausfällungsmethode bei Lues häufig höhere Werte fand. Nach HOFMEISTERS und seiner Schüler klassischen Arbeiten werden die Eiweißstoffe bekanntlich in die wasserlöslichen, schwer ausfällbaren Albumine und in die Gruppe der in Wasser unlöslichen, in dünnen Salzlösungen aber löslichen Globuline eingeteilt.

Die Globuline werden je nach ihrer Fällbarkeit mit gesättigten Ammonsulfatlösungen eingeteilt in:

Fibrinoglobuline, die bei 24 % Ammonsulfatsättigung ausfallen,
Euglobuline, „ „ 33 % „ „
Gesamtglobuline, inkl. Pseudo-
          globuline, „ „ 50 % „ „

Die Verhältnisse der Globuline im Serum ein und desselben Patienten sind nun offenbar, je nach seinem Gesundheitszustande, verschieden. All die Prozesse, die wir jetzt schon öfter genannt haben, wie Lues, Kachexien, Tuberkulose oder Karzinom, Infektionen, Fieber, aber auch Proteinkörpertherapie, Immunisierungsprozesse, haben die Fähigkeit, die relative Menge der ausfällbaren Substanzen, die wir eben Globuline nennen, und die gröber dispers sind als die fein dispersen Albumine des Serums, zu vermehren. So liegen eine Anzahl von Untersuchungen vor, die das speziell für die Syphilis beweisen. Unter ihnen seien folgende genannt:

R. Müller und Hough (Wien. klin. Wochenschr. 1911. S. 167) fanden, indem sie in geeichten Zentrifugenröhrchen gesättigte wäßrige Ammonsulfatlösung (2 Teile Serum + 1 Teil Lösung zur Euglobulinfällung), 1 Teil Serum zu 1 Teil Lösung zur Gesamtglobulinfällung) zum Serum hinzufügten, eine ausgesprochene Vermehrung des Globulins im Luesserum. Sie erhielten durchschnittlich auf 10 ccm Serum:

	Teile Englobulin	Teile Gesamtglobulin
Beim Syphilitiker . . .	42,5	94
Normal	28,8	84,7

Winternitz (Arch. f. Dermatol. u. Syphilis, Orig. 93) fand bei Syphilitikern die Fibrinogenquote des Plasmas deutlich erhöht, etwas auch die Euglobuline und Gesamtglobuline (Bestimmung mit Ammonsulfat).

Winternitz (Arch. f. Dermatol. u. Syphilis, Orig. 101) fand ferner kein völliges Parallelgehen der Globulinvermehrung im Serum mit der Klausnerschen Reaktion.

Bruck (Münch. med. Wochenschr. 1917. Nr. 36) hatte nicht nur eine leichte Alkohol-Kochsalzfällbarkeit, sondern auch eine leichtere Hitzefällbarkeit bei Erhitzen von 0,2 ccm Serum mit 2 ccm 6 %iger Kochsalzlösung beim Syphilitiker gefunden.

Auch Noguchi sowie Kreibich fanden Vermehrung der Globuline des Luesserums.

M. Bircher und Farland fanden bei Syphilis den Globulingehalt des Serums erhöht, und zwar am regelmäßigsten bei frischer Lues. Hier fand sich in 80 % der Fälle vermehrter Globulingehalt. Mit der Behandlung nahm das Globulin relativ ab. Die Arbeit war mir leider im Original nicht zugänglich.

An einer besonderen Studie hat Weisbach die Fällungsverhältnisse des Luesserums untersucht. Er unterscheidet neben den genannten Globulinarten noch, ob sie „thermostabil oder thermolabil" sind. Zunächst muß die Bezeichnung thermostabil und thermolabil bemängelt werden, weil der Unbefangene

sich dabei etwas ganz anderes denkt als das, was WEISBACH darunter versteht.
Unter thermolabilen Ausflockungen versteht er nämlich solche, die,
in der Kälte entstanden (Eisschrank), in die Temperatur von 37^0 gebracht,
reversibel sind, d. h. nach einer 24stündigen Erwärmung auf 37^0 wieder in
Lösung gehen. Thermostable Ausflockungen dagegen gehen unter gleichen
Bedingungen nicht wieder in Lösung, sind also irreversibel.

WEISBACH fand nun, daß aus einem luetischen Serum mit $33^0/_0$ Ammonsulfat
mehr thermostabile Globuline ausgeflockt werden als beim Normalserum.
Dagegen fand er die Gesamtmenge der Globuline, die durch Ammonsulfat im
Eisschrank nach 24 Stunden ausflockbar sind, in luetischem und Normalserum
gleich groß. Wenn man aber eine fraktionierte Ausfällung der einzelnen Globulinarten vornimmt, so steigt mit der Wassermannwertigkeit die schon mit $33^0/_0$
ausflockbare Globulinmenge, so daß für die erst bei höheren Salzkonzentrationen
ausfallenden Globulinarten weniger übrig bleibt. Denn, wie gesagt, die Gesamt-
globulinmenge ist ja nicht vermehrt.

Einen morphologischen Ausdruck für die größere Dispersität des
Luesserums fand E. PAYRE bei der ultramikroskopischen Untersuchung
des Serums. Er beschreibt, daß er bei zahlreichen Luesseris granulierte,
ungleich große, verschieden bewegliche, bald isolierte, bald miteinander zu-
sammenhängende, sogar kleine Gruppen bildende Elemente gefunden habe.
Normalsera dagegen hätten kleine, gleich große, regelmäßige, sehr bewegliche
Granula. Die serologischen Eigenschaften der Sera, insbesondere die Neigung
zur antikomplementären Wirkung, bringt er damit in Zusammenhang. Von
Normalseris hätten nur antikomplementär wirkende Sera die unregelmäßigen
Granula erkennen lassen.

Es gibt in der Literatur mancherlei Hinweise dafür, daß außer den Eiweiß-
stoffen auch die Lipoide des Blutserums gewisse Verschiebungen zeigen.
Aber rein chemisch haben sie sich noch nicht präzise fassen lassen. Es ist sehr
wohl möglich, daß die von J. H. SCHULTZ beschriebene Hemmung der Alkoholhämolyse hierher gehört. SCHULTZ, J. H. (Zeitschr. f. Immunitätsforsch.
u. exp. Therap., Orig. Bd. 12. 1912) beobachtete, daß das Serum Luetischer
die Hämolyse von gewaschenen Hammelbluterythrozyten durch Alkohol hemmt.
Zu diesem Versuche werden in 5 Röhrchen die Mengen 0,35; 0,30; 0,25; 0,20
inaktiviertes Serum und eines mit 0,35 Serum angesetzt. Letzteres erhält
keinen Alkohol, dazu kommen 1,0 Blutemulsion, Gesamtvolumen auf 2,0 mit
NaCl-Lösung aufgefüllt. Nach Einfüllung von Blut, Kochsalzlösung und Serum
wird zu Röhrchen 1—4 0,3 ccm $96^0/_0$iger Alkohol gegeben, durchgeschüttelt
und in den Brutschrank gestellt; zeitliche Ablesung. Positive Sera zeigen nach
30—40 Minuten bis 6 Stunden Hemmung der Hämolyse.

Die Reaktion läßt sich diagnostisch zwar nicht verwenden, aber sie ist in
erheblichem Maße für Lues charakteristisch, aber unabhängig von der Wa-R;
unspezifisch reagiert nur $1^0/_0$ der Sera. Bei Lues latens überdauerte sie die
Wa-R häufig.

Theoretisch ist sie offenbar ein Ausdruck der besonderen kompletten
Mischung der Serumlipoide, vielleicht besonders des Cholesterins. Die neueren
Versuche von BRINKMANN und VAN DAM über den Antagonismus der einzelnen
Lipoide (Cholesterin, Lezithin) machen eine Nachprüfung nach diesen Gesichts-
punkten wünschenswert. Es könnte auch sehr wohl sein, daß die SCHULTZEsche

Reaktion mit den neuerdings von Jarisch beschriebenen in Beziehung steht. Jarisch hatte gefunden (Pflügers Arch. f. d. ges. Physiol. 186), daß es gelingt, die Resistenz von roten Blutkörperchen gegen Wasserhämolyse durch Emulsionen von Lipoiden zu erhöhen. Der Grad dieser Resistenzerhöhung ist abhängig von der Zeit, die die Emulsionen gehabt haben, um an den roten Blutkörperchen adsorbiert zu werden. Er ist aber auch abhängig von dem Dispersionsmittel der Lipoidemulsion. So fand Jarisch das anscheinend paradoxe Verhalten, daß die Emulsion in Aqu. dest. die Resistenz erhöhte, während man eigentlich eine Schädigung durch das Aqu. dest. hätte erwarten sollen. Die Erklärung von Jarisch dafür ist wahrscheinlich nicht ganz stichhaltig; er meint nämlich, daß durch das Eindringen von Aqu. dest. in die Blutkörperchen die im Aqu. dest. enthaltenen Lipoide an der Erythrozytenfläche sozusagen abfiltriert und dadurch leichter adsorbiert würden. Mir scheint vielmehr die an sich erhöhte Dispersität der mit Aqu. dest. hergestellten Extrakte gegenüber den mit Kochsalzlösung hergestellten das Wesentliche zu sein.

II. Die Lipoid-Bindungsreaktionen.

Die Lipoid-Bindungsreaktionen sind sämtlich dadurch charakterisiert, daß bei ihnen eine Lipoidemulsion in irgend einer Form mit dem zu prüfenden Serum reagiert. Daher gehört die Wa-R in erster Linie in diese Gruppe, und nur aus äußeren Gründen wird sie hier nicht besprochen.

Ähnlich wie bei der Wa-R das gegenseitige Auswirken von Serum und Extrakt durch ein zweites, als Reagens dienendes System angezeigt wird, ist es möglich, als zweites Reagens eine Anzahl andere Systeme zu setzen. Solche Lipoidreaktionen, einschließlich der Wa-R, können wir deswegen in eine Gruppe zusammenfassen. Wir wollen sie als zweisystemige oder zusammengesetzte Lipoid-Bindungsreaktionen zusammenfassen. Ihnen gegenüber stehen die Lipoid-Bindungsreaktionen, bei denen nur das Serum und die Lipoidaufschwemmung miteinander in Beziehung tritt, und bei denen als Reagens auf ihr Aufeinandereinwirken nur die Veränderung des chemisch physikalischen Zustandes benutzt wird. Diese Gruppe wollen wir als einsystemige oder einfache Lipoid-Bindungsreaktionen bezeichnen. Beide Gruppen haben sich sozusagen parallel miteinander entwickelt und sind in praktischer und theoretischer Richtung immer in gewisser Beziehung gewesen. Das ursprünglich so schwierig scheinende Problem, inwieweit beide wesensgleich oder verschieden voneinander wären, dürfen wir heute, besonders dank den Arbeiten der Sachsschen Schule, als gelöst und im Sinne der Wesensgleichheit entschieden betrachten.

Bei unserer Besprechung wollen wir beide Gruppen zunächst für sich abhandeln und dann theoretische und technische Einzelheiten besprechen, die in letzter Linie beiden gemeinsam sind. Bezüglich der praktischen Ausführung der Reaktionen sei auf den Technischen Anhang verwiesen.

A. Die einsystemigen oder einfachen Lipoid-Bindungsreaktionen.

Die erste hierher gehörige Reaktion ist die Michaelissche Ausflockungsmethode, die schon vorher erwähnt worden ist. Die Mengen, die Michaelis zusammenbrachte, war 0,2 unverdünnten Serums mit aufsteigenden Mengen wäßrigen Luesleberextraktes. Bei 0,2 Extrakt war das Optimum der Wirkung; weniger und mehr (1,0) machte die Reaktion schon zweifelhaft. Die Beobachtung geschah bei Zimmertemperatur. Michaelis hat mit glücklichem Griffe das Wesentliche erkannt: der Extrakt ist das Präzipitinogen, das Serum das Präzipitin. Wir verstehen aber heute auch, warum seine Reaktion weder von ihm noch von anderen in der darauffolgenden Zeit beobachtet wurde. Es fehlte einmal die besondere Eignung des Extraktes auf Präzipitationsreaktionen, und es fehlte der Alkohol, der wohl bei allen diesen Reaktionen eine Rolle spielt. Nur wenige Sera gibt es, deren Avidität so groß ist, daß sie unter diesen ungünstigen Bedingungen eine sichtbare Fällung geben. Ich habe später bei der Ausarbeitung meiner optischen Serodiagnose auch das Michaelissche System ultramikroskopisch untersucht und gefunden, daß doch ziemlich zahlreiche Sera ultramikroskopisch eine gewisse Zusammenballung der in einem wäßrigen Luesleberextrakt tanzenden Elemente erkennen lassen. Aber deren eigenartige Konfiguration (Kristallnadeln, Tröpfchen, Gewebselemente, Seifen [Beneke]) ist offenbar einer festen Zusammenballung ungünstig.

Nachdem die Lipoidkomponente als bei der Wa-R wirksamer Extraktbestandteil entdeckt worden war, lag es nahe, diese neuen Kenntnisse miteinander zu verschmelzen. So entstand

1. die Porges-Meiersche Reaktion[1]).

Porges und Meier konnten auf ihren früheren Arbeiten aufbauen. Sie hatten gefunden, daß als Antigen bei der Wa-R anstatt des natürlichen Extraktes auch Lezithinsuspensionen wirksam sein können. Porges und Neubauer hatten dann (Biochem. Zeitschr. Bd. 7. 1907) die Ausflockungsphänomene studiert, die sich zwischen Lezithin und Eiweißkolloiden entwickeln. So vermischten sie denn in dünnen Präzipitationsröhrchen 1 ccm eines 1:5 mit physiologischer Kochsalzlösung verdünnten Serums (aktiv) mit 0,2 ccm einer $1^0/_0$igen Lezithin-Stammsuspension. Das benutzte Lezithin (Kahlbaum) war mit physiologischer Kochsalzlösung durch Verreiben angesetzt, geschüttelt und mit $0,5^0/_0$ Karbol versetzt worden. Sie beobachteten bei positiven Seren, die sie einige Stunden in den Brutschrank brachten, eine anfangs feine, später immer gröber werdende Flockenbildung. Im allgemeinen trat die Reaktion nach $^1/_2$ bis 24 Stunden, manchmal auch sofort auf.

Porges und Meier machten auch im Anschluß an die Levaditische Entdeckung der Geeignetheit des glykocholsauren Natriums als Antigen Versuche mit glykocholsaurem Natrium, mit dem sie ebenfalls eine spezifische Ausflockung erzielten, machten aber sogleich den Vorbehalt, daß das Präparat vielleicht mit Lezithin verunreinigt wäre.

In der Statistik über 100 der untersuchten Fälle fanden sie mit der Lezithinausflockung nur ganz wenige Versager und keine sicheren unspezifischen Ergebnisse.

Allerdings teilen sie gleichzeitig unter einer Fußnote mit, daß unterdessen G. Meier eine Anzahl unspezifischer positiver Resultate erhalten habe; nebenbei auch bei mit Dourine infizierten Kaninchen.

---

[1]) S. Technischer Anhang S. 370.

Die Reaktion von Porges und Meier wurde ziemlich viel nachuntersucht, so von Nobl und Arzt, Salomon, Porges, Neubauer und Elias, Gross und Volk, Landsteiner und Müller, Kraus und Eisler, Stumme, Meier, Fritz und Kren, Weil und Braun, Citron, Bruck und Stern, Neisser, L. Michaelis, Lesser. Die Ergebnisse schwankten ziemlich stark. Unter den positiven Kontrollfällen figurieren vor allem schwere Phthisen und Tumoren. Porges macht für die Fehlschläge auch die verschiedenen gebrauchten Lezithine verantwortlich. Einige dieser Präparate, die von Nachuntersuchern gebraucht worden waren, reagierten sauer. Deswegen bemühten sich die Autoren, das zersetzliche Lezithin durch ein anderes Lipoid, nämlich das von Levaditi in die Technik der Wa-R eingeführte Natrium glycocholicum pur. Merck, zu ersetzen. Aus diesen Bemühungen entstand die

2. Fällungsreaktion von Elias, Neubauer, Porges und Salomon[1]).

Diese Reaktion fanden ihre Schöpfer für hinreichend spezifisch für Syphilis und fanden auch eine beträchtliche Übereinstimmung mit der Wa-R. Die Nachprüfer aber fanden besonders bei Tuberkulose, Karzinom, Infektionskrankheiten, besonders Typhus, Pneumonie und einzelnen anderen Krankheiten unspezifische Ergebnisse. Theoretisch bemerkenswert sind positive, unspezifische Reaktionen bei hirnzerstörenden Prozessen. Praktisch von Bedeutung ist die Überlegenheit der Reaktion vor allem bei Lues I. Unter den Nachprüfern seien genannt (zit. nach Zadek) Fritz und Kren, Nobl und Arzt, v. Eisler, Stumme, Weil und Braun, Raubitschek, le Sourd et Pagniez, Tanton et Combe, Nicolescu, de la Motte, Schwarzwald, Merian, Russ, Klien, Rosenfeld und Tannhauser, Löwenberg, Schmidt, Hermann und Perutz u. a.

Gegenüber der Porges-Meierschen Reaktion bedeutete die neue Reaktion ohne Zweifel einen Fortschritt. So fanden Fritz und Kren von nichtluischen Tuberkulösen bei ihr 18% unspezifische Ergebnisse gegenüber 65% mit der Lezithinausflockungsmethode. Die Entdecker der Methode fanden mit aktivem Serum mehr unspezifische Ergebnisse als mit inaktiviertem. Andererseits versagte die Reaktion bei Lues öfter. Rückschauend ist uns das leicht verständlich. Denn wie wir noch sehen werden, liegt bei allen nicht bei 37^0 arbeitenden Methoden die Gefahr der unspezifischen Ergebnisse nahe und andererseits verringert die Brutschranktemperatur die Empfindlichkeit aller Ausflockungsreaktionen. Es mußte noch ein Faktor eingeschaltet werden, der die Reaktion verfeinerte. Porges fand ihm im Anschluß an seine eigene Arbeit mit Neubauer (1908), in der sie die Ausfällung des Lezithins durch Cholesterin verstärken konnten, und indem er sich die Erfahrungen von Sachs bei der Wa-R zunutze machte, im Cholesterin. Er betont in seiner Zusammenfassung (Beitr. z. Klin. d. Infektionskrankh. u. z. Immunitätsforsch. 1914) ausdrücklich, daß er es gewesen sei, der Hermann und Perutz angeregt habe, in diesem Sinne die Natrium glycocholicum-Ausfällungsmethode zu modifizieren. Daher ist es in Wirklichkeit gerecht, die so im Jahre 1911 entstandene neue Reaktion nicht als Hermann-Perutzsche, sondern als Porges-Hermann-Perutzsche („P.-H.-P.")-Reaktion zu bezeichnen.

---

[1]) S. Technischer Anhang S. 370.

Nachsatz: So (Zentralbl. f. Bakteriol., Parasitenk. u. Infektionskrankh. 63) fand bei vergleichender Untersuchung von Seren mit der Porges-Meierschen Reaktion bei nicht inaktivierten, sowie bei 51^0, 53^0, 54^0 inaktivierten Seris, bei aktiven sowie 51^0 inaktivierten viele negative, sowie relativ unspezifische positive Seren. Dieses Ergebnis ist im Vergleich mit den Befunden, wie man sie bei Inaktivierung bei der SG-R später gefunden hat, bemerkenswert.

3. Porges-Hermann-Perutz-Reaktion [1]).

Bei der PHP-R wird ein Extrakt nach der Vorschrift: Cholesterin 0,5; Natr. glycocol. Merck 2,0; Alcoh. 95% 100, hergestellt. Dieser wird 20fach mit Aqu. dest. verdünnt, dann wird 1 Teil dieser Verdünnung mit 1 Teil einer 2%igen frisch bereiteten Lösung von Natr. glycochol. Merck in Aqu. dest. versetzt. Auf diese Weise wird eine sehr labile Schwebefällung erzielt. 2 Teile des inaktiven Serums werden mit 1 Teil dieses so frisch hergestellten Extraktes verdünnt. (Einzelheiten der Technik s. Technischer Anhang.)

Die PHP-R bedeutet einen großen Fortschritt. Sie ist neben den zahlreichen Nachprüfungen, besonders von Zadek, in einer viel zu wenig beachteten Arbeit an einem großen Material sehr sorgsam durchgearbeitet worden. Zadek hat eine Variierung der Extraktmenge angegeben und vor allem die Dosierung der Serummenge verändert, und zwar hat er sie vermehrt. Damit nähert er sich dem von Hohn (s. später S. 374) vorgeschriebenen optimalen Typus der Präzipitationsreaktionen.

Wenn man die Ergebnisse liest und daran denkt, wie häufig etwa die SG-R in der ersten Vorschrift (2 Stunden 37^0, dann 18 Stunden Zimmertemperatur) unspezifische Ausschläge ergeben hat, so kann man sich des Eindruckes nicht erwehren, daß durch Anwendung des Brutschrankverfahrens und durch leichte Änderung des Cholesterinzusatzes vielleicht gleich gute Resultate zu erzielen wären. Denn bei der PHP-R wurden selbst bei Tuberkulose und malignen Tumoren nicht übermäßig viele unspezifische Resultate angegeben, während ihre Empfindlichkeit bei Lues I und Lues latens außerordentlich groß ist. Allerdings kommt es auch bei dieser Reaktion offenbar sehr auf den Extrakt an. Die Schwierigkeit scheint bei dem Natrium glycocholicum zu liegen, und die Meinungen sind sehr geteilt, ob man das Natr. glycochol. purissimum Merck, wie Möller empfiehlt, oder das als Purum bezeichnete Präparat nehmen soll (Bräutigam). Allerdings hat Bräutigam die meisten unspezifischen Resultate ($8,8\%$), während die übrigen Autoren meist $0—2\%$, Lade aus meinem Laboratorium 5% fand. Zadek fand positiv bei Lues I $88,6\%$ ($27,8\%$), bei Lues II $83,9\%$ ($67,7\%$), bei Lues latens $55,5\%$ ($31,5\%$), Aneurysma $88,5$ ($54,3\%$), Paralyse $67,2\%$ ($65,4\%$). Bei dieser Zusammenstellung sind die Zahlen für die Wa-R immer die in Klammer gesetzten. Bei Würdigung der Zahlen muß man sagen, daß offenbar seine Wa-R auffallend schwach war. Am wichtigsten erscheint die Überlegenheit bei Lues I.

Von theoretisch wichtigen Einzelheiten sei noch gesagt, daß allgemein die Forderung gestellt wird, das Serum im inaktivierten Zustande zu untersuchen. Nach Ellermann soll aber schon eine Inaktivierungszeit von 5 Minuten genügen, was bei der SG-R später von Georgi gemachten Erfahrungen entsprechen würde.

----

[1]) S. Technischer Anhang S. 370.

Im Gegensatz zu den Angaben von Hermann und Perutz fand Lade auch hämolysiertes Serum nicht unbrauchbar zur Reaktion. Zadek aber warnt ausdrücklich vor Verwendung hämolytischen und lipämischen Serums. Dagegen hält er ikterisches für unbedenklich.

Gewisse theoretische Bedenken muß man haben, wenn die Angabe zutrifft, daß, wie Zadek meint, Serum in aktivem Zustande steril zwar ohne Bedenken 8—10 Tage aufbewahrt werden dürfe, daß aber seine Verarbeitung nach der Inaktivierung sofort zu beginnen habe; das bedeutet, wie wir noch sehen werden, mit anderen Worten, daß das Serum zu der Reaktion eine nur mäßige Stabilisierung erleiden darf, daß also der „spezifische" nicht auf der Labilisierung der Globuline des Luesserums beruhende Reaktionskörper bei dieser Reaktion nicht so sehr zur Wirkung kommt wie bei der Wa-R oder der SG-R.

Bezüglich der Technik empfiehlt Zadek eine doppelte Ablesung, nämlich nach etwa 10 Stunden, und die zweite erst am nächsten Tage. Das hat den Vorteil, daß man von etwaigen am Boden befindlichen Flocken weiß, ob sie aus einer Flockung der Gesamtflüssigkeit entstanden sind. Denn man hat sie in statu nascendi beobachtet. Das ist deswegen nötig, weil gelegentlich aus dem von Zadek empfohlenen Natr. glycochol. purum (nicht purissimum) andere Flockungen als die spezifischen sich entwickeln können. Die bessere Wirkung des von ihm empfohlenen Präparates bezieht Zadek auf Beimengungen von Natr. taurochol. und Natr. cholalicum.

Da die Untersuchung von Leichenserum, wie ja bei allen Luesreaktionen, leicht zu übermäßig scharfen Reaktionen oder Spontanausfällungen führt, empfiehlt Zadek für diese Aufgabe die Verwendung halber Serummengen. Umgekehrt nimmt er für die Liquoruntersuchung das Doppelte der „Serummenge".

4. Optische Serumdiagnose nach Jacobsthal[1]).

Des inneren Zusammenhanges wegen bin ich bis jetzt nicht auf eine Reaktion eingegangen, die schon vor der Porges-Hermann-Perutzschen Reaktion gefunden wurde, nämlich auf die 1909 von E. Jacobsthal bekannt gegebene „Optische Serumdiagnose der Syphilis". Sie stellte in doppelter Hinsicht einen neuen Typus auf: einmal durch die bewußte Verwendung feinerer optischer Hilfsmittel, nämlich der Dunkelfeldbeleuchtung, und zweitens durch die Abkehr von den künstlichen Extraktmischungen und Verwendung von natürlichen Organextrakten.

Die „Optische Serumdiagnose" nahm ihren Anfang von einer theoretischen Fragestellung. Es sollte geprüft werden, ob tatsächlich eine Präzipitation, wie besonders Liefmann gegenüber Kiss behauptet hatte, der Wa-R als letzte Ursache zugrunde läge. Da eine solche Präzipitation aber bis dahin so gut wie nie beobachtet worden war, sollte mit dem feineren Hilfsmittel ultramikroskopischer Beobachtung festgestellt werden, ob sich die Dispersität des Serum-Extrakt-Gemisches beim positiven Serum änderte, beim negativen nicht. Es konnte nun, als sorgfältig vorher auszentrifugierte Extraktemulsion eines alkoholischen Luesleber-Extraktes in Kochsalzlösung mit inaktivem Serum $1/_2$ Stunde bei 37^0 gestanden hatte, festgestellt werden, daß der vorher kolloidale Zustand verschwunden war. Statt dessen hatte sich ein grobscholliges Präzipitat

---

[1]) S. Technischer Anhang S. 372.

entwickelt, das im Mikroskop leicht zu erkennen war (s. Abb. 1). Es zeigte sich auch, daß dieser Niederschlag auszentrifugierbar war und daß das Zentrifugat das wirksame, komplementablenkende Prinzip der Wa-R enthielt. Bei dieser Untersuchung war also, worauf ich im Hinblick auf die Arbeiten von Gaethgens, Meyer, Bruck hinweisen möchte, das Prinzip der Zentrifugiermethode erstmalig in die Luesdiagnostik eingeführt. Und zweitens war das Prinzip der kombinierten Reaktion, wie sie später von Kafka, Keining, Weisbach u. a. ausgeführt wurde, von mir zuerst angewandt worden.

Bei der optischen Serumdiagnose kommt es, wie bei allen Lipoidbindungsreaktionen, vor allem auf die Wahl eines geeigneten Extraktes an. Nicht jeder Extrakt erwies sich als geeignet; offenbar hängt das mit dem verschiedenen Gehalt an Lipoiden und insbesondere an Cholesterin zusammen. Jacobsthal hat seine Luesleberextrakte nach Sachs und Rondoni $^1/_5$—$^1/_9$ mit physiologischer NaCl-Lösung so verdünnt, daß der Extrakt möglichst trübe wurde. Er fügte zu 0,5 NaCl-Lösung 0,4 der Extraktverdünnung und 0,1$^1/_2$ Stunden inaktiviertes Patientenserum. 2 Stunden 37^0, dann 6—8 Stunden Zimmertemperatur. Dunkelfelduntersuchung: Von den positiven Seris bilden 50—75$^0/_0$ nach 1—2 Tagen schon makroskopisch erkennbare Flocken.

Bei der Beurteilung der Resultate kommt es darauf an, daß man sich durch die Extraktkontrolle davon überzeugt, daß nicht schon darin spontan Niederschläge entstehen. Die positiven Ergebnisse können sich im Dunkelfeld als ganz grobe Flocken darstellen; von da zur negativen Reaktion führen alle Übergänge. Schwer zu beurteilen sind natürlich die Reaktionen, bei denen nur eine leichte, lockere Zusammenballung der Extraktlipoide stattfindet.

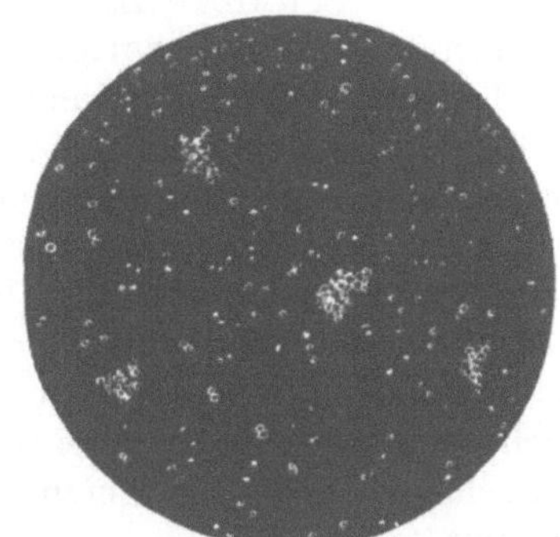

Abb. 1. Optische Serumdiagnose nach Jacobsthal. Bild einer positiven Reaktion.

Die Entstehung des mikroskopischen Bildes bei der positiven Reaktion ist in anderem Zusammenhange auf S. 327 geschildert.

Jacobsthal hat das Bild verschiedener Extrakte bei verschiedenen Verdünnungsarten, und auch das Bild der sich entwickelnden positiven Reaktion genau beschrieben. Er hat gezeigt, daß die Präzipitate offenbar durch gegenseitige Ausfällung zweier Kolloide, nämlich des Extraktes und der Globuline des Serums, entstehen durch Benutzung von gefärbten Extrakten — auch die Benutzung gefärbter Extrakte, wie sie später von verschiedenen Seiten, insbesondere von Meinicke zur Klärung theoretischer Fragen verwertet worden ist, hat Jacobsthal in die Technik eingeführt. Einzelheiten über den Bau der Präzipitate siehe bei der Besprechung der chemischen Natur der Flocken (S. 326f.).

In der Beurteilung der praktischen Ergebnisse der optischen Serodiagnose sind die späteren Untersucher nicht zu sehr günstigen Resultaten gekommen. Jacobsthal hatte etwa 10$^0/_0$ Divergenzen gegenüber der Wa-R, aber keine unspezifischen Ergebnisse bei 214 Seris.

Die Befunde von Jacobsthal wurden im Prinzip von Bruck und Hidaka, von Kron und von Oluf Thomsen und von Leibkind bestätigt. Doch ist es ihnen nicht immer gelungen, eine genügende Übereinstimmung mit der Wa-R zu erzielen, zum Teil weil sie die unspezifischen Schollenbildungen von den spezifischen Präzipitaten nicht unterscheiden konnten.

Leibkind hat die optische Serumdiagnose von Jacobsthal nachgeprüft und bei 227 Seren 167 Übereinstimmungen und 60 Differenzen gefunden. Von 20 Seren, die nach Wa-R negativ waren, aber nach Jacobsthal positiv, reagierten auch nach Stern 11 positiv. Bei 3 wahrscheinlich nicht Luischen war die J-R positiv, allerdings gibt der Verfasser auch bei der Wa-R 2 unspezifische Ergebnisse an. Die Versager der J-R lagen vor allem auf dem Gebiete der Metalues, wie auch bei Spätlues.

Der Verfasser kann demnach das Verfahren nicht als praktisch empfehlen.

Porges schreibt zu der Leibkindschen Kritik, „daß eine Durchsicht seiner Zahlen das Ergebnis in günstigerem Lichte erscheinen lasse, so daß hinsichtlich der praktischen Verwendbarkeit noch nicht das letzte Wort gesprochen sein mag".

Auch P. Schmidt (Zeitschr. f. Hyg. u. Infektionskrankh. 1911) hat bei Nachprüfung der Jacobsthalschen Befunde diese bestätigen können. Auch er hat die Sera nach der Bindung bei 37° zentrifugiert und einen stärkeren Niederschlag bekommen als beim Normalserum. In einem Fall war die Fällung unspezifisch. Die Dunkelfelduntersuchung fand er praktisch weniger geeignet.

Im Lichte der neueren Forschung wird man die Sachlage so ansehen, daß Jacobsthal die Bebrütung bei Brutschranktemperatur durch 24 Stunden wegen der zu zahlreichen dabei auftretenden negativen Reaktionen nicht eingeführt hat, und andererseits durch die Einführung der Zimmertemperatur nach dem Brutschrankaufenthalt die Neigung zu unspezifischen Flockungen entstehen mußte. Die Gefahren der Eisschrankaufbewahrung hatte er bereits erkannt.

5. Flockungsreaktion von Bruck und Hidaka.

Bruck und Hidaka haben die Versuche von Jacobsthal fortgesetzt. Sie setzten Sera in der Menge von 1:4 0,5 + 0,5 4—5fach verdünnten alkoholischen Luesleberextrakt der Eisschranktemperatur aus. (Sie geben 2—4° an; so kalte Eisschränke kommen aber fast nie vor, die meisten haben 6° Niedrigsttemperatur.) Sie hielten das Gemisch 19 Stunden in der Kälte und zentrifugierten dann. Die positiven Sera zeigten dann einen Bodensatz, der beim Klopfen sich in Flocken oder noch kleinere Partikel auflöste.

Mit dieser Methode erhielten sie bei 170 Seren, die Wa-R positiv reagierten, 77 % positive Ergebnisse, von den Wa-R negativen 233, zeigten 4,7 % eine Ausflockung, von denen die Hälfte vielleicht unspezifisch war. Sie haben dann zur Verstärkung der Reaktion eine Mastixemulsion, die sie aus einem alkoholischen Mastixextrakt mit Aqu. dest. bereitet hatten, dem Luesleberextrakt zugefügt und so 92 % Übereinstimmung bei den positiven Seren erhalten können. Diese Methode dürfen wir als Vorläuferin der zweiten Meinickeschen Trübungsreaktion auffassen. Es ist bemerkenswert, daß Bruck und Hidaka angeben, daß für die Erzeugung des Präzipitationsphänomens die Verwendung aktiver Seren geeigneter ist als inaktiver und daß die besten Resultate die Vermischung von Serum und Extrakt in den Dosen gibt, die auch zur Anstellung der Komplementbindungsreaktion sich als geeignet erwiesen hatten.

Wenn ich hier, sozusagen in eigener Sache, noch ein Wort zur Stellung der optischen Serumdiagnose zu anderen Reaktionen sagen darf, so wäre das folgendes:

Die SG-R hat sich offenbar aus den Befunden der optischen Serumdiagnose heraus entwickelt. Sachs und Georgi haben in ihrer ersten Mitteilung das auch angedeutet. Sie haben in ihrer ersten Methode auch die von mir angegebenen Zeiten und Temperaturen angewandt (2 Stunden 37°, dann bis zum nächsten Tage Zimmertemperatur). Daß im Eisschrank unspezifische Ausschläge vorkommen könnten, hatte ich schon mitgeteilt. Es war das große und unbestreitbare Verdienst von Sachs und Georgi, daß sie die Herstellung des cholesterinierten Extraktes systematisiert haben. Ich darf hier vielleicht mitteilen, daß ich vor der Publikation der SG-R versucht hatte, die optische Serumdiagnose mit cholesterinisierten Extrakten auszuführen. Aber ich hatte keine brauchbaren Resultate erhalten, weil ich die zu starken, nicht weiter mit Alkohol verdünnten Extrakte benutzt hatte.

Noch jetzt glaube ich, daß man mit geeigneten Luesleberextrakten — ich hatte im ganzen 23 Extrakte durchgeprüft, was zu tun keiner der Nachuntersucher sich die Mühe genommen hatte — mit der optischen Untersuchung im Dunkelfeld oder im Agglutionskop oder Seroskop bei Anwendung der Brutschrankmethode völlig spezifische Ergebnisse erhalten kann. Niemand wird behaupten wollen, daß die Einführung des Agglutinoskops anstatt der von mir gewählten optischen Hilfsmittel mehr als eine „Modifikation" meines Vorganges ist. Die „optische" Serumdiagnose im Gegensatz zu den Hilfsmitteln der Hämolyse, der Stalagmometrie usw., darauf kommt es an. Daß der von Sachs-Georgi gewählte Weg der optischen Beobachtung der bequemere ist, soll darum nicht geleugnet werden.

Ich gebe gerne zu, daß es ein Fehler von mir war, daß ich nach den ersten ablehnenden Arbeiten über die optische Serumdiagnose im Vertrauen auf die Genauigkeit meiner Arbeit und in Verkennung der wissenschaftlichen Gepflogenheiten unserer Zeit so lange geschwiegen habe, bis diese Untersuchungen so ziemlich vergessen waren oder nur noch „historische Bedeutung" hatten.

Dem inneren Wesen nach verwandt mit der optischen Serumdiagnose von Jacobsthal sind alle nun zu beschreibenden Reaktionen, bei denen als Antigen ein natürlicher, alkoholischer Organextrakt ohne Zusätze benutzt wird. Es sind dies die Reaktionen von Teruuchi und Toyoda, Hecht, Kodama und die neueste Reaktion von Hohn.

Bei der

6. Kuorinseroreaktion von Teruuchi und Toyoda[1]

benutzt man ein natürliches Antigen aus Pferdeherzen in gereinigtem Zustande, nämlich das von Bang dargestellte Kuorin mit Menschenserum (s. Techn. Anhang). Die recht sorgsam anmutenden Untersuchungen der Autoren sind meines Wissens überhaupt noch nicht nachgeprüft worden. Sie selbst fanden bei 16 Seren völlige Übereinstimmung mit der Wa-R.

Hecht (Zeitschr. f. Immunitätsforsch. u. exp. Therap., Orig. Bd. 24. 1916) hat in Fortsetzung der Versuche Jacobsthals sich bemüht, das Präzipitat

---

[1] Wien. klin. Wochenschr. 1910. S. Technischer Anhang S. 373.

aus einem natürlichen Extrakt makroskopisch sichtbar zu machen. Das Wesentlichste erschien ihm die Art der Herstellung des Antigens. Zwei Methoden bewährten sich ihm, entweder verdunstete er in einer Reibschale 0,9 g Kochsalz mit 20 ccm alkoholischem Herzextrakt bei 37⁰ und verrieb den verbleibenden Niederschlag erst trocken und dann mit 100 ccm Aqu. dest., oder er verdunstete aus Röhrchen von 15 mm Weite, in denen er je 1 ccm Extrakt mit 0,2 ccm des alkoholischen Extraktes überschichtet hatte, den Alkohol in etwa 8 Stunden. Zu diesen so bereiteten Extraktemulsionen gab er auf je 1 ccm das Serum, gleichgültig ob aktiv oder inaktiv, in einer Menge von 0,2 ccm hinzu. Nach 8 Stunden bei 37⁰ hatte sich bei den positiven Seren eine Flocke entwickelt, die wie eine schleimige Wolke mit einem weißlichen Kern aussah.

Bei 54 war die Reaktion oft schon nach einer Stunde abgelaufen. Übrigens gab diese Wolke, isoliert, die Wa-R, indem sie zugesetztes Komplement band.

Diesen Komplementbindungsversuch, auf den Hecht, besonders auch in seiner späteren Arbeit, so viel Wert legt, hat Jacobsthal bereits in seiner optischen Serumdiagnose (Zeitschr. f. Immunitätsforsch. u. exp. Therap., Orig. Bd. 8, S. 109. 1911) und schon vorher (Münch. med. Wochenschr. 1910. Nr. 13) beschrieben.

7. Hohnsche Reaktion[1]).

Die Hohnsche Reaktion (Ho-R) muß man als eine direkte Fortsetzung der Jacobsthalschen optischen Serumdiagnose bezeichnen, denn sie bedient sich wieder der von ihm systematisch eingeführten Ausflockung der Luesleberextrakte. Die von Hohn angewandte Technik ist folgende: 0,4 ccm inaktives möglichst helles Serum werden in engen Röhrchen (Agglutinationsröhrchen) mit 0,25 Extraktmischung in Lupenflockung, genau so, wie sie zur Wa-R verwendet wird, gemischt. Gut durchschütteln. Ablesen des Resultates nach 24—48 Stunden Brutschrankaufenthalt. Positive Sera wird deutlich geflockt. Ein Trübungsstadium geht der Flockung nicht voraus. Ablesung nach 7—8 Stunden ist zwecklos, da die ersten deutlichen Flocken nicht vor 18 bis 24 Stunden erscheinen. Stabile Wa-R-Extrakte eignen sich besser als die labilen, da bei ihnen die Flockung schneller und kräftiger eintritt und regelmäßig nach 24 Stunden ablesbar ist.

Meinicke (Münch. med. Wochenschr. 1923. Nr. 5) betonte, daß er das Hohnsche Prinzip der starken Extraktverdünnung (relativ wenig Extrakt mit relativ größerer Serummenge) bei seiner neuen Trübungsreaktion bereits ebenfalls mit Erfolg angewandt habe, indem er die D. M.-Extrakte stark mit Alkohol, z. B. bei 1:16 verdünnte. — Im Prinzip billigt er die Hohnschen Anschauungen, hält aber dessen Methoden praktisch genommen für zu langsam.

Die Ausflockungsreaktionen sind der Ausdruck eines physikalisch-chemischen Geschehens, und theoretisch könnte man den Vorgang mit einer ganzen Anzahl von Methoden, die die Änderung einer Oberflächenspannung oder der Viskosität anzeigen, verfolgen. Praktisch genommen aber sind alle diese Methoden nicht

---

[1]) S. Technischer Anhang S. 374.

ganz so einfach zu meistern. So berichtet z. B. Jacobsthal (Zeitschr. f. Immunitätsforsch. u. exp. Therap., Orig. Bd. 8) über vergebliche Versuche, die Steighöhe in Kapillaren zu der Bestimmung der Veränderungen zu benutzen, die bei der Einwirkung von Extrakt und Luesserum sich einstellen.

Die einzige Methode, die Erfolg gehabt hat, ist

8. Die Meiostagminreaktion[1]),

die Izar im Anschluß an die Feststellungen von Ascoli veröffentlicht hat.

Jede Flockung ist der Ausdruck der Oberflächenspannungserniedrigung. Da die Tropfenzahl einer Flüssigkeit immer durch ihre Oberflächenspannung bestimmt wird, so muß auch die Veränderung der Oberflächenspannung sich an der Zahl Tropfen zeigen, die vorher und nachher in Kubikzentimetern enthalten sind. Eine Verminderung der Oberflächenspannung macht sich an einer Verkleinerung der Tropfengröße bemerkbar. Daher der Name Meiostagminreaktion (von $\mu\varepsilon\ell\omega\nu$ = kleiner, und $\sigma\tau\acute{a}\gamma\mu a$ = Tropfen).

Ascoli und Izar benutzten zur Messung der Tropfengröße das von Traube angegebene Prinzip des Stalagmometers. Dieses Instrument besteht aus einer Glasröhre, die bajonettförmig gebogen ist und in ihrer Mitte eine Erweiterung trägt. Kapillare Verengerungen sorgen dafür, daß die Geschwindigkeit des Abtropfens nicht zu groß wird. Bei dem neuen, hier abgebildeten Modell (s. Abb. 2) der Firma Gerhardt in Bonn befindet sich die kapillare Verengerung in einem angeschliffenen Ansatzstutzen, wodurch nicht nur die Reinigung erleichtert wird, sondern auch die Möglichkeit der Verwendung eines Instrumentes für die Untersuchung von Flüssigkeiten sehr verschiedener Oberflächenspannung möglich ist. In der Abbildung ist auch ein automatischer Tropfenzähler zu sehen. Jeder, der mit dem Stalagmometer öfter Untersuchungen gemacht hat, weiß, wie zeitraubend diese Arbeit ist. So kann mit dieser Methodik auch niemals eine Massenuntersuchung ausgeführt werden. Es könnte aber möglich sein, daß mit einer bisher wenig bekannten Methodik, nämlich mit der neuen Wägungsmethodik von v. Dam in Zukunft auch große Untersuchungsreihen schnell bewältigt werden können.

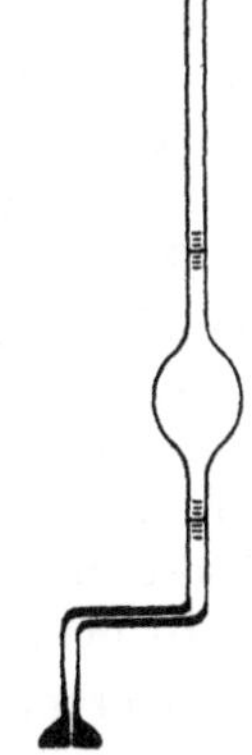
Abb. 2. Stalagmometer nach J. Traube. (¹/₅ nat. Größe.)

Izar machte seine ersten Untersuchungen bei Lues mittels eines alkoholischen Milzextraktes als Antigen (Einzelheiten s. im technischen Anhang). Als Antikörper wurde das mit 0,85 % Kochsalzlösung 20fach verdünnte Serum benutzt. Tropfenzunahmen über 2 gelten als positiv. Es bewegt sich die Zunahme der Tropfenzahl, welche die auf $^1/_{20}$ verdünnten Seren an sich, ohne jeglichen Zusatz, während 2 Stunden bei 37⁰ erfahren, für gewöhnlich zwischen Tropfenbruchteilen und einem ganzen Tropfen. Bei ganz frischen Seren scheint diese spontane Oberflächenspannungserniedrigung geringer zu sein als bei älteren; desgleichen fiel es auf, daß die Ausgangstropfenzahl der $^1/_{20}$ Serumverdünnungen bei länger aufbewahrten Seren höher ausfiel als bei frischen, was nach den neueren Kenntnissen über Serumstabilisierung (Sachs) erklärlich ist. Bei stärkeren Serum-

---

[1]) S. Technischer Anhang S. 374.

verdünnungen ist die spontane Oberflächenspannungserniedrigung natürlich geringer.

In einer späteren Arbeit (Zeitschr. f. Immunitätsforsch. u. exp. Therap., Orig. Bd. 6) geben Izar und Usuelli an, daß man auch an Stelle von Serum das direkt aus dem Ohrläppchen abfließende Blut mit Aqu. dest. auffangen und verdünnen könne. Später benutzten die Autoren Extrakte aus Luesleber. Auch Ätherextrakte seien brauchbar. Jedoch schienen sich, wie spätere Erfahrungen zeigten, die Antigene beim Lagern zu verändern. Frische seien am besten. Eine dauernde Antigenkontrolle sei jedenfalls notwendig. Die Autoren fanden als Antigene auch die alkoholischen Extrakte aus nichtsyphilitischer Leber von Mensch und Hund, aus Meerschweinchen und Truffischen Kaninchensyphilomen (Med. Klinik 1910. Nr. 7), sowie eingeengte alkoholische Lezithinlösungen Merck brauchbar. Die optimalen Antigenverdünnungen schwankten zwischen $^1/_{40}$ und $^1/_{500}$, die optimale Serumverdünnung war $^1/_{20}$, doch reagierten einzelne Sera auch bis $^1/_{100}$.

Untersucht wurden außer 104 Kontrollen 90 sichere Luesseren (in der ersten Arbeit 12 und 12, darunter auch 2 Leprafälle). Von den Luesfällen wurden $80^0/_0$ positiv, $5,5^0/_0$ verdächtig, $14,5^0/_0$ negativ befunden.

Die Methodik, die uns Ascoli und Izar gelehrt haben, ist für die Luesdiagnose weniger angewandt worden. Noch liegen mit der Anwendung dieses Prinzips auf die neueren Erfahrungen, insbesondere mit der Ausschaltung unspezifischer Reaktionen durch Inaktivieren und Wärmeanwendung, sowie Regulierung des Salzgehaltes usw. gar keine Erfahrungen vor.

R. Somogyi (Münch. med. Wochenschr. 1920. Nr. 43) wandte das Prinzip der Meiostagminreaktion auch auf die SG-R an. Genauere Angaben fehlen, insbesondere über die zahlenmäßigen Ergebnisse. Daß im Prinzip die Reaktion gelingen muß, ist klar. Falsch ist die Annahme des Autors, daß nur die Hypothese der Lipoidflockung, nicht die der Beteiligung der Globuline des Serums an der Reaktion, die Verminderung der Oberflächenspannung erklären könne.

In dem angeführten Beispiel war die Ablesung:

Beim negativen Serum: Am Versuchsbeginn: 82, nach 24 Std. 96 Teilstriche.

  „   positiven   „   „   „   90, „ 24 „ 95   „

(die entsprechenden Werte für Wasser waren 120 und für den benutzten Cholesterin-Rinderherzextrakt: 60 Teilstriche pro Volumeinheit). Das Ergebnis ist sehr merkwürdig, indem man für positive Resultate eine viel größere Differenz erwarten sollte.

9. Die A. Vernes schen Reaktionen.

A. Vernes hat gezeigt (Cpt. rend. des séances de la soc. de biol. 1917), daß es gelingt, zwischen normalem und syphilitischem Serum bei der Ausflockung von kolloidalem Eisen in physiologischer NaCl-Lösung als Medium Unterschiede in der Flockung zu finden. Die Flockungskurve des kolloidalen Eisens kann man je nach Zusatz des Eisenazetats variieren und die Zone, in der ein luisches Serum im Gegensatz zum Normalserum schon bzw. noch Flockung gibt, variieren. Variiert wird hier gleichzeitig die Verdünnung des Serums von der Verdünnung 0,3 unverdünnt bis $\dfrac{0,2}{2900}$.

Analoge Versuche gelangen auch mit Eisensulfozyanat (Cpt. rend. des séances de la soc. de biol. 1918). Es zeigte sich ferner, daß die natürliche Fähigkeit des Schweineserums, rote Blutkörperchen des Hammels aufzulösen, in quantitativer Weise durch Flocken auch unspezifischer Art gehemmt werden kann; um dies zu erreichen, wird das Serum zunächst ohne die Blutkörperchen 15 Sekunden im Brutschrank im Kontakt gelassen. Diese Komplementadsorption kann man nun auch zur quantitativen Messung der Flockenbildung benutzen, die sich beim Zusammenbringen eines Luesserums mit einem Organextrakt bilden. Als Organextrakt benutzt VERNES das sog. Peréthynol. Dieses wird folgendermaßen hergestellt: Frisches Herzfleisch vom Pferd wird zerhackt, dann unter mehrfachem Bewegen eine Stunde in Kontakt mit Alcohol absolutus gelassen (genauere Zahlenangaben fehlen), ausgedrückt, in trockner Schicht bei 37^0 trocknen lassen. Fein zermahlen. 30 g dieses Organpulvers werden im Soxhletapparat gemischt mit 60 g gereinigten Sandes und mit 250 ccm Äthylenperchlorür vom Siedepunkt 115—121 unter Benutzung eines Rückflußkühlers 6 Stunden lang extrahiert. Die Flüssigkeit darf nicht über 35^0 steigen (Luftpumpe). 40malige Siphonwirkung in der Extraktionszeit. Trocknen des Pulvers bei 37^0. Wieder extrahieren im Soxhletapparat mit 200 ccm Alcoh. abs. (Flüssigkeit soll nicht über 30^0 gehen, 30malige Siphonwirkung in 5 Stunden). Die Flüssigkeit im Kolben 24 Stunden stehen lassen, filtrieren. Bestimmung der Trockensubstanz von 10 ccm dieses Extraktes. Entsprechend dieser Bestimmung wird dann der übrige Extrakt durch Zufügung von Alkohol oder durch Einengen auf eine Konzentration von 15 g Trockenextrakt auf den Liter gebracht.

Die Perethynolverdünnungen können nun durch schnelleres oder langsameres Zufügen von destilliertem Wasser stärker oder schwächer dispers gemacht werden. (Die einschlägigen Versuche von SACHS und RONDONI sind nicht zitiert.) Die Perethynolverdünnungen sind auch je nach der Salzkonzentration und der Art des Salzes elektrolytempfindlich (die einschlägigen deutschen Arbeiten sind nicht zitiert).

Mit dem Perethynol-Extrakt können nun prinzipiell zwei verschiedene Reaktionen gemacht werden: eine Ausflockungsreaktion und eine Komplementbindungsreaktion. Die letztere wird mit dem System Schweineserum-Hammelblut ausgeführt. Der Grad der Hämolyse wird kolorimetrisch bestimmt. (Die einschlägigen dänischen Arbeiten sind nicht zitiert.) Interessant ist die Erklärung, die VERNES dieser Methode der Wa-R gibt: Das Schweineserum habe die Fähigkeit, die Dispersität einer Flüssigkeit zu vermehren, so z. B. beim Tiere im Stadium der Verdauung die des eigenen Chylus oder in vitro die eines Systems, das sonst präzipitieren würde, also z. B. eines Luesserums mit Extrakt. (Eine in der deutschen Literatur nicht genügend gewürdigte Beobachtung.) Wenn nun das Serum eine dispergierende Fähigkeit gegen ein bestimmtes System ausgeübt hat, so sei es in dieser Beziehung gegenüber einem anderen System erschöpft. Da nun die Einwirkung des Schweineserums auf die Hammelblutkörperchen als ein Dispergierungsprozeß aufgefaßt wird, so wird für die VERNESsche Versuchsanordnung angenommen, daß das System Extrakt + Luesserum dem Schweineserum seine dispergierende Fähigkeit nimmt, wogegen eine Hämolyse nicht eintritt.

Die Colorimeterskala von Vernes enthält 8 Stufen. Durch Variieren der Bedingung läßt sich die Empfindlichkeit der gebrauchten Systeme richtig einstellen.

Bei der Flockungsmethode von Vernes wird vermittels eines besonderen Apparates durch die Absorption des Lichtes gemessen, welches Gewicht in Milligramm das entstehende Präzipitat hat. Ich habe die Methode von Vernes nicht selbst nachgeprüft, und muß deswegen meine schweren theoretischen Bedenken dagegen nur mit Vorbehalt äußern. Aber es erscheint mir doch sehr bedenklich: 1. die mangelnde Innehaltung der Temperaturen und Zeiten, die als optimal für eine spezifische Reaktion erkannt worden sind. 2. Da bekanntlich die Kurve von der Trübung zur Flockung von kolloidalen Lipoidemulsionen über ein Stadium von größerer Trübung zur Klärung mit Flockenbildung führt, so muß ein Stadium einer bestimmten Klärung zweimal durchschritten werden, und jedesmal mit verschiedener Bedeutung. Da Vernes 0,8 ccm inaktiviertes Serum mit 0,4 ccm einer 16%igen Lösung von Alkohol in Wasser zusammenbringt, dürfte seine Reaktion keine reine Lipoidfällungsreaktion sein, sondern auch eine Alkohol-Wasserwirkung interferieren, wie wir das von den Versuchen von Meinicke kennen.

Für diese von Vernes „Syphilimetrie" genannte Methode muß der Extrakt, um die richtige Dispersität zu haben, genau nach Vorschrift in einem automatischen Rührapparat verdünnt werden. Die Temperatur aller Gläser und Instrumente muß genau zwischen 18 und 25° eingestellt sein. Das Serum 30 Minuten bei 55° inaktiviert, wird 30 Minuten nach der Beendigung des Inaktivierens in der Menge von 0,8 ccm mit 0,4 ccm der Extraktverdünnung gemischt, die Röhrchen müssen, mit Gummikork verschlossen, 4 Stunden im Wasserbad oder Brutschrank bei 25° gehalten werden. Das Wesentliche an der Vernesschen Methode ist die Behauptung, daß man je nach dem Grade der Flockungen mit ihr das Maß der Infektion mit mathematischer Genauigkeit bestimmen könne. Die Aktivität des Krankheitserregers korrespondiere nämlich mit dem syphilitischen Antikörper, den man eben mit der Vernesschen Methode messen kann. Bewiesen wird das nirgends. Die Wa-R ist nach der Meinung von Vernes nicht geeignet, um uns über den Grad der Infektion aufzuklären, denn sie sei unspezifisch.

Vernes behauptet, daß die Rolle, die man bei der Wa-R dem Antigen zugeschrieben, in Wirklichkeit den granuliferen Suspensionen zukäme, die je nach der Feinheit ihrer Granula flockten oder nicht flockten. Er behauptet: „Les experimentateurs du Wassermann ignoraient cette propriété: d'ou leurs tâtonnements usw." Und dabei weist er in seiner Bibliographie auf seine im Jahre 1917 zuerst erschienenen Arbeiten hin, in denen er zunächst nur mit anorganischen Kolloiden gearbeitet hatte.

In seinem Atlas der Syphilimetric gibt Vernes als Leitsatz für jede Behandlung das Gesetz der drei 8 (la loi des troix 8). Dieses besagt: das Serum muß, damit man von einer Heilung sprechen kann, wenigstens 8 Monate nach der letzten Injektion die Färbung 8 (den stärksten Grad der Färbung in der erwähnten kolorimetrischen Skala) und ebenso die Färbung 8 bei Prüfung des Lumbalpunktates am Ende dieser Beobachtungszeit aufweisen.

Wenn man den Atlas der Syphilimetrie kritisch betrachtet, so kann man zwar im großen und ganzen ein Parallelgehen des Syphilisindex mit der Behandlung feststellen. Aber allein die negativen Ausschläge der Vernesschen serologischen Methode bei Metalues beweisen, daß von einem absoluten Parallelgehen der Infektion und des Indexes gar keine Rede sein kann. Daher sind auch die Angriffe des Autors auf die Wa-R verfehlt.

So sehr es erwünscht ist, daß durch eine gute, den Geschmack der großen Masse treffende Organisation, wie sie Vernes eingeführt hat, zahlreiche Luiker einer Behandlung unterzogen werden, so sehe ich doch in der Schematisierung bei seinem Vorgehen eine gewisse Gefahr.

Nach Gonin bestimmt die Wa-R nur qualitativ die Infektion, mit der V-R wird sie quantitativ bestimmt. Wa-R und V-R wurden in 89,4 % übereinstimmend gefunden.

$$\text{In } 7,1\% \text{ war Wa-R} > \text{V-R.}$$
$$\text{,, } 2,4\% \text{ ,, } \text{ ,, } < \text{ ,,}$$

Die Wa-R erscheine früher, verschwinde später als die V-R. Wa-R soll 8 mal ungenaue Resultate ergeben haben. Aus dem mir zugänglichen Referat läßt sich eine Überlegenheit der V-R nicht erkennen.

10. Sachs-Georgische Reaktion[1]).

Der Weg, der bei Einführung der Sachs-Georgischen Reaktion beschritten wurde, und der neben der Einführung der dritten Modifikation Meinickes bisher der erfolgreichste zu einem Ersatz der Wa-R gewesen ist, ist eine direkte Fortsetzung der Arbeiten früherer Autoren. Sie kombiniert die von Sachs durchgearbeitete Erfahrung der Verbesserung der alkoholischen Herzextrakte durch Cholesterinzusatz mit den Ergebnissen der Untersuchungen Jacobsthals. Die Ablesung des Ergebnisses erfolgt mittels des Agglutinoskops von Marx und Woithe. Positive Sera lassen Flockungen erkennen, bei negativen bleibt das Serum-Extraktgemisch homogen. Die Sera werden grundsätzlich im inaktivierten Zustande untersucht. Die erste Form der SG-R (SG-R I) (Technik s. im technischen Anhang S. 375) unterscheidet sich von der zweiten (SG-R II) scheinbar nur durch eine kleine Modifikation, die aber erst die unbestreitbare Brauchbarkeit der SG-R geschaffen hat. Während bei der SG-R I die Extraktverdünnung mit dem Serum 2 Stunden bei 37° bebrütet und dann 18 Stunden bei Zimmertemperatur gehalten wird, wird bei der SG-R II nur die Brutschranktemperatur von 37° durch wenigstens 24 Stunden angewandt. Die theoretische Bedeutung dieser Maßnahme werden wir später (S. 344) noch ausführlicher zu besprechen haben. Eine Besonderheit der SG-R ist ferner die Herstellung des Extraktes. Sachs und Rondoni hatten seinerzeit für die Wa-R eine systematische Untersuchung des Einflusses der Art der Extraktverdünnung ausgeführt. Sie hatten gefunden, daß getrübte Extrakte, die ja durch ihren gröberen Dispersitätsgrad labiler sind, durch fraktionierte Herstellung der Extraktverdünnung entstehen. Für die Herstellung der geeigneten Labilität des Extraktes für die SG-R führten sie die sog. zweizeitige Verdünnung ein. Sie fanden also, daß man dadurch,

---

[1]) S. Technischer Anhang S. 375, 376.

daß man zu einem Teil Cholesterinextraktes einen Teil $0,85\%$iger Kochsalz-lösung rasch zugibt, kurz umschwenkt und rasch dann weitere vier Teile Koch-salzlösung zufügt, einen genügend empfindlichen und doch verhältnismäßig gleichmäßigen Extrakt herstellen kann. Noch empfindlicher kann man nach Sachs und Georgi (Arb. a. d. Inst. f. exp. Therap. 1920. H. 20, S. 25) die Extrakte machen, wenn man zwischen die beiden Akte der Verdünnung ein Zeitintervall von 10 Sekunden einschiebt oder wenn der Extrakt im ganzen fraktioniert verdünnt wird, d. h. einzeitig im Verhältnis 1:5 mit physiologischer Kochsalzlösung durch langsames Zutröpfelnlassen unter stetem Schütteln.

Auch die Art der Serumverdünnung hat sich im Laufe der Zeit etwas geändert. Ursprünglich wurde das Serum 10fach verdünnt angewandt. Später hat auch Sachs und Georgi, besonders im Anschluß an die Arbeit von G. Wodtke, eine nur 5fache Verdünnung des Serums empfohlen.

Zahlreiche Autoren, die sich an der Feststellung der klinischen Einwertung der hier besprochenen Reaktionen aktiv beteiligt haben, werden es vielleicht als unrichtig empfinden, daß an dieser Stelle ihre oft recht mühsamen statisti-schen Arbeiten und Ergebnisse nicht berücksichtigt worden sind. Wenn man aber einmal die übergroße Zahl dieser Arbeiten durchstudiert hat und sich fragt, was man nun an festem Wissensgut in den Händen hält, so ist das Ergebnis manchmal gering. Wohl keine irgend wesentliche Behauptung auf diesem Gebiete ist unbestritten geblieben. Von jedem Stadium der Lues ist behauptet worden, daß man es mit diesen Reaktionen besser oder schlechter feststellen könne. Der Einfluß von Temperatur, Verdünnungsart, Inaktivierung usw. ist behauptet und bestritten worden, und die Frage, wie nun noch die Wa-R mit oder ohne die neueren Reaktionen angewandt werden solle, ist in dem allerverschiedensten Sinne beantwortet worden. Das ist für den, der selbst auf solchem Gebiete mitarbeitet, auch nicht wunderbar. Ist es denn überhaupt richtig, wenn immer und immer wieder von der ,,Wa-R'' gesprochen wird? Haben wir nicht damit zu rechnen, daß, wie ich gelegentlich hervorgehoben habe, jedes Laboratorium seinen eigenen ,,Standard'', das will sagen, seine eigene Empfindlichkeitsstufe hat, mag es auch ganz nach Vorschrift arbeiten. In Wirklichkeit denkt gar kein Serologe daran, sich absolut an die amtlichen Vorschriften zu halten. Somit ist die Grundlage, und zwar die wichtigste und vernünftigste für alle vergleichen-den Untersuchungen, schon schwankend. Vielleicht noch schlimmer steht es mit dem zweiten anwendbaren Vergleichsfaktor, das ist die klinische Diagnose. Am schwersten sind ohne Zweifel die sog. Normalfälle und die Kontrollfälle zu beurteilen. Das Temperament nicht nur des Klinikers, sondern auch des Untersuchers spielt da eine große Rolle. Weiterhin wird die persönliche Gewissen-haftigkeit des einzelnen bei solchen Untersuchungen auf eine harte Probe ge-stellt. Völlig positive oder deutlich negative Ergebnisse geben zu solchen inneren Konflikten keinen Anlaß. Aber weit mehr noch als bei der Wa-R spielt bei den Fällungsreaktionen das subjektive Moment eine Rolle. Beim zweifelhaften Fall wird aus psychologischen, sehr tief liegenden Gründen der eine immer positiv, der andere negativ sagen. Es ergibt sich ganz deutlich aus der Literatur, wie schwer es den meisten fällt, etwas ganz ruhig als ,,zweifelhaft'' zu bezeichnen. Und endlich; es läßt sich leider nicht leugnen, daß gerade die scheinbar so einfachen, in Wirklichkeit so schweren Fällungs-reaktionen manchen Kliniker plötzlich zum Serologen gemacht haben. Durch persönliche Besprechungen weiß ich, daß es Untersuchungen in der Literatur gibt, die die Untersucher selbst heute nicht mehr unterschreiben würden, die aber die Statistiken verderben.

So wird man es mir vielleicht nicht gar zu sehr verübeln, wenn ich, die Verarbeitung des großen vorliegenden statistischen Materials als eine Pseudo-wissenschaftlichkeit empfindend, das Nützliche des Nichtbearbeitens mit dem Angenehmen verbunden habe, und nur die Hauptergebnisse, mehr nach den gewonnenen Eindrücken, hier gebe.

Noch eines möchte ich bemerken: man läßt sich beim Lesen einer serologischen Statistik immer leicht verführen, psychologisch die Übereinstimmungen mit Klinik oder der Vergleichsmethode gewichtiger einzuwerten, als die Diskrepanzen oder Fehldiagnosen. Praktisch genommen aber liegen die Dinge gerade umgekehrt: 10 Fehldiagnosen im positiven oder negativen Sinne sind schon erschrecklich viele. Ja, eine einzige positive Fehldiagnose kann schon ganz schwere Folgen haben. Das Gefühl dafür vermißt man sehr häufig beim Studium der vorliegenden Literatur. Ein völlig verwerflicher Standpunkt für einen Serologen ist endlich der öfter geäußerte, daß die Klinik doch das letzte Wort zu sprechen habe und Fehldiagnosen schon glätten oder annullieren werde. Forscher wie WASSERMANN und SACHS haben auf manche verlockend erscheinende Methode verzichtet, um jede falsche positive Fehldiagnose mit möglichster Sicherheit auszuschalten.

Deswegen wird immer wieder empfohlen, man möchte mit mehreren Extrakten arbeiten. Manche Institute setzen mit ein und demselben Serum die Wa-R mit vier und jede der Fällungsreaktionen auch noch mit 2 oder 3 Extrakten an. So fragt es sich, was damit erreicht wird. Es wäre ganz verdienstlich, wenn einmal eine Statistik der Eventualquoten herausgerechnet würde, bei der errechnet würde, was durch Fortlassen von 1 oder 2 oder 3 usw. Extrakten an Vermeidung von positiven oder negativen Fehldiagnosen erreicht werden kann. Da erfahrungsgemäß aus unbekannten Gründen hin und wieder bei irgendeinem Serum ein bestimmter Extrakt plötzlich versagen kann, so trifft die Äußerung MEINICKES (Münch. med. Wochenschr. 1920. Nr. 49), daß „die Übereinstimmung der Ergebnisse mit mehreren Extrakten nur beweise, daß kein Pipettierfehler gemacht sei", nur zum Teil das Richtige.

Der Serologe soll objektiv sein. Das hindert aber nicht, daß er nach allgemein verständlicher Psychologie fast immer geneigt sein wird, ein positives Ergebnis als das „bessere" anzusehen. Die Seren werden ja auch meistens deshalb zur Untersuchung gesandt, weil irgendein Verdacht auf Lues vorliegt.

Die Forderung der gleichzeitigen Benutzung mehrerer gleicher Extrakte oder Methoden ist ein Eingeständnis der Unzulänglichkeit. Das wäre alles nicht so schlimm, wenn bei positiven, d. h. sicheren Luesfällen hin und wieder ein Extrakt zu schwach wäre. Dann könnte man ohne weiteres immer, wenn auch nur irgendeine der angesetzten Proben positiv ausfiele, das Endergebnis als positiv, nur vielleicht nicht so stark, betrachten. Aber die Betrachtungsweise hat sich ganz verschoben. Seit Einführung der STERNschen Reaktion hat man sich — was ich immer für gefährlich gehalten habe — daran gewöhnt, unspezifische, zuweilen vorkommende Ausschläge als etwas Gegebenes und Unvermeidbares, sich schon durch die Klinik Korrigierendes, hinzunehmen. Während man früher den auch nicht unbedingt richtigen Satz:

„negative Reaktionen beweisen gar nichts" prägte, könnte man so, ebensowenig ganz zutreffend, den Satz umkehren. All das ist mit Einführung der Fällungsreaktionen noch schlimmer geworden. Was heißt das eigentlich, wenn wir immer wieder lesen, daß die Reaktion „an sich zwar sehr gut sei, aber immer nur als Ergänzung der Wa-R angewandt werden dürfe". Dieser Satz soll im allgemeinen so verstanden werden, daß wir bei differenten Ergebnissen auf der Hut sein sollen, und zwar aus zwei Gründen: einmal weil eine der ausgeführten Reaktionen zu schwach, oder weil sie unspezifisch sein könnte. So kommt der Serologe immer wieder in Konflikt, wie er sich bei Abgabe der Untersuchungsresultate eigentlich verhalten soll. In dem Augenblick, wo auch bei Prüfung mit der Wa-R die Anweisung gegeben wird, man solle bei der Positivität mit nur einem der geprüften Extrakte vorsichtig sein, ist selbst für diese Standardreaktion die Möglichkeit der Unspezifität zugegeben. Nach dem Schluß von n auf $n + 1$ besteht dadurch auch die Möglichkeit, daß auch ein weiterer Extrakt unspezifisch ist. Es ist damit die ganze Untersuchung in das Gebiet der Wahrscheinlichkeitsrechnung gerückt. Ich bin der Meinung, daß wir rücksichtslos alle Methoden eliminieren sollten, die irgendwie unspezifische Ergebnisse befürchten lassen und seien sie auch sonst noch so „fein". Es ist erfreulich zu sehen, daß in den meisten Instituten diese Anschauungen mehr und mehr sich einführen. Wenn es aber erst gelungen sein sollte, die unspezifischen Ergebnisse durch solches Aussieben zu eliminieren, dann ist es auch falsch, wenn man aus dem Positivsein mit nicht allen Methoden oder Extrakten das Ergebnis „schwach positiv" ableitet.

Aber ganz verschieden davon ist die Sachlage, wenn man, wie ich das immer empfohlen habe, gleichzeitig mit mehreren in ihrer Stärke prinzipiell abgestuften Methoden arbeitet, bei denen man durch lange Erfahrung weiß, daß z. B. bei behandelter Lues die eine schneller „erweicht" als die andere. Wenn man hier ein abgestuftes Ergebnis erhält, so ist es berechtigt, von einem schwach oder mittelstark positiven Ausschlag zu sprechen im Gegensatz zu einem mit allen Methoden erreichten „stark positiven". In diesem Sinne sind auch die Vorschläge von Otto und Winkler, eine kombinierte Methode anzuwenden, aufzufassen.

Kehren wir nach dieser Abschweifung wieder zur SG-R zurück, so sehen wir bei ihr ganz besonders den Unterschied zwischen dem, was die Empfehlung der Anwendung der SG-R neben der Wa-R bedeuten kann. Für die SG-R I nämlich, bei der zahlreiche Untersucher beträchtliche positive Fehlresultate erhalten haben, wenn auch die Empfindlichkeit bei sicherer Lues gegenüber der Wa-R vermehrt war, besteht das Urteil der Autoren, man dürfe nur bei Heranziehung der Klinik ein im Gegensatz zur Wa-R positives Resultat einwerten, zu Recht. Ganz anders liegen die Verhältnisse für die SG-R II. Hier ist im großen und ganzen die Spezifität ganz außerordentlich gut gewahrt. Es mag ja sein, daß bei den serologisch so unangenehmen Fällen wie bei Ulcus molle, phagedänicum mit Bubo auch bei ihr ein unspezifisch positives Resultat vorkommt. Aber im ganzen kann man sich auf ein positives Ergebnis verlassen. Aber andererseits gibt es Fälle, bei denen die SG-R II der Wa-R doch noch unterlegen ist, d. h. nicht so viele Fälle „herausholt". Hier bedeutet demnach das erwähnte Urteil nur, daß bei Differenzen zwischen Wa-R und SG-R das positive Ergebnis zu entscheiden hat. Das Wort Ergänzung bedeutet hier also die Möglichkeit der Erzielung mehr spezifisch positiver Ergebnisse.

In ihrem Originalbericht (Med. Klinik 1918. Nr. 33) wurde von SACHS und GEORGI in 94,94% der Fälle unter 2770 untersuchten Proben Übereinstimmung mit der Wa-R erzielt. Die Wa-R war stärker in 1,88%, die SG-R in 3,18%. BAUMGÄRTEL hat in einer sorgsamen Arbeit alle mit der SG-R I erhobenen Befunde zusammengestellt (Münch. med. Wochenschr. 1920. Nr. 15). Umgerechnet finden wir da, indem wir den Durchschnitt aus allen Untersuchungen ziehen:

Wa-R	+			±			−			Summe
SG-R	+	±	−	+	±	−	+	±	−	
Fälle	4347	128	396	63	71	105	589	105	10384	16188
% der Gesamtfälle	26,8	0,8	2,4	0,4	0,4	0,6	3,6	0,6	64,1	—

	davon übereinst. mit SG-R		%
Wa-R +	4871	4347	89,7
„ ±	239	71	30,0
„ −	11078	10384	93,7

Die Übereinstimmung der einzelnen Untersucher bei der Wa-R und SG-R I schwankt zwischen 85 und 98%, also in ziemlich erheblichem Maße. Absolute Reaktionsunterschiede findet BAUMGÄRTEL bei Berechnung aller Zahlen und unter Hinweglassung der zweifelhaften Fälle mit 5,95%. Unspezifische Ergebnisse wurden insbesondere beobachtet bei: Tuberkulose (BLUMENTHAL, HAUCK, SCHÖNFELD), Ulcus molle (BLUMENTHAL, LESSER, WOLFFENSTEIN), Hautdiphtherie (KONITZER).

So wurde die SG-R I bei Tuberkulose unspezifisch gefunden:

von BLUMENTHAL . . . . in 73,68%,
„ STILLING . . . . . . „ 42,3%,
„ PAPAMARKU . . . . „ 64,2%.

Von besonderem Interesse ist, daß, wie die meisten Autoren beobachtet haben, sich bei Lues I und bei behandelter Lues die SG-R I gegenüber der Wa-R entschieden überlegen erwiesen hat. Das ist insbesondere bei behandelter Frühsyphilis der Fall und bei Lues I (SCHRÖDER, HAUCK, WOLFFENSTEIN). SCHÖNFELD (Münch. med. Wochenschr. 1920) fand bei sicherer Lues die SG-R I besser mit der Wa-R übereinstimmend als die SG-R II; daher empfiehlt er sie in solchen Fällen neben der Wa-R zu machen. Für die diagnostischen Fälle empfiehlt er die SG-R II.

Bei Ulcus molle fand er beide Reaktionen negativ, aber oft positiv bei schwereren Tuberkulosen.

Bei sicherer Lues I war bei negativer Wa-R

SG-R I positiv 37 Fälle von 211 Fällen,
SG-R II „ 13 „ „ 211 „

Dem stehen die Befunde von anderen Autoren, z. B. von ZIMMERN, BAUMGÄRTEL gegenüber, die die Wa-R überlegen fanden. BAUMGÄRTELS Untersuchungen bieten ein gutes Bild des Überganges von der SG-R I zur SG-R II. Er hat nämlich zahlreiche Fälle mit beiden Methoden vergleichend untersucht und dabei in Bestätigung der Versuche von GEORGI, PÖHLMANN, GAETHGENS

gefunden, daß es eine Anzahl Sera gibt, die, nachdem sie mit der Originalmethode negativ ausgefallen waren, bei verlängertem Brutschrankaufenthalt
negativ werden. Besonders fand er das, wie auch Pöhlmann, bei Lues I
und Lues latens.

In einer späteren Arbeit (Münch. med. Wochenschr. 1920. Nr. 36) untersuchte
Baumgärtel noch genauer die Differenzen, die sich bei zeitlicher Ablesung
der S-GR nach 2, 24 und 48 Stunden Brutschrankaufenthalt ergeben hatten.
Er verglich sie diesmal mit der Original-Wa-R und der Kaupschen Reaktion.
Seine Befunde sind bemerkenswert, weil sie einen ganz bedeutenden Unterschied
zwischen den behandelten und den unbehandelten Luesfällen erkennen lassen.
Die Versuche sind offensichtlich mit großer Genauigkeit ausgeführt, was man
ja von manchen anderen auf diesem Gebiete nicht behaupten kann. Baumgärtel fand, daß die „atypischen" Ausfälle der SG-R, also die, bei denen eine
Ausfällung um 24—48 Stunden verspätet auftrat oder in denen eine rasch
auftretende Flockung wieder verschwand, sich bei unbehandelter Lues verhältnismäßig selten finden und daß die typische SG-R sich fast vollständig (mit
weniger als $1^0/_0$ Abweichung) sich mit der Kaupschen Reaktion deckt, während
die eigentliche Wa-R etwas weniger empfindlich ist. Vollständig anders verhalten
sich die behandelten Fälle: hier finden wir die atypischen SG-R außerordentlich
viel häufiger und hier entwickelt sich auch eine merkliche Differenz zwischen
dem Ausfall der Wa-R und den anderen Reaktionen. So ist z. B. bei der nach
48 Stunden bleibenden SG-R die Übereinstimmung mit der Kaupschen Reaktion
nur $64,7^0/_0$, mit der Wa-R nur noch $23,5^0/_0$. Daraus ergibt sich, daß wahrscheinlich auch die verzögerte SG-R als durchaus wesentlich und
spezifisch angesehen werden muß. Es ergibt sich aber auch, daß die
Reihenfolge der Empfindlichkeit bei behandelter Lues, wenn man die ver-
zögerten Reaktionen mit einrechnet, folgende ist: SG-R, Kaup, Wa-R. Hier
haben wir also einmal die Möglichkeit, ähnlich wie ich es für die Jacobsthalsche Kältemethode, die Wärmemethode mit cholesterinierten Sachsschen
Extrakten und die gewöhnliche Wa-R mit alkoholischen Herzextrakten tat,
eine ganz bestimmte Empfindlichkeitsskala aufzustellen. Mit dieser
Skala kann der Kliniker auch etwas anfangen. Er wird den Serologen
nicht ärgerlich fragen, wenn er differente Ergebnisse bekommt, woran er sich
denn nun eigentlich halten soll. Er wird vielmehr mit der Zeit lernen, im
Vergleich mit seiner klinischen Behandlung die Ergebnisse einzuwerten, und es
werden sich ihm mit der Zeit ganz typische Kurvenbilder darstellen, bei
denen eben zuerst die Wa-R, dann der Kaup und dann die SG-R „erweicht",
ein wertvoller Wegweiser für den Behandlungsmodus.

Baumgärtel hat übrigens auch in einem einfachen, aber hübschen Versuch
diese Abstufung dargetan, indem er ein bestimmtes Serum in aufsteigenden
Verdünnungen untersuchte. Dieses Serum zeigte sich noch positiv in der Verdünnung $^1/_{30}$ bei der Wa-R, $^1/_{60}$ bei der Kaupschen Reaktion, $^1/_{60}$ (schwach)
bei der SG-R nach 2 Stunden, $^1/_{100}$ (schwach) nach 24 Stunden, $^1/_{160}$ (schwach)
nach 48 Stunden (stark noch bis $^1/_{120}$).

Solche Befunde werfen aber auch vielleicht ein Licht auf die ganz verschiedenen Ergebnisse verschiedener Untersuchungsstellen: vielleicht sind es oft
gar nicht Differenzen in der Technik der Extrakte oder der Genauigkeit; vielleicht
ist es manchmal nur die Verschiedenheit des Materials. So hat sich z. B. dieses

in meinem eigenen Wirkungskreis im Laufe der Jahre vollkommen geändert. Ganz im Gegensatz zu früher bekommen wir von den dermatologischen Abteilungen die sicheren unbehandelten Luesfälle so gut wie gar nicht mehr zugesandt, weil die Reaktion da doch positiv ist; dafür wird von den inneren Abteilungen bei so gut wie jeder Aufnahme das Blut zur Wa-R entnommen. So hat die Zahl der negativen Fälle bedeutend zugenommen.

Fr. Weise (Dermatol. Wochenschr. Bd. 73. 1921) verglich die SG-R mit der R. Müllerschen Ablesungsmethode der Wa-R, bei der bekanntlich mehrere zeitliche Ablesungen hintereinander berücksichtigt werden. Er findet, daß, wenn man die erste und zweite Ablesung der Wa-R als spezifische Ablesung mit einwertet, dann die angebliche größere Feinheit der SG-R bei Lues I und Lues latens wegfiele. Denn bei Lues I fand er z. B. die SG-R in $17,8^0/_0$ positiv, die Wa-R aber in der ersten Ablesung in $27,4^0/_0$, in der zweiten in $24,1^0/_0$ und in der 3. Ablesung in $16,1^0/_0$ positiv. Allerdings wird man seine Ergebnisse mit Vorsicht aufnehmen, wenn man liest, daß er bei Lues II die SG-R nur in $28,5^0/_0$, die Wa-R je nach der Ablesungszeit in $49,9-35,3^0/_0$ positiv fand.

Ein gutes Bild davon, wie sich im Material einer dermatologischen Klinik die SG-R II darstellt, ergibt die Arbeit von Margarete Stern (Zeitschr. f. Immunitätsforsch. u. exp. Therap., Orig. Bd. 32. 1921). Sie fand bei Untersuchung von 5008 Seris, unter denen 480 Normalfälle, sowie 146 Ulcus molle, 30 Tuberkulose und 43 Lupusfälle zur Kontrolle waren, folgende Ergebnisse. Die Wa-R war 296mal der SG-R II überlegen; die SG-R II war der Wa-R 306mal überlegen. Die 296 Fälle verteilten sich so, daß bei ihnen die Wa-R 182mal positiv und 114 zweifelhaft, gegenüber 236mal negativer und 60mal fraglicher SG-R ausfiel. Die 306 Fälle verteilten sich so, daß die SG-R 257mal positiv und 49mal fraglich gegenüber der Wa-R war, die in diesen Fällen 199mal negativ und 107mal fraglich war.

Im einzelnen zeigte sich:

Totale Übereinstimmung: $88^0/_0$.

	Lues I	Lues II	Lues latens	Behandelte Lues	Unspezifisch positiv
Wa-R stärker als SG-R .	$6^0/_0$	$7^0/_0$	$2^0/_0$	$2^0/_0$	$0,0^0/_0$
SG-R stärker als Wa-R .	$1,4^0/_0$	$2^0/_0$	$5,5^0/_0$	$3^0/_0$	$1^0/_0$

Ein Gegenstück zu diesen Ergebnissen bietet die Arbeit von Neukirch. Neukirch (Zeitschr. f. Immunitätsforsch. u. exp. Therap., Orig. Bd. 28. 1920) hat $90,5^0/_0$ Übereinstimmung bei der Anwendung der SG-R II erzielt. Besonders interessant aber ist, wie sich bei dem verschiedenen Material einer Hautklinik und einer medizinischen Klinik die Divergenzen verteilen. Beim Material der Hautklinik mit vorwiegend frischen Luesfällen waren $17,5^0/_0$ Divergenzen, bei dem der medizinischen Klinik mit alten Luesfällen $29,8^0/_0$ Divergenzen bei sicheren Luesfällen.

Von sicheren Luesfällen wies nach: Wa-R allein . . . . $76,6^0/_0$
SG-R allein . . . . $72,9^0/_0$
Wa-R und SG-R zusammen . . . . $86,2^0/_0$

Unter sicheren Luesfällen fielen positiv aus	beim Material der	
	medizin. Klinik	Hautklinik
Wa-R allein	71,0%	80,1%
SG-R allein	66,4%	77,8%
Wa-R und SG-R zusammen . . .	84,4%	86,5%

Aus der Tatsache, daß durch Kombination der Methoden bei der Hautklinik 6,4%, bei der medizinischen Klinik 13,4% mehr alte Luesfälle diagnostiziert werden können, ergibt sich von selbst die Forderung, gleichzeitig Wa-R und SG-R anzustellen. „Die SG-R ist für Zwecke der Hautklinik eine wünschenswerte, für internistische eine unentbehrliche Ergänzung der Wa-R."

Indem ich darauf verzichte, noch weitere ermüdende Statistiken zu bringen, seien nur noch einige Literaturangaben über die klinische Einwertung der SG-R II aufgeführt.

Gaethgens (Arch. f. Dermatol. u. Syphilis, Orig. Bd. 129. 1921) ist der Meinung, daß sich sowohl in qualitativer (d. h. nach der Stärke der Reaktionen) als in quantitativer Beziehung die Wa-R als die empfindlichere darstellt. Sie ist kein Ersatz, nur eine leistungsfähige Ergänzung. Die SG-R und M-R sollten neben ihr regelmäßig zur Anwendung kommen. Gegenüber der M-R ist die SG-R etwas weniger empfindlich, wenn man die quantitativen Verhältnisse berücksichtigt (größere Flockenbildung). Andererseits ist die SG-R in qualitativer Hinsicht zuweilen insofern überlegen, als sie da gegenüber der M-R noch positive Ergebnisse gibt, wo die Wa-R negativ ist. Bei Vergleich der Wa-R mit der SG-R wurde gefunden:

Absolute Übereinstimmung in . . . 84,5%.

Bei Weglassung feinerer, quantitativer Unterschiede wurden übereinstimmend gefunden:

Einwandfrei positive Sera 93,4%,
„   negative   „   . . . . 91,6%.

Gross, P. (Arch. f. Dermatol. u. Syphilis, Orig. Bd. 136. 1921) hat bei Lues I sehr sorgsam die Kaupsche Methode mit der SG-R II verglichen. Die Überlegenheit der Kaupschen Reaktion ist unverkennbar, und zwar nicht nur zahlenmäßig; statistisch fand er:

87% Übereinstimmung		12% Differenzen		1% Eigenflockung
positiv	negativ	Wa-R positiv SG-R negativ	SG-R positiv Wa-R negativ	
49%	38%	7%	5%	1%

Die beigefügten Kurven lassen deutlich erkennen, wie häufig die SG-R zeitlich hinter der Kaupschen Reaktion bei Lues I unter der (provokatorischen?) Behandlung einsetzt, und wie sie länger als die SG-R andauern kann. Ausnahmen kommen allerdings auch vor.

Scheer (Zeitschr. f. Immunitätsforsch. u. exp. Therap., Orig. Bd. 30) untersuchte die SG-R II mit Milch luetischer Frauen. Es war ja durch die Untersuchungen von Boas, Thomsen u. a. bekannt, daß die Wa-R der Milch bei luischen Frauen nicht selten positiv ist. Bei Anstellung der SG-R bestand naturgemäß eine gewisse Schwierigkeit: die Trübung der Milch durch die Milchkügelchen.

Scheer überwand diese Schwierigkeit durch Ultrafiltration mit dem Bechholdschen Eisessigkollodiumfilter. Dabei mußte es darauf ankommen, das Milchkasein zu entfernen, ohne die wirksamen Eiweißstoffe zurückzuhalten. Das gelang; denn die Kaseinteile haben nach Bechhold eine Teilchengröße von 40 $\mu\mu$, die Serumalbuminteilchen eine von $1-4$ $\mu\mu$. Es wurde ein doppelt gelegtes $1^1/_2^0/_0$iges Filter und als Preßgas Sauerstoff verwandt.

Heute wäre bei Benutzung der Membranfilter von Zsigmondy die Untersuchung wohl noch einfacher. Ich bin auch überzeugt davon, daß man hier bei Benutzung des Ultramikroskopes nach meinem Vorgang, vielleicht auch mit dem Seroskop ohne Filtration zu brauchbaren Ergebnissen gekommen wäre.

Scheer untersuchte das Milchserum aktiv und inaktiv in verschiedenen Verdünnungen. Er empfiehlt zu praktischem Gebrauch die Verdünnung 1:10 in physiologischer Kochsalzlösung.

Bei 11 luischen Frauen war die SG-R 5mal positiv, 3mal schwach positiv. Positive Ergebnisse waren in den ersten 6 Tagen nach der Geburt am häufigsten. In einem Fall war die Wa-R negativ, wo die SG-R positiv war. Milch gesunder Frauen gab anscheinend keine positive Reaktion.

Die von anderen Autoren behauptete Überlegenheit der SG-R II konnte Baumgärtel an seinem Material nicht bestätigen. So fand er bei sicherer Lues: im Gegensatz z. B. zu Nathan, Schröder, Zurhelle, Felke, Lesser u. a.

Lues	59 Wa-R $+$, SG-R $-$	1 Wa-R $-$, SG-R $+$.
„ I	11	31
„ II	9	25
„ latens	21	7
„ congenita	2	1
	102 Fälle.	65 Fälle.

Ein Teil dieser Widersprüche bezieht er darauf, daß durch die Brutschrankmethode gerade diese Fälle eine Wiederauflösung der gebildeten Flocken erkennen ließen.

Hinzelmann verglich die SG-R II und Sternsche Reaktion mit der Wa-R. Er fand übereinstimmend:

SG-R und Wa-R	in 90,08 $^0/_0$,
SG-R und Stern	„ 89,22 $^0/_0$,
Stern und Wa-R	„ 94,18 $^0/_0$,
SG-R, Wa-R und Stern	„ 87,28 $^0/_0$.

K. Wilk (Zentralbl. f. Bakteriol., Parasitenk. u. Infektionskrankh., Abt. I Orig. Bd. 86) fand die Jacobsthalsche Kältemethode und die SG-R II fast genau übereinstimmend und der gewöhnlichen Wa-R in der Wärme bedeutend überlegen. Besonders bei Lues I und behandelter Lues II und Lues III. Da aber die SG-R einfacher ist als die Kältemethode, wird diese zur Ergänzung der Wa-R empfohlen.

Besondere Schwierigkeiten erwachsen dem Serologen, wie ja gerade aus den Untersuchungen der letzten Zeit über die Wa-R hervorgeht, bei der Untersuchung von Schwangeren und Gebärenden, sowie Kindern. Die Frage, ob hier unspezifische Reaktionen vorkommen, ist noch keineswegs geklärt, und Behauptung steht gegen Behauptung. So fand Bathe (Monatsschr. f. Geburtsh. u. Gynäkol. 1922) im Gegensatz zu Stühmer und Dreyer die SG-R parallel gehend mit der Wa-R in etwa 10% bei Schwangeren unspezifisch positiv.

Auffallend häufig gaben die Schwangeren-Sera in der Kochsalzkontrolle Eigenflockung. Er empfiehlt anstatt der physiologischen eine $1,5\%$ige Kochsalzlösung.

Auch in den Tropen erwachsen durch die Interferenz der Malaria dem Untersucher mancherlei Aufgaben. In sehr anregender Weise behandelt Heinemann dies Problem. Er setzt die beiden wichtigsten modernen Fällungsreaktionen, die SG-R I und die DM in eine Linie und bespricht sie im Vergleich zu der Wa-R in bezug auf ihre Eignung in den Tropen.

Es ist nun interessant zu sehen, wie die Differenzen zwischen Wa-R einerseits und den Fällungsreaktionen andererseits sich auf ganz bestimmte Krankheitstypen erstrecken. Vergleichend untersucht wurden in zwei Arbeiten $1000 + 2000$ Sera aus der malayischen Arbeiterbevölkerung Sumatras. An Übereinstimmungen wurden gefunden:

$$
\begin{array}{lr}
\text{mit allen drei Reaktionen} & 79,3\%, \\
\text{,, Wa-R und SG-R} & 83,2\%, \\
\text{,, Wa-R und DM} & 83,3\%, \\
\text{,, SG-R und DM} & 92,1\%.
\end{array}
$$

Diese Gesamtübereinstimmungszahlen aber sind etwas höher bei Lues und Framboesie, während sich bei Malaria ganz bedeutende Differenzen ergaben. Insbesondere zeigte sich, daß die Wa-R bei Tertiana und ganz besonders der Tertiana mit Parasiten und viel häufiger positive Ergebnisse zeitigte als die Flockungsreaktionen. So war:

	bei Tertiana	bei Perniziosa	bei Malaria chronica
Wa-R + ...	71%	38%	40%
SG-R + ...	56%	37%	40%
DM + ...	56%	39%	49%

Bei Lues I fand auch Heinemann die Flockungsreaktionen empfindlicher, ebenso bei behandelter Lues und Framboesie ($77:86\%$ positiv).

Bei Ulcus tropicum entsprechen die Zahlen der Übereinstimmungen den Gesamtresultaten.

Besonders wichtig ist nun, in den Tropen den „Index" festzustellen, den der Durchschnitt derjenigen Bevölkerung gibt, die angeblich weder Lues, noch Framboesie, noch Malaria haben. Die positiven, nicht suspekten waren recht zahlreich, nämlich 24% mit Wa-R, 30% mit SG-R, 29% mit DM. Ein großer Teil von ihnen litt wohl an chronischer Malaria. Heinemann schließt aus seinen Befunden, daß für den Tropenarzt die Anwendung der SG-R und DM von Wert ist. Wichtig sei für jedes Landgebiet die Feststellung des Index der Serumumstimmung der Nichtsuspekten und seine Beeinflussung durch die Malaria. Wichtig sei — und das hat er durch vergleichende Untersuchung mehrerer Extrakte bewiesen — den Malariafehler jedes einzelnen Wassermannextraktes und Flockungsreaktionsextraktes gegen jede der Malariaformen auszuwerten. Es empfiehlt sich zur Differentialdiagnose, insbesondere der Malaria, die Anwendung von Wa-R und Flockungsreaktionen gleichzeitig: „Der Typ Wa-R + Fl — gibt den größten Malariafehler; demgegenüber ist der Malariafehler des Types Wa-R — Fl + gering. Zwischen beiden steht der Typ: Wa-R + Fl +.

Eine der wichtigsten und schwierigsten Fragen ist nun noch die, ob bei der SG-R I überhaupt noch unspezifisch positive Ergebnisse vorkommen, oder ob man unbesehen jedes positive Resultat als Lues bezeichnen kann. Ich glaube, so weit sind wir noch nicht. Aber die unspezifischen Ergebnisse spielen keine bedeutende Rolle mehr. Darin kann man Sachs beipflichten. Auf Grund des erdrückend großen klinischen Materials braucht man auf die dem entgegenstehenden Behauptungen einzelner Autoren, wie Hübschmann u. a., nicht so viel Wert zu legen. Die einzelnen unspezifischen Resultate kommen bei Ulcus molle (das ist das Unangenehmste) bei Tuberkulose, bei Hautdiphtherie, bei Arthritis rheumatica, Tumoren, Fieberzuständen vor. Man kann sie vielleicht mit 1—2% der Reaktionen einwerten. Genaue Zahlen anzugeben, hat keinen Zweck, denn es kommt sehr auf das Material an, das zu verarbeiten ist.

Praktisch genommen würde ich, wenn als einzige Reaktion die SG-R II positiv wäre und der Spirochätennachweis versagte, es nicht wagen, die Diagnose Lues zu stellen.

Endlich wäre noch zu besprechen, wie oft aus technischen Gründen, nämlich wegen Flockung in der Extraktkontrolle, die Reaktion nicht ausführbar ist. Auch da gehen die Anschauungen weit auseinander. Merkwürdigerweise sehen wir ja ein Gleiches bei der Eigenhemmung der Sera bei der Wa-R. Manche Autoren beobachten sie oft, andere, wie auch ich, nur als Seltenheit. Da ja bei der SG-R die Extraktkontrolle viel einheitlicher ist als bei der Wa-R, muß man einen Teil dieser Verschiedenheiten wohl auf das verschiedene Material und seine Behandlung zurückführen. Die Angaben über die Eigenflockung schwanken etwa zwischen 1—6%.

Die praktische Anstellung der SG-R, wie der Flockungsreaktionen überhaupt ist nicht ganz so einfach, wie sich das vom grünen Tische aus ansehen mag, selbst wenn man die käuflichen Extrakte bezieht. Die meisten Untersucher stimmen darin überein, daß sich diese Reaktionen noch nicht für die Hand des Praktikers eignen, sondern einen geübten Serologen erfordern. Deswegen kann ich es auch nicht für richtig halten, wenn für die SG-R ein von Weiss angegebenes käufliches Besteck für den praktischen Arzt hergestellt wird.

Die Ablesung der SG-R ist eine subjektive Tätigkeit. Natürlich sind es nur die zweifelhaften Reaktionen, bei denen Verschiedenheit der Beurteilung durch mehrere Untersucher vorkommen können. Eigenartigerweise sind auch über die Frage, ob die Flocken der DM oder der SG-R leichter ablesbar sind, die Meinungen geteilt. Ich selbst finde die DM leichter ablesbar. Daß auch bei einer so fest begründeten Reaktion unerklärliche Mißerfolge vorkommen können, sehen wir an den beherzigenswerten Ausführungen von Margarete Stern (Zeitschr. f. Immunitätsforsch. u. exp. Therap., Orig. Bd. 32, S. 167. 1921),

die den Mut hatte, etwas mitzuteilen, was in ähnlicher Weise sicher schon jedem
Serologen vorgekommen ist, was die meisten aber lieber verschweigen: sie erlebte
es nämlich, daß in einem ganz bestimmten Zeitabschnitt, nämlich vom 9. 10. 19
bis 30. 10. 19 ,,sich die SG-R gerade in einer negativen Phase befand, die von
da an ins ,,Normale" überging". Sie sagte, daß die Statistik vollkommen anders
ausgefallen wäre, wenn sie die Ergebnisse dieser drei Wochen mit in die vergleichende Statistik aufgenommen hätte. Eine zweite negative Phase erlebte
sie vom 22. 11. 19 bis 24. 1. 20. Eine Erklärung für diese Ergebnisse konnte
nicht gegeben werden. Am Extrakt konnte es nicht liegen, denn der war durch
die ganze Versuchsperiode einheitlich. Es konnte weder Temperaturunter-
schieden infolge der Gassperrstunden, noch wie Sachs annehmen möchte,
Veränderungen der Kochsalzlösung mit Sicherheit eine Schuld zugeschoben
werden.

Sachs und Georgi haben zwar theoretisch Rinderherzen, Menschenherzen,
Meerschweinchenherzen und auch Lueslebern als Substrat für die Extraktherstellung als geeignet erklärt. Praktische Bedeutung gewonnen haben in ihren
Untersuchungen aber nur die Rinderherzextrakte. Die gerade von Meinicke
bevorzugten Pferdeherzextrakte haben sie überhaupt nicht angewandt. Sachs
begründet das (Zentralbl. f. Haut- u. Geschlechtskrankh. Bd. VII. 1923) damit,
daß gegen Pferdeherzen und Meerschweinchenherzen im Serum des Menschen
Stoffe vorhanden sein können, die, als heterogenetische Antikörper wirkend,
mit den Lipoiden dieser Organextrakte reagieren. Man würde also hierdurch
allein schon eine unspezifische Reaktion erhalten können. Auf die Einzelheiten
der Untersuchungen über heterogenetische Antikörper kann hier nicht eingegangen werden. Es genüge zu sagen, daß einerseits beim Menschen Normalhämolysine gegen Hammelblut vorkommen, und daß andererseits die Organe
einer gewissen Tiergruppe, zu der auch Pferd und Meerschweinchen gehören,
als Antigen wirkende Lipoidgruppen enthalten, die mit Lipoidgruppen der
Hammelblutkörperchen übereinstimmen. Besonders ungünstige Ergebnisse
hatte Georgi mit Extrakten aus gefaultem Meerschweinchenherzen. Hier
summieren sich offenbar zwei verschiedene Schädlichkeiten: die Fäulnis, die
auch Meinicke bei einem Pferdeherzextrakt ungünstig einwirken sah, und die
Wahl des Meerschweinchens als Tierart.

Cesari und Levy-Brühl prüften verschiedene Azetonorganrestextrakte
nach Cholesterinzusatz auf ihre Eignung für die SG-R. Am wirksamsten waren
und gleich stark wirkten Herz- und Leberextrakte von Pferd, Rind, Schwein
und Hammel. Milz- und Nierenextrakte waren weniger wirksam.

Varanyi (1922) empfiehlt Herstellung der SG-Extrakte aus getrocknetem
Herzmuskel.

Über den Wert der SG-R II im Vergleich zu den anderen serologischen
Untersuchungsmethoden, insbesondere der Wa-R, urteilen die meisten Autoren
so, daß sie eine wertvolle Ergänzung, aber kein vollkommener Ersatz der Wa-R
sei. Nur ganz wenige, wie z. B. Grütz, halten sie für einen vollkommenen
Ersatz der Wa-R, andere, wie z. B. Winkler (Zentralbl. f. Bakteriol., Parasitenk.
u. Infektionskrankh., Abt. I Orig. Bd. 88. 1922) treten für eine Kombination
der SG-R II und DM ein; Winkler erwähnt eine ,,kombinierte Methode";
bei der nur die SG-R II und die DM angewandt wird. Er verfährt in der Weise,
daß er bei Bekanntsein der klinischen Diagnose nur solche Fälle als positiv oder

negativ mitteilt, die mit beiden Methoden gleichsinnig reagieren. Sonst nannte er sie „zweifelhaft". So glaubt er (bei 1500 untersuchten Fällen) Fehldiagnosen vermeiden zu können. Die Methode soll aber nicht eigentlich als Ersatz der Wa-R gedacht sein.

Ich möchte mich persönlich dahin äußern, daß die Anstellung der einen oder anderen Fällungsreaktion heute als etwas Selbstverständliches neben der Wa-R gemacht werden sollte; ich gebe darin weder der DM noch der SG-R II einen Vorzug. Wenn man will, kann man es auch so machen, daß man die sämtlichen negativen Reaktionen, die man bei der Anstellung der Wa-R erhalten hat, noch am selben oder am nächsten Tage mit einer der Fällungsreaktionen überprüft.

Die SG-R II ist in der vorliegenden Form so durchgearbeitet, besonders seitdem die erhöhte Serumdosis durchweg angewandt wird, daß sich wesentliche Modifikationen kaum lohnen dürften. Einige aber, die sich zum Teil aus theoretischen Arbeiten entwickelt haben, müssen erwähnt werden.

Wie bei allen Ausflockungsreaktionen ist die Frage der Herstellung des Extraktes wohl das Schwierigste. Aber eine Verbesserung, die sich den gegenüber von Sachs-Georgi hergestellten cholesterinierten Rinderherzextrakten durchgesetzt hätte, existiert nicht. Wie wir bei der allgemeinen Besprechung der Organextrakte noch sehen werden, scheint in den vorgeschriebenen Extrakten das erreichbare Optimum gegeben zu sein. Nach den Ausführungen von Meinicke wäre es sehr wohl denkbar, daß in Zukunft, um ein einheitliches Arbeiten ohne die Interferenz des wechselnden Feuchtigkeitsgehalts gewährleisten zu können, mit cholesterinierten Rinderherz - Ätherrestextrakten gearbeitet werden kann.

Wang (Lancet 1911), der nicht cholesterinierten Menschenherzextrakt benützt ($33^0/_0$ Herzmuskel), überschichtet zur Herstellung des Gebrauchsextraktes $0{,}9^0/_0$ Kochsalzlösung durch den Stammextrakt (9:1), läßt $^1/_4$ Stunde reifen und dann durch Schwingen während 5 Minuten (mit 2 Sekunden Unterbrechung) die Mischung sich herstellen. Das Serum wird in zwei Verdünnungen inaktiv untersucht (1:6 und 1:12), dazu āā Antigenverdünnung. Bebrütung 16—20 Stunden bei 38^0.

Hull und Faught wählen als Extraktverdünnung für die SG-R diejenige, die mit 0,3 ccm unverdünntem Serum mit 1,0 ccm Extraktverdünnung die stärkste Fällung gibt. Sie lassen den Versuch bei Zimmertemperatur im Eisschrank, da bei 37^0 bei ihrer Anordnung keine Fällung eintritt. Cholesterinzusatz zum Extrakt fanden sie nicht nötig. $88^0/_0$ übereinstimmend mit Wa R.

Die Autoren bezeichnen diese Reaktion wohl mit Unrecht als SG-R, deren wesentliches Kennzeichen die Cholesterinierung eines natürlichen Organextraktes ist.

Die Modifikationen, die von einer Veränderung des Kochsalzgehaltes ausgehen und die wir noch zu besprechen haben werden, haben wohl nur theoretisches Interesse. Im Prinzip läßt sich sagen, daß bis zu einer gewissen Grenze, aber wohl nur auf Kosten der Spezifität, sich die Kochsalzkonzentration und mit ihr die Feinheit der Reaktion heraufsetzen läßt.

Erwähnt sei hier, daß, wie Münster zuerst mitgeteilt hat, die physiologische Kochsalzlösung immer frisch hergestellt werden muß. Durch ältere Lösungen können Eigenflockungen oder wohl gar eine unspezifische Reaktion entstehen. Ich möchte annehmen — Untersuchungen darüber existieren bisher nicht —, daß es nicht etwa die Alkalität des Glases ist, die, sich auf die Kochsalzlösung übertragend, hier störend wirkt, sondern die Kohlensäure der Luft, die eine relativ saure Reaktion der Kochsalzlösung erzeugt.

Auch die Sera können, wie Münster (Münch. med. Wochenschr. 1919) mitteilt, durch die Aufbewahrung eigenflockend werden. Andererseits aber sah er auch eine Eigenflockung durch Aufbewahrung verschwinden. Der Vorgang hierbei ist wohl klar: beim Aufbewahren des Serums entstehen zwei entgegengesetzt wirkende Prozesse, nämlich die Stabilisierung der Eiweißlösung, die flockungshemmend wirkt und die Säuerung durch Kohlensäure, die die Flockung befördert.

Die Inaktivierung der Sera ist in ihrer Wirkung auf die praktische Seite der SG-R II noch nicht genügend durchgearbeitet, wie auch Sachs in seiner neuesten Zusammenfassung (Zentralbl. f. Haut- u. Geschlechtskrankh. 1923) betont. Es könnte nach Georgis Untersuchungen sehr wohl möglich sein, daß wir durch 5 Minuten langes oder wenig längeres Inaktivieren schon eine genügende Stabilität der Serumglobuline bei besserer Erhaltung der spezifisch wirksamen Körper des Serums erreichen können.

Über die Beobachtungszeit bei der SG-R sind wir durch die Untersuchungen der Sachsschen Schule, sowie der schon erwähnten von Baumgärtel und Gaethgens gut unterrichtet.

Gaethgens als erster (Münch. med. Wochenschr. 1919. Nr. 33) empfiehlt eine 48stündige Beobachtungszeit. Aber er beobachtete, wie nach ihm Fromherz, Baumgärtel, daß nach 24—48 Stunden nicht nur ursprünglich (nach 2 Stunden Einwirkungszeit) positive Sera sich in negative, sondern daß auch ursprünglich während dieser Beobachtungszeit negative Sera sich zu positiven umwandeln können. Die Prozentzahl solcher Umwandlungen war bei ihm etwa 37,3 % aller beobachteten Fälle. Allerdings kommt bei ihm das Positivwerden etwa $^1/_2$mal so viel vor wie das Negativwerden.

Die Serumkonzentration hat, wie schon erwähnt, Wodtke in der von der Sachsschen Schule angenommenen Form modifiziert. Wodtke (Münch. med. Wochenschr. 1920. Nr. 15) kombinierte die Brutschrankmethode mit Anwendung einer relativ größeren Serummenge, reduzierte aber das Volumen auf die Hälfte des bis dahin üblichen (also 0,25 ccm der Extraktverdünnung mit 0,5 ccm 5fach verdünntem Serum). Daneben wurden von ihm mit dem gleichen Volumen 10fach verdünntes Serum in den Versuch genommen. Es ergab sich dabei eine nicht unbeträchtliche Vermehrung der positiven Resultate, doch kann auch eine sog. paradoxe Reaktion auftreten, und das Serum nur in der kleineren Dosis positiv reagieren (Münster, Plaut). So ergebe sich die Forderung, nicht nur gleichzeitig mit mehreren Extrakten, sondern auch mit mehreren abgestuften Serumdosen zu arbeiten (Wodtke). Am besten werde man einen cholesterinierten Menschen- und einen ebensolchen Rinderherzextrakt nehmen. Wodtke erhielt mit solcher Anordnung, indem er alle Ausfälle berücksichtigte, schließlich das Ergebnis, daß nur 1 % aller Sera gegenüber der Wa-R versagten und nur 4 % wenigstens durch positiven Ausfall der einen oder anderen dieser Flockungsreaktionen die Verdächtigkeit des Serums signalisierten.

Münster hat in quantitativen Versuchen mit der Verdünnung 1:1, 3, 5, 7, 9, 11, 13, 15, 17, 19 gefunden, daß die Reaktion bei einem Verhältnis von 1:17 zweifelhaft wurde. Bei stärkerer Konzentration als 1:9 verdichtet sich die Flockung und war bei 1:4 nicht mehr erkennbar.

SG-R (Mikromethoden).

Scheer hat eine Mikromethode der SG-R angewandt, die sich besonders in der Kinderpraxis gut bewährt hat: das inaktive Serum wird mit der Leukozytenpipette aufgenommen, und zwar werden gemischt 9 Teilstriche 0,85%iger Kochsalzlösung, 1 Teilstrich Serum, 5 Teilstriche Extraktverdünnung; Mischung und Bebrütung in Blockschälchen, die mit Glasplatte verschlossen werden.

Lipp, H., hat Scheers Mikromethode modifiziert, indem er 1 Tropfen Serum mit 9 Teilen Kochsalzlösung und 5 Teilen Extraktgemisch versetzt. Ablesung mit dem Mikroskop.

Scheer (Münch. med. Wochenschr. 1920. Nr. 47) erklärt dagegen die Methode von Lipp für ungenau; man brauche auch zu viel Serum (1 Tropfen anstatt $^1/_8$ Tropfen)! Kafka hat für eine Mikromethode besondere Glaskammern nach Art der Zählkammern für Blutkörperchen vorgeschlagen.

Gegen die Anwendung der Scheerschen Methode läßt sich einwenden, daß man sie nicht über Nacht im Brutschrank stehen lassen kann. Dadurch wird die Gefahr unspezifischer Ergebnisse erhöht. Wenn man nun durchaus in den Mikromethoden sich betätigen will, was ich persönlich nicht sehr liebe, weil immerhin die Oberflächenspannungsverhältnisse abweichen könnten, so kann man meiner Meinung nach sehr gut die Reaktion in feinen Kapillaren von 1 bis $1^1/_2$ mm Weite ausführen. Diese muß man an beiden Enden vor dem Versuch spitz ausziehen, und kann sie sehr leicht, indem man die Flüssigkeit in die Mitte des Röhrchens bringt, ohne Schädigung des Inhalts durch Erhitzen an beiden Enden zuschmelzen und so bebrüten.

11. Die Meinickeschen Reaktionen[1]).

Neben der SG-R haben in der letzten Zeit die von Meinicke ausgehenden Anschauungen und Methoden am meisten Anklang und Nachprüfung erfahren. Die Arbeiten dieses Forschers so darzustellen, wie man es selbst wünscht, ist fast unmöglich. Das liegt an der eigentümlich intuitiven Art, mit der er aufbaut, und an der Fülle des Beobachtungsmaterials, das er, zum Teil noch nicht ganz gesichtet, vor uns ausbreitet. Es gibt keinen größeren Gegensatz, als die Lektüre einer Arbeit aus der Sachsschen Schule und die eines Aufsatzes Meinickes. Bei Sachs ein feinsinniges, vorsichtiges Abwägen, eine geradezu diplomatische Sprache, die zwar das objektiv Erreichte mit aller Festigkeit betont, aber zugleich alle Möglichkeiten offen läßt, und die im Schoße des Laboratoriums noch keimenden, aber noch nicht abgeschlossenen Arbeiten in sorgsam gewählten Worten andeutet, sich so alle Möglichkeiten sichernd; zugleich eine meisterhafte Fähigkeit, Versuchsanordnungen darzustellen und die früheren eigenen Arbeiten und die anderer Autoren so aufzuführen, daß sie zu der neuen wie ein Piedestal wirken. Ganz anders Meinicke: noch gären in ihm die Ideen, während er sie darstellt. Von einer inneren Abgeschlossenheit kann man nur selten sprechen.

---

[1]) S. Technischer Anhang S. 377, 388, 389, 391.

In seinem Wahrheitsdrang stößt er rücksichtslos früher geäußerte Meinungen vom Thron, um sie vielleicht später wieder aufzunehmen. Daher hat sich bisher auch niemand gefunden, der die Arbeit Meinickes nachzuzeichnen versucht hätte. Ich will versuchen, das Material in der Weise zu meistern, daß ich in dem vorliegenden Teil die Grundzüge gebe, die daran sich anschließenden Theorien in den allgemein theoretischen Teil verweise, und die Techniken ganz in dem „Theoretischen Anhang" bespreche.

Meinicke hat, wie er in einer späteren Arbeit (Zeitschr. f. Immunitätsforsch. u. exp. Therap., Orig. Bd. 28. 1919) sehr hübsch zusammenstellt, folgende vier, prinzipiell verschiedene Methoden, denen sich noch später die Meinicke-sche Trübungsreaktionen (M. T. R.) anschlossen, mitgeteilt.

a) Wassermethode = M I:

0,2 ccm 1 Stunde inaktiviertes Serum + 1,5 ccm 1:12 verdünnten Extraktes, eine Stunde in den Brutschrank. Dann Zusatz von 2,5 ccm destillierten Wassers. Über Nacht ausflocken lassen!

Oder: 0,3 ccm Serum + 0,7 ccm Extrakt + 4 ccm Wasser, sonst wie oben.

Merkmal: Dem System wird relativ viel Wasser zugefügt.

Ergebnis: Nur die negativen Sera flocken aus.

b) Kochsalzmethode = M II:

0,2 ccm $^1/_4$ Stunde inaktivierten Serums + 0,8 ccm 1:8 verdünnten Extraktes. Über Nacht im Brutschrank ausflocken lassen und dann die Flocken auf Kochsalzbeständigkeit prüfen.

Merkmal: Es sind die erfahrungsgemäß optimalen Flockungsbedingungen für positive und negative Sera gewählt.

Ergebnis: Positive und negative Sera flocken aus. Die Flocken der negativen Sera sind kochsalzlöslich, die der positiven aber kochsalzbeständig.

c) Dritte Modifikation = DM:

0,3 ccm $^1/_2$ Stunde inaktiviertes oder auch aktives Serum + 0,8 ccm $2^0/_0$ige Kochsalzlösung + 0,6 ccm 1:8 verdünnten Extraktes. Über Nacht ausflocken lassen.

Merkmal: Dem System wird relativ viel Kochsalz zugefügt.

Ergebnis: Nur die positiven Sera flocken aus.

d) Trübungsreaktion = M. T. R.:

Das Prinzip der DM; aber durch einen Zusatz von Harzen in geeigneter Verdünnung wird es möglich, schon den Beginn des Reaktionsablaufs an dem Grade der Trübung zu beobachten.

Ergebnis: Positive Sera zeigen eine Trübung.

Die drei ersten 1917, also schon vor der SG-R veröffentlichten Reaktionen verdanken ihren Ursprung einer einheitlichen Idee, deren Richtigkeit wir hier noch nicht erörtern wollen. Diese Idee ist folgende: bei den Immunitätsreaktionen, und zwar nicht nur bei der Wa-R, tritt immer dann, wenn sich das Antigen mit dem Antikörper verbindet, in Gegenwart von Lipoiden eine Bindung dieser Lipoide mit den wirksamen Bestandteilen des Antiserums ein, und zwar insbesondere mit den Globulinen, als den Trägern der Antikörperwirkung. Bei der Luesdiagnose ist es zufälligerweise möglich, daß die Lipoidemulsion, also der Extrakt, sozusagen eine doppelte Funktion ausübt: er ist das Antigen und er ist zugleich das Lipoid, das gebunden wird.

Woran erkennen wir nun diese Bindung? Sie wird uns deutlich durch die Veränderung, die mit dem gebundenen Globulin vor sich geht. Globuline sind bekanntlich Eiweißstoffe des Serums, die in Aqu. dest. ausfallen, bei Zusatz von Kochsalzlösung aber wieder in Lösung gehen. Die Bindung mit dem Lipoid des Extraktes soll nun bei der Wassermethode es bewirken, daß die Eigenschaft des Extraktes, wasserlöslich zu sein, auch den Globulinen sich mitteilt. Während also in der ersten Phase dieser Reaktion in bei der bei sämtlichen Seren Extrakt + Serum mit relativ wenig Aqu. dest. versetzt, ausgeflockt werden, gelingt es durch Zusatz von viel Wasser in der zweiten Phase den Extrakt, und damit die Globuline bei positiven Seren wieder in Lösung zu bringen. Beim negativen Serum aber bleiben die ursprünglichen Eigenschaften, wasserunlöslich zu sein, erhalten. Daher bleiben die negativen Sera ausgeflockt.

Bei der Kochsalzmethode umgekehrt wird durch die Bindung an das Lipoid eine Eigenschaft auf das Globulin mit übertragen, die für die Lipoidextrakte charakteristisch ist, nämlich die Elektrolytempfindlichkeit. Wenn daher in der ersten Phase der Reaktion, bei der Wasser, Serum und Extrakt zusammengefügt werden, alle Sera flocken, so wird bei nachherigem Kochsalzzusatz das gebundene Globulin so verändert sein, daß es sich nicht mehr löst. Nur die negativen Sera ergeben Flockenauflösung.

Wir sehen hier, wie ein ganz neues Prinzip in die Technik eingeführt wird; es ist die Zweizeitigkeit. Meinicke hat diesen Gedanken der Zweizeitigkeit als einen besonderen Vorteil seiner Reaktion immer wieder verteidigt. Er meinte, daß man durch sie auch solche Sera finden könnte, die gar zu leicht oder gar zu schwer flockten und daher bei der DM, SG-R und auch bei der Wa-R in irgendeiner Richtung zu unrichtigen Ergebnissen führen könnte. Darin hat er geirrt (Sachs und Georgi, Münch. med. Wochenschr. 1919. Nr. 16).

Aber auch aus einem anderen Grunde hat er schließlich die Idee der zweizeitigen Methode nicht mehr halten können: die zweizeitigen Methoden erwiesen sich nicht nur als unbequemer, sondern auch als launisch, so insbesondere die Wassermethode, etwas weniger die Kochsalzmethode. So hat er schließlich, besonders nachdem er die Extrakte noch systematisch verbessert hatte, sein ursprüngliches Stiefkind, die DM, selbst zur Methode der Wahl gemacht. Und mit ihm die Serologen. Daher haben in Wirklichkeit die beiden erstgenannten Methoden nur noch eine historische Bedeutung, so außerordentlich anregend sie auch theoretisch sind. Aber es ist interessant, wie von zwei ganz verschiedenen Richtungen kommend, Sachs und Meinicke zu Reaktionen gekommen sind, die in letzter Linie als miteinander identisch betrachtet werden müssen. Nachgegeben hat Sachs, indem er die Ergebnisse Meinickes über die Bedeutung der Temperatur verwandte, Meinicke, indem er sich zur einzeitigen Methodik entschloß.

Die Vorstellungen Meinickes wären richtig, wenn seine Vorstellung richtig wäre, daß die ausfallenden bzw. nicht ausfallenden Teile die Globuline sind. Diese Frage werden wir im theoretischen Teil noch zu erörtern haben. Hier interessieren uns nur die praktischen Ergebnisse. Die Wassermethode hat

Meinicke selbst nur für theoretisch wichtig gehalten und sie für praktische Zwecke ausgeschaltet (Berl. klin. Wochenschr. 1918. Nr. 4).

Die M-R II gab Meinicke selbst eine Übereinstimmung von 90—95% mit der Wa-R. Er fand unbrauchbar ikterische Sera, die sich in der ersten Phase nur schwer ausflocken lassen; im ganzen waren bei ihm etwa 1,4% der Sera nicht flockbar. Umgekehrt fand er auch zuweilen gerade die Sera, die sich bei der Wa-R als selbsthemmend erwiesen, unbrauchbar, weil sich die Flocken nicht wieder lösten.

Besonders hoch schätzte Lesser, der ein sehr großes Material von über 13000 Fällen untersucht hat, mit einer etwas modifizierten Methode (s. S. 287) die M-R II ein. Er fand etwa 90% Übereinstimmung mit der Wa-R. Weniger günstig lauten die Ergebnisse Schröders und Reichs. Während Schröder es nicht gelingen wollte, in Kochsalzlösung die Flocken aufzulösen, gelang es umgekehrt Reich in 23% der Fälle nicht, überhaupt eine gute Flockung zu erhalten. Auch in meinem eigenen Laboratorium gelang es Joel trotz aller Mühe anfangs gar nicht, mit selbstgefertigten Extrakten ordentliche Resultate zu erhalten. Ein Teil mag die damalige Ungleichmäßig-keit unserer Brutschränke durch die Gassperrstunden verursacht haben. Konitzer (Zeitschr. f. Immunitätsforsch. u. exp. Therap., Orig. Bd. 30) fand bei 1800 Fällen in 6% keine primäre Flockung; er leugnet, daß dies mit dem Gehalt an Hämoglobin und Gallenfarbstoff (Meinicke) zusammenhängt. Er erhielt im ganzen 89,2% Übereinstimmung mit der Wa-R. Konitzer fand, daß eine Anzahl negativer Sera, und gerade die in der ersten Phase gut ausflockenden, in der zweiten Phase sich als schwer reversibel erwiesen haben. Er gibt an, daß diese Flocken sich im Agglutinoskop unterscheiden lassen: sie zeigen eine viel zartere Flockung als es die spezifische ist. Der Mangel an Ausflockungsfähigkeit hat nach Konitzer gar nichts damit zu tun, ob die Sera mit der SG-R oder sogar DM positiv ausflockbar sind. Primär ungeflockte Sera gaben eigenartigerweise bei dem nachträglichen Zusatz von Kochsalzlösung, also unter den Bedingungen der DM, auch dann nicht eine positive Ausflockung, wenn sie Wa-R oder DM positiv waren. Die primäre Wassereinwirkung muß also eingreifend auf das Globulin des Serums gewirkt haben; Konitzer meint es durch Spaltung der Salzverdünnungen der Globuline erklären zu können.

Vagedes und Korbsch klagen über die Launenhaftigkeit der Reaktion von einem Tag zum andern. So schwankten mit dem Untersuchungstage die Übereinstimmungen mit der Wa-R von 40% bis zu 100% (!). Im ganzen erzielten sie 89,4% Übereinstimmung. Auch sie fanden hämolytische und stark getrübte Proben nicht verwertbar. Selbst mit 2,4% Kochsalzlösung blieb zuweilen bei über 8 Tage alten Serumproben die Flockung irreversibel. Wenn sie auch die schwachen Reaktionen einwerteten, so kamen auf die positiven Proben 84,5% mit der M-R II, 55% mit der Wa-R; unspezifische Reaktionen haben die meisten Autoren hier und da gefunden. Kaufmann fand unter 25 Grippefällen 16 stark positiv. Meyeringh fand gar keine unspezifischen Ergebnisse.

Die Zahlen von Gaethgens (Arch. f. Dermatol. u. Syphilis, Orig. Bd. 129. 1921) sind folgende:

Übereinstimmung zwischen   Wa-R und M-R   SG-R und Wa-R

    a) absolute . . . .   86$^0/_0$ 88$^0/_0$

    b) ohne Berücksichtigung der quantitativen Unterschiede:

       1. bei positiven Seris . . .   92,4$^0/_0$ 96$^0/_0$

       2. bei negativen Seris . . .   91,4$^0/_0$ 95$^0/_0$

Gar nicht übereinstimmend . . . .   5,8$^0/_0$ —

Bei der SG-R treten häufiger Reaktionen mittleren Grades auf, bei der M-R sind die Flocken häufig maximal und dadurch leichter ablesbar.

Über die Frage, ob die Zweizeitigkeit ein Vorteil oder Nachteil sei, sind sich die Autoren nicht ganz einig. In letzter Linie ist das auch gleichgültig. Nur das scheint mir beherzigenswert, was Meinicke von seiner zweiten Reaktion sagt, daß sie die Eigenschaft habe, auch feine Fehler in der Technik aufzudecken. Die DM sei die robustere Methode. Sachs und Georgi drücken sich anders aus; sie schreiben (Münch. med. Wochenschr. 1919. Nr. 16, S. 440): Mit Recht unterscheidet Meinicke die einfache Flockbarkeit der Serumglobuline als „nicht kolloidale Reaktion" von der für Syphilis charakteristischen Globulinveränderung, die sich beim Zusammenwirken mit geeigneten Extrakten vollzieht. Ob aber die nicht kolloidale Reaktion bei der Meinickeschen Reaktion vollkommen ausgeschaltet ist, sei zweifelhaft. Jedenfalls dürfte bei der Flockenlösung im zweiten Stadium der Meinickeschen Reaktion „neben dem für Syphilis charakteristischen Verhalten der Sera noch ein zweiter, individuell schwankender Faktor eine Rolle spielen". Theoretisch seien bei der verschiedenen Löslichkeit der Globulinflocken negative Fehldiagnosen nicht auszuschließen; der Vorteil der zweizeitigen Methodik bestehe darin, „daß die Empfindlichkeit bei solchen Extrakten, die zur einzeitigen Versuchsanordnung ungeeignet sind, erhöht wird, aber nicht etwa darin, daß — ceteris paribus — das charakteristische Gepräge eine Steigerung erfährt".

Ich glaube zusammenfassend sagen zu dürfen, daß aus mehr menschlichen und technischen Gründen die M-R II sich nicht wird halten können; denn die DM erfreut sich einer steigenden Beliebtheit. Auch bei ihr werde ich, wie bei der SG-R, nicht das Heer der Nachprüfungen besprechen können. Über die Güte der Methode sind sich alle einig, wenn auch hier und da unspezifische Reaktionen beobachtet worden sind. So geben Bauer und Nyiri 1,4$^0/_0$ unter 2800 beobachteten Fällen als unspezifisch positiv an, 5 bei schwerer Tuberkulose, je 2 bei Sepsis, Gonorrhöe, Ulcus cruris, je einer bei Grippe, Psoriasis, Rheumatismus, Gravidität, Balanitis, Karzinom. Winkler fand (Med. Klinik 1921. Nr. 4) auffallende unspezifische Resultate bei Retroplazentarblut (19,35$^0/_0$ der untersuchten Fälle), ferner 1 Ikterus. Keine unspezifischen Ergebnisse bei Tuberkulose.

Dagegen ist es nach Bauer und Nyiri ein Vorteil, daß im Gegensatz zur Wa-R kein Einfluß durch Digitalis- oder Salizylverabreichung festgestellt wurde.

Margarete Stern (Zeitschr. f. Immunitätsforsch. u. exp. Therap., Orig. Bd. 32. 1921) untersuchte vergleichend mit der Wa-R 5027 Sera, unter ihnen als Kontrolle 434 normale, 312 Ulcus molle, 73 Tuberkulose, 89 Lupusfälle. Es wurde 88$^0/_0$ Übereinstimmung erzielt. In 469 Fällen war die DM stärker als die Wa-R (DM 446mal positiv und 23mal zweifelhaft; Wa-R 252mal negativ und 217mal zweifelhaft). Die Wa-R war 116mal stärker als die DM (Wa-R 56mal positiv und 60mal zweifelhaft, DM 98mal negativ und 18mal zweifelhaft). Die DM ist also bedeutend empfindlicher, hat aber mehr unspezifische Ergebnisse gehabt (16:5, wenn man auch die schwachen Ausschläge rechnet; 6:1, wenn man nur die starken Reaktionen rechnet) (0,4°/₀ unspezifische DM).

	Lues I	Lues II	Lues latens	Behandelte Lues	Unspezifisch positiv
Wa-R stärker als DM . .	5°/₀	1°/₀	0,6°/₀	1°/₀	0°/₀
DM stärker als Wa-R . .	2,5°/₀	4°/₀	6°/₀	10°/₀	0,4°/₀

Die Gesamtübereinstimmung ist 88°/₀.

Damit ergibt sich, daß die DM bei behandelter Lues und Lues latens, ja sogar bei Lues II überlegen ist. Das ist immerhin auffällig, da man an sich bei Lues II bei der Wa-R mehr positive Ergebnisse erwarten würde. Die Wa-R ist bei Lues I überlegen. Die DM ist deswegen als wertvolle Ergänzung der Wa-R anzusehen, aber wegen ihrer Unterlegenheit bei Lues I nur neben der Wa-R zu verwerten.

Jantzen (Zeitschr. f. Immunitätsforsch. u. exp. Therap., Orig. Bd. 33. 1922) hat der DM ein theoretisch und praktisch wichtiges Gebiet eröffnet. Bekanntlich eignet sich die Wa-R nicht zur Erscheinung des Kaninchenlues; er fand nun: Bei Kaninchenlues im Gegensatz zur Wa-R immer spezifische Resultate, parallel den klinischen Erscheinungen. Erstes Auftreten meistens 6 Wochen nach der Impfung, in 2 Fällen 2 Wochen nach der Impfung. Die Reaktion verschwindet später von selbst.

Boas und Pontoppidan glauben, daß die DM hinter der Wa-R und auch der SG-R in jeder Richtung zurückstünde, besonders bei Tabes, Paralyse, Lues latens und Lues congenita. Aber auch die SG-R sei der Wa-R unterlegen bei Lues latens und Lues I. Die Flockungsreaktionen seien nur ein Supplement der Wa-R (untersucht 1300 Sera). Niemals unspezifische Reaktionen bei Tuberkulose, Gravidität und Puerperium.

Winkler (Med. Klinik 1921. Nr. 4) fand 81,35°/₀ Übereinstimmung mit der Wa-R, 18,0°/₀ differente Ergebnisse. Bei behandelter Lues fanden sich bei der Wa-R 5°/₀ mehr positive Resultate. Die DM war in 4,9°/₀ stärker, in 13,1°/₀ schwächer als Wa-R.

Im Zusammenhang mit der Wa-R kann sie für die Laboratorien durchaus empfohlen werden, bei Anwendung nur eines Verfahrens wird der Wa-R der Vorzug gegeben.

Meyeringh (Zeitschr. f. Immunitätsforsch. u. exp. Therap., Orig. Bd. 30) fand größere Einfachheit als Wa-R, aber Schwierigkeit in der Beurteilung des Ergebnisses. Persönliche Übung erforderlich, in den Grenzfällen Wa-R unentbehrlich. Reaktion nicht dem Praktiker, aber dem Dermatologen zu empfehlen.

Eine Zusammenstellung der Gesamtergebnisse verdanken wir Ruete (Münch. med. Wochenschr. 1922. Nr. 3).

Mit DM wurden untersucht in der Literatur: 11 129 Fälle.

<table>
<tr><td colspan="2">1. Übereinstimmung:</td><td colspan="2">2. Differenzen:</td></tr>
<tr><td>Blasius</td><td>in 83,9%</td><td>Blasius</td><td>in 16,1%</td></tr>
<tr><td>Gaethgens</td><td>in 92,4%</td><td>Gaethgens</td><td>in 7,6%</td></tr>
<tr><td>Hübschmann</td><td>in 83,0%</td><td>Hübschmann</td><td>in 17,0%</td></tr>
<tr><td>Pesch</td><td>in 96,4%</td><td>Pesch</td><td>in 3,6%</td></tr>
<tr><td>Schmitt und Pott</td><td>in 94,5%</td><td>Schmitt und Pott</td><td>in 5,5%</td></tr>
<tr><td>Ruete</td><td>in 95,2%</td><td>Ruete</td><td>in 4,8%</td></tr>
</table>

Von diesen Unterschieden verteilten sich auf:

<table>
<tr><td colspan="2">a) Wa-R +, DM —:</td><td colspan="2">b) Wa-R —, DM +:</td></tr>
<tr><td>bei Blasius</td><td>2,54%</td><td>bei Blasius</td><td>4,49%</td></tr>
<tr><td>bei Gaethgens</td><td>5,0 %</td><td>bei Gaethgens</td><td>0,78%</td></tr>
<tr><td>bei Hübschmann</td><td>5,0 %</td><td>bei Hübschmann</td><td>12,0 %</td></tr>
<tr><td>bei Pesch</td><td>1,85%</td><td>bei Pesch</td><td>1,80%</td></tr>
<tr><td>bei Schmitt und Pott</td><td>3,9 %</td><td>bei Schmitt und Pott</td><td>1,65%</td></tr>
<tr><td>bei Ruete</td><td>2,77%</td><td>bei Ruete</td><td>2,03%</td></tr>
</table>

Weisbach (Dtsch. med. Wochenschr. 1921. Nr. 22) fand unter 1500 Fällen eine absolute Übereinstimmung mit der Wa-R in 74,5% und 3,7% Eigenflockungen. Die Flockungsreaktionen SG-R II und DM untereinander stimmten in 91,5% überein.

Vor allem bei Lues I ergab sich bei beiden Reaktionen eine Überlegenheit der Flockungsreaktionen, ebenso bei Lues latens und behandelter Lues.

von Gutfeld (Dtsch. med. Wochenschr. 1921. Nr. 43) fand 94,9% übereinstimmend mit der Wa-R. Eine nochmalige Ablesung nach mehr als 24 Stunden fand er unzweckmäßig.

Die Meinickeschen Reaktionen haben einzelne Modifikationen erfahren. So wurde es als ein Mangel der III. Modifikation empfunden, daß bei ihr die Kontrollen fehlen. Deswegen fügte Weisbach (Dtsch. med. Wochenschr. 1921. Nr. 22) eine Serumkontrolle hinzu, indem er 0,2 ccm Patientenserum + 0,8 ccm 2%ige Kochsalzlösung vermischte. Etwa 9% dieser Kontrollen haben Ausflockungen. Er glaubt daraus folgern zu können, daß die Verwendung 2%iger Kochsalzlösung bei der DM unspezifische Ausflockungen erzeugen könne.

Anstatt dieser von Weisbach angegebenen Serumkontrolle, die mit Recht auch von Gutfeld nicht für theoretisch begründet hält, benutzt dieser selbst eine Kontrolle, bei der anstatt des Extraktes absoluter Alkohol genommen wird.

Lesser schlägt für die M-R II eine andere Art der Extraktverdünnung vor und modifiziert die Reaktion so, daß sie zu einer einzeitigen Methode wird. Mit dieser Methode hat er 500 Fälle mit gutem Ergebnis untersucht. Er geht folgendermaßen vor (Med. Klinik 1919. Nr. 33):

Art der Extraktverdünnung: Zuerst gibt man die Verdünnungsflüssigkeit in das Reagenzglas, alsdann läßt man alkoholischen Extrakt an der Wand des schräg gehaltenen Reagenzglases zufließen und beginnt dann langsam zu schütteln, um eine größtmögliche milchige Trübung zu erhalten.

Sera nur 15 Minuten inaktivieren.

Technik: 0,2 inaktives Serum + 0,8 verdünntem Extrakt schütteln, über Nacht im Brutschrank. Am nächsten Tage Ablesung.

Eine von ihm zur Sicherheit eingeführte Kontrolle, bei der jedes Serum Flockung zeigen muß, die darin besteht, daß 0,2 Serum mit 0,8 ccm mit Aqu. dest. verdünntem Organextrakt vermischt wird, erwies sich praktisch als unnötig.

Lesser modifizierte den Extrakt und seine Verdünnung (Dtsch. med. Wochenschr. 1918. Nr. 42). Allerdings bekam er bei dieser Methodik nicht ganz so günstige Ergebnisse wie bei seiner ersten Untersuchungsreihe, bei der er bei paralleler Verwendung desselben Extraktes für die Wa-R und M-R II bei Lues mit der M-R II 92,9%, mit der Wa-R aber nur 76,7% positive Ausschläge erhalten hatte. Für die Extraktherstellung gibt er folgende Modifikation an:

Neueinführung eines Extraktes aus frischem Herzpulver, das mit absolutem Alkohol im Wasserbade von 50° extrahiert wird (40 g Herzpulver auf 200 ccm Alc. absol.). Extraktion im Wasserbade von 50° unter öfterem Schütteln, nach ½ Stunde warm schütteln, nach dem Erkalten filtrieren.

Eine zweite Methode ist die, daß das Herzpüree mit so viel Alc. absol. übergossen wird, daß es gut durchtränkt ist. Dann wird nach 2 Tagen der Alkohol abfiltriert, das Herzpüree ausgedrückt und mit absolutem Alkohol wie oben extrahiert. Auf 80 g Herzpüree rechnet man 200 ccm Alkohol. Die so erzielte Stammlösung muß dann mit absolutem Alkohol entsprechend verdünnt werden.

Auch die Lesserschen Ätherextrakte sind zur M-R brauchbar. Arbeiten im Brutschrank ist besser als im Wasserbade.

Die Herstellung der Verdünnungen geschieht am besten in größeren Mengen. Empfohlen werden folgende Verdünnungsmethoden:

	Aus der Bürette müssen pro Minute ausfließen:
1. 12 ccm Extrakt + 84 ccm Aqu. dest.	3 ccm
2. 16 „ „ + 112 „ „ „	4 „
3. 20 „ „ +´140 „ „ „	5 „

Die Verdünnungen sind 2 Tage brauchbar.

Da ältere Sera, also z. B. die Kontrollen vom vorhergehenden Tage, leichter lösliche Flocken haben als frische Sera, so muß man für den Hauptversuch eine relativ stärkere Kochsalzlösung für die zweite Phase nehmen.

Die Lessersche Methode der Extraktherstellung modifizierten nun wieder Bauer und Nyiri (Dtsch. med. Wochenschr. 1918. Nr. 42), indem sie das Pferdeherz nicht 1 Stunde, sondern 24 Stunden mit Äther extrahierten. Dieselben Autoren empfehlen auch die Ablesungszeit zu ändern (Zeitschr. f. Immunitätsforsch. u. exp. Therap., Orig. Bd. 33): man solle neben der Ablesung, zuerst nach 24 Stunden, noch einmal 48 Stunden bei Zimmertemperatur beobachten. Auch Jantzen (Zeitschr. f. Immunitätsforsch. u. exp. Therap., Orig. Bd. 33) ist für eine 48stündige Beobachtungszeit.

Nach Gaethgens (Arch. f. Dermatol. u. Syphilis, Orig. Bd. 129. 1921) gibt bei der DM die Beobachtung nach 48 Stunden (anstatt nach 24 Stunden) 37° zuweilen wünschenswerte Verstärkung ohne Aufhebung der Spezifität.

Verkürzung der Versuchsdauer durch das Zentrifugierverfahren entsprechend dem Verfahren bei der Bakterienagglutination (Münch. med. Wochenschr. 1906. S. 1351): „es genügt, die Extrakt-Serumgemische gleich nach der Mischung 20 Sekunden lang kräftig auszuschleudern, und zwar in Gläschen mit runder Kuppe. In stark positiven Seren ist dann am Boden ein regelmäßig gestaltetes, zartes, bei leichtem Schütteln in kleine Flöckchen auflösbares Sediment vorhanden. Negative Sera unverändert.

Auch BERING (Zentralbl. f. Bakteriol., Parasitenk. u. Infektionskrankh., Abt. I Orig. Bd. 89, S. 216) empfiehlt die Resultate nach 24 und 48 Stunden Brutschrankaufenthalt zu beurteilen, um auch die allerdings seltener auftretenden Spätausflockungen zu erkennen.

Die Frage, ob man das Serum besser aktiv oder inaktiv untersuchen soll, beantworten BAUER und NYIRI auf Grund vergleichender Untersuchungen dahin, daß man aktiv untersuchen sollte, da aktive und inaktive Sera gleich gute Resultate gäben. Diese von der SACHSschen Schule bestätigte Tatsache ist theoretisch deswegen wichtig, weil, wie wir noch sehen werden, diese Gleichheit auf einer Stabilisierung des Serums durch den hohen Kochsalzgehalt beruht.

JANTZEN fand bei der DM die mit aktivem Serum angesetzten Reaktionen viel besser und viel schneller ablesbar, oft schon nach 3 Stunden; doch empfiehlt er die Sera aktiv und inaktiv zu untersuchen, weil beide Reihen nicht immer parallel gehen. Die II. MEINICKEsche Reaktion hat für ihn wegen häufiger Unspezifitäten und vergeblicher Versuche mit Kochsalztitrierungen von $1,6\,^0/_0$ bis $3,0\,^0/_0$ hinauf nur theoretisches Interesse. In der Extraktherstellung ist er etwas von MEINICKES Vorschrift abgewichen, indem er · den Pferdeherzmuskel zur Extraktherstellung bei $60-65^0$ trocknete. Bei Ulcus molle mit Bubo fand er unspezifische Resultate mit der DM.

Einige technische, aber auch theoretisch wichtige Fragen bei der M-R II seien hier erörtert:

MEINICKE (Zeitschr. f. Immunitätsforsch. u. exp. Therap., Orig. Bd. 27, S. 359) legt besonderen Wert auf die Temperaturverhältnisse, aber zunächst nicht mit der Begründung, daß niedrigere Temperaturen unspezifische Resultate bedängen, sondern deswegen, ,,weil alle Laboratorien darauf eingerichtet wären und die Zimmertemperatur starken Schwankungen ausgesetzt ist. Außerdem ist auch Flockung und Bindung im allgemeinen bei 37^0 besser als bei Zimmertemperatur‘‘.

Für die erste Phase der Reaktion sind 16 Stunden 37^0 notwendig, weil erst dann die maximale Flockung und die erforderliche Kochsalzbeständigkeit der positiven Flocken erreicht ist.

Bemerkenswert ist auch die Beobachtung, daß die bei 12^0 gebildete Flockung aus Organextrakt + Serum zwar sehr kräftig ist, aber wegen ihrer leichten Zerfließlichkeit und nicht genügender Kochsalzresistenz praktisch unanwendbar ist.

Bei Temperaturen über 45^0 fand MEINICKE ein weiteres Optimum der Flockung; jedoch sind die so entstehenden Flocken zu kochsalzbeständig auch bei den negativen Seren.

MEINICKE führt schlechte Ergebnisse anderer Autoren, insbesondere PAPAMARKUS, auf Nichtbeachtung der Temperaturvorschriften zurück. Dagegen sagt WINKLER (Med. Klinik 1922. Nr. 4), die Temperatur der Gefäße spielt keine so große Rolle, wie MEINICKE (Med. Klinik 1921. Nr. 51) gegenüber PAPAMARKUS annimmt. Gefäße auf Zimmertemperatur und auf 25^0 C vorgewärmt, ergab keine differenten Ergebnisse. Nur Abkühlung von Gefäßen und Lösungen auf $7-8^0$ C schädige die DM, wie übrigens auch die SG-R.

BERING (Zentralbl. f. Bakteriol., Parasitenk. u. Infektionskrankh., Abt. I Orig. Bd. 89, S. 216) äußert sich dahin, daß für die Herstellung des Extraktes Mischgefäße, Extrakt und Aqu. dest. gut vorgewärmt sein müssen. Unnötig ist es bei der $2\,^0/_0$igen Kochsalzlösung. Die Mischung, Extrakt und Aqu. dest., muß mindestens eine Stunde bedeckt an einem warmen Orte stehen (vorher schütteln).

Inaktivierung und Flockungsverhältnisse stehen bei der Meineckeschen Reaktion in ganz bestimmter Beziehung zueinander.

Meinicke (Zeitschr. f. Immunitätsforsch. u. exp. Therap., Orig. Bd. 27, S. 360) fand in der 1. Phase der M-R bei aktiven Seren das Optimum der Flockung und Bindung, wenn man zu 0,2 ccm Serum 1,5 bis 2,0 ccm Extraktverdünnung gab; bei inaktivem Serum dagegen sei das Optimum der zugefügten Extraktmenge etwa 1,0 ccm. Überschreitet man dieses Optimum, indem man 1,5 ccm Extrakt nimmt, so können durch mangelnde Bindung an sich positive Sera negativ werden.

Meinicke (Zeitschr. f. Immunitätsforsch. u. exp. Therap. Bd. 27, S. 360) betonte, wie schon früher Bruck, daß sich die durch den Inaktivierungsprozeß entwickelnde Stabilisierung nicht sofort einstellt; frisch inaktivierte Sera stehen in ihren Eigenschaften zwischen aktiven und inaktiven. Meinicke verlangt daher (Berl. klin. Wochenschr. 1918. Nr. 4), daß die Sera immer erst am nächsten Tage nach der Inaktivierung in den Versuch genommen werden.

Durch längere Inaktivierung als die vorgeschriebene Zeit von 15 Minuten wird ihre Fällbarkeit in der ersten Phase des Versuchs herabgesetzt, und zwar progressiv bis zu einer Einwirkungszeit von $^3/_4$ Stunden. Dabei werden die Flocken aber kochsalzresistenter. Bei noch längerem Inaktivieren kann die Fällbarkeit wieder zunehmen.

Die Inaktivierungstemperatur soll 55—56° betragen.

Aktive Sera geben mehr, aber häufig unspezifische positive Resultate, analog den Verhältnissen bei der Wa-R.

Von ganz besonderer Bedeutung in praktischer und theoretischer Beziehung ist die Extraktfrage. In seinen ersten Publikationen hatte Meinicke mit den amtlichen Extrakten für die Wa-R des Kaiser-Wilhelminstituts gearbeitet. Dann hatte er mit Erfolg versucht (Berl. klin. Wochenschr. 1917. Nr. 50), die Flockungswirkung der Extrakte durch Natr. glycocholicum zu verstärken. So konnte er besonders kochsalzbeständige Flocken erzeugen. Er hatte ursprünglich auf dem Standpunkt gestanden, daß die für die M-R geeigneten Extrakte auch für die Wa-R die besten seien.

Er legt großen Wert darauf, daß jedes Herz individuell behandelt werden muß; das optimale Verhältnis von Alkohol zu Herz kann in weiten Grenzen schwanken. Folgendermaßen geht man vor, um das beste Mengenverhältnis zwischen Alkohol abs. und Menschenherzbrei zu ermitteln. Man bereitet fünf Röhrchen vor. Jedes davon erhält 0,5 ccm des zu prüfenden Extraktes, hierzu kommt in Röhrchen 1: 0,5 ccm Aqu. dest., in die Röhrchen 2—5 jeweils 0,5 ccm NaCll 1:8, 1:4, 1:2 und NaCll unverdünnt. Alle Röhrchen werden sogleich nach dem Zusatz geschüttelt und 1—2 Stunden bei Zimmertemperatur stehen gelassen. Ein brauchbarer Extrakt zeigt im Wasserröhrchen leichte Trübung und hellgrauen Farbenton. Röhrchen 2 ist wesentlich stärker getrübt mit ins Gelbe spielendem Farbenton. Die 3 letzten Röhrchen sind dicht getrübt, mit steigender Flockenbildung. Zu dünne Extrakte haben in den letzten Röhrchen nur angedeutete oder fehlende Flockung und sind in den ersten Röhrchen fast klar oder nicht getrübt.

Es gibt auch paradoxe Extrakte, die trotz zu großer Dichte in den Kochsalz-röhrchen keine Trübung geben und ölige Tropfen ausscheiden können.

Diese Methode ist eine Modifikation der ursprünglich von Meinicke (Berl. klin. Wochenschr. 1918. Nr. 4) angegebenen Methode, bei der der Extrakt in konstanter Menge mit steigenden Mengen physiologischer Kochsalzlösung vermischt wurde.

Meinicke empfiehlt Herzextrakt zunächst probeweise in kleinen Mengen mit Herzbrei und wechselnden Mengen absolutem Alkohol in kleinen Fläschchen anzusetzen, indem man diese mit der Hand einige Male gut durchschüttelt und dann 1 Stunde bei 55° im Wasserbad extrahiert.

(Die Temperatur von 55° ist wesentlich besser als die bei 37°, was nach M. vielleicht damit zusammenhängen könnte, daß die die M-R verstärkenden Stoffe Natrium glycochol. und Natr. choleinic. sich bei 55° besser in Alkohol lösen.) Die Extrakte bleiben noch eine Stunde bei Zimmertemperatur stehen und werden zur Ansetzung des Vorversuches abfiltriert.

Zur endgültigen Extraktbereitung bleiben die Extraktflaschen im Wasserbad von 55° mindestens 3 Stunden lang. Sie werden mehrfach geschwenkt. Die Anwendung des Schüttelapparates aber verschlechtert den Extrakt nur.

Es ist nicht unzweckmäßig, Mischextrakte aus mehreren Herzen oder mit mehreren annähernd besten Alkoholkonzentrationen herzustellen.

Feste Herzen brauchen meist weniger Alkohol als matschige. Fast aus allen Menschenherzen konnten so brauchbare Extrakte gewonnen werden.

Meinicke (Zeitschr. f. Immunitätsforsch. u. exp. Therap., Orig. Bd. 27. 1918) hat eine große Zahl von Einzelbeobachtungen über die Extrakte mitgeteilt, von denen folgende von größerer Bedeutung sind: die alkoholischen Organauszüge verschiedener Tierarten sind keineswegs gleichwertig miteinander und unterscheiden sich in ihrer Fähigkeit, z. B. Menschensera auszuflocken. So wirken Menschenorganextrakte gleichmäßig auf alle Menschensera fällend. Extrakte aus Rinderherz oder -leber fällen meistens nur luische, wassermannpositive Sera in frischem Zustande, einige Tage nach der Verdünnung flocken sie sämtliche Menschensera. Die einmal hergestellten Verdünnungen von stark wirkenden Wassermannextrakten verstärken sich in ihrer Wirkung noch durch Stehenlassen, an sich schwache schwächen sich dadurch aber noch weiter ab. Während Meinicke in seinen ersten Publikationen vorwiegend mit den offiziellen, vom Kaiser Wilhelm-Institut hergestellten Extrakten arbeitete, wandte er sich später (Zeitschr. f. Immunitätsforsch. u. exp. Therap., Orig. Bd. 28, S. 309. 1919) mehr und mehr den Pferdeherzextrakten zu und hebt vor allem deren Gleichmäßigkeit, die leichte Möglichkeit der Beschaffung und gleichzeitige Herstellung größerer Versuchsmengen hervor. Er hatte später festgestellt, daß die erwähnten Eigenschaften der Rinder- und Menschenherzextrakte doch nicht ganz konstant sind.

Die von Meinicke gewählte Verdünnung der Extrakte, etwa 1:8, ist aus folgendem Grunde gewählt: in den Verdünnungen 1:2 bis 1:3 würde eine irreversible Alkoholfällung entstehen; in den Verdünnungen über 1:16 hinaus tritt die Wirkung des Aqu. dest. in den Vordergrund, was deswegen unzweckmäßig wäre, weil mit Aqu. dest. aus inaktivem Serum gewonnene Flockungen unlöslich in Kochsalzlösungen sind. So ist die gewählte Verdünnung in gewissem Sinne ein Kompromiß.

Meinicke (Zeitschr. f. Immunitätsforsch. u. exp. Therap., Orig. Bd. 29. 1920) hat später die Eigenschaften und die Prüfung der Extrakte einer genaueren systematischen Untersuchung unterzogen und Methoden angegeben, mit denen man seiner Meinung nach nicht nur die quantitative, sondern auch die qualitative Eignung eines Extraktes für die M-R und anderer Reaktionen objektiv bestimmen könne.

Zunächst führt er einige neue Termini technici ein: er unterscheidet Restextrakte und Auszüge:

I. Restextrakte sind solche, bei denen das getrocknete Herz zunächst kürzere oder längere Zeit im Verhältnis 1:10 mit dem betreffenden Mittel, z. B. Äther oder Chloroform, ausgezogen wird und dann nach Abgießen des Extraktionsmittels der Filterrückstand und der in der Flasche zurückbleibende Organbrei („Rückstand oder Rest") nach Trocknung sekundär mit $96^0/_0$ Alkohol in gleichem Verhältnis 1:10 ausgezogen wird.

So z. B. wird bei Herstellung eines Ätherrestextraktes 2 g Herzpulver mit 18 ccm Äther 1 Stunde geschüttelt, dann bis zum anderen Tage stehen gelassen und schnell durch ein doppeltes Papierfilter filtriert. Dann wird der Organbrei und das Filter im Brutschrank getrocknet, der Rückstand aus Filter und Flasche mit 18 ccm $96^0/_0$igem Alkohol versetzt. 1 Tag unter häufigem Umschütteln extrahieren. 3 Tage lang absetzen lassen. Das Filtrat ist dann der Ätherrestextrakt.

II. Auszüge: Ätherauszüge, Chloroformauszüge usw. werden so gewonnen, daß das bei der eben mitgeteilten Restextraktherstellung bei der ersten Extraktion, z. B. mit Äther, gewonnene Filtrat im Brutschrank bei 37^0 oder bei Chloroform bei 55^0 wieder abgedunstet wird. Der Rückstand wird dann sekundär mit ebensoviel Alkohol gelöst wie bei der primären Extraktion.

Meinicke hat sich auf Grund der sogleich zu besprechenden Prüfungsmethode immer mehr der Herstellung eines Ätherrestextraktes aus Pferdcherz als der Methode der Wahl für die M-R zugewandt.

Seine Extraktprüfungsmethode ist folgende: „Sie beruht auf der Beobachtung, daß der Dispersitätsgrad der im alkoholischen Organextrakte gelösten Stoffe sich in charakteristischer Weise ändert, wenn man den alkoholischen Auszügen steigernde oder fallende Mengen destillierten Wassers, bzw. verschiedenprozentiger Kochsalzlösung zusetzt." Man geht regelmäßig so vor, daß in Reagenzgläschen gleicher Weite mit je 0,5 ccm Extrakt die erforderlichen Zusätze schnell einpipettiert und durch kräftiges Schütteln sofort gemischt werden.

Folgende Proben genügen meistens:

1. Extrakt mit der gleichen Menge und mit fallenden Dosen Aqu. dest.
2. Zufügung gleicher Mengen verschiedenprozentiger NaCl-Lösung und zwar physiologischer unverdünnter Kochsalzlösung, und solcher, die mit Aqu. dest. im Verhältnis 1:2, 1:4, 1:8 verdünnt ist.
3. Zufügung physiologischer Kochsalzlösung in steigenden Mengen (z. B. 0,5; 1,0; 2,0; 5,0; 10,0).
4. Prüfung mit der halben Menge Aqu. dest., nachdem die Mischung eine Stunde gestanden und dabei nachgetrübt hat, auf das Verhalten beim sekundären Zusatz verschiedener Mengen von Aqu. dest. bzw. verschiedenprozentiger Kochsalzlösung.

Meinicke (Dtsch. med. Wochenschr. 1920. Nr. 1) prüfte an größeren Serien die optimalen Mengen des zuzusetzenden Extraktes bei der DM. Indem bei gleicher Serummenge (0,2 ccm inaktiv) von 0,2—2,0 hinauf die Extraktverdünnung variierte, fand er bei der Mehrzahl der positiven Sera, nämlich **90—95%**, eine ziemliche Unabhängigkeit von der Extraktmenge. Das Optimum fand er bei ihnen zwischen 0,4 und 1,5 ccm (Erster Typus).

Beim zweiten Serumtypus fand er eine starke Hemmung der Flockung durch die größeren Extraktmengen, im allgemeinen schon von 1,0 an. Meinicke hat sogar ein Serum beobachtet, das nur bei 0,2, kaum mehr aber bei 0,6 ccm eine Flockung gab.

Dritter Typus, ausgezeichnet durch das Flockungsoptimum bei hoher Extraktmenge, höher als 0,8, mit Optimum bei 1,5 und 2,0.

Aus diesen Beobachtungen ergibt sich dann, wenn man die DM als alleinige Reaktion ohne die Wa-R ausführt, die Forderung, den Versuch mindestens mit zwei — z. B. 0,8 und 0,5 ccm — eventuell sogar mit drei verschiedenen Extraktdosen 0,5, 0,8 und 1,5 ccm anzusetzen (Meinicke).

Die Arbeiten Meinickes wurden nicht absolut anerkannt. So fand Meyeringh (Zeitschr. f. Immunitätsforsch. u. exp. Therap., Orig. Bd. 30) Rinderherzextrakt zur M-R mindestens ebenso brauchbar wie die Meinickeschen Extrakte, wenn sie auch primär die Sera nicht ausflockten; so waren die Luessera in der zweiten Phase durchweg stärker und deutlicher ausgeflockt.

Philippson, B., empfiehlt Mischung mehrerer, eventuell auch weniger gut arbeitender Extrakte. Mit der halben Extraktmenge bekommt man mindestens ebenso gute Ergebnisse, weil man kleinere Extraktmengen exakter herstellen könne.

Winkler (Med. Klinik 1922. Nr. 4) fand durchgehends die Dosierung II = 0,8 Extrakt besser wirksam als die Dosierung I (0,5) bzw. Dosis III (1,5) Extrakt. Die Abstufungen sind daher nur „theoretisch interessant". Die Pferdeherzextrakte unterschieden sich untereinander relativ so wenig, daß im Gegensatz zu den gewöhnlichen Wa-R-Extrakten die Arbeit mit nur einem Extrakt sich verantworten läßt.

Margarete Stern (Zeitschr. f. Immunitätsforsch. u. exp. Therap., Orig. Bd. 32. 1921) zeigte die leichte, spontane Flockbarkeit oder Trübung zahlreicher Meinickeextrakte, die die Ablesung in zweifelhaften Fällen sehr erschwerte. Von 10 Extrakten war nur einer, der homogen blieb.

Im Anschluß an die Arbeit von Stern (Münch. med. Wochenschr. 1921. Nr. 49) berichten Stern und Evening über die Technik und Ergebnisse der neuen Methode an 1500 Fällen. Sie versuchen die Vorteile der Extrakte von Sachs-Georgi und Meinicke zu kombinieren, indem sie beide Organ-Extrakte vermischen und als Verdünnungsflüssigkeit des Extraktgemisches die fünffache Menge Aqu. dest. wählen. Das Serum dagegen wird mit 2%iger Kochsalzlösung verdünnt. Es wird also zu 0,2 ccm des inaktivierten Serums 0,8 der Kochsalzlösung gegeben, dazu 0,5 ccm der Extraktmischung, dann 2 Stunden Brutschrank und 18 Stunden Zimmertemperatur.

Die Autoren rühmen die gut sichtbare, etwas gröbere Flockung als bei der SG-R. Trotzdem sie das von Meinicke erarbeitete bewährte Prinzip des dauernden Brutschrankaufenthaltes verlassen haben, hatten sie keine unspezifischen Ergebnisse. Sie fanden eine völlige Übereinstimmung mit der Wa-R von $86,9\,^0/_0$ und in der Feinheit bei ihrer Methode eine deutliche Unterlegenheit gegenüber der Wa-R bei Lues I und Lues am Ende der Kur. Da man aber aus dem positiven Ausfall der neuen Flockungsmethode im Gegensatz zu allen anderen Luesreaktionen die Lues diagnostizieren könne, so empfehlen sie, zur Ersparnis von Material immer erst ihre Reaktion auszuführen, und bei den positiven Fällen auf weitere Wa-R usw. zu verzichten. Umgekehrt sei für die Bewertung eines therapeutischen Erfolges die negative Flockungsreaktion nicht von Bedeutung.

12. Hechtsche Reaktionen[1]).

Hecht (Arch. f. Dermatol. u. Syphilis, Orig. Bd. 136. 1921) hat eine weitere Flockungsreaktion angegeben, zu der er schon früher die Grundlagen gelegt hatte (1914 und 1915). Das Wesentliche an der Reaktion ist, daß er den Extrakt durch ein besonderes Vorgehen so behandelt, daß sich in ihm beim positiven Serum eine, im oberen Drittel der Flüssigkeitssäule schwebende, kugelförmige Flocke bildet, während das negative Serum ihn unverändert läßt. Das Besondere der Hechtschen Extraktdarstellung ist, daß er nach der auf einmal erfolgenden Zufügung einer kleineren Menge $0,9\,^0/_0$iger physiologischer NaCl-Lösung, als die Extraktmenge beträgt, tüchtig schüttelt, und dann eine Reifungszeit einfügt entsprechend der von Sachs theoretisch, sowie von Jacobsthal und Kafka systematisch eingeführten Reifungszeit als Antigen wirkender Kolloide. Dann erst wird eine, durch eine besondere Titration ermittelte Menge von Kochsalzlösung nachgefüllt. Dieser Extrakt wird dann mit inaktiviertem Menschenserum versehen und nach 8 Stunden bei 37^0 die Flockung beobachtet. Der von Hecht benutzte Extrakt ist ein alkoholischer Rinderherzextrakt (1 g Substanz auf 5 ccm Alkohol), er hat also biologisch gesehen, die Eigenschaften des Ätherrestextraktes.

Der Extrakt wird so ausgewertet, daß man in 4 Reihen à 6 Röhrchen zu je 0,1 ccm Antigen die Mengen 0,04; 0,05; 0,06 und 0,07 ccm NaCl-Lösung hinzufügt, tüchtig umschüttelt, $^1/_2$ Stunde wartet. Dann wird das 1., 2. usw. bis 6. Röhrchen jeder Serie je 0,6; 0,7; 0,8; 0,9; 1,0 und 1,1 ccm physiologischen NaCl-Lösung gebracht. Dieser ganze Versuch wird doppelt angesetzt und in die eine Serie 0,1 ccm inaktives Normalserum, in die andere je 0,1 ccm Wa-R-positives inaktives Luesserum gebracht; 8 Stunden.

Die erzielten Ergebnisse waren folgende bei 300 Fällen:

Übereinstimmende	Wa-R + und	HF-R +	. . 128
,,	Wa-R — ,,	HF-R —	. . 125
,,	Wa-R + ,,	HF-R —	. . 13
,,	Wa-R — ,,	HF-R +	. . 34

Die nicht übereinstimmenden Resultate waren meistens Lues latens oder fragliche Lues.

Hecht gibt an, daß bei seiner Flockungsreaktion die gebildeten Flocken kugelförmig seien, mit hellweißem, dichten Zentrum und geblähtem, durchscheinenden Mantel. Beim Liquor aber fehlt der Mantel immer. Er kann aber

---

[1]) S. Technischer Anhang S. 392.

durch Zusatz von normalem Serum zum positiven Liquor erzeugt werden. Daraus schließt HECHT, daß der Kern wahrscheinlich die Lipoide des Antigens, der Mantel aber die Serumstoffe als Ursprungssubstanzen habe. Fast die ganze Flocke sei löslich in Alkohol. Mir scheint diese Annahme nicht sehr wahrscheinlich, denn nach dem HARDYSCHEN Gesetz flocken sich Kolloide gegenseitig aus. Eine Nachprüfung mit Dunkelfelduntersuchung wäre sehr wünschenswert: die Art, wie HECHT den Extrakt verdünnt, ist eine Kombination der MEINICKEschen Methodik mit 37° Bebrütung. Die wahrscheinliche Versuchsdosis der Kochsalzkonzentration ist die Verdünnung in der Reihe, in der das Luesserum die Flocke bildet, das negative aber die Emulsion unverändert läßt. Nun aber muß mit einem 5fach verdünnten Normal- bzw. Luesserum unter Auffüllung des Volumens auf 1,0 ccm Kochsalzlösung die zweckmäßige Serumverdünnung austitriert werden, während man den Extrakt konstant läßt. Und umgekehrt bei konstanter, so ermittelter Serumkonzentration muß der alkoholische Extrakt austitriert werden. Und endlich muß man auch noch zweckmäßigerweise austitrieren, ob man als Reifungszeit am besten 15, 20 oder 30 Minuten benützt.

Praktisch genommen empfiehlt HECHT zunächst Bestimmung der Verdünnungsart und Gesamtmenge von physiologischer NaCl-Lösung für 0,1 ccm Antigen und 0,1 ccm bei 56° durch 35 Sekunden inaktiviertem Krankenserum. Solch ein austitriertes Extrakt ist mehrere Monate bei Zimmertemperatur haltbar. Jedes Serum wird in 3 Röhrchen untersucht, deren mittleres die genau bestimmte Gesamtmenge enthält, eines 0,2 ccm NaCl-Lösung weniger, eines 0,2 ccm mehr. Bei Ermittelung von 0,06 ccm NaCl-Lösung als Versuchsdosis würde der Versuch also so aussehen:

Röhrchen 1 : 0,1 Extrakt $+$ 0,06 NaCl 0,9% $^1/_2$ Stunde waschen $+$ 1,0 NaCl 0,9%
„ 2 : 0,1 „ $+$ 0,06 „ 0,9% $^1/_2$ „ „ $+$ 1,2 „ 0,9%
„ 3 : 0,1 „ $+$ 0,06 „ 0,9% $^1/_2$ „ „ $+$ 1,4 „ 0,9%

Dann Zusatz von 0,1 ccm Serum, 8 Stunden Brutschrankaufenthalt, Ablesung. Stark positive Sera zeigen in allen Röhrchen Flockenbildung.

In allerneuester Zeit hat H. HECHT eine serodiagnostische Schnellmethode (H.F.R. II[1])) angegeben, bei der zwei neue Prinzipien angewandt werden: nämlich 1. die Beförderung der Ausflockung durch Calcium chloratum und 2. die Anwendung eines Wasserbades von 45°. Die Methode beruht darauf, daß das zugesetzte Serum als Schutzkolloid gegen die Ausflockung wirkt, und daß die normalen Sera besser schützen als die pathologischen. Als Extrakte eignen sich alle gut flockenden. HECHT empfiehlt einen alkoholischen Rinderherzextrakt. Bei der Vorprobe auf Ausflockung durch Calcium chloratum flockten am raschesten (10—15 Minuten) die Syphilisleberextrakte; sie sind aber zu labil und daher unspezifisch. Auch Meerschweinchenherzextrakte sind nicht verwendbar. (Warum, wird nicht gesagt!) Die Menschenherzextrakte flocken in 20 Minuten und erst später die Rinderherzextrakte. Die Eigenartigkeit des physikalischen Geschehens bringt es mit sich, daß im Gegensatz zum Serum beim Liquor gerade die pathologischen die größere Schutzwirkung ausüben. HECHT übergibt die Reaktion mit einer gewissen Reserve der Öffentlichkeit.

---

[1]) S. Technischer Anhang S. 392.

13. Kodamasche Reaktion[1].

Kodama (Zentralbl. f. Bakteriol., Parasitenk. u. Infektionskrankh., Abt. I Orig. Bd. 86. 1921) modifizierte die Ausflockungsmethoden, indem er anstatt der Mischungs- eine Überschichtungsreaktion einführte. Damit aber der an der Berührungsfläche der Schichten sich entwickelnde Ring gut erkennbar ist, muß mit einem klaren und doch empfindlichen Antigen gearbeitet werden.

Beobachtet wurden bisher 225 Fälle.

Es waren davon:

       Übereinstimmend positiv . .   71
                    „   negativ . 130
       Wa-R ∓, Kodama —   . . .   14
       Wa-R —,   „   + . . .   10 (die meisten davon syphilisverdächtig).

14. Dreyer-Wardsche Reaktion (Sigma (Σ)-Reaktion)[1].

Eine sehr sorgfältig durchgearbeitete Modifikation der SG-R II, die vor allem in England viel Anerkennung gefunden hat und, wie ich der persönlichen Mitteilung von Herrn Professor Madsen verdanke, sich auch bei der Prüfung von der internationalen Kommission bewährt hat, ist die Reaktion von Dreyer und Ward. Die Autoren haben mir freundlichst ihre Monographie darüber schon vor dem Erscheinen zur Verfügung gestellt. Die genaue Technik befindet sich im Anhang.

Die Σ-R ist eine Modifikation der SG-R. Sie bezweckt die Möglichkeit einer quantitativen Ablesung und einer so einheitlichen Technik, daß verschiedene Untersucher beim gleichen Serum unbedingt gleiche Resultate erhalten müssen. Deswegen ist die Bereitung des Extraktes und seiner Verdünnungen aufs Allergenaueste ausgearbeitet (s. T. A.). Eine Besonderheit ist die Herstellung des Gebrauchsextraktes durch eine automatisch arbeitende Tropfpipette, aus der die NaCl-Lösung aus bestimmter Höhe und mit bestimmter Geschwindigkeit in den vorher gemischten alkoholischen Cholesterinextrakt hineintropft. Serum und Extrakt werden mit besonderen einheitlichen Pipetten von bestimmten Ausmaßen getropft. So wird eine Verdünnungsserie des Serums in 9 Stufen von 1:1,25 bis zu 1:462 hergestellt.

Ich persönlich glaube, daß der große Vorteil der Methode darin liegt, daß die Einheitlichkeit der Arbeit in verschiedenen Instituten mit ihr noch besser als mit anderen ermöglicht ist, besonders durch die einheitliche, fast maschinelle Extraktverdünnung. Es müßte die Temperatur bei der Herstellung der Extraktverdünnung auch noch berücksichtigt werden. Ob die etwas komplizierte Methode, durch einen Zeitfaktor sich einen Maßstab in „Sigma-Einheiten" zu verschaffen nicht doch etwa zu mühselig ist, möchte ich unentschieden lassen.

Kahnsche Reaktion.

Der Amerikaner Kahn hat aus mehrfachen Modifikationen eine Methode herausgegeben, die in ihrer endgültigen Fassung (s. Technischer Anhang, S. 383) stark der SG-R angeähnelt ist. An Besonderheiten hat sie bei der Extraktherstellung, daß ein Äther-Rest-Extrakt bei der nachherigen Alkoholextraktion

---

[1] S. Technischer Anhang S. 378 ff.

kolorimetrisch in seiner Stärke eingestellt wird. Dann erfolgt Cholesterinzusatz. Beim Versuch fallen zahlreiche stark positive Sera sofort aus. Die Übrigbleibenden werden über Nacht bebrütet. Kahn gibt zwei prinzipiell verschiedene Methoden an, nämlich eine mit labiler, aber nicht ausgefällter Extraktverdünnung und eine mit ausgefälltem und wieder aufgelöstem Extrakt.

Beschleunigungsmethoden.

Zur Beschleunigung der Ablesung der Sachs-Georgischen und Meinickeschen Reaktion sind eine Anzahl von Modifikationen entstanden, die man zum Teil, wenn man will, als selbständige Reaktionen bezeichnen kann. Die erste dieser Methoden ist die Zentrifugiermethode, die zweite sind Flockungsmethoden und die dritte ist die Schüttelmethode. Die dritte will ich hier vorwegnehmen: es ist die Schüttelmethode von Hohn, die er zur Beschleunigung der SG-R angegeben hat. Es ist ja auch klar, wie sie wirkt: im Extrakt sind, wenn er richtig angefertigt ist, die Bestandteile in einer „Schwebefällung", d. h. Flockungsbereitschaft. Genau derselbe Prozeß, der durch Zusammentritt der Teilchen — wahrscheinlich durch elektrische Umladung, zur Schüttelinaktivierung führt, ist auch hier das Wesentliche. Gaethgens (Arch. f. Dermatol. u. Syphilis, Orig. Bd. 129. 1921) studierte schon früher den Einfluß des Schüttelns ($^1/_2$ Stunde lang) entweder sofort nach Ansetzen des Versuchs oder 3 Stunden 37°. Schütteln verstärkt zuweilen die M-R ohne Beeinflussung des Endergebnisses. Er fand bei der SG-R vielfach zwar Beschleunigung, aber öfter auch unspezifische, in der Wärme reversible Ausflockungen.

Die erste der Beschleunigungsmethoden ist die Methode des Zentrifugierens. Für die Agglutination hat Gaethgens im Jahre 1905 angegeben, daß man sie durch Zentrifugieren sofort nach Ansetzen des Versuchs so beschleunigen könne, daß die Ablesung schon nach weniger als einer halben Stunde erfolgen kann. Dann hat für die spezifische Eiweißausflockung Fornet Analoges beschrieben:

Für die Ausflockung zur Luesdiagnose hat zuerst Jacobsthal die Zentrifuge angewandt, allerdings nicht zu diagnostischen Zwecken, sondern um zu beweisen, daß der wirksame Komplex, der beim Zusammenbringen von Extrakt und Luesserum entsteht, und den später Wassermann „Wassermannsches Aggregat" getauft hat, die ablenkenden Komponenten enthalte. Für die Luesausflockungsreaktionen hat zur Beschleunigung der Reaktion bei der SG-R zu gleicher Zeit C. Meyer und Gaethgens die Zentrifugiermethode empfohlen. Insbesondere hat Gaethgens mit der SG-R umfangreiche vergleichende Untersuchungen gemacht; er hat gleich nach dem Zusammenbringen von Extrakt und Serum zentrifugiert und gute Resultate erhalten. Wichtig ist es, daß man bei dieser Methode keine Spitzgläser, sondern solche mit runder Kuppe nimmt, ähnlich wie man es bei der Agglutination beobachtet, bei der auch der Prozeß der Ausschleuderung von dem der Agglutination sich dadurch unterscheiden läßt, daß bei dieser der Boden des Glases mit einem feinen, flockigen Häutchen, wie mit einem Beschlag bedeckt ist, so ist es auch hier. Gaethgens selbst empfiehlt die Methode nur für solche Fälle, wo es darauf ankommt, in allerkürzester Zeit die Diagnose zu stellen. In den meisten Fällen wird man lieber warten und die typische Reaktion ausführen. Man darf doch nie vergessen, daß es thermolabile Flocken gibt, die als unspezifisch gelten müssen, und die, wie Gaethgens und die Sachssche Schule gezeigt haben, erst nach 24 stündiger Bebrütung verschwinden.

Ruete hat mit der Zentrifugiermethode von Gaethgens, wahrscheinlich, weil er einen zu leicht flockbaren Extrakt in Händen hatte, unspezifische Ergebnisse erhalten.

15. Die Brucksche Reaktion (B-R)[1].

Ein neues Prinzip in die Ausflockungsmethoden hat Bruck eingeführt. Während die bisher besprochenen Methoden auf einer Lipoidausflockung beruhen, die durch Luesserum in Extraktverdünnungen bewirkt wird, vermischt Bruck bereits ausgefällte, feinst disperse Extraktlipoidsuspensionen mit Serum und konstatiert durch eine besondere Technik des Zentrifugierens eine eigenartige Zusammenballung der Lipoidteilchen durch luetische Seren, während nichtluetische Seren die Homogenität der Extraktsuspension unverändert lassen. Es handelt sich also nach Bruck bei seiner Reaktion nicht um eine Fällungs- oder Ausflockungserscheinung, sondern um eine der Bakterienagglutination ähnliche Verklebung der suspendierten Lipoidteilchen durch Luesserum (s. klin. Wochenschr. 1922. Nr. 33).

Eine technische Neuerung besteht ferner bei der B-R darin, daß die Ausschleuderung des Serum-Lipoidsuspensionsgemisches in einem spezifisch schwereren Medium (10% Kochsalzlösung, 10% Natriumsulfatlösung) erfolgt, wobei die Lipoidteilchen an der Oberfläche der Flüssigkeitssäule ein Häutchen bilden, das in positiven Fällen beim leichten Schütteln in feine Flocken zerfällt, während in negativen Fällen eine diffuse Trübung entsteht.

Die besten Resultate ergibt nach Bruck die Herstellung der Extraktsuspension mit 10% NaCl-Lösung und die Verdünnung des Serums mit 10% Natriumsulfatlösung. (0,2 inakt. Serum + 0,8 10% Natr. sulf. sicc.-lös. + 0,2 frisch bereitete Suspension [1,0 Extrakt + 1,0 10% NaCl-lös.] das Ganze 20 Minuten zentrifugieren.) (Siehe Technischer Anhang.)

Die BR ist mit aktivem und inaktivem Serum anstellbar. Nach den Angaben des Entdeckers ist die mit aktivem Serum meist etwas schwächer, was sich jedoch meist nur bei den an sich schwach positiven Proben bemerkbar mache. Theoretisch ist nach den Untersuchungen über den Salzgehalt und seine Wirkung bei der SG-R und M-R sehr wohl verständlich, daß auch die aktiven Sera reagieren, und zwar ohne unspezifische Ausschläge.

Dem entspricht es auch, daß selbst Vollblut reagiert.

Keinen Ausschlag gaben zuweilen ikterische Sera, selbst bei starker Wa-R. Unspezifische Ausschläge wurden nicht beobachtet.

Die Variation der vorgeschriebenen Serummenge auf mehr als 0,2 verschlechtert die Stärke der Reaktion; auch wurde durch Abweichen von der vorgeschriebenen Extraktmenge kein Vorteil erreicht. Immerhin wird mit Recht eine Einstellung der Extraktdosierung empfohlen.

Bruck fand bei seiner Reaktion im Vergleich mit der Wa-R absolute Übereinstimmung in 90%, oder wenn man die schwach positiven Differenzen wegläßt, sogar 98,6% Übereinstimmung.

Die Vorteile der Bruckschen Methode liegen (nach Bruck) 1. in der Unabhängigkeit von Zufälligkeiten der Extraktverdünnung; 2. in der Unabhängig-

---

[1] S. Technischer Anhang S. 384.

keit von Brutschrank und optischen Hilfsmitteln; 3. in der Möglichkeit, eine Schnellreaktion auszuführen.

(Man kann die BR auch in doppelter Serie ansetzen, und ohne die Gefahr unspezifischer Reaktionen die eine bei Zimmertemperatur 24 Stunden stehen lassen und dann ablesen, eventuell nach 20 Minuten zentrifugieren.)

Die von Bruck angegebenen Vorteile müssen anerkannt werden. Im Betrieb eines größeren Laboratoriums sind jedoch die Unkosten und der Zeitverlust durch das viele Zentrifugieren nicht zu unterschätzen. Man kann allerdings hier sparen, wenn man die von Messerschmidt für die Anwendung der Gaeth-gensschen Zentrifugiermethode der Agglutination empfohlenen Zentrifugeneinsätze mit mehreren Bohrungen benutzt [1]).

Von Nachprüfungen liegen bisher die Mitteilungen von Zeissler, Teichmann, Jähnke, Schubert und Grütz vor.

Zeissler (Dtsch. med. Wochenschr. 1922. Nr. 45, S. 1510) hat 1031 Fälle geprüft.

Vergleich mit Wa-R (letztere als Original- und Kältemethode).
    Völlig übereinstimmend . . . . 93,4 %.
    Nur unbeträchtlich quantitative Divergenzen 4,5 %.
    Völlige Divergenz . . . . 0,8 %.

Klinische Einwertung: Wa-R noch nicht ganz zu entbehren, weil Primäraffekte wohl später und behandelte Syphilisfälle nicht so lange positiv reagieren wie bei Wa-R. Umgekehrt kommen aber auch Versager der Wa-R gegenüber der B-R vor. Unspezifische Fälle bisher nicht festgestellt. Die beste Methode ist die Verwendung des inaktiven Serums in 2 Serien, von denen die eine sofort zentrifugiert wird, während die zweite 24 Stunden bei Zimmertemperatur stehen gelassen wird. Zentrifugiert werden dann nur die Röhrchen, die gegenüber der ersten Serie Differenzen zu zeigen scheinen.

Zur praktischen Ausführung der serologischen Untersuchungen wird zur Ersparung von Arbeit empfohlen: gleichzeitiges Ansetzen von Wa-R mit Luesleberextrakt bei 37°, Normalherzextrakt mit der Kältemethode bei 5°, und die BR.

Teichmann (Dtsch. med. Wochenschr. 1922. Jg. 48, Nr. 48, S. 1612) hält es bei der B-R für notwendig, stets durch Kontrollen sich zu überzeugen, daß nicht plötzlich ein Extrakt aus unbekannten Ursachen versagt. In diesen Fällen hat er mit gutem Erfolge die Natriumsulfatlösung zweizeitig angewendet, nämlich zu 2 ccm Rohextrakt, 2 ccm davon erst langsam und den Rest schnell hinzugefügt.

Unspezifische Ergebnisse wurden nicht beobachtet. Er hat von seinen Seris 20

---

[1]) Für Laboratorien, in denen das Zentrifugieren Schwierigkeiten macht, empfiehlt Bruck neuerdings folgende, das Zentrifugieren vermeidende Modifikation der BR.:

1. Bereitung der Extraktsuspension wie gewöhnlich: Zu 1 Teil alkoholischem Menschenherzextrakt 1 Teil 10 % ige NaCl-Lösung tropfenweise unter Schütteln zusetzen.

2. Versuch: 0,1 inaktiviertes Serum + 0,2 10 % ige NaCl-Lösung + 0,2 der Extraktsuspension. Umschütteln. 24 Stunden bei Zimmertemperatur stehen lassen. Dann zu jedem Röhrchen noch 1 ccm 10 % ige NaCl-Lösung zusetzen, leicht umschütteln und ablesen.

Die Resultate dieser Methode erwiesen sich mit der Zentrifugiermethode übereinstimmend. Diese Technik der BR, die also weder Brutschrank noch Zentrifuge, sondern nur gewöhnliche alkoholische Menschenherzextraktion und 10 % NaCl-Lösung erfordert, dürfte die einfachste bisher für die Serodiagnose der Syphilis in Betracht kommende sein. Will man sofortige Resultate haben, wird man allerdings die Zentrifuge bei der BR nicht entbehren können.

mit der ursprünglichen Bruckschen Methode und die übrigen mit der Natrium-sulfat-Extraktmischung untersucht. Er fand 84% völlige Übereinstimmung, und hält „ihre Zuverlässigkeit für so groß, daß eine Einführung als einfach zu handhabende Schnellreaktion neben der Wa-R empfehlenswert ist."

Siehe ferner die Nachprüfungen von: Jähnke (Dermatol. Wochenschr. 1923. Nr. 2), Schubert (Arch. f. Dermatol. u. Syphilis, Orig. 1923) und Grütz (Klinische Wochenschr. 1923).

16. Die Trübungsreaktionen[1]).
(Dolds Reaktionen und Meinickes Trübungsreaktionen.)

Wenn ein fein disperses Kolloid ausfällt, so durchläuft es eine Anzahl von Phasen, die, noch bevor eine sichtbare Ausflockung erscheint, das äußere Aussehen der Flüssigkeit ändert. Die vorher klare Flüssigkeit wird zuerst trüber und trüber, und erst nach dem Ausfallen und Zubodensinken der Flocken wird sie wieder klar. Bei serologischen Reaktionen ist der Trübungsgrad zuerst wohl von Bruck bei der Salpetersäurefällungsreaktion beachtet, von Jacobsthal gemessen worden. Von kolloidalen Fällungsreaktionen ist zuerst von Jacobsthal und Kafka bei ihrer Methode der Mastixreaktion der Trübungsgrad beachtet und kurvenmäßig registriert worden. Für die Lipoidbindungsreaktionen des Blutserums gebührt Dold das Verdienst, im Jahre 1921 (Med. Klinik Nr. 31) das Prinzip der entstehenden Trübung als Ausdruck einer beginnenden Reaktion beachtet und ausgebaut zu haben. Auch bei den Trübungsreaktionen besteht das System nur aus einem geeignet hergestellten Extrakt + Patientenserum. Bei positiven Seren tritt im Gegensatz zu negativen eine Trübung auf. Die Trübung läuft der Ausfällung bei diesen zeitlich sehr beträchtlich voraus. Bei den Trübungsreaktionen kommt es darauf an, eine mittlere Linie zu finden, die eine optimale Beobachtung gestattet. Wenn der Extrakt zu dünn ist, ist naturgemäß eine Beurteilung nicht möglich. Andererseits erschwert eine zu starke Trübung leichte Grade der Veränderung zu erkennen. Noch ist die nephelometrische Methode systematisch für diese Art Untersuchungen nicht angewandt worden; vielleicht würde sie uns weiter bringen. Nur A. Vernes hat in seinen Untersuchungen, die in diese Gruppe der Lipoidreaktionen gehören, eine objektiv ablesbare optische Methode angewandt. Die Doldsche Methode hat aber ihre prinzipiellen Schwierigkeiten und Grenzen, auf die der Autor selbst zum Teil aufmerksam gemacht hat. Nicht ganz leicht ist es zu sagen, ob es wirklich berechtigt ist, dieser Methode, wie es Sachs tut, die Anerkennung der Selbständigkeit zu nehmen. Die Ablesung der Doldschen Reaktion ist etwas Subjektives, die Übung in ihrer Einwertung ist sehr wesentlich. Ich persönlich finde die Ablesung nicht sehr schwierig und sehe in der Möglichkeit der Beschleunigung der Blutuntersuchung einen großen Vorteil. Es ist auch ein Vorteil, daß man die Trübungsreaktionen ohne Abänderung der Versuchsanordnung ablesen kann, indem man das Reaktionsgemisch nach Art der SG-R und DM längere Zeit bebrütet.

Ein Nachteil der ursprünglichen Trübungsreaktion war es, daß man keine eigentliche Kontrolle hatte. Es ist ja bekannt, daß Kochsalzlösungen mit Extrakt versetzt durch „Reifen" nicht nur ihre Stabilität, sondern auch ihren Trübungsgrad ändern können. Ein erheblicher Fortschritt war es da, als Dold

---

[1]) S. Technischer Anhang S. 385, 387, 387, 389.

die von ihm gemachte Feststellung, daß das Formaldehyd die Ausflockungs-reaktionen hemmt, zur Schaffung einer konstant bleibenden Extrakt-Serumkontrolle verwandte. DOLD hat (Dtsch. med. Wochenschr. 1921. Nr. 49) die Wirkung des Formaldehyds, den Vorstellungen NIEDERHOFFs folgend, als eine Verhinderung der Quellung aufgefaßt; und wenn ich ihn recht verstehe, eine Verhinderung der Quellung der Lipoide. Gleichzeitig trete das Formaldehyd mit freien Aminogruppen des Serums in Reaktion und besetze sich unter Wasser-austritt mit Methylengruppen.

Gegenüber der SG-R betont DOLD (Med. Klinik 1922. Nr. 7):

1. Daß die Trübungsreaktionen eo ipso ein größeres Volumen erforderten als die SG-R und M-R, eine Forderung, die er übrigens später eingeschränkt hat. Der große Verbrauch an Material ist übrigens tatsächlich auch ein gewisser Nachteil.

2. Die Extrakte dürfen nur weniger dispers (opaleszierend) als bei der Wa-R sein.

3. Nicht alle Extrakte sind für beide Reaktionen gleich gut geeignet. Die Extrakte werden nicht 1:5, sondern 1:10 verdünnt, davon 2,0 genommen. Besonders wichtig ist die Art der Herstellung des Extraktes: es soll die notwendige Extraktmenge in ein kleines Röhrchen gebracht werden und dann die 10fache Menge physiologischer Kochsalzlösung aus einer Vollpipette in einer Portion spontan zufließen, während das Kölbchen sanft hin und her geschwenkt wird.

4. Das Serum wird in der Menge von 0,4 unverdünnt, ausnahmsweise nur in der Menge von 0,3 bzw. 0,2 dem Extrakt zugefügt.

5. Die Röhrchen werden nicht hintereinander, sondern nebeneinander gestellt.

6. Die Ablesung geschieht am besten nach 2 Stunden bei 37°.

DOLD (Dtsch. med. Wochenschr. 1922. Nr. 24) hat sich mit den prinzipiellen Möglichkeiten der Vereinfachung der Trübungsreaktion auseinandergesetzt. Zunächst bestätigt er, was JACOBSTHAL schon früher mitgeteilt hatte (Mikro-biologenkongreß 1911), daß Extrakt und Serum miteinander eine Auflösung ihrer Lipoidteilchen geben können, woraus einmal die Aufhellung von Serum-Extrakt-Gemisch gleich nach ihrem Zusammentreffen resultiert und anderer-seits bei der Wa-R eine geringere Hemmung von Extrakt + Serum als die von der Extraktkontrolle allein ausgeübte. „Die Elemente des Extraktes lösen sich in dem menschlichen Serum wieder auf, weswegen die Mischung Extrakt + Serum auch dann klar ist, wenn der Extrakt für sich allein milchig aussieht. Der sog. Additionseinwand (bei den Kontrollen) besteht für die Wa-R nicht zu Recht" (JACOBSTHAL, Zentralbl. f. Bakteriol., Parasitenk. u. Infektions-krankh., Abt. I Orig., Ref. 50, Beiheft S. 121). Andererseits können nach DOLD, wie ja SACHS und GEORGI gezeigt haben, nach Zusammenbringen von Extrakt + Serum temporär, besonders bei Tuberkulose, unspezifische Trübungen auftreten, von denen die bei negativen Seris nach spätestens 4 Stunden ver-schwinden. Deswegen sei eine Verkürzung der Reaktionszeit wohl nicht an-gängig. Ob die entgegengesetzte Angabe für die MT-R mit Balsamextrakten aufrecht zu erhalten ist, bleibe abzuwarten.

Aber andererseits gibt es, wie DOLD (Med. Klinik 1922. Nr. 7) in Kurven dargestellt hat, neben dem typischen Verlauf der Trübungs-Flockungskurve auch abnorme Flockungstypen. Die Ablesung nach 4 Stunden sei deswegen in gewissem Grade willkürlich.

Über die Technik der Ausführung der I. und II. Modifikation der Dold-schen Reaktion (D I und D II) siehe im Technischen Anhang. Bezüglich der Beurteilung der Reaktion äußert sich Dold folgendermaßen (Dtsch. med. Wochenschr. 1922): „Es ergibt sich daraus, daß die Trübungsreaktion bei der zuerst angegebenen Ausführungsform (D I) nur dann als positiv angesprochen werden kann, wenn nach 4 Stunden Aufenthalt im Brutschrank das Versuchs-röhrchen (Serum $+ \,^1/_{11}$ Extraktverdünnung) trüber erscheint als die Extrakt-kontrolle (Kochsalzlösung $+\,^1/_{11}$ Extraktverdünnung) und als die Serum-kontrolle (Serum $+\,^1/_{11}$ Alkoholverdünnung) oder anders ausgedrückt, wenn von den 3 Röhrchen (Versuchsröhrchen, Extrakt- und Serumkontrolle) das Versuchsröhrchen entweder die einzige oder die stärkste Trübung zeigt.

Später konnte ich durch Vereinigung der Serum- und Extraktkontrolle zu einer kombinierten Kontrolle (Formolkontrolle), wie an anderer Stelle (Dtsch. med. Wochenschr. 1922. Nr. 8) mitgeteilt worden ist, eine weitere technische Vereinfachung erzielen. Bei der Ablesung der Resultate dieser ver-einfachten Trübungsreaktion (D II) handelt es sich nur noch darum, festzu-stellen, ob die Versuchsprobe trüber ist als die Kontrolle oder nicht. Im ersteren Falle liegt eine positive Reaktion vor, in allen anderen Fällen eine negative.

Die Frage, ob etwa noch weitere Vereinfachungen der Trübungsreaktion möglich sind, ist entschieden wert, erörtert zu werden, namentlich in der gegen-wärtigen Zeit, wo jede Ersparnis an Zeit, Arbeit und Material dringendste Notwendigkeit geworden ist.

Was zunächst die Zeitfrage anlangt, so halte ich im Interesse der Sicherheit der Resultate eine weitere Verkürzung der Versuchsdauer (4 Stunden 37° C) nicht für angängig.

Anders und günstiger liegen die Verhältnisse hinsichtlich der Materialfrage. Wenngleich ich das Arbeiten mit einer Serumdosis von 0,4 ccm und einer Extrakt-dosis von 2,0 ccm des $^1/_{11}$ verdünnten Extraktes als Norm, welche meiner Er-fahrung nach die besten Resultate liefert und die günstigsten Bedingungen beim Ablesen der Resultate bietet, empfohlen habe, so kann man, wo der Fall und die Lage es erfordern, doch auch mit kleineren Dosen, sowohl was das Serum als auch was den Extrakt betrifft, auskommen. Um den Extraktverbrauch einzuschränken, könnte man — bei Gleichbleiben der Serumdosis — die Extrakt-dosis auf 1,5 ccm, eventuell sogar auf 1,0 ccm verringern. Durch die Verkleine-rung der Flüssigkeitsmengen wird allerdings meiner Erfahrung nach die makro-skopische Ablesbarkeit der Resultate, namentlich der schwachen Reaktionen, entsprechend erschwert."

Dold (Med. Klinik 1922. Nr. 7) selbst hat 600 Fälle untersucht. Diese wurden gleichzeitig auf Wa-R und SG-R untersucht.

Es wurde gefunden bei Frühablesung:

<table>
<tr><td></td><td colspan="2">Übereinstimmung mit</td></tr>
<tr><td></td><td>Wa-R</td><td>SG-R</td></tr>
<tr><td>Dold (Frühablesung = Trübungsreaktion) .</td><td>95,5⁰/₀</td><td>97,7⁰/₀</td></tr>
<tr><td> ,,   (Spätablesung = Fällungsreaktion) .</td><td>95,3⁰/₀</td><td>98,8⁰/₀</td></tr>
</table>

Völlige Übereinstimmung zwischen Wa-R, SG-R und DT-R: 93,7⁰/₀.

Dold erklärt die weniger guten Ergebnisse Pöhlmanns vermutungsweise mit nicht ganz zweckmäßiger Extrakteinstellung (zu trüber E.). Daher kämen auch die auffallenden, von ihm nicht beobachteten häufigen Differenzen zwischen Früh- und Spätablesung.

JACOBSOHN (Dermatol. Wochenschr. 1922) rühmt die einfache Ablesung, empfiehlt aber trotzdem nicht die Ausführung der Reaktion in der Sprechstunde. Eine 2. Ablesung ist zweckmäßig. Untersucht wurden 470 Fälle gleichzeitig nach Wa-R, SG-R und DT-R mit 83% völligen Übereinstimmungen. Die Reaktion „scheint etwas schärfer zu sein als die SG-R, und damit die Wa-R": „Es empfiehlt sich, auf die SG-R zu verzichten und neben der Wa-R die MT-R auszuführen."

Im einzelnen wurden bei D I ganz bedeutend bessere Ergebnisse erzielt als bei der SG-R (von 13 Untersuchungen SG-R 3mal, DT-R aber 11mal positiv, Wa-R bei demselben Material 11mal positiv), allerdings nicht in sich deckenden Fällen. Auffallend allerdings ist der schwache Ausfall der SG-R, wie er hier beobachtet wurde. Ebenso auffallend sind die zahlreichen negativen Ergebnisse bei 12 Fällen von Ulcus mixtum mit der SG-R, während mit der DT-R kein Versager vorkam. Unspezifisch wurde die DT-R 6mal, darunter 3mal mit SG-R zusammen, die SG-R 8mal, darunter 3 mal mit DT-R, gefunden. Auch bei Lues latens erwies sich die DT-R überlegen. POEHLMANN hat als Referent der Arbeit JACOBSOHNS (Zentralbl. f. Haut- u. Geschlechtskrankh.) die Ergebnisse wegen der von JACOBSOHN gegenüber anderen Autoren gefundenen Unterlegenheit der SG-R bei Lues I bemängelt.

KIEFER (Münch. med. Wochenschr. 1922. Nr. 46) stellte fest, daß bei vierstündiger Ablesung in $92,1\%$, bei 24stündiger Ablesung $24,5\%$ Übereinstimmung der D II mit der Wa-R zu erzielen sei. Er fand in $0,5\%$ der Fälle unspezifische Reaktionen. Die von GUTFELD und S. PRAG gefundenen Zahlen stimmen fast genau mit diesen überein (Med. Klinik 1922. Nr. 43).

VON GUTFELD und S. PRAG haben die Zentrifugiermethode auch auf die DOLDsche Reaktion angewandt und damit gute Ergebnisse erzielt.

MEINICKE (Dtsch. med. Wochenschr. 1922. Nr. 7) versuchte seine Extrakte durch Cholesterinzusatz so zu gestalten, daß sie sich für eine Trübungsreaktion eigneten. Er führte hierzu auch eine etwas andere, aber kompliziertere Kontrolle als DOLD ein, die nicht als ein Vorteil betrachtet werden kann. Er fand auch für diese Reaktion den Pferdeherzextrakt den Rinderherzextrakten weit überlegen.

Später machte er diese Reaktion durch Zusätze von Balsamicis noch empfindlicher, so vor allem von Zusatz von Tolubalsam. Technik siehe im Anhang.

KEINING, E. und N. WESTER-EBBINGHAUS (Dtsch. med. Wochenschr. Bd. 48, Nr. 46, S. 155. 1922) empfehlen bei der MT-R entsprechend der von DOLD angewandten Technik die Anwendung von Formol für die Serumkontrolle. Sie nehmen ein Teil Formalin $+$ 4 Teile Wasser und geben davon 2 Teile in jede Kontrolle. Dann stellen sie den Versuch $^{1}/_{2}$ Stunde in den Brutschrank und fügen — im Gegensatz zu DOLD — nun erst den Extrakt hinzu. Auf diese Weise versuchen sie die von MEINICKE vorgeschlagene, mehr subjektive Art der Beurteilung und die bei dem MEINICKEschen Vorschlag vorhandene Gefahr der, wenn auch geringen Reaktion, mit stark verdünnten Extrakten zu vermeiden.

HOHN hat, indem er das Lupenflockungsstadium bei der Wa-R beachtete und indem er die MEINICKEsche Trübungsreaktion auch nach 24 Stunden ablas, mit beiden Methoden 99% (!) Übereinstimmung erhalten.

Er hat die Meinickesche Methodik durch einen kleinen Kunstgriff, nämlich indem er die Röhrchen nach dem Mischen bis zur Schaumbildung kräftig schüttelte, so modifiziert, daß 90% aller positiven Sera schon nach 15 Minuten bei 37^0 als positiv zu erkennen waren.

Von der MT-R sah Bering (Zentralbl. f. Bakteriol., Parasitenk. u. Infektionskrankh., Abt. I Orig. Bd. 89) etwas deutlichere Bilder bei positiven Fällen, als von der SG-R.

Vollkommene Übereinstimmung zwischen Wa-R, DM und MT-R wurde in $85,8\%$ der Fälle erzielt. Unter den differenten waren etwa $^2/_3$ nur mäßig different, so daß also nur gegen $4-4,5\%$ starke Differenzen vorkamen.

Die Frühablesung der MT-R wurde, wo sie negativ war, noch in 25% der Fälle im weiteren Verlauf positiv, oder bezogen auf die gesamten 900 Untersuchungen, in $19,2\%$. Diese Spätablesungen kamen vor allem bei behandelter Lues vor. Das Endergebnis bei der MT-R war bei $1,1\%$ der Fälle negativ, bei positiver Wa-R. Der positiven Trübungsreaktion kommt eine höhere Spezifität zu als der Wa-R. Die positive Trübungsflockungsreaktion ist vielleicht eher vorsichtig zu beurteilen als die Wa-R. Die Wa-R steht hinsichtlich ihres positiven oder negativen Ausfalls in der Mitte zwischen MT-R und DM. Die MT-R gibt weniger positive, die DM weniger negative Ergebnisse; als Flockungsreaktion abgelesen ist die MT-R die empfindlichste aller Reaktionen.

Klare Sera brauchen nach Bering keine Kontrolle. Trübe Sera werden am besten mit einer Formolkontrolle angesetzt, die allerdings bei stark positiven Seren unter Umständen eine starke Ausflockung auch in den Kontrollen nicht verhindert.

Förtig (Dtsch. med. Wochenschr. 1923. Nr. 6) hat die Trübungsreaktionen von Dold und Meinicke mit der Wa-R und SG-R verglichen (450 Fälle). Er erhielt im ganzen $69,5\%$ Übereinstimmung. Über die DT-R urteilt er weit weniger günstig als über die MT-R. Bei ersterer findet er keine Überlegenheit gegenüber den anderen Reaktionen und findet andererseits einige unspezifische Ergebnisse. Wenn man die Reaktionen folgendermaßen bezeichnet:

SG-R a = Sachs-Georgi nach 20 Stunden 37^0,

SG-R b =   ,,   ,,   ,, 20   ,, 37^0 + 24 Stunden Zimmertemp.,

D-R a   = Dold als Trübungsreaktion abgelesen,

D-R b =   ,,   ,, Flockungsreaktion abgelesen,

MT-R a = Meinicke als Trübungsreaktion abgelesen,

MT-R b =   ,,   ,, Flockungsreaktion abgelesen,

so erhält man bei sicherer Lues von den abweichenden Ergebnissen:

	+	−		+	−
Wa-R	75 %	25 %	Wa-R	75 %	25 %
SG-R a	50 %	50 %	SG-R b	74,3%	25,7%
MT-R a	70,4%	29,6%	MT-R b	90,7%	9,3%
D-R a	35,0%	65 %	D-R b	66,8%	33,2%

Das ergibt eine starke Überlegenheit der MT-R, die sich klinisch besonders bei den behandelten und den Fällen der Latenz zeigt. Dagegen zeigt sich auch, daß die MT-R als Flockungsreaktion abgelesen unter Umständen unspezifische

Ergebnisse geben kann, weswegen sie gerade bei zweifelhafter Lues I keinesfalls als diagnostisches Hilfsmittel in Anspruch genommen werden darf.

Über die SG-Rb (verstärkte SG-R) urteilt FÖRTIG so, daß sie bei 3450 Untersuchungen nur 4 unspezifische Ergebnisse gehabt hat.

Im Jahre 1923 hat MEINICKE seine Trübungsreaktion noch in entscheidender Weise verbessert (s. Techn. Anhang, S. 389). Diese Verbesserungen beziehen sich auf folgende Punkte:

1. Die Herstellung der Extrakte. MEINICKE sagt sich hier von dem Prinzip der Cholesterinierung los. Nur noch Tolubalsam einer bestimmten Provenienz ist dem alkoholischen Pferde-Extrakte zugefügt. MEINICKE hatte festgestellt, daß es mehrere Möglichkeiten gibt, die Balsamextraktherstellung zu variieren. Ausgangspunkt der Versuche war die Beobachtung, daß reiner, alkoholischer Tolubalsamextrakt durch $2^0/_0$ Kochsalzlösung ohne weiteres ausgefällt wird. Zusatz von Lipoidextrakten hemmte die Kochsalzausfällung, weil die Lipoide des Extraktes den Balsam in Lösung halten. Je verdünnter der Organextrakt ist, um so geringere absolute Balsammengen kann er in Lösung halten, und desto leichter sind die Balsamstoffe durch Kochsalzlösung fällbar. MEINICKE unterscheidet „dichte und dünne Extrakte" je nachdem sie viel oder wenig Organlipoid-Balsamgemisch enthalten. Er fand aber, daß die relative Menge des Balsams in den dünnen Extrakten größer ist. MEINICKE empfiehlt grundsätzlich mit 2 Extrakten, und zwar einem dickeren und einem dünneren zu arbeiten. Der dünnere Extrakt bringt die schwach positiven Sera oft ganz alleine heraus. Der dickere oft nur die stark positiven Sera; so ergänzen sich beide zueinander.

2. Die Frage der Inaktivierung. Im Gegensatz zu allem, was man bisher wußte, verursacht eine durch Inaktivieren hervorgerufene Stabilisierung bei Anwendung der Balsamextrakte zwar eine Verstärkung der Reaktion, aber zugleich die Gefahr unspezifischer Ausschläge. Diese Gefahr beginnt schon bei einer Inaktivierungstemperatur von 50°, sie steigert sich bei längerer Einwirkung von 56—58°; erst bei 60° findet eine bedeutende Abschwächung des Reaktionskörpers oder seine Vernichtung statt. MEINICKE empfiehlt also jetzt die Sera prinzipiell aktiv zu untersuchen.

3. Einwirkungszeit und Temperatur. Analog der Erfahrung, daß die Labilität der Trübungsreaktion günstig ist, zeigte sich, daß die MT-R genau so spezifisch bei Zimmertemperatur abläuft, wie im Brutschrank. Die Reaktion ist nach 1 Stunde abgelaufen. Und zwar wird das Reaktionsgemisch nicht, wie bei der DOLDschen Trübungsreaktion etwas trüber, sondern direkt mehr oder weniger undurchsichtig.

Mit dieser Reaktion glaubt MEINICKE die Serodiagnose der Syphilis auch dem praktischen Arzte in die Hand geben zu dürfen. Die genauere Technik siehe im Technischen Anhang.

17. Die kombinierten Fällungs-Komplementbindungsreaktionen.
(Dreizeitige Methoden.)

Einen besonderen Typus der Luesreaktionen bilden diejenigen zweizeitigen Methoden, bei denen zuerst eine Fällung zwischen Extrakt und Serum stattfindet und nun zu dem entstandenen Präzipitat Komplement zugesetzt wird, damit es gebunden werde, und bei denen dann zur Feststellung dieser Bindung das hämolytische System durch Hinzufügen von Ambozeptor und Blut vervollständigt wird. Diese Methoden sind also in Wirklichkeit dreizeitig.

Mit Organextrakt und Serum hat diese Reaktion zum ersten Male Jacobsthal in seiner Arbeit: „Die Wassermannsche Reaktion eine Präzipitationsreaktion" ausgeführt. Er hat den Nachweis erbracht, daß beim Zusammenbringen von Extrakt und Serum entstehendes auszentrifugierbares Präzipitat komplementbindend wirkt, während der überstehenden Flüssigkeit diese Wirkung verloren gegangen ist. Diese Beobachtung ist dann mehrfach von neuem entdeckt worden. So von Hecht, Weisbach, Keining, Stühmer und Merzweiler, Kafka, Meinicke.

Diese gesamten Reaktionen dürften aber mehr ein theoretisches, als ein praktisches Interesse haben. Das geht aus den Arbeiten von Neukirch und von Nathan deutlich hervor. Es seien deshalb auch diese Arbeiten zuerst aufgeführt, und erst dann die theoretischen und praktischen Ergebnisse anderer Autoren.

Gross und Volk (Wien. klin. Wochenschr. 1908) beschäftigen sich mit der Frage, ob die Porges-Meiersche Reaktion mit der Wa-R identisch sei. Sie bejahten das aus der Erfahrung heraus, daß nach Entfernung der Lezithinflocken bei der PM-R das Serum keine Wa-R mehr gab. Ihr Schluß ist zwar tatsächlich richtig; logisch ist er aber nicht bündig, weil der Nachweis fehlt, daß die komplementbindenden Kräfte sich im Niederschlag finden. Aus gleicher Wirkung a priori auf gleiche Ursachen zu schließen, war fehlerhaft.

Neukirch (Zeitschr. f. Immunitätsforsch. u. exp. Therap., Orig. Bd. 29) hatte geprüft, wie sich unter den Bedingungen der Wa-R die Verhältnisse gestalteten, wenn man das Gemisch Extrakt + Patientenserum nach abgestuften Zeiten mit Komplement beschickte. Es zeigt sich, daß die antikomplementäre Kraft abnimmt, je länger man mit dem Komplementzusatz wartet. In der Kälte ist die Abnahme nicht so stark wie in der Wärme.

Neukirch hat auch gezeigt, daß mit der Zunahme der Ausflockungsstärke die komplementinaktivierende Wirkung ausbleiben kann. Auch das spricht in dem Sinne, daß es an sich nicht die Flockungen sind, sondern, wie Sachs annimmt, die Veränderungen der Globuline, die erst sekundär zu Komplementinaktivierung führen.

E. Nathan (Zeitschr. f. Immunitätsforsch. u. exp. Therap., Orig. 34. 1922) hat die Grundlagen für die kombinierten Methoden, wie sie von Jakob, Kafka, Keining vorgeschlagen sind, experimentell geprüft. Zu diesem Zwecke hat er mit quantitativen Abstufungen die SG-R und eine Kombination mit der Wa-R verglichen, in der Weise, daß er nach Art der Wa-R eine Reaktion mit dem SG-Extrakt ansetzte und in einer weiteren Reihe das Komplement erst zusetzte, nachdem der Versuch 20 Stunden im Brutschrank gestanden hatte, also die SG-R ganz abgelaufen war. Es zeigte sich in Bestätigung der unabhängig von Neukirch gemachten Versuche, daß die komplementbindende Kraft der Gemische nach der langen Brutschrankdigestion durchwegs stark abgenommen hatte, oder gar ganz verschwunden war. Damit war auch eine Bestätigung der Sachsschen Anschauung gegeben, daß bei der Wa-R die Globulinveränderung in statu nascendi die stärkste antikomplementäre Kraft entfalte.

Für die Praxis zieht NATHAN aber aus seinen Versuchen den Schluß, daß die Kombination der SG-R und Wa-R nur mit größter Vorsicht zu verwerten, ja vielleicht am besten ganz zu vermeiden sei.

MEINICKE hat (Zeitschr. f. Immunitätsforsch. u. exp. Therap., Orig. Bd. 28, S. 315 ff. 1919) unter den Bedingungen der zweiten Modifikation die Frage der Komplementbindung durch die gebildeten Flocken geprüft. Die Flockungen der ersten Phase geben, in physiologischer Kochsalzlösung wieder aufgenommen, bei positiven Seren eine positive, bei negativen eine negative Reaktion. Bei der zweiten Phase zeigte sich, daß die obenstehende Flüssigkeit positiver Sera Komplement nicht verbraucht, daß aber durch weiteren Zusatz von positivem Serum eine Komplementbindung eintritt, daß also noch gewisse Mengen reaktionsfähiger Extrakt in ihr sind. Mit Extrakt aber + Komplement gibt die überstehende Flüssigkeit keine Reaktion mehr, woraus zu schließen ist, daß die Luesreagine verschwunden und wahrscheinlich in den Niederschlag übergegangen sind. Dem entspricht es auch, daß der Niederschlag der zweiten Phase für sich Komplement binden kann.

J. TANNENBERG (Zeitschr. f. Immunitätsforsch. u. exp. Therap. Orig. Bd. 32) hat, eigentlich um zu prüfen, ob bei der SG-R und Wa-R verschiedene Reaktionskörper vorhanden wären, beide Reaktionen mit demselben Serum mehrfach hintereinander gemacht. Jedesmal wurde der entstehende Niederschlag der SG-R bzw. das Blut der Wa-R fortzentrifugiert. Es zeigte sich, daß das Serum, wenn man nur einen Extrakt hinzufügte, mehrfach hintereinander eine positive SG-R und Wa-R geben konnte, bis seine Wirkung sich erschöpfte. Man muß also daran denken, daß auch ein analoger Vorgang bei den kombinierten Methoden eine gewisse Rolle spielen kann.

KAFKA (Münch. med. Wochenschr. 1921. Nr. 5, S. 154 und Dtsch. med. Wochenschr. 1921. Nr. 10) hat nach Ablauf der SG-R der Röhrchen austitriertes aktives Schweineserum als Komplement und nach einer Stunde Bindung bei 37⁰ gewaschenes Hammelblut hinzugefügt.

STÜHMER und MERZWEILER (Dtsch. med. Wochenschr. 1921. Nr. 20) wuschen die Flockungen, die bei der SG-R entstehen, mit Kochsalzlösung serumfrei und prüften überstehende Flüssigkeit und Flocken. Letztere geben die Wa-R, erstere nicht. Damit ist die Anschauung von KEINING ad absurdum geführt, daß die „Endlipoidisierung“ erst die Reagine in der Flüssigkeit wirksam mache.

KEINING hat (Dtsch. med. Wochenschr. 1921. Nr. 6) die optimal empfindlich eingestellten Extrakte — geprüft in umfangreichen Versuchsreihen nach der Wa-R — in der Dosis 0,5 ccm nach fraktionierter Verdünnung 1:6 entsprechend SG-Vorschrift mit 0,5 ccm 1:5 verdünnten, vorher $^1/_2$ Stunde auf 56⁰ erhitzten Serums versetzt. $3^1/_2$ Stunden 37⁰, 1 Stunde Zimmertemperatur, Ablesung auf Flocken (eventuell 4 Stunden 37⁰). Zufügen von 0,5 ccm Komplement $^1/_{10}$, 1 Stunde 37⁰, dann Zufügen von Ambozeptoren und Hammelblutkörperchen in der Menge von 1,0 ccm.

Bei dieser Methode wurde der Extrakt gegenüber der Wa-R-Anordnung nicht abgeschwächt.

Der SG-R-Extrakt darf eventuell etwas stärker eingestellt sein, ohne unspezifisch zu reagieren. Gut eingestellte Wa-R-Extrakte geben nie unspezifische SG-R.

Später hat Keining (Dtsch. med. Wochenschr. 1921. Nr. 12) nach der Mandelbaumschen Methode die Euglobulinfraktion des Serums gewonnen, wie auch die Restflüssigkeit.

Ergebnis: a) Die Restflüssigkeit gibt spezifische SG-R, während Ergänzung zur Wa-R negativ reagiert. b) Euglobulinfraktion: SG-R —, Ergänzung zur Wa-R +.

Der Versuch gelingt nicht immer. Damit sei die Anschauung von Kafka, daß die Flocken schädigend, adsorbierend auf die Komplementkomponente aktiver Sera wirkten, als unrichtig erwiesen.

Die theoretischen Folgerungen, die Keining aus seinen Versuchen zieht (Dtsch. med. Wochenschr. 1921. Nr. 6), sind folgende: Wa-R und Ausfällungsreaktionen seien voneinander verschieden und beruhen auf differenten Serumstoffen, die sich im Sinne der Kolloidchemie abweichend voneinander verhalten. Die Lipoide vernichten nicht das Komplement, sondern sie verhindern geradezu seine Vernichtung. Die Aggregierung der Lipoide führt nicht zur Abschwächung des Extraktes. Die Ausfällung der Lipoide kommt ihrer Entfernung aus dem Serum gleich. Deswegen ist die überstehende Flüssigkeit einer Euglobulinfraktion gleichzusetzen. Es verbänden sich also in der ersten Phase der Wa-R Serum und Extraktlipoide, wodurch Eiweißabbauprodukte mit der Fähigkeit zur Komplementvernichtung aktiviert würden. Die Sichtbarkeit der Flockung ist von quantitativen Verhältnissen abhängig. Aber selbst große Flocken brauchen nicht immer eine genügende Entmischung der Serumlipoide und damit das Freiwerden der Euglobulinfraktion des Serums zu bewirken.

Weisbach (Mongr. 1921. S. 20 ff.) hat in sehr interessanten zeitlichen Versuchen den steigenden Komplementverbrauch beim Zufügen von Komplement und hämolytischem System zu der bei der Sachs-Georgischen Anordnung entstehenden Ausflockung dargetan und auch die Keiningschen Versuche erweitert.

Gaethgens (Med. Klinik 1922. Nr. 6) hatte folgende Ergebnisse: die bei der SG-R entstandenen spezifischen Flocken vermögen das Komplement zu binden. Entsprechend den Untersuchungen von Neukirch und Weisbach wurde mit dem Fortschreiten der Präzipitation eine Abnahme der antikomplementären Kraft gefunden. Untersucht wurden nach 24 und 48 Stunden Brutschrankaufenthalt, sowie entsprechend Keinings Anordnung nach 3 Stunden Wasserbad 37° + 1 Stunde Zimmer-Temperatur. Allerdings kamen auch etwas unregelmäßigere Befunde vor, was sich nach Gaethgens Meinung entsprechend den Anschauungen von Sachs (Kolloid-Zeitschr. Bd. 24, S. 113. 1919) u. a. sowie Neukirchs dadurch erklärt, daß durch den Zusatz des hämolytischen Systems der Fällungsprozeß gestört wird, während er sich in ganz verschiedenen Phasen befinden kann. Jedenfalls sei entgegen Sachs's Anschauung Wa-R und SG-R wesensgleich und beruhe auf Fällungserscheinungen, die auf bestimmte Globulinveränderungen infolge der Einwirkung der Extraktlipoide zurückzuführen sind.

Dagegen banden die (thermolabilen) unspezifischen Flockungen bei der SG-R, und zwar die durch Schütteln nach Gaethgens wie auch die durch Kälteeinwirkung erzeugten Flocken nicht das Komplement, die spezifische Ausfällung ist von der unspezifischen streng zu trennen.

18. Die zweizeitigen Lipoidbindungsreaktionen.

Die zweizeitigen Lipoidbindungsreaktionen zerfallen in 3 Gruppen, von denen die eine ohne Komplement-, die andere mit dem Komplementschwund als Indikator der Reaktion zwischen Serum und Extrakt arbeitet; bei der dritten wird die Alteration des Extraktes durch ein besonderes System, nämlich das Gerinnungssystem, festgestellt, das zu seiner Vervollständigung eines intakten Organextraktes bedarf. Die erste Gruppe wird bisher nur von der ersten und zweiten MEINICKEschen Reaktion gebildet, die wir aus äußeren Gründen schon besprochen haben. Von der Gruppe der Komplementbindungen ist das umfangreiche Gebiet der Wa-R — ebenfalls aus äußeren Gründen — hier nicht besprochen. Die dritte Gruppe endlich wird bisher allein von der HIRSCHFELD-KLINGERschen Reaktion gebildet.

Gruppe I: MEINICKEsche Reaktion I und II s. S. 391.
„   II: Komplementbindungsmethoden.
a) WaR und ihre Modifikationen.
b) Die Konglutinationsreaktion.
Gruppe III: Gerinnungsreaktion.

a) Die Konglutinationsreaktion (KARVONEN)[1].

Die KARVONENsche Konglutinationsreaktion beruht auf dem von BORDET und STRENG (Zentralbl. f. Bakteriol., Parasitenk. u. Infektionskrankh., Abt. I Orig. Bd. XLIX) ganz allgemein angegebenen Prinzip der Konglutination. Bei der Konglutination wird normales Pferdeserum, Meerschweinchenblutkörperchen und inaktives Rinderserum verwandt. Rinderserum nämlich hat in inaktivem Zustande nicht die Fähigkeit, Meerschweinchenblutkörperchen zusammenzuballen. Die Zusammenballung erfolgt kraft eines im normalen Rinderserum vorhandenen, vom Agglutinin verschiedenen Antikörpers immer nur dann, wenn Komplement vorhanden ist. Als Komplementkomponente wird nun bei dieser Reaktion das Pferdeserum benutzt. Wenn man also fast analog der Wa-R das System Pferdeserum, Patientenserum und Luesextrakt zusammenbringt und bebrütet, so werden nach Vervollständigung des Systems durch Meerschweinchenblutkörperchen und inaktiviertes Rinderserum die Blutkörperchen nur dann niedergeschlagen (konglutiniert), wenn das Komplement des Pferdeserums nicht durch das Zusammenwirken des Luesantigens mit dem Patientenserum aufgebraucht worden ist. Theoretisch gibt es eine Reihe analoger Systeme.

Anstatt der roten Blutkörperchen als Indikator kann man auch sensibilisierte Bakterien nehmen. Die Sensibilisierung braucht nicht immer durch ein Immunserum zu geschehen. Bei manchen Bakterien genügt ein Normalserum, z. B. beim System Pferdeserum + Diphtheriebazillen (STRENG, Finnische Akad. d. Wissensch. 11. XII. 1909).

Die praktischen Ergebnisse bei Anwendung in der Klinik waren in KARVONENS Hand ganz ausgezeichnet. Untersucht wurden 250 Fälle. Völlige Übereinstimmung wurde in 93,6% der Fälle erreicht. Überlegen war ·die Konglutination in 5,4% der Fälle, besonders bei Lues I und Lues latens. Unterlegen war sie nur

---

[1] S. Technischer Anhang S. 393.

bei Lues hereditaria und Tabes dorsalis. 111 Kontrollfälle waren sämtlich negativ.

Karvonen rühmt an seiner Reaktion, daß man keinen Ambozeptor und keine tägliche Austitrierung brauche, daß die Reagenzien Pferdeserum und Rinderserum leicht und billig zu haben seien, was allerdings für die Verhältnisse der meisten Laboratorien in Deutschland nicht zutrifft.

Siebert und Mironescu verbesserten die Karvonensche Reaktion, indem sie das Pferdeserum jedesmal austitrierten, und indem sie im Gesamtvolumen von 1 ccm 0,3 Extrakt mit 0,05; 0,1 und 0,15 ccm Pferdeserum, sowie mit 0,3 ccm Rinderserum und 0,1 ccm 10%iger Meerschweinchenblutaufschwemmung zusammenbrachten. Zum Versuch wurde diejenige Komplementmenge genommen, die nach 7—10 Minuten eine vollständige Konglutination hervorrief. Diese Titrierung ist wichtig. Beim Hauptversuch wird das Pferdeserum in 1 ccm Volumen mit 0,03 alkoholischem Rinderherzextrakt + 0,05 Serum genommen. Die Meerschweinchenblutkörperchen werden im Volumen 0,1 ccm, das Rinderserum im Volumen von 0,03 ccm hinzugefügt. Die Bindung des Komplementes erfolgt bei Zimmertemperatur während $1^{1}/_{2}$—2 Stunden. Nach Vervollständigung des Systems durch das Meerschweinchenblut bleibt der Versuch unter öfterem Umschütteln 15 Minuten stehen, und dann erst wird das Rinderserum hinzugefügt; und nun müssen sie 10—15 Minuten nach Karvonens strenger Vorschrift bei Zimmertemperatur langsam hin- und herbewegt werden.

Siebert und Mironescu fanden die Reaktion in $15,5\%$ von 100 Fällen der Wa-R überlegen und keine unspezifischen Ergebnisse. In einigen Fällen fanden sie Eigenhemmung (mangelnde Konglutination auch ohne Extrakt).

H. Hecht fand ebenfalls keine unspezifischen Resultate in ziemlicher Übereinstimmung mit der Wa-R, bemängelt aber die schwierige Ablesung der Ergebnisse.

Streng (Beitr. z. pathol. Anat. u. z. allg. Pathol. Bd. 51. 1911) untersuchte die Konglutinationsreaktion mit dem System Menschenserum, alkoholischem Rinderherzextrakt, Pferdeserum 1:15 (bzw. 1:10, wenn einen Tag alt) als Komplementspender, inaktiver Antischafblutkaninchenambozeptor, Schafblutkörperchenemulsion 50% 1 Tropfen; inaktives Rinderserum 2 Tropfen. Das Pferdeserum wurde mit 1% Kochsalzlösung verdünnt, in der Menge 1,0 hinzugegeben; Menge des Rinderherzextraktes 0,05—0,1; gewöhnlich 0,07 ccm, Ambozeptor in der einfach lösenden Dosis. Mit dieser Anordnung wurden 386 Sera untersucht mit 83% Übereinstimmung mit der Wa-R; bei Lues war die Konglutinationsreaktion ganz wenig überlegen. Unspezifische Ergebnisse fanden sich nur in 1 oder 2 nicht sicheren Fällen. Ein zweites von Streng angewandtes System war so, daß das Pferdeserum selbst als Konglutinin- und Komplementquelle benutzt wurde. Die Versuchsanordnung war also folgende: 1 ccm aktives einen Tag altes Pferdeserum 1:10; 5 Tropfen alkoholischer Herzextrakt-Verdünnung; 2 Tropfen Menschenserum: eine Stunde 40 Minuten Kontakt. 0,3 ccm Schafblutkaninchenambozeptor 1:200 mit 1% Kochsalzlösung verdünnt; $0,71\%$iger Kochsalzlösung, 1 Tropfen 50%iger Schafblutkörperchenemulsion. Röhrchen erst 50mal und dann nach je 10 Minuten wieder 50mal geschüttelt und über Nacht in den Eisschrank gestellt. Diese Reaktion empfiehlt Streng selbst nicht, weil sie sehr empfindlich ist und mehr theoretisches Interesse hat.

In einer weiteren Versuchsreihe wurden anstatt der Blutkörperchen Bakterien angewandt. Mit Typhusbazillen gelang die Reaktion zwar, aber nur unter der Bedingung, daß man ein altes Typhusimmunserum benutzt, dessen Agglutinationswirkung die Konglutination nicht stört.

Viel bessere Ergebnisse wurden mit Diphtheriebazillen erhalten. Schwierig ist die homogene Aufschwemmung der Bazillen; Bakterienflöckchen müssen vorher durch leichtes Zentrifugieren entfernt werden. Besonders ist das richtige Schütteln wichtig. Die Versuchsanordnung war also folgende: 1 ccm aktives, frisches Pferdeserum 1 + 14; 6 Tropfen Extraktverdünnung, 2 Tropfen Menschenserum: 2 Stunden Kontakt. 10 Tropfen Diphtherieemulsion. Nach 10 Minuten 2 Tropfen Rinderserum. Die Röhrchen werden jede 10 Minuten ca. 100mal geschüttelt; nach einer Stunde nur 50mal alle 10 Minuten.

Von 441 so untersuchten Seris waren 36,6% Übereinstimmung mit der Wa-R; bei Lues leichte Überlegenheit über die Wa-R; ca. 1% unspezifische Resultate.

Zum Schütteln empfiehlt Streng das von Woithe (Arb. a. d. Reichs-Gesundheitsamte 1910), von P. Altmann-Berlin hergestellte Schüttelstativ.

Die Konglutinationsreaktion hat — vielleicht aus äußeren Gründen — für die Luesdiagnose keine große Bedeutung gewonnen, während sie bekanntlich zur Rotzdiagnose eine der wichtigsten Untersuchungsarten ist.

Reezer (Fol. mikrobiolog. 1914) hat bei 25 Luesfällen 20mal ein positives Ergebnis erzielt, in 2 dieser Fälle versagte auch die Wa-R.

Jacobäus (Zeitschr. f. Immunitätsforsch. u. exp. Therap., Orig. Bd. 8) hat ohne Erfolg versucht, andere Systeme, z. B. mit Stärke oder Mastixemulsionen oder analog der Sternschen Modifikation der Wa-R mit aktivem Menschenserum, anzuwenden. Die Ergebnisse waren nicht befriedigend. Er prüfte die Karvonensche Reaktion mit einem Lesserschen Antigen. Er findet aber — was Streng (Beitr. z. pathol. Anat. u. z. allg. Pathol. Bd. 51. 1911) zurückweist — die Reaktionen viel schwerer ablesbar als die Wa-R, da der Unterschied zwischen positiven und negativen oft nur ganz gering sei.

b) Die K-H-Reaktion.

Ehrlich und Sachs hatten gefunden, daß Meerschweinchenblut durch inaktives Rinderserum + Pferdekomplement aufgelöst werden. Zum Luesnachweis durch Komplementablenkung analog der Wa-R haben Pfeiler und Scheyer (Münch. med. Wochenschr. 1915) dieses System angewandt. Bei ihrer Reaktion, bei der gleichzeitig Hämolyse und Konglutination beobachtet wird, besteht das System aus aktivem Pferdeserum als Komplement, aus inaktivem Rinderserum als Ambozeptor, aus 1%iger Meerschweinchenblutaufschwemmung und aus alkoholischem cholesteriniertem Ochsenherzextrakt. Bei der K-H-Reaktion (= Komplementablenkung + Hämagglutination) wird die Ablenkung des Komplementes nicht nur an der Senkung der roten Blutkörperchen, sondern auch an der Hämolyse erkannt. Bei der positiven Reaktion tritt also eine Hämagglutination mit Hämolysehemmung, also umgekehrt wie bei Konglutination auf. Die negative Reaktion gibt ähnlich wie bei der Wa-R eine Hämolyse. Das Rinderserum wird in der doppelt lösenden Dosis verwandt. Es gibt Pferdesera, die sowohl für die Konglutinationsreaktion, als auch für die K-H-Reaktion geeignet sind; andere kann man nur für die K-H-Reaktion benutzen. Pferdeserum kann an sich Meerschweinchenblutambozeptor enthalten. Die dadurch entstehende Fehlerquelle kann man durch Anwendung von relativ viel Rinderserum und wenig Pferdeserum vermeiden. Das Meerschweinchenblut nimmt man möglichst dünn, so daß die Flüssigkeit nur zart rot erscheint.

Pfeiler und Scheyer erhielten mit dieser Methode sehr gute Übereinstimmung mit der Wa-R. Die K-H ist etwas empfindlicher als die Wa-R. Sichere unspezifische Resultate wurden nicht beobachtet.

c) Gerinnungsreaktion (Hirschfeld-Klinger [1]).

Hirschfeld und Klinger (Dtsch. med. Wochenschr. Bd. II, S. 1607, Jg. 40. 1914) gaben eine Gerinnungsreaktion bei Lues heraus. Es wirken bei der Blutgerinnung zwei verschiedene Vorgänge: 1. Entstehung des Thrombins (Fibrinfermentes); 2. Fällung des Fibrinogens durch das Thrombin, d. h. der eigentliche Gerinnungsvorgang. Das Thrombin entsteht als Folge der Reaktion zweier Substanzen, des im Plasma vorhandenen Serozyms und einer in den meisten Zellen vorkommenden lipoidartigen Substanz, des Zytozyms (Thrombozyms, Thrombokinase). Diese beiden Stoffe führen, und zwar nur bei Anwesenheit von Ca-Ionen, zur Bildung des Thrombins, das seinerseits das Fibrinogen in Fibrin umwandelt. Diese Umwandlung kann auch in Abwesenheit von ionisierten Ca-Salzen stattfinden.

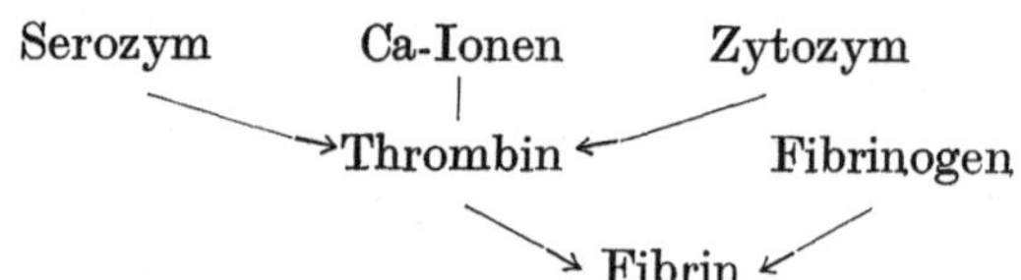

Schema des Gerinnungsvorganges nach Hirschfeld und Klinger.

Zum Nachweis des Thrombins ist daher eine Fibrinogenlösung notwendig, die spontan nicht gerinnen darf. Als solche wird anstatt der reinen Fibrinogenlösung eine nach Bordet-Delange hergestellte (Ann. de l'inst. Pasteur 1912) gewählt.

Zum Nachweis des Zytozyms ist eine an sich zytozymfreie Serozymlösung erforderlich, die gleichzeitig mit Ca-Salz zugegeben wird.

Bei der Gerinnungsreaktion von Hirschfeld und Klinger wird nun geprüft, ob sich unter dem Einfluß des Luesserums der Charakter des als Zytozym wirkenden Organextraktes so ändert, daß er im Gerinnungssystem seine aktivierende Wirkung nicht ausüben kann. Deswegen wird mit einer zeitlichen Ablesung geprüft, wann in einem System, in dem Organextrakt, auf den das zu prüfende Serum eingewirkt hatte, als Zytozym benutzt wird, die Gerinnung eintritt. Gerinnungshemmung gegenüber den Kontrollen bedeutet also positive Reaktion.

Die Gerinnungsreaktion, deren genaue Technik im Anhang mitgeteilt ist, ist für die Verhältnisse eines Untersuchungslaboratoriums bedeutend zu kompliziert, so interessant sie auch ist. So ist sie auch so gut wie gar nicht nachgeprüft worden.

----

[1] S. Technischer Anhang S. 394.

Fraenkel und Thiele (Münch. med. Wochenschr. 1914) fanden in 70°/₀ Übereinstimmung mit der Wa-R.

Sie fanden als Zytozym einen alkoholischen Rinderherzextrakt noch besser als Meerschweinchenherzextrakt.

Die Untersuchung der Funktionen dieses Extraktes ergab, daß als wirksamer Bestandteil des Zytozyms die ätherlösliche Fraktion am meisten in Betracht kommt. Sie enthält die Lipoide (Phosphatide), sowie eine jekorinähnliche Substanz. Die azetonunlösliche Fraktion hatte fast gar keine Zytozymwirkung. Da in ihr aber die Phosphatide fast alle vorhanden sind, jedoch die jekorinähnliche Substanz fehlt, schließen die Verfasser, daß die wesentliche Wirkung des Extraktes der jekorinähnlichen Fraktion zukommt. Cholesterinzusatz hemmte die Gerinnung etwas.

III. Theoretischer Teil.

Wenn wir nun an die Erörterung der theoretischen Fragen herantreten, die sich bei Besprechung des hier behandelten Wissensgebietes ergeben, so kommen dabei zwei Hauptwege in Betracht: entweder wir könnten, die Wege der Entwicklung unseres Wissens nachwandelnd, die historische Betrachtungsweise uns zu eigen. machen, oder wir könnten das bisher gewonnene Wissen analysierend, zu den Hauptproblemen Stellung nehmen und sie erörtern. Der zweite Weg scheint mir der richtigere; denn es sind im Grunde nur wenige Grundfragen und Prinzipien, auf denen unser ganzes Wissen ruht.

Diese Grundfragen sind etwa folgende: 1. Welches ist der tiefere Mechanismus der Reaktionen, und in welche Gruppe biologischer Erscheinungen sind sie einzuordnen? 2. Sind die erörterten Reaktionen in letzter Linie miteinander identisch oder nicht? Diese Frage spaltet sich in Wirklichkeit in zwei. Denn die Reaktionen können identisch miteinander sein in bezug auf das, was nachgewiesen wird; das wäre also etwa so, wie man Eiweiß durch die chemischen Proben, aber auch durch refraktometrische Bestimmung oder den anaphylaktischen Versuch nachweisen kann. Oder aber wir weisen mit unseren Methoden ganz verschiedene Vorgänge nach, so, wie etwa eine Lues sich an der Haut, in Stoffwechselveränderungen und an Veränderungen des Zentralnervensystems mit ihren Folgen manifestieren kann.

Es ist nun natürlich, daß geradezu unwillkürlich als Ausgangspunkt und zugleich als Punkt der Rückkehr für alle solche Betrachtungen die klassische Methode Wassermanns in den Vordergrund tritt. Ihr Wesen wird durch die neueren Methoden auch in neuer Weise beleuchtet und leichter faßbar. Diese Methoden sind einfacher und darum durchsichtiger. Eine wichtige Grundfrage ist also das Problem ihrer Identität oder Nichtidentität mit der Wa-R. Wenn wir uns nun prinzipiell fragen, mit welcher Methodik wir dem Wesen solcher Reaktion näher auf den Grund gehen können, so ist es eigentlich immer dasselbe Prinzip: wir variieren bestimmte Faktoren, die bei der Reaktion Bedeutung haben, wie die Temperatur, die Beobachtungszeit, die Versuchsmengen, die Zusammensetzung der Medien, und beobachten, was dann geschieht. Als zweites Hauptprinzip steht uns die chemische Analyse der in Betracht kommenden Reagenzien und die künstliche Variation der Versuchsbedingungen durch chemische oder physikalische Eingriffe zur Verfügung. Zu der Klärung all dieser Fragen hat ohne Zweifel durch den trefflichen systematischen Aufbau ihrer Untersuchung die Sachssche Schule und ferner Meinicke die hervorragendsten Verdienste.

Sachs hat seine Ansichten in zahlreichen Arbeiten niedergelegt. Besonders instruktiv sind aber seine Zusammenfassungen in der Kolloidzeitschrift, in den Jahreskursen für Ärztliche Fortbildung, und die neueste im Zentralbl. f. Haut- und Geschlechtskrankheiten. Von ihnen sei hier ausgegangen.

Nach Sachs läßt sich die ältere Anschauung, daß die Wa-R eine Präzipitationsreaktion sei, wie das Liefmann, Jacobsthal u. a. behauptet haben, in dieser Form nicht aufrecht erhalten. Zwar träte — und das ist in der Tat nicht zu leugnen — bei der Wa-R unter Umständen ein Präzipitat auf, wenn man Extrakt und Serum zusammenbringt, aber Präzipitation und Komplementbindung gingen keineswegs miteinander parallel. So sei auch die Zerstörung des Komplementes nicht durch eine einfache Absorption desselben zu erklären. Die Komplementzerstörung sei vielmehr ein sekundärer Vorgang. Sie erkläre sich durch eine kolloidale Störung, die sich beim Zusammentreffen von Serum und Extraktlipoid an den Globulinen vollziehe; in letzter Linie handle es sich um eine Dispersitätsverminderung, eine „Labilisierung", die zu der antikomplementären Wirkung führe. Im unmittelbaren Zusammenhang damit stehen die Beobachtungen, die man bei der Untersuchung des aktiven Serums, sei es mit der Wa-R, sei es mit der SG-R, mache. Das aktive Serum ist, wie zahlreiche Untersuchungen und Tatsachen beweisen, vom kolloidalen Standpunkt aus als ein labiles System aufzufassen. Es kann, wie wir wissen, durch Schütteln in ihm zu einer Ausflockung oder wenigstens einer Trübung kommen, wobei durch die Dispersitätsverminderung der labilen Globuline seine Komplementwirkung unter Verminderung seiner Oberflächenspannung zugrunde geht. Eine Anzahl von Maßnahmen kann nun das aktive Serum „stabilisieren". Da ist in erster Linie der Vorgang der Lagerung und des Inaktivierens, in zweiter die Besalzung zu nennen. Nun sind eine Anzahl von Seren ganz besonders labil, wenn sie noch nicht inaktiviert sind: es sind diejenigen, die eine positive Klausnersche Reaktion oder eine positive Brucksche Salpetersäurereaktion geben. Durch die schönen Untersuchungen von Ruppel und seinen Mitarbeitern wissen wir, wie dieser Prozeß der Labilisierung oder Globulinvermehrung auf Kosten des stabileren Serumalbumins bei gleichbleibender absoluter Eiweißmenge des Blutserums sich künstlich durch immunisierende Eingriffe auf den Körper erzeugen läßt. Beim Lues sind auch die aktiven Sera labil. Das Wesen aller der serologischen Reaktionen, die darauf hinausgehen, eine spezifische, also nur bei Lues vorkommende Reaktion zu erzielen, müssen sich also dieses an sich so bequem scheinenden Reagens der Labilität entledigen. Aber andererseits kommt es darauf an, daß die Reaktionsfähigkeit der Globuline des Serums nicht vollständig zerstört wird. Wenn wir uns also den typischen Aufbau eines Luesserums betrachten, so hat es zwei Eigenschaften: die Labilität, die zu unspezifischen Komplementbindungen oder zu unspezifischen Ausflockungen mit Luesextrakten führen kann, und eine zweite, spezifische, die mit den Lipoïden eines Extraktes in spezifischer Form in Reaktion zu treten vermag. Was diese Komponente ist, wo sie sitzt, wie sie in allerletzter Linie wirkt, ob sie fermentartige Eigenschaften hat, oder ob sie in irgendeiner Weise an die

Serumlipoide geknüpft ist, wie das Sachs anzunehmen geneigt scheint, das ist das große, noch ungelöste Problem. Dies ist um so bedeutsamer, als unsere Gesamtauffassung von den Serumreaktionen damit zusammenhängt.

In den nun folgenden Ausführungen wollen wir die Flockungsreaktionen ganz generell besprechen. Im großen und ganzen werden wir dabei die SG-R und die DM miteinander identifizieren dürfen.

Bei der Betrachtung des inneren Geschehens bei den Ausflockungsreaktionen, insbesondere der SG-R, müssen wir einige Tatsachen in den Vordergrund schieben; ihre nähere Begründung wird sich aus dem weiteren ergeben:

1. Die Ausflockungsreaktionen sind mit aktivem Serum entweder schwächer oder unspezifisch. Bei der DM ist dieses aus noch zu besprechenden Gründen nicht der Fall.

2. Die Flockungen bei den Fällungsreaktionen enthalten reichlich Lipoide, wahrscheinlich aber auch Globuline in geringer Menge.

3. Der wirksame Faktor ist an die durch Ammonsulfatausfällung gewonnenen Globuline gebunden.

4. Zusatz von aktivem Serum zu einer an sich positiven Reaktion hemmt die Ausflockung.

5. Im letzten Grunde ist die Wa-R mit den Ausflockungsreaktionen identisch.

Wenn wir deswegen uns über das Wesen der SG-R klar sein wollen, müssen wir auch kurz auf das Wesen der Wa-R eingehen (s. Abschnitt II von C. Bruck).

Nach der Sachsschen Anschauung geschieht die Inaktivierung des Komplementes bei der Wa-R sekundär dadurch, daß bei dem Zusammentreffen von Extrakt und Serum die Globuline des Serums labilisiert werden und nun ihrerseits auf die schon an sich labilen Globuline des Meerschweinchenkomplementes einwirken. Diese inaktivierende Einwirkung auf Meerschweinchenkomplement kann man auf verschiedene Weise fördern und hemmen (Variierung von Salz- und Alkaligehalt, sowie der Temperatur). Dieselben Faktoren kann man auch als hemmende bezw. fördernde Faktoren bei dem Komplexe der Wa-R einschalten, was nach Anschauung der Sachsschen Schule dafür spricht, daß die verschiedenen Arten der Komplementinaktivierung in letzter Linie identisch sind. Es ist also nach der Sachsschen Anschauung nicht die Flockung an sich, die nach den älteren Anschauungen (Dean, Liefmann, Jacobsthal) die Komplementinaktivierung zustande bringt, sondern eben die Labilisierung der Globuline. Der Vorgang der Präzipitation sei sozusagen erst sekundär, er sei eine Fortsetzung oder Auswirkung des Labilisierungsprozesses. Der Status nascendi der Ausflockung sei das Wesentliche. Es sprächen in diesem Sinne auch die Befunde, daß, je länger der Präzipitationsvorgang zurückliege, d. h. je massiger die Flockung geworden sci, desto mehr die Fähigkeit der Flocken, das Komplement zu verankern, abnähme (Nathan). Ich halte diese Argumentation für etwas zu weitgehend. Denn es ist ja natürlich, daß ein Adsorptionsvorgang dann am kräftigsten ist, wenn die adsorbierende Fläche möglichst groß ist. Beim festen Präzipitat ist sie aber viel kleiner als im Beginne der Flockung. Es besteht also zwischen den Anschauungen in Wirklichkeit gar kein so großer Gegensatz, denn auch ich glaube, daß der beginnende Zustand der Agglomeration (Jacobsthal, Bruck) der Extraktlipoide der Augenblick der stärksten Wirksamkeit ist.

Was das in Wirklichkeit wirksame Agens bei den Seroreaktionen auf Lues ist, das ist noch immer unbekannt. Und wenn es an das Globulin gebunden ist, so braucht es deswegen noch lange nicht ein Eiweißstoff zu sein. Die neueren Versuche von H. Schmidt sprechen ja auch dafür, daß es sich von ihnen trennen läßt. Sachs ist geneigt, in den besonderen Mischungsverhältnissen der Lipoide des Luesserums das wirksame Agens zu sehen (Kolloid-Zeitschr. Bd. 24; Zeitschr. f. Immunitätsforsch. u. exp. Therap. Bd. 26 Orig.), doch drückt er sich auch hier in dieser Beziehung sehr vorsichtig aus.

Auch über die Frage, ob man die Beziehung, in die Organextrakt und Wassermannscher Reaktionskörper miteinander treten, eine „Bindung" oder nicht nennen müsse, sind die Meinungen geteilt (s. S. 32). Bruck ist der Meinung, daß es sich nicht um eine Bindung handle. Im letzten Sinne ist es aber ein Streit um Worte. Denn es liegt keineswegs im Sinn des Begriffes Bindung, daß es sich dabei um einen irreversiblen Vorgang handelt. Auch die allgemein als Bindung bezeichnete Reaktion zwischen Toxin und Antitoxin, zwischen Agglutinin und agglutinabler Substanz ist wieder lösbar. Das, was die hier in Rede stehende „Bindung" auszeichnet, ist die besonders leichte Lösbarkeit, schon durch den Prozeß des Waschens mit Kochsalzlösung. Aber auch die eben erwähnten Reaktionen sind kolloidchemische, bei denen der Vorgang der Absorption eine gewichtige Rolle spielt. So findet Bruck auch — was ich nicht unterschreiben kann — die Bezeichnung Meinickes „Lipoidbindungsreaktionen" für die ganze Gruppe, die nicht Labilitätsreaktionen sind, schon zu viel präsumierend. Die Bezeichnung Lipoidreaktionen im Gegensatz zu Labilitätsreaktionen, die Bruck vorschlug, kann ich nicht besser finden, weil nämlich Labilität eine Eigenschaft des Patientenserums ist, der man nicht das Wort Lipoid, sondern nur wieder eine Bezeichnrng einer Eigenschaft, nämlich die der Lipoidbindungsfähigkeit, gegenüberstellen kann. So finde ich persönlich auch das Wort die Lipoidbindungsreaktion ausgezeichnet, vor allem deswegen, weil es, wie Meinicke gezeigt hat, eine ganz allgemein gültige Immunitätsreaktion kennzeichnet. Weniger ausschlaggebend scheint mir die Auffassung Meinickes zu sein, daß man deswegen diese Reaktionen generell nicht als Flockungsreaktionen bezeichnen dürfe, weil sonst für seine M-R I (Wassermethode) kein Platz sei. Tatsächlich handelt es sich bei ihr aber doch auch um eine Flockungsreaktion, nämlich der negativen Sera. Die M-R I verhält sich zu DM sozusagen wie die Wa-R zur Konglutinationsreaktion.

Schubert (Arch. f. Dermatol. u. Syphilis, Orig. 1923) hat gefunden, daß die Wa-R bei Lues I und Lues latens verschiedene Gründe zu haben scheint, und daß damit erklärt wird, wieso bei ersterer mehr die Luesleberextrakte, bei letzterer mehr die Cholesterinextrakte ansprechen. Er fand nämlich, daß die für frische Lues charakteristische Reaktion sich künstlich durch Hinzufügen von Eiweißspaltprodukten wie Aminosäuren zur negativen Reaktion erzeugen lasse, während die Lues latens-Reaktion noch dazu irgend einen Zusammenhang mit Lipoiden haben müsse. Denn sie zu erzeugen gelang durch Hinzufügen der durch Ätherextraktion aus dem normalen oder Krankenserum gewonnenen Lipoide zu dem erstgenannten Aminosäurenhemmungskörper. Er faßt also die Wa-R als einen komplexen Vorgang auf. Die Überempfindlichkeit der SG-R bei Lues latens bringt er damit in Zusammenhang, daß bei ihr der Extrakt stark mit Cholesterin versetzt ist.

Wir hatten schon bei Besprechung der Labilitätsreaktionen gesehen, daß im Luesserum im allgemeinen die Globuline labil sind. Andererseits wissen wir, daß durch den Inaktivierungsprozeß diese Labilität progredient abnimmt und endlich bei gar zu langem Inaktivieren oder Inaktivieren bei zu hoher Temperatur nicht nur die Labilität des Serums, sondern auch die Fähigkeit, eine Wa-R zu geben, verschwindet. Es ist nicht völlig klar, ob dieser Eingriff des zu starken Inaktivierens deswegen diese Wirkung hat, weil der WASSERMANNsche Reaktionskörper gleichzeitig zerstört wird, oder deswegen, weil er sich nicht auswirken kann, da die Globuline, an denen seine Wirksamkeit manifest wird, zu stark stabilisiert sind, während er selbst noch vorhanden ist. Doch sei dem wie ihm wolle; es scheint auf jeden Fall, als seien bei der Wa-R und den Ausfällungsreaktionen gleichzeitig zwei Faktoren beteiligt, nämlich 1. der hypothetische WASSERMANNsche Reaktionskörper und 2. der durch den Inaktivierungsprozeß gedämpfte und sozusagen im Zaum gehaltene labile Zustand der Globuline des Luikerserums. So betont auch MEINICKE (Münch. med. Wochenschr. 1917. Nr. 51) mit Recht scharf, daß die Fällbarkeit der Globuline des Luetikerserums nicht identifiziert werden dürfe mit den für Lues charakteristischen, chemisch neuartigen Stoffen, nämlich solcher, die unabhängig von ihrer chemischen Fällbarkeit eine besondere Affinität zu Extraktlipoiden besitzen. Die verschiedenen Autoren legen nun auf den einen oder anderen dieser Zustände etwas einseitig das Hauptgewicht.

Nach WEISBACH ist das Wesentliche bei der Wa-R wie bei den Flockungsreaktionen, daß die an sich thermostabilen Globuline des Serums bei Lues labilisiert werden. Die bei der Reaktion zwischen Luesserum und Extraktlipoide auftretenden Flockungen enthalten nach ihm Extraktlipoide und Globulin zu etwa gleichen Teilen. Woher die Labilität der Globuline rühre, ließe sich bisher nicht erklären. Es ginge aber die Ausflockungsgeschwindigkeit verschiedener Blutsera der Ausflockung von Ammonsulfat und Dialyse parallel. Die Anschauung, daß bei der Wa-R ambozeptorenartige Luesreagine eine Rolle spielten, konnte WEISBACH durch seine Versuche nicht als begründet ansehen. Demnach identifiziert WEISBACH in gewissem Sinne die alten Globulinreaktionen, wie insbesondere die KLAUSNERsche, mit der Wa-R und den neueren Ausflockungsreaktionen DM und SG-R. „Sie bringen, wie auch die früheren serochemischen Untersuchungsmethoden ausschließlich die Tatsache einer verschieden starken Labilisierung (bestimmten Grades) der Serumglobuline zum Ausdruck."

Gegen diese Anschauungen WEISBACHs, daß nicht doch noch eine besondere Tendenz zu irgendeiner Form der „Lipoidbindung" im Sinne MEINICKES besteht, sprechen schon allein die Versuche NEUKIRCHs; während die Globulinflockungen WEISBACHs je nach der Einwirkung von Wärme oder Kälte wieder in Lösung gehen oder nicht, sehen wir in NEUKIRCHs Versuchen, nach Eintritt der Reaktion zwischen Serum und Extrakt, nach Brutschranktemperatureinwirkung diese Verbindung irreversibel werden.

Wenn wir uns ein Bild von den Flockungsreaktionen machen wollen, so müssen wir als obersten Leitsatz im Auge behalten, daß es sich dabei um kolloidale Reaktionen handelt. Dieses Wort bedarf der Erklärung: fälschlicherweise werden Kolloidreaktionen und Antikörperreaktionen in Gegensatz gebracht. Alle Immunitätsreaktionen sind Kolloid-

reaktionen. Aber natürlich sind nicht alle kolloidalen Reaktionen Antikörperreaktionen. Bei der Ausfällung von zwei Kolloiden handelt es sich nach
Hardy um eine gegenseitige Ausflockung. Zweitens gehorchen kolloidale
Ausflockungen ganz bestimmten quantitativen Gesetzen: sie haben ein Minimum, das in einer ganz bestimmten Kurve zu einem Optimum ansteigt, um
dann bei weiterer Vermehrung der variabeln Komponente wieder abzunehmen.
Aus diesem Verhalten, das sie schon bei der Ausflockung von Seren fanden
(s. Abb.), schlossen bereits Elias, Porges, Neubauer und Salomon, daß es
sich bei ihrer Reaktion um eine Kolloidreaktion handeln müsse. Besonders
schön illustriert ihre Kurve auch, daß in der Labilität zwischen Luesserum,
Tumorserum und Normalserum keine absoluten, qualitativen, sondern nur
relative, quantitative Unterschiede bestehen.

Es seien ihre wichtigen Überlegungen hier angeführt (Wien. klin. Wochenschr. 1908. Nr. 21):

Porges und Neubauer (Biochem. Zeitschr.) hatten das Lezithin als hydro-
philes Kolloid von anodischer Konvektion charakterisiert und gezeigt, daß
es demgemäß mit elektropositiven und amphoteren Kolloiden, insbesondere
auch Serumeiweiß, eine typische Ausflockung ergibt. Die vier eben genannten

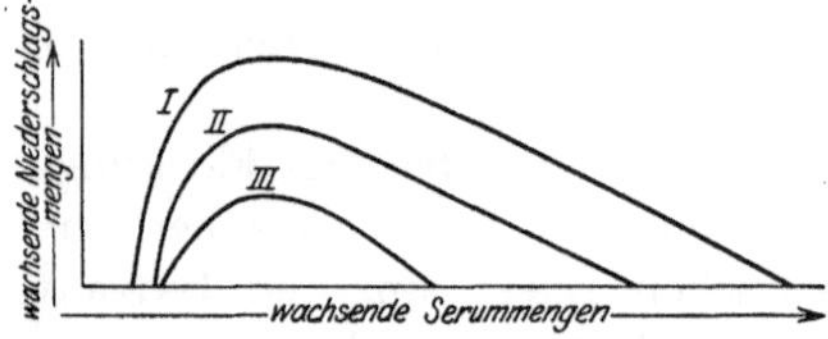

Abb. 3. Ausflockung des Lezithins durch:
I. Luesserum, II. Tumorserum, III. Normalserum.

Autoren fanden nun, daß bei Lues die
Ausflockungskurve mit Lezithin eine
typische Kurve gab, die einen steilen
Aufstieg, ein Optimum, und einen lang-
samen Abstieg bei Zusatz steigender
Serummenge hatte. Daraus schlossen sie
mit Recht, daß die Ausflockungsreaktion
mit Lezithin wie auch mit glykocholsaurem Natron und ölsaurem Natron zu
den Kolloidreaktionen gehöre. Demnach müsse das Ausgeflockte aus einem
Gemenge der Komponenten, nämlich Eiweiß und Lezithin, bestehen.

Sie erklärten, daß es nur die Höhe und Breite der Kurve sei, durch die sich
die Lueskurve von der des Normalserums unterscheidet, im Prinzip handele
es sich um denselben Vorgang. Tumorsera ständen in ihrer Kurve in der Mitte
von beiden (s. Abb. 3).

Bei der Erörterung, worauf nun diese breitere Fällungszone der Luessera
beruhe, diskutieren sie drei Möglichkeiten: es konnte sich nämlich 1. um eine
Herabsetzung der Alkaleszenz beim Luesserum handeln, das wäre schon deswegen
erklärlich, weil Säurezusatz die Lezithinausflockung (wie ja auch die Wa-R)
befördert. Titrationen ergaben aber, daß diese Auffassung nicht zutrifft. Gleichzeitig ergab sich dabei übrigens, daß die Klausnersche Reaktion von der
Lezithinfällungsreaktion unabhängig sei (Säurevergiftungsversuch am Kaninchen)
Die zweite erörterte Möglichkeit betraf die relative Vermehrung oder Gegenwart
eines normalen oder besonderen Eiweißkörpers des Serums, insbesondere eines
Globulins. Auch das wäre abzulehnen. Die dritte Möglichkeit war, daß aus
irgendeinem Grunde die Stabilität der Reaktionskomponenten vermindert
sei. Diese Theorie nehmen die Autoren mit den Worten an, daß die mit den
Lipoiden reagierenden Eiweißkörper der Luessera sich in einem labileren, leichter
fällbaren Zustande befänden als die bei anderen Seren.

Wenn wir uns zur Erklärung der eigenartigen Ausfällungskurve der Kolloide eine **elektrophysikalische Vorstellung** zu eigen machen, so ist das Verständnis der Vorgänge verhältnismäßig leicht. Ein stark disperses Kolloid wird dadurch stabil, daß seine Einzelteilchen, elektrisch gleich geladen, sich gegenseitig abstoßen. Beim Zusammenbringen mit einem entgegengesetzt geladenen Kolloid ziehen sich die elektrisch entgegengesetzt geladenen Partikelchen gegenseitig an; sind gleiche Elektrizitätsmengen auf beiden Seiten vorhanden, so tritt gegenseitige Entladung ein, und mit ihr eine optimale Ausflockung. Beim Überschuß einer Ionenart findet nur eine Umladung, und damit partielle Ausflockung statt.

Ob dieser Mechanismus (P. Schmidt) zur Erklärung des Phänomens bei der Wa-R und den Ausflockungsreaktionen genügt, steht dahin. Es ist aber unwahrscheinlich. Manches spricht dafür, daß er wirksam ist.

P. Schmidt (Zeitschr. f. Hyg. u. Infektionskrankh. 1911) fand beim kataphoretischen Versuch die **Extraktteilchen negativ geladen.** Albumingemische verhielten sich genau wie Extrakt allein, Extraktglobulingemische aber zeigten eine deutliche Neigung zur Umladung in positivem Sinne. Die Gemische haben einen amphoteren Charakter mit mäßiger Neigung zur Wanderung zum negativen Pol hin.

Im gleichen Sinne sprechen die Befunde von Epstein und Paul (Med. Klinik 1920. Nr. 19), sowie ganz besonders die sorgfältigen Überführungsversuche von Seki. Dem gegenüber äußern sich Bauer und Nyiri (Zeitschr. f. Immunitätsforsch. u. exp. Therap., Orig. Bd. 33) so: S. 337 f.: Sowohl bei Prüfung mit dem Überführungsapparat von Landsteiner und Pauli, als auch bei Bestimmung des isoelektrischen Punktes fand sich kein sicherer Anhaltspunkt für eine elektrische Ladung der Teilchen in einem trüben Extrakt. Aus einer ganz geringen Flockung auf der sauren Seite könnte man vielleicht auf eine ganz geringe negative Ladung schließen. Im Gegensatz dazu stehen die Befunde von Epstein und Paul (Med. Klinik 1920. Nr. 19).

Die **Theorie Baumgärtels** (Ergebn. d. Hyg., Bakteriol., Immunitäts-Forsch. u. exp. Therap. Bd. V. 1922) nimmt eine **vermittelnde Stellung zwischen der Lipoid- und Globulinhypothese** als Sitz für die ausflockenden Kräfte bei den Fällungsreaktionen ein. Er nimmt an, daß zwischen den Eigenschaften des Globulins des normalen und luischen Serums fließende Übergänge bestehen. Diese ausflockenden Reaktionskörper des Luikerserums entständen unter dem Einfluß der syphilitischen Infektion aus den normalen Serumglobulinen. Der Bildungsprozeß für sie besteht darin, daß diejenige Globulinlabilität hervorgerufen wird, die zur Bildung thermostabiler Flocken in Gegenwart cholesterinierter Rinderherzextrakte führt.

Daß die Globuline bei den Ausfällungsreaktionen eine Rolle spielen, hat er durch Erweiterung der Klausnerschen Anordnung erwiesen: er hat im Ultramikroskop und mit quantitativer Auswertung geprüft, wie sich normales und Luesserum bei Zusatz von Aqu. dest. verhält? Er fand dabei, daß beim Luesserum sich leichter entstehende und häufigere Ultramikronen entwickeln, die sich zu Komplexen vereinigen. Er konnte sie durch Zentrifugieren oder Filtration isolieren. Zu Normalserum zugefügt erzeugen sie eine positive Wa-R. Aber zur Auslösung der für das Luesserum charakteristischen Beschaffenheit — so hat er unter Anwendung der Hardyschen Anschauungen angenommen —

müsse ein besonderer Labilitätszustand des Luesserums eintreten, bei dem ein
Teil des Globulins als Elektrolyt gelöst, ein anderer Teil aber in Form von
Submikronen vorhanden ist. Diese geringe, disperse neutrale Globulinphase
verbinde sich mit gewissen Serumlipoiden zu einer Globulinlipoidverbin-
dung, und diese sei der wirkliche Reaktionskörper der ausflockenden
Sera. Den eigentlichen Vorgang bei der positiven SG-R erklärt er weiterhin
durch seine „elektrochemische Hypothese": Es adsorbiert nach Baumgärtel
die an sich elektrisch neutrale, für das Luikerserum charakteristische, kolloidal-
disperse Globulinlipoidphase die Natriumionen der Kochsalzlösung und werde
dadurch elektropositiv. Dann erfolge eine Umladung der an sich elektro-nega-
tiven Extraktlipoide, wodurch eine elektrisch-neutrale Flockenbildung entstehe.

Da die gebildeten Flocken rein aus Lipoiden bestehen, so schreibt er den
Luesglobulinen nur die Rolle eines Elektrizitätsüberträgers zu. Nicht immer
müsse der Prozeß der Aufladung der Extraktlipoide bis zur tatsächlich sichtbaren
Ausflockung führen. Das hänge von quantitativen Verhältnissen und den
äußeren physikalischen Zuständen ab.

Zur näheren Begründung der elektrochemischen Hypothese führt Baumgärtel Überführungsversuche an: Das Luesserum-Extrakt-Gemisch wandert
zur Kathode, der elektronegative Reaktionskörper wird also positiv umgeladen.
An der Kathode findet unter Trübung eine Bildung elektroneutraler Flocken
statt. Analoge Vorgänge konnte übrigens Baumgärtel in Modellen erzeugen,
bei denen die Serumglobuline durch Gelatine, Agar, Hämoglobin und Methylenblau, die Extraktlipoide durch Lezithin, Natr. glycochol., Cholesterin ersetzt
waren. Auch hier verstärkte saure Reaktion die Flockung, alkalische hob sie auf.

Die Hypothese Baumgärtels gewinnt eine Stütze durch Masaji Sekis
Versuche. Auch er machte mit einem Serum-Extrakt-Gemisch kataphoretische
Untersuchungen. Als Extrakt verwandte er alkoholische Meerschweinchenherzextrakte 1:25 mit 0,9 % Kochsalzlösung verdünnt oder Mercksches Lezithin
1:20000 in 0,9 % Kochsalzlösung emulgiert. Die Beobachtung geschah mit
dem Mikroskop, der Strom von 0,005 Ampere und 150 Volt ging durch Kalomel-
elektroden in das Beobachtungskämmerchen. Auf 1 Tropfen inaktives Serum
kamen 25 Tropfen Lipoidemulsion. Der elektrische Strom ließ nun das Extrakt-
emulsoidteilchen mit einer durchschnittlichen Geschwindigkeit von 3,4 μ/sec,
das Lezithinteilchen mit 3 μ/sec nach der Anode wandern. Während nun im
Serum-Extraktgemisch mit normalem Serum die Extraktteilchen nur wenig
langsamer, nämlich $2,4 - 2$ μ/sec wandern, wird ihre Geschwindigkeit im
Luesserum-Extraktgemisch auf $1-2$ μ/sec herabgedrückt. Bei Lezithin sind
die entsprechenden Zahlen $3,0-2,7$ μ/sec, beim Normalserum und 1,6 μ/sec
beim Luesserum.

Seki fand inaktive Sera wirksamer als aktive bei dieser Reaktion, was man
auch vielleicht in dem Sinne deuten kann, daß der Flockungsvorgang beim
labileren, aktiven Serum ein wesensverschiedener von dem spezifischen ist.
Die Frage, wieweit die Hemmung durch aktives Serum bei den gewählten Konzentrationen, die gerade entgegengesetzt als sonst üblich relativ wenig Serum
in die Reaktion hineinbringen, hier eine Rolle spielt, dürfte noch der Klärung
bedürfen.

Seki fand die Reaktion der Geschwindigkeitsverminderung am stärksten
drei Stunden nach Herstellung der Mischung von Serum und Extrakt, und zwar

bei Zimmertemperatur. Bei 20⁰ war der Anfang der Reaktion nach zwei Stunden zu beobachten, steigerte sich aber bis zur 20. Stunde. Bei 37⁰ aber „wurde die Reaktion nicht wenig geschädigt". Auch konnte durch Zusatz von Cholesterin zum Lezithin keine Verstärkung der Reaktion beobachtet werden. Alles das erschwert das endgültige Urteil über die Identifizierung der neuen Reaktion mit den anderen Ausflockungsmethoden.

Wir haben uns nun mit den verschiedenen bei den Reaktionen in Betracht kommenden Faktoren zu beschäftigen und besprechen zunächst die Extrakte:

Die Extraktfrage.

Es ist allgemein anerkannt, daß die Extraktfrage das A und das O aller Lipoidbindungsreaktionen ist. Die chemische Zusammensetzung der Extrakte ist deswegen, weil sich die Lipoide ineinander lösen, ein schwieriges, verhältnismäßig noch wenig gefördertes Problem. Es ist ein prinzipieller Unterschied, ob man von einem natürlichen, feuchten oder einem getrockneten Organ bei der Extraktbereitung ausgeht. VERMAST und MEINICKE haben das besonders betont, und für eine Standardisierung der Extrakte wäre es sehr wichtig, wenn wenigstens die Faktoren allgemein ausgeschaltet werden könnten, die von vornherein Verschiedenheiten bedingen. Das ist vor allem der Wassergehalt und der Fäulnisgrad der benutzten Herzen. Es wäre sehr wohl möglich, diese dadurch auszuschalten, daß von einer zentralen, eventuell industriellen Stelle aus mittels der modernen Methoden der Vakuumverdampfung und der Pulvermühlen aus großen Mengen von Herzen ein Standard-Herzpulver hergestellt würde. Es wäre auch sehr zweckmäßig, wenn neben diesen „Vollpulvern" aus Rinder-, Pferde- und eventuell Menschenherzen einheitliche Ätherrestpulver, gegebenenfalls auch Azetonrestpulver hergestellt würden. Es wäre auch sehr einfach, zu diesen Pulvern ein kleines Normalmeßgefäß von 1 oder 2 g Inhalt beizufügen und anzugeben, wieviel Alkohol zu dem Inhalt eines Meßgefäßes hinzugefügt werden muß, um einen richtigen Stammextrakt zu erhalten. Ich selbst habe schließlich zu solchen Extraktpulvern mit Erfolg alkoholische Cholesterinlösung hinzugefügt, habe den Alkohol wieder verdunsten lassen und so ein Pulver erhalten, das für die Wa-R und SG-R mit den vorher bestimmten Mengen Alkohol aufgeschwemmt und dreimal kurz über der Flamme erhitzt und dann filtriert, vorzügliche Extrakte für Wa-R und SG-R ergeben hat. Man kann auch derartige Herzpulver in Tablettenform pressen lassen, und zwar ohne Zusätze. Allerdings bröckeln diese Tabletten an den Kanten leicht etwas ab, so daß man eventuell minimale Mengen eines Verbindungsmittels zufügen könnte.

Wie verschieden chemisch die Extrakte sein können, sieht man aus den Mitteilungen von NIEDERHOFF und VERMAST. Es war nach NIEDERHOFF (Münch. med. Wochenschr. 1922. S. 929): Trockensubstanz in 100 ccm bei cholesteriniertem Rinderherzextrakt nach SACHS 0,278 g; Meinickeextrakt 0,942 g.

Nach VERMAST (Zeitschr. f. Immunitätsforsch. u. exp. Therap., Orig. Bd. 34, Heft 1/2. 1922) war der Cholesteringehalt der Sachs-Georgi-Extrakte auf 100 ccm umgerechnet bei: MESSERSCHMIDT (Dtsch. med. Wochenschr. 1919. S. 156) 19,61 mg; GAETHGENS (Münch. med. Wochenschr. 1919. S. 933) 80 bis 100 mg; NATHAN (Med. Klinik 1918. S. 1007) 76,92 mg und 38,46 mg; SCHEER

(Münch. med. Wochenschr. 1919. S. 902) 69,77 mg und 41,27 mg; Vermast l. c. 350 mg; Bok (Nederlandsch. Tijdschr., v. Geneesk. 1920. Nr. 16, p. 1328) 375 mg.

Hier Wandel zu schaffen hat sich für die M-R Meinicke, für die SG-R Vermast bemüht.

Nach Meinicke (Zeitschr. f. Immunitätsforsch. u. exp. Therap., Orig. Bd. 29, 1920) sind die primären Ätherauszüge für die M-R und DM unbrauchbar.

Menschenherzextrakte sind als Ätherrestextrakte unbrauchbar. Dagegen geben primäre alkoholische Extrakte aus frischen Menschenherzen das Bild eines Ätherrestextraktes aus getrockneten Herzen. Meinicke erklärt das so, daß der Wassergehalt der frischen Herzen verursacht, daß der Äther durch den Wassergehalt sozusagen an die Stoffe gar nicht herankommt, die durch ihre schwere Alkohollöslichkeit und Ätherlöslichkeit sich auszeichnen und durch Kochsalz im Überschuß gefällt werden. Der Alkohol gelangt an das frische Herzmaterial nur in verdünntem Zustande und löst die relativ schwer löslichen, auch in Äther löslichen Stoffe nicht heraus. Diese Erklärung deckt sich gut mit den systematischen Untersuchungen von Vermast. Meinicke hat auch die SG-Extrakte und die Original-Wassermann-Extrakte auf ihre Eignung für die M-R untersucht und sie als im ganzen geeignet für die M-R gefunden. Aus faulen Herzen konnten keine geeigneten Extrakte gewonnen werden, auch wenn sie vom Pferd stammten, indem sie bei der M-R unspezifisch reagierten.

P. Vermast (Zeitschr. f. Immunitätsforsch. u. exp. Therap., Orig. Bd. 34. 1922) hat in systematischen Untersuchungen die chemische Zusammensetzung der gut brauchbaren Extrakte und die Voraussetzungen ihrer Bereitung erforscht.

Er untersuchte zunächst, wieviel Cholesterin sich in alkoholischen Lösungen verschiedener Konzentration zu lösen vermag, und fand bei Zimmertemperatur etwa:

Alkohol $^0/_0$ . . .	95	87	80	74	69	64	60
mg Cholesterin pro ccm	10,7	3,3	1,54	0,88	0,54	0,34	0,26

Nun fand er, daß ein Ochsenherz etwa $80^0/_0$ Wasser enthält, so daß nach der vorschriftsmäßigen Extraktion mit $96^0/_0$ Alkohol (Alc. absol.) ein Alkoholprozentsatz von 82 (85) resultiert. Da nun ermittelt wurde, daß die guten Extrakte durchschnittlich 3,5 mg Cholesterin und gerade so viel Extraktlipoide enthalten, so muß ein Extrakt bei seiner Bereitung, wie eine einfache Berechnung ergibt, primär wenigstens 612,5 mg Lipoidextraktstoff besitzen, damit er durch Alkohol $96^0/_0$ auf einen $88^0/_0$igen Alkoholgehalt gebracht werden kann, der nötig ist, um das Cholesterin zu lösen, und doch den nötigen Lipoidgehalt von 3,5 mg in der endgültigen Verdünnung hat. Gewöhnlich enthielten die richtig hergestellten Extrakte primär 7,5 mg Lipoide pro Kubikzentimeter. Wenn nun z. B. der Lipoidgehalt des herzustellenden Extraktes so groß ist, so hat man, um die richtige Konzentration zu bekommen, zu 100 ccm des Extraktes 114,3 ccm $96^0/_0$igen Alkohol hinzuzufügen. Zu je 100 ccm dieser Mischung werden dann 350 mg Cholesterin hinzugefügt.

Im übrigen legt VERMAST Wert darauf, daß man bei der Extraktbereitung das durch die Fleischmühle getriebene Fleisch erst eine Stunde abtropfen läßt, um möglichst viel Wasser zu entfernen, bevor man zu je 100 g Fleisch 500 ccm 96%igen Alkohol hinzufügt. Extraktion unter öfterem Schütteln 10 Tage bei Temperatur von 24°. Mit der analytischen Wage wird der Lipoidgehalt von 5 ccm Extrakt nach Eintrocknen bestimmt.

An sich würden nach den Untersuchungen von VERMAST auch andere als die vorgeschlagenen Verhältniszahlen sich eignen. Denn es hatte sich herausgestellt, daß es bestimmte Beziehungen zwischen dem Lipoid- und dem Cholesteringehalt eines Extraktes gibt: je mehr Lipoid ein Extrakt enthält, desto mehr Cholesterin kann er in Lösung halten, und zwar in dem für die Bedingungen der SG-R günstigsten Dispersionsgrad. Diese günstigste Zone nennt VERMAST die „Suspensionszone", während er mit „Präzipitationszone" und „Emulsionszone" diejenigen Zonen bezeichnet, in denen ein mit Kochsalzlösung vorschriftsmäßig verdünnter Extrakt nicht Schlieren, sondern Präzipitate bzw. nur dünne Opaleszenz ergibt.

Praktische Ergebnisse mit diesem standardisierten Extrakt hat VERMAST nicht mitgeteilt.

VERMAST gibt eine quantitative Methode der SG-R mit seinem standardisierten Extrakt an, bei der das Ergebnis durch einen „Index" angegeben wird. Die Anordnung ist folgende:

Verd. Cholesterin-Extrakt	Serum 10% in physiol. NaCl	0,85% NaCl	Alkohol 5% in physiol. NaCl	Index
0,25	0,5	—	—	0,2
0,25	0,4	—	—	0,4
0,25	0,3	0,1	—	0,6
0,25	0,2	0,2	—	0,8
0,25	0,1	0,3	—	1,0
0,25	—	0,4	—	Extr.-kontr.
0,25	0,5	0,5	0,25	Ser.-kontr.

Der Versuch wird 2 Stunden bei 37° und 22 Stunden bei 24° im Thermostaten gehalten.

W. GEORGI (Zeitschr. f. Immunitätsforsch. u. exp. Therap., Orig. Bd. 27. 1918) prüfte die Frage der Cholesterinierung systematisch durch. Er fand, daß ein Extrakt als Rohextrakt bedeutend mehr Cholesterin verträgt als ein mit Alkohol um das ein- bis dreifache verdünnter Extrakt. Unter „vertragen" ist hier die unspezifische Wirksamkeit mit Neigung zur Flockung auch in der Kontrolle verstanden.

Leider ist in der Arbeit nichts über den Wassergehalt der Extrakte angegeben, so daß ein Vergleich mit den Ergebnissen von VERMAST schwer ist. Doch muß man vielleicht die Vermutung aussprechen, daß bei einer Verdünnung von 5 ccm Rohextrakt mit 1,0 ccm 1%igen Cholesterins wohl nicht alles Cholesterin in Lösung gegangen ist. Jedenfalls wäre, auf reinen etwa 85%igen Alkohol berechnet, nicht die Möglichkeit der Lösung von 0,2 g in 100 ccm gegeben.

W. Georgi fand im Prinzip auch andere als Rinderherzextrakte, z. B. solche aus Meerschweinchenherz oder Luesleber, geeignet zur SG-R. Weniger geeignet waren die Wassermannextrakte des Instituts für experimentelle Therapie in Berlin, also die offiziellen Wassermannextrakte.

Durch zu langsam ausgeführte fraktionierte Verdünnung hergestellte Extrakte können durch zu große Empfindlichkeit unspezifisch reagieren.

Im allgemeinen zeigte sich in dem Ausfall der Wa-R und der SG-R mit denselben Extrakten ein weitgehender Parallelismus, auch bei Benutzung unspezifisch wirkender Extrakte aus gefaultem Meerschweinchenherz.

Felke und Wetzell (Münch. med. Wochenschr. 1919) modifizierten den Cholesterinzusatz, indem sie anstatt der 1%igen Cholesterinlösung das Hermann-Perutzsche Gemisch anwandten (R. P. Natr. glycochol. 2,0; Cholesterin 0,4; Alkohol 95% 100). Ihren Extrakt setzten sie nun so zusammen:

Rinderherzextrakt 1:5 2,0
Natr. glycochol.-Cholesterinlösung 1,0
Alkohol 4,0
NaCl 85%, tropfenweise zugesetzt . . . ad 36
2 Stunden 37^0, 16—20 Zimmertemperatur.

Eigenflockung der SG-R fanden sie vielfach parallel mit Eigenhemmung bei Wa-R.

Sachs sieht das Wesentliche bei der SG-R in der Anwendung des Cholesterins, das die Empfindlichkeit durch die Verminderung der Dispersität steigert.

Meinicke hat (Dtsch. med. Wochenschr. 1919. Nr. 24) die ursprüngliche Form der Extraktverdünnung aus der Bürette verlassen und eine zweizeitige Methode der Extraktverdünnung angegeben, wobei auch die Verdünnungsverhältnisse sich etwas änderten. Er gibt zu dem alkoholischen Extrakt die halbe Menge Aqu. dest., mischt gut um und läßt 1—2 Stunden bei Zimmertemperatur stehen. Dabei entsteht eine starke Nachtrübung. Dann wird schnell in einem Schuß das Siebenfache der ursprünglichen Extraktmenge Aqu. dest. hinzugefügt.

Neukirch hat versucht (Arb. a. d. Inst. f. exp. Therap. 1920), durch Variierung von Temperatur, Kochsalzgehalt und Extraktverdünnungsart die optimalen Bedingungen für die SG-R herauszufinden. Es zeigt sich, daß durch Steigerung des Kochsalzgehaltes bei Anwendung des cholesterinierten Extraktes über $0,9\%$ hinaus die Empfindlichkeit auf Kosten der Spezifität und unter der Gefahr der Spontanausflockung in den Extraktkontrollen, steigt. Bei Anwendung eines nicht cholesterinierten Rinderherzextraktes läßt sich durch langsame Verdünnung mit destilliertem Wasser die Empfindlichkeit steigern, so daß eine Zone spezifischen Ausfalls eintritt. Die uncharakterisierten Rinderherzextrakte, langsam mit Aqu. dest. verdünnt, geben auch bei Zimmertemperatur charakteristische Reaktionen. Die Zahl der positiven Ausflockungen ist daher vermindert.

Hohn hat die Extrakte prinzipiell in zwei Gruppen eingeteilt: in labile und in stabile. Die labilen seien insbesondere die von Gans in den Handel gebrachten, stabil seien die DM- und SG-Extrakte in bestimmten Kochsalzkonzentrationen. Die labilen Extrakte zeichnen sich dadurch aus, daß sie nach Verdünnung in physiologischer Kochsalzlösung, die nach Vorschrift durch

Überschichten und nachfolgendem Mischen durch An- und Absaugen mit der Pipette hergestellt wird, erst ein Trübungsstadium, dann nach etwa 20 bis 25 Minuten das sog. „Lupenflockungsstadium", und daran anschließend eine Spontanausflockung des Extraktes durch Vergröberung der Flocken eintritt. Bei den stabilen Extrakten dagegen kommt es nicht zur Spontanausflockung. Sie bleiben beim Lupenflockungsstadium (LuFlStad) stehen. Unter LuFlStad versteht HOHN einen Zustand, bei dem man mit einer sechsfach vergrößernden Lupe eben feine Flocken erkennen kann. Dieses Stadium hält er für besonders wichtig, denn in ihm bestünde sozusagen ein Zustand einer spezifischen Schwebefähigkeit der Kolloide. In ihm seien sie sowohl zur Wa-R als zu den Ausflockungsreaktionen am geeignetsten; es komme also darauf an, die geeignete und für jeden Extrakt individuelle Salzkonzentration auszutitrieren, bei der die spezifische Schwebefähigkeit eintritt. Denn von der Salzkonzentration und der Zeit der „Reifung" (JACOBSTHAL) hängt in erster Linie der Zustand des Extraktes ab.

So fand HOHN für verschiedene Extrakte folgende Optima der Kochsalzlösungen für die Verdünnung: für den DM-Extrakt $2^0/_0$, für den SG-Extrakt $1{,}5^0/_0$, für den SG-Extrakt Gans 67 $1{,}3—1{,}4^0/_0$, für SG-Gans 69 $2{,}1^0/_0$ und für SG-Hirschapotheke Frankfurt a. M. 15/37 $1{,}2^0/_0$. DM-Extrakte haben meistens das Optimum zwischen 2 und $3^0/_0$. HOHN fand auch Mischextrakte außerordentlich geeignet, ähnlich wie STERN. So erforderte ein Mischextrakt von SG und DM $2—2{,}5^0/_0$. Selbst Mischungen aus 4 Extrakten und zwar labilen und stabilen waren für die HOHNsche Methodik sehr geeignet. Das ist auch erklärlich, da man sich ja vorstellen muß, daß bei Mischungen alkoholischer, nicht aber wäßriger Extrakte miteinander sich die darin enthaltenen Lipoide ineinander lösen und so neue Individuen bilden. Deswegen trifft auch der Schluß von HOHN, daß dieses Verhalten der Extrakte für die Einheit sämtlicher Extrakte spräche, praktisch wohl das Richtige, gedanklich aber nicht den Kernpunkt der Frage.

Chemische Natur der Flocken.

In engem Zusammenhang mit der Extraktfrage steht die Frage, woraus denn nun eigentlich die Flocken bei den Ausfällungsreaktionen bestehen? Hier hat sich die Wissenschaft jahrelang in einem Irrtum befunden. Weil nämlich bei der KLAUSNERschen Reaktion einwandfrei nachgewiesen worden war (KLAUSNER, KREIBICH), daß die Flocken bei ihr Globuline sind, nahm man das ohne weiteres auch von allen anderen Flockungsreaktionen an. Es ist nicht ganz uninteressant zu beobachten, wie später, als es feststand, daß vorwiegend Lipoide die Masse der Flocken ausmachen, die Autoren dazu je nach der Art ihres Temperamentes Stellung nahmen. Ich muß hier für mich selbst eine Lanze brechen.

Es wird immer so getan, als ob die Beobachtung, daß die Niederschläge bei den Fällungsreaktionen zwischen Extrakt und Serum ganz oder teilweise aus Lipoiden bestehen, eine Entdeckung der neuesten Zeit ist. Keiner der Autoren, die auf diesem Gebiete gearbeitet haben, weder MANDELBAUM noch SCHEER, EPSTEIN und PAUL, NIEDERHOFF, WEISBACH haben JACOBSTHALS Befunde berücksichtigt. Ich darf deswegen vielleicht etwas genauer meine Ergebnisse aus dem Jahre 1911 ins Gedächtnis zurückrufen (Zeitschr. f. Immunitätsforsch. u. exp. Therap., Orig. Bd. 8. 1911).

Ich habe damals das ultramikroskopische Bild von Lues-Leberextrakten, künstlichen Extrakten und Herzextrakten beschrieben. Ich habe gezeigt,

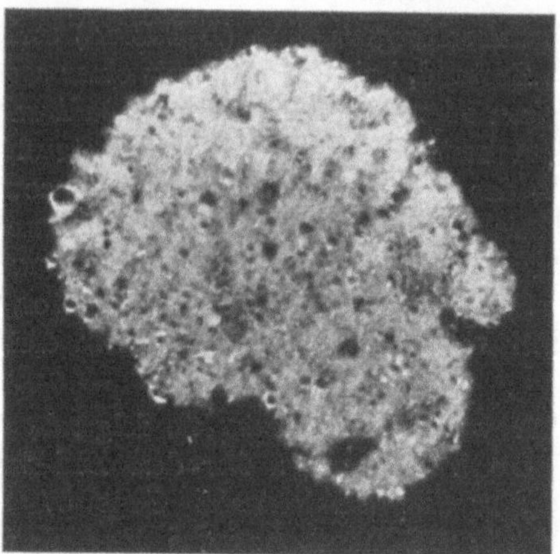

Abb. 4.

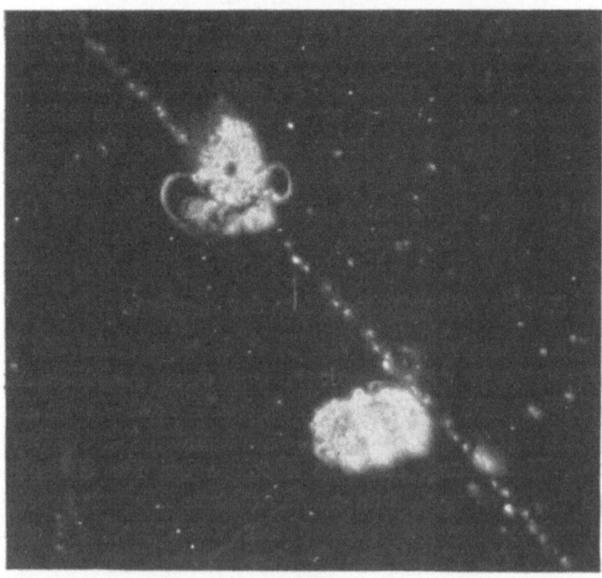

Abb. 5.

Abb. 4 u. 5.   Präzipitate bei der optischen Serumdiagnose (stark vergrößert).
(Nach Jacobsthal.)

daß ein verdünnter, alkoholischer Organextrakt, der bekanntlich eiweißfrei ist, aus feinsten und weniger feinen korpuskulären Elementen, die ich ja nach ihrer Größe als Mikrosomen, Liposomen, und Lipostagmen bezeichnet habe, besteht. Ich habe gezeigt, daß bei Färbung mit Sudan einzelne Elemente, wahrscheinlich echte Fette, den Sudanfarbstoff stark speichern, während andere, die ich als Lipoide ansprach, ihn nur wenig annehmen, so daß sie nur blaß rosa erscheinen. Ich habe, nachdem ich so färberisch und chemisch etwas über die Natur der Extraktpartikel wußte, den morphologischen Vorgang der Flockenbildung studiert. Ich schrieb: „Es entstehen dann meistens um irgend welche mittelgroße Liposomen oder Lipostagmen Anhäufungen der korpuskulären Elemente, und zwar in der Weise, daß sie sich gegenseitig nähern und Grüppchen bilden, deren einzelne Elemente nicht untereinander in Berührung stehen. Tanzende Kügelchen geraten dann hin und wieder in Berührung, um sich bei leisesten Strömungen der Flüssigkeit wieder voneinander zu trennen. Allmählich aber treten doch einzelne von ihnen zu kleineren oder größeren Traubenformen zusammen.

Hin und wieder vereinigen sich kleinere Kügelchen zu größeren. Dann werden diese Traubenformen zu etwas festeren Konglomeraten. Ist die Reaktion stark positiv, so werden allmählich aus den Konglomeraten Präzipitate. Nunmehr pflegen die feinen Kügelchen ganz verschwunden zu sein, so daß der Untergrund, auf dem die Präzipitate liegen, tiefschwarz aussieht. Die Präzipitate sind offenbar feste Schollen, die aus einer leicht körnigen oder amorphen Grundmasse bestehen. Innerhalb dieser Grundmasse erkennt man deutlich kleinere und größere Kügelchen, die offenbar nicht gesonderte Wände haben, deren Wandung vielmehr von der Grundmasse gebildet wird (Abb. 4 und 5). Es gibt mehrere Entstehungsmöglichkeiten: Entweder sind Grundmasse und Bläschen in ihrer Natur verschieden oder nicht. Wenn sie verschieden sind, so besteht wohl nur die Möglichkeit, daß die Grundmasse aus Eiweiß oder Eiweißlipoiden, die Kügelchen aber aus Lipoiden bestehen. Die zweite Möglichkeit ist die, daß sowohl die Grundmasse als die Kügelchen aus Lipoiden bestehen. Die dritte Möglichkeit ist die, daß die Kügelchen leer oder besser gesagt mit der Flüssigkeit der Umgebung gefüllt sind, während die Grundmasse aus Lipoiden bzw. Lipoideiweiß besteht.

Ich glaube annehmen zu dürfen, daß wir es nicht mit Eiweißpräzipitaten zu tun haben, in denen Lipoidkügelchen eingeschlossen sind, vielmehr scheint mir der Entstehungsmodus folgender zu sein: Die Kügelchen treten zusammen, sie verkleben dann miteinander und bilden schaumartige Strukturen. „Aus Färbungsversuchen mit Löfflerblau einerseits, die negativ verliefen, und aus positiv verlaufenden Färbungsversuchen mit Sudan schloß ich dann, daß der Inhalt der Vakuolen aus Fett oder fettartigen Substanzen bestehe", nachdem ich also notabene vorher morphologisch bewiesen hatte, daß die Grundsubstanz der Schollen aus dem Zusammentritt der Lipoide des Extrakts entstanden war.

Wenn also spätere Autoren, wie z. B. GLOOR und KLINGER, immer und immer wieder von Globulinausfällungen gesprochen haben, so haben sie eben diese Arbeit nicht richtig gewürdigt.

Nachdem JACOBSTHAL auf Grund seiner morphologischen Untersuchungen die Lipoidnatur der bei der Fällungsreaktion entstandenen Flocken 1911 festgestellt hatte, wurde dieser Befund auf Grund chemisch experimenteller Untersuchungen bestätigt zuerst von MANDELBAUM, dann gleichzeitig und unabhängig voneinander von EPSTEIN und PAUL, NIEDERHOFF und SCHEER (vgl. Münch. med. Wochenschr. 1921. Nr. 16) in den Jahren 1920/21. Schon etwas vorher hatte auf Grund von Färbungsversuchen 1920 sich Kafka (Dermatol. Wochenschr. 1920) und Joel 1920 sich dahin erklärt, daß bei der Flockenbindung die Lipoide beteiligt sein müssen.

Felke (Zeitschr. f. Immunitätsforsch. u. exp. Therap., Orig. Bd. 32, S. 138) sagt von der Elias-Porges-Neubauer-Salomonschen Ausflockungsreaktion, daß es sich bei ihr „sicher um eine reine Globulinreaktion" handle. Das ist wohl nicht richtig.

Ich habe in neuerer Zeit die Reaktionen von Porges-Meier und ihre Abkömmlinge, insbesondere auch die Porges-Hermann-Perutzsche Reaktion in bezug darauf geprüft, ob wirklich Globuline die Flocken bildeten. Das ist nicht der Fall. Allerdings ist die Untersuchung durch die besondere Eigenschaft des Natronglykocholikum nicht ganz einfach. Soweit ich bisher sehen kann, bestehen bei diesen Reaktionen die Flocken chemisch vorwiegend aus den Extraktbestandteilen. Die auszentrifugierten Flocken scheinen aber auch noch geringe Eiweißreaktion zu geben. Deswegen habe ich bei meiner systematischen Einteilung diese Reaktionen auch unter Lipoidbindungsreaktionen eingeordnet. Es fragt sich, ob die Erklärung, die Herzfeld und Klinger (Münch. med. Wochenschr. 1917) für die Elias-Porges-Neubauer-Salomonsche Reaktion mit glykocholsaurem Natron und für die Hermann-Perutzsche Reaktion geben (Münch. med. Wochenschr. 1917. Nr. 46) richtig ist. Nach ihrer Auffassung muß man auch diese zu den reinen Globulinausfällungsreaktionen rechnen. Das bei Zusatz von Natr. glycochol. zu Serum entstehende, wasserunlösliche glykocholsaure Kalzium soll nach dieser Auffassung bei seiner Ausfällung von den Globulinen adsorbiert werden. Labile Globuline werden dadurch mitgerissen.

Bei der Hermann-Perutzschen Reaktion wird nach dieser Auffassung zunächst das Cholesterin durch das Glykocholat in der wäßrigen Lösung gehalten und dann aber bei dessen Ausfällung mitgerissen. Man sieht hier, wie die Autoren die wohl richtige Auffassung, daß es sich hier nämlich nicht um eine reine Globulinfällung, sondern um eine Lipoidfällung handelt, bereits empfunden haben, ohne sie scharf auszudrücken. Das zeigt sich besonders auch darin, daß sie in dieser Reaktion, wie mir scheint mit Recht, den Übergang zur Wa-R sehen. Bei ihr, wie auch bei der Gerinnungsreaktion, „führe der Extrakt zu einer meist ultramikroskopischen Fällung dank den Eiweiß- und Lipoidspaltprodukten, die in den Lipoidextrakten enthalten sind und an den Oberflächen der feinkolloidalen Teilchen sitzen. Diese werden auf Grund chemischer Affinitäten adsorbiert (von den Globulinteilchen), wodurch niedriger disperse Komplexe entstehen".

Auch bei der eben zitierten „Erklärung" bleibt uns das letzte, der eigentliche Kern, verborgen. Das, was wir nicht wissen, drücken die Autoren mit den Worten „chemische Affinitäten" aus. Woher stammen diese aber?

Nach Dold bestehen die Flocken bei den Fällungsreaktionen aus Lipoiden, und zwar denen des Extraktes. Die Serumstoffe beteiligen sich nicht wesentlich an der Flockung.

Überblickt man die auf dem Gebiete der Chemie der Flockungen bisher erhaltenen Ergebnisse, so muß man sagen, daß sich das Problem mit der Zeit nicht dahin gewandt hat, ob im Präzipitat Lipoide sind, denn das ist bewiesen, sondern um die Frage, ob überhaupt, und wenn ja, in welcher Form Eiweißstoffe, insbesondere Globuline, in ihm enthalten sind. Durch die Untersuchungen von SCHMIDT kommt noch das Problem hinzu, ob sich noch andere Stoffe, vor allem Antikörper, darin finden. An sich wäre das gar nicht verwunderlich. Wir finden ja auch das Agglutinin in den agglutinierten Bakterien, und wenn wir an die Versuche von NAKANO, MUNDT, TOYOSUMI denken, die mit Organemulsionen den WASSERMANNschen Reaktionskörper absorbieren konnten, dann wird uns diese Analogie noch deutlicher. MUNDT hat in meinem Institut außerdem bewiesen, daß es gerade die Lipoide der Organe, nicht ihr Eiweiß ist, was die Absorption verursacht, und man kann den Reaktionskörper ja auch wieder abspalten. Also mancherlei spricht für die Auffassung SCHMIDTs.

Das andere Problem, das der Globuline, hat rein aus methodischen Gründen prinzipielle Schwierigkeiten. Nicht nur wegen der geringen, der Analyse zur Verfügung stehenden Materialmengen. Es ist vielmehr die Schwierigkeit, die Waschflüssigkeit richtig zu wählen, theoretisch unüberwindlich. Nimmt man Kochsalzlösung, so könnten vorhandene Globuline, soweit sie nicht unlöslich geworden sind, in Lösung gehen. Nimmt man aber Wasser, so könnten Niederschläge entstehen, die zu Täuschungen Anlaß geben könnten. Zwei Wege scheinen mir da aus dem Dilemma herausführen zu können. Entweder man muß eine kolloidale Waschflüssigkeit nehmen, wie etwa eine Stärkelösung, die die Globulinlösung etwas hintanhält, oder man muß einmal den Versuch in „amerikanischen“ Proportionen ansetzen, so daß man eine so große Menge Präzipitat erhält, daß durch das Trocknen mit Fließpapier gegenüber der Gesamtmasse keine erheblichen Fehler entstehen. Dieser Niederschlag muß dann geteilt werden und durch vergleichende Waschung mit Kochsalzlösung und Aqu. dest. die Fehlergrenze ermittelt werden.

Ähnliche Überlegungen hat auch NIEDERHOFF (Münch. med. Wochenschr. 1921) geäußert. Ich lasse nun kurz die wichtigsten Befunde folgen.

NIEDERHOFF (Münch. med. Wochenschr. 1921. Nr. 11) analysierte gleichzeitig die Flocken von der SG-R., M-R II, und der GEORGIschen Toxin-Antitoxinreaktion. Den auszentrifugierten Rückstand untersuchte er nach Trocknung mit Äther- und Alkoholextraktion, sowie mit der Biuretreaktion. Die letztere war nur einige Male schwach positiv (Reste des Serums?). Der größte Teil der Flocken besteht aber aus Lipoiden. Die Meinickeflocken enthalten fast kein Cholesterin, dagegen die mit dem gleichen Extrakt hergestellten „Sachs-Georgi“- und die „Georgi“-Flocken fast genau gleiche Mengen Cholesterin. Da bei beiden Reaktionen auch sonst fast genau gleiche Mengen Lipoide gefunden wurden, obwohl bei der einen 0,2 ccm Serum, bei der anderen aber nur 0,025 ccm Serum beteiligt waren, so zieht NIEDERHOFF mit Recht den Wahrscheinlichkeitsschluß, daß diese Lipoide nicht aus dem Serum, sondern aus dem Extrakt stammen.

Auch mittels einer Färbungsmethode, nämlich mit Färbung der Flocken im Objektträgerausstrich durch Osmiumdämpfe, konnte der Nachweis der fettartigen Natur der Flocken durch die schwarze Färbung der Ausstriche nachgewiesen werden.

SCHEER (Münch. med. Wochenschr. 1921. Nr. 2) extrahiert die bei der SG-R (mit 50 ccm Volumen) gewonnenen, getrockneten Flocken nach Waschen mit Aqu. dest. und mit Äther; in 7 Versuchen erhielt er zwischen $42\,^0/_0$ und $73,68\,^0/_0$ ätherlösliche Substanz, im Durchschnitt $63\,^0/_0$. Von diesen, durch

Dialyse erzeugten Globulinflocken erhielt er nur durchschnittlich 6,7 %; folglich muß der Niederschlag bei der SG-R vorwiegend, nämlich etwa zu 90 %, aus Lipoiden bestehen.

Joseph Tannenberg (Zeitschr. f. Immunitätsforsch. u. exp. Therap., Orig. Bd. 32) bekam bei gesammelten SG-Flocken (abzentrifugiert, 5mal gewaschen [womit ist nicht gesagt]), als er den Niederschlag, der 340 mg wog, keine Biuret-Reaktion, und auch die Stickstoffbestimmung nach Kjeldahl ergab keinerlei Stickstoff. „Es mußte daher endgültig angenommen werden, daß die Flocken bei der SG-R weder Globuline noch Albumine enthalten, sondern nur aus Lipoidstoffen bestehen.‟

Um so auffallender war der Versuch mit durch Sudan III vorgefärbten SG-Extrakten. Während nämlich ein so gefärbter Extrakt in der Kochsalzlösung ausgefällt einen tief roten Niederschlag bei fast entfärbter Flüssigkeit gab, war bei der SG-R mit Serum und gefärbtem Extrakt angesetzt der Niederschlag fast ungefärbt, höchstens blaß rosa, die darüberstehende Flüssigkeit tief rot.

Die Erklärung, die Tannenberg für dieses Phänomen gibt, entspricht derjenigen, die Joel in seiner in meinem Institute entstandenen Arbeit für die analoge Beobachtung bei der M-R gibt. Er hat das an einem hübschen Modell gezeigt: wenn man nämlich 1 % alkoholische Cholesterinlösung mit Sudan färbt, und ebenso in heißem Alkohol gelöste Butter, und setzt zu der Cholesterinlösung noch eine Spur Kochsalzlösung hinzu, so entsteht sowohl mit Butter als mit Cholesterin ein farbloser Niederschlag bei tief rot gefärbter Flüssigkeit. Dagegen wird in heißem Wasser gelöste Butter nach Zusatz von Sudanlösung und Erkaltenlassen den roten Farbstoff ganz an sich ziehen. So ziehen auch bei der SG-R die in der überstehenden Flüssigkeit noch reichlich enthaltenen Lipoidstoffe den Farbstoff an sich.

Jacobsthal hat bei seinem Versuche über optische Serumdiagnose die Methodik der Färbung der Extrakte zur Erforschung des Flockungsvorganges zuerst angegeben (Zeitschr. f. Immunitätsforsch. u. exp. Therap., Orig. Bd. 8, S. 112. 1911). Seine Befunde, daß man bei Dunkelfelduntersuchung einerseits stark gefärbte, andererseits kaum gefärbte Lipoide sieht, geben den Schlüssel zu den Ergebnissen und Erklärungen von Meinicke, Joel und Tannenberg.

Weisbach, W., hat die SG-Flocken (500 ccm positives Serum + 2000 0,85 % NaCl + 1250 nach Vorschrift + 1:6 verdünnter Original-SG-Extrakt [24 Stunden 37⁰]) zentrifugiert, 3mal mit Aqu. dest. gewaschen, 40 Stunden Ätherextraktion der Flocken, Filtrat getrocknet, davon ätherlösliche Substanz = 0,2025 g Lipoid, 0,0040 g Globulin (durch 50 % Ammonsulfat-Ausfällung gewonnen), 0,0218 g in NaCl-Lösung unlösliches Eiweiß.

Er nimmt an, daß auch das NaCl-unlösliche Eiweiß Globulin ist, da vorher Albumin durch Aqu. dest. Waschung entfernt sei. Diese Anschauung ist praktisch wahrscheinlich richtig; theoretisch könnten auch Albumine bei dem SG-R-Prozeß ausgefällt worden sein. Lipoid: Trocken-Globulin = 8:1; gequollenes Globulin = 8:7.

Epstein und Paul (Dtsch. med. Wochenschr. 1922. Nr. 3) greifen die Ergebnisse der Flockenanalyse von Klostermann und Weisbach an, und zwar auf Grund folgender Überlegungen: Die 4 mg Eiweiß, die in dem mit dem Gesamtvolumen von 3748 g angesetzten SG-Versuch im Niederschlag gefunden wurden, seien wahrscheinlich Globuline, die durch das Waschen mit Aqu. dest. anstatt mit Kochsalzlösung in den Niederschlag gegangen seien. Ferner bezogen K. und W. die großen Stickstoffwerte der ätherlöslichen Restsubstanz des Flockungsniederschlages fälschlich auf Eiweiß. In Wirklichkeit stamme er von dem im Extrakte vorhandenen Lipoidstickstoff her, denn diese Lipoide hätten deswegen nicht in den Äther übergehen können, weil der Niederschlag in feuchtem Zustande mit Äther behandelt sei und wassergequollene Lipoide nach THUDICHUM in den Äther nicht übergingen. Also könnte auch geflocktes Eiweiß in den SG-Flocken keine Rolle spielen. Wie groß die Differenzen der chemischen Flockenanalyse sind, ersieht man daraus, daß enthalten sind: in 208 ccm SG-Extrakt nach KLOSTERMANN und WEISBACH 0,254 g Lipoid, nach LIEB 2 g Lipoid. Es fanden in derselben Menge 208 ccm im Meinicke-Extrakt 0,158 g Stickstoff (LIEB), im SG-Extrakt EPSTEIN und PAUL 0,038 g.

WEISBACH kritisiert die Flockenanalyse der anderen Autoren (Monographie S. 40): EPSTEIN und PAUL wirft er vor, daß sie durch das Waschen mit 2% Kochsalzlösung das kochsalzlösliche Globulin aus den Flocken ausgewaschen hätten und daher nicht mehr nachweisen konnten. NIEDERHOFF und auch SCHEER hätten mit zu geringen Gewichtsmengen gearbeitet. NIEDERHOFF hätte außerdem durch Denaturierung des Serumeiweißes, durch Trocknen (Trocknen bedeutet noch keine Denaturierung!) sich selbst den Eiweißnachweis erschwert.

P. NIEDERHOFF (Arb. 1921. Heft 12) meint dagegen: auch bei der heterogenetischen Antikörperflockungsreaktion nach SACHS-GUTH, ebenso wie bei der Diphtherie-Antitoxin-Reaktion nach GEORGI, bestehen die sich bildenden Flocken hauptsächlich aus Extraktlipoiden.

P. NIEDERHOFF (Arb. 1921. Heft 14) fragt ferner: wo stammen die Lipoide her? An sich wäre die Möglichkeit, daß sie aus dem Serum stammen, gegeben, da Sera durchschnittlich 0,25 Lipoide (Lezithine, Cholesterine) enthalten und z. B. von N. festgestellt wurde, daß bei SG-R die 100 ccm entsprechenden Flocken nur 0,07% des Serums wiegen. Ähnliche Verhältnisse gelten für die M-R. Der Schluß, daß die Extrakte tatsächlich die Lieferanten der Lipoide sind, wird daraus gezogen, daß bei Anwendung gleicher Sera gleiche chemische Zusammensetzungen, daß aber bei verschiedenen Extrakten und gleichen Seris sich verschiedene chemische Zusammensetzungen der Flockungen ergeben. Ich halte diesen Schluß nicht für ganz bündig. An sich könnte nämlich aus dem Extrakt bald dieser, bald jener Bestandteil zuerst ausgefällt werden, so z. B. zuerst Lezithin oder Cholesterin; solches gibt es z. B. bei der Kälteausfällung der Extrakte. Wichtiger erscheint der von mir erbrachte morphologische Nachweis.

SACHS-GEORGI hält die Schlüsse von EPSTEIN und PAUL zwar für richtig, aber nicht für bündig.

(Notwendig wäre wohl einmal mit lipoidfrei gemachtem Serum die Gesamtversuche zu wiederholen. [FORSSMANN hat Wa-R mit lipoidfreiem Serum ausgeführt.])

TERUUCHI und TOYODA fanden bei ihrer Kuorinseroreaktion, daß die Serumlipoide bei dieser Methode nicht an der Niederschlagsbildung beteiligt seien.

Die Analyse des Präzipitats ergab, daß es sich um eine lockere Verbindung von Kuorin und Serumeiweiß handelt.

W. Robitschek (Dermatol. Wochenschr. 1921) untersuchte ebenfalls die bei der SG-R gebildeten Niederschläge. Seine Ergebnisse weichen von denen der anderen Autoren erheblich ab, vielleicht als Folge seiner Technik. Er zentrifugierte nämlich den Rückstand, den er mit einer mit dem vielfachen mit der Original-SG-R angesetzten Reaktion erhielt, ab, wusch dann aber nicht und untersuchte dann den im Exsikkator getrockneten Rückstand nach Alkohol-Äther-Extraktion durch Wägung. Er untersuchte den Versuch angesetzt: 1. nach der Originalmethode; 2. mit Globulinlösung; 3. mit Restflüssigkeit (2 und 3 nach Mandelbaums Angaben gewonnen). Gefunden wurde an alkohol-ätherlöslichen Substanzen bei: 1. 70,4^0/$_0$; 2. 68,1^0/$_0$; 3. 63,3^0/$_0$.

In einer Versuchsreihe erhielt er sogar nur 47^0/$_0$ der Flocken alkohol-ätherlöslich. In diesem Falle ergab die mit dem Rest angestellte Biuret-Probe ein schwach positives Resultat. Robitschek schließt aus seinen Versuchen, daß sowohl die Extraktlipoide als auch die Serumglobuline, und zwar in wechselndem Mengenverhältnis, obligate Bestandteile der SG-R-Flocken bilden.

Sachs und Sahlmann (Dtsch. med. Wochenschr. 1921. Nr. 37) haben ähnlich wie Jacobsthal und Meinicke vor ihnen den bei der Flockung entstandenen Niederschlag auf antikomplementäre Wirkung untersucht. Mit Recht sagen sie, daß zwar chemisch nur schwer nachweisbare, funktionell aber bedeutsame Globulinmengen in dem Niederschlag sein könnten. Sie schlugen zu ihrem Nachweis einen biologischen Weg ein. So fanden sie, daß der Niederschlag durch Erhitzen auf 100^0 seine antikomplementäre Kraft vollkommen verlor. Sie fanden ferner den Niederschlag auch nach Auswaschen mit physiologischer Kochsalzlösung noch antikomplementär wirkend. Die Wirkung wurde verstärkt durch Extraktzusatz, die Verstärkung blieb aber aus nach Erhitzung der Flockung. Da sich also die Flocken biologisch wie ein Syphilitikerserum mit Eigenhemmung verhalten, nehmen sie an, daß in dem Niederschlag die Extraktbestandteile durch Serum (Globulin)komponenten enthalten sind. Sachs und Sahlmann sprechen sich dahin aus, daß bei der Wa-R die Globulinveränderung auch weiterhin als das wesentliche Moment und die Ursache der antikomplementären Funktion anzusehen ist, die durch geeignete Extrakte aber so weit verstärkt wird, daß es zur Ausflockung der mit einer Globulinschicht geladenen Extraktteile kommt.

Otto und Winkler (Med. Klinik 1922. Nr. 25) haben auf einem originellen Wege die Natur der Flocken zu ergründen gesucht: sie benutzten die Flocken von SG und M-R nach Waschen zur Sensibilisation von Meerschweinchen: Anaphylaktischer Versuch, stark positiv bei positiven Seren, nur schwache Anaphylaktisierung bei negativen Seren, wenn die Ausflockung künstlich durch starken Cholesterinzusatz erzwungen worden war. Sie schließen daraus, daß beim positiven Serum Menschenserumeiweiß an das Lipoid gebunden ist.

Bauer und Nyiri fanden, daß die Masse des Niederschlags mit der Extraktmenge variiert und nicht mit der Serummenge. Auch positiver Liquor flockt gleich stark aus. Das spricht im Verein mit dem Akroleingeruch der Flocken bei der Verbrennung für deren Lipoidnatur.

H. Schmidt hat die mit Kochsalzlösung gewaschenen, ohne Trocknung dann mit Äther ausgezogenen Flocken der DM nach Verdünnung mit Kochsalzlösung wieder als Antigen wirksam gefunden.

Er fand bei den Flocken der DM aber daneben einen in Äther unlöslichen Anteil und vermutet, daß es sich dabei um Globuline handele. Er hält es aber nicht für erwiesen, daß sie zur Flockung absolut notwendig seien. Er konnte nämlich nach Entfernung der meisten Euglobuline durch Schütteln noch gut eine DM erhalten. Er hält es für möglich, daß die Euglobuline vielleicht nur als Adsorptionskern bei der Reaktion dienen. Er selbst erinnert aber daran, daß die Pseudoglobuline auch nach der Ausschüttelung der Euglobuline in Lösung bleiben.

Wenn Globuline in den Flocken der positiven DM vorhanden sein sollten, so müssen sie nach SCHMIDT kochsalzunlöslich geworden sein. Das entspricht auch den Anschauungen von MEINICKE selbst. Die Zusammensetzung der Flocken ist keineswegs geklärt. Es scheint nach den SCHMIDTschen Untersuchungen so, als ob in ihnen auch die eigentlich flockende Substanz, das Reagin, mitgefangen wäre. Wenn man nämlich die Meinickeflocken mit Äther und Kochsalzlösung ausschüttelt, so geht ja in den Äther der Extrakt; die Kochsalzlösung beherbergt dann einen Stoff, der eine nur zweifelhafte Eiweißreaktion gibt, aber bei Zusatz zu dem Lipoidauszug, seltener zu dem DM-Extrakt, eine positive Flockung geben kann. Allerdings konnte bei negativen Seren zuweilen in schwächerem Grade dasselbe Phänomen erzeugt werden. So ist SCHMIDT geneigt, dies „Reagin“, das er aus den Flocken gewann, als an die Globuline verankert, aber nicht mit ihnen identisch anzunehmen. Diese Ergebnisse haben wahrscheinlich auch einen inneren Zusammenhang mit den neueren Befunden von WASSERMANN und seinen Anschauungen über Lipoidantikörper.

Noch von einer ganz anderen Seite her, nämlich durch interferometrische Bestimmung, läßt sich das Vorwalten der Lipoide bei der Flockungsreaktion erweisen.

Nach W. BACHMANNs Untersuchungen (Zeitschr. f. Immunitätsforsch. u. exp. Therap., Orig. Bd. 33) findet sich bei der SG-R bei positiven Seren mit dem ZEISSschen Interferometer eine deutliche Konzentrationsvermehrung (Zunahme des Interferometerwertes) und keine Verminderung, wie man vielleicht erwarten könnte, wenn es sich um Eiweißflockungen handelte. Auf Kosten welcher Bestandteile des Gemisches die Konzentrationsvermehrung eintritt, konnte nicht festgestellt werden.

Auf die Befunde von EPSTEIN und PAUL, die Färbeversuche von MEINICKE und die von JOEL bei der M-R, gehe ich hier nicht ein, sie werden bei der Theorie der M-R besprochen.

Beiläufig seien hier Untersuchungen mit gefärbten Reaktionen von HECHT und DOLD erwähnt.

HECHT, H. (Med. Klinik 1922. Nr. 14) gibt ziemlich ungenaue Angaben über Anwendung von Farben zur Färbung der Flocken und Versuche dazu, sie durch Mitreißen der Farbenkolloide voluminöser zu gestalten, besonders bei der HF-R und SG-R. Angewandt wurde zur Flockenfärbung Sudan, Nilblau, Gentianaviolett, Methylgrün-Pyronin.

DOLD (Klin. Wochenschr. 1922. S. 1210): Zusatz von verschiedenen Farbstoffen verbessert die Ergebnisse der DT-R nicht. Am ehesten brauchbar wurde noch Nilblau und Kongorubin gefunden. Vor allem stören die durch die Eigenfarben der Sera auftretenden Mischfarben die Ablesungen der Reaktionen.

Fassen wir die Gesamtergebnisse der Gesamtautoren und auch unsere eigene Anschauung zusammen, so finden wir, daß bei der SG-R, DM und ihnen verwandten Reaktionen die Flocken vorwiegend aus den Lipoiden bestehen, denen aber Eiweißstoffe des Serums, zwar in geringerer Menge, aber in relativ schwer löslicher Form innig vermischt sind.

Eigenschaften des Serums.

Wir kommen nunmehr zur Besprechung der Eigenschaften des Serums. Das Serum ist der Träger des Reaktionskörpers aller Lipoidbindungs-Reaktionen.

Wenn man die bisherige Literatur über das Albumin-Globulin-Problem überblickt, so kann man sich des Gedankens nicht erwehren, daß die verschiedenen Bearbeiter der Frage aneinander sozusagen vorbeireden. In letzter Linie sind sie selbst nicht Schuld daran, sondern die Eiweißchemiker, die nicht mit nötiger Klarheit die Grundbegriffe, besonders nicht den des Albumins und des Globulins herausgearbeitet haben. Man hat sich entschieden bisher von den Befunden der Hofmeisterschen Schule, die gefunden hatte, daß den durch die Ausfällungseigentümlichkeiten charakterisierten Eigenschaften der Eiweißkörper auch besondere chemische Typen entsprachen, beeinflussen lassen.. Es war also wohl nicht richtig, daß man Albumin und Globulin als „chemische Individuen" auffaßte und gar keine Übergänge von einem zum andern anerkennen wollte. Es war aber auch nicht richtig, daß man die verschiedenen Eingriffe, durch die man diese beiden Eiweißarten voneinander trennen kann, miteinander identifizierte und dadurch die dabei gewonnenen Produkte für im ganzen gleich hielt. So haben eine Anzahl der hier aufzuführenden Arbeiten in Wirklichkeit nur noch historischen Wert. Diesen allerdings behalten sie. Nicht die Richtigkeit der gewonnenen Ergebnisse soll bezweifelt werden, sondern mit der Richtigkeit der Methode die Deutung.

In allerneuester Zeit hat die ganze Frage durch eine wichtige Arbeit von Ruppel-Ornstein-Carl-Lasch ein ganz anderes Gesicht bekommen. Diese Autoren haben im Versuch erwiesen, daß die Menge des lyophilen „Albumins" in einem Serum nichts Konstantes ist, sondern daß durch elektrochemische Eingriffe das Albumin in das lyophobe „Euglobulin" quantitativ übergeführt werden kann. Diese Umwandlung geht über ein „Euglobulin"-Stadium. Pseudoglobulin allein läßt sich aber nicht in Euglobulin überführen.

Es ist sehr bemerkenswert, daß durch die verschiedensten Eingriffe in den Körper, z. B. durch Fieber, Infektion, Immunisierung, Proteinkörpertherapie nach Ruppels und seiner Mitarbeiter Forschungen das disperse Albumin abnimmt, das Pseudoglobulin aber zunimmt. Damit gewinnen wir ein gewisses Verständnis für die „Labilität" der Luessera sowie aller derer, die mit den Globulinreaktionen unspezifische Fällungen geben können.

Ruppel und Mitarbeiter (l. c. S. 200) fanden in exakten Versuchen das Euglobulin als den alleinigen Träger des Wassermannschen Reaktionskörpers. Pseudoglobulin enthielt ihn nicht. Sie weisen darauf hin, daß man die Möglichkeit, diese Euglobuline rein auf dem Wege der Elektroosmose abscheiden könne, vielleicht für die serologische Luesdiagnose noch praktisch werde verwenden können.

Über die Träger der Reaktionskörper für die Ausflockungsreaktionen sagen sie nichts; aber ich möchte es schon jetzt für sicher halten, daß auch sie Euglobuline sind. Wäre das nicht der Fall, so müßten wir in vielem wieder umlernen.

Wenn man die Eigenschaften der Globuline betrachtet, so sieht man, daß ihre Definition fast so labil ist als sie selbst. Ich will auf dieses Kapitel lieber nicht näher eingehen. Von allen Definitionen scheint mir die präziseste die von MICHAELIS (Biochem. Zeitschr. Bd. 28, S. 194. 1910): „Globuline sind diejenigen denaturierbaren Eiweißkörper, die im genuinen Zustande im Gegensatz zu den Albuminen bei ihrer isoelektrischen $H^{\cdot}$-Konzentration aus ihrer Lösung ausfallen."

Zur Trennung der verschiedenen Eiweißfraktionen des Serums gibt es mehrere Hauptmethoden, nämlich: 1. die Ammonsulfatausfällungsmethode, bei der je nach dem Sättigungsgrade ($24\,^0/_0$, $33\,^0/_0$, $50\,^0/_0$ Sättigung) die Fibrinoglobuline, die Euglobuline und die Pseudoglobuline ausfallen; 2. die CO_2- und HCl-Ausfällungsmethoden; 3. die Dialysiermethode.

WEISBACH nennt recht unzweckmäßigerweise „thermostabil" solche Flokkungen, die einer 24 stündigen Erwärmung auf 37^0 standhalten.

MANDELBAUM (Münch. med. Wochenschr. 1920. Nr 33) hat wohl als erster das Serum nach der Richtung geprüft, ob die Globulinfraktion oder Albuminfraktion die positive SG-R verursacht, mittels der Kohlensäuremethode (1 ccm frisches Serum + 4 ccm Aqu. dest., Kohlensäuredurchleitung, Zentrifugierung, Besalzung des Abgusses, Aufnahme der Globuline in Kochsalzlösung. Der Abguß (Albuminfraktion) gab sowohl aktiv wie inaktiv bei Luesseren stark positive Reaktion. Mit Recht spricht MANDELBAUM die Anschauung aus, „daß die Globuline bei der SG-R überhaupt nicht ausgeflockt werden, sondern das, was ausfällt, sind Lipoide, teilweise in leicht, teilweise in schwer löslicher Form". Damit hat er als erster die Lipoidhypothese klar ausgesprochen.

Bei der Untersuchung der Globulinlösung, die er daran anschloß, erklärte er es für wesentlich, die frisch hergestellten Globulinlösungen noch 1 Stunde bei Zimmertemperatur stehen zu lassen und etwaige dann sich noch bildende Niederschläge scharf fortzuzentrifugieren, so daß die Lösung ganz blank ist. Mit den aktiven und inaktiven Globulinlösungen (0,5 ccm) erhielt er vollkommen uncharakteristische Reaktionen, die ganz unabhängig davon waren, ob das Serum vorher positiv oder negativ reagierte. Es war auch gleichgültig, ob man die Seren vor dem Verdünnen mit Aqu. dest. oder vor dem Einleiten der Kohlensäure $^1/_2$ Stunde auf 56^0 erhitzte und dann erst die Globuline gewann: immer fand sich das uncharakteristische Verhalten. Weil also die Euglobulinefraktion bei der SG-R uncharakteristisch, bei der Wa-R aber immer charakteristisch reagiert, fehlt nach MANDELBAUMS Beobachtung jede Parallelität in ihrem Verhalten.

WEISBACH hat gefunden, daß durch Entfernung der mit $33\,^0/_0$ Ammonsulfat ausflockbaren Euglobuline im Eisschrank die Wa-R, DM und SG-R negativ ausfällt. Die Entfernung der mit $24\,^0/_0$ Ammonsulfat ausflockbaren Fibrinoglobuline erzeugt eine geringe Abschwächung der Wa-R, eine bedeutende der DM und SG-R. Die Entfernung des Ammonsulfats wurde in diesem Versuche durch Dialyse erzielt. Für die Anschauung, daß Wa-R und Flockungsreaktionen ausschließlich durch die Globulinfraktion erzeugt wird, sprachen interessante Austauschversuche Weisbachs. Er ersetzte nämlich das entfernte Globulin eines Normalserums durch eines, das von einem wassermannpositiven Serum stammte und konnte so eine positive Reaktion im Normalserum erzeugen. Umgekehrt blieb ein Luesserum negativ, wenn man seine Globuline entfernte und durch Normalglobuline ersetzte.

Weisbach wendet sich gegen die Methodik von Sachs und Altmann zur Entfernung der Globuline. Die Salzsäuremethode erfasse nicht alle Globuline, da das sog. globulinfreie Serum, nachträglich mit Ammonsulfat versetzt, noch die schönsten Ausflockungen gäbe.

Weisbach hat die Ausflockung durch Ammonsulfat bei 37⁰ und Eisschranktemperatur bei normalen und Lues-Seren einer vergleichenden Prüfung unterzogen (aktiv oder inaktiv?). Ergebnis: Die Euglobulinquote ist in der Kälte bedeutend größer, sowohl bei luischen als bei Normalseren; aber sowohl bei 37⁰ als bei Kälte flocken mehr Euglobuline aus luischen Seren.

$$\frac{\text{Eis} - \text{luetisch}}{37^0 - \text{luetisch}} = \frac{5}{2}\left(\frac{2}{5}\right) \qquad \frac{\text{Eis} - \text{normal}}{37^0 - \text{normal}} = \frac{2}{1}\left(\frac{1}{2}\right)$$

$$\frac{\text{Eis} - \text{luetisch}}{\text{Eis} - \text{normal}} = \frac{5}{2}\left(\frac{2}{1}\right) \qquad \frac{37^0 - \text{luetisch}}{37^0 - \text{normal}} = \frac{2}{1}\left(\frac{5}{2}\right)$$

Eingeklammerte Zahlen = Ergebnis nach Kreuzung von Brutschrank und Eisschrank.

Nach Kreuzung zeigt sich die Reversibilität; aber von den 5 ausgeflockten Volumeinheiten aus luischen Seren sind 2 thermostabil, von den 2 aus normalen nur eine.

Bei den Gesamtglobulinen und Fibrinoglobulinen wurden keine derartigen Beobachtungen gemacht.

Die Gesamtglobuline bei Eisschrankausflockung in 24 Stunden sind bei luischen und Normalseren gleich groß; dagegen steigt die Euglobulinflockung proportional der Wassermannwertigkeit (von 2 Teilen bei Normalseren auf 6 Teile bei + + + + Seren). Für die Pseudoglobulinflockung bleibt also dementsprechend weniger übrig.

Aus einem luetischen Serum erhält man mit 33⁰/₀ Ammonsulfat mehr thermostabile Globuline als aus einem Normalserum. Thermostabile Globuline sind schwerer ausfällbar als thermolabile.

Durch Inaktivieren ($^1/_2$ Stunde 56⁰) werden alle Serumglobuline schwerer flockbar gemacht. Die Unterschiede zwischen inaktivierten (luetisch und normal) Seren sind größer als bei entsprechenden aktiven Seren, am deutlichsten ist das bei 30⁰/₀ Ammonsulfat.

$$\frac{\text{positiv} - \text{aktiv}}{\text{positiv} - \text{inaktiv}} = \frac{0,12}{0,08} \qquad \frac{\text{negativ} - \text{aktiv}}{\text{negativ} - \text{inaktiv}} = \frac{0,01}{\text{Spur}}.$$

Nach 33⁰/₀ Ammonsulfat-Ausflockung (Eisschrank) fällt nach Entfernung der Euglobuline die Wa-R, DM, SG-R negativ aus, nach Entfernung der Fibrinoglobuline wird die Wa-R etwas, die DM und SG-R stark abgeschwächt.

Nach Entfernung der Globuline durch Dialysieren mit Aqu. dest. aus einem positiven und negativen Wa-R-Serum kann man durch gekreuztes Hinzufügen der entsprechenden Globuline aus einem positiven ein negatives, aus einem negativen ein positives Wa-R-Serum machen.

Der Ausfall der Wa-R, SG-R und DM ist ausschließlich durch bestimmte Globulinquoten bedingt.

Die Ergebnisse WEISBACHs werden durch TAOKAS Befunde ergänzt.

TAOKA, K. (Japan. med. world. 1922. Nr. 5, S. 125) fand folgendes: Nach Anstellung der SG-R ist die überstehende Flüssigkeit im allgemeinen für SG-R und Wa-R erschöpft.

Die Flocken der SG-R lösen sich auf in frischem Meerschweinchenserum (in weniger als 20 Minuten bei Zimmertemperatur, noch schneller im Brutschrank 37^0); sie erscheinen wieder nach weiterer 24stündiger Aufbewahrung bei Zimmertemperatur.

Die Flocken der SG-R geben nach Zusatz von Komplement Komplement-Fixation.

Die Flocken der SG-R werden in n/300 Natronlauge unter Wiederauftreten der ursprünglichen Antigenfarbe aufgelöst, nicht aber in entsprechender Säure.

GLOOR und KLINGER (Zeitschr. f. Immunitätsforsch. u. exp. Therap., Orig. Bd. 24) sind der Meinung, daß gerade die Grenze der bei Neutralisation mit Salzsäure eintretenden Fällungen die beste Grenze für den Begriff der Globuline geben. Dementsprechend haben sie in ihren Versuchen mit n/300 Salzsäure (9faches Volum) die Sera bei Zimmertemperatur stehen gelassen. Nach dem Zentrifugieren wurde mit 1—2 Tropfen der HCl versucht, ob noch neue Ausfällungen erfolgten. Nur dann wurde angenommen, daß die Neutralisierung vollkommen war. Die Albumine wurden nicht mit Alkali versetzt, in der Auffassung, daß es unrichtig sei, die frühere Reaktion durch entsprechenden Zusatz von n/30-Lauge wieder herzustellen, denn die Säure sei ja am Eiweiß neutralisiert worden. GLOOR und KLINGER erhielten aus inaktivierten Seris mit der Salzsäurefällungsmethode eine 2—3mal so starke Eiweißausfällung, wenn sie die Sera $^1/_2$—1 Stunde auf 58—60^0 erhitzten.

Sie fanden nach Entfernung der Globuline die Wa-R zwar noch positiv, die SG-R war aber mit dieser Albuminfraktion nur bei ganz stark positiven Seren positiv. Sie erklären das so, daß die Globuline ein Bestandteil des Serums sei, der die Wa-R auch, und zwar leichter gäbe als die Globuline. Bei den Ausfällungsreaktionen genüge aber der Albuminfaktor nicht, um die Ausflockung auszulösen.

KAPSENBERG (Zeitschr. f. Immunitätsforsch. u. exp. Therap., Orig. Bd. 31) hat in einer ganz besonders sorgsamen Arbeit die verschiedenen Methoden der Darstellung der Globulin- und Albuminfraktion einer vergleichenden Untersuchung unterworfen und geprüft, wie sich die so gewonnenen Fraktionen der Wa-R gegenüber verhalten. Er fand, daß man weder mit der von ihm angegebenen sehr gut arbeitenden Dialysiermethode durch Amnionmembranen, noch mittels der Magnesiumsulfatausfällungsmethode von DENIS-HAMMARSTEN eine völlige Trennung von Globulin und Albumin erhält, was sich darin ausdrückt, daß bei beiden Methoden, weniger bei letzterer, auch die Albuminfraktion eine positive Wa-R bei positiven Seren geben kann. Dagegen erhielt er bei Trennung der Fraktionen mit der altbewährten Methode von HOFMEISTER-KAUDER (Arch. f. exp. Pathol. u. Pharmakol. Bd. 20. 1885), bei der mit Ammonsulfat in gesättigter Lösung ausgesalzen wird, und nachheriger Entfernung der

Salze durch Dialyse, ganz eindeutige Resultate. Immer reagierten bei positiven Seren die Globuline so stark wie das Ausgangsserum, niemals war die Albuminfraktion positiv. Nach Kapsenbergs Meinung kommt das daher, daß nur bei dieser Methode wirklich alle Globuline rein dargestellt werden.

Mit diesen Feststellungen erhalten die entgegenstehenden Befunde anderer Autoren, wie z. B. Mandelbaum, Gloor und Klinger, Felke, einen argen Stoß.

Felke (Zeitschr. f. Immunitätsforsch. u. exp. Therap., Orig. Bd. 32) hat mit ähnlicher Technik wie Gloor und Klinger Albumin- und Globulinfraktion voneinander getrennt, d. h. mit n/300 HCl die Globuline ausgefällt und sie mit nur der Hälfte der der verwandten HCl entsprechenden Menge NaOH neutralisiert und aufgesalzen (1 ccm einer Lösung von 9,0 NaCl in 100 ccm n/60 NaOH auf 10 ccm Albuminfraktion). Für die SG-R wurde von dieser Albuminfraktion 1,5 ccm mit 0,5 ccm SG-Extrakt angesetzt.

Felke erhielt analoge Ergebnisse wie Mandelbaum, aber denen von Gloor und Klinger vollkommen entgegengesetzte: aus negativen Seris war die Albumin- und Globulinfraktion erhitzt und nicht erhitzt immer negativ. Die Globuline verhielten sich in der SG-R bei positiven Seris, erhitzt und nicht erhitzt, passiv, d. h. in der Anordnung der SG-R kommt keine Flockung zustande". In dem aufgezeichneten Protokoll des Versuches allerdings stimmt diese Angabe nicht, denn eines der Sera war in der nicht erhitzten Globulinfraktion zweifelhaft, in der erhitzten mittelstark positiv nach SG-R.

Die Albuminfraktionen positiver Sera gaben erhitzt und nicht erhitzt die SG-R.

Im Gegensatz dazu und auch zu Friedemann und anderen Autoren wurde die Albumin- und Globulinfraktion negativer Sera, ob erhitzt oder nicht erhitzt, immer negativ nach Wa-R gefunden. Die Wa-R der Globuline und Albumine, ob erhitzt oder nicht, aus positiven Seris war immer positiv. Nur läßt beim Erhitzen die Wa-R der Globuline manchmal nach, die der Albumine bleibt meist erhalten.

Auch die M-R (Kochsalzmethode) läßt sich mit der Albuminfraktion allein ausführen. Um dies zu zeigen, war es nötig, 2 ccm der nicht besalzenen Albuminfraktion zu 0,3 ccm 1 Stunde lang mit der Hälfte Wasser aufgeschlossenen Rinderherzextraktes anzusetzen.

Felke kommt zu dem Schluß: die Rolle der Globuline bei den Ausflockungsreaktionen ist also sicher unspezifisch, ich nehme an, daß sie lediglich die Viskosität des Mediums für Flockenbildung günstiger gestalten, so daß bei ihrer Gegenwart die Flocken kräftiger werden.

Joseph Tannenberg (Zeitschr. f. Immunitätsforsch. u. exp. Therap., Orig. Bd. 32, S. 281. 1921) prüfte die Eiweißfraktionen nach der Kohlensäuremethode entsprechend Mandelbaums Anordnung. Bei positiven Seris fand er Globulinlösung wie auch Restflüssigkeit positiv, wenn auch schwächer als das ursprüngliche Vollserum. Das gleiche fand er mit der Wa-R. Negative Sera waren bei beiden Methoden und beiden Fraktionen negativ.

Lagerung der Sera auf 2—3 Wochen ergab keine Verschiedenheiten der Ergebnisse. Bei schwach positiven Seris wurden etwas differente Ergebnisse erhoben.

Taoka, K. (Jap. med. world. 1922. Nr. 5, S. 127): Der mit Wa-R und SG-R nachweisbare Körper war in dem Globulin, das durch über 33% Ammonsulfat-

Ausfällung gewonnen war, nachweisbar, nicht im Albumin. Bei den anderen
Methoden (Dialyse, CO^2 und Salzsäurereaktion) war er es auch im Albumin.

Wichtig ist die Rolle des aktiven Globulins von aktivem Serum auf die
Wa-R und SG-R. Sie ist am besten aus beifolgendem Schema ersichtlich;
benutzt wurde Wa-R-positives Serum.

	Albuminfraktion aus		Globulinfraktion aus		Globulin allein und unbehandelt
	akt. Serum	inakt. Serum	akt. Serum	inakt. Serum	
W. R.	+ ?	+ ?	hemmt an sich	+++	+++
S.-G.	+++	+ ?	—	+++	+++

Der Zusatz von Globulin wirkt auf Serum bzw. dessen Bestandteile bei,
wenn sie von einem an sich positiven Fall stammen, folgendermaßen:

Ausfall d. SG-R

1. Globulin aktiv aus positivem oder negativem Serum + Serum aktiv   negativ
2.   ,,   ,,   ,,   ,,   ,,   ,,   ,, + Albumin aktiv   ,,
3.   ,,   ,,   ,,   ,,   ,,   ,,   ,, +   ,, inaktiv   ,,
4.   ,, inaktiv ,,   ,,   ,,   ,,   ,, + Serum aktiv   positiv

Neben der Arbeit von KAPSENBERG ist durch eine Studie von SAHLMANN
(Zeitschr. f. Immunitätsforsch. u. exp. Therap., Orig. Bd. 33. 1922) das Problem
besonders gefördert worden. SAHLMANN ging von der Arbeit von MANDELBAUM
aus, der gefunden hatte, daß bei CO_2-Ausflockung des Serums die Globuline
die Fähigkeit zur Reaktion nach SACHS-GEORGI ganz verloren hatten, aber die
Albumine noch kräftige, spezifische Reaktion gaben. Indem nun SAHLMANN
vergleichend die CO_2-Ausflockung und die Salzsäureausflockungsmethode zur
Globulingewinnung prüfte, fand er, daß zwar entsprechend den Angaben MANDEL-
BAUMS, bei ersterer die Angaben desselben für die von ihm gewählten starken
Dosierungen zutrafen, in den schwächeren Dosierungen aber, und bei der Salz-
säuredarstellung der Globuline, waren die Befunde anders. Die Salzsäure-
albumine aus positiven Seren wirkten regelmäßig stark, die Salzsäureglobuline
wirkten auch regelmäßig, aber bald stärker, bald schwächer als die Albumine.
Während nun die Kohlensäurealbumine regelmäßig stark wirkten, ergaben sich
bei den Globulinen unregelmäßige Reihen: in der stärkeren Dosierung war die
Reaktion öfter schwächer als in den geringeren. So trat der Verdacht auf,
daß hier irgend eine aktive Hemmung im Spiele sein könnte. Dieser Verdacht war begründet. Die Kohlensäureglobuline sowohl aus positiven
als aus negativen Seris hatten die Fähigkeit, eine sonst positive
typische SG-R mit inaktivem Serum zu hemmen. Diese Hemmungskörper erwiesen sich als thermolabil, weswegen angenommen wurde, daß
die Hemmung durch Kohlensäureglobuline ein Ausdruck der Labilität der
durch Kohlensäure gefällten Globuline sei. Die aus inaktiviertem negativen
Serum durch Kohlensäure gewonnenen Globuline erwiesen sich als nicht
hemmend. Natives negatives Serum hemmt etwas, Kohlensäurealbumine aus
negativem Serum hemmen weder aktiv noch inaktiv. Wenn man nun die aus

inaktiviertem Serum gewonnenen Kohlensäureglobulinfraktionen auf ihre
Fähigkeit prüft, selbst die SG-R zu geben, so findet man in den höheren
Dosierungen ein ganz unregelmäßiges Bild. Beachtet man aber die niedrigeren
Dosierungen, so tritt mehr und mehr das charakteristische Gepräge hervor:
positive Sera geben positiv, negative negativ reagierende Globuline. So erklären
sich die Befunde von Mandelbaum zwanglos dadurch, daß er es verabsäumt
hatte, die quantitativen Verhältnisse zu berücksichtigen.

Entsprechend diesen Versuchen fand Sahlmann auch die Globuline aus
aktiven Seris verschiedener Tiere antagonistisch gegen die SG-R wirkend.

Sahlmann erklärt die verschiedene Wirkung der Globuline, je nachdem
sie durch die Salzsäure oder Kohlensäure ausgefällt waren, so, daß bei der Salzsäure eine größere Stabilisierung erzeugt würde, so daß dieser Prozeß in gewisser Weise der Inaktivierung an die Seite gesetzt werden kann. Durch die
Kohlensäuremethode aber werden, da sie weit weniger stark wirkt, die Globuline,
soweit sie Träger der unspezifischen Reaktionsfähigkeit sind, nicht zerstört,
und können hemmend wirken. Diese Befunde werfen auch ein Licht auf die
gelegentliche Beobachtung, daß auch inaktivierte Sera, offenbar weil der Inaktivierungsprozeß noch nicht alle hemmenden Funktionen zerstört hat, in den
geringeren Dosierungen stärker positiv reagieren können als in den stärkeren.

Sahlmann schließt aus seinen Befunden mit Recht, daß es bei der Frage
der Wirksamkeit der Globuline als Träger des Reaktionskörpers darauf
ankommt, wie man den Globulinbegriff faßt. Bei der Salzsäure-
und Kohlensäurefällung fallen nur die leichter fällbaren Euglobuline aus.
Faßt man aber den Globulinbegriff weiter, so daß auch die „Pseudoglobuline" mit dabei sind, so muß man „auch bei der Ausfällungsmethode nach
Sachs-Georgi" in der Globulinfraktion den wesentlichen Träger der Wirkung
suchen.

Die Eigenschaften des Serums bei den Lab-R und Lipb-R sollen uns
nun weiter beschäftigen. Einen Teil der Besonderheiten des Luesserums haben
wir schon bei den Lab-R besprochen. Ihre Labilität drückt sich auch neben der
Klausnerschen Reaktion usw. noch durch andere Eigenschaften aus.

Bornstein, A. (Dermatol. Wochenschr. Bd. 58. 1914) hat bei Lues eine mit
dem Wassermann positiv werdende, aber länger als er anhaltende Abbau-
reaktion gegen zahlreiche Organe festgestellt. Er schließt daraus, daß im
Blutserum des Luetikers hochkomplizierte pathologische Stoffe, auch nach
Auflösen der Wa-R, kreisen. Untersucht wurden normale und pathologische
Schilddrüsen, Thymus, Plazenta, Karzinom und Sarkom. Dafür, daß die
Reaktion unspezifisch ist, spricht neben der Verschiedenartigkeit der Organe
der Umstand, daß Plazenten von Männerseren abgebaut wurden.

Von besonderem Interesse ist die Giftigkeit von Luesserum. Wladyczko
und in Bestätigung seiner Versuche W. Misch hatten gefunden, daß beim
gegen Menschenserum sensibilisierten Meerschweinchen die zu tödlicher Anaphylaxie führende Dosis Menschenserums geringer ist, wenn man anstatt eines
normalen ein Syphilitikerserum einspritzt.

Wladyczko hatte die tödliche Dose beim Normalen bei 0,07—0,1, bei
Wa-R-positiven bei 0,035—0,05, Misch die entsprechenden Zahlen 0,1 und
0,05 gefunden. In den Versuchen von Misch waren die Sera inaktiviert. Misch
schließt daraus, daß das Eiweiß, speziell das Globulin, beim Syphilitiker vermehrt

sein müßte, und setzt seine Ergebnisse in Beziehung zur KLAUSNERschen Reaktion. Dies erscheint aber nicht richtig, da ja die KLAUSNERsche Reaktion mit aktivem Serum angestellt wird, und nicht eine erhöhte Globulinmenge, sondern wohl nur eine erhöhte Labilität der Globuline ergibt.

Es erscheint mir vielmehr weit wahrscheinlicher, daß wir diese interessanten Ergebnisse mit den Untersuchungen von HIRSCHFELD und KLINGER in Beziehung zu setzen haben. Diese hatten einmal gefunden, daß das Serum des Luikers allein, wie auch seine Globulinfraktion das Zytozym zu zerstören vermag (Gerinnungsreaktion), andererseits hatten sie gerade im anaphylaktischen Schock eine Herabsetzung der Gerinnungsfähigkeit gefunden (Zeitschr. f. Immunitätsforsch. u. exp. Therap., Orig. Bd. 24, S. 235), die genau den gleichen Mechanismus, nämlich eine Zerstörung der Zytozymfunktion als innere Ursache hat. Es liegt sehr nahe, und ich möchte das annehmen, daß wir die vermehrte Giftigkeit des Luesserums beim sensibilisierten Tiere auf eine Addition der beim anaphylaktischen Schock sowieso an den Lipoiden angreifenden Kräfte zu den im Luesserum an sich im gleichen Sinne wirkenden Globulinen zurückführen müssen.

Daß die Globuline des Luesserums an sich nicht nur leichter fällbar sind, sondern daß diese Fällbarkeit andererseits auch wieder schwerer reversibel ist, zeigte

BRUCK (Münch. med. Wochenschr. 1922. S. 1184). Er nahm 12 Stunden altes Gemisch aus Serum + Ammonsulfat (ges.) āā und hat dann den Bodensatz in 1,5% Kochsalzlösung aufgenommen: die Globuline aus Luesserum lösen sich viel schwerer.

Spricht diese Eigenschaft für ein mehr unspezifisches Charakteristikum, so lassen Untersuchungen, die den Liquor-Kolloid-Reaktionen angeähnelt sind, unspezifische Reaktionskörper vermuten. So fand ARNAUD bei geeigneter starker Verdünnung mit kolloidalem Benzoeharz eine stärkere Ausflockung durch das Serum von Syphilitikern.

Analoges fand ich gelegentlich mit Mastixuntersuchungen des Serums, doch nicht mit genügender Regelmäßigkeit. Erwähnt sei hier die POPOFFsche Reaktion, die ein Ausdruck des Komplementschwundes des Luesserums ist, dessen tiefere Gründe wohl noch unbekannt sind.

Bei der POPOFFschen Reaktion wird 0,3 ccm, 0,2 ccm, 0,1 ccm Serum aktiv mit 0,1 ccm 20%igen gewaschenen Meerschweinchenblutkörperchen 1 Stunde bebrütet.

Luessera sollen dabei Hämolysehemmungen geben. POPOFF fand 75% Übereinstimmung mit der Wa-R.

Die Reaktion konnte von STERN (Arch. f. Dermatol. u. Syphilis, Orig. 1918) und CUMMINS in keiner Weise bestätigt werden.

NATHAN (Berl. klin. Wochenschr. 1914) fand Übereinstimmung mit der Wa-R in 65,5% der Fälle. Syphilitische Sera zeigten in 41,4% der Fälle eine Verringerung des Hämolysingehalts gegenüber 14,1% der nichtsyphilitischen. 9% wassermann-negative Sera ergaben negativen Popoff.

KAFKA, ELIASBERG, WEIL und KAFKA hatten über die Abnahme der hämolytischen Eigenschaften des Luetikerblutes gearbeitet.

KAFKA (Med. Klinik 1913. Nr. 10) hat zur Nachprüfung der POPOFFschen Arbeiten die Sera aktiv und inaktiv untersucht, und zwar letztere unter Zusatz von frischem Meerschweinchenkomplement. Andererseits wurde auf Komplementschwund noch unter Zusatz von Immunambozeptor gefahndet (Prüfung mit Hammelblut) an 300 Fällen.

Es fand sich bei inaktivem Serum 47mal vollkommenes Fehlen der Hämolyse, davon 20 Paralytiker und 11 andere Luesfälle.

Mangel der Hämolyse mit aktivem Serum fand sich in 33 Fällen, darunter 10 Paralysen und 13 sonstige Luiker.

Kafka hält den Komplementschwund für wichtig zur Diagnose schwerer luischer und metaluischer Veränderungen des Zentralnervensystems.

Kafka ist mit Recht der Meinung, daß bei der Popoffschen Anordnung mit $22\,^0/_0$ Meerschweinchenblut durch die große Menge des hinzugefügten Blutes unter Umständen nur eine Komplementverminderung, nicht aber der Komplementschwund festgestellt wird. Zusatz von Immunambozeptor wäre notwendig.

Es gibt noch eine Anzahl von Reaktionen auf Lues, deren Prinzipien nicht ganz sicher sind und die auch einer näheren Prüfung nicht ganz stand gehalten haben und auf deren Schilderung ich deswegen nicht eingegangen bin. Es sind dies die Schürmannsche Farbenreaktion (Dtsch. med. Wochenschr. 1909), die Landausche Jodoelreaktion (Wien. klin. Wochenschr. 1913), die Briegersche Reaktion mit chlorsaurem Kali (Dtsch. med. Wochenschr. 1909 und 1910) und die Weichardtsche Epiphaninreaktion. Die erstgenannten drei sind wahrscheinlich unter die Labilitätsreaktionen einzuordnen.

Einfluß der Temperatur.

Wie verhalten sich nun bei den Flockungsreaktionen die Sera unter verschiedenen Einflüssen, insbesondere der Temperatur und von Chemikalien?

Georgi (Biochem. Zeitschr. Bd. 93. 1919) prüfte das Optimum für die SG-R. Er fand, daß zur Ausflockung ein Temperaturminimum erforderlich ist, denn im Eisschrank war die Reaktion immer abgeschwächt oder ganz aufgehoben. Bei $37\,^0$ und Zimmertemperatur fand er keine sehr großen Unterschiede bei 20stündiger Einwirkungszeit. Die stärkste Wirkung ergab 2stündige Bebrütung bei $37\,^0$ mit nachfolgendem 18stündigen Aufenthalt bei Zimmertemperatur. Diese Beobachtungsreihe ist die Basis für die ursprüngliche, aber auch die spätere Brutschrankmethode der SG-R. Weiterhin ergab sich, daß zuweilen bei $0\,^0$ oder Eisschranktemperatur und dann später auf höhere Temperatur gebrachte Mischung besonders kräftige Reaktion ergab. Aber zur Sichtbarmachung der Ausflockung schien allgemein eine Mindesttemperatur von 18 bis $20\,^0$ notwendig.

Schon bei den aufgeführten Versuchen von Sahlmann hatten wir gesehen, daß das Globulin der aktiven Sera eine Schutzwirkung auf den Ausflockungsprozeß ausübt. Das entsprach auch den Erfahrungen von Sachs und Georgi bei ihrer Reaktion.

Die Befunde Georgis, daß bei der SG-R aktive Sera häufig schwächer reagieren, hat Neukirch (Zeitschr. f. Immunitätsforsch. u. exp. Therap., Orig. Bd. 29) weiter geführt. Er fand, daß bei $37\,^0$ inaktive positive Sera positiv, aktive negative reagieren, während im Eisschrank oft kein Unterschied ist, ja die Verhältnisse sich umkehren können. Bei Kälte sind eben die Flocken häufig unspezifisch. Dieser Befund wird auch von ihm so erklärt, daß die Valenzen des Extraktes durch die unspezifischen Flocken so abgesättigt werden können, daß die spezifischen ausflockenden Tendenzen des Serums nicht mehr zur Geltung kommen können. Aber das aktive Serum hindert nicht nur die Ausflockung, sondern es kann auch einmal gebildete Flocken wieder auflösen. Die Verhältnisse werden ganz besonders durch Zusatz von Meerschweinchenserum zum Versuche deutlich.

Am besten veranschaulicht das wohl das beifolgende Schema; aber es muß ausdrücklich bemerkt werden, daß NEUKIRCH immer wieder hervorhebt, daß die Versuche nur in der Mehrzahl der Fälle so verliefen; gewisse Übergänge kommen vor.

| | Wirkung auf die Ausflockung bei | | Auflösende Wirkung auf bereits gebildete Flocken | | | |
| | | | A. Wärmeflocken bei | | B. Kälteflocken bei | |
	37^0	8^0	37^0	8^0	37^0	8^0
Akt. Meerschw.-Serum .	kaum merklich	stark	minimal	nicht geprüft	stark	keine
Inakt. Meerschw.-Serum .	keine	keine	keine	keine	keine	keine

So können z. B. Kälteflocken bei längerer Einwirkung auch durch inaktives Serum etwas oder gar ganz aufgelöst werden. Oder es kommen auch gegen aktives Serum resistente Ausflockungen vor.

Ich kann die Befunde NEUKIRCHS noch in einer anderen Richtung bestätigen. Noch vor der Ausarbeitung der SG-R hatte ich bei der Wa-R, und zwar am Ende der 1. und 2. Phase, im Anschluß an meine optische Serumdiagnose die Flüssigkeit auf Präzipitate untersucht und war sehr erstaunt, nur ganz selten solche im Dunkelfelde finden zu können (unveröffentlicht). Die Verfolgung dieses Befundes hätte die Beobachtung der Auflösung der Präzipitate durch aktives Serum ergeben müssen.

Aber auch schon frühere Befunde hätten eigentlich auch schon vor GEORGIS und NEUKIRCHS Versuchen auffällig sein müssen; z. B. die von So berichtete Erfahrung, daß aktive oder nicht genügend inaktivierte Sera bei der PORGES-MEIERschen Lezithin-Ausflockung versagen.

Was tritt nun bei der Inaktivierung ein? Bei ihr werden die Globuline stabilisiert und es fallen sowohl die Schutzfunktionen des Serums als auch die unspezifischen in gleicher Weise fort.

Eine Mittelding zwischen aktivem und inaktivem Zustande des Serums in bezug auf die Labilität wird durch Lagerung erreicht. So legte sich MANDELBAUM (Münch. med. Wochenschr. 1920. Nr. 33, S. 962) die Frage vor, ob beim aktiven Serum in der SG-R das Komplement der entscheidende Faktor sei. Er entfernte zu diesem Zwecke das Komplement durch Bebrütung der frischen Sera bei 37^0. Auch diese Sera, die frei von Komplement waren, reagierten wie die aktiven Sera. Er schlug deswegen vor, anstatt der Ausdrücke aktiv und inaktiv zu sagen: „frisches, nicht erhitztes Serum" bzw. „$^1/_2$ Stunde lang auf 56^0 erhitztes Serum". Der erstere Ausdruck trifft nicht ganz zu, denn das Serum braucht ja nicht mehr frisch zu sein. Der letztere ist leider etwas zu lang. Nach den Befunden anderer Autoren wird schon durch Lagern die Neigung aktiver Sera, schwächer und unspezifisch zu reagieren, vermindert (Georgi und Lebenstein).

In Erweiterung der Untersuchungen von Sachs und Georgi prüfte Neukirch (Arb. a. d. Inst. f. exp. Therap. 1920. Heft 10) den Einfluß verschiedener Temperaturvariationen auf die Sachs-Georgische Versuchsanordnung. Generell zeigte sich da, daß die Zahl der Flockungen bei Zimmertemperatur zwar zunimmt, daß aber das charakteristische Gepräge für Lues verloren gehen kann. Wenn man aber nach der ursprünglichen Sachs-Georgischen Vorschrift zwei Stunden lang die Röhrchen auf 37° erwärmt, so nimmt die Zahl der uncharakteristischen Reaktionen bereits ab. Im Eisschrank treten noch mehr Flockungen auf. Diese unspezifischen Kälteflockungen sind ebenfalls desto weniger häufig, je länger man (2, 5, 24 Stunden) vorher das Extraktserumgemisch bei 37° gehalten hat. Es muß also durch den Brutschrankaufenthalt irgendeine Stabilisierung einer kolloidalen Reaktion eingetreten sein, die zu irreversiblen Verhältnissen führt. Im Gegensatz dazu sind bei vorherigem primärem 24stündigem Aufenthalt im Eisschrank die so gebildeten unspezifischen Kälteflocken in der Wärme reversibel. Nur die charakteristischen Flockungen bleiben bei dieser Anordnung bestehen. Es läßt sich auch, praktisch genommen, besonders wenn man nicht für Brutschranktemperatur optimal eingestellte Extrakte verwendet, eine **zweizeitige Anordnung, nämlich 24 Stunden bei 37°, dann 24 Stunden Eisschrank,** eine bedeutende Verfeinerung unter Wahrung des spezifischen Gepräges erzielen.

Neukirch (Med. Klinik 1920. Nr. 3) hat anstatt der Inaktivierung versucht, das „Komplement", oder wie wir wohl besser sagen müssen, **den labilen Zustand der aktiven Sera durch Adsorption mit geglühtem Kieselgur** (Kahlbaumsches Präparat) **auszuschalten.** Er hat zu diesem Zwecke je 5 ccm des 10fach verdünnten aktiven bzw. inaktiven Serums mit ca. 1 g geglühten Kieselgurs einmal durchgeschüttelt und sorgfältig durch Filtrierpapier filtriert. Je 1 ccm Filtrat wurde mit 0,5 ccm vorschriftsmäßig verdünntem SG-Extrakt versetzt (24 Stunden 37°). Von 114 Seris fand er dabei 5 anscheinend spezifische Reaktionen, die nur mit Vorbehandlung in aktivem Zustand ausflockten; 13 flockten nur nach Behandlung aktiv und inaktiv aus und waren sämtlich Luesfälle.

Mandelbaum (Münch. med. Wochenschr. 1918. Nr. 43) hat die von ihm in demselben Jahre für die Anstellung der Wa-R empfohlene **Inaktivierung des Patientenserums in bereits verdünntem Zustande** auch für die SG-R empfohlen. Er geht so vor, daß er 3 Tropfen des frischen nicht inaktivierten Serums mit 1 ccm Kochsalzlösung versetzt und so ½ Stunde inaktiviert. Dazu 0,5 ccm des 6fach verdünnten SG-Extraktes hinzufügen. 2 Stunden 37°, dann über Nacht bei Zimmertemperatur. Er findet diese an 102 Seren (!) geprüfte Reaktion der SG-R weit überlegen. So waren bei ihm auch mit der Wa-R 91% Übereinstimmungen bei Anwendung seiner Modifikation gegenüber nur 64% mit der ursprünglichen SG-R. Diese auffallend niedrige Zahl muß nachdenklich stimmen.

Theoretisch aber sind die Befunde Mandelbaums von größtem Interesse. Sie weisen wieder auf den Zusammenhang zwischen der Selbsthemmung der

Sera bei der Wa-R und der unspezifischen Ausflockung durch besonders labile Globuline hin.

Die MANDELBAUMsche Methode, bei der sich nach der Untersuchung von LESSER und MÜNSTER leichter unspezifische Reaktionen einschleichen, während sie die starke Empfindlichkeit bestätigen konnten, hat STILLING (Arb. a. d. Inst. f. exp. Therap. 1920) genauer nachgeprüft. Bei Serumverdünnung vor dem Inaktivieren fand er im Gegensatz zu MANDELBAUMS und der anderen Autoren Angaben keine in Betracht kommende Erhöhung der Empfindlichkeit. Anders aber verhielten sich die Sera, wenn die Inaktivierung bei höheren Temperaturen (58°, 60°, 62°, 63°) vorgenommen wurde. Hierbei werden bei Inaktivierung des konzentrierten Serums die positiven Reaktionen stark abgeschwächt. Bei Anwendung der MANDELBAUMschen Methodik aber ist das in viel geringerem Grade der Fall, z. B. reagierten bei 62° Inaktivierung konzentrierte wassermann-positive Sera nur noch 36,1% positiv, bei Inaktivierung nach MANDELBAUM aber noch 60,7%. Einzelne Sera können sich auch atypisch verhalten.

NEUKIRCH (Zeitschr. f. Immunitätsforsch. u. exp. Therap., Orig. Bd. 29, S. 502. 1920) fand, als er das bereits 10fach verdünnte Patientenserum je zehn Minuten inaktivierte, das Optimum der Flockungswirkung nach Inaktivieren von 55—60°. Bei 65° fand eine Abschwächung, bei 70° eine Zerstörung der Ausflockungswirkung statt.

EPSTEIN und PAUL (Arch. f. Hyg. 1922) treten dafür ein, die Sera, wie übrigens auch zur Wa-R, aktiv zu untersuchen. Sie begründen das vor allem theoretisch (S. 117), indem sie nach der Erbringung des Nachweises, daß es gar nicht die Globuline seien, die bei den Reaktionen ausfallen, für unnötig erachten, die „Stabilisierung" der Globuline zu erstreben; denn eine „uncharakteristische Ausflockbarkeit der Eiweißphase der Sera brauche gar nicht abgedämpft zu werden". Dagegen würde durch den schweren Eingriff des Inaktivierens die Reaktionsfähigkeit der Sera in bedenklicher Weise herabgesetzt.

MEINICKE (Zeitschr. f. Immunitätsforsch. u. exp. Therap., Orig. Bd. 28) hält die inaktivierten Globuline deswegen für schwerer fällbar, weil man ihnen das Kochsalz schwerer entziehen kann. Die Kochsalzentziehung sei deswegen aber auch ein schärferer Eingriff und deswegen schwer reversibel. Aktive Sera flocken viel mäßiger aus als inaktive. Bei den aktiven sind die Flocken plumper und unschärfer bei der M-R II. Bei inaktiven Sera sind die Flocken zwar spärlicher, aber schärfer begrenzt und fester. Das Vorhandensein von Globulinen der verschiedensten Fällbarkeit verwische das typische Flockungsbild. Unspezifische Reaktionen, wie bei Fiebern verschiedener Herkunft, Fleckfieber, Malaria, bei der Wa-R und M-R, werden so verständlich. „Das Inaktivieren reinigt die Reaktionen von störenden Beimengungen."

E. STILLING (Berl. klin. Wochenschr. 1917) fand Sera bei 5 Minuten Inaktivierung bei 55° weniger scharf Wa-R-positiv als nach 30 Minuten. Er erklärt das so, daß die Komplemente noch thermoresistenter seien, als diejenigen Serumbestandteile, die eine unspezifische Verstärkung der Reaktionsfähigkeit bedingen.

W. GEORGI (Biochem. Zeitschr. Bd. 93) hat versucht, für die Tatsache, daß aktive Sera bei der SG-R wenig oder gar nicht, bei der Wa-R aber unspezifisch positiv reagieren können, eine Erklärung zu finden. Im aktiven Serum nimmt er zwei Komponenten an, eine unspezifische und eine spezifische. Die unspezifische entspreche der bekannten Labilität der aktiven Sera und werde eben durch die Inaktivierung aufgehoben. Mit dieser labilen Komponente könne, vielleicht auch nicht ohne Einfluß des im Extrakt vorhandenen Alkohols, durch Einwirkung mancher Extrakte eine Fällung auftreten. Nun wird nach dem Vorgange von Sachs angenommen, daß es bei der Wa-R nicht die Präzipitate selbst sind, die die Komplementzerstörung bewirken, sondern die dabei auftretende Globulinveränderung und Fällung bewirke das erst sekundär. Beim aktiven Serum nun, so meint Georgi weiter, finde eine Verteilung des Extraktes auf die beiden vorhandenen Aviditäten statt. Für die spezifische bliebe dabei unter Umständen nicht so viel übrig, daß eine Ausfällung resultiere; dagegen genüge die Veränderung der Globuline schon, um die Komplementinaktivierung zu bewirken.

Georgi stellte fest, daß schon verhältnismäßig geringe Einwirkungen auf das Serum genügen, um die für die SG-R notwendige Stabilisierung der Serumglobuline zu erreichen. Schon nach Lagerung reagierte bei ihm das aktive Serum stärker als das inaktive, was auch Mandelbaum fand. Schon nach 5 Minuten langem Inaktivieren war der für ein spezifisches Gepräge notwendige Stabilitätsgrad erreicht.

Wie die Sachssche Schule gezeigt hat, kann man durch Einwirkung verschiedener Art eine der Inaktivierung analoge Wirkung bekommen. Es ließen sich auch bei der Wa-R willkürliche Sera künstlich positiv oder negativ machen. Es fragt sich, wie die SG-R sich in dieser Richtung verhält.

Nathan (Zeitschr. f. Immunitätsforsch. u. exp. Therap., Orig. Bd. 29) hat sich die Frage vorgelegt, ob analog dem von Hirschfeld und Klinger zuerst festgestellten Vorgange, daß man wassermannnegative Sera künstlich durch Behandlung mit Bakterienemulsion usw. positiv machen könne, dies auch bei der Prüfung mit der SG-R der Fall sei. Es zeigte sich übereinstimmend, daß alle diese Prozeduren, wie Behandlung der Sera mit 1/200 Salzsäure im salzsauren Medium, Behandlung mit Emulsionen von Bakterien oder einer Inulinsuspension zwar eine Umwandlung der negativen in eine positive Wa-R erzeugten, nicht aber die SG-R positiv werden ließen. Vorher eigenflockende Sera blieben ebenso oder bekamen eine ganz geringe Verstärkung der Eigenflockung.

Nun hatte Nathan bereits früher (Zeitschr. f. Immunitätsforsch. u. exp. Therap., Orig. Bd. 27) bewiesen, daß sich diese künstliche Wa-R von der echten dadurch unterscheide, daß sie thermolabil ist, d. h. beim Inaktivieren verschwindet. Und nun setzt er sie in Beziehung zu den, normalerweise im aktiven Serum vorkommenden labilen, eine unspezifische Reaktion hervorrufenden Funktionen. Wenn er nun auf Grund seiner Versuche bei der SG-R diese Erklärung bestätigt findet, so ist es bedauerlich, daß er seine interessanten Experimente nicht entsprechend erweitert hat: er hätte nämlich nicht nur mit der Brutschrankmethode (18 Stunden 37^0), sondern gerade hier mit der ursprünglichen SG-R (2 Stunden 37^0, dann Zimmertemperatur) oder bloß mit niedrigerer Temperatur vergleichend arbeiten müssen.

Einfluß des Salzgehaltes.

F. Georgi und H. Lebenstein prüften die Bedeutung des Salzgehaltes für die Reaktionsfähigkeit aktiver Sera bei den Ausflockungsmethoden (Zeitschr. f. Immunitätsforsch. u. exp. Therap., Orig. Bd. 33, S. 503. 1922). Es ergab sich:

1. Inaktive Sera reagieren nach Meinicke in $0,85^0/_0$ NaCl und $2^0/_0$iger NaCl-Lösung gleich stark.
2. Aktive Sera reagieren entsprechend nur in $2^0/_0$ NaCl, während sie bei $0,85^0/_0$ NaCl nur selten positiv reagieren.

Beim Studium des Einflusses der Kochsalzkonzentration fand W. Georgi (Biochem. Zeitschr. Bd. 93, S. 21. 1919) folgendes: Mit steigendem Salzgehalt steigert sich auch die Empfindlichkeit der SG-R. Geprüft wurden Aqu. dest.; $0,425^0/_0$ NaCl; $0,85^0/_0$ NaCl; $1,7^0/_0$ NaCl; $5^0/_0$ NaCl. Bei Aqu. dest. tritt, wie zu erwarten, entsprechend der I. Phase der M-R, eine unspezifische Ausfällung auf. Die Empfindlichkeit bei $1,7^0/_0$ NaCl ergab sich als am größten, während bei $5^0/_0$ NaCl schon die Extraktkontrolle ausflockte. Der Salzgehalt ist also eine conditio sine qua non; aber es ist bedeutungsvoll, den Salzgehalt nicht zu übertreiben und damit die charakteristische Zone zu überschreiten. Der Cholesteringehalt steigert die Ausflockungsintensität. Nach Sachs (Arch. f. Dermatol. u. Syphilis, Orig. Bd. 132) nimmt auch bei der Brutschrankmethode, nicht nur, wie Georgi bei der Originalmethode gezeigt hat, bei erhöhtem Salzgehalt die Empfindlichkeit der SG-R zu. Wenn die Verdünnung des Serums mit $2^0/_0$ Kochsalzlösung geschieht, ist sie „gefahrlos“. Gleichzeitig wird bei manchen Seren eine Verstärkung der Reaktion im Sinne gröberer Flockenbildung erzeugt.

Die Erklärung von Sachs und Georgi, daß bei der SG-R und DM die $2^0/_0$ige Kochsalzlösung in der Weise wirke, daß durch sie die Labilität der als Schutzkolloide wirkenden Eiweißstoffe des aktiven Serums aufgehoben würde, genügt nach der Meinung Brandts (Zeitschr. f. Immunitätsforsch. u. exp. Therap., Orig. Bd. 34. 1922) nicht zur vollen Erklärung der Salzwirkung. Brandt geht von der von ihm mit Mras gewonnenen Erfahrung bei der Goldsolreaktion aus. Es war gefunden worden, daß ceteris paribus bei steigender Kochsalzkonzentration das Maximum der Goldsolkurve sich nach links, d. h. nach den stärkeren Verdünnungen hin verschiebe. Nun halten sich bei der Goldsolreaktion fallende und schützende Kräfte die Wage. Es zeigt sich aber, daß die fällenden Kräfte beim Verdünnen ihre Wirksamkeit langsamer verlieren als die schützenden. Brandt zeigte nun durch Verdünnungsversuche, daß bei der DM im Grunde gleiche Prinzipien wirksam sind. Je höher die Konzentration des Kochsalzes genommen wurde, in einer desto höheren Serumverdünnung lag bei geeigneten positiven Seris das Maximum der Ausfällung. Als Verdünnungsflüssigkeit wurde entweder physiologische Kochsalzlösung oder ein negatives Serum gewählt. Brandt nimmt an, daß positive und negative Sera in ihren schützenden Kräften gleich sind, daß sie sich nur in der Stärke der fällenden Kräfte voneinander unterscheiden. Die Wirksamkeit des Kochsalzes erstreckt sich nach Brandt nicht nur auf die Globuline bzw. die fällenden Kräfte, sondern auch auf die schützenden. Es wird damit angenommen, daß das Wesentliche „der

Bedeutung der höheren Kochsalzkonzentration in deren Einwirkung auf das Serum, nicht aber auf den Extrakt, beruht". Da die beiden antagonistischen Kräfte, die fällenden und die schützenden, in vielfach nicht zu übersehender Weise durch das Kochsalz beeinflußt werden, so hängt es von der Versuchsanordnung ab, welche im Endresultat überwiegt; denn beide werden durch die steigende Kochsalzkonzentration gefördert. Im Gegensatz zu Epstein und Paul nimmt Brandt also nicht an, daß das Normalserum die Extraktausflockung verhindere und daß diese Hemmung beim positiven Serum wegfiele; vielmehr nimmt er an, daß sie nicht auf dem Fehlen schützender Kräfte, sondern auf dem Vorhandensein fällender Kräfte des luischen Serums beruhe.

Über den Einfluß des Kochsalzgehaltes auf die SG-R äußert sich Sachs (Arch. f. Dermatol. u. Syphilis, Orig. Bd. 132. 1921) folgendermaßen. S. 23: „Ich glaube aber zugleich (nämlich mit der Empfehlung mit 0,2 ccm Serum bei der Brutschrankmethode zu arbeiten) empfehlen zu können, Parallelversuche unter Anwendung von $0,85^0/_0$ und $1,5^0/_0$ Kochsalzlösung auszuführen, um zu erproben, ob dadurch eine nennenswerte Empfindlichkeitssteigerung unter Erhaltung der Spezifität möglich ist." Sachs stellt die Vermutung auf, daß der erhöhten Salzkonzentration die Rolle eines „Regulators" zukäme, als Gegengewicht gegenüber der hemmenden Wirkung von Schwankung der Brutschranktemperatur und als Verstärker bei manchen Seris.

Neukirch (Zeitschr. f. Immunitätsforsch. u. exp. Therap., Orig. Bd. 29, S. 503. 1920) prüfte die Vertretbarkeit des Kochsalzes beim Ablauf der SG-R durch andere Salze. Zu diesem Zwecke wurden n/7-Lösungen der Salze der Hofmeisterschen Reihe anstatt Kochsalz in den Versuch eingeführt. Es zeigte sich, daß Kochsalz durch $NaNO_3$, Na_2SO_4, Natr. acetic., NaBr und KCl äquimolekular vertretbar, in höherer Konzentration (n-Lösung und n/2-Lösung) waren Natr. acetic. und Na_2SO_4 stärker fällend. $MgCl_2$ und $CaCl_2$ fällen die Extrakte an sich aus, stärker in kochsalzarmem Medium.

Die DM von Meinicke hat gegenüber der SG-R einige Besonderheiten: Sie ist, wie Bauer und Nyiri gezeigt haben (Zeitschr. f. Immunitätsforsch. u. exp. Therap., Orig. Bd. 33), in starkem Grade vom Kochsalzgehalt unabhängig (344). Bei 7facher Verdünnung des Extraktes mit aufsteigenden Kochsalzkonzentrationen von 2 bis $10^0/_0$ fiel die Probe überall fast gleich gut aus. Das Optimum der Flockungsstärke war bei $2^0/_0$. Bei Verdünnung des Extrakts mit unter $1^0/_0$ Kochsalzlösung traten immer unspezifische Flokkungen auf.

Die Flockung des Extraktes durch Elektrolyte wird nach ihrer Meinung überschätzt. Erst bei $20^0/_0$iger NaCl-Lösung wird der Extrakt ausgeflockt. $2^0/_0$ läßt ihn unbeeinflußt (auch bei 37^0 24 Stunden).

Der Ersatz des Kochsalzes durch andere Salze ergab ihnen keine ganz einheitlichen Resultate in äquivalenten Mengen. Dem Kochsalz am nächsten schien Ammonsulfat zu stehen.

Auch bei der SG-R kann man es durch erhöhten Kochsalzgehalt erreichen, daß aktive und inaktive Sera gleich reagieren.

Sehr instruktiv hat Meinicke die verschiedenen Optima der SG-R und der DM (Münch. med. Wochenschr. 1919. Nr. 33) dargestellt (s. Abb. S. 351). Aus dieser Darstellung geht das spezifische und unspezifische Maximum der Kurven bei der DM sehr deutlich hervor. Nur dürfte sich jenseits der $5^0/_0$igen NaCl-Lösung auch die Kurve der negativen Sera wieder etwas heben.

Einfluß von chemischen Eingriffen.

Den Einfluß von Säure und Alkali auf das Serum hat STILLING (Arb. a. d. Inst. f. exp. Therap. 1920) geprüft. Seine Anordnung war die, daß er absteigende Mengen Normallösung auf das inaktive Serum (1 Stunde 37°) einwirken ließ und dann bei vorheriger Säureeinwirkung mit der entsprechenden Menge Alkali, bei vorheriger Alkalieinwirkung aber mit entsprechender Menge Säure neutralisierte. Man wird diese Versuchsanordnung von STILLING bemängeln müssen. Denn den Verbrauch an Säure bzw. Alkali durch die Bikarbonate und Eiweißstoffe des Serums (Alkali-Albuminat- und Azid-Albumin-Bildung) hat er nicht genügend berücksichtigt. Aber trotzdem sind seine Versuche recht bemerkenswert, denn sie führten in Übereinstimmung mit den entsprechenden Erfahrungen bei der Wa-R (ABRAMOW, Zeitschr. f. Immunitätsforsch. u. exp. Therap., Orig. Bd. 8) zu dem Ergebnis, daß „sowohl Salzsäure als Natronlauge einen zerstörenden Einfluß auf die Reaktionsfähigkeit des Patientenserums besitzen", und zwar die Salzsäure in weit stärkerem Maße. STILLING erinnert hierbei an die Arbeiten von RITZ, SACHS und NATHAN über die Stabilisierung verschiedenartigster Serumfunktionen durch Säure- und Alkalieinflüsse.

Beim Studium der Einwirkung von Säure und Alkali auf die Extrakte stieß STILLING insofern auf Schwierigkeiten, als die Salzsäure an und für sich ausflockend auf den Extrakt wirkt. Eventuell hätte der Versuch durch Gewinnung der so erhaltenen Extraktlipoide mittels Ätherextraktion bzw. Behandlung der Flocken mit Alkohol und nochmaliger Verdünnung erweitert werden können.

Mit Alkali wurde keine sichere Beeinflussung der Extraktwirkung festgestellt. Auch hier wäre eine Erweiterung der Versuche durch intensive Einwirkung des Alkohols durch stärkere Konzentration und höhere Temperatur wünschenswert gewesen.

Auch H. SACHS (Arch. f. Dermatol. u. Syphilis, Orig. Bd. 135. 1921) prüfte den Einfluß von Salzsäure: Salzsäure von $^1/_{25}$ n-HCl 0,5 bis $^1/_{100}$ 0,2 auf 0,1 ccm Serum (3 Stunden bei 37°). Es genügte aber schon 1 Stunde mit nachfolgender Neutralisierung. Bei dieser Behandlung bleibt negatives Serum unbeeinflußt; positives aktiv, das an sich negativ reagiert, wird in der umschriebenen Zone von $^1/_{25}$ 0,3 bis $^1/_{25}$ 0,2 zu einer positiven Reaktion gebracht (Beziehung zu STILLINGS Versuchen, Arb. 1920. Heft 10). Weniger regelmäßig, aber doch zuweilen, gelingt die Umwandlung des aktiven Serums auch durch Natronlauge. Einwirkung in entsprechenden Konzentrationen.

Theoretisch ist das Ergebnis wichtig, denn es hat einen wohl nicht nur äußeren Zusammenhang mit den Versuchen von SACHS und RITZ und NATHAN. Durch die Salzsäureeinwirkung wird die starke Labilität des Serums aufgehoben und damit die Hemmungswirkung der aktiven Sera. Es wird die mangelnde Reaktionsfähigkeit des aktiven Serums „gewissermaßen als der Ausdruck einer Schutzkolloidwirkung" angesehen. „Durch die Labilität entsteht rasch eine Reaktion zwischen Extraktteilchen und

Serumkolloiden, so daß die Extraktkomponente umhüllt wird und für die Ausflockungsreaktion nicht mehr in Betracht kommt." Wenn diese Anschauung richtig wäre, so müßte durch weiteren Extraktzusatz wieder eine positive Reaktion erzeugbar sein, was noch nicht geprüft ist.

Natriumazetat, Natriumsulfat, Bariumchlorid, Kalziumchlorid schwächen, dagegen Magnesiumsulfat verstärkt die Ausflockung der Extraktlipoide.

Bei der DM fanden Bauer und Nyiri die Reaktion des Milieus innerhalb mittlerer Breiten, geprüft mit Zusatz von reiner Säure und Laugen, als auch mit saurer und alkalischer Pufferlösung ohne jeden Einfluß (im Gegensatz zur Wa-R (Sachs) und SG-R (Neukirch) keinen Einfluß bei einer Säurereaktion zwischen n/20 000 bis 80)'; bis n/40 Lauge bleiben positive Sera scharf flockend. Andererseits ergibt sich die Wesensverwandtschaft zugleich mit dem prinzipiellen Unterschied bei der Reaktion aus den Versuchen von F. Georgi und Lebenstein: es ist der relativ hohe Salzgehalt bei der DM, der die Labilität auch der aktiven Seren aufhebt und bewirkt, daß bei der DM aktive und inaktive Sera annähernd gleich gut reagieren. Wenn man die Sera lagert, kann man prinzipiell die gleiche Stabilisierung erzielen.

H. Schmidt (Med. Klinik 1921) hatte ähnlich wie Somogyi mittels der stalagmometrischen Untersuchung die DM geprüft. Auch er fand, daß nach geschehener Reaktion die Oberflächenspannung durch Entfernung der die Oberflächen stark herabsetzenden Lipoide die Oberflächenspannung zugenommen hatte, wenn auch die Unterschiede in der Tropfenzahl nur sehr gering waren. Schmidt fand also schon vor Niederhoff, daß Zusatz von Saponin die DM aufhebt, weil durch dessen Zusatz die Oberflächenspannung stark herabgesetzt wird. Im gleichen Sinne bewertet er die von den verschiedensten Seiten, zuerst schon von Meinicke gefundene Tatsache, daß ikterische Sera oft nach Meinicke nicht reagieren. Er bringt das mit der von ihm experimentell erwiesenen oberflächenspannungvermindernden Wirkung der Gallenfarbstoffe in Zusammenhang.

P. Niederhoff (Münch. med. Wochenschr. 1922. Nr. 25, S. 929) prüfte den Einfluß von Saponin auf die Flockungsreaktionen. Bei Zusatz von 0,5 ccm einer 1- oder 2%igen Saponinlösung zum typischen Sachs-Georgigemisch tritt auch in den positiven Seris keine Flockung auf. Der analoge Versuch der Meinickeschen DM angesetzt gibt nur eine viel geringere Beeinflussung des Ergebnisses.

Der Verfasser führt das auf Verschiedenheiten der Extrakte zurück. Das erscheint auch richtig, da man bei Ansetzen eines mit Kochsalzlösung verdünnten Extraktes mit 1—2% Saponinlösung 12 Stunden bei 37'0 sieht, daß der SG-Extrakt viel stärker aufgehellt wird als der Meinicke-Extrakt.

Formalin wirkt auf beide Reaktionen gleich stark.

Für die Theorie läßt sich vorläufig daraus wenig schließen. Insbesondere die Frage, ob Quellungsvorgänge der Extraktpiloide (Niederhoff) bei den Fällungsreaktionen eine Rolle spielen, läßt sich so nicht entscheiden.

Nathan (Klin. therapeut. Wochenschr. 1922. Nr. 40, S. 2000) prüfte den Einfluß von Kobragift auf die SG-R.

Die Verbindung zwischen Luesserum und dem Extrakt ist nicht nur bei der Wa-R, sondern auch bei der SG-R eine lockere, reversible. Das ließ sich durch das Studium des Einflusses von Kobragift auf das Extraktserumgemisch beweisen. Nicht nur hemmt das Gift das Auftreten der Flockungen bei positiven Seris, sondern es läßt auch eine positive Reaktion wieder verschwinden, selbst wenn die Agenzien schon 24 Stunden bei 37⁰ aufeinander eingewirkt haben. Die Reaktion ist also reversibel. Das spricht auch für die lipoide Natur der wirksamen Substanzen.

Zur Theorie der Meinickeschen Reaktion.

Eigentlich am wenigsten geklärt erscheint mir die Theorie der ersten und zweiten Meinickeschen Reaktion. Die Grundfragen sind folgende: 1. worin bestehen die Flockungen in den beiden Phasen der Reaktion; 2. ist es möglich, daß die Intensität der Reaktion zwischen Luesserum und Organextrakt im salzarmen, ja geradezu salzfreien Medium so intensiv verläuft, daß die entstehende, ausflockende Verbindung irreversibel wird? In manchem Sinne ist gerade dieses sehr auffallend: sehen wir doch bei den einzeitigen Reaktionen eine Verstärkung der Ausflockung durch Salze. Auffallend ist es weiter, daß doch offenbar an dem schon entstandenen Präzipitat der ersten Phase noch eine

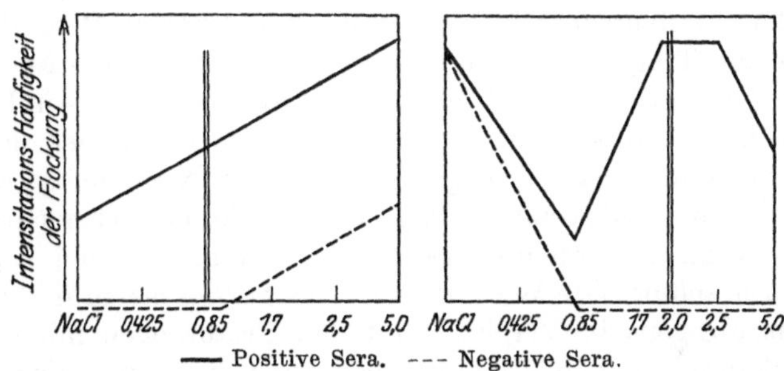

Abb. 6. Abhängigkeit der SG-R und DM vom Salzgehalt (nach Meinicke).

Verstärkung der Reaktion sich abspielt, denn sogleich nach Zusammentreten von Aqu. dest. mit Serum + Extrakt beginnt — mindestens ultramikroskopisch — eine Ausflockungsreaktion.

Meinicke selbst faßt (Zeitschr. f. Immunitätsforsch. u. exp. Therap., Orig. Bd. 27. 1918) bereits in seiner ersten größeren Mitteilung die von ihm angegebene „Lipoidbindungsreaktion" als eine Immunitätsreaktion von allgemeiner Gültigkeit auf, für die er eine nahe Verwandtschaft zur Komplementbindungsmethode annimmt. Als einfachen Grundtypus der Technik der Lipoidbindungsreaktion gibt er (S. 351) folgende Anordnung an: Zu 0,2 inaktiven Serums wird durchschnittlich 1 ccm Antigen-Lipoidextrakt gegeben in einem Verhältnis, daß nach 20 Stunden bei 37⁰ eine Ausflockung eintritt, dann Zusatz von austitrierter Kochsalzlösung, die bewirkt, daß nur bei positiven Seren die Flockung nach 1 Stunde bei 37⁰ erhalten bleibt. Nur bei dem Typus der Luesreaktion ist die Zufügung eines besonderen Antigens nicht notwendig, weil der Lipoidextrakt diese Funktion ausübt. Er stellte ursprünglich die Theorie auf, daß bei seiner Reaktion an den Antigen-Antikörper-Komplex sich Lipoide so bänden, wie es bei der Bordet-Gengouschen Reaktion das Komplement tut. Der Nachweis dieser Bindung gelinge auf chemischem Wege. Flocken aus Extraktlipoiden werden nämlich, wie er gezeigt hat, durch Kochsalzzusatz nicht wieder in Lösung gebracht, sie sind „kochsalzbeständig"; die Flocken aus den Serumglobulinen beliebiger Sera aber sind kochsalzlöslich. Wenn nun Lipoidextrakt, Antigen und Antikörper aufeinander einwirken und eine Ausflockung dieser Verbindung aus drei Substanzen erzeugt wird, so bestehen diese Flocken neben dem Antigen aus einer kochsalzlöslichen Lipoidkomponente. Diese größere Kochsalzbeständigkeit der Flocken sei der Indikator für die vollzogene Bindung, und damit ein Reagens auf Antikörper bzw. Antigene.

In seiner zweiten größeren theoretischen Arbeit über die Lipoidbindungsreaktion tritt Meinicke (Zeitschr. f. Immunitätsforsch. u. exp. Therap., Orig. Bd. 28) selbst seiner früheren Theorie kritisch gegenüber, weil ihm Färbeversuche ihr zu widersprechen schienen. Denn mit Sudan 4 oder Scharlachrot gefärbte alkoholische Organextrakte geben mit Elektrolyten rotgefärbte Niederschläge. Wenn sich also tatsächlich Organextrakt mit dem Globulin als Antikörperträger verbände, so müßte der Niederschlag bei positiven Seren rot gefärbt sein, das ist aber nicht der Fall: nur die überstehende Flüssigkeit ist rot. Daher stellt Meinicke die Vermutung auf, daß für die sog. Lipoidbindungsreaktion nicht Lipoide, sondern entsprechend den Much-Embdenschen Befunden Eiweißabbauprodukte als Träger der Reaktion in Betracht kämen. Auch den Einwurf, daß die Niederschläge vielleicht andere als die gefärbten Lipoide sein könnten, lehnt er ab. Neben den Färbungsversuchen bestimmen ihn zu diesen Anschauungen vor allem die Erfahrungen, die er mit der Kraft der Sera als Schutzkolloide gemacht hat. Selbst eine 10%ige Kochsalzlösung vermochte in Gegenwart von inaktivem, wassermannnegativen Serum nicht einen Lipoidextrakt auszuflocken. Die schützende Wirkung übte das Serum bis zu der Verdünnung 1:128 aus, was übrigens im Vergleich mit den Erfahrungen mit der Goldsolreaktion bei Serum nicht übermäßig hoch erscheint. Mit einem positiven Serum dagegen fand Meinicke zwar auch eine Schutzwirkung, diese aber versagte gerade in den ersten Röhrchen des Versuchs, also bei den Verdünnungen 1:2 und 1:4, eine Beobachtung, die in ihrer weiteren Konsequenz zur sog. „dritten Modifikation der M-R" führt. Aber nicht nur eine flockungsverhindernde Wirkung sah Meinicke die Sera ausüben, sondern sie vermochten sogar schon gebildete Flocken wieder aufzulösen, und zwar ganz unabhängig davon, ob diese von positiven oder negativen Seris stammten.

Damit verläßt Meinicke endgültig die „Lipoidbindungstheorie".

Was setzte er aber dafür ein? Eine neue, wohl auch nicht sicher begründete, die „Salzwanderungstheorie".

Er ging von folgenden Überlegungen dabei aus: Man kann eine bestimmte Menge von Serum, z. B. 0,5 ccm, der Wirkung steigender Mengen von Wasser aussetzen, wobei bekanntlich durch Ausfällung der Globuline zwischen der vierfachen und 40fachen Verdünnung eine Ausflockung entsteht, oder man kann auch in einer anderen Reihe absteigende Mengen von in physiologischer Kochsalzlösung gelöstem Alkohol zusetzen. Dann fallen, wie bekannt, bei den stärkeren Alkoholkonzentrationen durch Wasserentziehung Eiweißstoffe aus. Bei dem ersten Prozeß wirkt das Wasser salzentziehend auf die Globuline, beim zweiten entzieht der Alkohol Wasser, er wirke also relativ kochsalzvermehrend auf die Globuline. Wenn man nun durch gleichzeitige Einwirkung von Wasser und Alkohol deren Wirkungen kombiniert, so halten sich die entgegengesetzten Tendenzen die Wage: man bekommt eine Reihe, die nur am Ende und am Anfang ausgeflockt ist. In der Mitte ist keine oder nur eine geringe Ausflockung, sie nimmt aber nach beiden Enden der Reihe ständig zu. Wenn man nun eine solche Reihe der Wirkung von 2,5%iger Kochsalzlösung aussetzt, so sieht man, daß die schon gebildeten Flocken in der Mitte der Reihe schon nach einer Stunde sich restlos wieder auflösen; nur die Fällung an den Enden ist mehr oder minder irreversibel.

Kehren wir nun zu den Verhältnissen der II. M-R zurück, so kommen hier die soeben beschriebenen Wirkungen starker Alkoholkonzentrationen nicht in Betracht, da bei der Reaktion die eben nicht fällende Dosis der Alkoholkonzentration 1:8 nie überschritten wird, und außerdem bei der angewandten Temperatur von 37° die fällende Wirkung des Alkohols noch geringer ist.

Nun schiebt MEINICKE zwei weitere Anschauungen in seine Deduktion, nämlich die Sätze: 1. Globulinflocken, die sich bei schonender Kochsalzentziehung gebildet haben, sind kochsalzlöslich, solche aber, die durch eingreifende Kochsalzentziehung entstanden sind, kochsalzbeständig, und 2. Extraktstoffe reagieren mit Serumglobulinen unter Kochsalzentziehung. Merkwürdigerweise geht MEINICKE zum Beweise dieser Behauptungen nicht den nächstliegenden Weg, nämlich den Weg der chemischen Kochsalzanalyse, sondern er gibt mehr eine Art von Indizienbeweisen, deren Gesamtheit für seine Anschauungen spräche.

MEINICKE führt etwa folgende Überlegungen an: Wie in der soeben erwähnten Versuchsreihe die Endglieder, die der Wirkung des Aqu. dest. am intensivsten ausgesetzt gewesen sind, nun dadurch endgültig unlöslich wurden, so „schiene es nach dem Gesagten naheliegend, die Möglichkeit zu diskutieren, ob auch im Extraktversuch dieselben Gründe maßgebend sein könnten", daß also in der Kochsalzmethode den Globulinen der positiven Sera relativ viel Kochsalz in eingreifender Weise entzogen würde und den negativen nur relativ wenig in schonender Form. Daß nicht der umgebenden Flüssigkeit diese Wirkung zukommt, hat MEINICKE dadurch bewiesen, daß er die abzentrifugierten Flocken mit Erfolg der Wirkung der 10%igen Kochsalzlösung aussetzte.

Am meisten Schwierigkeiten macht es MEINICKE, klar zu machen, warum man den Extraktkolloiden die Fähigkeit zutrauen kann, daß sie Kochsalz zu entziehen vermögen. In der Tat ist ihm auch der Beweis nicht gelungen. Denn aus der Tatsache der hohen Sensibilität von Extrakten gegen Kochsalzlösungen verschiedener Konzentration und aus der Tatsache, daß durch immer wiederholte Ausfällung durch Salzlösungen abwechselnd mit Aufnahme in Alkohol schließlich das Lipoid alkoholunlöslich wird, läßt sich der erwünschte Schluß nicht ziehen.

In quantitativen Versuchen hat dann MEINICKE dargetan, daß bei seiner 2. Methode ein Optimum für bestimmte Mengenverhältnisse sich erkennen läßt. In der ersten Phase werden die Sera durch den Extrakt dann optimal geflockt, wenn ihr Kochsalz durch den Extrakt + Aqu. dest. auf etwa 1:5 verdünnt wird. Aber zugleich zeigt sich, daß auch die Art und Geschwindigkeit der Extraktverdünnung hier eine gewichtige Rolle spielen und die Optima verschieben kann. So muß ein schneller verdünnter, also unwirksamer Extrakt in relativ größerer Dosis zugesetzt werden, um gute Flockung zu erzielen. Im allgemeinen werden auch „positive Sera durch höhere Extraktkonzentration als 1:8 besser ausgeflockt als negative, und umgekehrt negative besser durch Verdünnung über 1:8 hinaus". Gewöhnlich werden aber bei der M-R II, bei der man mit einem Durchschnittsoptimum rechnen muß, diese Verhältnisse nicht beobachtet.

Bei der Wassermethode werden Versuchsbedingungen geschaffen, bei denen die negativen Sera ausfallen, nicht aber die positiven. Die Tatsache, daß bei ihr positive Sera durch geringere Mengen Wasser am Ausflocken verhindert werden als negative Sera, wie Meinicke durch Variation der Wassermengen gezeigt hat, erklärt sich folgendermaßen: „die positive Reaktion entzieht den Globulinen mehr Kochsalz als die negative. Die positiven Globuline befinden sich daher in einem relativ salzärmeren, bzw. wasserreicheren Zustande als die negativen. Sie gelangen daher durch Zugabe von Wasser schon früher über das Flockungsoptimum hinaus als diese und bleiben schon bei Wassermengen ungeflockt, bei denen die negativen Globuline noch geflockt werden."

Ich weiß nicht, ob diese Erklärung für das interessante Phänomen zutreffend ist. Aber ich muß gestehen, daß ich sie nicht durch eine bessere Anschauung habe ersetzen können.

Für die dritte Modifikation wird mit einem Überschuß an Kochsalz gearbeitet. An sich mache, wie Meinicke bemerkt, der hohe Kochsalzgehalt die Globuline schon schwerer ausfällbar, wodurch sich der langsame Eintritt der Fällungen der positiven Sera erkläre. Diese Wirkung könne überhaupt erst zutage treten dadurch, daß gleichzeitig die Kochsalzlösung die Dispersität des Extraktes und damit ihre Flockungsneigung vermehre.

Wenn man die Extrakte zu schwach nimmt, so tritt keine Ausfällung, sondern nur eine Trübung der positiven Sera ein (S. 303). Hier hat Meinicke die Idee der später von Dold ausgebauten und auch von ihm selber ausgebauten Trübungsreaktion bereits ausgesprochen.

Meinicke selbst hat später (Dtsch. med. Wochenschr. 1920. Nr. 37) anerkannt, daß keine seiner Theorien, weder die Lipoidbindungstheorie, noch die Kochsalzwanderungstheorie, den Tatsachen ganz gerecht werden könne. Die letztere könne namentlich nicht allein erklären, warum gerade die Flocken stark verdünnter Sera in der ersten Phase der M-R massiger sein können als diejenigen weniger verdünnter Sera. Hier sei eine Erklärung durch die Lipoidbindungstheorie möglich. Konzentriertes Serum wirke nämlich als Schutzkolloid auf die Lipoide des Extraktes, also dispersitätserhöhend. „Natürlich" nehme mit steigender Verdünnung diese abschwächende Wirkung ab. Die Extrakte würden immer weniger an ihrer Reaktionsfähigkeit gehindert, also relativ stärker wirkend.

Leider muß ich sagen, daß ich diese Erklärung nicht für richtig halten kann. Meinicke übersieht ganz, in wie ungeheuer großen Verdünnungen die kolloidale Schutzkraft der Sera noch wirksam ist, so z. B. gegen Goldsol- oder Mastixemulsionen.

Für die Beibehaltung der Kochsalzwanderungstheorie sprächen andererseits die Tatsachen, daß Vergröberung der Globulinkomplexe, namentlich nach den Arbeiten der Sachsschen Schule, bei den Immunitätsreaktionen eine große Rolle spiele. Die „Kochsalztheorie führt diese Vergröberung auf eine Kochsalzentziehung als primäre Ursache zurück" und hält sich also damit

im Rahmen der gut fundierten Anschauung von der Bedeutung der Dispersitätsverminderung der Globuline.

Für die Kochsalztheorie sprächen auch die Versuche von HAMBURGER,
der unter dem Einfluß von Säuren Chlorionen im Serum zu den Eiweißkörpern,
durch Alkalien aber von ihnen fortwandern sah. Analog sei der Einfluß dieser
Reagenzien auf die Immunitätsreaktionen.

So empfiehlt MEINICKE, beide Theorien zu kombinieren:

„Wir hätten uns dann vorzustellen, daß in der positiven Lipoidbindungsreaktion die Serumglobuline mit den Extraktlipoiden unter Abwanderung
von Kochsalzionen eine feste Verbindung eingehen und demgemäß Flocken
bilden, die sich im Gegensatz zum negativen Versuch durch Kochsalz nicht wieder
in ihre beiden Komponenten zerlegen lassen."

JOEL (Zeitschr. f. Immunitätsforsch. u. exp. Therap., Orig. Bd. 29) hat in
einer aus meinem Institut hervorgegangenen Arbeit zu dem Problem der chemischen Natur der bei der M-R auftretenden Flocken Stellung genommen. Er
hat dazu zwei Wege beschritten: den der Färbung und den der Beobachtung
im Dunkelfeld. Beide brachten ihn zur Ablehnung der von MEINICKE in seiner
zweiten Arbeit geäußerten Ansicht, daß die Flocken keine Extraktlipoide
enthielten. Es war die Frage, wie es denn möglich sein könne, daß die vorher
mit Sudan vorgefärbten Extraktpartikel bei ihrem Übertritt in den Niederschlag
ihre Farbe verändern, das heißt verlieren könnten. JOEL weist darauf hin,
daß mit dem Eintritt des Serums in das Gemisch der Reaktion die Verhältnisse
gegenüber den bei einer einfachen Ausfällung des Extraktes in Kochsalzlösung
durchaus ändern könnten. Denn bei Eintritt des Serums in das System löst
sich, worauf wohl JACOBSTHAL zuerst hingewiesen hat (Zentralbl. f. Bakteriol.,
Parasitenk. u. Infektionskrankh., Abt. I Orig., Ref. Bd. 50, Beiheft), ein Teil
der Extraktpartikel in den Lipoiden des Serums. Damit ist es vielleicht möglich
geworden, daß der „Verteilungskoeffizient des Farbstoffs zwischen dem Niederschlag einerseits und dem übrigen Reaktionsgemisch andererseits ein Bruch
mit großem Nenner" wird.

JOEL hat auch darauf hingewiesen, daß es keineswegs selbstverständlich
ist, daß aus der Reaktion zwischen Serumlipoiden und Extraktlipoiden ein
Körper entstünde, der nun alle Eigenschaften der ursprünglichen Bestandteile
zeigen müßte. Denn z. B. in der wesentlichen Eigenschaft der Löslichkeit
unterscheidet er sich ja von ihnen. JOEL hat das auch bewiesen, indem er zeigte,
daß die Niederschläge der M-R nachträglich nicht mehr mit Osmium färbbar
sind. Und doch gehen sie in den Niederschlag über, wie die Beobachtung
des Vorgangs der M-R im Dunkelfeld lehrte. Man konnte dann sehen,
wie in der ersten Phase der Reaktion die Extraktlipoide sich zu großen Konglomeraten von wabiger Struktur, wie sie JACOBSTHAL bei der optischen Serumdiagnose beschrieben hat, zusammenballten. Die positiven Reaktionen behalten
in der 2. Phase der M-R dieses Bild bei, und es gelingt sehr leicht, auch bei der
M-R mit dem Dunkelfeldmikroskop die endgültige Diagnose zu stellen. Bei
den negativen Seris tritt eine „Desagglutination" der Lipoide (JACOBSTHAL)
auf: man sieht bei Beobachtung im ZEISSschen Trockenkondensor, wie im hängenden Tropfen längs der Kochsalzstraßen, die schlierenartig in das Serum-Extrakt-
Gemisch eindringen, die Konglomerate angenagt werden und gleichzeitig die

vorher verschwundenen Extraktteilchen (Mikrosomen) in der Flüssigkeit aufblitzen.

Ganz neue Gesichtspunkte in das Problem haben Epstein und Paul (Arch. f. Hyg. 1922) gebracht: Sie stützen ihre Theorie vor allem auf die — von ihnen nicht experimentell erwiesene — Anschauung, daß bei den Ausfällungsreaktionen, wie übrigens auch bei der Wa-R, der Ausgleich der negativ geladenen Extrakt-Lipoid-Teilchen mit den positiv geladenen des Luesserums das Wesentliche sei. In der Anschauung, daß der Extrakt negativ geladen ist, stützen sie sich vor allem auf die Untersuchungen von Elias, Neubauer, Porges und Salomon; in der, daß das Luesserum positive Ladung trage, und mit ihr eine relativ vermehrte Azidität besitze, auf die Befunde von Much und Embden, die eine nachweisbare Aminosäurevermehrung im syphilitischen Blute nachgewiesen zu haben glauben. Den Extrakt fassen sie als ein durch die Mischung verschiedener Lipoidarten komplexes Suspensions-Emulsionskolloid auf, das gerade an der Grenze grobdisperser und echt kolloidaler Dispersität stehe.

Durch chemische Analyse der bei der Meinickeschen Kochsalzmethode (= Meinicke II) entstehenden Ausflockung konnten sie nachweisen, daß in der 1. Phase der M II die Flocken zum größten Teil aus Eiweißkörpern bestehen. Sie gewannen diese Ausflockungen durch Zentrifugieren und mehrfaches Waschen mit Wasser und Zufügen von 95% Alkohol, Erhitzen und Beobachten einer Niederschlagsbildung. Das Lipoid des Niederschlags wiesen sie durch die bei Verdünnung des Alkohols mit Aqu. dest. auftretende Trübung nach.

Es ist nun bemerkenswert, daß schon in der ersten Phase der M-R eine Ausflockung der luetischen Sera bereits nach 10 Minuten, die der Normalsera erst viel später beginnt.

Wie erklären sie sich nun diese Befunde? Sie nehmen bei Zusatz des Extraktkolloides, das ja reichlich Wasser enthält, eine Salzentziehung und damit eine Ausflockung der wasserunlöslichen Globuline an. Wenn nun die Luessera beschleunigt ausgeflockt werden, so beruhe das auf dem vermehrten Auftreten der positiven Ladung des Luesserums, so daß dadurch auch die negativ geladenen Lipoide des Extraktes stärker und schneller zur Ausfällung kämen.

In der 2. Phase der M II-R fanden sie den Niederschlag bei den syphilitischen Seris ganz aus Lipoiden bestehen. Er zeigte sich nämlich erstens als weniger voluminös als der Niederschlag der 1. Phase, und zweitens nach Waschen in 2%iger Kochsalzlösung vollkommen löslich in siedendem 95%igen Alkohol.

Daß bei negativen Seris der Niederschlag sich in der Phase II vollkommen löst, erkläre sich so, daß einmal die Eiweißkörper (Globuline) in der zugefügten Kochsalzlösung sich naturgemäß vollkommen lösen und andererseits die unverändert elektronegativ gebliebene, aber durch Adsorption mitgerissene Lipoidkomponente wieder in Lösung gehe.

Bei positivem Serum dagegen sei die ursprünglich elektronegative Lipoidkomponente nicht nur durch das positive Serum entladen, sondern dazu addiere sich noch die positive Ladung der in der Kochsalzlösung enthaltenen Natriumionen. So sei die Ausflockung irreversibel geworden.

Bei der III. Modifikation Meinickes (DM) fanden Epstein und Paul den Niederschlag fast ganz aus alkohollöslichen Lipoiden bestehend. Denn nach Waschen mit 2%iger Kochsalzlösung löst sich der Niederschlag fast vollständig in siedendem Alkohol. Allerdings bleiben noch spärliche, zartkrümlige Flöckchen übrig, die keine Eiweißreaktion geben, sich in Natronlauge nur schlecht lösen, und nach der Meinung der Autoren aus schwerlöslichen Salzen bestehen dürften. Eine eigentliche chemische Analyse davon geben EPSTEIN und PAUL nicht. Auch könnte man an ihrer Anordnung aussetzen, daß durch den Zusatz der 2%igen Kochsalzlösung beim Waschen leichter lösliche Globuline aus dem Niederschlag wieder aufgelöst werden. Andererseits wäre es nicht richtig gewesen, mit Aqu. dest. zu waschen, weil sonst Veränderungen durch spätere Eiweißausfällungen zu befürchten gewesen wären. Die richtige Versuchsanordnung wäre die, nach starkem Zentrifugieren sorgfältigst die letzten Spuren der überstehenden Flüssigkeit abzusaugen und das erste Waschwasser (2% Kochsalzlösung) durch Dialysieren auf Globulingehalt zu prüfen.

Die theoretische Erklärung der DM konstruieren sich EPSTEIN und PAUL so, daß beim negativen Normalserum eine elektrisch amphotere Eiweißphase, die in geringer Menge vorhandene elektrisch negative Phase der Eigenlipoide des Serums, sowie die negativen Extraktlipoide zuammenwirken und dispersitätsvermehrend gegenüber der entgegengesetzt strebenden Wirkung der positiven Natriumionen wirken. Eine dünne Eiweißschicht lege sich als Schutzkolloid an die Oberfläche der Lipoidphasenteilchen.

Beim positiven Luesserum aber überwiege die positive Ladung der Natriumionen und der Eiweißstoffe gegenüber dem Extrakt; es kommt zur Entladung und Ausflockung. EPSTEIN und PAUL glauben auch, daß die Eigenlipoide des Luikerserums die schon durch die KLAUSNERsche Reaktion bekannt gewordene Ausfällungsbereitschaft der Luessera förderten. Im Luesserum stünden nämlich den positiven Eiweißbestandteilen die negativ geladenen Eigenlipoide entgegen und verminderten so die Dispersität. Dies sei der eigentliche Kern der sog. „Globulinvermehrung" des Luesserums. Mit der möglichen Mitausfällung ganz geringer Eiweißmengen mit dem Lipoid durch Adsorptionsvorgänge erklären die Autoren auch die von MEINICKE und JOEL festgestellte schwere Färbbarkeit der Niederschläge durch Sudan: die Eiweißhülle hemme die Färbung. Allerdings scheinen die Autoren an diese Schwerfärbbarkeit nicht recht zu glauben, während ich meinerseits diese Erklärung nicht für genügend halten möchte.

EPSTEIN und PAUL deuten an (S. 116), daß der Schutzwirkung des normalen Serums gewissermaßen eine physiologische, aktive Funktion zukomme, die vielleicht nicht ohne Beziehung zu der Schutzwirkung des Normalserums bei der FREUND-KAMINERschen Krebsreaktion sei. In diesem Sinne sei das Optimum der Wirkung bei der Körpertemperatur von 37^0 vielleicht kein Zufall.

Nach HERZFELD und KLINGER (Berl. klin. Wochenschr. 1918. Nr. 29) beruht die M-R wie auch die anderen mit Extrakt arbeitenden Serumreaktionen auf Lues in letzter Linie auf der Gegenwart von Eiweißteilchen von größerer „Labilität". Diese Labilität (Fällbarkeit) sei dadurch bedingt, daß die Oberfläche der Teilchen ärmer an wasserlöslichen, die Wasserlöslichkeit der Eiweißkörper vermittelnden Abbauprodukten seien. In solchen Eiweißlösungen können adsorbierbare Stoffe wie Lipoidemulsionen besonders leicht adsorbiert werden. Der Unterschied zwischen normalen und Wa + Seren sei kein grundsätzlicher.

Bei der Wassermethode wird nach HERZFELD und KLINGERS Anschauung die Fällung beim negativen Serum dadurch bewirkt, daß die Extraktteilchen

Er lehnt aber auch die ursprüngliche Anschauung von Meinicke sowie Joel ab, daß die wirksamen Extraktbestandteile sich an den Flocken beteiligen. Als Begründung dafür gibt er den wohl sicher nicht zutreffenden Versuch an, daß eine SG-R positives Serum + Extrakt nach Abzentrifugieren der entstandenen Flockungen und neuem Serumzusatz genau so stark flockt wie die entsprechende Kontrolle und daß auch nach viermaligem Abzentrifugieren der Flocken und nachträglichem Serumzusatz immer wieder eine Flockung auftritt, die genau so stark ist wie in einem entsprechenden Kontrollversuch.

Im Gegensatz zu Meinicke und Konitzer legt Meyeringh keinen besonderen Wert auf die Ausflockung in der ersten Phase der M-R. Mit den von ihm angewandten Rinderherzextrakten zur M-R bekam er, auch bei fehlender Flockung in der ersten Phase, eine sehr präzise in der zweiten.

Theoretisch hält er (Zeitschr. f. Immunitätsforsch. u. exp. Therap., Orig. Bd. 30. 1920) die Salzentziehungsmethode nicht für richtig, weil die primäre Ausflockung, besonders bei Luesleberextrakten, häufig bei negativen Seren viel stärker ist. Ebenso wegen der Differenzen zwischen spezifischen und Rinderherzextrakten hält er die ursprüngliche Globulinlipoidbindungstheorie für die richtigere.

Das Milieu der kochsalzarmen und damit sowohl bei positiven wie auch bei negativen Seris extraktausflockenden Wirkung hat H. Schmidt (Med. Klinik 1921) auch durch Ersatz der Kochsalzlösung durch 8% Zuckerlösung erzeugt.

Daß bei der M-R die Alkoholwirkung sehr stark in Betracht kommt, geht aus den Versuchen Gerhard Wagners (Zeitschr. f. Immunitätsforsch. u. exp. Therap., Orig. Bd. 30) hervor, der mit Alkohol ohne Extrakt als Antigen in einer Konzentration von 9% bei der Wa-R arbeitete. Bei der Original-M-R ist die Alkoholkonzentration 8%, für die SG-R 5,3%, für die Brucksche Reaktion 30 bzw. 26,5%.

Sachs hat sich über die eigentliche Theorie der M-R wenig ausgesprochen. Er erblickt (Zentralbl. f. Haut- u. Geschlechtskrankh. Bd. VII. 1923) das Prinzip der zweizeitigen M-R darin, daß die Ausflockung einerseits durch die besondere Verdünnungsart der Extrakte, andererseits durch die zweizeitige Methode erreicht werde. Die Extraktverdünnung werde hinreichend grob dispers hergestellt. Die stärkere Reaktionsfähigkeit der Serumstoffe sei durch die Zweizeitigkeit der Methodik bewirkt. In der ersten Phase entsteht durch das salzfreie Medium eine Fällung der Globuline, „so daß sie mit den gleichzeitig zugesetzten Extraktkolloiden intensiver reagieren". So sei es wohl zu verstehen, daß bei diesem Vorgang die Flockung durch syphilitische Sera bedingt wird, während sie — wie Sachs selbst gezeigt hat — bei sofortigem Ansetzen des Versuchs im salzhaltigen Medium unter sonst gleichartigen Bedingungen unterbliebe.

Jantzen (Zeitschr. f. Immunitätsforsch. u. exp. Therap., Orig. Bd. 33. 1922) hat die Frage der Wirksamkeit der Globulin- und Albuminfraktion bei der M-R geprüft. Er bediente sich dabei der Methode nach Sachs und Altmann mit n/250 HCl resp. der 4fachen Menge gesättigter Kohlensäurelösung in Wasser. In den Globulinlösungen fand er keine unspezifischen positiven Reaktionen, aber unregelmäßige Ausfälle. In einem Fall bei behandelter Lues war nur die Globulinfraktion positiv, Wa-R und DM des Originalserums negativ. Über Albumine wird nichts gesagt. Aus dem unregelmäßigen Ausfall der Versuche wird gegen die Herzfeld-Klingersche Theorie der labilen Globuline als Träger der Wa-R polemisiert; J. hält auch die Meinickesche Theorie für falsch.

Salzsäureglobulin aus aktiven Seris löst sich nicht ganz wieder in Kochsalzlösung, aber der in Lösung gehende Teil gibt noch eine allerdings schwächere spezifische DM.; er folgert daraus: „daß die Globuline bei ihrer Fällung die Luesreagine nur mitreißen. Wieviel und ob sie überhaupt spezifische Stoffe mitreißen, das hängt von der zufälligen kolloidalen Beschaffenheit der Globuline, von der Reaktion des Serums, von der Temperatur und anderen äußeren Ursachen ab.

Mit Bariumsulfat-Aufschwemmung 2mal 24 Stunden behandeltes Serum gibt mit n/250 Salzsäure oder mit gleichen Teilen Ammoniumsulfatlösung nur geringen Niederschlag. Wa-R und DM der überstehenden Flüssigkeit gibt unabhängig davon bald negative, bald positive Resultate, aber keine unspezifisch positiven.

<h2 align="center">Ausfällungsreaktionen mit Tierserum.</h2>

Ein besonderes Kapitel der serologischen Luesdiagnostik ist ihre Anwendung am Serum von Leichen und von Tieren. Die Anwendung an Leichen bedarf noch dringend der Durcharbeitung (s. auch Abschnitt III d. Handb. auf S. 59 und 105).

Die Wa-R gibt bekanntlich beim Kaninchen aus bisher unbekannten Gründen häufig unspezifische Ergebnisse. Auch andere Tiere geben häufig positive Wa-R.

U. Friedemann (Zeitschr. f. Hyg. u. Infektionskrankh. Bd. 67. 1910) hatte die Klausnersche Reaktion, die Ausflockung durch Lezithin und glykocholsaures Natrium bei allen Tieren, außer beim Meerschweinchen und Pferd, positiv gefunden. Daß nun nach Wendtland das Serum bei diesen beiden Tiersera sich besonders schwer durch Ammonsulfat flocken läßt, erklärt nach Weisbach die Tatsache, daß beim Pferd die SG-R positiv, die Wa-R aber negativ ist, weil erstere Reaktion genügend Zeit gibt, um die Ausflockung zustande kommen zu lassen. Für die Unabhängigkeit des Mechanismus spräche das aber nicht.

Diese Ergebnisse werden vielleicht durch die Untersuchungen von Weisbach erklärlicher. Dieser fand bei seinen Ausfällungsversuchen folgendes:
Bei Ammonsulfat-Ausflockung (25%, 33%, 50%) werden geflockt:

> Rinder-Serum besonders leicht,
> Meerschweinchen-Serum besonders schwer,
> Pferdeserum leicht, aber schwer absetzbar.

Konitzer (Zeitschr. f. Immunitätsforsch. u. exp. Therap., Orig. Bd. 30, S. 400) verglich die Sera der wichtigsten Tierarten in ihrem Verhalten bei der Wa-R, SG-R (bei letzterer ist nicht angegeben, ob mit SG-R oder SG-R II) und M-R II. Bei aktiven Seris fand er die M-R II im Prinzip nicht verschieden von M-R I. Im ganzen gaben fast alle Tiere eine schwach positive oder zweifelhafte M-R II und flockten auch in der ersten Phase gut aus. Ganz auffallend sind die starken Differenzen zwischen der SG-R und Wa-R bei aktiven Seris, während bei inaktiven Seris die Befunde ziemlich übereinstimmen. Negativ wurden hier gefunden: Ente, Rind und Kaninchen, positiv Huhn, Katze, Pferd, Hammel, Ziege, Schwein. Als ein auffälliges, vielleicht auch zufälliges Ergebnis bezeichnet KONITZER selbst den Befund, daß aktive, präzipitierende Kaninchen-immunsera sich ungefähr gleich allen drei Reaktionen gegenüber verhielten, wie die betreffenden Antigenspender.

W. JANTZEN (Zeitschr. f. Immunitätsforsch. u. exp. Therap., Orig. Bd. 33) prüfte mittels der DM künstlich syphilitisch gemachte Kaninchen. Mit Spirochaete pallida geimpfte Tiere zeigen im Gegensatz zu der Wa-R eine spezifisch positive Reaktion, und zwar in der Regel schon 6 Wochen post infectionem. In 2 Fällen wurde sie schon nach 14 Tagen positiv. Die Reaktion verschwindet später innerhalb eines Jahres von selbst wieder. So ist die DM ein guter Indikator für die Kaninchenlues.

BACHMANN (Zeitschr. f. Immunitätsforsch. u. exp. Therap., Orig. Bd. 34, S. 329) hatte gefunden, daß die SG-R sowie die DM und DTr beim Kaninchen auch dann negativ ausfielen, wenn die Wa-R eine unspezifische Hemmung ergab. Bei der Zerlegung des Serums in seine Eiweißbestandteile mit der Methode von KAPSENBERG fand er auch die Globulin- und Albuminfraktion mit den Flockungsmethoden negativ, im Gegensatz zu der positiven Wa-R der Globulinfraktion.

EIKEN (Zeitschr. f. Immunitätsforsch. u. exp. Therap., Orig. Bd. 24) hatte mit alkoholischen und wäßrigen Organextrakten aus Herz und Luesleber bei Kaninchen eine kräftige Wa-R erzeugen können. Aber die HERMANN-PERUTZ-sche Reaktion fand er immer negativ. Es wäre recht wünschenswert, wenn auch bei durch Luesspirochäten infizierten Kaninchen noch einmal die Versuche mit der HERMANN-PERUTZschen Reaktion systematisch wiederholt werden könnten.

KECK (Münch. med. Wochenschr. 1920. Nr. 22, S. 649) untersuchte die Sera normaler und syphilitischer Kaninchen und fand die SG-R I auch bei Normal-Kaninchen positiv. Wenn er dagegen Extraktserum bei 0° digerierte und dann 2 Stunden bei 37° ließ, so lösten sich die Flocken bei Normal-Kaninchen wieder auf, bei syphilitischen blieben sie (selbst bei $^1/_{100}$ Verdünnung bei einem Tier). Untersucht wurden 14 Kaninchen.

Über die im zweiten Teil dieser Arbeit aufgeführten zweizeitigen und drei-zeitigen Reaktionen ist theoretisch nichts zu sagen, was noch nicht ausgesprochen wäre. Hier sei nur noch einmal hervorgehoben, daß sie sich in den Rahmen der Lipoidbindungsreaktionen zwanglos einfügen und daß die geschilderte Technik der Komplementbindung ein Reagens ist auf dieselben Vorgänge, die wir bei den Flockungs- und Trübungsreaktionen auf anderem Wege sichtbar machen.

Aus all dem Geschilderten dürfte hervorgehen, daß die Anstellung auch der Ausflockungsreaktionen zur Zeit noch dem Serologen überlassen bleiben muß. In die Hand des Allgemeinpraktikers gehören sie ganz sicher nicht. Verschiedener Meinung kann man darüber sein, ob nicht der Facharzt für Geschlechtskrank-heiten, der ja seine Fälle klinisch kontrollieren kann, unter der Voraussetzung genügender Vorbildung selbst die Flockungs- und Trübungsreaktionen aus-führen soll. Diese Frage rührt auch an das schwierige Problem, ob der serologische Untersucher die klinischen Daten kennen soll oder nicht. Ich habe mich immer in dem Sinne ausgesprochen, daß er zum wenigsten wissen soll, ob die Untersuchung zur Diagnose oder zur Therapie ausgeführt wird. Denn es ist ja klar, daß dann, wenn von den klinischen Daten gar nichts bekannt ist, der Serologe eine ganz schwache Reaktion grundsätzlich als negativ bezeichnen wird. Bei behandelter Lues kann das zu Unzweckmäßigkeiten führen; bei durch den Spirochätennachweis gesicherter Lues I kann es geradezu verderbliche Folgen haben. Der Grundsatz des Serologen muß lauten: in dubio lenius, in certo acrius, d. h. also bei gesicherter Diagnose geschieht im allgemeinen durch eine zu schwache Einwertung, bei unsicherer durch eine zu vorsichtige Einwertung der geringste Schaden.

Es sei zum Schlusse nochmals eine Zusammenstellung gegeben, aus der hervorgeht, wie man wissenschaftlich die gesamten serologischen Luesreaktionen einordnen muß. Eine gewisse Schematisierung läßt sich dabei nicht vermeiden.

Versuch einer Systematik der serumdiagnostischen Methoden zum Luesnachweis im Blut.

A. Labilitätsreaktionen.

1. KLAUSNERsche Reaktion.
2. BRUCKS sero-chemische Reaktionen.
3. Senkungsbeschleunigungsreaktion (FAHRÄUS-HÖBER).
4. Formolgelefikationsreaktion (GATÉ-PAPACOSTAS).

B. Lipoidbindungsreaktionen.

I. Einzeitige Lipoidbindungsreaktionen:

a) mit künstlichem Antigen.

1. PORGES-MEIERsche Reaktion.
2. ELIAS-PORGES-NEUBAUER-SALOMONsche Reaktion.
3. PORGES-HERMANN-PERUTZsche Reaktion.

b) Mit natürlichen Antigenen ohne verstärkende Zusätze.

1. Optische Serodiagnose (JACOBSTHAL).
2. BRUCK-HIDAKAS Reaktion.
3. Meiostagminreaktion (ASCOLI-IZAR).
4. Cuorinreaktion (TERUUCHI und TOYODA).
5. HECHTsche Reaktion I.
6. MEINICKES III. Reaktion (DM).
7. BRUCKsche Reaktion (B-R).
8. KODAMAsche Schichtungsprobe.
9. VERNESsche Reaktion.
10. HOHNsche Lupenflockungsreaktion.
11. SEKIS kataphoretische Reaktion.

c) Natürliches Antigen mit verstärkenden Zusätzen.

α) Flockungsreaktionen:

1. SACHS-GEORGI-Reaktion I und II.
2. DREYER-WARDsche Reaktion.
3. KAHNsche Reaktion.

β) Trübungsreaktionen:

1. DOLDsche Trübungsreaktionen.
2. MEINICKEs Trübungsreaktionen.
3. HECHTs Trübungs-Flockungsreaktion I und II.

II. Zweizeitige Lipoidbindungsreaktionen.

a) Ohne Komplementbindung: MEINICKEsche Reaktion I und II.
b) Mit Komplementbindung.

a) Mit künstlichem Antigen:

1. LEVADITI-YAMANOUCHI.
2. PORGES.
3. SACHS-RONDONI usw.

β) Mit natürlichem Antigen:

1. WASSERMANNsche Reaktion und ihre Abarten.
2. Konglutinationsreaktion (KARVONEN).
3. Gerinnungsreaktion (HIRSCHFELD-KLINGER).
4. H-K-Reaktion (PFEILER und SCHEYER).
5. Kombinierte Reaktionen („dreizeitige Reaktionen"):
   a) Versuche von JACOBSTHAL, TERUUCHI und TOYODA, HECHT.
   b) KAFKA.
   c) KEINING.
   d) STÜHMER und MERZWEILER.

C. Chemische Reaktionen.

1. SCHÜRMANNs Farbenreaktion.
2. LANDAUS Jodreaktion.
3. WEICHARDTs Epiphaninreaktion.

Methoden zur Ablesung der Ergebnisse bei den Fällungs- und Trübungs-reaktionen.

Bei den Fällungsreaktionen handelt es sich, wie schon der Name sagt, um die Beobachtung von Ausfällungen. Da es das Charakteristische dieser ganzen Gruppe von Reaktionen ist, daß sie nicht plötzlich auftreten, sondern sich langsam entwickeln, so ist es erwünscht, die Entwicklung des Fällungsvorganges beobachten zu können.

MICHAELIS hat in seiner grundlegenden Beobachtung makroskopisch den Niederschlag beobachtet und, wie ich aus den Untersuchungen über die optische Serodiagnose weiß, ist auch beim Zusammenbringen von Luesextrakt und Serum sehr oft der Niederschlag makroskopisch erkennbar, wie auch bei vielen Fällen von SG-R oder M-R.

Ich habe dann die Beobachtung mit dem Ultramikroskop (1910) eingeführt. Noch immer bin ich der Meinung, daß wir dieser Beobachtungsmethode unsere Aufmerksamkeit schenken sollten, denn sie verspricht uns mancherlei Aufschlüsse, die wir sonst nicht erhalten können. Wenn einzelne Untersucher offenbar mit der Methode nicht zustande gekommen sind, so haben sie sich das eher selber zuzuschreiben. Ich weiß aus zahlreichen Erfahrungen, daß das Dunkelfeld manchem, der seine Handhabung eigentlich beherrschen müßte, ein recht ungemütliches Instrument ist.

Ich betrachte die von Sachs-Georgi eingeführte Methode der Anwendung des Agglutinoskops nur als eine Modifikation meiner Beobachtungsmethodik. Auch sie hat ihre Schattenseiten, und es ist keineswegs so, daß man bei verschiedenen Untersuchern immer eine Übereinstimmung der Ergebnisse mit diesem Instrument erzielt. Nebenbei gesagt hat das von Altmann fabrizierte Instrument den Nachteil, daß der Tubus, in dem die Beobachtungslinse steckt (auch diese wäre noch verbesserungsfähig) zu lang ist, so daß die Einstellung auf den Röhrcheninhalt oft nicht ganz leicht ist, weil der Abstand von dem Beobachtungsmaterial zu weit ist. Das Prinzip des Agglutinoskops ist sehr einfach: mittels eines Spiegels werden Lichtstrahlen schräg so durch die zu

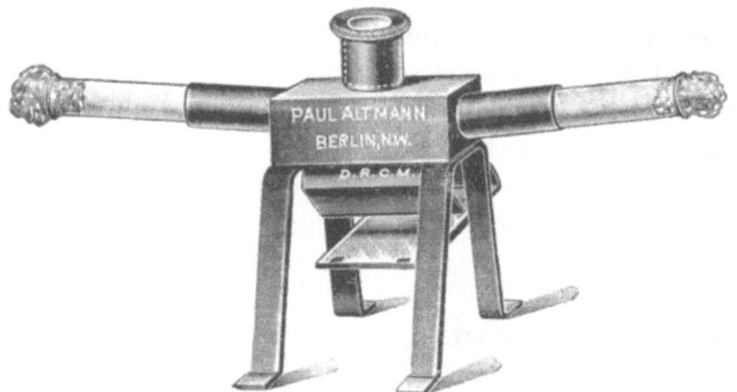

Abb. 7. Doppel-Agglutinoskop nach Kafka.

beobachtende Flüssigkeit gesandt, daß sie das Auge des Beobachters nicht treffen; dadurch treten Inhomogenitäten der Flüssigkeit besser hervor. Vor allem werden feine Flocken, die in ihr schwimmen, hell beleuchtet und erscheinen weiß oder grau, hell aufleuchtend. Der Extrakt allein erscheint dagegen homogen opal.

Das Agglutinoskop hat Kafka verbessert. Er hat durch eine Doppelanordnung (s. Abb. 7) erreicht, daß man Serum und Kontrolle gleichzeitig beobachten kann.

In Anlehnung an die Agglutinationsprobe von Neisser-Pröscher hat Klieneberger vorgeschlagen, ohne Anwendung des Agglutinoskops den Ablauf der Reaktionen in kleinen Blockschalen mit dem Mikroskop zu beobachten, in denen man auch die Reaktion ansetzt.

Um eine Beobachtung und einen Vergleich sämtlicher Verdünnungen und Kontrollen einer Reaktionsreihe fast gleichzeitig vornehmen zu können, hat Korach das in einer Trommel drehbare, von Lautenschläger fabrizierte Polyagglutinoskop konstruiert (s. Abb. 8).

Dieses ist optisch einwandfrei und dem Altmannschen Instrument überlegen. Es eignet sich besonders gut zu Serienuntersuchungen.

Dreyer hat mit etwas einfacheren Mitteln dasselbe Prinzip angewandt (s. Abb. 9). Für die gleichzeitige Beobachtung mehrerer Reaktionen beleuchtet er die Röhrchen mit einer Art Klavierlampe, die in einem schwarzen Kasten zur Abblendung störender Strahlen untergebracht ist (s. Abb. 10).

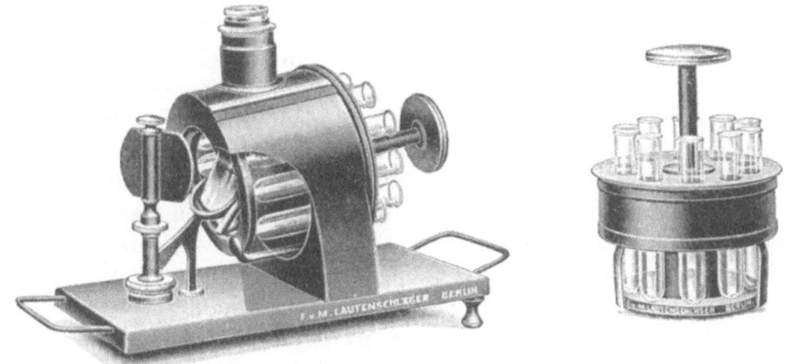

Abb. 8. Polyagglutinoskop (Korach).

In Ermangelung eines Agglutinoskops hat Mandelbaum (Münch. med. Wochenschr. 1918) die Röhrchen mit dem umgedrehten Mikroskopokular 4 unter Benutzung des Fingers als Blende betrachtet.

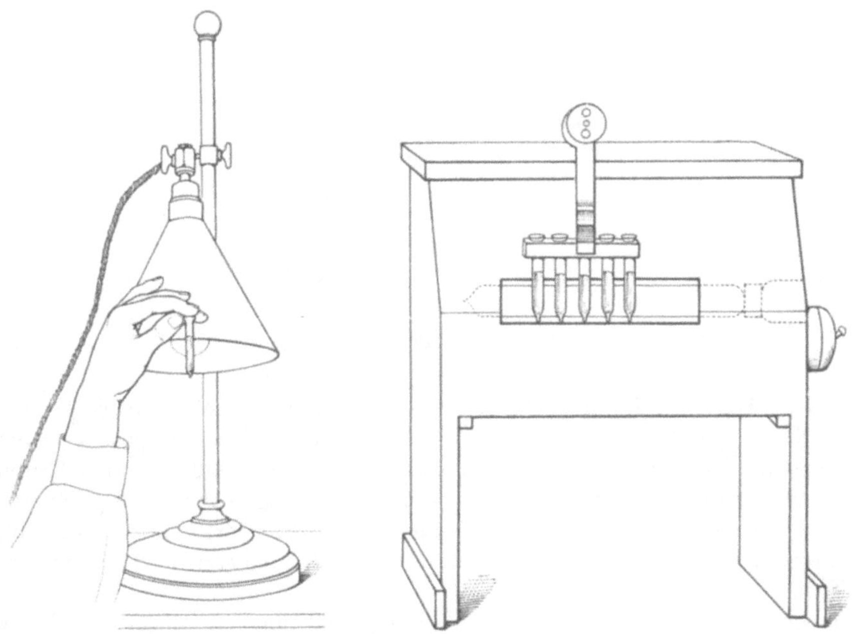

Abb. 9. Ablesung nach Dreyer.   Abb. 10. Dreyer-Wardsche Ablesungsvorrichtung.

Zur Beobachtung der Entwicklung und Auflösung der Schollen bei der M-R hat auf meine Veranlassung Joel das damals noch unbekannte Instrument von Siedentopf zur Beobachtung von „hängenden Tropfen" im Dunkelfeld (fabriziert von C. Zeiss) angewandt. Später hat dann Oelze denselben Apparat zur Anwendung bei den Fällungsmethoden empfohlen. Oelze gibt mit Recht an, daß man mit dieser Methode gar nicht so schwer zufällige, verunreinigende Flocken durch ihren stärkeren Glanz von den echten, durch Agglomeration der Lipoide entstandenen unterscheiden könne. Nicht richtig ist, daß die unechten immer rundlicher seien; sie sind es nur zuweilen.

Schon bei den Versuchen über die optische Serumdiagnose war es mir aufgefallen, daß die verschiedenen Proben nach der Einwirkung der Reagenzien aufeinander oft einen ganz verschiedenen Durchsichtigkeitsgrad hatten. Ich hatte aber auf diesen Befund keinen Wert gelegt. Später habe ich dann in meinen Untersuchungen mit Kafka mit der Mastixreaktion dieser auftretenden leichteren oder stärkeren Trübung als Ausdruck der eintretenden positiven Reaktion mit der kolloiden Mastixlösung diese Vorgänge näher verfolgt, und wir haben den Grad der Trübung in einer Skala von 5 Graden verzeichnet. Wie man objektiv gewissermaßen mit einer primitiven Nephelometrie solche Trübungen verzeichnen kann, und eine leicht herstellbare Vergleichslösung sich verschafft, habe ich bei meiner Nachprüfung der Bruckschen Salpetersäurereaktion mitgeteilt (s. S. 244).

Aber erst durch Dold ist die Beobachtung der auftretenden Trübung durch systematische Untersuchungen zu einer allgemein eingeführten Reaktion

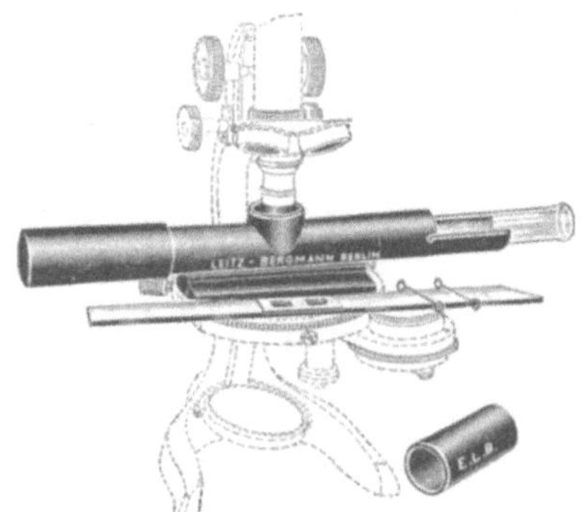

Abb. 11.   Seroskop von Dold.

geworden. Bei der SG-R gibt schon Mandelbaum an (Münch. med. Wochenschr. 1921. Nr. 43), daß man die beginnende Reaktion bei stark positiven Seren mit bloßem Auge schon nach 20—30 Minuten an der auftretenden Trübung erkennen könne. Er empfiehlt bei seiner Trübungsreaktion die Röhrchen vor sich zu halten und durch sie hindurch das Fensterkreuz zu betrachten. Mit dieser einfachen Methode ist es in der Tat leicht, auch ganz leichte Differenzen im Trübungsgrade zu erkennen.

Schon vor der Mitteilung seiner Trübungsreaktion hat Dold (Dtsch. med. Wochenschr. 1921. Nr. 15) ein „Seroskop" (Dispersoskop, s. Abb. 10) als Hilfsapparat für jedes beliebige Mikroskop empfohlen. Man kann mit ihm die Dispersität kolloidaler oder grobdisperser Flüssigkeiten bei einer Vergrößerung von 10 bis 500 untersuchen. Es eignet sich besonders gut für die SG-R und M-R. Auch bei ihm ist das wirksame Prinzip die Tyndallbeleuchtung. Das Instrument wird von E. Leitz in Wetzlar hergestellt.

Technischer Anhang.

I. Labilitätsreaktionen.

1. Ringprobe von Fornet und Schereschewski[1].

UHLENHUTHsche Hängeröhrchen. Schwarzer Hintergrund. Paralytikerserum (0,15 ccm 5fach verdünnt) wird mit Kapillarpipette durch 0,15 ccm Luetiker-blut unterschichtet. Innerhalb 2 Stunden muß beim positiven Versuch ein grauer Ring aufgetreten sein.

2. Die Klausnersche Reaktion[2].

Reagenzgläser von 0,5 cm lichter Weite und 7 cm Höhe. Einfüllen von je 0,2 ccm des aktiven zu prüfenden Serums und dazu 0,7 ccm Aqu. dest., Mischen, bis zum nächsten Tage bei Zimmertemperatur stehen lassen.

Positive Sera zeigen nach wenigen bis 15 Stunden einen deutlichen flockigen Niederschlag. Auf minimale Niederschläge nach 24 Stunden, wie sie bei negativen Seren vorkommen können, ist kein Wert zu legen.

3. Brucks serochemische Reaktionen.

a) Salpetersäurefällungsreaktion[3].

Zu 0,5 ccm aktivem, klaren, abgesetzten Serum fügt man 2 ccm Aqu. dest. zu, schüttelt um. Mit Präzisionspipette 0,3 ccm. Ac. nitr. purum der deutschen Pharmacopoea (also ca. $25\,^0/_0$) (s. jedoch „Nachtrag"). Weißen Niederschlag umschütteln, 10 Minuten bei Zimmertemperatur stehen lassen. Zufügen von 16 ccm destilliertem Wasser von Zimmertemperatur (ca. 15^0), unter Verschluß des Glases mit der Fingerkuppe durch dreimaliges Auf- und Abwärtsneigen unter Vermeidung von Schaumbildung schütteln. Wiederholung nach 10 Minuten, $^1/_2$ Stunde bei Zimmertemperatur stehen lassen. Normalserum = ge-bildeter Niederschlag gelöst, resultiert eine wasserklare oder durchsichtige, opaleszierende Flüssigkeit. Bei Luesserum bleibt (floride Lues oder Lues mit positiver Wa-R) deutliche, feinflockige, weiße Trübung bestehen. Läßt man 2—3 Stunden, besser 12 Stunden, weiter stehen, so bleiben Normalsera völlig klar und durchsichtig und setzen keinen oder nur eine Spur Bodensatz ab, während sich bei den Luesseren die flockige Trübung zu einer je nach Stärke des betreffenden Serums größeren oder kleineren gelatinösen und ungemein charakteristischen Kuppe niederschlägt.

Besonders zu beachten: Inaktivieren der Seren ist überflüssig, inaktive reagieren wie aktive.

Wenn größere Serummenge zur Verfügung steht, setzt man ein Röhrchen auch mit 1,0 Serum an (1,0 Serum $+ 3,0\,H_2O$, $0,3\,HNO_3$), — Bindung — $+ 16\,ccm$ H_2O. Positive Sera zeigen deutliche Trübung, später gelatinösen Kuppen-niederschlag. Opaleszenz genügt nicht zur Positivität.

---

[1] Münch. med. Wochenschr. 1907. Nr. 30.
[2] Wien. klin. Wochenschr. 1908. Nr. 7.
[3] Münch. med. Wochenschr. 1917. Nr. 1.

Chylöse und blutige Sera sind nicht zu verwenden, dagegen auch ältere, klare.

Sera von Fiebernden sind mit Vorsicht zu beurteilen. Untersuchungen über Brutschrankeinwirkungen wurden nicht angestellt.

[Nachtrag: Die von Bruck benutzte Salpetersäure enthielt auf 100 g 24,77 HNO_3, auf 100 ccm = 24,48 HNO_3 (spez. Gewicht 1,149). Andere Säuren müssen immer erst austitriert werden]. Für eine quantitative Ausführung empfiehlt sich die Modifikation von Gärtner (s. Text).

b) Brucks Alkoholfällungsmethode[1]).

Nicht über 2 Tage altes, klares Serum wird genau $^1/_2$ Stunde bei 56° inaktiviert und einige Stunden kühl stehen gelassen. Jedes Serum wird in 2 Röhrchen a und b verarbeitet. Beide erhalten je 0,2 unverdünntes Serum; a erhält außerdem 3 ccm folgender Lösung I: Alkohol 96% 100, Aqu. dest. 200. b erhält 3 ccm Lösung II: Alkohol 96% 80 ccm + Aqu. dest. 220. Umschütteln, bei 15° stehen lassen (Temperatur ist wichtig). Ablesen nach 10 Minuten und 60 Minuten. Positiv sind Sera, die in beiden Röhrchen stärkste oder in a stärkste und bei b starke Trübung aufweisen. Seren mit deutlichen, aber nicht undurchsichtigen Trübungen werden als verdächtig bezeichnet.

c) Brucks Milchsäurefällungsmethode[2]).

Man hält sich eine Stammlösung I; Acid. lact. pur. 10,0, Aqu. dest. ad 100,0, und bereitet sich hiervon eine Stammlösung II (Milchsäure 1:1000) = 1 ccm Stammlösung I + 99 ccm Aqua dest. Die Stammlösung II wird gut verschlossen aufbewahrt und gegen $^1/_{100}$ Normalnatronlauge (Phenolphtalein) titriert. 5 ccm von Brucks Stammlösung II brauchten 6,5 ccm NaOH/N $^1/_{100}$. Von Zeit zu Zeit wird nachgeprüft, ob der Titer derselbe geblieben ist.

Nun wird, ausgehend von der Stammlösung II, diejenige schwächste Milchsäureverdünnung festgestellt, die mit wassermannpositiven Seren innerhalb einer Stunde noch deutliche Ausflockung gibt. Diese Dose lag bei Brucks Versuchen bei der Verdünnung; 9 ccm Stammlösung II + 60 ccm destilliertem Wasser. Das zu verwendende destillierte Wasser muß chemisch rein und völlig säurefrei sein (Prüfung gegen $^1/_{100}$ Normalnatronlauge), denn durch einen etwaigen Säuregehalt des destillierten Wassers kann die Versuchsdose verschoben und es können so unspezifische Resultate vorgetäuscht werden.

Einstellung. Die Seren werden spätestens zwei Tage nach der Blutentnahme genau $^1/_2$ Stunde bei 56° inaktiviert, dann mehrere Stunden kühl stehen gelassen und untersucht. Jedes Röhrchen wird mit 0,2 ccm inaktiviertem Serum beschickt und 2 ccm der fällenden Milchsäureverdünnung zugefügt. Die Stammlösung wird zwischen 7 und 10 ccm variiert. Die Einstellung der Stammlösung ist unerläßlich.

---

1) Münch. med. Wochenschr. 1917. Nr. 35.
2) Münch. med Wochenschr. 1917. Nr. 37.

4. Blutkörperchensenkungsbeschleunigung (Suspensionsstabilität).

a) Methode von FAHRAEUS [1]).

Reagenzgläser von 17 cm Länge, 9 mm lichter Weite.

Markierung in der Höhe von 10 ccm. Die Röhrchen werden vor der Blut-entnahme aus der Vene mit 2 ccm $2^0/_0$iger Natr. citr. Lösung gefüllt. Blut wird bis zur Marke 10 einlaufen gelassen. Zur Mischung mehrfach Auf- und Absenken. Notiert wird die Höhe der oberen (abgesenkten) Säule nach einer Stunde.

b) Methode nach PLAUT-NATHAN [2]).

Als Verdünnungsflüssigkeit wird die HEKMARsche Flüssigkeit (Natrium citric. 1,1; Natrium chlorat. 0,7; Aqu. dest. 100) genommen. Meßgefäß: Schüttel-zylinder mit eingeschliffenem Glasstöpsel, Innendurchmesser 1 cm. Innenhöhe 12 cm, außen eine Millimeterskala von 10 cm Höhe, Marke 0 oben, Marke 10 unten. Ausführung: Natriumzitratlösung bis 25 mm Höhe fällen, Venenblut bis Marke 0 auffüllen, Mischen durch zweimaliges Umstülpen, bei Zimmertem-peratur stehen lassen.

Normalsenkungszeit: bei Männern 2 mm, bei Frauen 6 mm in 1 Stunde.

c) Methode von BÜRKER [3]).

Eintropfenlassen des Vollblutes in HAYEMsche Lösung, und zwar ohne be-sondere Maßnahmen einen Tropfen in ein Gläschen fallen lassen. Dann mischen. Ein normales Blut senkt sich in einer Stunde etwa 6 mm. Man kann den Versuch immer wiederholen, da die HAYEMsche Lösung das Blut konserviert.

d) Methode nach LINZENMEIER [4]).

Zur Flüssigerhaltung des Blutes wird 0,2 ccm einer $5^0/_0$igen Natr. citric.-Lösung in ein kleines 6—12—18 mm graduiertes Röhrchen von 1 ccm Inhalt und 5 mm Durchmesser mit dem zu untersuchenden Blut bis zur Marke 1 auf-gefüllt, 2mal geschüttelt und senkrecht aufgestellt. Die Zeiten der Senkung werden notiert und zur Darstellung gebracht. Alle Untersuchungen nur im nüchternen Zustand.

5. Formolgelefikationsreaktion von Gaté und Papacostas [5]).

Zu 1 ccm klaren aktiven oder inaktivierten Serums werden 2 Tropfen des käuflichen Formols zugefügt; Schwenken, um zu mischen. Mit Wattestopfen versehen, bei Zimmertemperatur stehen lassen. Positive Sera sind nach 24 bis 30 Stunden gelatinös, so daß man das Röhrchen auf den Kopf stellen kann. Negative bleiben flüssig.

---

[1]) Monographie 1921.
[2]) Berl. klin. Wochenschr. 1921. Nr. 24.
[3]) Münch. med. Wochenschr. 1922. S. 578.
[4]) Pflügers Arch. f. d. ges. Physiol. Bd. 181. 1920.
[5]) Cpt. rend. des séances de la soc. de biol. Tome 83, p. 143. 1920.

II. Lipoidbindungsreaktionen.

A. Einsystemige oder einfache Lipoidbindungsreaktionen.

1. Fällungsreaktion nach Michaelis[1].

Serum 0,2 + wäßriger Luesleberextrakt 0,2.
Nach 24 Stunden Präzipitatbildung bei positiver Reaktion.

2. Porges-Meiersche Lezithinausfällungsreaktion[2].

Es wird eine $1^0/_0$ige Suspension von „Lecithin Kahlbaum" hergestellt, indem man das Lezithin in physiologischer Kochsalzlösung im Mörser verreibt, schüttelt, filtriert. Zur Konservierung kann $0,5^0/_0$ Karbol zugesetzt werden. In dünnen Präzipitationsröhrchen wird 0,1 dieser $1^0/_0$igen Lezithinaufschwemmung mit 1 ccm 5fach mit physiologischer Kochsalzlösung verdünnten Serums gemischt. Einige Stunden stehen lassen (37^0). Nach $^1/_2$—24 Stunden entstehen bei positiven Seren deutliche Flocken.

3. Die Elias-Neubauer-Porges-Salomonsche Natrium glycocholicum-Fällungsreaktion[3].

Frisch bereitete $1^0/_0$ige Lösung Natr. glycoch. von Merck in Aqu. dest. wird mit vollständig klar zentrifugiertem, $^1/_2$ Stunde bei 56^0 inaktiviertem Serum āā gemischt. Es genügen Präzipitationsröhrchen von 6—7 mm Durchmesser und 0,2 ccm beider Reagenzien. 10—20 Stunden ohne Erschütterung bei Zimmertemperatur stehen lassen. Bei positiven Fällen bilden sich dann, meistens an der Oberfläche, deutliche Flocken. Trübung oder Spuren von Flocken sind negativ.

Unzulässig sind folgende Modifikationen: Schichtung oder Anwendung von Bruttemperatur oder nicht frisch bereiteter Lösungen (Bakterienverunreinigung!), Karbolzusatz (von Fritz und Kren empfohlen), hämoglobinhaltige Sera, Benutzung besonderer Hilfsmittel wie Lupe oder seitliche Beleuchtung zur Beobachtung. Es empfiehlt sich inaktiviertes Serum zu benutzen, aktives reagiert leichter unspezifisch.

Natr. glycochol. ist empfindlich gegen Zersetzung und muß deswegen vorsichtig aufbewahrt werden. Zersetztes riecht nach faulem Eiweiß und gibt niemals positive Resultate (Rosenfeld und Tannhauser).

4. Porges-Hermann-Perutzsche Reaktion mit Modifikationen von J. Zadek[4].

Serum hämoglobinfrei abgegossen, $^1/_2$ Stunde bei 56^0 im Wasserbad inaktiviert, hiervon 0,4 ccm zu einer Mischung aus 0,2 ccm frisch bereiteter $2^0/_0$iger wäßriger Natronglykocholat-Lösung Merck und 0,2 ccm einer aus der „Stammlösung" durch Verdünnung im Verhältnis 1:20 mit Aqu. dest. bereiteten Cholesterinsuspension.

---

[1] Berl. klin. Wochenschr. 1907. Nr. 46.
[2] Berl. klin. Wochenschr. 1908. Nr. 15.
[3] Wien. klin. Wochenschr. 1908. Nr. 23.
[4] Ergebn. d. inn. Med. Bd. 14. 1915.

Herstellung der haltbaren alkoholischen Stammlösung: Natr. glycochol. MERCK 2,0, Cholesterin 0,4 g, Alkohol 96%ig 100 g.

Verschluß mit Wattebausch. Kräftig durchschütteln. Bei Zimmertemperatur 20 Stunden unberührt stehen lassen. Nur deutliche Ausflockungen gelten als positiv, Trübungen und feinste Flöckchen als negativ.

ZADEK inaktiviert 25—30 Minuten im Brutschrank bei 56°. Hämoglobinfreiheit notwendig, lipämische Blutsera unbrauchbar, ikterische brauchbar. Aufbewahrung durch 8—14 Tage unschädlich. Serumgewinnung durch Zentrifugieren besser zu vermeiden; nur mit trockenen Glassachen arbeiten.

Bei der Herstellung der Reagenzien ist wichtig, daß auch die Stammlösung nur 14 Tage haltbar ist; daß die Reagenzien vor Herstellung am besten im Exsikkator stehen. Bei der Herstellung der Gebrauchslösung muß das Aqu. dest. langsam unter ständigem Schütteln zugesetzt werden. Die Herstellung der Stammlösung muß so geschehen, daß das Cholesterin erst dem in möglichst wenig 96%igem Alkohol völlig gelösten Natr. glycochol. beigegeben und dann unter erneutem Alkoholzusatz versucht wird, das Cholesterin in möglichst feinem Suspensionszustand zu erhalten (umschütteln!). Die Lösungen sollen opaleszieren und nur von feinen Körnchen durchsetzt sein. Es empfiehlt sich, die beiden Lösungen am Abend vor dem Untersuchungsmorgen anzusetzen, d. h. also die ganz aufgefüllte 2%ige wäßrige Natronglykocholat-Lösung fertig, die Stammlösung mit Natron glycocholicum und etwas Alkohol allein über Nacht bis zur völligen Lösung stehen zu lassen und am Morgen einige Stunden vor der Benutzung Cholesterin und Alkoholrest zuzugeben. Die Cholesterinsuspension ist nur dann brauchbar, wenn sie eine ganz wenig ausgesprochene Opaleszenz zeigt. Das wird so erreicht, daß zu 1 ccm der Stammlösung in trockenem Meßzylinder im Strahl rasch 10 ccm Wasser zugespritzt werden.

Als Kontrolle wird ein Röhrchen mit Aqu. dest. anstatt Serum, sowie eine Kontrolle mit 0,4 Serum und 0,2 Cholesterinlösung 1:19 genommen. Beide dürfen nicht ausflocken. Eine Ablesung nach 10 und 20 Stunden empfiehlt sich. Als Natr. glycochol. nehme man nicht purissimum, sondern purum. Die Reaktion wird immer mit 2 Verdünnungen angesetzt, außer den genannten Kontrollen.

Für jede Reaktion werden außer der Wasser-Serumkontrolle (0,2 ccm Aqu. dest. + 0,4 ccm Serum resp. 0,8 ccm Liquor cerebrospinalis, resp. 0,2 ccm Leichenserum), unter den oben angegebenen Kautelen, zwei Röhrchen angesetzt.

In das erste gelangen 0,2 ccm der (wie früher) aus der Stammlösung (vgl. oben) im Verhältnis 1:19 hergestellten alkoholischen Natr. glycocholic. Cholesterinsuspension;

in das zweite dieselbe Menge der im Verhältnis 1:29 hergestellten Aufschwemmung;

dazu in beide 0,2 ccm der 2%igen Natr. glykocholatlösung („purum" MERCK).

Hinzugefügt werden dann:

1. Vom inaktivierten Serum (pleuritischem und sonstigem Exsudat) 0,4 ccm.

2. Vom inaktivierten Liquor cerebrospinalis 0,8 ccm.

3. Vom inaktivierten Leichenserum 0,2 ccm.

Unter diesen Bedingungen können auch feinste Präzipitationen als positiv bezeichnet werden, wenn sie in dem mit der Verdünnung 1:29 beschickten Röhrchen in derselben Dichte und Stärke vorhanden sind, wie in dem in der Verdünnung 1:19 beschickten.

5. Optische Serodiagnose nach Jacobsthal [1]).

a) Ansetzen des Versuches.

Wir benutzen für die hämolytische Versuche allgemein gebräuchlichen kleinen Reagenzgläser von 12 cm Länge mit 16—18 mm Weite. Zuerst kommt in sämtliche Röhrchen 0,5 ccm physiologische Kochsalzlösung. Dann wird die Extraktverdünnung hergestellt. Wir benutzen den Extrakt in derselben Verdünnung, wie er zur gewöhnlichen Wa-R gebräuchlich ist, und zwar in der Menge von 0,4, je nach den Eigenschaften des Extraktes von $^1/_5$—$^1/_9$ verdünnt. Die alkoholischen Luesleberextrakte und Menschenherzextrakte eignen sich am meisten. Die Extrakte müssen genau eingestellt werden. Die Verdünnung erfordert besondere Sorgfalt. Da ja die Reaktion auf einer Zusammenballung der Extraktteilchen beruht, so benutzen wir die Verdünnungsart, bei der der Extrakt möglichst trübe wird, nämlich die sog. fraktionierte Extraktverdünnung (Sachs und Rondoni). Hierzu wird der auf ca. 40⁰ vorgewärmte unverdünnte Extrakt in ein Fläschchen gegeben und dann unter gleichmäßigem Umschwenken tropfenweise die Kochsalzlösung zugefügt. Wenn mehr als 3 ccm unverdünnter Extrakt gebraucht wird, ist es zweckmäßig, die Verdünnungen in einzelnen Partien von 2—3 ccm unverdünnten Extraktes mit den entsprechenden Mengen Kochsalzlösung herzustellen. Notwendig ist es jedesmal, eine Extraktkontrolle anzulegen, die anstatt Serum die entsprechende Menge Kochsalzlösung enthält. Schließlich wird 0,1 $^1/_2$ Stunde bei 56⁰ inaktiviertes Patientenserum hinzugefügt und der Röhreninhalt durch leichtes Schütteln gemischt. Die Röhrchen kommen dann 2 Stunden in den Brutschrank bei 37⁰ und werden darauf bei Zimmertemperatur (nicht im Eisschrank, da im Eisschranke unspezifische Niederschläge entstehen können) aufbewahrt. Nach 6—8 Stunden kann die Beobachtung stattfinden; frühere Beobachtung ist nicht zweckmäßig, da dann schwach positive Sera nicht immer deutliche Reaktionen geben [2]). Wir haben gewöhnlich die Resultate am nächsten Tage, einige Male auch am übernächsten Tage abgelesen. Bei denjenigen Seris, bei denen schon makroskopisch eine Präzipitation vorhanden ist, was etwa in 50—75⁰/₀ der positiven Sera nach 1—2 Tagen eintritt, ist eine mikroskopische Untersuchung natürlich nicht mehr nötig.

b) Technik der mikroskopischen Untersuchung.

Die Vorbedingungen für einwandfreie Resultate sind tadellos geputzte Objektträger und Deckgläschen. Die Objektträger dürfen am besten nicht mehrfach gebraucht sein, da sie sonst Schrammen bekommen, die zu Störungen der Beobachtung Anlaß geben. Wir pflegen die Objektträger erst in Seifenwasser zu legen, dann mit Alkohol und Äther abzuspülen. Zum Putzen dient Hirschleder. Die Deckgläschendicke muß, wenn man mit starken Trockenaprochromaten arbeitet, bekannt sein. Wir haben uns durchweg des Zeissschen Paraboloidkondensors für Dunkelfeldbeleuchtung und des Zeissschen 3 mm-Apochromaten mit den Kompensationsokularen 4 und 8 bedient. Beleuchtung durch hängendes Auerlicht und Schusterkugel. Es soll ausdrücklich hervorgehoben

[1]) Zeitschr. f. Immunitätsforsch. u. exp. Therap. Bd. 8. 1910.
[2]) In meiner ersten Mitteilung ist eine zu kurze Beobachtungsdauer angegeben, innerhalb deren bei nicht allen schließlich positiv reagierenden Seris der Reaktionsausfall deutlich ist.

werden, daß für praktische Zwecke diese etwas teure Ausstattung völlig entbehrt
werden kann. Jeder Arzt, der überhaupt ein Mikroskop besitzt, kann vollkommen
einwandfreie Resultate erzielen, wenn er statt der Schusterkugel einen Rund-
kolben von $1^1/_2$—2 Liter, anstatt des Paraboloidkondensors eine Sternblende
nimmt.

c) Beurteilung der Resultate.

Zuerst muß jedesmal die Extraktkontrolle betrachtet werden. Es wird nun
notiert, aus welchen Elementen der Extrakt sich zusammensetzt. Es hat sich
gezeigt, daß einzelne Extrakte nur sehr geringe morphologische Elemente nach der
Herstellung der Verdünnung enthalten. Diese sind zur Verwendung der optischen
Reaktion wenig geeignet. Wie ich aus persönlichen Mitteilungen weiß, sind
einzelne Nachuntersucher daran gescheitert, daß sie ungeeignete Extrakte benutzten. Ungeeignet sind also 1. Extrakte mit zu wenig morphologischen
Elementen; 2. Extrakte mit Neigung zu spontaner Präzipitation.
Man muß ferner darauf achten, ob sich größere Mengen von Hantelformen
und traubige Bildungen sowie größere Kügelchen (Lipostagmen) vorfinden.
Ist dies der Fall, so dürfen selbstverständlich derartige Befunde in dem Gläschen
mit Serum nicht im Sinne einer positiven Reaktion verwendet werden. Hier
würden erst reichliche Neubildungen von Trauben und kleinen Konglomeraten
im Sinne einer positiven Reaktion sprechen. Ist aber die Extraktkontrolle frei
von Traubenformen usw. und reichlicheren Lipostagmen, so darf man ihr Auftreten in dem Gläschen mit Serum schon als schwach positive Reaktion ansprechen. Die Beurteilung dieser Dinge erfordert eine gewisse Übung, und der
Ungeübte wird besser daran tun, in zweifelhaften Fällen eine Reaktion als negativ
zu betrachten, die der Geübte als positiv erklären würde. Ganz anders ist die
Beurteilung ausgesprochen positiver Reaktionen. Die Röhrchen mit makroskopisch sichtbaren Präzipitaten bedürfen nicht mehr der Untersuchung im
Dunkelfeld. Die in stark positiven Fällen im Gesichtsfeld des Mikroskopes
hell aufleuchtenden massigen Präzipitate können überhaupt nicht verkannt
werden. Sie treten oft schon nach $^1/_2$ Stunde in großer Zahl auf.

Es ist auch möglich, die optische Serumreaktion mit so minimalen
Mengen anzustellen, wie sie für eine Wa-R niemals genügen würden.

$^1/_4$—$^1/_2$ Tropfen Serum wird hierzu in einer Kapillare mit der 5 fachen Menge
Kochsalzlösung verdünnt, die Kapillare zugeschmolzen und das Serum in der
Kapillare inaktiviert. Dann wird der Kapillarinhalt mit der gleichen Menge
verdünnten Extraktes gemischt, das Gemisch wieder in die Kapillare aufgesogen
und die Kapillare in aufrechter Stellung 6—24 Stunden aufbewahrt. Für die
optische Diagnose benutzt man dann den unteren Teil des Kapillarinhaltes.
Für den Durchschnitt möchten wir diese Methode nicht empfehlen, sondern nur
dann, wenn jede andere versagt. Sie hat uns aber in diesem Falle schon wesentliche Dienste geleistet.

6. Kuorinseroreaktion[1]).

Rinderherzmuskel wird mit dem Ventilator getrocknet und zermahlen.
Mehrfach mit kaltem Äther extrahiert, der Äther abdestilliert. Der gelbbräun-
liche Rückstand mit wenig Äther aufgenommen und mit kaltem Azeton gefällt.

---

[1]) Teruuchi und Toyoda, Wien. klin. Wochenschr. 1910. Nr. 25.

Dekantieren, Rückstand gegen die Wand pressen, nochmals mit Äther aufnehmen, nochmals mit Azeton fällen, mit wenig Äther aufnehmen, in 4 Volumenteilen absolutem Alkohol bei 60° übergießen. Immer wieder von neuem mit 60° warmem Alkohol in der Reibschale ausziehen, trocknen, unterm Exsikkator aufbewahren.

Herstellung der Gebrauchslösung: Kuorin mit Aqu. dest. versetzen, so daß eine 0,3%ige Lösung entsteht, mit Pistill in der Reibschale zur Emulsion verreiben. Ausführung der Serumreaktion: 0,5 ccm Serum in den Verdünnungen 1:5, 1:10, 1:20 und 1:40 in 0,9%iger NaCl-Lösung + 0,5 ccm der wäßrigen Kuorinlösung. Bebrütung bei 37°; bei Zimmertemperatur verläuft die Reaktion langsamer. Starke positive Sera fallen nach einigen Minuten, spätestens nach 1—2 Stunden aus, schwache Sera zeigen nur minimale Trübung. Inaktivieren des Serums auf 63° verhindert die Ausflockungsfähigkeit.

7. Hohnsche Reaktion[1]).

Es werden 0,4 ccm möglichst helles, inaktives Serum in engen Röhrchen, wie sie zu den Agglutinationen im Gebrauch sind, mit 0,23 Extraktmischung im Zustande der Lupenflockung, genau so, wie sie zur Wa-R gebraucht werden, gemischt. Gut durchschütteln. Brutschrank. Ablesung nach 24 und 48 Stunden mit der Lupe wegen des geringen Gesamtvolumens. Die positiven Sera müssen deutlich geflockt sein (schwimmende oder sedimentierte Flocken). Ein Trübungsstadium geht der Flockung nicht voraus. Ablesung nach 7 Stunden ist zwecklos.

Die stabilen Extrakte (im Sinne Hohns) eignen sich im allgemeinen besser als die labilen zu der Reaktion. Denn mit ihnen ist die Flockung kräftiger und meist schon nach 24 Stunden ablesbar.

8. Meiostagminreaktion[2]).

Milz eines syphilitischen Fötus oder Luesleber (bzw. Meerschweinchenherz) auf Glasplatten getrocknet, 0,5 g Pulver in 50 ccm Alcoh. abs. unter Rühren und Schütteln im Brutschrank 2 Stunden extrahiert, filtriert, auf 10 ccm eingeengt, spätere Angabe: Erschöpfung mit 95%igem warmen Alkohol, Einengung bei 47—48°, Ausprobieren der zweckmäßigen Antigenverdünnung notwendig. Serum $1/_{20}$ mit 0,85% Kochsalzlösung verdünnt. Zum Versuch wird 1 Teil Antigen mit 9 ccm verdünntem Serum gemischt. 2 Stunden bei 37° in den Brutschrank oder 1 Stunde ins Wasserbad bei 50°. Alle Zählungen müssen bei Zimmertemperatur geschehen. Zuerst wird die Tropfenzahl des verdünnten Serums ohne Antigenzusatz bestimmt. Da Normalsera bei Bebrütung höchstens $1—1^1/_2$ Tropfen, nach Bebrütung mehr geben, gelten Zahlen über 2 Tropfen als positiv.

Die Tropfenzählung geschieht genau nach Vorschrift (Anleitung in Michaelis, Praktikum der physikalisch-chemischen Untersuchungsmethoden oder Sonderliste Nr. 65 der Firma C. Gerhardt-Bonn), eventuell unter Zuhilfenahme des de Agostini-Stabilinischen automatischen Tropfenzählers.

---

[1]) Münch. med. Wochenschr. 1922. Nr. 51.
[2]) Izar, Münch. med. Wochenschr 1910; Izar und Usuelli, Zeitschr. f. Immunitätsforsch. u. exp. Therap. Orig. Bd. 6.

9. Sachs-Georgische Reaktion (ursprüngliche Originalvorschrift) **(SG-R I)** [1].

Hauptversuch:

1 ccm zehnfach in 0,85%iger Kochsalzlösung verdünntes, zuvor durch halbstündiges Erhitzen auf 55—56° inaktiviertes Patientenserum wird mit 0,5 ccm sechsfach mit 0,85%iger Kochsalzlösung verdünnten alkoholischen cholesterinierten Rinderherzextraktes gemischt.

Kontrollen:

a) **Positives und negatives Vergleichsserum** werden wie im Hauptversuch behandelt.

b) **Serumkontrollen.** 1 ccm zehnfacher Verdünnung jedes einzelnen Serums wird in gleicher Weise wie im Hauptversuch mit 0,5 ccm sechsfach mit physiologischer Kochsalzlösung verdünnten Alkohols gemischt.

c) **Extraktkontrolle.** 5,5 ccm der Extraktverdünnung werden mit 1 ccm 0,85%iger Kochsalzlösung gemischt.

Die beschickten Röhrchen werden gut geschüttelt und 2 Stunden im Brutschrank, sodann 18—20 Stunden beim Zimertemperatur gehalten. Sodann werden die einzelnen Röhrchen in dem von KUHN und WOITHE angegebenen Agglutinoskop betrachtet und die Ergebnisse abgelesen. **Negative Sera** erscheinen dabei klar durchscheinend bzw. nur schwach opaleszierend. Trübungen stärkeren Grades, bei denen bereits ein Zweifel an der Homogenität des Gemisches aufkommen kann, haben wir als zweifelhaft anzusehen. **Positive Reaktionen** machen sich durch das Erscheinen heller Körnchen auf dunklem Grunde ähnlich wie bei der Bakterien-Agglutination bemerkbar. Ist eben gerade noch Körnchenbildung festzustellen, so bezeichnen wir die Reaktionsstärke mit +, bei stärkerer Ausflockung mit ++ oder +++.

Bereitung der Stammextrakte.

100 ccm Rohextrakt,
200 ,, Alkohol,
13,5 ,, 1%ige alkoholische Cholesterinlösung.

Der Extrakt wird folgendermaßen verdünnt:

Zu der abgemessenen Menge des alkoholischen Extraktes wird zunächst das gleiche Volumen Kochsalzlösung rasch in eine Flasche zugegossen. Die Flasche wird sodann in möglichst horizontaler Ebene leicht geschwenkt. Hierauf werden weitere vier Teile Kochsalzlösung aus einem Meßzylinder bzw. bei kleinen Extraktmengen auch mittels Pipette rasch zugegeben. Die derart bereitete sechsfache Extraktverdünnung ist opaleszent, aber klar und durchscheinend.

Sind die Extraktkontrollen nicht homogen, so ist die Beurteilung nicht möglich.

---

[1] Med. Klinik Nr. 33 vom 18. Aug. 1918. S. 806—807.

10. Sachs-Georgis Reaktion mittels Ausflockung durch cholesterinierte Extrakte im Brutschrank (SG-R II) [1].

Methodik: Bereitung und Prüfung der Extrakte.

Im Mittelpunkt der Methodik steht die Benutzung geeigneter Extrakte. Bisher wird durch Cholesterinierung die hinreichende Empfindlichkeit erzielt.

Cholesterinierte Extrakte werden folgendermaßen hergestellt:

Ein Gewichtsteil feuchter Organsubstanz wird mit 5 Volumenteilen Alkohols extrahiert. Das Organ (Herzen möglichst frei von Fettsubstanz) wird fein zerschnitten oder durch die Fleischmaschine getrieben, sodann in der Reibschale eventuell von Zusatz von etwas Seesand zerrieben und nach Versetzen mit Alkohol unter Zusatz von Glasperlen 4—5 Stunden lang im Schüttelapparat geschüttelt. Am nächsten Tage wird durch ein gewöhnliches Papierfilter filtriert.

Der derart erhaltene Rohextrakt bleibt mindestens 2 Tage im Eisschrank stehen und wird dann von dem entstehenden Niederschlag abfiltriert.

Nunmehr wird der Rohextrakt verschiedenartig mit Alkohol verdünnt und mit verschiedenen Cholesterinzusätzen versetzt, um die optimalen Bedingungen bei der Ausflockungsreaktion zu erproben. Als Ausgangsmaterial dient eine $1^0/_0$ige Cholesterinlösung.

Versuchsbeispiel: Man verdünnt etwa den Rohextrakt
      I. mit gleichen Teilen Alkohol,
      II. ,, 2 Teilen Alkohol,
      III. ,, 3 ,,   ,,
und setzt zu je 10 ccm dieser Verdünnungen
      a) 0,3 ccm $1^0/_0$ige Cholesterinlösung,
      b) 0,45 ,, 1 ,,   ,,
      c) 0,6 ,, 1 ,,   ,,
      d) 0,75 ,, 1 ,,   ,,

Maßgebend ist es, die Bedingungen so zu gestalten, daß bei möglichst starker Empfindlichkeit das charakteristische Gepräge gewahrt ist. Was jedesmal ausführlich geprüft werden muß.

Aus ökonomischen Gründen wird der Verdünnungsgrad so stark als möglich gewählt. Meist wurde ein Zusatz von 0,45—0,6 ccm Cholesterinlösung zu 10 ccm 3fach verdünntem Rohextrakt als geeignet gefunden.

Nach den bisherigen Erfahrungen sind Rinder-, Menschen- und Meerschweinchenherzen und auch Lueslebern zur Extraktbereitung brauchbar.

Das Patientenserum soll möglichst frisch verwendet werden und klar sein. Geringer Hämoglobingehalt scheint ohne Bedeutung. Bei längerer Aufbewahrung ist die Gefahr der Eigenflockung größer. Als Verdünnungsflüssigkeit für Extrakt und Patientenserum dient frisch bereitete $0,85^0/_0$ige Kochsalzlösung. Bei Verwendung älterer Lösung besteht die Gefahr der Eigenflockung (Münster).

Zum Gebrauche werden die cholesterinierten alkoholischen Extrakte mit 5 Teilen physiologischer Kochsalzlösung verdünnt, und zwar nach der früheren Vorschrift derart, daß zunächst 1 Teil Extrakt rasch mit 1 Teil Kochsalzlösung

---

[1] Arb. a. d. Inst. f. exp. Therap. u. d. Georg-Speyer-Hause Frankfurt. 1920. Heft 10.

gemischt wird und nach kurzem Umschwenken weiterer Zusatz von 4 Teilen physiologischer Kochsalzlösung erfolgt.

Später hat SACHS eine zweizeitige Methode der Extraktherstellung empfohlen, bei der empfindlichere Extraktverdünnungen entstehen. Nach der neuesten Vorschrift (Zentralbl. f. Haut- u. Geschlechtskrankh. 1923) mischt man rasch gleiche Teile des cholesterinierten Extraktes mit physiologischer Kochsalzlösung und läßt nach etwa $^1/_2$ Minuten langem, gelindem Umschwenken der Mischung weitere 4 Teile physiologischer Kochsalzlösung rasch folgen; die Extraktverdünnung ist also 6fach.

Bei der Anstellung des Versuches werden 1 ccm des inaktivierten Serums 5fach mit physiologischer Kochsalzlösung verdünnt mit 0,5 ccm der Extraktverdünnung gemischt. Als Kontrollen werden aufgestellt: 1. Serumkontrollen: 1 ccm 5fach mit Kochsalzlösung verdünntes Patientenserum + 0,5 ccm 6fach mit physiologischer Kochsalzlösung verdünnten Alkohols; 2. Extraktkontrolle, Extraktverdünnung 0,5 ccm + physiologischer NaCl-Lösung 1,0. Diese Kontrollen dürfen nicht ausflocken.

Die Ablesung erfolgt nach Verbleiben des Versuches 18—24 Stunden im Brutschrank. Sie geschieht mit dem Agglutinoskop; positive Reaktionen zeigen Ausflockung der Grade mit $+++$; $++$; $+$ bezeichnet werden. Zweifelhafte Ergebnisse werden mit $(+)$ bezeichnet.

Anmerkung. Gebrauchsfertige Extrakte sind durch die Hirschapotheke in Frankfurt a. M. beziehbar.

11. Meinickes Dritte Modifikation (DM) [1].

Extraktbereitung: Von Fett, Sehnen und Gefäßen befreites Pferdeherz wird in einer Fleischmaschine ganz fein zerkleinert, auf Glasplatten dünn ausgestrichen, bei 50—55° getrocknet und dann im Mörser zu einem feinen Pulver verrieben. Zu 1 Gewichtsteil des Pulvers gibt man 9 Volumenteile Aether pur., schüttelt 1 Stunde gut aus, dekantiert durch ein doppeltes Papierfilter, gibt den Filterrückstand zu dem in der Flasche zurückbleibenden Organbrei und trocknet diesen bei 37°. Dann fügt man dem so vorbereiteten Pulver 96°/₀ Alkohol in derselben Menge zu, wie man vorher Äther genommen hatte, läßt einen Tag unter häufigem Umschütteln extrahieren und filtriert durch doppeltes Papierfilter. Manchmal erhält man noch bessere Extrakte, wenn man die primäre Äther- und sekundäre Alkoholextraktion auf mehrere Tage ausdehnt.

Den filtrierten Extrakt läßt man einige Tage stehen und ermittelt dann die für die Methode geeignete Konzentration. Zu diesem Zwecke mischt man fallende Mengen Extrakt (E) mit steigenden Mengen Alkohol (A), z. B. 0,1 ccm E + 0,1 ccm A, 0,3 ccm E + 0,2 ccm A, 25 ccm E + 0,25 ccm A usw. Zu je 0,5 ccm dieser Verdünnungen fügt man 0,25 ccm Aqu. dest., mischt gut um und läßt eine Stunde stehen. Dabei trüben die Extrakte mehr oder weniger nach. Dann gibt man jedem Röhrchen schnell 3,5 ccm destilliertes Wasser zu und mischt wieder um. Die richtige Konzentration des Extraktes ist in demjenigen Röhrchen erreicht, in dem sofort nach dem ersten Wasserzusatz bei erhaltener Durchsichtigkeit eine lebhafte Trübung auftritt, die während des einstündigen Stehens

---

[1] Münch. med. Wochenschr. S. 1919. Nr. 33.

durchsichtig milchig wird und sich auf den zweiten Wasserzusatz zwar aufhellt, aber doch noch deutlich bestehen bleibt. Zu starke Konzentrationen trüben sofort nach dem ersten Wasserzusatz milchig undurchsichtig, zu schwache hellen sich nach dem zweiten Wasserzusatz fast vollständig wieder auf. Ein Extrakt von richtiger Konzentration reagiert in den Vorproben folgendermaßen: (E = Extr., pNa = physiologische Kochsalzlösung. W = Aqu. dest.) 0,5 E + 0,25 W: milchig dicht, trübe; 0,5 E + 0,5 W = : trübe, 0,5 E + 0,5 pNa. 1:8 mit W verdünnt: mehr oder weniger starke Ausflockung, 0,5 E + 1,0 pNa: leichte Trübung.

Hauptversuch: Durch Zugabe von Alkohol bringt man den Extrakt auf die richtige Konzentration. Von dem nunmehr gebrauchsfertigen Extrakt mischt man die für die Versuche erforderliche Menge mit der halben Menge destillierten Wassers, läßt eine Stunde stehen und verdünnt dann durch schnelles Hinzufügen der siebenfachen Menge $2^0/_0$ige Kochsalzlösung weiter. (Beispiel: 3 ccm Extrakt + 1,5 ccm Wasser, nach einer Stunde dazu 3mal 7 = 21 ccm $2^0/_0$ige Kochsalzlösung.) Die Extraktverdünnung muß frisch gebraucht werden. Zu je 0,2 ccm der $1/_4$ Stunde bei 55—56^0 inaktivierten Sera ($1/_2$ Stunde bzw. 1 Stunde inaktivierte Sera scheinen sich ebenfalls für die Methode zu eignen) gibt man 0,8 der Extraktverdünnung, mischt gut und läßt die Röhrchen bis zum anderen Tage im Brutschrank bei 37^0 stehen. Die positiven Sera sind dann mehr oder weniger stark ausgeflockt, die negativen nicht. Ergebnis mit bloßem Auge oder der Lupe sichtbar.

Anmerkung: Richtig konzentrierte gebrauchsfertige Extrakte sind in der Adlerapotheke (Hagen i. W.) zu haben.

12. Die Σ-Reaktion von Georges Dreyer und H. K. Ward[1]).

1. Extraktherstellung: 100 g fettfrei gemachter Kalbsherzmuskel wird fein zerschnitten und mit 125 ccm 94—96$^0/_0$igem Alkohol 5 Tage unter mehrfachem, gelegentlichen Schütteln in einer Flasche mit Glasstopfen bei Zimmertemperatur gehalten. Abfiltrieren des Alkohols, Rückstand bei 37^0 24 Stunden lang im Brutschrank trocknen, dann nach Zufügung von 200 ccm reinem Azeton 7 Tage im 20$^0/_0$igen Brutschrank halten. Abfiltrieren des Azetons, nochmals bei 20^0 1 Tag mit Azeton behandeln. Abfiltrieren des Azetons, dann den Rückstand bei 20^0 2 Stunden lang im Brutschrank trocknen. Zufügen von 200 ccm 94- bis 96$^0/_0$igem Alkohol. 10 Tage bei 20^0 halten, durch Filtrierpapier filtrieren. Der so fertiggestellte Stammextrakt wird in Glasflasche bei Zimmertemperatur gut verschlossen aufbewahrt.

Für die Herstellung des Gebrauchsextraktes werden 5 ccm des Stammextraktes mit 0,25 ccm einer 1$^0/_0$igen Lösung von Cholesterin Kahlbaum in Alcoh. abs. gemischt.

Von diesem Gebrauchsextrakt werden mit steriler 0,9$^0/_0$iger NaCl-Lösung 2 Mischungen α und β in einem trockenen, reinen Meßzylinder hergestellt. Und zwar die Lösung α durch Vermischen von 1 ccm Gebrauchsextrakt mit 10,7 ccm NaCl-Lösung, β durch Vermischen derselben Reagenzien im Verhältnis 1:34,0. Die Mischung muß so geschehen, daß zuerst der Extrakt auf den Boden des Meßzylinders gegeben wird, dann läßt man die Kochsalzlösung aus der kon-

---

[1]) The Lancet. Vol. 1, p. 956. 1921 und persönliche Mitteilungen.

stanten Höhe von 36 cm so direkt auf den Boden des Meßzylinders tropfen, daß 34 ccm in 4 Minuten 30 Sekunden resp. 10,7 ccm in 1 Minute 25 Sekunden eingetropft sind. Jede der hergestellten Lösungen α und β wird durch vorsichtiges Schwenken, aber nicht durch Schütteln gemischt.

Um das gleichmäßige Tropfen der Kochsalzlösung zu gewährleisten, geben die Verfasser den nebenstehenden einfachen Apparat an (zu haben bei R. B. Turner u. Co., Eagle St. Southampton-row. London WC.). Bei diesem Apparate wird der konstante Druck durch eine quecksilbergefüllte, in der Kochsalzlösung schwebende Glasflasche gewährleistet. Die Abflußhöhe, d. h. der Abstand A—F kann durch Verschieben der Glasstange c variiert werden. Ein-

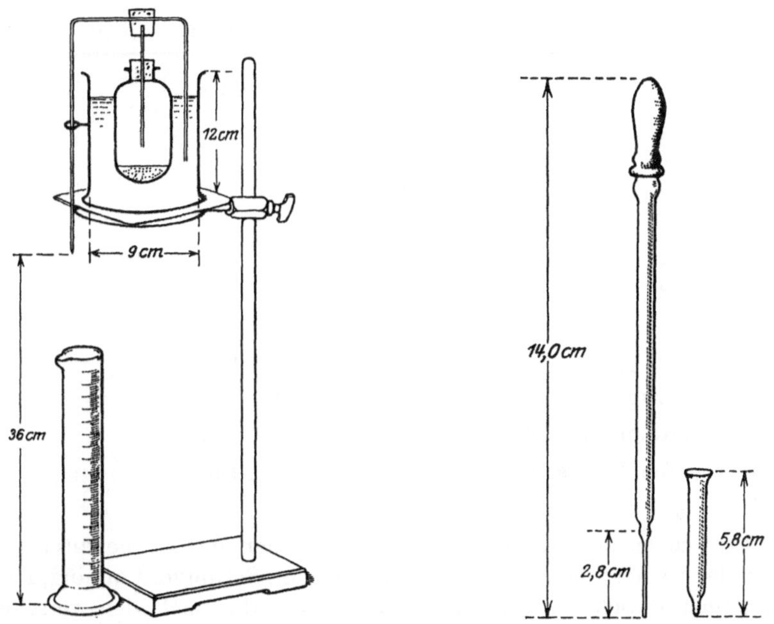

Abb. 12. Extraktherstellung nach Dreyer-Ward. Abb. 13. Pipetten nach Dreyer-Ward.

mal auf die richtige Ausflußgeschwindigkeit eingestellt, bleibt der Apparat konstant.

Das Serum muß absolut steril, insbesondere ohne Beimischung von Alkohol und Ätherspuren aufgefangen werden. Die Entnahme von 4—5 ccm Blut genügt. Zum guten Absetzenlassen des Serums wird die Methode von A. D. Gardner empfohlen, bei der das Blut direkt in einem mit sterilem Kochsalzagar ausgegossenen Zentrifugenröhrchen aufgefangen wird. Eventuell Zentrifugieren, wenn Abheben des Serums nicht gelingt. Das Serum muß klar, darf aber etwas hämolytisch sein. Es wird 90 Minuten bei 55° im Wasserbad inaktiviert verwendet.

Die Reaktion wird in Agglutinationsröhrchen von 5,5—6,2 mm lichter Weite und 5,8 cm Länge mit konischem Ende angesetzt.

Das Einfüllen der Reagenzien geschieht mit Tropfpipetten von 19 cm Länge mit einem kapillaren Ende von 2,8 cm (es verjüngt sich von 2,36—2,41 mm zu einem Auslauf von 0,5 mm lichter Weite). Die übrige Pipette hat 5—5,4 mm lichte Weite. Die Ablesung soll bei künstlicher Beleuchtung, verdunkeltem Raum unter den Beobachtungsbedingungen des Agglutinoskopes geschehen. Es wird hierzu auch noch ein besonderer Apparat angegeben (lieferbar durch: The Oxford Scientific Instrument Co., Wheatsheaf Yard, High-street, Oxford) (s. S. 365).

Die Beobachtung muß mit einer 6fach vergrößernden Lupe geschehen.

Ansetzen der Reaktion: Angesetzt werden für jeden Versuch wenigstens 6, besser aber 9 Röhrchen nach folgendem Schema:

Lfd. Nr.	Tropfen Kochsalzlösung	Tropfen Serum inakt.	Tropfen Extraktverdünnung		Wirksame Serumverdünnurg
1	0	20	6 von Extrakt	α	1:1,25
2	0	10	15 „ „	β	1:2,5
3	5	5	15 „ „	„	1:5,2
4	8	2	15 „ „	„	1:13,1
5	9	1	15 „ „	„	1:26,4
6	0	$\frac{1}{20}$10	15 „ „	„	1:46,0
7	5	„ 5	15 „ „	„	1:92,0
8	8	„ 2	15 „ „	„	1:232,0
9	9	„ 1	15 „ „	„	1:462,0

Die 20fache Verdünnung des Serums wird durch Verdünnung von 1 Tropfen Serum zu 20 Tropfen Kochsalzlösung hergestellt.

Als Kontrollen werden angesetzt:

20 Tropfen Kochsalzlösung + 6 Tropfen Extraktverdünnung α
sowie 10   „   „   + 15   „   „ β.

Das Beschicken der Röhrchen geschieht mit der vertikal gehaltenen Tropf-pipette in der Reihenfolge: Kochsalzlösung, Serum, Serumverdünnung, Extrakte. Es soll immer dieselbe Pipette benutzt werden, die nach den verschiedenen Prozeduren sorgsam erst mit Aqu. dest. und dann Azeton bis zum Trocknen mit einer Luftpumpe durchgesogen wird, eventuell auch mit Alcoh. abs. und darauf Äther.

Nach dem Zusammenfügen der Reagenzien werden die Röhrchen, beginnend mit der stärksten Serumverdünnung, geschüttelt und dann in ein Wasserbad von 37°, nicht in den Brutschrank, gebracht. Im Wasserbade sollen sie so stehen, daß nicht mehr als die Hälfte bis zwei Drittel der Flüssigkeitssäule der Röhrchen ins Wasser eintaucht, wodurch die Ausflockung beschleunigt und die Ablesung erleichtert wird. Die ursprünglich angegebene Bebrütungs-zeit von 7 Stunden bei 37° haben die Autoren nach einer mir freundlichst zugestellten persönlichen Mitteilung verlassen und haben zwei Bebrütungs-zeiten, nämlich die gewöhnliche von 20—22 Stunden und die nur für schwache ausflockende Sera bestimmte von 40—44 Stunden eingeführt. Bedingung ist dabei, daß unter aseptischen Bedingungen gearbeitet wird. Infizierte Sera können unspezifische Flockungen geben. Nach dem Wasserbadaufenthalt sollen die Röhrchen noch 5—10 Minuten bei Zimmertemperatur stehen und dann abgelesen werden. Die Unbequemlichkeit des 7 stündigen Brutschrankaufenthalts, die es bei der Zeiteinteilung in vielen Laboratorien sehr erschweren wird (und ganz besonders in Deutschland mit seiner vorgeschriebenen achtstündigen Arbeitszeit) kann dadurch gemildert werden, daß man die Kochsalzlösung-Serumgemische über Nacht im Eisschrank stehen läßt und am Morgen die frisch bereiteten Extrakte hinzufügt.

Bei unbekannten Seris und solchen, die wahrscheinlich nur schwach positiv sein werden, genügt das Ansetzen der fünf ersten Röhrchen.

Ganz besonders stark positive, nur selten vorkommende Sera müssen unter Umständen mit den Verdünnungen 1:400 austitriert werden.

Ablesung der Ergebnisse: Folgende Hauptgrade der Ausflockung werden unterschieden:

1. Total (t), 2. Standard (St.), 3. trace (tr.), 4. nil (0). Bei der totalen Ausflockung, die selten vorkommt, ist die überstehende Flüssigkeit so gut wie klar, bei der Standard-Ausflockung kann man die gut voneinander getrennten feinen Flocken, die in der leicht aufgehellten Flüssigkeit schwimmen, leicht mit bloßem Auge erkennen. Die spurweise auftretende Flockung (tr.) ist so fein, daß sie nur vom Geübten mit bloßem Auge, deutlicher aber mit der Lupe, erkannt werden kann. Neben diesen Hauptgraden gibt es noch Zwischenstufen, nämlich:

Total minus (t—) bei nicht völliger Aufklärung. Standard plus (s+) „und Standard minus (s—)" als Übergänge zu t— und tr+. Ferner wird unterschieden trace plus (tr+) und trace minus (tr—), letzteres nur mit der Lupe erkennbar, sowie in zweifelhaften Fällen query trace (tr?).

Die Bebrütung geschieht grundsätzlich im Wasserbad in kleinen Hängeröhrchen 20—24 Stunden lang. Die quantitative Ablesung der Σ-Reaktion geschieht unter Vergleich mit einem Standard-Extrakt und unter Berücksichtigung der Ablesungszeiten nach umstehender Tabelle. Bei der Ablesung der Flockungsgrade werden die Hauptstärken: t (= total); S (= Standard); tr (= trace) mit verschiedenen Unterstufen (t, t⁻; S⁺, S, S₋; tr⁺, tr, tr₋, tr?) unterschieden. Die Verschiedenheit der Ablesungszeiten wird durch einen Zeitfaktor; die Verschiedenheit der Individualitäten der verschiedenen Extraktnummern durch den individuellen „Suspensionsfaktor" bestimmt. Bei der Ablesung wird das Mittel derjenigen Röhrchen genommen, bei denen sich erstmalig eine Abstufung zeigt. Die Berechnung des Σ-Indexes geht davon aus, daß ein Serum, das, auf 1 ccm Volumen berechnet, eine Standard-Flockung mit 1,5 ccm der β-Extrakt-Verdünnung bei 37° bei 7 stündiger Bebrütung 4 Σ-Einheiten enthält.

Bei der Berechnung wird die Verdünnung, bei der die Standard-Flockung, auftritt, mit dem Suspensionsfaktor multipliziert und gleichzeitig wird durch den Zeitfaktor dividiert. Dadurch werden die verschiedenen zeitlichen Ablesungen miteinander vergleichbar. Aus einer Tabelle ist es leicht zu ersehen, wie groß der Index bei verschiedenen Flockulationsgraden und Ablesungszeiten ist.

Die Zahlen der folgenden Tabelle brauchen nur noch mit dem Suspensionsfaktor multipliziert zu werden, um eine sofortige Berechnung des Serums in Σ-Einheiten zu gestatten:

I. Bebrütung 20—22 Stunden bei 37°.

Flockungs-grad	Röhrchennummer								
	1	2	3	4	5	6	7	8	9
t	1,60	3,20	6,70	16,8	33,9	59,0	118,0	298	592
t_	1,29	2,58	5,40	13,5	27,2	47,5	95,0	240	477
s+	1,01	2,58	4,20	10,6	21,3	37,2	74,0	187	373
s	0,80	1,60	3,30	8,4	16,9	29,5	59,0	149	296
s⁻	0,67	1,35	2,80	7,1	14,2	24,8	49,0	5125	248
tr+	0,57	1,14	2,37	6,0	12,0	20,9	42,0	106	210
tr	0,48	0,96	2,00	5,0	10,2	17,7	35,4	89	178
tr—n ...	0,42	0,83	1,73	4,4	8,8	15,3	30,7	77	154
tr?	0,33	0,66	1,37	3,4	6,9	12,1	24,2	61	121

II. Bebrütung 40—44 Stunden bei 37°.

Flockungs-grad	Röhrchenummer		
	1	2	3
t	0,83	1,65	3,44
t⁻	0,70	1,40	2,92
s+	0,58	1,15	2,40
s	0,48	0,95	2,00
s⁻	0,42	0,85	1,76
tr+	0,37	0,75	1,56

13. Kodamasche Schichtungsreaktion[1]).

Methode zur Herstellung des Antigens: Herz (oder Leber) vom Meerschweinchen wird nach Zerkleinerung bei Zimmertemperatur 2 Tage lang mit Äther 1:20 (Gewichts- oder Volumenprozente?) extrahiert, nach Abgießen und nochmaliger Ätherextraktion wird Alcohol abs. 1:5 zugesetzt. 1—2 Wochen extrahieren.

Zur Verdünnung des Antigens wird 0,5 ccm zu 4,5 ccm physiologischer Kochsalzlösung in einem Reagenzgläschen mit einer bis auf den Grund geführten Pipette schnell eingeblasen. Die Lösung muß ganz klar sein; wenn das nicht der Fall ist, muß sie vorher noch mit Alkohol 2:1 oder 1:1 verdünnt werden. Zur Untersuchung selbst wird 0,1 ccm des 30 Minuten bei 56° inaktivierten Serums im Uhlenhuthschen Reagenzglasgestell mit 0,5—1 ccm der Antigenverdünnung überschichtet. Als Kontrolle dient das Serum mit einer 1:10 verdünnten alkoholischen Kochsalzlösung. Bei Zimmertemperatur wird nun beobachtet, ob an den Berührungsstellen der Schichten ein weißer Ring auftritt. Diese positive Reaktion wird als ++ bezeichnet, wenn sie nach wenigen Minuten bis 1 Stunde eintritt, mit +, wenn es nach 1—2 Stunden der Fall ist. Länger wird nicht beobachtet.

---

[1]) Zentralbl. f. Bakteriol., Parasitenk. u. Infektionskrankh., Abt. I Orig. Bd. 86. 1921.

Besondere Kontrollen sind bei dieser Reaktion unnötig, vorausgesetzt, daß die zu untersuchenden Seren klar sind und nicht etwa an sich korpuskuläre Elemente enthalten! Nur ist es empfehlenswert, bei jeder größeren Versuchsreihe ein sicher positives und ein sicher negatives Serum mit anzusetzen.

14. R. B. Kahns „Präzipitations-Test.“ [1].

Herstellung des Antigens: Ochsenherz, fett- und sehnenfrei, mehrfach durch die Fleischmaschine gegeben, auf Platten ausgebreitet, mit dem Ventilator getrocknet, in kleine Stücke zerbrochen und in der Kaffeemühle zerrieben. Dieses Muskelpulver wird im Eisschrank mit Äther solange ausgezogen (3—4 mal) bis die überstehende Flüssigkeit farblos bleibt. Äther abgießen, die Grundsubstanz einige Stunden lang bei Zimmertemperatur ätherfrei trocknen lassen. Gegebene Mengen dieses Materials in Erlenmeyerkolben mit der 5 fachen Menge (ob Volumprozent oder Gewichtsprozent ist nicht gesagt) $95^0/_0$ Alkohols versehen, 9—10 Tage im Eisschrank extrahiert. Dann 10 ccm der überstehenden Flüssigkeit in weitem Reagenzglase in bezug auf ihre Farbe mit einem anerkannt brauchbaren Antigen oder mit folgender Standard-Vergleichsflüssigkeit verglichen: 1. Herstellung einer $5^0/_0$ wäßrigen haltbaren Kaliumbichromatlösung $(K_2Cr_2O_7)$. 2. 1 ccm dieser Lösung wird mit 75 ccm Aqu. dest. gemischt und 10 ccm davon in gleich weitem Reagenzglas wie der zu prüfende Extrakt als Vergleichflüssigkeit benutzt.

Zu schwach gefärbter Extrakt wird bei Zimmer- oder Eisschranktemperatur noch einige Zeit extrahiert. Dieser Grundextrakt ist jahrelang haltbar. Er muß nun noch cholesteriniert werden. Im allgemeinen sind 0,4 g Cholesterin auf 100 ccm Extrakt die richtigen Mengen. Das Prinzip ist, daß der Extrakt bei der Gebrauchstemperatur gerade gesättigt sein muß, was bei manchen Extrakten erst bei 0,6 g der Fall ist. Man stelle sich nur einen Vorrat von cholesteriniertem Extrakt für 1—2 Monate her, später wird er unempfindlicher. Man unterscheidet 2 Grundmethoden.

I. Methode mit labiler, aber nicht ausgefällter Extraktverdünnung.

1. Die gebrauchte Extraktmenge wird in ein Agglutinationsröhrchen von 0,8 cm Durchmesser gegeben.

2. Dreimal soviel $0,5^0/_0$ Kochsalzlösung kommt in ein 2. gleiches Glas.

3. Die Kochsalzlösung wird mit möglichster Schnelligkeit auf das Antigen und die Mischung sogleich wieder zurückgegossen. Die Mischung soll klar, aber nicht trüb sein.

Die Reaktion selbst wird mit 0,3 ccm $^1/_2$ Sek. bei 56^0 inaktiviertem klarem Serum in einem dünnen Reagenzgläschen angesetzt; hinzugefügt werden 0,05 ccm der Extraktverdünnung und eine oder mehrere Minuten geschüttelt. Beobachtung ob sofort Reaktionen eintreten. Endgültige Ablesung nach Bebrütung über Nacht.

Wenn nötig kann man die Reaktion verstärken, indem man die Kochsalzlösung von der Mischung mit dem Extrakt mit Eis kühlt, oder indem man nicht die 3 fache, sondern die $2^1/_2$ fache Menge Kochsalzlösung bei der Extraktherstellung benutzt. Trübe Extrakte arbeiten zu schwach.

---

[1] Soc. for experimental biol. a. medic. a. Michigan acad. of sciences. March 1923. (Privatmitteilung.)

II. Methode mit ausgefälltem und wieder gelöstem Extrakt.

1. Eine gegebene Menge Extrakt wird mit der Pipette oder bei größeren Mengen als 0,5 ccm mit einem 2. Reagenzglas mit der gleichen Menge 0,85% Kochsalzlösung gemischt.

2. Das Gemisch 10 Min. zentrifugieren; es entsteht ein weißlicher Bodensatz.

3. Abgießen der überstehenden Flüssigkeit; Aufgießen auf das ursprüngliche Volumen.

4. Mischen. Es entsteht eine milchige, niederschlagsfreie, opaleszierende Flüssigkeit. Ansetzen des Versuches wie bei Methode I.

Die Ablesung der Ergebnisse geschieht so, daß zunächst die sicher positive Reaktionen gebenden, also Präzipitate enthaltenden Röhrchen für sich gestellt werden. Die anderen werden noch genauer nachgesehen, indem man bei Methode I die Röhrchen fast horizontal hält, und so eine möglichst dünne Schicht herstellt, die man auf Flockungen untersucht. Die Röhrchen der Methode II werden mit 1 ccm Kochsalzlösung versehen, 10 Minuten stehen gelassen und dann auf Präzipitate untersucht.

Es werden je nach der Stärke der Ausflockung die 5 Grade $+ + + +$, $+ + +$, $+ +$, $+$, $\pm$ der positiven Reaktion unterschieden. Die sogleich ausfallenden Röhrchen haben meist die Stärke $+ + + +$ oder $+ + +$.

15. Brucksche Reaktion (Zentrifugiermethode) B-R I (NB-R I)[1].

Extrakt. Man verwende ausschließlich alkoholische Herzextrakte ohne besondere Zusätze, am besten Menschenherzextrakte, obwohl sich auch Pferde- und Rinderherzextrakte als verwendbar erwiesen. In der Fleischmaschine fein verarbeiteter Herzmuskel wird gewogen, mit Quarzsand gründlich verrieben, mit der 5fachen Menge 96%igen Alkohols übergossen und unter täglichem Umschütteln 14 Tage lang stehen gelassen und filtriert.

Herstellung der für den Versuch zu verwendenden Extraktsuspension 1:1.

50 ccm Rohextrakt werden in eine trockene Flasche abgemessen und um die Hälfte dieser Menge, also 25 ccm physiologische Kochsalzlösung, unter ständigem Umschütteln der Flasche langsam (alle drei Sekunden etwa 0,5 ccm) zugegeben. Sind die 25 ccm zugesetzt, so wird nochmals umgeschüttelt und weitere 25 ccm physiologische Kochsalzlösung rasch zugefügt. Man erhält auf diese Weise eine vollkommen getrübte Extraktsuspension (1:1), die in festverschlossener Flasche mit Glasstopfen bei Zimmertemperatur verwahrt und haltbar ist (geprüft bis 2 Monate). Die Suspension flockt nach einiger Zeit spontan vollkommen aus, indem die Lipoide sich in der klarwerdenden Flüssigkeit zu Boden senken. Diese Spontanflockung schadet in keiner Weise, nur muß natürlich die Extraktsuspension unmittelbar vor jedem Versuch wieder stark umgeschüttelt werden, wobei die Lipoide sich wieder völlig gleichmäßig verteilen. (Die aufpipettierte Extraktsuspension soll möglichst homogen aussehen oder höchstens eine ganz feine Körnung zeigen, die beim Zusatz der Extraktsuspension zum Serum nicht mehr sichtbar sein darf. — Stark krümelige Extraktsuspensionen sind nicht zu benutzen.)

---

[1] Dtsch. med. Wochenschr. 1922. Nr. 25.

Versuch: Man gibt 0,2 ccm $^1/_2$ Stunde bei 56° inaktiviertes Serum in ein kleines, etwa 10 ccm langes und 1 cm breites Reagenzröhrchen und fügt 0,8 ccm 10%ige Kochsalzlösung zu. Nun gibt man von der eben beschriebenen, gut aufgeschüttelten Extraktsuspension 0,2 ccm zu, schüttelt und zentrifugiert sofort 20 Minuten lang in der elektrischen Zentrifuge (bei 15 cm Radius etwa 2500 Umdrehungen). Entnimmt man dann die Röhrchen der Zentrifuge, so sieht man, daß die Flüssigkeit wasserklar geworden ist und an der Oberfläche ein weißliches Häutchen schwimmt. Hält man die Röhrchen nun senkrecht gegen das Licht (am besten vor einen dunklen Gegenstand) und bringt durch leichtes Schütteln das Häutchen zur Verteilung, so sieht man, daß es sich bei negativen Seren wieder in eine diffuse Trübung ohne Flockung auflöst (0), während es bei positiven Seren in äußerst charakteristische und ohne weiteres erkennbare kleine Flöckchen zerfällt, wobei je nach der Stärke der Reaktion die Flüssigkeit an sich völlig klar bleibt und nur Flocken trägt (+ +) oder sich mehr oder weniger trübt, aber noch deutliche feine Flockung zeigt (+).

Besondere Kontrollen sind bei dieser Reaktion unnötig. Vorausgesetzt, daß die zu untersuchenden Seren klar sind und nicht etwa an sich korpuskuläre Elemente enthalten! Nur ist es empfehlenswert, bei jeder größeren Versuchsreihe ein sicher positives und ein sicher negatives Serum mit anzusetzen.

Verbesserte Technik der **B-R** (nach Bruck)[1].

1. Schnellmethode:

a) Extraktsuspension: Zu 1 ccm Extrakt (s. oben) tropfenweise 1 ccm 10%ige NaCl-Lösung zusetzen. Die Extraktsuspension wird an jedem Versuchstage frisch bereitet.

b) Versuch: 0,2 ccm inaktiviertes Serum wird mit 0,8 ccm 10%iger Natr. sulf. sicc.-Lösung versetzt und 0,2 ccm der Extraktsuspension (a) zugefügt. In kleinen Röhrchen 20 Minuten zentrifugieren. Ablesen wie oben.

Oder:

2. Methode **ohne** Zentrifuge:

0,1 inaktiviertes Serum + 0,2 10%ige Kochsalzlösung + 0,2 Extraktsuspension. Umschütteln. Nicht zentrifugieren, sondern 24 Stunden bei Zimmertemperatur stehen lassen. Dann zu jedem Röhrchen noch 1 ccm 10%ige Kochsalzlösung. Leicht umschütteln und ablesen.

16. Die Doldsche Trübungsreaktion (D. T. I.) [2].

Extrakte: Als Extrakte kommen zur Verwendung alkoholische Organextrakte, die nach dem Vorgang von H. Sachs in geeigneter Weise, und zwar speziell auch für die Trübungsreaktion cholesteriniert und eingestellt sind.

Extraktverdünnung: Zu 1 Teil Extrakt läßt man in einem geeigneten Kölbchen 10 Teile neutraler physiologischer Kochsalzlösung aus einer Pipette unter Hin- und Herschwenken des Kölbchens rasch zufließen, und zwar möglichst in einer Portion. — Fehlen geeignete Pipetten, so messe man die nötige Menge Kochsalzlösung in irgendein Gefäß, sauge die Kochsalzlösung in irgendeine genügend große Vollpipette auf, führe die Spitze der Pipette in den Hals des Kölbchens ein und lasse, indem man Kölbchen und Pipette mit einer (der

---

[1]) Klin. Wochenschr. 1923.
[2]) Dtsch. med. Wochenschr. 1922. Nr. 8.

linken) Hand hält und schüttelt, den Inhalt der Pipette spontan auslaufen. Den etwa verbliebenen Rest Kochsalzlösung kann man direkt nachgießen. — Die fertige Extraktverdünnung soll opaleszent, aber nicht stärker getrübt sein.

Versuch: Zu 0,4 ccm (falls nicht genügend Serum vorhanden, läßt sich die Reaktion auch mit 0,3 bzw. 0,2 ccm Serum ausführen) des $\frac{1}{2}$ Stunde auf 55⁰ C erhitzten Patientenserums werden genau 2,0 ccm des — wie oben beschrieben — $^1/_{11}$ verdünnten Extraktes direkt zugemischt, worauf das Röhrchen etwas durchgeschüttelt wird.

Kontrollen: a) Extraktkontrolle (0,4 ccm physiologische Kochsalzlösung + 2 ccm der Extraktverdünnung), b) Serumkontrolle (0,4 ccm des inaktivierten Patientenserums + 2,0 ccm einer $^1/_{11}$ mit physiologischer Kochsalzlösung hergestellten Verdünnung von 96⁰/₀igem Alkohol.

Ausführung der Reaktion: die klaren, möglichst gleichkalibrigen Röhrchen werden einreihig, nebeneinander, wie in der Zeichnung (Abb.) angegeben, aufgestellt.

Trübungs-Flockungsreaktion mit Extrakt- und Serumkontrolle.

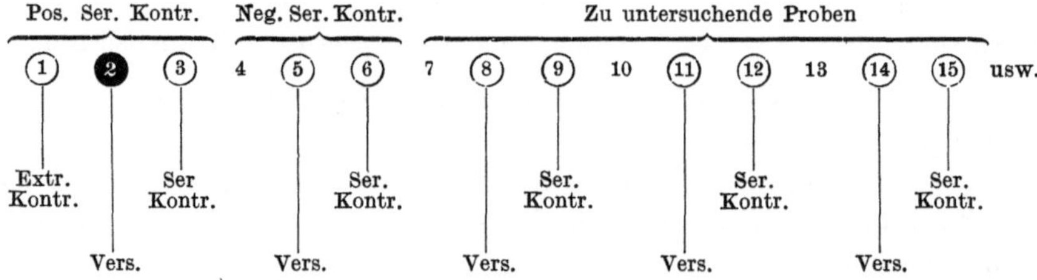

In Röhrchen 1 kommt 0,4 ccm physiologische Kochsalzlösung.

In Röhrchen 2 und 3 kommen je 0,4 ccm einer positiven Serumkontrolle.

In Röhrchen 5 und 6 kommen je 0,4 ccm einer negativen Serumkontrolle.

In Röhrchen 8 und 9, 11 und 12 usw. kommen je 0,4 ccm der zu untersuchenden Serumproben.

Hierauf fügt man zu Röhrchen 1 (Extraktkontrolle) und zu den Versuchsröhrchen 2, 5, 8, 11, 14 usw. je 2 ccm der Extraktverdünnung; zu den Serumkontrollen 3, 6, 9, 12, 15 usw. je 2 ccm der Alkoholverdünnung und mischt jedesmal gut durch. Die Proben kommen dann in den Brutschrank, wo sie 4 Stunden bleiben (4 Stunden Aufenthalt im Brutschrank scheint — namentlich mit Rücksicht auf die kältere Jahreszeit — vor dem ursprünglich angegebenen Verfahren (2 Stunden 37⁰ C und 2 Stunden Zimmertemperatur) den Vorzug zu verdienen).

I. Frühablesung als Trübung (Trübungsreaktion) erfolgt nach 4 Stunden (37⁰ C). Zur Ablesung hält man das Gestell mit den umgeschüttelten Proben etwas über Augenhöhe gegen das Fenster (in 1—2 m Entfernung) und stellt fest, ob das Versuchsröhrchen trüber ist als die Extraktkontrolle und als die zugehörige Serumkontrolle oder nicht. Die nur einfach vorhandene Extraktkontrolle wird, wo das nötig erscheint, zum Zwecke des Vergleichs von Gruppe zu Gruppe, also von 1 nach 4, dann nach 7, nach 10 usw. gebracht.

Ergebnis positiv: Wenn Versuchsröhrchen trüber als Extraktkontrolle und als Serumkontrolle.

Ergebnis negativ: Wenn Versuchsprobe nicht trüber als Extraktkontrolle und als Serumkontrolle.

Oder anders ausgedrückt: Das Ergebnis ist nur dann positiv, wenn von den 3 Röhrchen (Versuch, Extrakt- und Serumkontrolle) das Versuchsröhrchen die stärkste Trübung zeigt; in allen anderen Fällen negativ.

II. Spätablesung als Flockung erfolgt nach 20—24 Stunden im Agglutinoskop oder im Seroskop in der üblichen Weise (Ergebnis positiv, wenn deutliche Flockenbildung im Versuchsröhrchen vorhanden, bei Abwesenheit einer solchen in den Kontrollen).

17. Trübungs-Flockungsreaktion mit Formolkontrolle (Dold II)[1].

Die Trübungs-Flockungsreaktion mit Formolkontrolle gestaltet sich folgendermaßen:

Extrakt: wie oben.

Extraktverdünnung: Herstellung wie oben.

Patientenserum durch $1/_2$stündiges Erwärmen auf 55° C inaktivieren (wie oben).

Ausführung. Die sauber gereinigten, möglichst gleichkalibrigen, klaren Reagenzröhrchen werden, wie in der Zeichnung angegeben, einreihig nebeneinander aufgestellt, und zwar in Gruppen von je 2 (vgl. Abb.).

Trübungs-Flockungsreaktion mit Formolkontrolle.

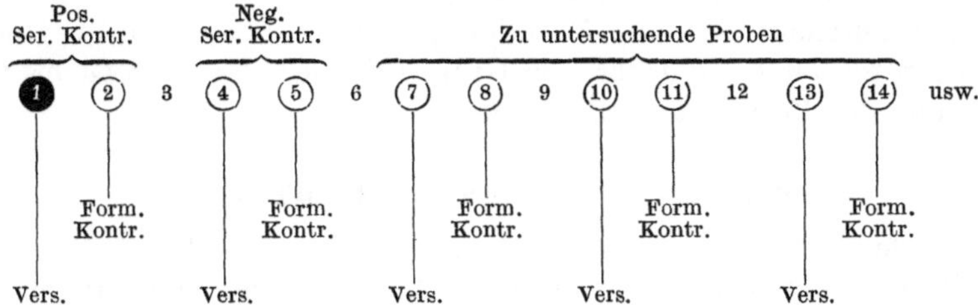

Nun werden von jeder Serumprobe, zunächst von einer positiven Serumkontrolle, dann von einer negativen Serumkontrolle, hierauf der Reihe nach von den zu untersuchenden Proben in jedes der beiden zusammengehörigen Röhrchen genau je 0,4 ccm gebracht (Pipette tief bis nahe an den Grund des Röhrchens führen, damit von dem Serum nichts am Rande verloren geht!). Hierauf läßt man zu dem Inhalt der jeweils rechts stehenden Röhrchen (Kontrollen) je 2 Tropfen des $1/_3$ (1+2) mit physiologischer Kochsalzlösung verdünnten offizinellen (35%igen) Formalins direkt zutropfen und schüttelt leicht durch. (Es empfiehlt sich, für den Zusatz des Formaldehyds nicht die gewöhnlichen, dem allgemeinen Gebrauch dienenden Pipetten, sondern ein besonderes Tropffläschchen zu benutzen und überhaupt mit der Formalinlösung vorsichtig umzugehen.) Zu dem Inhalt der jeweils links stehenden Versuchsröhrchen werden je 2 Tropfen physiologischer Kochsalzlösung hinzugefügt, um beiderseits das Volumen gleichzumachen. (Dieser Zusatz ist jedoch nicht unbedingt nötig.) Schließlich gibt man zu jedem Röhrchen je 2 ccm von der nach den obigen Angaben hergestellten Extraktverdünnung.

---

[1] Dtsch. med. Wochenschr. 1922. Nr. 8.

Dold pflegt die einzelnen Röhrchen sowohl beim Zumessen des Serums als auch beim Zutropfen des Formalins und beim Zumessen der Extraktverdünnung im Interesse möglichster Genauigkeit aus dem Gestell herauszunehmen und nach erfolgtem Zusatz vor dem Zurückstellen leicht durchzuschütteln.

Das Gestell mit den Röhrchen kommt (wie oben) in den Brutschrank und bleibt dort 4 Stunden.

I. Frühablesung als Trübung (Trübungsreaktion) erfolgt (wie oben) nach 4 Stunden (37° C).

Ablesung: wie oben. Jedoch ist die Beurteilung wesentlich einfacher, indem nur darauf zu achten ist, ob der Inhalt des links stehenden Versuchsröhrchens trüber ist als der des rechts stehenden Kontrollröhrchens oder nicht.

Ergebnis: Sind beide Röhrchen gleich trüb oder gleich klar, so ist das Ergebnis negativ.

Ist dagegen das linke Röhrchen (Versuchsröhrchen) trüber als das rechts stehende Kontrollröhrchen, so ist das Resultat positiv, und zwar je nach dem Unterschiedsgrad: positiv (++), schwach positiv (+) und zweifelhaft (±).

II. Nach der Frühablesung (Ablesen der „Trübungsreaktion") können die Proben wieder in den Brutschrank zurückgestellt und ohne weiteres nach 20 bis 24 Stunden als Flockung (Spätablesung) im Agglutinoskop oder Seroskop nochmals abgelesen werden. Die Spätablesung ist in der Regel überflüssig.

Eine Verkleinerung des Flüssigkeitsvolumens auf die Hälfte (1,0 Extrakt) ist zulässig, erschwert aber die Ablesbarkeit.

Muß man durchaus Zeit und Material sparen, so kann man eventuell die ganz klaren Seren ohne Kontrolle, die Gruppe der leicht getrübten bis trüben Sera aber mit der Formolkontrolle ansetzen.

18. Meinickes Trübungsreaktion I (MT-R I)[1].

Gebrauchsfertiger Pferdeherzextrakt zur M-R wird im Verhältnis von 2 Teilen Extrakt auf 3 Teile 96%igen Alkohols verdünnt, auf 10 ccm dieser Verdünnung kommt 1 ccm 1%iger alkoholischer Cholesterinlösung. Von diesem Extrakte wird eine bestimmte Menge in ein Kölbchen gegeben und schnell aus einer Pipette die 10fache Menge 2%iger Kochsalzlösung zufließen gelassen, so daß eine leicht opaleszierende Flüssigkeit entsteht.

Als Kontrolle wird nicht, wie bei Dold, Alkohol genommen, sondern ein stark verdünnter, in seiner Opaleszenz auf den Versuchsextrakt eingestellter, an sich wenig wirksamer Extrakt. Dieser wird so hergestellt, daß der Ätherauszug aus Pferdeherzpulver, der bei der Herstellung der Meinicke-Extrakte sonst verworfen wird, verdunsten gelassen und der Rückstand in der gleichen Menge 96%igen Alkohols aufgenommen wird. Dieser sog. „Ätherauszug" wird mit Alkohol auf etwa 1:15 verdünnt und dann einem beliebigen Quantum dieser Verdünnung die 10fache Menge 2%iger Kochsalzlösung zugesetzt. So hat die Kontrolleflüssigkeit den gleichen Alkoholsalzgehalt wie der Versuchsextrakt. Durch Variieren zugefügter Kochsalzalkohollösung stellt man sich dann die dem Gebrauchsextrakt gleiche Opaleszenz ein. Die Vergleichsflüssigkeit trübt die Sera nicht.

---

[1] Dtsch. med. Wochenschr. 1922. Nr. 7.

Der Hauptversuch wird so angesetzt, daß zu 0,4 ccm $^1/_4$ Stunde bei 55^0 inaktivierten Serums 2 ccm des Versuchsextraktes bzw. des Kontrollextraktes kommen. Ablesung der Trübung nach 2—3stündigem Brutschrankaufenthalt.

Bei Stehenlassen des Trübungsversuches über Nacht im Brutschrank fallen die meisten, aber nicht alle positiven Sera aus, einige bleiben nur mehr weniger getrübt.

19. Meinickes Trübungsreaktion II (MT-R II)[1].

Eine beliebige Menge des mit Cholesterin und Balsamum tolutanum versetzten, geprüften Extraktes werden in einem weithalsigen Gefäß schnell mit der 10fachen Menge $2^0/_0$iger Kochsalzlösung versehen und durch Hin- und Hergießen vermischt. Vorher werden Gefäße und Reagenzien im Brutschrank vorgewärmt. Zu je 0,4 ccm aktiven oder inaktiven Serums kommt 1 ccm der Extraktverdünnung. Kontrollen sind unnötig, eventuell ist die von M. angegebene Kontrolle mit dem alkoholischen Ätherauszug möglich. Ablesung auf entstandene Trübung nach einer und zur Sicherheit noch einmal nach zwei weiteren Stunden Brutschrankaufenthalt. Die Ablesung nach weiteren 24 Stunden soll mit Vorsicht eingewertet werden. Die positiven Sera sind zum größten Teil bis zur Undurchsichtigkeit stark getrübt, die negativen bleiben durchsichtig.

Die Extraktbereitung geschieht so, daß der eingestellte cholesterinisierte Pferdeherz-Äther-Restextrakt mit fallenden Mengen $5^0/_0$iger alkoholischer Lösung von Tolubalsam versetzt und rein empirisch an möglichst vielen Seris die optimale Menge bestimmt wird. Meist sind das 1 ccm Balsamlösung auf 10 ccm Extrakt. Geprüfte Extrakte sind in der Adlerapotheke in Hagen (Westfalen) erhältlich.

20. Die Meinickesche Trübungsreaktion mit cholesterinfreiem Tolubalsam (MT-R III).

Vorbemerkung. Die Balsamextrakte, erhältlich in der Adler-Apotheke in Hagen i. Westf. tragen einen Vermerk, wie stark sie mit Alkohol verdünnt sind, bevor sie mit Balsam eingestellt wurden. Die Extrakte sind, wenn ihr Versandt bei kaltem Wetter erfolgte, für 1 Tag in den Brutschrank zu stellen, und dann bei Zimmertemperatur aufzubewahren. Aufenthalt im Eisschrank ist unzulässig.

a) Reaktion mit inaktivem Serum[2].

1. Ansetzen der MT-R: Zur Ausführung der MT-R wird der Balsamextrakt mit der 10fachen Menge $2^0/_0$iger Kochsalzlösung verdünnt (1 Teil Extrakt + 10 Teile Kochsalzlösung). Man gibt zu diesem Zweck mit einer absolut trockenen Pipette[3] das für die Versuche erforderliche Extraktquantum in ein völlig trockenes Gefäß. Für kleine Mengen empfiehlt es sich, Reagenzgläser zu nehmen, für größere Meßzylinder, Bechergläser, Wassergläser u. dgl., also immer Gefäße, die ein schnelles Ein- und Aus-

---

[1] Dtsch. med. Wochenschr. 1922. Nr. 12, S. 384.
[2] Dtsch. med. Wochenschr. 1923. Nr. 2.
[3] Um die Pipette vor Verschmutzung zu bewahren, empfiehlt es sich, sie unmittelbar nach Gebrauch mit Brennspiritus durchzuziehen, damit die Balsamreste entfernt werden.

gießen von Flüssigkeiten erlauben (Erlenmeyer-Kolben eignen sich nicht).
In ein gleichgroßes Gefäß fügt man die 10fache Menge 2%iger Kochsalzlösung,
die man sich aus einer sterilen 10%igen Stammlösung jedesmal frisch bereitet.

Die Gefäße mit den für die Versuche abgemessenen Extrakt- und Kochsalzmengen werden gut verkorkt oder mit Glasplatten zugedeckt und für mindestens
eine Stunde in den Brutschrank von 37° gestellt. Es ist unter allen Umständen erforderlich, daß beide Flüssigkeiten, bevor man sie mischt,
die Temperatur von 37° erreicht haben. Aus diesem Grunde ist es zweckmäßig größere Flüssigkeitsmengen, die sich nur langsam erwärmen, erst in einem
Wasserbad vorzuwärmen, bevor man sie in den Brutschrank stellt, oder sie schon
am Abend vor dem Versuchstage in den Brutschrank zu geben.

Ehe man den Extrakt mit der Kochsalzlösung mischt, müssen
alle Sera fertig pipettiert sein, damit die Extraktverdünnung ohne irgendwelchen Zeitverlust zugegeben werden kann. Man fügt in die üblichen
Reagenzröhrchen zu diesem Zweck je 0,4 ccm des bei 50° inaktivierten
Serums ein.

Sind die Serumgestelle fertig, so nimmt man das Extraktgefäß und das mit
der Kochsalzlösung gefüllte aus dem Brutschrank gießt sofort warm die
Kochsalzlösung, so schnell es technisch irgend möglich ist, in den
Extrakt hinein und mischt durch mehrmaliges schnelles Hin- und
Hergießen gut um. Diese fertige Extraktverdünnung muß durchsichtig
sein, darf aber ziemlich stark opaleszieren. Man gibt von der warmen Extraktverdünnung sofort nach ihrer Bereitung in jedes der mit Serum beschickten
Röhrchen je 1,0 ccm und schüttelt die Versuchsröhrchen sehr gut durch.
Sie werden nach dem Schütteln für eine Stunde in den Brutschrank von 37°
gestellt. Zur Kontrolle läßt man einige bekannte Sera im Versuch mitlaufen.
Besondere sog. Serum- oder Extraktkontrollen sind dagegen nicht erforderlich.

2. Ablesen der Versuchsergebnisse: Die MT-R wird bereits nach
einstündigem Brutschrankaufenthalt abgelesen. Man hält zu diesem Zweck
ein mit den Versuchsröhrchen beschicktes einreihiges Gestell gegen ein helles
Fenster und vergleicht die in den Röhrchen enthaltene Flüssigkeit auf ihre
Durchsichtigkeit bzw. Undurchsichtigkeit. Die positiven Reaktionen machen die Flüssigkeit mehr oder weniger undurchsichtig,
die negativen lassen sie klar und durchscheinend.

b) Reaktion mit aktivem Serum und Formalinkontrolle[1]).

Die Reaktion wird grundsätzlich mit 2 Extrakten, einem dichteren und einem
dünneren angesetzt. Man gibt von den gut zentrifugierten aktiven Seren
je 0,2 ccm in vier saubere Reagenzröhrchen. Dem zweiten und vierten Röhrchen,
die als Kontrollen dienen sollen, fügt man außerdem einen Tropfen einer 1:5
verdünnten Formalinlösung zu und läßt diese etwa eine Viertelstunde einwirken. Inzwischen füllt man einen Topf mit warmem Wasser von etwa 45°,
gibt in passenden Gefäßen die abgemessenen Mengen Extrakt und 3%iger
Kochsalzlösung hinein und läßt etwa 10 Minuten anwärmen. Die Temperatur
des Wasserbades darf dabei nicht unter 37° heruntergehen. Nach dem Erwärmen
mischt man schnell den ersten Extrakt mit der entsprechenden Kochsalzlösung
und fügt von der frischen Extraktverdünnung den beiden ersten Röhrchen

---

[1]) Dtsch. med. Wochenschr. 1923. Nr. 19.

je 1,0 ccm zu. Danach verfährt man mit dem zweiten Extrakt in der gleichen
Weise und gibt die zweite Extraktverdünnung zum dritten und vierten Röhrchen, so daß man also von jedem Extrakt ein Serumröhrchen mit Formalin
und eins ohne Formalin beschickt. Die Versuchsröhrchen werden sehr gut
durchgeschüttelt und bleiben eine Stunde bei Zimmertemperatur
stehen. Dann liest man mit dem bloßen Auge das Versuchsergebnis ab, indem
man aus zwei Meter Entfernung gegen ein helles Fenster sieht.

Ist in allen Röhrchen die Flüssigkeit klar, durchsichtig und leicht opaleszierend
geblieben, so ist die Reaktion als negativ zu bezeichnen. Sind in den beiden
Hauptröhrchen (dem ersten und dritten) die Sera mehr oder weniger stark getrübt, die Kontrollröhrchen mit Formalinzusatz (Nr. 2 und 4) dagegen klar,
so ist die Reaktion positiv. Zeigt nur das Hauptröhrchen, das mit dem dünneren
der beiden Extrakte angesetzt wurde, allein eine schwache Trübung, so gilt die
Reaktion als schwach positiv oder bei ganz leichter Trübung nur als verdächtig.

Der Geübte wird auf das Ansetzen der beiden Kontrollröhrchen mit Formalin
im allgemeinen verzichten können, da schon der Vergleich der positiven und
negativen Reaktionen klare Unterschiede zeigt (MEINICKE). Man versäume
das Ansetzen der Formolkontrolle nie (JACOBSTHAL).

21. Meinickesche Reaktion (M-R II)[1].

Serum $^1/_4$ Stunde bei 55—56° inaktiviert. Das inaktivierte Serum darf
erst nach 3—18 Stunden gebraucht werden. Das Antigen wird 1:8 mit Aqu.
dest. verdünnt. Zur Verdünnung wird die erforderliche Extraktmenge in einen
hohen Meßzylinder gegeben. Das Aqu. dest. muß aus der Bürette längs der
Glaswand ohne Tropfenlassen langsam hinzufließen gelassen werden. Die
Schnelligkeit muß so bemessen werden, daß das der Antigenmenge gleiche
Wasservolumen in 4 Minuten zufließt. Die Extraktherstellung dauert also
immer 28 Minuten. Die fertige Verdünnung wird nach Verschluß des Glases
durch mehrmaliges Umkippen gemischt und ist dann noch einige Stunden stehen
zu lassen; sie ist bis zum nächsten Tage haltbar.

Hauptversuch: Man setzt den Versuch in zwei Röhrchen von etwa 16 mm
Durchmesser an. In jedes gibt man 0,2 ccm des inaktivierten Serums. Zu
Röhrchen A fügt man 0,8 ccm der Antigenverdünnung, zu B 1 ccm. Die Röhrchen
werden zur Mischung der Reagenzien gut durchgeschüttelt und über Nacht
auf 20—24 Stunden in den Brutschrank gestellt. Man stellt ihn am besten auf
35° ein, damit er bei Gasdruckerhöhung nicht über 37° steigt. Am anderen Tage
sind im allgemeinen sämtliche Sera mehr oder weniger stark ausgeflockt. (Nur
ganz vereinzelt werden wassermann-negative Sera gefunden, die bei dieser
Versuchsanordnung nicht ausflocken.) Man protokolliert den Grad der Ausflockung, indem man wie beim Ablesen einer Agglutination unter Kontrolle
des Auges durch leichtes Hin- und Herschütteln des Glases den Niederschlag
möglichst gleichmäßig verteilt, bis alle Röhrchen ungefähr gleichgroße, frei
in der Flüssigkeit schwebende Flocken aufweisen, von der Größe, wie sie einer
starken Agglutination entsprechen würden. Nun fügt man jedem Röhrchen
1 ccm einer austitrierten Kochsalzlösung (s. Titrationsversuch im nächsten Ab-

---

[1] Berl. klin. Wochenschr. 1918. Nr. 4 und Münch. med. Wochenschr. 1918. Nr. 49.

schnitt!) zu, indem man die Flüssigkeit am Rande des Glases herablaufen läßt, schüttelt nicht um, vermeidet überhaupt jede gröbere Erschütterung der Röhrchen und stellt den Versuch für eine Stunde in den Brutschrank zurück. Nach dieser Zeit haben sich die Flocken in den negativen Seren aufgelöst resp. ihre Reste zerfließen bei der leisesten Bewegung. Bei den positiven Seren sind die Flocken in beiden Röhrchen je nach dem Grade der Reaktion mehr oder weniger großflockig geblieben, heben sich scharf von der umgebenden Flüssigkeit ab und halten auch stärkerem Schütteln stand. Bei den wassermann-zweifelhaften Seren verläuft die Reaktion im allgemeinen in der Weise, daß in Röhrchen A die Flocken ziemlich gut erhalten sind, in B sind sie mehr oder weniger aufgelöst und leicht zerfließlich. Die Ablesung erfolgt wieder wie bei einer Agglutination, am besten mit der Lupe. Wie bei der Wa-R erhöht man die Sicherheit der Ergebnisse, wenn man mit mehreren Antigenen arbeitet.

Titrationsversuch. Gleichzeitig mit dem Hauptversuch setzt man mit mehreren gut ausflockbaren wassermann-negativen Seren des letzten Versuchstages je 4—6 Röhrchen mit 0,2 ccm Serum und 0,8 ccm der Antigenverdünnung an. Bevor man nun am nächsten Tage den Hauptversuch weiter verarbeitet, titriert man sich an den negativen und positiven Seren die für die betreffende Antigenverdünnung passende Kochsalzlösung aus. Da die Antigene beim Verdünnen nicht absolut gleichmäßig aufgeschlossen werden können, ist diese Titration erforderlich. Je schwächer die Antigenverdünnung ausgefallen ist (äußerlich an geringer Trübung zu sehen), desto geringer muß der Prozentgehalt der Kochsalzlösung sein. Je stärker die Extraktverdünnung ist (je trüber), desto stärker muß die Kochsalzlösung genommen werden. Im allgemeinen schwankt der erforderliche Prozentgehalt zwischen 1,4 und 2,4 %. Zwischen diesen Grenzwerten titriert man sich die passende Dosis stufenweise aus; meist wird 1,6 % Kochsalzlösung die richtige Dosis sein. Für den Hauptversuch wählt man diejenige Kochsalzlösung aus, die bei sämtlichen negativen Seren des Titrationsversuches die Flocken in einer Stunde gerade noch völlig restlos gelöst hat. Mit einer so abgestimmten Kochsalzlösung bekommt man im Hauptversuch alle feinen Unterschiede zwischen stark positiven, schwach positiven, zweifelhaften und negativen Seren heraus. Die Flocken der stark positiven Sera halten übrigens auch erheblich stärkeren Kochsalzlösungen, zum Teil 10 %igen, stand.

22. H. Hechts serodiagnostische Schnellmethode (HF-R II)[1].

Rinderherzextrakt (1 g Substanz auf 5 ccm Alkohol), 0,1 ccm + 0,06 ccm $CaCl_2$ (0,8 %) werden geschüttelt und 20 Minuten stehen gelassen. Dann erfolgt Zusatz von 0,7 ccm $CaCl_2$. Dann wird das zu untersuchende Serum zugesetzt in der Menge von 0,012 ccm, 0,005 ccm und 0,0025 ccm. Der Inhalt der Röhrchen wird durch Umkehren leicht gemischt und dann in das Wasserbad gestellt. Dieses muß auf 45° stehen. Es wird als Kontrolle ein Röhrchen mit Antigenemulsion + 0,7 ccm $CaCl_2$ beigegeben. Man sieht von Zeit zu Zeit die Antigenkontrolle nach, die meist nach $3/_4$—$1^1/_2$ Stunden dicke weiße Flocken auszusondern beginnt. Dann erfolgt die erste Ablesung, wobei man die Beobachtung macht, daß die Syphilissera manchmal noch vor der Antigenkontrolle, oft aber gleich-

---

[1] Dtsch. med. Wochenschr. 1923. Nr. 22, S. 715.

zeitig oder meist kurz darauf ausflocken. Die normalen Sera brauchen 2—3 fache Zeit dazu. Die zweite Ablesung erfolgt eine halbe Stunde später. Man muß also den Versuch rechtzeitig unterbrechen, indem man die Röhrchen aus dem Wasserbad nimmt und bei Zimmertemperatur stehen läßt. Die in der Extrakt-kontrolle und den positiven Seren gebildeten Flocken sinken rasch zu Boden, wobei sich die Flüssigkeit klärt und die negativen Seren trüb bleiben, oder im Gegensatz zu diesen dicken Flocken höchstens ganz feine, mit freiem Auge kaum sichtbare Flöckchen absondern.

Die Verdünnung der Sera macht man zweckmäßig in der Weise, daß man pro Serum 3 Röhrchen aufstellt, in deren erstes man 0,9 ccm NaCl-Lösung, in das zweite und dritte je 0,5 dieser Lösung abmißt. Nun kommt in das erste Röhrchen 0,1 ccm des zu untersuchenden, möglichst frischen aktiven Serums; nach Durchmischen gibt man von dem Gemisch 0,5 in das zweite, und davon 0,5 in das dritte Röhrchen. In diesem Röhrchen läßt man die Pipette und dann zum Versuche mit derselben Pipette vom letzten Röhrchen bis zum ersten gehend je 0,1 ccm ein.

Mehrere Tage alte Sera flocken schlechter aus und geben unspezifische Resultate. Fettgehalt und stärker hämolytischer Zustand der Sera schadet nichts.

Starke Flockung in den Röhrchen, die 0,01 Serum enthalten, sind als stark positiv zu bewerten, während die Röhrchen mit den stärksten Serumverdün-nungen leicht zu Unspezifitäten neigen.

Als Extrakt kann man jeden gut flockenden benutzen. Die Prüfung auf die Eignung geschieht so, daß man durch Zusatz von 0,06 ccm $CaCl_2$ zu 0,1 ccm des betreffenden Extraktes, dann 20 Minuten Wartezeit und nachher Zusatz von 0,7 ccm $CaCl_2$ die Zeit feststellt, in der die Extrakte ausflocken.

23. Karvonens Konglutinationsreaktion[1].

Extrakt: Rinderherzextrakt wie zur Wa-R.

Es wird mit gleichmäßig dicken Kapillaren (1 mm äußerer Durchmesser) gearbeitet. Für die Messung der Meerschweinchen-Blutkörperchenmischung wird immer dieselbe Meßpipette genommen.

Frisches, höchstens 2 Tage altes Pferdeserum (am besten immer von dem-selben Tier, da dann der Komplementgehalt konstant ist), wird in der Menge von 0,1 (älteres 0,12) auf 1,0 ccm aufgefüllt mit 1⁰/₀iger Kochsalzlösung in jedes Röhrchen gegeben; jedes zweite Röhrchen erhält außerdem mit einer Kapillar-pipette 0,06 (= 2 Tröpfchen) Rinderherzextrakt. Umschütteln. Die Röhrchen erhalten nun 2 Tröpfchen (= 0,05—0,06) von den zu untersuchenden, vorher inaktivierten Patientenseris, und zwar immer ein Röhrchenpaar. Kräftiges Umschütteln. Dann Kontakt 1¹/₂—2 Stunden bei Zimmertemperatur (3—16⁰ C), oder eventuell, aber nicht ganz so zweckmäßig, 40—60 Minuten bei 37⁰. Jetzt wird jedes Röhrchen mit einem großen Tropfen aus der Meßpipette (= 0,07 ccm) 25⁰/₀igen Meerschweinchenblutkörperchens beschickt, während ¹/₄ Stunde mehrmals geschüttelt und erst dann 0,03 ccm (= 1 Tröpfchen) inaktives Rinderserum hinzugefügt. Nach gründlicher Mischung werden nun alle Röhrchen gleichmäßig und langsam hin- und herbewegt, was am besten im WOITHESCHEN

---

[1] Arch. f. Dermatol. u. Syphilis. Orig. Bd. 108, S. 435. 1911.

Röhrchenhalter geschieht. Nach 10—40 Minuten sind die Reaktionen zum
Ablesen fertig. Als Kontrollen werden im Versuch immer mitgeführt: 1 Röhrchen,
das kein Serum und keinen Extrakt enthält, und das erfahrungsgemäß zuerst
zu flocken beginnt. 2. Ein Röhrchen, das kein Serum, aber Extrakt enthält.
Ferner wird in der üblichen Weise ein sicher positives und ein sicher negatives
Serum in den Versuch gestellt.

Bei der Ablesung müssen sich die Röhrchen mit Extrakt bei negativen Seris
konglutiniert, bei positiven aber unverändert zeigen.

24. Gerinnungsreaktion von Hirschfeld und Klinger[1].

Darstellung des Oxalatplasmas: Blut eines beliebigen Tieres wird aus
der Karotis oder (bei größeren Tieren) durch eine weite Kanüle aus der gestauten
V. jugularis im Strahle in einem Glaskölbchen aufgefangen, in dem sich $1\,^0/_0$ige
Na-Oxalatlösung befindet. Man gibt so viel dieser Lösung hinein, daß das Blut
genau $1\,^0/_{00}$ Oxalat enthält, sobald es im Kölbchen bis zu einer vorher ange-
brachten Marke reicht. Also 1 Teil Na-Oxalat $1\,^0/_0$, 9 Teile Blut. Das zuerst
aus dem Blutgefäß resp. der Kanüle fließende Blut ($^1/_2$—1 ccm) läßt man ab-
fließen. Das Blut wird mit der Oxalatlösung durch leichtes Schwenken des
Kölbchens vermischt. Infolge der Temperaturdifferenzen zwischen Blut und
Kölbchenwand kommt es oft zu Dampfkondensation an der Glaswand, die
bei Vermischung mit dem Blute eine teilweise Hämolyse bewirkt. Diese muß
unbedingt vermieden werden, wenn das Plasma auch zur Darstellung von Serozym
verwendet werden soll (s. unten). Es empfiehlt sich daher, die Oxalatlösung
und das Kölbchen vor dem Einströmenlassen des Blutes auf etwas über Körpertemperatur zu erwärmen und die hierbei auftretende Dampfkondensation
am Glas durch vorheriges Neigen des Kolbens mit der warmen Oxalatlösung
wegzuspülen. Die Zentrifugierröhrchen müssen ebenfalls vorgewärmt werden.
Es wird zuerst 15—20 Minuten zentrifugiert, dann das Plasma abpipettiert
und in neuen Gläschen noch mindestens 30—50 Minuten scharf zentrifugiert;
hierauf in gewöhnliche Röhrchen abgefüllt und kühl aufbewahrt.

So erhaltenes Plasma darf nur gelblich, nicht rötlich (von Hämoglobin)
gefärbt sein. Zur Anstellung der Reaktion wird es noch, wie unten angegeben,
mit Oxalat-NaCl-Lösung verdünnt (1 Teil Plasma, 1 Teil $1\,^0/_0$iges Na-Oxalat,
3 Teile phys. NaCl). Es sei hier noch bemerkt, daß bei Verwendung von Hammel-
plasma die roten Blutkörperchen des Zentrifugenbodensatzes sehr gut zur Anstellung der Wa-R gebraucht werden können. Sie müssen wie sonst mehrmals
gewaschen werden, wobei man zum ersten Waschwasser einige Kubikzentimeter
$1\,^0/_0$ige Na-Oxalatlösung zugeben muß, da sonst Gerinnungen eintreten.

Zum Nachweis von Zytozym ist eine an sich zytozymfreie Serozymlösung
erforderlich, die gleichzeitig mit Ca-Salz zugegeben wird.

Kaninchen liefert auch brauchbares Serozym, doch muß das Plasma in
paraffinierten Gefäßen aufgefangen werden. Erfahrungsgemäß ist Hammel-
serum das geeignetste. Rinderplasma erweist sich für Serozymgewinnung als
unbrauchbar, als Plasma kann es dagegen verwendet werden.

Darstellung des Serozyms: Aus frischem Hammel- (oder Ziegen)-Oxalat-
plasma, das unter Beobachtung aller oben erwähnten Kautelen erhalten wurde,

---

[1] Dtsch. med. Wochenschr. 1914. Nr. 32.

durch Rekalzifizieren gewonnenes Serum: zu 10 ccm Plasma wird 1,2 ccm einer
1%igen CaCl₂-Lösung (in destilliertem Wasser) zugesetzt, gut gemischt und im
Brutschrank stehen gelassen, bis das (durch Ausfällung von Ca-Oxalat trüb gewordene) Plasma in toto fest geronnen ist. Bei nicht zu alten Plasmen tritt dies
nach 5 bis 10 Minuten ein; längere Zeit (3 Tage und mehr) konservierte Plasmen
gerinnen langsamer und werden besser zur Serozymdarstellung nicht mehr verwendet (sie können dagegen als Oxalatplasma noch gut angewendet werden).
Nach der Gerinnung wird mit einer langen Pinzette (etwa 20 cm lange Branchen)
das Koagulum seitlich erfaßt um und durch Druck und Drehen das Serum ausgepreßt. Dieses soll klar sein und keine Reste des Koagulums mehr enthalten,
was bei Übung leicht erreicht wird. Wurde die Auspressung zu früh vorgenommen, so ist das Serum noch trüb und gerinnt nochmals. Es muß daher zum
zweiten Male ausgepreßt werden, was ohne Nachteil geschehen kann.

Das so erhaltene Serozym darf nicht sofort verwendet werden, da es noch
Thrombin enthält; es bleibt mindestens eine halbe Stunde bei 37° stehen und
wird dann zweckmäßig (1:5 NaCl) verdünnt.

Wollen wir untersuchen, ob und wieviel Zytozym in einer gegebenen Flüssigkeit vorhanden ist, so wird folgendermaßen verfahren: Wir setzen zu derselben
Serozym und eine geeignete Menge einer CaCl₂-NaCl-Lösung (Darstellung unten)
zu, lassen 10—15 Minuten bei gewöhnlicher Temperatur stehen, während welcher
Zeit Thrombin gebildet wird, und bestimmen dann die Thrombinmenge mit
Hilfe einer Oxalatplasmalösung. Je mehr Thrombin entstanden war, desto
schneller wird letztere gerinnen. Bei Anwendung des gleichen Serozyms (in
gleicher Dose) sowie der gleichen Ca-Konzentration ist die Thrombinbildung
dem Zytozymgehalt der der Probe proportional, die Gerinnungszeit gestattet
daher einen Schluß auf den relativen Gehalt an Zytozym der untersuchten
Flüssigkeiten.

1. Extraktemulsion: Es wird absichtlich als Lipoidextrakte hauptsächlich das bei MERCK erhältliche „Syphilisantigen aus Meerschweinchenherzen"
benutzt, da dieses gleichmäßig hergestellt wird und käuflich erhältlich ist,
somit eine Nachprüfung unserer Resultate mit Benutzung der gleichen Extraktdosen gestattet. Davon werden drei Verdünnungen in physiologischer NaCl-
Lösung (1:40, 1:80, 1:160) in der Dose von je 0,1 ccm verwendet. Sollten
andere Organextrakte vorgezogen werden, so müßte die brauchbare Konzentration mit Serozym vorher austitriert werden.

2. Serozym: Das nach der im vorhergehenden beschriebenen Weise zu ge-
winnende Serozym wird etwa 2—3 Stunden vor Gebrauch dargestellt und eine
Stunde vor dem Zusatz fünffach in physiologischer NaCl-Lösung verdünnt.

Zur Erläuterung dieser Vorschrift möchten wir einige noch wenig bekannte
Tatsachen aus unseren früheren Arbeiten erwähnen. Es hat sich herausgestellt,
daß durch Verdünnung sowie durch Spaltung des Serums in Albumine und
Globuline die Wirksamkeit der beiden Vorstufen des Thrombins, des Zytozyms
und des Serozyms, außerordentlich gesteigert werden kann. Dies geht so weit,
daß man oft durch Spaltung eine Neuproduktion von Thrombin veranlassen
kann in Sera, die ungespalten keine Wirkung auf Oxalatplasma ausüben. PECKEI-
HAERING hat diese Tatsache irrtümlich auf dialysate Hemmungskörper zurück-
geführt. Es handelt sich wahrscheinlich nur um Aufhebung einer hemmenden
Wirkung der Serumkolloide; es läßt sich nachweisen, daß jedes normale Serum

ein zugesetztes Zytozym mehr oder weniger abschwächt; dies läßt sich aber vermeiden, ja häufig in eine entgegengesetzte Wirkung umkehren, wenn man verdünntes Serum resp. Globuline allein benutzt. Durch die Verdünnung des Serozyms erreichen wir daher Verstärkung seiner Wirkung und Aufhebung einer eventuell vorhandenen Hemmung gegenüber dem Extrakt.

Das gebrauchsfertige Serozym darf weder Thrombin enthalten noch solches in nennenswertem Grade nach dem Ca-Zusatz bilden. Bei jedem Versuch ist daher eine diesbezügliche Kontrolle anzusetzen (0,5 Serozymverdünnung, 1,0 CaCl-NaCl-Lösung, nach 15 Minuten Oxalatplasma. Das Röhrchen darf höchstens nach 12 Stunden gerinnen).

3. $CaCl_2$-NaCl-Lösung: Zu je 100 ccm physiologischer NaCl-Lösung werden 5,0 ccm einer 1%igen $CaCl_2$-Lösung zugesetzt und gut vermischt.

4. Oxalatplasma: Ein in der angegebenen Weise gewonnenes Plasma wird vor Gebrauch folgendermaßen verdünnt: Plasma 1 Teil, 1%ige Na-Oxalatlösung 1 Teil, physiologische NaCl-Lösung 3 Teile. Der neuerliche Oxalatzusatz hat den Zweck, das im Versuch verwendete Kalzium zu neutralisieren, damit die Endreaktion (Fällung des Fibrinogens) sicher im Ca-Ionen-freien Medium vor sich geht, eine Thrombinbildung aus dem verwendeten Oxalatplasma (Fehlerquelle!) somit vermieden wird.

Von inaktivem Serum wird in 4 Röhrchen je 0,1 ccm abgefüllt. Dazu kommt je 0,1 ccm der Extraktverdünnungen $^1/_{40}$, $^1/_{80}$ und $^1/_{160}$; das letzte Röhrchen erhält 0,1 NaCl-Lösung. Die Mischungen bleiben eine Stunde bei Zimmertemperatur stehen, worauf zuerst 1,0 ccm der $CaCl_2$-NaCl-Lösung und je 0,5 der Serozymverdünnung (0,1 Serozym) zugegeben wird.

Nach Mischung wird wieder 15 Minuten stehen gelassen und dann das verdünnte Oxalatplasma in der Menge von 1,0 zugefügt. Die Röhrchen werden hierauf durch sanftes Neigen (nicht Schütteln!) auf den Eintritt der Gerinnung beobachtet.

Bei der Abfüllung der Röhrchen ist darauf zu achten, daß keine zu großen Zeitunterschiede für den Zusatz der einzelnen Substanzen zu den Röhrchen eintritt. Soll eine größere Anzahl Sera gleichzeitig geprüft werden, so verlangt daher sowohl die Füllung der Röhrchen wie auch die Beobachtung der Gerinnung eine gewisse Übung. Da die mit der größten Zytozymmenge versetzten Röhrchen der Reihe 1 zuerst gerinnen, sollten sie bei Zusatz des Oxalatplasmas zuletzt abgefüllt werden, weshalb man zweckmäßig bei den Kontrollen (Reihe 4) anfängt. Wir verwenden zur Anstellung der Reaktion normal große Eprouvetten (Durchmesser 12 mm), welche in stufenförmig aufgebauten Gestellen in 4 Reihen à 12 Röhrchen eingestellt werden. Bei einiger Übung können darin von einem Beobachter stets gleichzeitig vier Röhrchen herausgenommen und durch leichtes Senken auf beginnende Gerinnung untersucht werden.

Ein Beobachter kann etwa 12, bei einiger Übung bis zu 24 Sera gleichzeitig untersuchen.

Wir notieren als Gerinnungszeit den Moment, in dem der Inhalt des Röhrchens so weit fest ist, daß ein deutliches Koagulum bemerkbar ist. Bei schneller Gerinnung wird der Inhalt in toto fest, bei schwächerer tritt dagegen nur ein mehr oder weniger festes Gerinnsel auf; netzige Koagula von geringer Konsistenz bezeichnen wir als $\pm$.

Als Kontrolle für den ganzen Versuch werden die drei Extraktverdünnungen allein, d. h. ohne Serumzusatz mit 0,1 NaCl-Lösung eine Stunde stehen gelassen und ihre Zytozymwirkung bestimmt; in brauchbaren Versuchen müssen sie spätestens 2—4 Minuten nach Zufügung des Plasmas Gerinnung bewirken. Serozym allein, ohne Zugabe von Zytozym, darf keine Gerinnung hervorrufen. Auch die mit negativem Serum digerierten Zytozymproben zeigen durchgehend eine etwas verspätete Gerinnung. Bei normalen Sera beträgt die Verzögerung jedoch nur wenige Minuten, luetische Sera geben dagegen erst nach längerer Zeit (10—60 Minuten) Gerinnung, gut positive lassen überhaupt keine Gerinnung eintreten.

Je nach der Stärke des verwendeten Serozyms tritt auch bei Benutzung des gleichen Lipoidextraktes die Gerinnung schneller oder langsamer ein; ist das Serozym sehr stark, so gerinnen die mit großen Extraktdosen angesetzten Röhrchen der ersten Reihe zu schnell, um feinere Unterschiede der Reaktion zum Ausdruck zu bringen. In einem solchen Fall sind in der zweiten oder dritten Reihe, die etwas später gerinnt, die entsprechenden Gerinnungsunterschiede größer und gestatten, auch die schwach positiven Sera zu erkennen. Ist umgekehrt das Serozym weniger wirksam, so können gerade die erste oder die beiden ersten Reihen noch brauchbare Werte geben. Doch darf in solchen Fällen die Gerinnungszeit der Kontrollen (Extrakt allein) nicht über 3 bis 4 Minuten hinausgehen, widrigenfalls der Versuch unsichere Resultate liefert und mit besserem Serozym zu wiederholen ist.

Literatur über die Präzipitations- und Flockungsreaktionen.

AMMENHÄUSER: Beitrag zur Serodiagnostik (SG-R). Zentralbl. f. Bakteriol., Parasitenk. u. Infektionskrankh., Abt. I, Orig. Bd. 84. 1920.

ANGERER: Die Serodiagnostik der Lues mittels Ausflockung durch glykocholsaures Natrium. Diss. Leipzig 1910.

ANJESSKY: Bacteriomok természetrajka (HERMANN-PERUIZKYsche Reaktion) 1912. S. 751.

ARÊA LEÃO, A. EUGENIDE: Die Formol-Gelatinierung nach GATÈ und PAPACOSTAS. Brazil-med. Bd. 1, Nr. 19, S. 239—242. 1922 (Portugiesisch). Ref. Zeitschr. f. Haut- u. Geschlechtskrankh. Bd. VI, 3/4, S. 189. 1922.

ARIAZZI, A. et PICO, C. E.: La semana med. 1920. Nr. 15. (SG-R II bei Framboesie und Lepra). Revista del Instituto Bacteriologico Buenos-Aires, Vol. 2, p. 721. 1920. (Zit. bei H. SACHS: Jahresk. f. ärztl. Fortbild.)

ARMANGUÉ, MANUEL and GONZALES, PEDRO: Studies on the formol and Wa-R. Journal of infect. dis. Vol. 30, Nr. 5, p. 443—444. 1922. Ref. Zentralbl. f. Haut- u. Geschlechtskrankh. Bd. VI, H. 9/10, S. 467. 1922.

ARNAUD, R.: La reaction du benjoin colloidal dans le sang. Cpt. rend. des séances de la soc. de biol. 1922. 87. Jahrg. Nr. 24.

ARPASI, ADOLF: Untersuchungen mit der SG-R. Modifikation der Einstellung des Antigens. Orvosi hetilap 1922. Jahrg. 66, H. 1, S. 6—8 (Ungarisch). Ref. Zentralbl. f. Haut- u. Geschlechtskrankh. Bd. V, S. 52. 1922.

ASCOLI: Meiostagminreaktion. Münch. med. Wochenschr. 1910.

AUSZTERVEIL und KALLOS: Zur sero-chemischen Reaktion bei Syphilis nach BRUCK. Dtsch. med. Wochenschr. 1917. S. 589.

BACELLI: Über den Wert einiger Präzipitationsmethoden usw. Riv. ital. di neuropatol., psichiatr. ed elettroterap. Vol. 3, H. 2.

BACH: BRUCKs serochemische Reaktion. Dermatol. Zeitschr. 1917. Nr. 4.

BACHMANN, W.: Beiträge zur Frage der unspezifischen Hemmung der Wa-R (SG-R, DM u. DTr beim Kaninchen). Zeitschr. f. Immunitätsforsch. u. exp. Therap. Bd. 34, H. 4, S. 319. 1922. — Serologische Studien mit Hilfe des ZEISSschen Flüssigkeitsinterferometers. Zeitschr. f. Immunitätsforsch. u. exp. Therap. Bd. 33, S. 551. 1922.

Bang, H. und With: Hermann-Perutzsche Reaktion bei Lues I und Ellermannsche
     Modifikation der HP.   Ugeskrift f. Laeger 1913. Nr. 50. Ref. Münch. med. Wochenschr.
     1914. Nr. 5.
Bardach, K.: Über die Salpetersäurereaktion auf Syphilis nach Bruck. Dermatol. Zeitschr.
     Bd. 24, S. 215. 1917.
Bathe: Flockungsreaktionen nach Sachs-Georgi bei Schwangeren. Monatsschr. f. Ge-
     burtsh. u. Gynäkol. Bd. 58, H. 1/2, S. 21—27. 1922.
Bätzold, C.: Über die Senkungsgeschwindigkeit der roten Blutkörperchen im Zitratblut
     luetischer Säuglinge. Münch. med. Wochenschr. 1922. Nr. 23, S. 857.
Bauer, Karl: Positive unspezifische Wassermannsche und Meinickesche Reaktionen
     als Folge von Digitalistherapie. (Vorl. Mitt.) Wien. klin. Wochenschr. 1922. Jahrg. 35,
     Nr. 8, S. 173—175.
Bauer, Karl und Eder, Paula: Die Mastixreaktion im Blutserum. Zeitschr. f. d. ges.
     Med. Bd. 29, H. 3/5, S. 246—250. 1922.
Bauer, K. und Nyiri: Zur Theorie der Meinicke-Reaktion. (Dritte Modifikation.) Wien.
     klin. Wochenschr. 1921. Jahrg. 34, Nr. 35, S. 427—428. — Zur Theorie der Meinicke-
     Reaktion. (Dritte Modifikation.) Entgegnung auf E. Epstein und F. Paul. Wien.
     klin. Wochenschr. 1921. Jahrg. 34, Nr. 45, S. 548—549. Zentralbl. f. Haut- u. Ge-
     schlechtskrankh. Bd. IV, S. 64. 1922. — Zur Theorie und klinischen Verwendbarkeit
     der Meinicke-Reaktion. (III. Modifikation.) Zeitschr. f. Immunitätsforsch. u. exp.
     Therap. I. Orig. Bd. 33, H. 4/5, S. 325.
Baumgärtel: Beziehungen der Wa-R zur SG-R. Vortrag in der Ges. f. Morphol. u. Physiol.
     München, 1. VI. 20. — Kolloidchemische Experimentalstudien zur Theorie der SG-R.
     Vortrag 6. Juli 1920. — „Thermolabile" Ausflockung nach Sachs-Georgi. Münch.
     med. Wochenschr. 1920. Nr. 26. — Serodiagnostik der Syphilis. Zusammenfassendes
     Referat. Ergebn. d. Hyg., Bakteriol., Immunitäts-Forsch. u. exp. Therapie Bd. 5.
     1922. — Wa-R und SG-R. I. Mitteilung. Münch. med. Wochenschr. 1920. Nr. 15,
     S. 421. — Wa-R und SG-R bei Syphilis. II. Mitteilung. Münch. med. Wochenschr.
     1920. Nr. 36, S. 1034. — Wa-R und SG-R. bei Syphilis. III. Mitteilung. Münch. med.
     Wochenschr. 1921. Nr. 8, S. 235. — Über „thermolabile" Ausflockung nach Sachs-
     Georgi. Münch. med. Wochenschr. 1920. Nr. 26, S. 747.
de Besche: Wassermanns Serodiagnose mit Leichenserum. Berl. klin. Wochenschr. 1910.
     Nr. 26, S. 1259.
Bering, Hans: Die Meinickesche Trübungsreaktion (MT-R) bei Lues. Zentralbl. f. Bak-
     teriol., Parasitenk. u. Infektionskrankh., Abt. I, Orig. Bd. 89, H. 5, S. 213. 1923. — Ver-
     gleichende Untersuchungen über die Serodiagnostik der Lues mittels der Wassermann-
     schen, Sachs-Georgischen und der dritten Modifikation der Meinickeschen Reaktion.
     Med. Klinik 1922. Jg. 18, Nr. 32, S. 1029—1031.
Bernhardt: Über neuere Modifikationen (Karvonen, Manoiloff) und zur Technik der
     Wa-R. Dermatol. Wochenschr. Bd. 55, Nr. 29, S. 907—919. 1912.
Bessemans, A.: Concordance relative et défectueuse de la réaction de Gaté-Papacostas
     avec la réaction de Wassermann; sa non-spécificité vis-à-vis des sérums syphilitiques.
     Cpt. rend. des séances de la soc. de biol. Tom. 87, Nr. 21, p. 101—104. 1922. — Influence
     de la dilution sur le pouvoir formolgélifiant des sérums. Cpt. rend. des séances de la
     soc. de biol. Tom. 87, Nr. 24, p. 401—404. 1922.
Bessemans et Boeckel, Tom: Une modification au pouvoir formolgelifiant des sérums. Cpt.
     rend. des séances de la soc. de biol. 6. V. 1922. p. 958.
Bessemans, A. et Leynen: La formolgélification chez quelques sérums d'animaux. Cpt.
     rend. des séances de la soc. de biol. Tom. 87, Nr. 21, p. 104. 1922. Ref. Zentralbl. f.
     Haut- u. Geschlechtskrankh. Bd. II, H. 5/6, S. 290. 1922.
Bessemanns et Licopp: La formolgélification des sérums. Presse méd. 1922. Jg. 30, Nr. 34,
     p. 584. Ref. Zentralbl. f. Haut- u. Geschlechtskrankh. Bd. 7, H. 1, S. 58. 1922.
Bettencourt, Nicolau de: Formol-gélification des sérums syphilitiques. Cpt. rend. des
     séances de la soc. de biol. Tom. 86, Nr. 11, p. 620. 1922.
Better und Kohnheim: Brucks serochem. Reaktion. Dermatol. Zentralbl. 1917. Nr. 7.
Biach: Über „Luesnachweis durch Farbenreaktion". Wien. klin. Wochenschr. 1909.
     S. 606.
Blasius (O.): Untersuchungen mit der von Meinicke angegebenen Luesreaktion (M-R
     und DM). Dtsch. med. Wochenschr. 1920. S. 854.

BLUMENTHAL, F.: Über die SG-R. Berl. Dermatol. Ges. 11. II. 1919. Dermatol. Wochenschrift Bd. 68, Nr. 12, S. 190. 1919. — Diskussionsbemerkungen. Berl. med. Ges. 19. II. 1919. Berl. klin. Wochenschr. 1919. Nr. 12.

BLUMENTHAL, G.: Erfahrungen mit der M-R und der SG-R. Med. Klinik 1919. Nr. 31, S. 772.

BLUMENTHAL und CITRON: PORGESsche Reaktion. Berl. klin. Wochenschr. 1907. Nr. 46.

BOAS, HARALD und BORGE PONTOPPIDAN: Neue Ausflockungsreaktionen bei Syphilis. Acta dermato-venereol. Bd. 2, H. 4, S. 419—436. 1922. Ref. Zentralbl. f. Haut- u. Geschlechtskrankh. Bd. V, S. 499. 1922. — Neuere Fällungsreaktionen bei Syphilis. Bibliothek f. laeger 1922. Jg. 114, Märzh., S. 79—94 (Dänisch). Ref. Zentralbl. f. Haut- u. Geschlechtskrankh. Bd. VI, S. 190. 1922.

BODIN et CHEVREL: Valeur de la réaction de précipitation avec le glycocholate de soude (méthode de PORGES) pour le diagnostic de la syphilis. Bull. de la soc. franç. de derm. et de syphil. 1910. p. 203.

BOK: Der Cholesteringehalt des SG-R.-Luesreagens. Nederlandsch. Tijdschr. f. Geneesk. Bd. 1, S. 1328. 1920.

BOK, S. T.: Die Luesreaktion von SACHS-GEORGI mit Demonstration. Nederlandsch. Tijdschr. v. Geneesk. 1921. Jg. 65, 1. Hälfte, Nr. 13, S. 1781—1784.

BONACORSI, LINA: La sieroreazione di Dold nella diagnosi della lue. Giorn. di clin. med. 1922. Jg. 3, H. 9, p. 337—341.

BORDET, J. und RUELENS, G.: L'antigène syphilitique de l'Institut PASTEUR (Bruxelles). Cpt. rend. des séances de la soc. de biol. Tom. 82, Teil 2. 1919.

BORDET et STRENG: Les phénomènes d'adsorption et la conglutinine du sérum de boeuf. Zentralbl. f. Bakteriol., Parasitenk. u. Infektionskrankh., Abt. I, Orig. Bd. XLIX, H. 2, p. 260.

BORNSTEIN, A.: Die ABDERHALDENsche Abbaureaktion. Dermatol. Wochenschr. Bd. 53, S. 73. 1914. — Arch. f. Dermatol. u. Syphilis.

BRANDT, MAX: Weitere Erfahrungen mit der Gerinnungsreaktion bei Lues. Dtsch. med. Wochenschr. 1915. S. 915.

BRANDT, ROBERT: Die allgemeine Bedeutung der Kochsalzkonzentration für serologische Reaktionen. Zeitschr. f. Immunitätsforsch. u. exp. Therap., Orig. I. Teil, Bd. 34, H. 4, S. 304—318. 1922.

BRANDWEINER: Über die sero-chemische Syphilisreaktion nach C. BRUCK. Wien. klin. Wochenschr. 1917. S. 626.

BRAUNSTEIN: Über die SCHÜRMANNsche Farbenreaktion bei Lues. Zeitschr. f. klin. Med. 1909. S. 345—348.

BRÄUTIGAM, FR.: Die HERMANN-PERVETZsche Reaktion im Vergleich zur Wa-R. Berl. klin. Wochenschr. 1913. Nr. 33, S. 1525.

BRIEGER, L.: Eine neue Fällungsreaktion beim Blut und Blutserum. Dtsch. med. Wochenschrift 1918. S. 170.

BRINKMAN und v. DAM: Bestimmung der Oberflächenspannung. Münch. med. Wochenschr. 1921. Nr. 48.

BROWNING, KRUIKSHANK und MC KENZIE: Lezithin und Cholesterin als Extraktbestandteile bei der Wa-R. Biochem. Zeitschr. Bd. 25, S. 85. 1910.

BROWNLIE, JAMES LAW: The SG-R. in syphilis. Lancet Vol. 201, Nr. 21, p. 1322. 1921.

BRUCK, CARL und STERN, M., Über das Wesen der Syphilisreaktion. Zeitschr. f. Immunitätsforsch. u. exp. Therap. Bd. 6, S. 592. 1910.

BRUCK, CARL und HIDAKA: Über Fällungserscheinungen beim Vermischen von Syphilisseren mit alkoholischen Luesleberextrakten. Zeitschr. f. Immunitätsforsch. u. exp. Therap. Bd. 8, S. 476—484. 1911.

BRUCK, CARL: Eine serochemische Reaktion bei Syphilis. Münch. med. Wochenschr. 1917. Nr. 1, S. 25 u. 26. — Weitere serochemische Untersuchungen bei Syphilis, Münch. med. Wochenschr. 1917. Nr. 35 u. 36. — Zur serochemischen Reaktion bei Syphilis. Dermatol. Wochenschr. Bd. 64. 1917. — Zur Serodiagnose der Syphilis durch Ausflockung. Dtsch. med. Wochenschr. 1922. Nr. 25. — Theoretisches und Technisches zur Serodiagnose der Syphilis. Klin. Wochenschr. Jg. 1, Nr. 33. 1922. — Erwiderung auf die Ausführungen v. GAETHGENS. Dtsch. med. Wochenschr. 1922. Nr. 31.

Bruck, W.: Zum Wesen der Wa-R. Münch. med. Wochenschr. 1922. Nr. 32, S. 1185.

Burdach: B-R. Dermatol. Zeitschr. 1917. Nr. 4.

Burke, Victor: A comparison of the formaldehyd-gel reaction of Gate and Papacostas with the Wa-R. Arch. of dermatol. a. syphil. Vol. 5, Nr. 4, p. 469—477. 1922. Zentralbl. f. Haut- u. Geschlechtskrankh. Bd. V, V, S. 320. 1922.

Bürker: Die Senkungsgeschwindigkeit der Erythrozyten als diagnostisches Hilfsmittel. Münch. med. Wochenschr. 1922. Nr. 16, S. 577.

Butler: Präzipitationsreaktion mit Lezithin. New York med. Journ. 1909. Ref. Monatsschrift f. Dermatol. 1909. Nr. 7. — Die Serum- und Präzipitationsreaktionen bei Syphilis und ihre klinische Bedeutung. Journ. of the Americ. med. assoc. 1910. p. 114. — The serum and precipitate reactions for syphilis and their clinical value. Journ. of the Americ. med. assoc. Vol. 54, Nr. 14. 1910.

Cacioppo, Luigi: Sul potere anticomplementare des fiocchi delle R. Sachs-Georgi e Meinicke. (Über das antikomplementäre Verhalten der Flocken der SG- u. M-R.) (Clin. dermosifilopat. Palermo.) Policlinico, sez. prat. 1922. Jg. 29, H. 5, S. 149—152. Ref. Zentralbl. f. Haut- u. Geschlechtskrankh. Bd. V, H. 1/2, S. 52.

Cesari, E. et Levy-Bruhl, M.: Sur l'activité de divers extraits alcooliques d'organes, pouvant être utilisés, en guise d'antigène, dans le sérodiagnostic de la syphilis. Cpt. rend. des séances de la soc. de biol. Tom. 86, Nr. 2, p. 65—66. 1922. Ref. Zentralbl. f. Haut- u. Geschlechtskrankh. Bd. V, H. 1/2, S. 47. 1922.

Chirivino: Die Schürmannsche Chromoreaktion für die Diagnose der Syphilis. Rif. med. 1910. Nr. 7.

Citron: Demonstration einer neuen Methode zur Serodiagnostik der Lues. Berl. med. Ges. 19. Febr. 1908. Ref. Berl. klin. Wochenschr. 1908. Nr. 9, S. 469—470.

Citron, H.: Methodik für die Gewinnung der Wassermann-Substanz. II. Teil. Klin. Wochenschr. 1922. Jg. 1, Nr. 22, S. 1102—1103. Ref. Zentralbl. f. Haut- u. Geschlechtskrankh. Bd. VI, S. 525. 1922.

Cohen, D. E.: Vergleich der SG- und Wa-R. Nederlandsch. Tijdschr. v. Geneesk. 1922. Jg. 66, I. Hälfte, Nr. 17, S. 1698—1703 (Holländisch). Ref. Zentralbl. f. Haut- u. Geschlechtskrankh. Bd. VI, S. 108. 1922.

Collier, W. T.: Wassermann and sigma tests compared in 569 cases. Lancet Vol. 203, Nr. 6, p. 274. 1922.

Combiesco: Recherches sur la gélification du sérum par l'aldehyde formique chez les animaux en état de anaphylaxie. Cpt. rend. des séances de la soc. de biol. 8. VII. 1922. p. 416.

Combiesco, D.: Sur la gélification des sérums par l'aldéhyde formique. Cpt. rend. des séances de la soc. de biol. Tom. 87, Nr. 22, p. 155—156. 1922. Ref. Zentralbl. f. Haut- u. Geschlechtskrankh. Bd. VI, S. 367. 1922.

Comessali: Die Wa-R, die Meiostagminreaktion (Ascoli-Izar) und die Reaktion der Globuline (Nonne-Apelt) bei inneren Krankheiten syphilitischen Ursprungs. Acc. med. Padua 1910. Ref. Arch. f. Dermatol. u. Syphilis Bd. 112, S. 199—201.

Cornwall, Leon, H.: The Vernes reaction. Technic and preliminary experiences. Ref. Zentralbl. f. Haut- u. Geschlechtskrankh. Bd. VI, H. 5/6, S. 290. 1922.

Cummins, W. T.: The action of human blood serum on guinea-pig erythrocytes (Popoffsche Reaktion). Journ. of med. research. Vol. 29, p. 23. 1913.

Dallafavera, G. B.: Sulla sierodiagnosi della sifilide per mezzo della reazione di conglutinazione. Boll. d. sec. med. di Bologna 1912. Nr. 8.

Danis: Porgessche Reaktion. Journ. d. Bruxelles 1911. Nr. 30.

Daranyi, Gyula: Ein wirkungsreicheres Antigen zur SG-R. Orvosi hetilap. 1922. Jg. 66, Nr. 9, S. 82—83 (Ungarisch). Ref. Zentralbl. f. Haut- u. Geschlechtskrankh. Bd. 5, S. 399. 1922.

Dekinga und Platenga: Die SG-R. Nederlandsch. Tijdschr. f. Geneesk. Bd. 1, S. 1631. 1920.

Detre und v. Brozowsky: Die Serumreaktionen bei Syphilis. Wien. klin. Wochenschr. 1908. Nr. 21 u. 49.

Denis-Hammarsten: Albumine und Globuline. Hoppe-Seylers Zeitschr. f. physiol. Chem. Bd. 8.

Dold: Eine weitere Vereinfachung meiner Trübungsflockungsreaktion (Trübungsflockungsreaktion mit Formolkontrolle). Dtsch. med. Wochenschr. 1922. Jg. 48, Nr. 8, S. 247. — Seroskopie. Dtsch. med. Wochenschr. 1920. Nr. 3; 1921. Nr. 15. Med. Klinik 1921. Nr. 2. — Dreiserumfarbstoffphänomen. Klin. Wochenschr. 1922. Nr. 24, S. 1210.

DOLD, H.: Aufhebung der Reaktionsfähigkeit luischer Sera durch Formaldehyd. Dtsch. med. Wochenschr. 1921. Jg. 47, Nr. 49, S. 1485—1487. — Der trockene Tropfen als seroskopische (kolloidoskopische) Methode. Zeitschr. f. Immunitätsforsch. u. exp. Therap., Orig., Bd. 31, H. 2, S. 161—169. 1921. — Ein Seroskop (Disperoskop). Dtsch. med. Wochenschr. 1921. Jg. 47, Nr. 15, S. 413—414. — Über die Beziehung der Lueskomplementbindungsreaktion zu den Luesflockungsreaktionen. Arb. a. d. Staatsinst. f. exp. Therap. u. d. Georg Speyer-Hause, Frankfurt a. M. 1921. H. 14, S. 31—42. — Über die Möglichkeiten weiterer Vereinfachungen meiner Trübungsreaktion. Dtsch. med. Wochenschr. Jg. 48, Nr. 24, S. 797—798. 1922. — Vereinfachte frühzeitig makroskopisch ablesbare Luesausflockungsreaktion (Trübungsreaktion). Med. Klinik 1921. Nr. 31, S. 940. — Zur Kenntnis meiner Trübungsflockungsreaktion. Med. Klinik 1922. Jg. 18, Nr. 7, S. 212—215.

DREYER, GEORGES and HUGH KINGSLEY WARD: A simple quantitative serum-reaction for the diagnosis of syphilis and the expression of results in standard units. Lancet Vol. 200, Nr. 19, p. 956—961. 1921. (Ref. Zentralbl. f. Haut- u. Geschlechtskrankh. Bd. II, S. 291. 1921.) — Monographie (Manuskript).

DREYER, G. und WALKER, A.: Neues z. Theorie der Wa-R. Biochem. Zeitschr. Bd. 54, S. 11—15. 1913.

DZINBAN, MARTIN: DOLDS Präzipitinreaktion. Ceskc dermatol. 1922. Jg. 3, H. 10, S. 273 bis 282 (Tschechisch). (Ref. Zentralbl. f. Haut- u. Geschlechtskrankh. Bd. VII, S. 107. 1923.

EICKE, M.: Vergleichende Untersuchungen zwischen der Wa-R. im Liquor und den Flockungsmethoden nach HERMANN-PERUTZ und SACHS-GEORGI. Med. Klinik 1919. S. 1314.

EIKEN, H.: Die Wa-R. bei Kaninchen nach Behandlung mit Luesleberextrakten. Zeitschr. f. Immunitätsforsch. u. exp. Therap. Bd. 24, S. 188. 1916.

v. EISLER: Komplementäre Ablenkung und Lezithinausflockung. Wien. klin. Wochenschr. 1908. Nr. 13.

ELLERMANN: H-P-R. Hospitalstidende 1912. Nr. 18. — Quantitative Ausflockungsreaktion bei Syphilis. (Modifikation der H-P-R.) Dtsch. med. Wochenschr. 1913. Nr. 5. — H-P-R. Ugeskrift f. Laeger 1912. Nr. 23.

ELIAS: Über die Methodik und Verwendbarkeit der Ausflockungsreaktion für die Serodiagnose der Syphilis. Wien. klin. Wochenschr. 1908. Nr. 23, S. 831—834.

ELIAS, PORGES, NEUBAUER, SALOMON: Über die Methode der Verwendbarkeit der Ausflockungsreaktion für die Serodiagnose der Syphilis. Wien. klin. Wochenschr. 1908. Nr. 23. — Theoretisches über die Seroreaktion auf Syphilis. Wien. klin. Wochenschr. 1908. Nr. 26. — Über die Ursachen der besonderen Reaktion syphilitischer Sera. Wien. klin. Wochenschr. 1908. Nr. 11. — Über die Spezifität der WASSERMANNschen Syphilisreaktion. Wien. klin. Wochenschr. 1908. Nr. 18 u. 21.

ELIASBERG: Hämolysingehalt luischer Sera. Dtsch. med. Wochenschr. 1911. Nr. 7, S. 302.

EPSTEIN, E. und PAUL, FR.: Über Organextrakte und ihre wirksamen Bestandteile für die Serodiagnose der Syphilis. Dtsch. med. Wochenschr. 1922. Nr. 49, S. 1648. — Über die chemische Zusammensetzung der bei den serologischen Luesreaktionen gebildeten Flocken. Dtsch. med. Wochenschr. 1922. Jg. 48, Nr. 3, S. 89. — Praktische Erfahrungen über die III. Modifikation und MEINICKE-Reaktion (DM.) an einer Untersuchungsreihe von 11000 Fällen. Med. Klinik Bd. 17, Nr. 37, S. 1118. 1921. — Zur Theorie der Serologie der Syphilis. Med. Klinik 1921. Jg. 17, Nr. 29, S. 877—880 und Nr. 30, S. 913—914. — Theorie der Serologie der Syphilis. Wien. klin. Wochenschr. 1921. Nr. 21. — Zur Theorie der Serologie der Syphilis. Arch. f. Hyg. Bd. 90, S. 98. 1921. — Über die chemische Natur der bei der SG- und M-R., sowie bei dem Toxin-Antitoxinnachweis nach GEORGI auftretenden Flocken. Münch. med. Wochenschr. 1921. Nr. 16, S. 491. — Zur Theorie der M-R. (Dritte Modifikation.) Zu dem Aufsatze von R. BAUER und N. NYIRI in Nr. 35 dieser Wochenschrift. Wien. klin. Wochenschr. 1921. Jg. 34, Nr. 45, S. 546—548. u. Nr. 21.

EVENING: Vergleichende Untersuchungen zwischen den Reaktionen nach SACHS-GEORGI, MEINICKE (DM.) und nach WASSERMANN. Dermatol. Wochenschr. Bd. 72, Nr. 19, S. 400—402. 1921. (Ref. Zentralbl. f. Haut- u. Geschlechtskrankh. Bd. 1, S. 592. 1921.

FABINYI, RUDOLF: Untersuchungen über das Verhalten der Serumglobuline bei Geisteskranken insbesonders bei Paralytikern. Zeitschr. f. d. ges. Neurol. u. Psychiatr. Bd. 68, S. 341—350. 1921. Ref. Zentralbl. f. Haut- u. Geschlechtskrankh. Bd. 2, S. 453. 1921.

Farbach, H. J. (Louisville): Brucks Salpetersäurereaktion. Americ. Journ. of syph. Vol. 2. Nr. 2. 1918.

Farland, Mc und Albert, R.: Studies on blood cholesterol in syphilis. Arch. of dermatol. a. syphilol. Vol. 6, Nr. 1, p. 39—49. 1922. Ref. Zentralbl. f. Haut- u. Geschlechtskrankh. Bd. 6, S. 285. 1922.

Favera, Dalla: Über die Serodiagnose der Syphilis durch die Konglutinationsreaktion (Karvonensche Methode). Bull. de sciences méd. di Bologna. 1912. No. 8.

Feinschmidt, J.: Säureflockung von Lezithinen und Lezithineiweißgemischen. Biochem. Zeitschr. Bd. 38. 1912.

Felke: Untersuchungen über die Rolle der Albumine und Globuline in der serologischen Luesdiagnostik. Zeitschr. f. Immunitätsforsch. u. exp. Therap., Orig. Bd. 32, S. 137. 1921. — MT-R. Münch. med. Wochenschr. 1922. Nr. 30, S. 1136.

Felke und Wetzell: Erfahrungen mit der SG. Münch. med. Wochenschr. 1919. S. 1347.

Fleischmann: Theorie und Praxis der Serumdiagnose der Syphilis. Berl. klin. Wochenschrift 1903. Nr. 10.

Fornet: Über die moderne Serodiagnostik mit besonderer Berücksichtigung der Präzipitine und Opsonine. Münch. med. Wochenschenschr. 1908. S. 161. — Zur Präzipitationsreaktion bei Syphilis. Berl. klin. Wochenschr. 1908. Nr. 2. S. 85. — Über moderne Serodiagnostik mit besonderer Berücksichtigung der Präzipitine und Opsonine. Münch. med. Wochenschr. 1908. Nr. 4, S. 161—165. — Technique des divers procédés employés pour le séro-diagnostic de la syphilis. Sem. méd. 1908. Nr. 19, p. 217—219.

Fornet und Schereschewsky: Serodiagnose bei Lues, Tabes und Paralyse durch spezifische Niederschläge. Münch. med. Wochenschr. 1907. Nr. 30, S. 1471—1473. — Gibt es eine spezifische Präzipitinreaktion bei Lues und Paralyse. Münch. med. Wochenschrift 1908. Nr. 6, S. 282—283. — Über die Spezifität der Präzipitinreaktion bei Lues und Paralyse. Berl. klin. Wochenschr. 1908. Nr. 18, S. 874—877.

Fornet, Schereschefsky, Eisenzimmer und Rosenfeld: Spezifische Niederschläge bei Lues, Tabes und Paralyse. Dtsch. med. Wochenschr. 1907. Nr. 41.

Förtig: Vergleichende Untersuchungen über die SG-R., MT-R. und DT.R-. Dtsch. med. Wochenschr. 1923 Nr. 6.

Frank, N.: Untersuchungen über den Cholesteringehalt der Antigene und dessen Bedeutung bei der Wa-R. Klin. Wochenschr. Jg. 1, Nr. 9, S. 419—420 und Orvosi hetilap 1922. Jg. 66, H. 5, S. 45—46. — Beiträge zur Methodik der SG.-R. Wien. klin. Wochenschrift 1922. Jg. 35, Nr. 4, S. 81—82.

Fränkel, Ernst: Über das Wesen der Gerinnung und der Luesreaktionen (Wassermann, Sachs-Georgi, Hirschfeld-Klinger). Berl. klin. Wochenschr. 1921. Jg. 58, Nr. 9, S. 198—199. — Über das Wesen der Gerinnung und der Luesreaktionen (Wassermann, Sachs-Georgi, Hirschfeld-Klinger). Berl. klin. Wochenschr. 1921, S. 198. — Beiträge zur Theorie von Serumreaktionen bei Lues und Karzinom. Münch. med. Wochenschr. 1919. S. 1047. — Die S. rodiagnostik der Syphilis mittels der Ausflockurgs-R. nach Sachs-Georgi. Münch. med. Wochenschr. 1919. S. 933 und Nr. 37, S. 543. — Untersuchungen mit der Flockungsreaktion nach Sachs-Georgi. Dtsch. med. Wochenschrift 1919. S. 1022.

Fränkel, Ernst und Thiele, Felizia: Über die Gerinnungshemmung durch Luessera (Hirschfeld und Klinger) und die chemische Natur des Zytozyms (Münch. med. Wochenschr. 1914. S. 2093.

Freund, Julius: Über die Hirschfeld-Klingersche Gerinnungsreaktion bei Lues. Dtsch. med. Wochenschr. 1918. S. 1078.

Fritz und Kren: Über den Wert der Serumreaktion bei Syphilis nach Porges-Meier und Häusner. Wien. klin. Wochenschr. 1908. Nr. 12, S. 380—388. —

Frinccius, Br.: Beitrag zur Frage der Verwertbarkeit der Bruckschen serochemischen Reaktion bei Syphilis. Berl. klin. Wochenschr. 1917. S. 406.

Fry, H. J. B.: A comparison of the colloid flocculation test (Dreyer-Ward technique) with the Wa-R. for the diagnosis of syphilitic infection. Journ. of state med. Vol. 30, Nr. 9, p. 396—407. 1922. (Ref. Zentralbl. f. Haut- u. Geschlechtskrankh. Bd.7, H. 1, S. 58. 1922.

Gaethgens, W.: Zur Serodiagnose der Syphilis durch Ausflockung. Dtsch. med. Wochenschrift. 1922. Jg. 48, Nr. 31, S. 1045—1046. — Schlußbemerkung zur „Serodiagnose der Syphilis". Dtsch. med. Wochenschr. 1922. Jg. 48, Nr. 39, S. 1307. — Über die Ausflockungsreaktionen von SACHS-GEORGI und MEINICKE (D. M.) zur Serodiagnostik der Syphilis. Arch. f. Dermatol. u. Syphilis, Orig. Bd. 129, S. 467—478. 1921.

GAEHTGENS und SALVIOLI, G.: Beitrag zur Theorie und Praxis der Ausflockungsreaktion nach SACHS und GEORGI. Med. Klinik 1922. Nr. 6, S. 179.

GÄRTNER, W.: Die BRUCKsche und Wa-R. in den einzelnen Stadien der Syphilis und unter dem Einfluß der Behandlung. Zentralbl. f. Bakteriol., Parasitenk. u. Infektionskrankheiten, Abt. I, Orig. Bd. 82, S. 337. 1918. — Die BRUCKsche Globulinfällungsreaktion in den einzelnen Stadien der Syphilis, zugleich ein Beitrag zum Wesen dieser Reaktion. Berl. klin. Wochenschr. 1917. Nr. 25, S. 603.

GÁLÁSESCU, P. und CONSTANTINESCU, G. D.: Chloroformreaktion im Serum Syphilitischer. Spitalul. 1922. Jg. 42, Nr. 3, S. 78. (Rumänisch.) Ref. Zentralbl. f. Haut- u. Geschlechtskrankheiten Bd. 6, H. 3/4, S. 189. 1922.

GALAMBOAS: Über den Wert der Farbenreaktion bei Lues. Dtsch. med. Wochenschr. 1909. Nr. 22, S. 976—977.

GALLI-VALERIO: Le diagnostic de la syphilis par le procedé de SACHS-GEORGI. Korrespondenzbl. f. Schweizer Ärzte 1919. S. 1977.

GARIN et LAURENT: Comparaison entre les réactions de WASSERMANN, de PORGES-MEIER et de BAUER-LATAPIE. Soc. méd. des hôp. de Lyon. 14. Mai 1910. — Vergleich von Wa-R., BAUER-LATAPIE und PORGES. Journ. de physiol. et de pathol. gén. Tome 12. Nr. 4. 1910.

GATÉ, J. et PAPACOSTAS, G.: Une réaction à la portée des praticiens pour l'essai des sérums syphilitiques: la formol-gélification. Clinique. 1922. Jg. 17, Nr. 4, S. 91—92. (Ref.: Zentralbl. f. Haut- u. Geschlechtskrankh. Bd. 6. H. 9/10, S. 467. 1922. — La formol gélification des serums dans diverses maladies. Cpt. rend. des séances de la soc. de biol. T. 2, p. 543, 15. 7. 1922. — Une nouvelle réaction des serums syphilitiques; formolgélification. Cpt. rend. des séances de la soc. de biol. Tome 2, p. 1432, 20. 11. 1920. — Action du formol sur les solutions colloidales autres les serums humains. Experiences basées sur la precipitation des albumines des sérums syphilitiques par la formol. Cpt. rend. des séances de la soc. de biol. Tome 2, p. 1029. 3. 12. 1921.

GEORGI, F.: Zur Frage der Verwertbarkeit von Extraktsuspensionen zu serodiagnostischen Zwecken. Klin. Wochenschr. 1922. Jg. 1, Nr. 39, S. 1947—1948.

GEORGI, F. und LEBENSTEIN, H.: Über die Bedeutung des Salzgehaltes für die Reaktionsfähigkeit aktiver Sera bei den Ausflockungsmethoden zum serologischen Luesnachweis. Zeitschr. f. Immunitätsforsch. u. exp. Therap., Orig., 1. Tl., Bd. 33, H. 6, S. 503—510. 1922. Ref. Zentralbl. f. Haut- u. Geschlechtskrankh. Bd. 4, S. 371. 1922.

GEORGI, W.: Studien über Serumausflockung bei Syphilis. Biochem. Zeitschr. Bd. 93, S. 6. 1919. — Serodiagnostik der Syphilis mittels Ausflockung (S.-GR). Dermatol. Wochenschr. Bd. 68, S. 193. 1919.

GLOOR, W. und KLINGER, R.: Untersuchungen über die Lipoidfällungsreaktionen syphilitischer und normaler Sera. Zeitschr. f. Immunitätsforsch. u. exp. Therap., Orig. Bd. 29, S. 435. 1920.

GUILMAIN: Ein Vergleich des klinischen Wertes der Reaktionen von PORGES und von WASSERMANN bei der Diagnose der Syphilis. Thèse de Lyon 1911.

GOEDHARDT: Die Ausflockungsreaktion von MEINICKE. Nederlandsch Tijdschr. v. Geneesk. Bd. 65, Nr. 13, S. 1650. 1921.

GOUIN, RENÉ: Considérations sur la valeur de l'examen sérologique dans la syphilis WASSERMANN et VERNES. Rev. méd. de la Suisse romande. 1921. Jg. 41, Nr. 8, p. 477 bis 509. (Ref. Zentralbl. f. Haut- u. Geschlechtskrankh. Bd. 3, S. 306. 1922.

GROSS, P.: Serologische und klinische Beobachtungen bei Primäraffekten mit besonderer Berücksichtigung der KAUPschen Methode der Wa-R. sowie der Ausflockungsmethode nach SACHS-GEORGI. Arch. f. Dermatol. u. Syphilis, Orig. Bd. 36, H. 2, S. 304. 1921.

GROSS, S. und VOLK, R.: Serodiagnostische Untersuchungen bei Syphilis. Wien. klin. Wochenschr. 1908. Nr. 18.

GROSZ und BUNZEL: Über das Vorkommen lezithinausflockender und komplementbindender Substanzen im Blute Eklamptischer. Wien. klin. Wochenschr. 1909. Nr. 22, S. 783 bis 784.

GROSSO, G.: Sulla reazione di GATÉ e PAPACOSTAS (Formolgélification) nei sieri sifilitici. Considerazioni desunte dalla pratica sulle reazioni concorrenti dello WASSERMANN.

Pathologica 1922. Jg. 13, Nr. 316, S. 46—50. Ref. Zeitschr. f. Haut- u. Geschlechtskrankheiten Bd. 4, S. 510. 1922.

Grütz, O.: Klinische Einwertung der SG-R. Arch. f. Dermatol. u. Syphilis, Orig. Bd. 134, S. 328. 1921.

Guggenheim, H.: SG-R. Diskussionsbemerkung. Berl. med. Ges. 19. 2. 1919. Berl. klin. Wochenschr. 1919. Nr. 12, S. 286.

Gutfeld, Fritz v.: Zur Beurteilung und Praxis der 2. Modifikation (Meinicke). Dtsch. med. Wochenschr. 1921. Jg. 47, Nr. 13, S. 1295—1296.

Hajo, H. und Molnár, B.: Die Luesreaktion von Meinicke und Sachs-Georgi in der inneren Medizin. Wien. klin. Wochenschr. 1920. S. 966.

Handovsky, H. und Wagner, R.: Physikalisch-chemische Eigenschaften von Lezithinemulsionen. Biochem. Zeitschr. Bd. 31. 1911.

Harold, C. H. H.: The euglobulip grous and its relationship to the Wa.-R. Journ of the roy. army med. corps. Vol. 39, Nr. 2, p. 83—97. 1922. Ref. Zentralbl. f. Haut- u. Geschlechtskrankheiten Bd. 6, S. 526. 1922.

Hauck: Die Bedeutung der SG-R. Münch. med. Wochenschr. 1919. S. 1413. — Einfluß der Temperatur auf die SG-R. Münch. med. Wochenschr. 1920. S. 369.

Hauptmann: Brucks serochemische Reaktion. Dtsch. med. Wochenschr. 1917. Nr. 7 u. Nr. 16.

Hayn: Die Klausnersche Reaktion. Inaug.-Diss. Breslau 1909.

Hecht, H.: Wa-R. und Präzipitation. Zeitschr. f. Immunitätsforsch. u. exp. Therap., Orig. Bd. 24, H. 3. 1915. — (Dermatol. Klinik Prag) Eine neue Flockungsreaktion bei Syphilis. Dtsch. med. Wochenschr. 1921. H. 49, S. 1487. — Konglutinationsreaktion nach Karvonen. Berl. klin. Wochenschr. 1912. Nr. 2, S. 58. — Farbenkolloide im Dienste der Serologie. Med. Klinik 1922. Nr. 14, S. 439. — Untersuchungen über hämolytische eigenhemmende und komplementäre Eigenschaften des menschlichen Serums. Wien. klin. Wochenschr. 1909. Nr. 8, S. 265.

Hedén, Karl: Etudes sur la stabilité de suspension du sang chez des syphilitiques en traitement antisyphilitique. Acta dermatovenerol. Tome 2, H. 1, p. 74—90. 1921. Ref. Zentralbl. f. Haut- u. Geschlechtskrankh. Bd. 4, S. 174. 1922.

Heinemann, H.: Untersuchungen über den diagnostischen Wert der Methoden von Wassermann, Sachs-Georgi und Meinicke (DM.) in Malarialändern. (Das Verhalten des Blutserums bei Malaria). Münch. med. Wochenschr. 1921. Jg. 68, Nr. 48, S. 1551 bis 1553. — Vergleichende Blutuntersuchungen mit den Methoden von Wassermann, Sachs-Georgi und Meinicke (DM.). 1. Mitteilg.: Arch. f. Schiffs- u. Tropenhyg. Bd. 25, H. 3, S. 80—90. 1921. 2. Mitteil. daselbst Bd. 25, H. 11, S. 323. 1921. (Ref.: Zentralbl. f. Haut- u. Geschlechtskrankh. Bd. 2, S. 366. 1921 u. Bd. 4, S. 62. 1922.

Hirschfeld und Klinger: Gerinnungsreaktion. Zeitschr. f. Immunitätsforsch. u. exp. Therap., Orig. Bd. 21, S. 40. 1914; Bd. 20, 1914; Bd. 24, S. 199. 1916. — Berl. klin. Wochenschr. 1914. Nr. 25. — Biochem. Zeitschr. Bd. 70, S. 398. 1915. — Kongr. f. inn. Med. Wiesbaden 1914. — Dtsch. med. Wochenschr. Nr. 32. 1914.

Herzfeld und Klinger: M-R$_2$. Berl. klin. Wochenschr. 1918. Nr. 29. — Studien zur Gerinnungsphysiologie. Biochem. Zeitschr. Bd. 71, S. 391. 1915. — Studien zur Chemie und Physiologie der Blutgerinnung. Biochem. Zeitschr. Bd. 75, S. 145. 1916. — Chemische Studien zur Chemie und Physiologie der Blutgerinnung. Biochem. Zeitschr. Bd. 82, S. 289. 1917. — Zur Chemie der serologischen Luesreaktionen. Münch. med. Wochenschr. 1917. Nr. 46, S. 1486. — Studien zur Chemie der Eiweißkörper. Biochem. Zeitschr. Bd. 83, S. 228. 1917. — Neuere eiweißchemische Vorstellungen in ihren Beziehungen zur Immunitätslehre. Biochem. Zeitschr. Bd. 83, S. 228. 1917.

Helouin: Les avantages de la syphilimétrie par la méthode de floculation directe de Vernes. Journ. de méd. de Paris. 1922. Jg. 41, Nr. 33, p. 651—654. Ref. Zentralbl. f. Haut- u. Geschlechtskrankh. Bd. 7, H. 2, S. 107. 1923.

Hermann und Perutz: Die Serodiagnose der Syphilis mittels Präzipitation von Natrium glycocholicum unter Heranziehung des Cholesterins. Med. Klinik 1911. Nr. 2.

Herrold: Journ. of the Americ. med. assoc. Vol. 79, p. 957. 1922. (Kahnsche Reaktion.)

Hertz, Max: Die Ausflockungsreaktionen zur Erkennung der Syphilis, insbesondere über die SG-R. Inaug.-Diss. Bonn 1919.

Hintzelmann: Zur Luesdiagnostik mittels der Wa-R., Stern- und SG-R. Münch. med. Wochenschr. 1920. S. 420.

HINZ: Ein ungiftiges Konservierungsmittel für Sera. Berl. tierärztl. Wochenschr. 1921. Jg. 37, Nr. 13, S. 148—149. Ref. Zentralbl. f. Haut- u. Geschlechtskrankh. Bd. 1, S. 424. 1921.

HIRSCHFELD und KLINGER: BRUCKsche Reaktion. Münch. med. Wochenschr. 1917. S. 46. Nr. 1, S. 35/36.

HÖBER, RUDOLF: Die Wirkungen der Ionen an physiologischen Grenzflächen. Jahreskurse f. ärztl. Fortbildung. 1923. H. 1.

HOEFER, P. A. und HERZFELD, G.: Kann die Proteinkörpertherapie die spezifische Immuntherapie ersetzen? Med. Klinik. 1922. Jg. 18, Nr. 15 (905), S. 473.

HOHN, J.: Eine neue Methode zur Ausflockung der Wassermannextrakte durch luetische Sera. Münch. med. Wochenschr. 1922. Nr. 51, S. 1751.

HOLBOROW, A. G.: The formalin test for syphilis: some conditions controlling gelformation. Lancet Bd. 203, Nr. 6, S. 274—275. 1922. Ref. Zentralbl. f. Haut- u. Geschlechtskrankheiten Bd. 6, H. 9/10, S. 467. 1922.

HOLKER, J.: Properties of syphilitic sera in relation to the specificy of immunity relations. Journ. of pathol. a. bacteriol. Vol. 25, Nr. 3. 1922.

HOLMES: Journ. of the Mo. State med. assoc. Vo. 19, p. 479. 1922. (KAHNS Reaktion.)

HORVATH, A.: Methodik der Blutsenkungsprobe. Münch. med. Wochenschr. 1922, Nr. 50. S. 1729.

HÜBSCHMANN: Über die neueren Ausflockungsmethoden zur Diagnose der Lues. Münch. med. Wochenschr. 1920. Nr. 9.

HULL, THOMAS G. and FAUGHT, EVA E.: The SACHS-GEORGI precipitation test for syphilis. Journ. of immunol. 1920. H. 5, p. 521.

HULL, TH. und E. FAUGHT: The SACHS-GEORGI test for syphilis. Journ. of immunol. 1920. p. 521. Ref. Zentralbl. f. Bakteriol., Parasitenk. u. Infektionskrankh., Refer. Bd. 72.

JACOB, E.: Zur Frage der praktischen Brauchbarkeit der Ausflockungsreaktion nach SACHS-GEORGI. Dermatol. Zeitschr. 1920. Nr. 31, S. 287.

JACOBAEUS: Über die Verwertungsmöglichkeit der Konglutinationsreaktion mit Ochsenserum bei Wa-R. Zeitschr. f. Immunitätsforsch. u. exp. Therap., Orig. Bd. 8, H. 4.

JACOBSTHAL: BRUCKS serochemische Reaktion. Dermatol. Wochenschr. 1917. Nr. 17. — Die optische Serodiagnose der Syphilis. Ärztl. Verein Hamburg. 23. Nov. 1909. Ref. Münch. med. Wochenschr. 1909. Nr. 50, S. 2607. — Die Wa-R., eine Präzipitationsreaktion. Ärztl. Verein Hamburg. 16. Nov. 1909. Münch. med. Wochenschr. Nr. 50, S. 2607. — Versuche zu einer optischen Serodiagnose. Zeitschr. f. Immunitätsforsch. u. exp. Therap., Orig. Bd. 8, S. 107—128. 1910.

JACOBITZ, E. und ENGERING: Die KODAMAsche Syphilisreaktion. Zentralbl. f. Bakteriol., Parasitenk. u. Infektionskrankh., Abt. I, Orig. Bd. 89, H. 5, S. 116. 1923.

JANTZEN, W.: Theoretische und praktische Ergebnisse mit den Flockungsreaktionen nach MEINICKE. Zeitschr. f. Immunitätsforsch. u. exp. Therap., Orig. Bd. 33, S. 156. 1922.

JENSEN und FEILBERG: Hospitalstidende 1912. Nr. 18. — HERMANN-PERUTZsche Reaktion. Berl. klin. Wochenschr. 1912. Nr. 23. — Vergleich von HP-R. und Wa-R. Berl. klin. Wochenschr. 1912. Nr. 23, S. 1086—1088.

IDE and SMITH: Arch. of dermatol. a. syphil. Vol. 6, p. 770. 1922. (KAHNsche Reaktion.)

IZAR: Über eine spezifische Eigenschaft luetischer Blutsera. Münch. med. Wochenschr. 1910. Nr. 4, S. 182—183.

IZAR und USUELLI: Die Meiost gminreaktion bei Syphilis. Zeitschr. f. Immunitätsforsch. u. exp. Therap., Orig. Bd. 6, S. 101—112.

JOEL, M.: Zur Theorie der MEINICKEsche Reaktion. Zeitschr. f. Immunitätsforsch. u. exp. Therap., Orig. Bd. 29. 1920.

KÄMMERER: Bemerkungen zu C. BRUCKS neuesten sero-chemischen Untersuchungen. Dtsch. med. Wochenschr. 1917. Nr. 8, S. 1388.

KAFKA, V.: Hämolysingehalt luetischer Sera. Med. Klinik 1918. Nr. 10, S. 378. — Die neuen Ausflockungsreaktionen zur Luesdiagnostik. Dermatol. Wochenschr. Bd. 70, Nr. 25, S. 384. 1920. Dazu Diskussionsbemerkungen von NAST, RICHTER, JACOBSTHAL. Daselbst S. 375. — M-R$_\varepsilon$. Münch. med. Wochenschr. 1918. Nr. 50. — Über eine kombinierte SG-Wa-R. Dtsch. med. Wochenschr. 1921. Jg. 47, Nr. 10, S. 269.

KAHN, R. L.: A simple quantitative precipitation reaction for syphilis. Prelim. Commun. Arch. of dermatol. a syphil. Vol. 5, Nr. 5, p. 570—578. 1922. Ref. Zentralbl. f. Haut- u. Geschlechtskrankheiten Bd. 6, H. 3/4, S. 190. 1922. — A simple quantitative precipitation reaction for syphilis microprocedure. Proc. of the soc. f. exp. biol. a med. Vol. 19, Nr. 4, S. 183—184. 1922. Ref. Zentralbl. f. Haut- u. Geschlechtskrankheit Bd. 5, H. 7, S. 499. 1922. — A simple quantitative precipitation reaction. Arch. of dermatol. and syphil. Vol. 5, Nr. 6, p. 734. 1922.

Kallmann, Kurt: Vergleichende Untersuchungen zwischen den Reaktionen nach Sachs-Georgi und nach Wassermann. Zeitschr. f. ärztl. Fortbild. 1922. Jg. 19, Nr. 2, S. 60—62. Ref. Zentralbl. f. Haut- u. Geschlechtskrankh. Bd. 4, S. 372. 1922.

Kappelhoff: Klausnersche Reaktion. Nederlandsch Tidjschr. v. Geneesk. 1908. Nr. 21.

Kapsenberg, G.: Bedeutung der Globuline für die Wa-R. Zeitschr. f. Immunitätsforsch. u. exp. Therap. Bd. 31, S. 301. 1921. — Recherches sur le rôle de la globuline dans la réaction de Wassermann. Avec une contribution à la technique de la dialyse et à l'exécution du Wassermann. Ann. de l'inst. Pasteur. 1921. Jg. 35, Nr. 5, p. 338 bis 362; das. Nr. 10, p. 648. Ref. Zentralbl. f. Haut- u. Geschlechtskrankh. Bd. 2, S. 290. 1921; das. Bd. 4, S. 174. 1922.

Karvonen: Über Serodiagnose der Syphilis mittels Konglutinationsreaktion. Arch. f. Dermatol. u. Syphilis, Orig. Bd. 108, S. 435—450.

Kaufmann, W.: M-R₂. Med. Klinik 1918. Nr. 33.

Kech: SG-R. I bei syphilitischen Kaninchen. Münch. med. Wochenschr. 1920. Nr. 22, S. 649.

Keidel und Hurwitz: Ein Vergleich der Normal- und Syphilitikerextrakte mittels der Wa-R. und Epiphaninreaktion. Journ. of americ. med. assoc. 5. Okt. 1912.

Keim and Wile: Journ. of the Americ. med. assoc. Vol. 79, p. 870. 1922. (Kahnsche Reaktion.)

Keining (Bonn): Über eine kombinierte SG-Wa-R. Dtsch. med. Wochenschr. 1921. H. 6, S. 157 und 1921 H. 12, S. 330.

Keining: Experimentelle Beiträge zu den Flockungsreaktionen nach Sachs-Georgi und Meinicke. Münch. med. Wochenschr. 1922. Jg. 69, Nr. 5, S. 180.

Keining, E. und Wester-Ebbinghaus (Marburg a./L.): Über eine einfache Kontrolle für die Meinickesche Trübungsreaktion (MT.-R.) durch Formolzusatz. Dtsch. med. Wochenschr. 1922. Jg. 48, Nr. 46, S. 1552.

Kentzler und Orszag: Syphilisreaktion nach Porges, Meier, Klausner und Levaditi. Orvosi Hetilap. 1908. Nr. 22. Ref. Dtsch. med. Wochenschr. 1908. Nr. 25, S. 1118.

Kilduffe, Robert A.: A floccule inhibition reaction in the blood serum in syphilis. New-York med. journ. Vol. 114, Nr. 9, p. 502—503. 1921. Ref. Zentralbl. f. Haut- u. Geschlechtskrankh. Bd. 4. S. 342. 1922.

Kingsburg, W. N.: The anuraey of the formalin and SG.-tests for syph. as compared with the Wa-R. Lancet Vol. 201, Nr. 16, p. 799. 1921. Ref. Zentralbl. f. Haut- u. Geschlechtskrankh. Bd. 3, p. 384.

Kirschner und Segall: Zur Serodiagnose der Lues mittels neuerer Präzipitationsreaktionen. Wien. klin. Wochenschr. 1920. S. 377.

Klausner: Vorläufige Mitteilung über eine Methode der Serumdiagnostik bei Lues. Wien. klin. Wochenschr. 1908. Nr. 7, S. 214—215. — Über eine Methode der Serumdiagnostik bei Lues. Wien. klin. Wochenschr. 1908. Nr. 11, S. 363—364. — Über die Serumdiagnose bei Syphilis. Erwiderung an Wassermann. Wien. klin. Wochenschr. 1908. Nr. 13, S. 436. — Klinische Erfahrungen über das Präzipitationsphänomen mit destilliertem Wasser im Serum Syphilitischer. Wien, klin. Wochenschr. 1908. Nr. 26, S. 940 bis 941. Das. 1912. Nr. 21 — Biochem. Zeitschr. Bd. 47, S. 536. 1912. (Theorie der Klausnerschen Reaktion.) — Präzipitationsreaktion bei Syphilis. Prag. med. Wochenschr. 1909. S. 328.

Klausner, E.: Ergebnisse mit der von mir angegebenen Präzipitationsreaktion bei Syphilis. Prag. med. Wochenschr. 1908. Nr. 46, S. 675. Ref. Zentralbl. f. Bakteriol., Parasitenk. u. Infektionskrankh., Abt. II. Bd. 43. — Ergebnisse der Klausnerschen Syphilisreaktion. Dtsch. med. Wochenschr. 1909. S. 328.

Klein: MT.-R. Münch. med. Wochenschr. 1922. Nr. 31, S. 1168.

Klien: Porgessche Reaktion bei progressiver Paralyse. Monatsh. f. Psychiatr. u. Neurol. Bd. 26, S. 186. 1910.

Klostermann und Weisbach (Halle a. S.): Über die chemische Zusammensetzung der Flocken bei der S.G-R. zum Nachweis der Syphilis. Dtsch. med. Wochenschr. 1921. Nr. 37, S. 1092 (Orig.) und 1922. Nr. 34, S. 1131.

KODAMA, H.: Eine neue einfache Serodiagnostik der Syphiliskranken mittels Ausflockungsreaktionen. Zentralbl. f. Bakteriol., Parasitenk. u. Infektionskrankh., Abt. I, Orig. Bd. 86. H. 3, S. 211. 1921.

KOHN: Über die KLAUSNERsche Serumreaktion. Wien. klin. Wochenschr. 1909. Nr. 18, S. 633—635.

KONITZER, P.: Theorie und Praxis der M.-R., DM. u. SG.-R. Zeitschr. f. Immunitätsforsch. u. exp. Therap., Orig. Bd. 30, S. 373. 1920. — Neuere serologische Methoden zum Nachweis der Syphilis. Dtsch. med. Wochenschr. 1922. S. 114. — Die Bedeutung der Ausflockungsreaktion nach MEINICKE und SACHS-GEORGI für die Serodiagnostik der Syphilis. Med. Klinik 1919. Nr. 14, S. 338.

KORFF-PETERSEN, A. und BRINKMANN, H.: Versuche und kritische Bemerkungen zum WEICHARDTschen Epiphanin. Zeitschr. f. Hyg. u. Infektionskrankh. Bd. 72, H. 2, S. 343. 1912.

KREIBICH: KLAUSNERsche Reaktion. Zentralbl. f. Bakteriol., Parasitenk. u. Infektionskrankheiten, Abt. I. Ref. Bd. 42, S. 643. 1909. — Wien. klin. Wochenschr. 1910. Nr. 10. Das. 1911. Nr. 41. — Verhandl. d. dtsch. dermatol. Ges. 10. Kongr. 1908. — Über die Hydroxylionenkonzentration des pathologischen Blutes. Wien. klin. Wochenschr. 1910. Nr. 10. — Weiterer Beitrag zur Hydroxylionenkonzentration des pathologischen Blutes. Wien. klin. Wochenschr. 1911. Nr. 41.

KRON: Ein Beitrag zur optischen Serodiagnose der Syphilis nach JACOBSTHAL. Inaug. Diss. Berlin 1911.

KUHN und WOITHE: Agglutinoskop. (Med. Klinik 1909. Nr. 43).

KUMER: Über die SG-R. Ausflockungsreaktion. Wien. klin. Wochenschr. 1920. Nr. 6.

KUSCHAKOFF, O.: Zur Frage über die Verwertung der Widerstandsfähigkeit menschlicher Erythrozyten gegenüber Kobragift für die Diagnose der Syphilis. Zeitschr. f. Immunitätsforsch. u. exp. Therap., Orig. Bd. 12, S. 532. 1912. Ref. Zentralbl. f. Bakteriol., Parasitenk. u. Infektionskrankh., Abt. I. Ref. Bd. 53, S. 15.

LADE, F.: Erfahrungen mit der HERMAN-PERUTZschen Syphilisreaktion an 600 Fällen. Dtsch. med. Wochenschr. 1913. Nr. 15.

LANDAU, W.: Untersuchungen über eine Reaktion luetischer Sera mit einem Erdölreagens. Wien. klin. Wochenschr. 1913. Nr. 42, S. 1702.

LANDAU und MÜLLER: Versuche, Luessera auf spektroskopischem Wege zu differenzieren. Wien. klin. Wochenschr. 1908, S. 1039 u. Verhandl. d. dtsch. dermatol. Ges. 10. Kongr. 1908.

LANDSTEINER und MÜLLER: Über die Globulinnatur der Reagine im Luetikerserum. Dermatologische Ges. Wien. Ref. Wien. klin. Wochenschr. 1908. Nr. 29, S. 1076.

LANDSTEINER und STANKOWICZ: Über die Bindung von Komplement durch suspendierte und kolloidal gelöste Substanzen. Zentralbl. f. Bakteriol., Parasitenk. u. Infektionskrankheiten, Abt. I. Ref. Bd. 42. S. 354. 1906.

LANGE, KARL: Serodiagnose und Blutchemismus. Klin. Wochenschr. Jg. 1, Nr. 21, S. 1040 bis 1043 u. Nr. 22, S. 1092—1094. 1922.

LANGER: SG-R. Dtsch. med. Wochenschr. 1920. Nr. 45.

LAUB und NOVOTNY: Über die Brauchbarkeit der PORGESschen Ausflockungsreaktion für die Diagnose der Lues an Leichen. Zeitschr. f. Immunitätsforsch. u. exp. Therap., Orig. Bd. 3. H. 4, S. 394—400.

LEBEDEFF, A. S.: Über die Wirkung der intravenösen Salvarsaninjektionen auf die Resistenz der roten Blutkörperchen beim Luetiker gegen Arsensäure und auf ihre osmotische Resistenz. Iswestija Woenno-Med. Akadem. T. 23. 1911. Nr. 3. Ref. Zentralbl. f. Haut- u. Geschlechtskrankh. Bd. 53, S. 28.

LEIBKIND, B.: Ist die JACOBSTHALsche optische Serumdiagnose praktisch verwertbar? Zeitschr. f. Immunitätsforsch. u. exp. Therap., Orig. Bd. 11, S. 412. 1911.

LECONTE, L.: Le diagnostic de las syphilis par la meiostagminréaction. (Arch. internat. de pharmaco-dyn. et de thérap. Tome 23, p. 69. 1913).

LEGER et HUCHARD: Serum de syphilitique et formolgelification. Cpt. rend. des séances de la soc. de biol. 13. 5. 1922. p. 999.

LHUISSIER: PORGESsche Reaktion. Thèse de Paris 1910. Nr. 387.

LENDERTZ: Blutkörperchensenkungsbeschleunigung. Dtsch. Arch. f. klin. Med. Bd. 137. 1921.

LEONHARDT, EBERHARD: Erfahrungen mit der SG-R. Dtsch. med. Wochenschr. 1921. Jg. 47, Nr. 10, S. 267—269.

Leschly, W. und Harald Boas: Untersuchungen über eine Modifikation der Reaktion von Hermann-Perutz. Hospitalstidende 1913. Nr. 23. Ref. Münch. med. Wochenschr. 1913. Nr. 36.

Leschly und Boas Untersuchungen über die Konglutinationsreaktion mit der Technik von Karvonen als Ersatz für die Wa-R. Hospitalstidende 1914. S. 39. Ref. Münch. med. Wochenschr. 1915. Bd. 15, S. 515.

Lesser: M-R$_2$. Münch. med. Wochenschr. 1918. Nr. 32, S. 875; Dtsch. med. Wochenschr. 1918. Nr. 42, S. 1158. 1918.; Berl. klin. Wochenschr. 1919. Nr. 10, S. 224.

Lesser, Fritz: Zum serologischen Luesnachweis mittels Ausflockung. Eine Modifikation der M-R. Med. Klinik 1919. S. 822.

Levaditi et Yamanouchi: Le sérodiagnostic de la syphilis. (Natrium glycochol. als Antigen.) Cpt. rend. des séances de la soc. de biol. Tom. 63, Nr. 38. 1907.

Levin: Journ. of the Kansas State med. assoc. Vol. 23, p. 4. 1922. (Kahnsche Reaktion.)

Ley, Rich.: Über die Sedimentierungsgeschwindigkeit der roten Blutkörperchen. Zeitschr. f. d. ges. exp. Med. Bd. 26, H. 1/2, S. 59—68. 1922.

Lieb: Chemische Flockenanalyse. Zeitschr. f. physiol. Chem. 1921. 14. Jg. S. 115.

Liefmann: Mechanismus der Seroreaktion der Lues. Münch. med. Wochenschr. 1909. Nr. 41. S. 2097.

v. Liebermann: Änderung der Hydroxylionenkonzentration beim Inaktivieren. Arch. f. Hyg. Bd. 62, S. 315. 1907.

Linzenmeier: Blutkörperchensenkungsbeschleunigung. Zentralbl. f. Gynäkol. 1920. Nr. 30. Das. 1922. Nr. 14. Dtsch. med. Wochenschr. 1922. Nr. 30. S. 1023. Pflügers Arch. f. d. ges. Physiol. 1920. S. 181.

Lipp, Hans: Zur Serodiagnostik der Syphilis mittels Ausflockung durch cholesterinierte Extrakte nach Prof. H. Sachs und W. Georgi. Med. Klinik 1918. S. 1235. — Eine leicht ausführbare Mikromethode zur Anstellung der Sachs-Georgischen Ausflockungsreaktion. Münch. med. Wochenschr. 1919. S. 1200.

Logan, W. R.: Experiments with the flocculation test (Sachs-Georgi) for syphilis. Lancet Vol. 200, Nr. 1, p. 14—16. 1921. Ref. Zentralbl. f. Haut- u. Geschlechtskrankh. Bd. 1, S. 69. 1921.

Lombardo, Michele: Sulla reazione di Sachs-Georgi. Ann. di clin. med. 1921. Jg. 10, H. 4, p. 415—424. Ref. Zentralbl. f. Haut- u. Geschlechtskrankh. Bd. 1, S. 205. 1921.

Lorenzutti: Die Brucksche Syphilisreaktion. Wien. klin. Wochenschr. 1917. S. 596.

Löns: Die Reaktion nach Wassermann u. Sachs-Georgi. Dtsch. med. Wochenschr. 1919. Nr. 21.

Löwenberg: Porgessche Reaktion. Dtsch. med. Wochenschr. 1910. Nr. 35, S. 1609.

Luridiana, P.: Efficacia della colesterina nella reazione di Meinicke. Nota preventiva. Folia med. 1922. Jg. 8, Nr. 15, p. 470—473. Ref. Zentralbl. f. Haut- u. Geschlechtskrankheiten Bd. 6, H. 11, S. 528. 1922.

Luza: Über die DM. Nederlandsch Tijdschr. v. geneesk. Vol. 2, p. 1087. 1920.

Mackenzie: The formol. gel. react. in syphilis. Brit. med. journ. 1921. p. 854, p. 3154.

Maltaner, Frank and Johnston, Elisabeth: Observations upon the conglutination phenomen. Journ. of immunol. Vol. VI, Nr. 5, p. 349. 1921. Ref. Zentralbl. f. Haut- u. Geschlechtskrankh. Bd. II, H. 5/6, S. 241. 1922.

Mandelbaum: Beiträge zum Wesen der SG-R. Münch. med. Wochenschr. 1920. S. 962.

Mantovani: Die Serodiagnose der Syphilis mit der Methode von J. Sabrazés-Eckenstein. Auszug aus Boll. d. scienze med. Bologna. Vol. 10. 1910. Ref. Arch. f. Dermatol. u. Syphilis. Bd. 106, Nr. 1—3, S. 466—467.

Marmann: Brucks serochemische Reaktion. Münch. med. Wochenschr. 1917. Nr. 46.

Martinotti, L. et Bagnoli: La reazione di Sachs-Georgi nella sifilide. Nota preliminare. XVII. riun. d. soc. ital. di dermatol. e sifilogr., Bologna, 5.—7. VI. 1920. 1921. p. 105 bis 112. Ref. Zentralbl. f. Haut- u. Geschlechtskrankh. Bd. V, S. 321. 1922.

Meinicke, Ernst: Brucks serochemische Reaktion. Berl. klin. Wochenschr. 1917. Nr. 25. — Zur Theorie der Lipoidbindungsreaktion. Dtsch. med. Wochenschr. 1920. Nr. 37, S. 1022. — Zum Nachweis der Syphilis durch Ausflockungsreaktionen. Dtsch. med. Wochenschrift 1920. Nr. 1. — Die Anwendung der Lipoidbindungsreaktion zur Rotzdiagnose. Zeitschr. f. Veterinärk. 1918. H. 6. — Über eine neue Methode der serologischen Luesdiagnose. Vortrag in der Berl. Med. Ges. 23. Mai 1917. Ref. Berl. klin. Wochenschr. 1917. Nr. 25, S. 613. — Zur Chemie der serologischen Luesreaktionen. Münch. med.

Wochenschr. 1917. Nr. 50, S. 1644. — Weitere serochemische Untersuchungen bei Syphilis. Münch. med. Wochenschr. 1917. Nr. 45, S. 1464. — Zur Methodik der serologischen Luesdiagnostik. Münch. med. Wochenschr. 1918. Nr. 49, S. 1379. — Zur Theorie und Methodik der serologischen Luesdiagnostik. Berl. klin. Wochenschr. 1918. Nr. 4, S. 83. — Eine neue Immunitätsreaktion Dtsch. med. Wochenschr. 1919. Nr. 30. — Über die dritte Modifikation meiner Luesreaktion. Münch. med. Wochenschr. 1919. Nr. 33, S. 932. — Die Fällungsreaktionen zur Syphilisdiagnose nach MEINICKE und SACHS-GEORGI. Dtsch. med. Wochenschr. 1919. Nr. 12, S. 323. — Die Lipoidbindungsreaktion. I. Mitteilung. Zeitschr. f. Immunitätsforsch. u. exp. Therap., Orig. Bd. 27, S. 350. 1918. — Die Lipoidbindungsreaktion. II. Mitteilung, Zeitschr. f. Immunitätsforsch. u. exp. Therap., Orig. Bd. 28, S. 280. 1919. — Die Lipoidbindungsreaktion. III. Mitteilung. Zeitschr. f. Immunitätsforsch. u. exp. Therap., Orig. Bd. 29, S. 396. 1920. — Zur Technik meiner Luesreaktion. Dtsch. med. Wochenschr. 1919. Nr. 24, S. 601 u. 1919. Nr. 51. — Zur Theorie und Methodik der serologischen Luesdiagnostik. Dtsch. med. Wochenschr. 1919. Nr. 7, S. 178. — Die Lipoidbindungsreaktion. Berl. tierärztl. Wochenschr. 1919. Nr. 44. — Über Methoden und Modifikationen des serologischen Syphilisnachweises mittels Flockung. Dtsch. med. Wochenschr. 1922. Jg. 48, Nr. 34, S. 1132. — Über Flockungs- und Trübungsreaktionen bei Syphilis. Dtsch. med. Wochenschr. 1922. Jg. 46, Nr. 7, S. 219. — Eine neue Trübungsreaktion für Syphilis. Dtsch. med. Wochenschr. 1922. Jg. 48, Nr. 12, S. 384. Die Lipoidbindungsreaktion und ihre praktische Bedeutung. Zeitschr. f. ärztl. Fortbild. 1921. Jg. 18, Nr. 6, S. 156—160. — Eine Methode (HOHNsche Methode) zur Ausflockung der Wassermannextrakte durch luetische Sera. Münch. med. Wochenschrift 1923. Nr. 5. — Zur Extraktfrage bei der Serodiagnose der Syphilis. Zeitschr. f. Immunitätsforsch. u. exp. Therap. Bd. 27, S. 513. 1918.

MERIAN, Ergebnisse der PORGESschen Luesreaktion. Med. Klinik 1910. Nr. 27, S. 1057.

MEIROWSKY: Die SCHÜRMANNsche Methode des Luesnachweises mittels Farbenreaktion. Dtsch. med. Wochenschr. 1909. Nr. 21, S. 937—938.

MERZWEILER: Kann SG-R. und M-R. die Wa-R. in jedem Falle ersetzen? Dtsch. med. Wochenschr. 1919. Nr. 46, S. 1273.

MFSSERSCHMIDT, TH.: Vergleichende Untersuchungen zwischen den Reaktionen nach SACHS-GEORGI und nach WASSERMANN. Dtsch. med. Wochenschr. 1920. S. 150.

MEYER, FR.: Epiphaninreaktion bei Syphilis. Berl. Dermatol. Ges. 12. Dez. 1911. Ref. Arch. f. Dermatol. u. Syphilis Bd. 112, H. 3, S. 2318—2319. — Epiphaninreaktion. Berl. klin. Wochenschr. 1912. Nr. 7, S. 304. — Epiphaninreaktion. Berl. klin. Wochenschrift 1912. Nr. 26, S. 1230.

MEYER, KURT: Die Normalhämolysine des Menschenserums als Fehlerquelle bei der Wa-R. Med. Klinik 1922. Nr. 18, S. 566. — Zur Serodiagnostik der Syphilis mittels der SACHS-GEORGIschen Flockungsreaktion. Med. Klinik 1919. S. 262.

MEYERINGH: DM- und SG-R. als Ersatz für die Wa-R. Zeitschr. f. Immunitätsforsch. u. exp. Therap. Bd. 30, H. 1. 1920.

MIANI, A.: La deviazione del complemento e la floculazione nella reazione di WASSERMANN e di SACHS-GEORGI. Giorn. di clin. med. 1921. Jg. 2, H. 10, S. 367—369. Ref. Zentralbl. f. Haut- u. Geschlechtskrankh. Bd. III, S. 385. 1922.

MICHAELIS, LEONOR: Präzipitinreaktion bei Syphilis. Berl. klin. Wochenschr. 1907. S. 1477.

MIERZECKI, H.: Verwendung von Farben bei der Luesreaktion. Gaz. lekarska 1922. Jg. 1, Nr. 17, S. 334. Ref. Zentralbl. f. Haut- u. Geschlechtskrankh. Bd. II, H. 5/6, S. 288. 1922.

MINELLI, SPARTACO e CAVAZZANI, ALLESSANDRO: Il metodo di PORGES nella sierodiagnosi della sifilide. Gazz. med. di Roma Vol 60, S. 191. 1909. Ref. Zeitschr. f. Immunitätsforsch. u. exp. Therap. Bd. 1, H. 6, S. 430.

MITRUDA: Über die Ausflockung der lipoiden Substanzen durch Leprasera. Münch. med. Wochenschr. 1909. Nr. 16—17.

MÖLLER und FRIES, V.: a) HERMAN- und PERUTZsche Reaktion. Hospitalstidende 1912. Nr. 41. Ref. Wien. med. Wochenschr. 1912. Nr. 52. b) Weitere Untersuchungen über die Reaktion von HERMAN-PERUTZ. Hospitalstidende 1913. Nr. 33 u. 34. Ref. Münch. med. Wochenschr. 1913. Nr. 42.

MOLDOVAN: SCHÜRMANNsche Farbenreaktion. Wiss. Ver. d. Militärärzte d. Garnison Wien, 17. April 1908. Ref. Dtsch. med. Wochenschr. Nr. 39, S. 1725.

Moll: Über künstliche Umwandlung von Albumin in Globulin. Beitr. z. chem. Physiol. u. Pathol. Bd. 4.

Moxchet, R., van Nitsen, R. et Walzavens, P.: La séro-réaction de Bruck en Afrique tropicale. Cpt. rend. des séances de la soc. de biol. Tom. 85, Nr. 29, p. 720—722. 1921. Ref. Zentralbl. f. Haut- u. Geschlechtskrankh. Bd. IV, S. 171. 1922.

Morini: Valore della reazione di Sachs und Georgi nella diagnosi d. infezione sifilit. XVII. riun. d. sec. ital. di dermatol. e sifilogr., Bologna, 5.—7. VI. 1920. 1921. p. 95 bis 105. Ref. Zentralbl. f. Haut- u. Geschlechtskrankh. Bd. V, H. 4, S. 246. 1922.

Motte, de la: Porgessche Reaktion. Dtsch. med. Wochenschr. 1910. Nr. 34, S. 1561.

Müller, Gerhard: Vergleichende Untersuchungen über die Luesdiagnose mit Hilfe der Wa-R., der Sternschen Modifikation und der Ausflockungsreaktion nach Sachs-Georgi. Berl. klin. Wochenschr. 1921. Jg. 58, Nr. 11, S. 253—256.

Müller, Rudolf: Über den Einfluß des Alkohols auf die Flockung von Lipoidantigen. Wien. klin. Wochenschr. 1922. Jg. 34, Nr. 17, S. 196—197. Ref. Zentralbl. f. Haut- u. Geschlechtskrankh. Bd. IV, S. 510. 1922. — Über C. Brucks neue „serochemische Reaktion bei Syphilis". Münch. med. Wochenschr. 1917. Nr. 9, S. 300.

Müller and Hough: Vergleichende Globulinmessungen an luetischen Seris. Wien. klin. Wochenschr. 1911. S. 167.

Münster: Untersuchungen und Erfahrungen mit der SG-R. Münch. med. Wochenschr. 1919. S. 505.

Mulzer, P.: Praktische Anleitung zur Syphilisdiagnose auf biologischem Wege Berlin: Julius Springer 1910.

Murstad, E.: Über Sachs-Georgis Syphilisreaktion. Med. rev. 1921. Jg. 38, Nr. 2, S. 74—80. (Norwegisch). Ref. Zentralbl. f. Haut- u. Geschlechtskrankh. Bd. I, S. 510. 1921.

Murto, J. A.: SG-R. als Ersatz der Wa-R. Acta dermatovenereol. Bd. 1, H. 3/4, S. 446—455. 1921. Ref. Zentralbl. f. Haut- u. Geschlechtskrankh. Bd. 4, S. 450. 1922.

Nathan E.: Brucks serochemische Reaktion. Berl. klin. Wochenschr. 1917. Nr. 25. — Zerstörung der Extraktfunktion bei der Wa-R. durch Kobragift. I. Mitteilung. Zeitschr. f. Immunitätsforsch. u. exp. Therap. Bd. 26, S. 154. 1917. — II. Mitteilung. Zeitschr. f. Immunitätsforsch. u. exp. Therap. Bd. 26, S. 582. 1917. — Kobragift und SG-R. Zeitschr. f. Immunitätsforsch. u. exp. Therap. Bd. 35, S. 392. 1922. — Theoretisches zur Serodiagnose der Syphilis. Klin. Wochenschr. 1922. Nr. 40, S. 1999. — Über das Verhalten experimentell Wassermann-positiv gemachter Sera gegenüber der Ausflockungsreaktion sowie über die Stärke des Syphilisserums. Zeitschr. f. Immunitätsforsch. u. exp. Therap. Orig. Bd. 29, S. 562. 1920. — Zur Bewertung der hämolytischen und hämolysehemmenden Funktion syphilitischer Sera. (Popoffsche Reaktion.) Berl. klin. Wochenschr. 1914. S. 1934. — Zur Frage der Kombination der SG- und Wa-R und ihre Beziehungen zueinander. Zeitschr. f. Immunitätsforsch. u. exp. Therap., Orig. Bd. 34, H. 1/2, S. 124—135. 1922. — Serologische Diagnose der Syphilis mittels Ausflockung nach Sachs und Georgi. Med. Klinik 1918. Nr. 4.

Nathan, E. und Herold, G.: Senkungsgeschwindigkeit der roten Blutkörperchen in den verschiedenen Stadien der Syphilis. Berl. klin. Wochenschr. 1921. Nr. 24, S. 642.

Nathan, E. und Martin, H.: Quantitative Bestimmung der Reagine des Syphilisserums mittels Ausflockung und ihre Bedeutung für die Serodiagnose und Salvarsantherapie der Syphilis. Dermatol. Zeitschr. Bd. 35, H. 4, S. 189—212. 1922.

Nast, O.: Über die SG-R. Dermatol. Wochenschr. 1920. Nr. 70, S. 357.

Nest, A. E. van: The luetin test in latent-syphilis. Journ. of the Michigan State med. soc. Vol. 21, Nr. 3, p. 132—133. 1922. Ref. Zentralbl. f. Haut- u. Geschlechtskrankh. Bd. VII, H. 2, S. 107. 1923.

Neukirch, P.: Über eine Ausbaumöglichkeit der Sachs-Georgischen Ausflockungsreaktion. Med. Klinik 1920. S. 69.

Nicolas: La gélification des plasmas par l'aldehyde formique. Cpt. rend. des séances de la soc. de biol. Vol. 1. p. 669. 22. VII. 1922.

Nicolas et Ponisset: Action du formol sur les proprietés du serum hemolytique. Cpt. rend. des séances de la soc. de biol. Bd. I, p. 66. 14. I. 1922.

Nicolas, E.: Sur la gélification des sérums par l'aldehyde formique. Cpt. rend. des séances de la soc. de biol. Tom. 86, Nr. 1, p. 11—13. 1922. Ref. Zentralbl. f. Haut- u. Geschlechtskrankh. Bd. V, H. 1/2, S. 53. 1922.

NOBL und ARZT: Zur Serodiagnostik der Syphilis. (PORGES-MEIER und KLAUSNERsche Reaktion.) Wien. klin. Wochenschr. 1908. Nr. 9.

OELZE, F. W.: Über Präzipitinreaktion im Dunkelfeld für forensische Zwecke, nebst Bemerkung über die SG-R. Dtsch. med. Wochenschr. 1921. H. 45, S. 1357.

OLITSKY, PETER, K. und OHNSTEAD, MIRIAM P.: Die Präzipitationsprobe bei Syphilis. Journ. of the Americ. med. assoc. Vol. 62, Nr. 4. 1914.

OSSOLA: Sulla seroreazione di WASSERMANN und PORGES (bei Kaninchen). Biochem. e terap. experimentale. Jg. 1, Nr. 6. Ref. Monatsbl. f. prakt. Dermatol. u. Syphilis Bd. 52, Nr. 5, S. 253. 1911.

OTTO, R. und WINKLER, W. F.: Zur Kenntnis des sog. „WASSERMANNschen Aggregates". Med. Klinik Bd. 18, Nr. 25, S. 799. 1922.

PANISSET et VERGE: La formol gelification des serums des Bovidées tuberculeux. Cpt. rend. des séances de la soc. de biol. 22. VII. 22. p. 667.

PAOLI und PAPPAGALLO: Die Chromoreaktion SCHÜRMANN-CHIRVINO bei der Syphilis. Giorn. ital. malatt. vener. e d. pelle 1910. Nr. 5. Ref. Monatsschr. f. prakt. Dermatol. Bd. 32, H. 4, S. 183.

PAPACOSTAS et GATÉ: Remarques concernant l'action du formol sur les sérums normaux et pathologiques. Cpt. rend. des séances de la soc. de biol. Tom. 85, Nr. 32, p. 869—870. 1921. Ref. Zentralbl. f. Haut- u. Geschlechtskrankh. Bd. IV, S. 175. 1922.

PAPAMARKU: Weitere Erfahrungen mit der Ausflockungsreaktion bei der Serodiagnostik der Lues. Med. Klinik 1920. S. 929.

PARIS et SABARÉAMI: La séroprécipitation chez les syphilitiques par le glycolate de soude. La quinzaine thérap. 1910. Nr. 16, p. 374. — EPNS-R. Cpt. rend. des séances de la soc. de biol. 25. Febr. 1910.

PARTHASARATHY, P., MARY M. BARRATTAND, LEDINGHAM, J. C. G.: The record of a brief experience with the SACHS-GEORGI test. Brit. med. journ. 1922. Nr. 3198, p. 594 bis 596. Ref. Zentralbl. f. Haut- u. Geschlechtskrankh. Bd. V, H. 6, S. 399. 1922.

PASINI: Vergleichende Untersuchungen verschiedener diagnostischer Methoden (Meiostagmin usw.). Osp. Magg. Vol. 4, p. 170. 1909. Ref. Zeitschr. f. Immunitätsforsch. u. exp. Therap. Bd. 2, S. 914. 1910.

PERITZ: Lues, Tabes und Paralyse in ihren ätiologischen und therapeutischen Beziehungen zum Lezithin. Berl. klin. Wochenschr. 1908. Nr. 2. S. 53.

PERITZ, G.: Über Lipoide. Zur Frage der pseudonegativen Wa-R. Dtsch. med. Wochenschr. 1921. Jg. 47, Nr. 30, S. 859—860. Ref. Zentralbl. f. Haut- u. Geschlechtskrankh. Bd. II, S. 364. 1921.

PERUTZ (A.): Die klinische Bedeutung der Serodiagnose der Syphilis mittels der Ausflokkungsreaktion für die Prognose und Therapie der Lues. Wien. klin. Wochenschr. 1919. S. 953.

PERRY, MARRIAN, H. and LAMBKIN, E. C.: Continuation of a report made on a comparison of the sigma and WASSERMANN reactions. Journ. of the roy. army med. corps Vol. 38, Nr. 6, p. 440—444. 1922. Ref. Zentralbl. f. Haut- u. Geschlechtskrankh. Bd. VI, H. 3/4, S. 189. 1922.

PERTROW: Zur praktischen Bedeutung der HERMANN-PERUTZschen Reaktion auf Syphilis. Wratsch. Djelo 1919. Nr. 26.

PEWNY, WALTHER: Über die Blutkörperchensenkungsgeschwindigkeit. Dermatol. Wochenschrift 74, Nr. 23, S. 537. 1922. Ref. Zentralbl. f. Haut- u. Geschlechtskrankh. Bd. VI, H. 5/6, S. 286. 1922.

PFEILER, W. und SCHEYER, G.: Über die gleichzeitige Verwendung des Hämolysins und Hämagglutinins als Indikatoren bei der Komplementablenkungsreaktion zur Feststellung der Syphilis. Münch. med. Wochenschr. 1915. S. 393.

PHILIPPSON, LUIGI: Ricerche sperimentali attorno alla SACHS-GEORGI e alla MEINICKE. Policlinico, sez. med. 1922. Jg. 29, H. 3, S. 155—165. Ref. Zentralbl. f. Haut- u. Geschlechtskrankh. Bd. V, H. 7, S. 246. 1922.

PLAUT, F. und HEUCK: FORNET-SCHERESCHEWSKY-Reaktion. Berl. klin. Wochenschr. 1908. Nr. 24, S. 1141.

PLAUT, F. und ROSSI: Gibt es eine spezifische Präzipitatreaktion bei Lues und Paralyse? Münch. med. Wochenschr. 1908. Nr. 2, S. 66.

POEHLMANN: Die neue serochemische Syphilisreaktion von BRUCK. Dtsch. med. Wochenschr. 1917. S. 365. — Die Technik der Wa-R. und der SG-R. Kurzgefaßte praktische

Anleitung zur Ausführung der beiden Reaktionen. 2. völlig umgearb. Aufl. München: Rudolph Müller und Steinicke 1921. 106 S. Ref. Zentralbl. f. Haut- u. Geschlechtskrankh. Bd. II, S. 363. 1921. — Vereinfachte Luesflockungsreaktion von Dold. Münch. med. Wochenschr. 1921. Nr. 42. Med. Klinik 1921. Nr. 31.

Pagsay und Hemeth: Die Schürmannsche Reaktion und Lues. Pard. Ujs. 1909. Nr. 21. Ref. Monatsschr. f. prakt. Dermatol. 1903. S. 47.

Pontoppidan. Hermann-Perutzsche Reaktion. Ugeskrift f. Laeger 1912. Nr. 39.

Popoff: Über hämolysehemmende Erscheinungen bei luetischen Seren usw. Zeitschr. f. Immunitätsforsch. u. exp. Therap. Bd. XIV, H. 2. — Dtsch. med. Wochenschr. 1912. Nr. 39, S. 1833.

Porges: Ges. d. Ärzte in Wien. 31. Jan. 1908. Ref. Wien. klin. Wochenschr. 1908, Nr. 6, S. 206.

Porges und Meier: Über die Rolle der Lipoide bei der Wassermannschen Syphilisreaktion. Berl. klin. Wochenschr. 1908. S. 731. — Eine neue Methode der Serodiagnose der Syphilis. Münch. med. Wochenschr. 1908. Nr. 7.

Porges und Neubauer: Biochem. Zeitschr. Bd. 7, S. 152. 1907.

Porges, O.: Serodiagnostik der Syphilis mittels Präzipitationsmethoden. (Zusammenfassende Übersicht und Literaturverzeichnis.) Brauers Beitr. z. Klin. d. Infektionskrankh. Bd. 2. 1914.

Preissner: Untersuchung mit der Porges-Hermannschen Syphilisreaktion. Psychiatr.-neurol. Wochenschr. 1913/1914. H. 1, S. 5.

Preiswerk, Richard: Die Seroreaktion auf Lues nach Vernes. Schweiz. med. Wochenschr. 1920. S. 51.

Ramakrisman, S.: The reliability of Gate and Papacostas formol-gel test for syphilis as compared with the Wassermann reaction. Indian. Journ. of med. research. Vol. 9, Nr. 3, S. 620—624. 1922. Ref. Zentralbl. f. Haut- u. Geschlechtskrankh. Bd. VI, H. 3/4, S. 189. 1922.

Raubitschek: Serodiagnose der Syphilis. Wien. klin. Wochenschr. 1909. S. 1090.

Reeser, H. E.: Die Konglutinationsmethode. Fol. microbiol. 1914. Jg. 3, Nr. 1. Ref. Zentralbl. f. Bakteriol., Parasitenk. u. Infektionskrankh.. Bd. 64. 1916.

Reich, F.: Die Fällungsreaktionen zur Syphilisdiagnose nach Meinicke und nach Sachs und Georgi. Dtsch. med. Wochenschr. 1919. Nr. 7, S. 181.

Reichert, Fr.: Über die Konservierung von Blutproben zur Wa-R. Zentralbl. f. Bakteriol., Parasitenk. u. Infektionskrankh., Abt. I, Orig. Bd. 88, H. 7/8, S. 593—598. 1922.

Robitschek, W.: Über das Wesen der bei der SG-R. entstehenden Flocken. Dermatol. Wochenschr. Bd. 73, S. 796. 1921.

Rodin de Chevrel: Valeur de la réaction de précipitation avec le glycocholate de soude (méthode de Porges) pour le diagnostic de la syphilis. Bull. de la soc. franç. de dermatol. et de syphiligr. 1910. p. 203.

Rona und Michaelis: Beitrag zur allgemeinen Eiweißchemie. Biochem. Zeitschr. Bd. 27 u. 28. 1910.

Rondoni, P.: Polarimetrische Serumuntersuchungen und ihre Beziehungen zur Wa-R. Zeitschr. f. Immunitätsforsch. u. exp. Therap., Orig., I. Teil, Bd. 34, H. 5, S. 416—424. 1922.

Rosenfell und Tannhauser: Die Serodiagnostik der Lues mittels Ausflockung durch glykocholsaures Natrium. Dtsch. med. Wochenschr. 1910. Nr. 4, S. 164.

Rotenberger-Nathan, M.: Über den Cholesteringehalt des Blutserums von Luetikern. Arch. f. Dermatol. u. Syphilis, Orig. Bd. 135, S. 328. 1921.

Rothmann (Gießen): Zur Kombination der SG-R. und Wa-R. Dtsch. med. Wochenschr. (Orig.) 1921. H. 33, S. 952.

Rubinstein: Séro-diagnostic de la syphilis. Procédés de floculation. Bull. de la soc. franç. de dermatol. et de syphiligr. Jg. 1922, Nr. 5, S. 201—210. Ref. Zentralbl. f. Haut- u. Geschlechtskrankh. Bd. VI, H. 3/4, S. 190. 1922.

Rubinstein et Radowaoliwitch: Sero-diagnostic de la syphilis. Methode de précipitation. Nature de la reaction de Wassermann. Cpt. rend. des séances de la soc. de biol. Tom. 81, p. 1145. 1918.

Rubinstein, M. et Mazot: Séro-diagnostic de la syphilis. Méthodé séro-chimique de Bruck. Cpt. rend des séances de la soc. de biol. Tom. 80, p. 540. 1917.

Rossi, Giovanni: Sulla reazione di Sachs-Georgi. Pathologica 1921. Jg. 13, Nr. 312, S. 557—569. Ref. Zentralbl. f. Haut- u. Geschlechtskrankh. Bd. IV, S. 63. 1922.

RUETE: Über die Brauchbarkeit von MEINICKES DM. Münch. med. Wochenschr. 1922. Jg. 69, Nr. 3, S. 83.

RUGE, H.: Vergleichende Untersuchungen über die Methoden der serologischen Lues-diagnostik. Zentralbl. f. Bakteriol., Parasitenk. u. Infektionskrankh., Abt. I, Orig. Bd. 89, H. 5, S. 127. 1923.

RUNGE: Über die Senkungsgeschwindigkeit der roten Blutkörperchen bei Gesunden und Geisteskranken. Münch. med. Wochenschr. 1920. Nr. 33, S. 953.

RUPPEL, ORNSTEIN, CARL und LASCH: Lyophile und lyophobe Eiweißkörper als Antigen und Antikörper. Zeitschr. f. Hyg. u. Infektionskrankh. Bd. 97, S. 188. 1922.

RÜSCHER, E.: Über die Häufigkeit der WASSERMANNschen bzw. der Ausflockungsreaktion bei Kindertuberkulose. Dtsch. med. Wochenschr. 1922 Jg. 48. Nr. 7, S. 221—223. u. das. 1923.

RUSS: PORGES-MEIERsche Reaktion. Der Militärarzt 1908. S. 154.

RUSSE, C.: Il valore diagnostico delle precipitine nella sifilide. Riv. ospedaliera 1914. Nr. 4.

SACHS: Zur serodiagnostischen Bedeutung der Globulinveränderungen (insbesondere bei Syphilis). Münch. med. Wochenschr. 1917. Nr. 46, S. 1462.

SACHS und ALTMANN: Über die Wirkung des oleinsauren Natrons bei der Wa-R auf Syphilis. Berl. klin. Wochenschr. 1908. Nr. 10, S. 494.

SACHS und GEORGI: Beiträge zur Serodiagnose der Syphilis mittels Ausflockung durch cholesterin. Extrakte. Arb. a. d. Inst. f. exp. Therap. zu Frankfurt a. M. 1920. H. 10. — Zur Kritik des serologischen Luesnachweises mittels Ausflockung. Münch. med. Wochenschr. 1919. S. 440.

SACHS und RONDONI: Beiträge zur Theorie und Praxis der WASSERMANNschen Syphilis-reaktion. Berl. klin. Wochenschr. 1908. Nr. 44 und Zeitschr. f. Immunitätsforsch. u. exp. Therap., Orig. Bd. 1, S. 132. 1909.

SACHS, H.: Aus Theorie und Praxis des serologischen Luesnachweises. Münch. med. Wochen-schrift 1921. Jg. 68, Nr. 32, S. 1033—1034. Ref. Zentralbl. f. Haut- u. Geschlechts-krankh. Bd. II, S. 526. 1921. — Betrachtungen über den serologischen Luesnachweis mittels Ausflockung (Sammelreferat). Zentralbl. f. Haut- u. Geschlechtskrankh. Bd. 7, H. 3/4, S. 145. 1923. — Demonstration eines neuen Verfahrens zur Serodiagnose der Syphilis (SG-R.). Ärztl. Ver. Frankfurt a. M., 16. 9. 1918. Münch. med. Wochenschr. 1919. Nr. 3, S. 84. — Der serologische Luesnachweis mittels Ausflockung und seine bio-logische Bedeutung. Jahresk. f. ärztl. Fortbild. 1921. Jg. 12, S. 6—18. — Säureaus-fällungsversuche an Rinderserum. La sem. med. Tom. 24, p. 6. 1908. — Serologische Diagnose der Syphilis vermittels der Ausflockungsreaktion mit Extrakten mit Chole-stearin versetzter Organe. Revista méd. de Hamburgo 1921. Jg. 2, Nr. 11, S. 340—342. (Spanisch). Ref. Zentralbl. f. Haut- u. Geschlechtskrankh. Bd. 4, S. 372. 1922. — Zum serologischen Luesnachweis mittels Ausflockung (SG-R.). Dermatol. Tagung 1918. Dermatol. Zeitschr. Bd. 26, S. 306. 1918. — Über Beziehungen zwischen physikalisch-chemischer Konstitution und Biologie des Blutserums. Kolloid-Zeitschr. Bd. 24, S. 113. 1919. — Über den Einfluß von Temperatur und Salzgehalt auf den serologischen Lues-nachweis mittels Ausflockung nach SACHS-GEORGI. Arch. f. Dermatol. u. Syphilis Bd. 132, S. 17. 1921. —Über Methoden und Modifikationen des serologischen Syphilis-nachweises mittels Flockung. Dtsch. med. Wochenschr. 1922. Jg. 48, Nr. 27, S. 891. Ref. Zentralbl. f. Haut- u. Geschlechtskrankh. Bd. VI, H. 5/6, S. 288. 1922. — Zur Frage der Reaktionsfähigkeit des aktiven Serums beim serologischen Luesnachweis m ttels Ausflockung. Arch. Dermatol. u. Syphilis Bd. 135, S. 338. 1921.

SACHS, H. und ALTMANN: Komplementinaktivierung im salzarmen Medium. Freie Ver. f. Mikrobiol. Berlin 1918. Biochem. Zeitschr. Bd. 78, S. 46. 1916. — Theorie der KLAUSNERschen Reaktion. Eiweißfällungsmittel. Ärztl. Ver. Frankfurt a. M., 17. II. 1908.

SACHS, H. und ALTMANN, K.: Komplementbindung. KOLLE-WASSERMANNS Handb. d. pathol. Mikroorganismen. I. Aufl., 2. Ergänzungsband, 1919.

SACHS, H. und GEORGI, F.: Die „Trübungsreaktion" beim serologischen Luesnachweis nach SACHS-GEORGI. Med. Klinik Bd. 18, Nr. 27, S. 868. 1922. — Über das Verhalten aktiver Sera beim serologischen Luesnachweis mittels Ausflockung. Med. Klinik 1921. Nr. 33, S. 987.

SACHS, H. und GEORGI, W.: Zur Serodiagnostik der Syphilis mittels Ausflockung durch cholesterinierte Extrakte. Med. Klinik 1918. S. 805.

Sachs, H. und Landau, A.: Theorie der Klausnerschen Reaktion. Eiweißfällungsmittel. Berl. med. Ges. Berl. klin. Wochenschr. 1908. S. 522 u. 1908. Nr. 10.

Sachs, H. und Sahlmann, H.: Über das biologische Verhalten der beim serologischen Luesnachweis entstehenden Flocken. Dtsch. med. Wochenschr. 1921. Jg. 47, Nr. 37, S. 1083.

Sahlmann, Hans: Über das Verhalten der Albumine und Globuline beim serologischen Luesnachweis. Zeitschr. f. Immunitätsforsch. u. exp. Therap., Orig. Bd. 33, H. 2, S. 130—156. 1921.

Sarateanu, Fl. Em.: Beziehungen zwischen der Gaté-Papacostaschen und Bordet-Wassermannschen Reaktion. Spitalul. 1921. Jg. 41, Nr. 5, S. 174—175 (Rumänisch). Ref. Zentralbl. f. Haut- und Geschlechtskrankh. Bd. II, S. 290. 1921.

Scheer, Kurt: Die Bedeutung der SG-R. für die Luesdiagnostik im Kindesalter. Münch. med. Wochenschr. 1919. S. 902. — Die klinische Verwendbarkeit der SG-R., speziell der Mikromethode, auf Lues. Wien. med. Wochenschr. 1920. S. 1352. — SG-R. II mit Milch luetischer Frauen. Zeitschr. f. Immunitätsforsch. u. exp. Therap., Orig. Bd. 30, S. 178. 1920. — Theorie der SG-R. (Albumin-Globulinproblem). Münch. med. Wochenschr. 1922. Nr. 33. — Zur Theorie der SG-R. Münch. med. Wochenschr. 1921. Jg. 68, Nr. 2, S. 43—44. — Die klinische Verwertbarkeit der SG-R. speziell der Mikromethode auf Lues. Münch. med. Wochenschr. 1920. Nr. 47, S. 1352 u. Nr. 32.

Schenk: Lezithinausflockung bei malignen Tumoren. Münch. med. Wochenschr. 1909. Nr. 28, S. 1415. — Lezithinausflockung bei malignen Tumoren. Wiss. Ges. dtsch. Ärzte in Böhmen, 4. Juni 1909. Ref. Dtsch. med. Wochenschr. 1909. Nr. 51, S. 2302.

Schereschewsky, Eisenzimmer und Rosenfeld: Spezifische Niederschläge bei Lues, Tabes und Paralyse. Dtsch. med. Wochenschr. 1907. Nr. 41, S. 1679—1684.

Schindler: Die Ergebnisse mit der neuen Seroreaktion nach Bruck. Dtsch. med. Wochenschr. 1917, S. 467.

Schmidt Hans: Die Serodiagnose der Lues mittels der Ausflockung. Med. Klinik 1912. Nr. 38, S. 1548. — Zur Kenntnis des Flockungsvorganges bei den Ausflockungsproben. Med. Klinik 1921. Jg. 17, Nr. 20, S. 598—599.

Schmidt, Hans und Pott: Erfahrungen mit der dritten Abänderung (DM.) der Meinicke-schen Ausflockungsreaktion. Dtsch. med. Wochenschr. 1920. S. 519.

Schmidt, P.: Theorie der Wa-R. Zeitschr. f. Hyg. u. Infektionskrankh. Bd. 69, S. 513. 1911.

Schmitz: Brucks serochemische Reaktion. Münch. med. Wochenschr. 1917. Nr. 7, S. 211.

Schmincke und Stoeber: Schürmannsche Farbenreaktion bei Lues. Dtsch. med. Wochenschrift 1909. Nr. 21, S. 937.

Schneider: Erfahrungen mit der einzeitigen SGM-R. nach Stern und der Trübungs-Flockungsreaktion nach Dold. Dtsch. med. Wochenschr. 1923. Nr. 7, S. 209.

Schneider, Martin: Der serologische Luesnachweis mittels der Flockungsreaktionen nach SG- und M- und der Wa-R. Berl. klin. Wochenschr. 1921. Jg. 58, Nr. 51, S. 1508—1509.

Schönfeld: Die Ergebnisse der SG-R. Münch. med. Wochenschr. 1920. S. 395.

Schönfeld, W.: Über die Meinickesche Reaktion (DM) und SG-R (in ihren beiden Arten der Ausführung) und die Stellung dieser Reaktionen zur Wa-R. Dermatol. Wochenschr. 1921. Bd. 73, Nr. 31, S. 819—826.

Schroeder, Heinz: Über Ergebnisse der Ausflöckungsreaktion nach Meinicke und Sachs-Georgi für die serologische Luesdiagnostik. Med. Klinik 1919. S. 514.

Schroen, Friedr.: Zu den Bemerkungen J. Traubes: Zur Diagnose der Syphilis. Dtsch. med. Wochenschr. 1911. S. 260.

Schubert, Joh.: Reaktionsdifferenzen verschiedener Wassermann-Extrakte und ihre wahrscheinliche Ursache. Klin. Wochenschr. 1922. Nr. 51, S. 2527 und Arch. f. Dermatol. u. Syphilis, Orig. 143, H. 1/2, 1923 (Korrekturabzug).

Schürmann: Luesnachweis durch Farbenreaktion. Dtsch. med. Wochenschr. 1909. Nr. 14, S. 616.

Schürmann und Modde: Brucks serochemische Reaktion. Zentralbl. f. Bakteriol., Parasitenk. u. Infektionskrankh., Abt. I, Orig. Bd. 79, H. 6. 1917.

Schultz, J. H.: Hemmung der Alkoholhämolyse durch Blutserum Luetischer. Fol. serol. Vol. 2, H. 8, p. 799. 1911. Zeitschr. f. Immunitätsforsch. u. exp. Therap., Orig. Bd. 12, Nr. 4, S. 353. 1912.

SCHULTZ, MARTA: Über die Spezifität der SG-R. Arch. f. Dermatol. u. Syphilis, Orig. Bd. 135, S. 355. 1921.

SCHWARTZ, H. J.: Comparative study of the WASSERMANN and WEIL cobravenom reactions for syphilis. New York med. journ. 1912. Nr. 1, p. 23.

SCHWARZWALD: Ausflockungsreaktion nach PORGES. Wien. klin. Wochenschr. 1909. Nr. 28, S. 993. — Über die PORGESsche Reaktion. Zentralbl. f. Bakteriol., Parasitenk. u. Infektionskrankh., Abt. I, Ref. Bd. 44, S. 152. 1909 (3. Tagungen fr. Ver. f. Mikrobiol.).

SEGER, M. et HUCHARD, G. L.: Sérum de syphilitique et formol-gélification. Cpt. rend. des séances de la soc. de biol. Tom. 86, Nr. 17, p. 999—1000. 1922. Ref. Zentralbl. f. Haut- u. Geschlechtskrankh. Bd. VI, H. 3/4, S. 189. 1922.

SEIFFERT, G.: Erwiderung zu J. TRAUBES: Zur Diagnose der Syphilis. Dtsch. med. Wochenschrift 1911. S. 201.

SEKI, MASAJI: Diagnostik mit einer seroelektrischen Reaktion. Sonderdruck aus: Okayama-Igakkai Zasshi. Nr. 388. Mai 1922.

SHIGA: E-R.-Lezithin als Antigen bei der Wa.-R. Zentralbl. f. Bakteriol., Parasitenk. u. Infektionskrankh., Beih. zu Bd. 54.

SIEBERT: KARVONENsche Reaktion. Arch. f. Dermatol. u. Syphilis, Orig. Bd. 113, S. 1031.

SIEBERT und MIRONESCU: KARVONENsche Reaktion. Dtsch. med. Wochenschr. 1911. Nr. 45, S. 2084.

SKLAREK, BRUNO und LEVINTHAL, WALTER: BRUCKS serochemische Reaktion bei Syphilis. Dtsch. med. Wochenschr. 1917. S. 720.

SOMOGYI: Beitrag zur SG-R. Münch. med. Wochenschr. 1920. S. 1233.

SORDELLI, ALFREDO und CÉSAR E. PICO: Die Fällungsreaktionen bei der Lues. Semana med. 1921. Jg. 28, Nr. 49, p. 808—812 (Spanisch). Ref. Zentralbl. f. Haut- u. Geschlechtskrankheiten Bd. 4, S. 372. 1922.

SORDELLI und FISCHER: Die Gerinnungsreaktion nach KLINGER-HIRSCHFELD bei Syphilis. 2. Mitteilung. Dtsch. med. Wochenschr. 1917, S. 326. — Über die Verwertbarkeit der modifizierten Präzipitationsmethode nach PORGES. Zentralbl. f. Bakteriol., Parasitenkunde u. Infektionskrankh., Abt. I, Orig. Bd. 63, S. 443. 1912.

SOURDET et. PAGNIEZ: PORGES-MEIERsche Reaktion. Cpt. rend. des séances de la soc. de biol. Tom. 67. S. 84. 1909.

STARLINGER, WILHELM: Über Agglutination und Senkungsgeschwindigkeit der Erythrozyten. 2. Mitteil. Biochem. Zeitschr. Bd. 122, H. 1/4, S. 105—119. 1921. Zentralbl. f. Haut- u. Geschlechtskrankh. Bd. 5, H. 6, 397. 1922. — Über Agglutination und Senkungsgeschwindigkeit der Erythrozyten. Biochem. Zeitschr. 1921. Bd. 114, H. 3/4, S. 129—144.

STERN, C.: Bewertung einer „Serum-Farbenreaktion". Berl. klin. Wochenschr. 1909. Nr. 23, S. 1068. — Über einzeitige SGM-R. Münch. med. Wochenschr. 1921. Jg. 68, Nr. 49, S. 1580.

STERN, MARGARETE: Über die SG-R. und die DM. von MEINICKE. Berl. klin. Wochenschr. 1921. Jg. 58, Nr. 32, S. 932. Ref. Zentralbl. f. Haut- u. Geschlechtskrankh. Bd. 2, S. 454. 1921. — Über die praktische Verwendbarkeit der HERMAN-PERUTZschen Luesreaktion und der POPOFFschen Serodiagnose. (Arch. f. Dermatol. u. Syphilis Bd. 118, S. 772. 1914.) Kombin. R. Münch. med. Wochenschr. 1921. Nr. 49.

STERN und EVENING: Kombinierte Flockungsreaktion (einzeitige SGM-R.). Dermatol. Wochenschr. 74, Bd 10, 1922.

STILLING, E.: Einfluß der Inaktivierungstemperatur. Berl. klin. Wochenschr. 1917. — Frage der Spezifität bei der SG-R. Med. Klinik 1920. — Bedeutung der Serumkonzentration beim Inaktivieren für den serologischen Luesnachweis. Arb. a. d. Inst. f. exp. Therap. Frankfurt a. M. 1920. H. 10, S. 31. — Über den Einfluß von Säure und Alkali auf die Reaktionsfähigkeit der Komponenten bei der SG-R. Arb. a. d. Inst. f. exp. Therap. Frankfurt a. M. 1920. H. 10, S. 69.

STREMPEL: Bemerkungen über die Flockungsreaktionen nach SACHS-GEORGI und MEINICKE (3. Modifikation). und die Trübungsreaktion nach DOLD. Münch. med. Wochenschr. 1922. Jg. 69, Nr. 3, S. 85.

STRENG, O.: Die Konglutination und die Diagnose der Syphilis. Beitr. z. pathol. Anat. u. z. allg. Pathol. Bd. 51, H. 2, S. 277. 1911.

Stühmer, A.: Über ein Verfahren aus Meerschweinchenleber den spezifisch-syphilitischen gleichwertige Extrakte für die Wa- und die SG-R. herzustellen. Berl. klin. Wochenschr. 1921. Jg. 58, Nr. 26, S. 706—707. Ref. Zentralbl. f. Haut- u. Geschlechtskrankh. Bd. 2, S. 291. 1921. — Luesnachweis durch Farbenreaktion. Fortschr. d. Med. 1909. Nr. 19. Ref. Dtsch. med. Wochenschr. 1909. Nr. 30, S. 1327. — Zwei neuere Syphilis-reaktionen. Med. Ges. Magdeburg, 29. April 1909. Ref. Münch. med. Wochenschr. 1909. Nr. 33, S. 1714.

Stühmer, A. und Merzweiler, K.: Über eine kombinierte S-G-Wa-Reaktion. Dtsch. med. Wochenschr. 1921. Jg. 47, Nr. 20, S. 559.

Stümpke, G.: Zur Frage der serochemischen Reaktion der Syphilis nach Bruck. Berl. klin. Wochenschr. Nr. 25, 18. 6. 1917, S. 605. — Hermann-Perutzsche Reaktion. (Med. Klinik 1915. S. 539.)

Stutzer: Serodiagnose nach Porges. Wratschnebnaja Gaseta 1911. Nr. 10, S. 343. Ref. Monatsschr. f. prakt. Dermatol. 1911. Bd. 53, Nr. 3, S. 157.

Suffern, C.: Notes on the formalin blood test for syphilis. Lancet Vol. 201, Nr. 22, S. 1107 bis 1108. 1921. Ref. Zentralbl. f. Haut- u. Geschlechtskrankheiten Bd. 4, S. 62. 1922.

Symanski, Hirschbruck und Gadiewski: Farbenreaktion. Berl. klin. Wochenschr. 1909. Nr. 19, S. 874.

Taniguchi, Tenii: The Sachs-Georgi syphilis reaction and its relation to the Wassermannreaction. Brit. journ. of exp. pathol. Vol. 2, Nr. 1, p. 41—48. 1921. Ref. Zentralbl. f. Haut- u. Geschlechtskrankh. Bd. 1, S. 242. 1921.

Taniguchi und Yoshinare: The SG.-test for Sy. and a comparison with the Wa-R in over 1500 cases. Brit. med. journ. Nr. 3163, p. 239. 1921.

Tannenberg, J.: Beiträge zur Theorie und Praxis der SG- und Wa-R. Zeitschr. f. Immunitätsforschung u. exp. Therap., Orig. Bd. 32, H. 5, S. 383. 1921. u. H. 3, S. 244.

Taoka, K.: Studies on syphilis serum reactions. Japan med. World Vol. 2, Nr. 5, p. 125. 1922.

Tanton de Combes: Sérodiagnostic de Porges. Soc. Cpt. rend. des séances de la soc. de biol. 12. März 1910.

Teichmann: Über die Brucksche Zentrifugiermethode (B-R.) zur Serodiagnose der Syphilis. Dtsch. med. Wochenschr. 1922. Jg. 48, Nr. 48, S. 1612.

Teruuchi und Toyoda: Cuorinseroreaktion. Wien. klin. Wochenschr. 1910. Nr. 25, S. 919.

Thomsen und Boas: Fällungsreaktionen bei Syphilis. Hospitalstidende 1912. Nr. 41. Ref. Wien. klin. Wochenschr. 1908. Nr. 12.

Tommasi: Sul valore diagnostico della reazione di Porges col glicocholato sodico sul siero dei malati di paralisi progressiva. Riv. di pathol. nerv e ment. 1909. No. 2.

Toyosumi: Mechanismus der Lezithinausflockung durch Rinderserum. Wien. klin. Wochenschrift 1908. Nr. 17, S. 611.

Prof. Traubes kapillaranalytische Apparate und ihre Anwendung. Sonderliste Nr. 65 der Firma C. Gerhardt in Bonn. 1916.

Trenti, Enrico: Il valore clinico delle reazioni di Meinicke e di Sachs-Georgi in confronto colla reazione di Wassermann nella sierodiagnosi della sifilide. Policlinico, sec. med. 1922. Jg. 29, H. 33, S. 1065—1073. Ref. Zentralbl. f. Haut- u. Geschlechtskrankh. Bd. 6, H. 11. S. 528. 1922.

Usuelli: Meiostagminreaktion. 12. Kongr. d. ital. Ges. f. Dermatol. u. Syphilis. Rom, 21. Dez. 1910. Monatsschr. f. prakt. Dermatol. Bd. 53, Nr. 9, S. 507. 1911.

v. Vagedes und Korbsch: Die Serumreaktion auf Syphilis nach Meinicke. Dtsch. med. Wochenschr. 1918. S. 1423.

Vallill e Scomazzoni: Ricerche comparative sulla reazione di Wassermann e di Sachs e Georgi. (Nota prevent.) 17. riun. d. sec. ital. di dermatol. e sifilogr. Bologna 5. bis 7. Juni 1920. S. 112—115. 1921. Ref. Zentralbl. f. Haut- u. Geschlechtskrankh. Bd. 6, H. 9, S. 528. 1922.

Varo, Béla: Über die SG-R. und ihre Bedeutung in der Diagnostik der latenten Lues auf Grund von gynäkologischen Erfahrungen. Orvosi Hetilap 1922. Jg. 66, H. 5, S. 41—44. Ref. Zentralbl. f. Haut- u. Geschlechtskrankh. 1922. Bd. 5, H. 1/2, S. 52.

Vercellana, Giuseppe: Le reazioni di Sachs-Georgi e di Meinicke par la sierodiagnosi della sifilide. Giorn. di clinico med. Parma. 1921. Jg. 2, H. 13, S. 495—505 u. H. 4, S. 534—547. Ref. Zentralbl. f. Haut- u. Geschlechtskrankh. Bd. 4, S. 451. 1922.

Vereso und Szabo: Karvonensche Reaktion. Orvosi Hetilap 1912. Nr. 45.

VERMAST, P. S. F.: Bereitung cholesterinierter Organextrakte für die SG-R. Zeitschr. f. Immunitätsforsch. u. exp. Therapie., Orig. Bd. 34, H. 1/2, S. 95. 1922.

VERNES, A.: Les Etapes de la syphilimétrie (de 1909 à 1922). Travaux et Publications de l'institut prophylactique. Tom. 1, p. 55. 1922. Paris: B. Boll. — Sur la précipitation de l'hydrate de fer colloidal par le sérum humain, normal ou syphilitique. Cpt. rend. hebdom. des séances de l'acad. de sciences. Tom. 165, p. 769. (26. 11. 1917). — Sur la précipitation d'un colloide organique par le sérum humain, normal ou syphilitique. Cpt. rend. hebdom. des séances de l'acad. des sciences. 8. avr. 1918. Tom. 166, p. 575. — De la mesure colori-métrique de l'infection syphilitique. Cpt. rend. hebdom. des séances de l'acad. des sciences. Tom. 167, p. 383. 2. Sept. 1918. — Indices syphili-métriques. Détermination colorimétrique des écarts de stabilité. Cp. rend. hebdom. des séances de l'acad. des sciences. Tom. 167, p. 500. 30. Sept. 1918. — Le graphique du syphilitique. Cpt. rend. hebdom. de séances de l'acad. des sciences. Tom. 168, p. 247. 27. Jan. 1919. — Action du sulfocyanate ferrique sur le sérum humain normal. Cpt. rend. hebdom. des séances de l'acad. des sciences. Tom. 167, p. 972. 9. Dec. 1918. — De l'action de certains précipités sur la dissolution des globules rouges. Cpt. rend. hebdom. des séances de l'acad. des sciences. Tom. 170, p. 528. 1. März 1920. — Quèst ce quèst la séro-réaction de la syphilis? Presse méd. Tom. 27, Nr. 34. 19. Juin 1919. — Mesure Atlas de Syphilimetrie. Paris 1920 pondéral de la floculation par la photo-métrie. Presse méd. Tom. 29, Nr. 97. 3. Dez. 1921.

WAGNER, GERHARD: Einfluß des Antigenalkohols auf die Wa-R. Zeitschr. f. Immunitäts-forsch. u. exp. Therap., Orig. Bd. 30, S. 26. 1920.

WALTER: Die SG-R. bei Syphilis. (Polnisch.) Przeglad lekarski 1921. Nr. 8. Ref. Zentralbl. f. Haut- u. Geschlechtskrankh. 3. Bd. S. 66.

WANG, C. J.: A precipitation test for syphilis. (Eine Präzipitationsreaktion für Syphil.) Lancet Bd. 202, Nr. 6, S. 274—276. 1922. Ref.: Zentralbl. f. Haut- u. Geschlechts-krankheiten Bd. 5, H. 1/2, S. 52. 1922.

WASSERMANN, A.: Diskussionsbemerkungen. Prinzipielles über Ausflockungsmethoden und Wa-R. (SG-R.). Berl. med. Ges. 19. 2. 1919. Berl. klin. Wochenschr. 1919. Nr. 12.

WEBB, W.: LESLIC One thousand, one hundred and seventy-three sérums tested by the formalin reaction for syphilis. Journ. of the roy. army med. corps. Vol. 38, Nr. 1, p. 54—58. 1922. Ref. Zentralbl. f. Haut- u. Geschlechtskrankh. Bd. 5, H. 5, S. 321. 1922.

WEISBACH: Über die serologische Syphilisdiagnose. Münch. med. Wochenschr. Bd. 69, Nr. 26, S. 982. 1922.

WEISBACH, W.: Ergebnisse der Wa-R und der Ausflockungsreaktion nach SACHS-GEORGI (Brutschrankmethode) sowie MEINICKE (dritte Modifikation). (Dtsch. med. Wochenschr. 1921. S. 620.) — Wa-R und Ausflockungsreaktionen nach SACHS-GEORGI und MEI-NICKE im Lichte neuerer Forschung. Experiment. Untersuchungen. 58 Seiten mit 2 Abb. im Text. Jena: Gustav Fischer. 1921.

WEISS, R.: Die Ausflockungsreaktion zur Diagnose der Syphilis als Allgemeingut des prakt. Arztes. Münch. med. Wochenschr. Bd. 22, Nr. 2, S. 51.

WENDTLANDT: Experimentelle Studien über die Beziehungen der SG-R. zur Wa-R. Zeit-schr. f. Immunitätsforsch, u. exp. Therap., Orig. Bd. 30, S. 202. 1920.

WESTERGREN: Blutkörperchensenkungsbeschleunigung (Technik). Klin. Wochenschr. 1922. Nr. 6.

WIEDER and L'ENGEL: Some studies of the precipitin tests for syphilis. Journ. of the Americ. med. assoc. 1909. S. 1535.

WILK, KARL: Original-Wa-R; Kältemethode; Ausflockungsreaktion nach SACHS-GEORGI. Zentralbl. f. Bakteriol., Parasitenk. u. Infektionskrankh., Abt. 1, Orig. Bd. 86, H. 2, S. 169. 1921.

WINKLER W. F.: Neuere Erfahrungen mit der 3. Modifikation der M-R. (DM.). Med. Klinik 1922. Jg. 18 Nr. 4, S. 114—115. — Zur Methodik der SG-R. (Med. Klinik 1921. S. 566.) — Neuere Erfahrungen mit der 3. Modifikation der M-R. (DM.). Med. Klinik 1922. Nr. 4, S. 114.

WINTERNITZ: Ein Beitrag zur chem. Untersuchung des Blutes rezentluetischer Menschen. Arch. f. Dermatol. u. Syphilis Bd. 93, S. 65. — Zweiter Beitrag zur chemischen Unter-suchung des Blutes rezentluetischer Menschen. Arch. f. Dermatol. u. Syphilis Bd. 101, S. 227.

Wodthe, Gerh.: Zur Methode der serologischen Luesreaktion nach Sachs-Georgi. Münch. med. Wochenschr. 1920. Nr. 15, S. 419.

Wolf, J.: Sachs-Georgische Ausflockungsmethode und Luesdiagnostik. Schweiz. med. Wochenschr. 1922. Jg. 52, Nr. 5, S. 118—121. Zentralbl. f. Haut- u. Geschlechtskrankh. Bd. 5, H. 4, S. 247. 1922.

Wyller, E. J.: Further observations on the Wassermann test with prolonged fixation at ice-chest temperature (with a note on test's with Bordets antigen). Journ. of pathol. a bacteriol. Vol. 25, Nr. 2, p. 271—276. 1922. Ref. Zentralbl. f. Haut- u. Geschlechtskrankh. Bd. 6, H. 2, S. 107. 1922.

Young: Journ. of the Americ. med. assoc. Vol. 79, p. 1674. 1922. Americ. journ. of publico health. Vol. 13, p. 96. 1923. (Kahnsche Reaktion.)

Zadek: Unter welchen Bedingungen hat die Herman-Perutzsche Luesreaktion Anspruch auf Gleichberechtigung und praktische Anwendung wie die Wassermannsche. (Berl. klin. Wochenschr. 1915. S. 893). — Klin. Bewertung und Bedeutung der Diagnostik der Syphilis mittels Präzipitation. (Übers. Ref.). Ergebn. d. inn. Med. Bd. 14. 1915.

Zalla: La precipitazione della lecitina nella sierodiagnosi della sifilide e della affezioni metasifilitiche. Riv. di pathol. nerv. e ment. 1908. Nr. 8. Ref.: Zeitschr. f. Immunitätsforschung u. exp. Therap., Orig. Ref. Teil. Bd. 1, H. 6, S. 429.

Zeissler (Altona): Die Brucksche Flockungsreaktion zur Serodiagnose der Syphilis. Dtsch. med. Wochenschr. 1922. Jg. 48, Nr. 45, S. 1510.

Zieler: Über die Trübungsreaktion nach Dold. Münch. med. Wochenschr. Bd. 69, Nr. 14, S. 531. 1922.

Zuccola: Schürmannsche und Porgessche Reaktion. 2. Pentiero. 1911. Nr. 41. Ref. Dermatol. Wochenschr. 1912. Nr. 34., S. 1077.

Zurhelle, E.: Zur klinischen Bewertung der Ausflockungsreaktion auf Syphilis nach Sachs-Georgi. Dermatol. Zeitschr. Bd. 28, S. 129. 1919.

Sechster Teil

Lumbalflüssigkeit und Bedeutung der Serodiagnose der Syphilis für Neurologie und Psychiatrie.

Von

V. Kafka-Hamburg.

Mit 30 Abbildungen.

Vorbemerkung. Als QUINCKE im Jahre 1891 durch die Einführung der Lumbalpunktion eine genaue Durchforschung der Rückenmarksflüssigkeit ermöglichte, war man noch weit davon entfernt, die Bedeutung der Zusammensetzung dieser Flüssigkeit für die Serodiagnose der Lues zu ahnen. Erst als die Franzosen WIDAL, SICARD und RAVAUT im Jahre 1901 festgestellt hatten, daß bei Syphilis des Zentralnervensystems die Lumbalflüssigkeit eine Vermehrung ihrer zelligen Elemente zeigt, begann eine emsige Forschung auf diesem Gebiet, die sich bald nicht mehr nur auf die Morphologie, sondern auch auf die Chemie dieser Flüssigkeit erstreckte. Hier wären die Namen SIEMERLING, NISSL, SCHÖNBORN, dann NONNE und seine Schule ganz besonders hervorzuheben. Als dann im Jahre 1906 v. WASSERMANN und F. PLAUT zeigten, daß die WASSERMANN-NEISSER-BRUCKsche Reaktion sich auch mit Liquor anstellen läßt und hier von größter lokaldiagnostischer Bedeutung ist, wandte sich das Interesse der Syphilidologen, Neurologen, Psychiater, Internisten usw. auch diesem Gebiete zu und es entstand eine Hochflut von Arbeiten, die auch heute noch anhält und neue Gesichtspunkte bringt. Man hatte nun die Bedeutung der Untersuchung der Lumbalflüssigkeit in ihrem vollem Umfange erfaßt und die Bearbeitung erfolgte nicht nur extensivest, sondern auch intensivest, so daß wir heute bereits über ein großes neues Gebiet der Liquorforschung verfügen.

Technik der Lumbalpunktion und der Bestimmung des Liquordruckes.

Gehen wir nun zur kurzen Schilderung der Technik der Lumbalpunktion und der Bestimmung des Liquordruckes über.

Die Lumbalpunktion kann im Sitzen oder Liegen ausgeführt werden. Die Punktion im Sitzen empfiehlt sich aber nur, wenn von vornherein ein pathologischer Liquorbefund angenommen wird; ist dies nicht der Fall, so punktiere man nur den liegenden Kranken, um sich unangenehme Folgeerscheinungen zu ersparen.

Als Punktionsnadeln werden etwa 12 cm lange Kanülen mit Mandrin verwendet, die in verschiedener Form und Dicke in Gebrauch sind. Am meisten sind die dünnen Platiniridiumnadeln mit scharfer Spitze zu empfehlen, weil durch diese bei genügender Übung die Punktion am schmerzlosesten gestattet, und die Gefahr einer Venenverletzung beim Eingriff auf ein Minimum reduziert wird. Es sind aber allenthalben auch dickere Nadeln aus unedeln Metallen mit verschieden gestaltetem Kopf in Gebrauch. Wird an die Lumbalpunktion eine endolumbale Injektion oder Druckmessung angeschlossen, so müssen Nadeln verwendet werden, an deren Kopfende ein Ansatzstück paßt, an dem ein Schlauch befestigt ist.

Zur Ausführung der Lumbalpunktion im Liegen läßt man den Kranken auf seine linke Seite legen. Er muß sich dann vollkommen zusammenkrümmen, indem er die Knie ganz den Leib anzieht und den Oberkörper so tief als möglich nach vorne beugt; dabei muß das Kreuz möglichst herausgedrückt werden. Man markiert sich dann die höchsten Stellen der beiden Darmbeinkämme, verbindet diese beiden Punkte und erhält so eine Linie (Jacobysche Linie), die den Raum zwischen den Dornfortsätzen des III. und IV. Lendenwirbels trifft (oft auch etwas darunter oder darüber). Diese Seite, sowie der Zwischendornraum zwischen II. und III. oder IV. und V. Lendenwirbel sind die geeignetsten Orte für den Eingriff. Hat man sich nun für eine Stelle entschieden, so desinfiziert man sie und ihre Umgebung mit Alkohol und Äther, evtl. auch mit Jodtinktur. Von manchen Autoren (Gennerich u. a.) wird vor der Punktion ein senkrechter Hautschnitt am betreffenden Zwischendornraum ausgeführt, der bei endolumbalen Injektionen unerläßlich ist. Man geht nun mit den Nadeln medial oder etwas lateral ein; im ersteren Falle wird die Nadel im Winkel von etwa 70° zum Rücken eingeführt, im letzteren muß sie beim Einstechen auch medianwärts gewendet sein. Man fühlt einen Widerstand beim Durchstechen der Bänder zwischen den Dornfortsätzen, den zweiten beim Durchstechen der Dura. Sitzt die Nadel gut, dann zieht man den Mandrin etwas heraus und läßt die Lumbalflüssigkeit tropfenweise austreten. Ist Blut beigemengt, dann drehe man die Kanüle vorsichtig oder ziehe sie leicht hinein und heraus bis man ein Klären der Flüssigkeit merkt. Eventuell muß eine zweite Punktion in einem höheren Zwischendornraum vorgenommen werden.

Bei der Lumbalpunktion im Sitzen beugt sich der Kranke stark nach vorne, es läßt den unteren Teil der Rückenwirbelsäule gut hervortreten; am besten läßt man durch eine Pflegeperson, die unter den Achseln durchgreift, das Außendrücken der unteren Rückenwirbelsäule unterstützen. Die Punktion erfolgt ähnlich wie bei jenen im Liegen, nur wird lediglich medial eingestochen. Bei der Lumbalpunktion im Sitzen ist es ganz besonders wichtig, die Flüssigkeit nur tropfenweise abzulassen und nach Beendigung des Eingriffes sofort den Kranken in Rückenlage unter Hochlagerung der Füße zu bringen.

Zur Vermeidung übler Folgeerscheinungen nach der Punktion, die meist nur bei Liquornormalen auftreten, empfiehlt es sich nach Schottmüller eine der entnommenen Liquormenge gleiche Menge von physiologischer Kochsalzlösung oder nach Nonne die gleiche Menge Luft zu injizieren. Gennerich empfiehlt Anfrischung des Duraloches, weil er die Meningismussymptome nach der Lumbalpunktion darauf bezieht, das die Öffnung im Duralsack nicht genug schnell verheilt. HAUPTMANN gibt größere Dosen Urotropin nach der Lumbalpunktion.

Zur Bestimmung des Liquordruckes geht man am einfachsten in der Weise vor, daß man entsprechend der ursprünglichen Versuchsanordnung von QUINCKE in die Kopföffnung der Kanüle sofort nach dem Einstich ein Ansatzstück steckt, an dem ein Gummischlauch befestigt ist, der wieder mit einem Steigrohr verbunden ist. Das Steigrohr kann rechtwinklig gebogen sein (QUINCKE) oder auch aus einem einfachen Glasrohr bestehen. Die Länge und Weite des Gummischlauches werden von verschiedenen Autoren nicht gleichmäßig angegeben. Ich pflichte ESKUCHEN bei, der für den Verbindungsschlauch die Länge von 10 cm, die Weite von 2,5 mm sowie für das Glasrohr die lichte Weite von 2,5 mm empfiehlt. Man senkt das Steigrohr zuerst etwas, bis der Flüssigkeitsspiegel in ihm erscheint und hebt es dann, bis man auf den mittleren, von den Respirations- und Pulsationsschwankungen unabhängig sichtbaren Druck eingestellt hat. Man mißt dann die Strecke vom Niveau der Einstichstelle bis zur Höhe der Flüssigkeitssäule mit Hilfe eines Zentimetermaßes. Viele Autoren messen den Anfangs- und den Enddruck (nach Entnahme der gewünschten Liquormenge).

Wenn auch diese Apparatur genügt, so haben doch verschiedene Autoren, so KAUSCH, REICHMANN, M. PAPPENHEIM, KRÖNIG u. a. teils besondere Nadeln, teils besondere Steigrohre resp. Manometer (z. B. Quecksilbermanometer) angefertigt. Da wir aber der Messung der Druckerhöhung keinen größeren praktischen Wert zusprechen, weil einerseits der Druck von vielen zufälligen Umständen (Sitz der Nadel, motorische oder psychische Unruhe des Kranken u. v. a.) abhängt, andererseits der Druck bei sehr vielen Erkrankungen des Zentralnervensystems erhöht gefunden wird, sei auf die bezüglichen Methoden nicht ausführlicher eingegangen.

In den folgenden Zeilen wird nun die Rolle der Lumbalflüssigkeit bei der Diagnose der Syphilis nach dem heutigen Stand unserer Kenntnisse besprochen werden. Im methodologischen Teil ist dabei die Einteilung so getroffen worden, daß von der Reaktion, die größte klinische Spezifität besitzt, ausgegangen und die weniger spezifischen Reaktionen nach dem Grade ihrer für Syphilis charakteristischen Eigenschaften in absteigender Reihenfolge angeschlossen werden. Es folgen dann die Befunde und schließlich ihre Bewertung.

I. Methodologisches.

A. Komplementbindung.

Als WASSERMANN und PLAUT im Jahre 1906 die von WASSERMANN, NEISSER und BRUCK begründete Komplementbindungsreaktion auf Lues mit Liquor anstellten, wurde vor allem festgestellt, daß sich diese Reaktion mit der Lumbalflüssigkeit anstellen läßt, daß sie ebenso spezifisch wie jene des Blutes ist, aber es fand sich, daß eine Reihe von Fällen, bei denen mit Hilfe der damals üblichen Reaktionen eine krankhafte Lumbalflüssigkeit festgestellt worden war, bei der Anstellung der W-R versagten. Es gelang nun HAUPTMANN im Jahre 1910 auf der Abteilung von H. MUCH des Eppendorfer Krankenhauses diesen Nachteil dadurch zu beseitigen, daß er, ohne die damalige Methodik der Wa-R weiter zu verändern, mit der Menge des eingestellten Liquors, die bisher 0,2 ccm nicht überschreiten sollte, in die Höhe ging.

Ich führe hier das Schema an, das Hauptmann in seiner Originalarbeit gegeben hat.

Tabelle 1.

Schema zur Liquorauswertung nach Hauptmann.

	1. Gl.	2. Gl.	3. Gl.	4. Gl.	5. Gl.
Liquor	0,2	0,4	0,6	0,8	1,0
ClNa	0,8	0,6	0,4	0,2	—
Extrakt	1,0	1,0	1,0	1,0	1,0
Komplement	1,0	1,0	1,0	1,0	1,0
Ambozeptor + Blutkörperchen	2,0	2,0	2,0	2,0	2,0

In dieser Tabelle ist Liquor unverdünnt verstanden, NaCl ist die 0,85 bis $0,9\,^0/_0$ige Kochsalzlösung, Extrakt die ausprobierte Extraktverdünnung, Komplement die $10\,^0/_0$ Komplementverdünnung, Ambozeptor die $2^1/_2$fache lösende Ambozeptordosis. Bezüglich der höchsten angewendeten Liquormenge ist 1,0 ccm angegeben. Hauptmann erwähnt zwar, daß auch bis 2,0 ccm gesteigert werden kann, doch hat sich als Höchstmenge 1,0 ccm eingebürgert. Hauptmann erwähnt auch, daß er bei blutfreier Lumbalflüssigkeit selbst bei der Verwendung von 2,0 ccm niemals Selbsthemmung gesehen hat. Selbsthemmung ist auch von anderen Autoren (Brückner, Neue u. a.) sehr selten oder nie gesehen worden. Ich schließe mich auf Grund der Untersuchung eines sehr großen Materials dieser Meinung an, hebe aber hervor, daß Selbsthemmung vorkommen kann, daß sie dann mit meist starker Erhöhung des Gesamteiweißes der Lumbalflüssigkeit einhergeht und ein ganz besonderes Symptom darstellt, auf das im II. und III. Teil noch einzugehen sein wird.

Da der heutige Stand der Technik der Wa-R von Zeissler ausführlich besprochen worden ist, genügen bezüglich der Methode der Komplementbindung im Liquor kurze Ausführungen.

Ich pflichte Hauptmann vollkommen bei, daß geringe Blutbeimengungen zur Lumbalflüssigkeit den Reaktionsausfall nicht beeinflussen; natürlich muß der Liquor blutfrei zentrifugiert sein. Ich habe, wie auch andere Autoren, bei Blutbeimengung zum Liquor cerebrospinalis es vorgezogen, ihn vor Anstellung der Wa-R zu inaktivieren, um durch Serumbeimengung hervorgerufene unspezifische Reaktionen zu vermeiden. Die Frage der Inaktivierung der Lumbalflüssigkeit ist nun durch Arbeiten von Rizzo, sowie Eicke und Löwenberg in ganz neues Licht gesetzt worden. Diese Autoren haben nämlich gefunden, daß die Inaktivierung für den Ausfall der Wa-R nicht gleichgültig ist. Bei bestimmten Erkrankungen des Zentralnervensystems wird nämlich die Wa-R der Lumbalflüssigkeit durch den Inaktivierungsprozeß nicht verändert, bei anderen dagegen wird sie durch ihn in größerem oder geringerem Maße nach der negativen Seite hin beeinflußt. In Abt. II und III wird davon ausführlich die Rede sein; hier sei nur für die Technik die Forderung ausgesprochen, die Wa-R der Lumbalflüssigkeit stets am aktiven und inaktiven Liquor zu prüfen.

Zellbeimengungen höheren Grades stören die Reaktion nicht, das haben Parallelversuche an nichtzentrifugiertem und zentrifugiertem Liquor ergeben.

Bei gröberen Beimengungen, wie wir sie bei der akuten infektiösen Meningitis finden, ist es notwendig, die Lumbalflüssigkeit vor Ansetzen der Wa-R zu zentrifugieren.

Im übrigen wäre bezüglich der Technik der Wa-R der Lumbalflüssigkeit gegenüber jener des Blutes nicht viel zu bemerken. Allen neuen Erfahrungen (Komplementauswertung usw.) ist auch bei der Untersuchung der Lumbalflüssigkeit Rechnung zu tragen. Nur haben sich cholesterinisierte Extrakte wegen der Gefahr unspezifischer Reaktionen nicht eingeführt, und ist die Kältemethode Jacobsthals mit Liquor nicht zu empfehlen.

B. Flockungsreaktionen.

Unter diesem Namen seien serodiagnostische Methoden besprochen, bei denen die vorhandene oder fehlende Hämolyse nicht als Indikator für die syphilitische Serumveränderung figuriert, sondern makroskopisch oder agglutinoskopisch wahrnehmbare Flockung im Serumextraktgemisch. Diese Methoden, die einerseits auf die optische Methode Jacobsthals, andererseits auf Versuche von Bruck und Hidaka zurückgreifen, sind in ihrer neuen Form, wie sie ihnen vor allem Sachs und Georgi, Meinicke und Bruck gegeben haben, bedeutungsvolle Ergänzungsmethoden der Wa-R geworden.

Wir unterscheiden heute Flockungsmethoden, die den ganzen Prozeß bis zur vollendeten Flockung verfolgen und Trübungsreaktionen (Dold, Meinicke), die nur den ersten Teil des kolloidchemischen Vorganges, nämlich das Entstehen einer Trübung vor der Ausflockung berücksichtigen. Zwischen beiden Methoden steht jene von Bruck, der gewissermaßen nur das Ende der Flockungsreaktion beobachtet, indem er mit wenig dispersen Extrakten und hoher Kochsalzkonzentration arbeitet und das Ergebnis durch Zentrifugieren noch beschleunigt. Für die Liquoruntersuchung sind die Trübungsreaktionen nicht verwendbar; in Betracht kommen also die Sachs-Georgische Reaktion (SG-R), die dritte Modifikation nach Meinicke (DM) und die Reaktion nach Bruck.

1. Die Sachs-Georgi-Reaktion.

Die Technik dieser Reaktion ist an anderer Stelle von Jacobsthal angegeben. Für den Liquor geht man so vor, daß man ansetzt

Liquor	0,05	0,1	0,25	0,5 ccm
0,9 NaCl	0,45	0,4	0,25	— „
Extrakt	0,25	0,25	0,25	0,25 „

In der größeren Mehrzahl der Fälle zeigen die nach Wassermann-Bruck stark reagierenden Fälle noch keine deutliche Flockung bei 0,05 und 0,1, so daß diese Mengen in der Praxis meist weggelassen werden können. Bei Anwendung der Dosis 0,5 ccm Liquor sind uns unspezifische Flocken bisher nicht vorgekommen. F. Georgi fand die besten Resultate bei Ansetzung von 1,5 ccm Liquor + 0,75 ccm Extrakt, doch steht eine solche Liquormenge selten zur Verfügung. Es hat sich auffallenderweise herausgestellt (Kafka, XII. Dermatologenkongreß zu Hamburg), daß der inaktivierte Liquor etwas besser reagiert als der aktive. Doch ist der Unterschied nicht so groß, daß man zur Anstellung der Reaktion inaktiven Liquor unbedingt verwenden muß.

Die Ablesung erfolgt nach 24stündigem Aufenthalt im Brutschrank bei 37⁰ bis 38⁰. Zur Ablesung hat sich uns das von Kafka konstruierte Vergleichs-agglutinoskop (Abb. 1) sehr bewährt, weil es gestattet, zwei Röhrchen zu gleicher Zeit zu betrachten und zu vergleichen; so können schwächere Flockungen leichter registriert und quantitative Unterschiede in der Stärke der Flockung besser wahrgenommen werden.

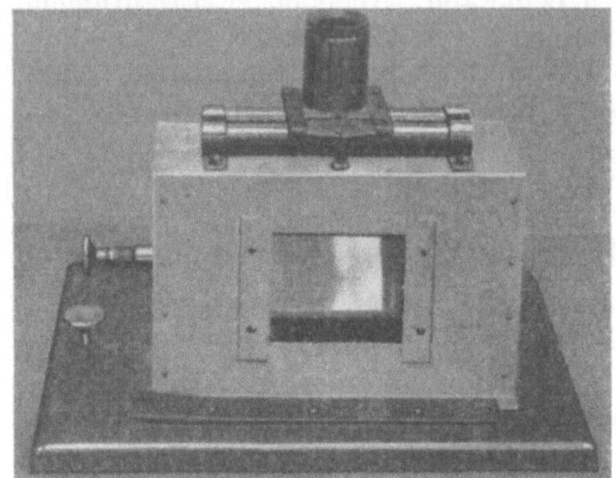

Abb. 1. Vergleichsagglutinoskop nach Kafka.

2. Die dritte Modifikation nach Meinicke (DM).

Diese Flockungsreaktion, die von Jacobsthal ausführlich beschrieben wird, ist meines Wissens von mir zuerst in die Liquordiagnostik eingeführt worden. Die Extraktverdünnung wird genau so hergestellt wie bei der Serumreaktion. Man mischt 0,25 und 0,5 ccm Liquor mit 0,4 ccm der Extraktverdünnung oder 1,0 ccm Liquor mit 0,8 ccm Extraktverdünnung (H. Schmidt) und beobachtet unter Ansetzung der üblichen Kontrollen nach 24 Stunden bei 37⁰ im Agglutinoskop. Bezüglich der Inaktivierung des Liquor gilt dasselbe, was über die SG-R gesagt worden ist.

3. Die Bruck sche Reaktion.

Diese für das Serum als Schnellmethode gut brauchbare Reaktion läßt sich mit Liquor nur unter veränderter Technik anstellen.

Der Extrakt wird in der Weise hergestellt, daß man zu einer bestimmten Menge eines beliebigen Extraktes die halbe Menge physiologischer Kochsalz-lösung langsam, die übrige Menge schnell hinzusetzt. Dann werden 1,0 ccm Liquor mit 0,2 ccm der Extraktverdünnung versetzt und 20 Min. zentrifugiert. Es bildet sich am Grunde des Röhrchens ein Niederschlag, der beim Schütteln bei Luesfällen in feine aber makroskopisch sichtbare Flocken übergeht, bei normalen Fällen nur einzelne grobe Flocken zeigt. Die Ablesung darf nur makroskopisch erfolgen, da der Extrakt selbst schon eine Flockung aufweist.

C. Immunbiologische Reaktionen.

Reine immunbiologische Reaktionen bei Lues sind selten angestellt worden wegen der Schwierigkeit der Züchtung der Spirochäten. Kirstein hat seine Agglutinationsversuche nur mit Serum ausgeführt. Dagegen haben Scharnke und Ruete die Einwirkung von Liquor auf Spirochäten, die sie Krankheits-produkten entnahmen, studiert.

Präzipitationsversuche wie sie Schereschewsky mit Seren verschie-dener Luesstadien, Kodama neuerdings mit Extrakt und Serum ausgeführt hat, wurden mit Liquor bisher nicht vorgenommen. Orientierende Vorversuche haben uns auch gezeigt, daß solche Reaktionen, die ja auch für das Blutserum wenig erfolgreich waren, für den Liquor noch weniger aussichtreich sind.

Dagegen ist eine Reaktion immunbiologischer Art, die sich zwar nicht gegen die Spirochäte richtet, sondern gegen rote Blutzellen, für die Serodiagnose der Lues von Bedeutung geworden, es ist dies die Hämolysinreaktion von WEIL und KAFKA. Das Prinzip dieser Reaktion besteht darin, daß hammelblutlösende Ambozeptoren normalerweise im Liquor nicht vorhanden sind und in ihm nur vorkommen, wenn durch eine Entzündung der Meningealgefäße eine erhöhte Permeabilität für diese Stoffe geschaffen ist. Da der Übertritt bei auf Lues beruhenden Erkrankungen des Zentralnervensystems ein nur geringer ist und bei diesen Prozessen das Komplement meist nicht mit übertritt, bedarf es einer eigenen Versuchsanordnung zum Nachweis dieser hammelblutlösenden Normalambozeptoren.

Technik: Zu 5 ccm blutfreier möglichst frischer und nicht bakteriell verunreinigter Lumbalflüssigkeit wird in einem graduierten Zentrifugierröhrchen $^1/_2$ ccm $5\,^0/_0$igen Hammelblutes hinzugesetzt. Die Mischung bleibt 2 Stunden im Brutschrank bei 37^0 oder eine Stunde im Wasserbade bei 37^0 und wird von Zeit zu Zeit aufgeschüttelt. Dann wird scharf zentrifugiert, beobachtet, ob die überstehende Flüssigkeit sich gelblich verfärbt hat (Komplementgehalt des Liquors!) und diese so genau als möglich abgegossen. Der Rückstand wird mit $0,9\,^0/_0$iger NaCl-Lösung auf 0,5 ccm aufgefüllt und mit der Pipette durchgemischt, hierauf mit der gleichen Pipette in ein Röhrchen übertragen. Zu gleicher Zeit mit dem Hauptversuch hat man den Komplementversuch angesetzt, um die höchste nicht eigenlösende Komplementmenge festzustellen. Dieser sieht folgendermaßen aus:

Komplement (unverdünnt)	0,2	0,1	0,05	0,03	0,02
$0,9\,^0/_0$ige NaCl-Lösung	0,3	0,4	0,45	0,47	0,48
$5\,^0/_0$iges Hammelblut	0,5	0,5	0,5	0,5	0,5

Nach 2 Stunden Brutschrank wird abgelesen und man benützt im Hauptversuch die größte Komplementmenge, die keine Spur Lösung zeigt. Diese Menge wird zu den mit Liquor vorbehandelten Hammelblutkörperchen hinzugesetzt, auf 1 ccm mit $0,9\,^0/_0$iger NaCl-Lösung aufgefüllt und nach 3 Stunden Brutschrank abgelesen. Als Kontrolle geht von Anfang ein Röhrchen mit, das 5 ccm $0,9\,^0/_0$ige NaCl-Lösung und $^1/_2$ ccm $5\,^0/_0$ige Hammelblutlösung enthält. Eine weitere Kontrolle mit normalem evtl. mit sicher positivem Liquor ist erwünscht. Man bestimmt dann den Lösungsgrad der Röhrchen des Hauptversuches nach der Skala: vollkommene Lösung, starke Lösung, mäßig Lösung, wenig Lösung, Spur Lösung, Spürchen Lösung, negativ. Jede Spur Lösung während der ersten Phase der Reaktion weist bei blutfreiem Liquor auf Komplementgehalt hin.

Um die Reaktion empfindlicher zu gestalten, zentrifugiert WEIL das Komplement schnell mit purer Hammelblutaufschwemmung, BOAS und NEVE adsorbieren die Normalambozeptoren des Komplements in der Kälte an zugesetzte Hammelblutkörperchen, die nachher abzentrifugiert werden. Beide Manipulationen dienen der Befreiung des Komplements von Normalambozeptoren oder der Herabminderung derselben, um die Menge des zuzusetzenden Komplements vergrößern zu können.

G. Salus hat den Komplementnachweis im Liquor empfindlicher gestaltet, indem er zu 1 ccm Liquor $^1/_{10}$ ccm $10\,^0/_0$ Hammelblutaufschwemmung setzte. Trat nach 1 Stunde Wasserbad bei 37—40° keine Hämolyse auf, dann wurde die auf 1 ccm entfallende zweifache lösende Immunambozeptordosis hinzugesetzt und noch $^1/_2$ Stunde beobachtet.

Eine positive Hämolysinreaktion ist nicht für Lues spezifisch; da sie aber außer bei dieser Erkrankung nur bei der akuten infektiösen Meningitis, der Schlafkrankheit und dem Fleckfieber im Liquor vorkommt, ist sie bei Ausschluß dieser Krankheiten für Lues in hohem Grade charakteristisch. Das isolierte Vorkommen von Normalambozeptor im Liquor ist im großen ganzen nur der Paralyse eigen.

D. Die sogenannten Kolloidreaktionen.

Unter Kolloidreaktionen des Liquor cerebrospinalis verstehen wir die kurvenmäßig darstellbare Beeinflussung nicht körpereigener, künstlich hergestellter kolloidaler Lösungen durch die Lumbalflüssigkeit. Als Geburtsdatum dieser Reaktionen ist das Jahr 1912 anzusehen, in dem C. Lange das kolloidale Goldsol in der Form der Goldsolreaktion in die Liquordiagnostik eingeführt hat. Der Typus solcher Reaktionen ist der, daß zu absteigenden Liquorverdünnungen bei einem bestimmten NaCl-Gehalt des Mediums gleiche Mengen der kolloidalen Lösung zugesetzt werden. Dieses Modell, das von C. Lange stammt, ist die Grundlage aller nachfolgender Kolloidreaktionen geworden. Neben dem Goldsol wurden zu Kolloidreaktionen verwendet die Mastixemulsion (Emanuel 1915), das Berliner-Blausol (Bechhold und Kirchberg 1917), eine Karkolidaufschwemmung (Jacobsthal 1919), das Kongorubinsol (Wo. Ostwald 1920, Weigeldt-Lüers), das Kollargol (Stern und Poensgen 1920, Ellinger), die Benzoeemulsion (Guillain, Guy-Laroche und Lechelle 1920), das Gambojagummi (Riddel und Stewart 1922), das Paraffin (Kafka 1923).

1. Die Goldsolreaktion.

Die Goldsolreaktion gliedert sich in 3 Etappen: a) die Herstellung der Goldsollösung, b) ihre Prüfung auf Salzempfindlichkeit (Kafka, Haguenau) und biologische Empfindlichkeit (Eskuchen), c) den eigentlichen Versuch.

a) Seit der Einführung der Originalmethode der Herstellung des Goldsols durch Lange und der etwa später erfolgenden von Eicke ist eine ungemein große Menge von Rezepten zur Herstellung der Lösung angegeben worden und eine große Literatur über dieses Gebiet erwachsen. Da die Methoden von Lange und Eicke in Deutschland aber doch noch am meisten ausgeführt werden, so sei ihre Technik hier genauer beschrieben.

Technik nach C. Lange. Zu 1000 ccm zweimal destillierten Wassers fügt man 10 ccm $10\,^0/_0$iges Goldchlorid und 10 ccm $2\,^0/_0$ige Pottasche. Dann wird aufgekocht, stark umgeschüttelt und 10 ccm $1\,^0/_0$iges Formol schnell aber portionsweise zugesetzt. Nach kurzer Zeit soll sich die Flüssigkeit schwach rosa färben; der Farbton nimmt dann zu, bis er satt purpurrot wird. Bläuliche und nicht durchsichtige Lösungen sollen nicht verwendet werden, dagegen schließt ein rauchiger Oberflächenschimmer die Verwendung der Lösung nicht aus.

Technik nach EICKE. Zu 1000 ccm frisch destillierten Wassers werden 10 ccm 1%iges Goldchlorid und 5 ccm einer 5% Traubenzuckerlösung zugesetzt und zum Sieden erhitzt. Gleich nach Aufkochen wird tropfenweise 5%ige Pottasche hinzugefügt, und zwar so lange, bis die Flüssigkeit tief rot gefärbt ist. Pottaschebedarf meist 3,8 bis 4 ccm.

Die meisten Autoren haben die Technik von LANGE oder von EICKE oder beide unverändert oder mit kleinen Abänderungen übernommen. Zwei Modifikationen der EICKEschen Methoden seien hier mitgeteilt. SCHAFFER erhitzt 500 ccm frisch destillierten Wassers in einem 750 ccm Kolben auf 60°, setzt dann 5 ccm 1%iges Goldchlorid und 2 ccm Kaliumkarbonatlösung aus einer Pipette hinzu. Dann erwärmt man unter zwei- bis dreimaligem Umschwenken die Flüssigkeit auf 85°, nimmt den Kolben von der Flamme weg, schwenkt gut um. Vorher setzt man 2,5 ccm 5%ige Traubenzuckerlösung zur Mischung zu, die man in kleinen Portionen in die Mitte der Flüssigkeit unter Schwenken des Kolbens einfließen läßt. Tritt beim Schwenken über dem Drahtnetz nicht die gewünschte Färbung ein, so setzt man ohne Unterbrechung des Schwenkens weitere 1—2 Tropfen Kaliumkarbonatlösung hinzu. Diese Methode wird von KYRLE, BRANDT und MRAS besonders empfohlen. WEIGELDT lehnt sich an die Methode von EICKE und SCHAFFER an. Er setzt 100 ccm destillierten Wassers auf ein Drahtnetz und fügt nach Anzünden des Brenners 0,25 ccm 10%iges Goldchlorid und 0,65%ige Pottaschelösung hinzu, schwenkt mehrmals gut und erhitzt, bis die ersten Blasen aufsteigen. Jetzt wird die Flamme entfernt und unter kräftigem Schütteln werden 0,3 ccm 5%ige Traubenzuckerlösung zugesetzt. Tritt der Farbumschlag innerhalb 3—5 Minuten nicht auf, so setzt man noch 1—2 Tropfen Pottaschelösung hinzu und wiederholt dies evtl. noch einmal.

LEDERER hat in Amerika folgende Methode eingeführt: Zu 500 ccm destillierten Wassers werden gesetzt 5 ccm einer 1%igen Lösung von MERCKschem Goldchlorid, 3,5 ccm einer 2%igen Natriumkarbonatlösung, 0,87 ccm einer 1%igen Oxalsäurelösung und 0,2 ccm einer 2,5%igen Formalinlösung. Man erhitzt bis Blasen steigen und läßt die Flüssigkeit 40—45 Minuten bei dieser Temperatur; dann wird unter Schütteln und Drehen mehr von der Formalinlösung hinzugefügt. Verbrauch an Formalinlösung etwa 1,7—2,2 ccm.

Von anderen Methoden wäre zu erwähnen, daß GRÜTZ die ZSIGMONDYschen Keimmethoden ausprobiert, aber für liquodiagnostische Zwecke nicht geeignet gefunden hat — das gleiche gilt von der Tanninmethode WO. OSTWALDS. HAGUENAU versucht den Neutralitätsfehler der Goldsollösung durch folgenden Vorversuch zu korrigieren. Man stellt sich je nach Bedarf Verdünnungen von $^1/_5$ Normalnatronlauge oder $^1/_{50}$ Normalsalzsäure her (1:2, 1:4 usw). Zu jedem Röhrchen setzt man 2 Tropfen Alizarin (10% Lösung in 50%igem Alkohol) und 5 ccm der Goldsollösung. Ist z. B. beim Alkaliversuch Neutralität erst bei der Verdünnung $^1/_{16}$ erreicht, so muß man zur Neutralisierung von 1000 ccm der Goldsollösung $^1/_{16} \times \dfrac{1000}{5} = 12,5$ ccm der $^1/_{50}$ Normalsalzsäure hinzusetzen.

Wir selbst hatten mit der Originalmethode nach LANGE die besten Erfolge, doch beziehen wir dieses Gelingen mit auch auf die Qualität unseres Goldchlorids.

Die vielen Widersprüche der Autoren dürften sicher z. T. auch damit zusammenhängen, daß sie mit qualitativ verschiedenem Goldchlorid arbeiteten.

Bezüglich weiterer Einzelheiten muß auf die im Literaturverzeichnis angegebene Spezialliteratur verwiesen werden.

b) C. Lange hat in seiner Originalvorschrift angegeben, jeden Goldsolversuch mit 0,4 %iger Kochsalzlösung anzusetzen. Kafka hat nun festgestellt, daß verschiedene Goldsollösungen eine verschiedene Elektrolytempfindlichkeit haben können und daß es daher notwendig ist, in einem Vorversuch die Elektrolytempfindlichkeit der Goldsollösung festzustellen und als Verdünnungsflüssigkeit im Hauptversuche die stärkste NaCl-Konzentration zu verwenden, die das Goldsol makroskopisch noch unverändert läßt. Ein solcher Kochsalzvorversuch wird folgendermaßen angesetzt (Tab. 2).

Tabelle 2.

Salzvorversuch der Goldsollösung.

Röhrchen	1	2	3	4	5	6
0,1 %ige NaCl-Lösung	1 ccm	—	—	—	—	—
0,2 %ige ,,	—	1 ccm	—	—	—	—
0,3 %ige ,,	—	—	1 ccm	—	—	—
0,4 %ige ,,	—	—	—	1 ccm	—	—
0,5 %ige ,,	—	—	—	—	1 ccm	—
0,6 %ige ,,	—	—	—	—	—	1 ccm
Goldsol Nr. ...	5 ccm	5 ccm	5 ccm	5 ccm	5 ccm	5 ccm

Sollte der Farbenumschlag innerhalb dieser Reihe nicht erreicht sein, dann müssen noch höhere NaCl-Konzentrationen angesetzt werden. Zeigt schon Röhrchen 1 Farbenumschlag, dann ist die Goldsollösung nicht zu verwenden, oder es ist ein technischer Fehler eingetreten. Die Ablesung erfolgt nach 4—5 Stunden bei Zimmertemperatur. Verwendet wird die höchste NaCl-Konzentration, die noch keine Spur eines Farbenumschlags hervorruft.

Haguenau bestimmt ebenfalls zuerst die Salzempfindlichkeit und verwirft Lösungen, die zu wenig salzempfindlich sind. Dann setzt er aber mit einem Paralytikerliquor und NaCl-Konzentrationen von 0,1—1 % (also 10 Versuche) die Reaktion an und verwendet jene NaCl-Konzentration im Hauptversuch, bei der die Paralysenkurve am besten zutage tritt.

Gegen die vorausgehende Salzempfindlichkeitsprüfung, wie sie eben geschildert wurde, haben Grütz, sowie Brandt und Mras Einwände erhoben. Grütz wiederholt einen schon von C. Lange ursprünglich geäußerten Einwand, der durch niedrigere Kochsalzkonzentrationen als 0,4 % die Nukleoalbumine und Globuline der Lumbalflüssigkeit gefällt werden. Ein Beweis für diese Behauptung ist bisher nicht erbracht worden, dagegen habe ich gezeigt, daß eine Klausnersche Reaktion der Lumbalflüssigkeit selbst bei Paralysen nie zu beobachten ist und auch bei infektiösen Meningitiden nur selten vorkommt. Außerdem beweisen die ganzen Kurvenformen, sowie unsere Erfahrungen an anderen Kolloidreaktionen, daß durch Verstärkung wie Abschwächung der Kochsalzkonzentration der quantitative Kurvencharakter verändert wird, nicht aber der qualitative. Dies habe ich auch gegenüber Brandt und Mras zu sagen, die der Annahme sind, daß mit Steigerung der Kochsalzkonzentration das Maximum nach rechts verschoben wird. Wir konnten diesen Befund nicht erheben, sondern haben an verschiedenen Orten festgestellt, daß durch Erhöhung der Elektrolytkonzentration nur eine Verstärkung, nicht aber eine Verschiebung des Maximums auftrat (Abb. 2).

Wir behaupten aber die Notwendigkeit des Salzversuches, weil durch auf diesem Wege wirklich negative Reaktionen des normalen Liquors und optimale des pathologischen erzielt werden. Er wird daher auch von WEIGELDT, BONSMANN, HAGUENAU u. a. empfohlen.

Die biologische Prüfung nach ESKUCHEN wird in der Weise ausgeführt, daß man eine neu bereitete Goldsollösung mit einem sichern Normal-, Paralysen-

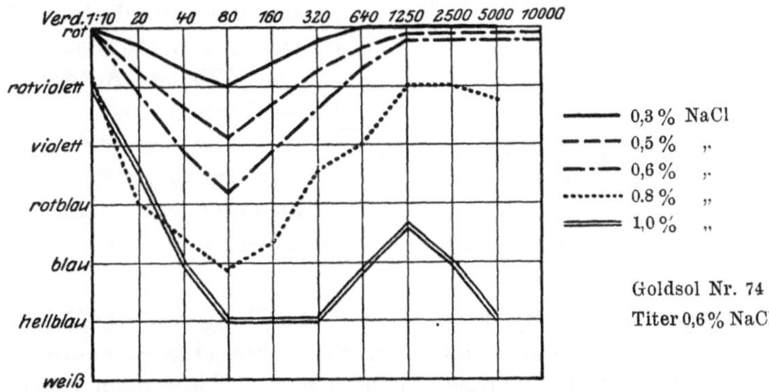

Blut: Wa-R (++). Liquor: Zellen ¹⁵/₃, Ph. I Spur Opal., Wa-R 1,0 (+).

Abb. 2. Goldsolreaktion bei verschiedenen Kochsalzkonzentrationen (Lues cerebri).

und Tabesfall prüft, indem man das Zustandekommen typischer Kurven abwartet.

c) Der Hauptversuch wird in der Weise angesetzt, wie untenstehendes Schema zeigt (Tab. 3).

Tabelle 3.

Schema zur Goldsolreaktion[1]).

Röhrchen	1	2	3	4	5	6	7	8	9
Verdünnung	1:10	1:20	1:40	1:80	1:160	1:320	1:640	1:1280	1:2500
Liquor	0,2	—	—	—	—	—	—	—	—
0,4 %ige oder austitrierte NaCl-Lösung	1,8	1,0	1,0	1,0	1,0	1,0	1,0	1,0	1,0
	1,0	1,0	1,0	1,0	1,0	1,0	1,0	1,0	1,0
Goldsollösung	5,0	5,0	5,0	5,0	5,0	5,0	5,0	5,0	5,0

Nach Mischung wird gut geschüttelt und nach 24 Stunden Stehen bei Zimmertemperatur und Lichtabschluß abgelesen. Die Kolloidveränderungen äußern sich in Farbwechsel des roten Goldsols in Violett, Blau schließlich Weiß, die bei pathologischem je nach der Art oder Erkrankung der Lumbalflüssigkeit an verschiedenen Stellen der Kurve auftreten.

---

[1]) Das Zeichen ⌣ bedeutet, daß 1 ccm nach Mischung aus einem Röhrchen in das andere übertragen wird.

Die Resultate werden in ein von C. Lange eingeführtes Schema (im vierten Quadranten, in Amerika im ersten Quadranten) eingetragen (s. Abb. 3). Andere Arten der Aufschreibung sind: die Farben werden mit Zahlen 1—5 bezeichnet

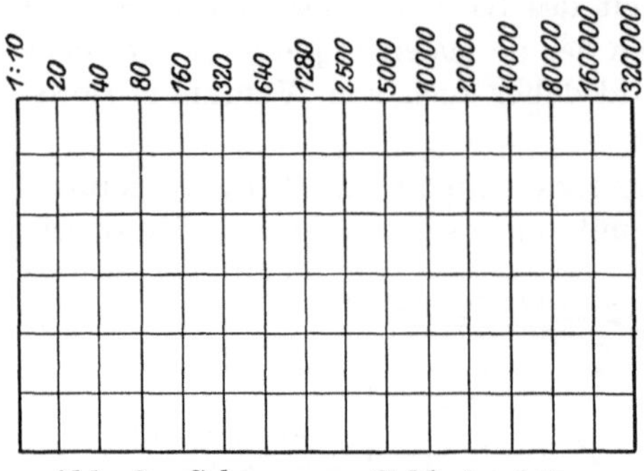

Abb. 3.   Schema zur Goldsolreaktion nach C. Lange.

und die einzelnen Verdünnungen nebeneinander zahlenmäßig aufgeschrieben (amerikanische und englische Schreibart). Grütz schlägt vor, die Farben von 0—VI zu bezeichnen und die Verdünnungen als Exponenten zu setzen. Dabei wären nur die veränderten Röhrchen zu notieren, z. B. Paralysenkurve 10—320^{VI}. Die Wiener Autoren arbeiten mit + Zeichen, eine Schreibweise, die nicht zu empfehlen ist, weil sie nur das Quantitative des Reaktionsausfalles zur Wahrnehmung bringt. Es ist daher die Langesche Originalaufzeichnung aufs entschiedenste zu empfehlen.

Anhang. Goldschutzkurven. Zur Feststellung des wirklichen Goldschutzes der Rückenmarksflüssigkeit hat C. Lange schon eine Reihentechnik angegeben, ohne mehr auf ihre Ergebnisse einzugehen. Ich habe mich in vielen Versuchen

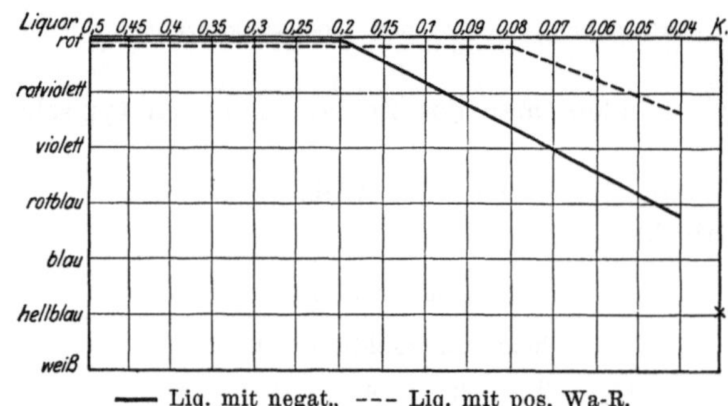

—— Liq. mit negat., --- Liq. mit pos. Wa-R.

Abb. 4.   Goldschutzkurven.

einer ähnlichen Technik bedient und gefunden, daß der Wassermannpositive Liquor sich meist deutlich vom Wassermannnegativen unterscheiden läßt.

Ich ging folgendermaßen vor (Tab. 4).

Tabelle 4.

Schema des Goldschutzversuches.

Röhrchen	1	2	3	4	5	6	7	8	9	10	11	12	13	14	15	K
Liquor	0,5	0,45	0,4	0,35	0,3	0,25	0.2	0,15	0,1	0,09	0,08	0,07	0,06	0,05	0,04	—
Aq. dest.	—	0,05	0,1	0,15	0,2	0,25	0,3	0,35	0,4	0,41	0,42	0,43	0,44	0,45	0,46	0,5
10%ige NaCl-Lösung	0,25	0,25	0,25	0,25	0,25	0,25	0,25	0,25	0,25	0,25	0,25	0,25	0,25	0,25	0,25	0,25
Goldsol	2,5	2,5	2,5	2,5	2,5	2,5	2,5	2,5	2,5	2,5	2,5	2,5	2,5	2,5	2,5	2,5

Die Ablesung erfolgt nach 24 Stunden. Das Resultat wird in das übliche Schema eingetragen (vgl. Abb. 4). Die kleinste Menge, die das Goldsol noch unverändert läßt, wird notiert. Wenn man 1 durch diese Zahl dividiert, erhält man eine der reziproken Goldzahl ZSIGMONDYS angenäherte Größe. Wenn man ganz genau sein will, multipliziert man diese Größe noch mit dem Salzempfindlichkeitsfaktor der Goldsollösung, d. i. die Zahl, die man erhält, wenn man 0,4 durch den aus dem Vorversuch ermittelten NaCl-Titer dividiert. Die reziproke Goldschutzzahl X eines Liquors ist dann, wenn a die kleinste Liquormenge darstellt, bei der das Golsdol noch unverändert bleibt und b den NaCl-Titer der Goldsollösung:

$$X = \frac{1}{a} \cdot \frac{0,4}{b}.$$

2. Die Mastixreaktion.

Die kolloidale Mastixlösung, deren Eigenschaften früher schon von H. SACHS u. a. untersucht worden war, wurde im Jahre 1915 von EMANUEL in die Reihe der Kolloidreaktionen der Lumbalflüssigkeit eingeführt. Da sich EMANUELS Originaltechnik für die Praxis nicht voll bewährt hat, wurde die Reaktion von JACOBSTHAL und KAFKA, später von KAFKA weitgehend ausgebaut. Auch CUTTING und STANTON haben sich um diese Reaktion besonders verdient gemacht.

a) Originaltechnik nach EMANUEL. Zu 100 ccm absoluten Alkohols werden 10 g Mastix hinzugesetzt, geschüttelt und filtriert. Vor jedem Versuch wird 1 ccm der Stammlösung + 19 ccm absoluten Alkohols schnell in 40 ccm destillierten Wassers eingeblasen. Zum Hauptversuch wird folgendermaßen vorgegangen (Tab. 5).

Tabelle 5.

Mastixreaktion nach EMANUEL.

Röhrchen	1	2	3	4	5
Verdünnung	1:4	1:8	1:16	1:32	Kontr.
Liquor	0,5	—	—	—	—
1,25⁰/₀ige NaCl-Lösung	1,5	1,0	1,0	1,0	1 ccm
	1 ccm	1 ccm	1 ccm	1 ccm	1 ccm
Mastixversuchslösung	1 ccm	1 ccm	1 ccm	1 ccm	1 ccm

Es entstehen Trübungen und Flockungen, die EMANUEL mit + Zeichen bewertet.

b) Technik nach JACOBSTHAL und KAFKA. Bei ihren Nachprüfungen der EMANUELschen Reaktion fanden JACOBSTHAL und KAFKA, daß die nach EMANUEL hergestellten Versuchslösungen verschiedene Salzempfindlichkeit zeigten, und daß daher die Anwendung einer konstanten NaCl-Konzentrationen zu Fehlresultaten führen kann. Sie gaben exakte Vorschriften für die Herstellung der Versuchslösung, führten den Salzversuch als obligatorisch ein, leiteten aus diesem die anzuwendende Salzkonzentration ab, konstruierten ein Schema zur Aufzeichnung der Resultate und wandten auch eine Reihe neuer notwendiger Kunstgriffe an. Auf diese Weise wurde die EMANUELsche Reaktion prinzipiell umgeändert und erst praktisch brauchbar gemacht, wie die Nachprüfungen von Eskuchen, Nonne, H. Sachs, Bonsmann und vielen anderen deutschen Autoren ergeben haben.

Die Technik nach Jacobsthal und Kafka arbeitet mit der Stammlösung nach Emanuel (s. o.). Nur muß darauf Rücksicht genommen werden, daß die frisch bereitete Stammlösung, nachdem sie geschüttelt worden ist, 24—48 Stunden im Eisschrank stehen bleibt.

Die Versuchslösung wird aus der Stammlösung in der Weise hergestellt, daß man 1 ccm der Stammlösung mit 9 ccm absoluten Alkohols in eine 10 ccm Pipette aufnimmt und in 40 ccm destillierten Wassers unter Schütteln tropfenweise eintreten läßt, so daß die Mischungszeit 50 Sekunden beträgt. Man läßt dann die Versuchslösung $\frac{1}{2}$ Stunde stehen, um sie zu stabilisieren (Reifungszeit). Man setzt dann den Kochsalzversuch in folgender Weise an (Tab. 6).

Tabelle 6.
Salzvorversuch zur Mastixreaktion.

Röhrchen	1	2	3	4	5	6	7	8	9	10	11	12
0,1 %ige NaCl-Lösung	1 ccm	—	—	—	—	—	—	—	—	—	—	—
0,2 %ige „	—	1 ccm	—	—	—	—	—	—	—	—	—	—
0,3 %ige „	—	—	1 ccm	—	—	—	—	—	—	—	—	—
0,4 %ige „	—	—	—	1 ccm	—	—	—	—	—	—	—	—
0,5 %ige „	—	—	—	—	1 ccm	—	—	—	—	—	—	—
0,6 %ige „	—	—	—	—	—	1 ccm	—	—	—	—	—	—
0,7 %ige „	—	—	—	—	—	—	1 ccm	—	—	—	—	—
0,8 %ige „	—	—	—	—	—	—	—	1 ccm	—	—	—	—
0,9 %ige „	—	—	—	—	—	—	—	—	1 ccm	—	—	—
1,0 %ige „	—	—	—	—	—	—	—	—	—	1 ccm	—	—
1,25%ige „	—	—	—	—	—	—	—	—	—	—	1 ccm	—
1,5 %ige „	—	—	—	—	—	—	—	—	—	—	—	1 ccm
Mastixversuchslösung	1 ccm	1 ccm	1 ccm	1 ccm	1 ccm	1 ccm	1 ccm	1 ccm	1 ccm	1 ccm	1 ccm	1 ccm

Dazu ist zu bemerken, daß alle Röhrchen nach Mischung viermal aus dem Handgelenk geschüttelt werden müssen. Die Kochsalzlösungen werden aus 10%iger NaCl-Lösung durch Verdünnen mit destilliertem Wasser hergestellt. Die 10%ige Stammkochsalzlösung wird in der Weise bewertet, daß man 10 g reines Kochsalz abwiegt und so lange destilliertes Wasser hinzusetzt, bis das Gewicht 100 g beträgt. Die Ablesung des Salzvorversuch erfolgt nach 3 Minuten. Zum Hauptversuch wird die erste ausflockende Kochsalzkonzentration gewählt.

Dieser wird in folgender Weise angesetzt (Tab. 7).

Tabelle 7.
Mastixreaktion nach Jacobsthal und Kafka.

Röhrchen	1	2	3	4	5	6	7	8	9	10	11	12	K
Verdünnung	1:4	1:8	1:16	1:32	1:64	1:128	1:250	1:500	1:1000	1:2000	1:4000	1:8000	—
Liquor	0,5 ccm	—	—	—	—	—	—	—	—	—	—	—	—
Austitrierte NaCl-Lösung	1,5 ccm	1 ccm	1 ccm	1 ccm	1 ccm	1 ccm	1 ccm	1 ccm	1 ccm	1 ccm	1 ccm	1 ccm	1 ccm
		1 ccm	1 ccm	1 ccm	1 ccm	1 ccm	1 ccm	1 ccm	1 ccm	1 ccm	1 ccm	1 ccm	1 ccm
Mastixversuchslösung	1 ccm	1 ccm	1 ccm	1 ccm	1 ccm	1 ccm	1 ccm	1 ccm	1 ccm	1 ccm	1 ccm	1 ccm	1 ccm

Die Röhrchen werden viermal aus dem Handgelenk geschüttelt und der Versuch im Dunkeln bei Zimmertemperatur stehen gelassen. Nach 24 Stunden wird abgelesen. Das Resultat wird in ein Schema eingetragen, das alle Grade der Kolloidveränderung von Trübung bis maximaler Ausflockung enthält (Abb. 5). Wie bei der Goldsolreaktion weisen krankhafte Spinalflüssigkeiten an bestimmte Teile der Verdünnungsreihe Kolloidveränderungen auf.

c) Normomastixtechnik (gefärbt) nach Kafka. Bei der Bearbeitung der Mastixreaktion nach der Technik von Jacobsthal und Kafka zeigten sich Ergebnisse, die zu weiteren Verbesserungen anregen mußten. Vor allem veranlaßten mich „abortive" Kurven (abgeschwächte P. p.-Kurven) schon im Jahre 1920 vor die Verdünnung 1:4 noch die Konzentration von 1:1 und 1:2 setzen. Goebel hat 1921 auf die Verdünnung 1:2 besonderes diagnostisches Gewicht gelegt.

Verbesserungsfähig war die obige Technik ferner, weil durch die Anwendung der hohen Salzkonzentration sich die in der 2. Hälfte der Kurve befindliche Salzfällungszone störend bemerkbar machte. Im Jahre 1917 fand Cutting

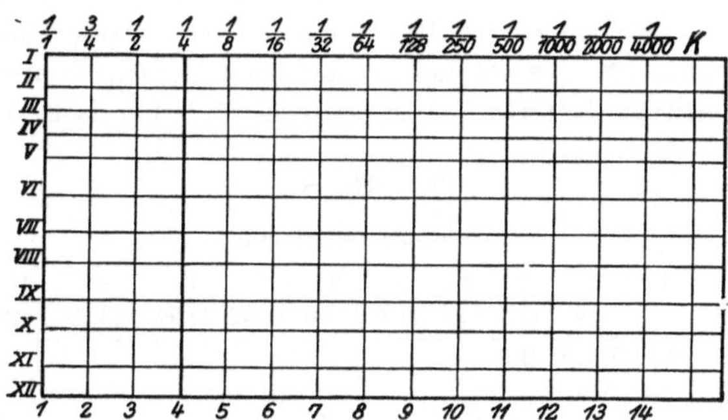

Abb. 5. Schema zur Mastixreaktion nach Jacobsthal und Kafka und zur Normomastixreaktion nach Kafka.

(zitiert nach Emanuel), daß durch Alkalizusatz die Salzfällungen wegfallen. Unabhängig davon wurde in Deutschland bei ihren Versuchen von Kafka und Goebel das gleiche gefunden. Es zeigte sich, daß durch diesen Alkalizusatz die biologische Reaktionsfähigkeit der kolloidalen Lösung nicht leidet. Auch Stanton hatte den Zusatz von Natrium carbonicum zur Mastixversuchslösung eingeführt. Keidel und Moore empfehlen daher die Originalmethode nach Emanuel unter Anwendung von 10 Verdünnungen und „Stabilisierung"[1]) nach Cutting.

Ich hatte nun festgestellt, daß bei einer großen Reihe von Versuchen, wenn man von demselben Mastixpräparat ausging und die Versuchslösung nach Jacobsthal und Kafka fertigstellte, der Kochsalztiter sich auf 0,6—0,8%ige NaCl-Lösungen einstellte. In solchen Fällen wandte ich mit Vorteil zur Verdünnung Normosallösung an, wodurch die Kurven prägnanter wurden (freilich eine Spur nach links verschoben) und auch andere hier nicht zu besprechende

---

[1]) Für die durch Alkalizusatz anscheinend aufgehobene Elektrolytwirkung hat man den Ausdruck „Stabilisierung" angewendet. Dieser Ausdruck ist irreführend, da durch den Alkalizusatz zwar die Elektrolytflockung ausgeschaltet, die Tätigkeit der Elektrolyten aber nicht eliminiert wird (Kombinationsflockung!).

Vorteile sich ergaben. Bei guter Technik, genügenden Erfahrungen und Anwendung desselben Mastixpräparates braucht dann der Vorversuch nicht mehr obligatorisch zu sein.

Ferner hatte sich uns die Färbung der Mastixversuchslösung sehr bewährt, weil sie eine objektivere Ablesung gestattete. Bei weiteren Nachprüfungen eines größeren Materials hatte uns ferner die Einschaltung der Konzentration 3:4 zwischen 1:1 nur 1:2 gute Dienste geleistet. Es mußten aber aus Gründen der Liquorersparnis halbe Dosen angesetzt werden.

So hatte sich uns folgende Normomastixtechnik bewährt:

Die Versuchslösung wird in der gewöhnlichen Weise hergestellt, nur gehen wir zur Färbung so vor, daß wir uns eine konzentrierte alkoholische Lösung von Sudan III ansetzen, von dieser 0,5 ccm zu 8,5 ccm absoluten Alkohols fügen, das Ganze mit 1 ccm der Mastixstammlösung in die 10 ccm Pipette aufnehmen und unter Schütteln in der Zeit von 50 bis 60 Sekunden in 40 ccm destillierten Wassers tropfenweise eintragen.

Der Vorversuch wurde nur mit 0,6—0,8%iger NaCl-Lösung gemacht.

Stellte sich der Titer in dieser Reihe ein, so wurde der Hauptversuch mit Normosallösung gemacht, das wir genau nach den Vorschriften der Sächsischen Serumwerke herstellten. Der Hauptversuch gestaltet sich dann folgendermaßen:

Tabelle 8.

Normomastixreaktion.

Röhrchen	1	2	3	4	5	6	7	8	9	10	11	12
Konzentration	1:1	3:4	1:2	1:4	1:8	1:16	1:32	1:64	1:128	1:250	1:500	1:1000
Liquor	0,5	0,375	0,5	—	—	—	—	—	—	—	—	—
Normosallösung (oder titrierte NaCl-Lösung+Natr. carb.)	—	0,125	0,5	0,5	0,5	0,5	0,5	0,5	0,5	0,5	0,5	0,5
		0,5	0,5	0,5	0,5	0,5	0,5	0,5	0,5	0,5	0,5	0,5
Gefärbte Mastixversuchslösung	0,5	0,5	0,5	0,5	0,5	0,5	0,5	0,5	0,5	0,5	0,5	0,5

Nach Ansetzung werden die Röhrchen viermal aus dem Handgelenk geschüttelt und bei Zimmertemperatur im Dunkeln stehen gelassen. Ablesung nach 24 Stunden Eintragung in das Jacobsthal-Kafkasche Schema, in dem die Verdünnungen korrigiert und ergänzt wurden (Abb. 5).

Stellt sich in dem abgekürzten Vorversuch der Kochsalztiter nicht auf 0,6—0,8% NaCl ein, so muß erst durch Erweiterung des Vorversuches der wirkliche Titer festgestellt werden. Es wird dann die betreffende NaCl-Lösung verwendet, der man auf 99 ccm 1 ccm einer 0,5%igen Natrium carbonicum-Lösung zusetzt. Der Hauptversuch wird dann wie oben angesetzt.

3. Die Berlinerblaureaktion.

Kirchberg regte im Jahre 1917 die Verwendung einer kolloidalen Berlinerblaulösung zur Untersuchung des Liquors an. Die Herstellung der Lösung nach Bechhold soll folgendermaßen vorgenommen werden: 1 g käufliches Berlinerblau wird mit 5 ccm 5%iger Oxalsäure auf 100 ccm in destilliertem Wasser aufgelöst. Die weitere Technik ist jener der Originalgoldsolreaktion nachgebildet, indem die Verdünnungen in gleicher Weise mit 0,4%iger angesetzt und zu jedem Röhrchen 5 ccm der Berlinerblaulösung hinzugesetzt werden.

Es hat sich nun gezeigt, daß bei obiger Versuchsanordnung auch normaler Liquor in den ersten Verdünnungen Ausfällung bewirkt und daß bis auf ausgesprochene Fälle von akuter infektiöser Meningitis die Unterschiede nur quantitativer Natur sind (s. Schema Abb. 6).

Wir haben ausführliche Versuche über Salz- und Kolloidempfindlichkeit angestellt und gefunden, daß sich die Reaktion praktisch noch am besten verwerten läßt, wenn man mit der Verdünnung 1:100 beginnt und destilliertes Wasser als Verdünnungsflüssigkeit benützt. Wir tragen die Resultate in ein

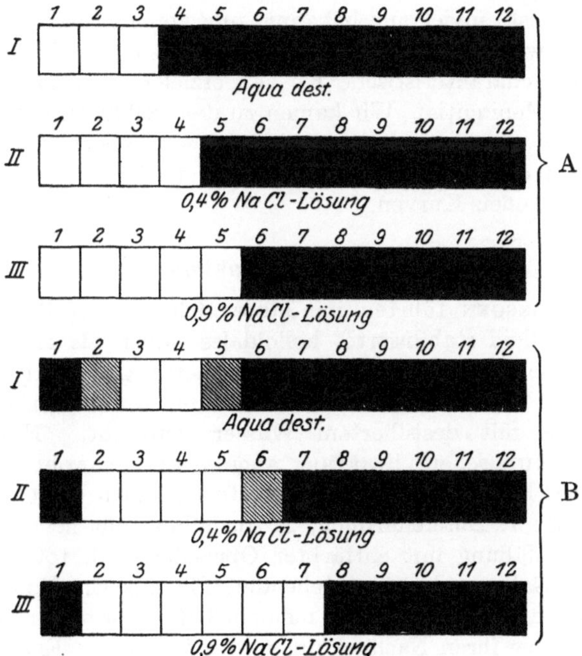

Abb. 6. Schema der Ergebnisse der Berlinerblaureaktion. A = Normal, B = Paralyse.

Schema ein, das dem bei der Goldsolreaktion verwendeten ähnlich ist und an der Ordinate vier Farbennuancen Blau, Mittelblau, Hellblau, Weiß, entsprechend der Veränderung der kolloidalen Berlinerblaulösung, angezeichnet trägt.

Die Berlinerblaureaktion ist nur dort anzuwenden, wo wenig Liquor zur Verfügung steht, da man zu ihrer Anstellung in obiger Form nur 0,02 ccm Liquor benötigt. Sie ist außerdem in obiger Form sehr einfach anzusetzen und für die Diagnose des normalen Liquors wertvoll, da die Berlinerblaulösung eine sehr hohe Kolloidempfindlichkeit hat.

4. Die Karkolidreaktion.

E. Jacobsthal empfahl 1919 die Suspension einer gereinigten, fein pulverisierten Kohle, des Karkolids, zur kolloidchemischen Untersuchung des Liquor. Die Stammlösung wird in der Weise hergestellt, daß man 1 g Karkolid unter langsamem Zutropfen bis auf 40 ccm mit destilliertem Wasser versetzt; dabei wird ständig das Karkolid mit dem Pistill verrieben, und zwar durch mindestens 3 Minuten in anfänglich langsamem, später schnellerem Tempo. Von dieser Stammlösung nimmt man 0,25, 0,5 oder 1,0 ccm je nach der Intensität ihrer Schwärze in 100 ccm destillierten Wassers auf. Die so hergestellte Versuchslösung muß gerade eben durchsichtig sein und ihr Aussehen wird dann als Dichte II bezeichnet. Der Versuch wird entsprechend der Technik der Goldsolreaktion unter Anwendung von 0,3—0,4%iger NaCl-Lösung angesetzt. Ablesung nach 24 Stunden. Eintragung in ein Schema, das dem Langeschen nachgebildet ist, wobei Dichte II bis Dichte VIII entsprechend der Aufhellungs- und Fällungszunahme an Stelle der Färbungen treten.

Diese Reaktion ist, soviel mir bekannt, nur von mir nachgeprüft worden. Wir konnten aber weder bei normalem Liquor immer negative Befunde, noch bei pathologischem charakteristische Kurven erzielen (bis auf die Kurve der akuten infektiösen Meningitis). Wir kamen zu dem Schlusse, daß die Karkolidreaktion uns wenig diagnostische Vorteile bietet 1. wegen der spontan auftretenden Fällungen der Versuchslösung, 2. wegen der Unsicherheit und Unregelmäßigkeit der erhaltenen Kurven.

5. Die Kollargolreaktion.

Stern und Poensgen führten im Jahre 1920 das Kollargol (Heyden) durch ein Schutzkolloid stabilisiertes kolloidales Silber als kolloidale Lösung für liquordiagnostische Zwecke ein. Sie lösten 0,1 g Kollargol in 200 ccm doppeltdestillierten Wassers. Diese Stammlösung wurde vor dem Versuche auf das Vierfache mit destilliertem Wasser verdünnt. Nun wurde die Technik der Emanuelschen Reaktion angewendet, sowohl in bezug auf Verdünnungen wie Kochsalzgehalt. Die Autoren sahen folgende Grade der Kolloidveränderung: 1. Dunkelfärbung, 2. Ausfällung mit noch etwas farbiger Oberschicht, 3. Ausfällung mit entfärbter Oberschicht, 4. totale Fällung mit vollkommener Entfärbung der überstehenden Flüssigkeit. Bonsmann, sowie Kalau vom Hofe, die die Reaktion in meinem Laboratorium ausführte, hatten ungünstige Erfolge bei ihren Nachprüfungen der Reaktion. Ellinger hat nun die Kollargolreaktion weiter durchgearbeitet und zwei Techniken als praktisch brauchbar angegeben: Technik I arbeitet mit gleichen Liquormengen und absteigenden Kollargolkonzentrationen, Technik II mit gleichbleibender Kollargolkonzentration und absteigenden Liquorverdünnungen (Tab. 9).

Tabelle 9.

Kollargolreaktion nach Ellinger.

Technik I.

Röhrchen	1	2	3	4	5	6
Liquor 8fach mit						
2%iger NaCl-Lösung verdünnt	0,5	0,5	0,5	0,5	0,5	0,5
0,2 %iges Kollargol	0,5	—	—	—	—	—
0,1 %iges „	—	0,5	—	—	—	—
0,05%iges „	—	—	0,5	—	—	—
0,04%iges „	—	—	—	0,5	—	—
0,03%iger „	—	—	—	—	0,5	—
0,02%iges „	—	—	—	—	—	0,5

Technik II.

Röhrchen	1	2	3	4	5
Verdünnung	1:4	1:8	1:16	1:32	1:64
Liquor	0,25	—	—	—	—
2%ige NaCl-Lösung	0,75	0,5	0,5	0,5	0,5
	0,5	0,5	0,5	0,5	0,5 0,5
0,1%iges Kollargol	0,5	0,5	0,5	0,5	0,5

Uns hat sich bisher nur die Technik II in verschiedenen Modifikationen bewährt, hat aber nur zu quantitativ verschiedenen Ergebnissen geführt. Gute Resultate erhielt dagegen SCHMITT (Gesellschaft der deutschen Naturforscher und Ärzte, Leipzig 1922) mit leichter Modifikation (Einschaltung der Verdünnung ½); es hat sich dadurch gezeigt, daß der Reaktionsausfall vollkommen abhängig von der Eigenart des verwendeten Kollargols (Menge und Funktion des beigefügten Schutzkolloids) ist.

6. Die Benzoereaktion.

GUILLAIN, GUY-LAROCHE und LÉCHELLE führten im Jahre 1920 die alkoholische Lösung des Sumatra-Benzoeharzes in die kolloiddiagnostische Liquoruntersuchung ein. Sie lösten 1 g Benzoe in 10 ccm absoluten Alkohols auf. Die Lösung bleibt 48 Stunden stehen, dann wird dekantiert. Von dieser Stammlösung läßt man 0,3 ccm langsam in 20 ccm destillierten Wassers, das auf 35° erwärmt ist, eintreten und erhält eine homogene Flüssigkeit. Diese Versuchslösung muß vor jedem Versuche frisch bereitet werden. Als Salzlösung bedienten sich die Autoren einer

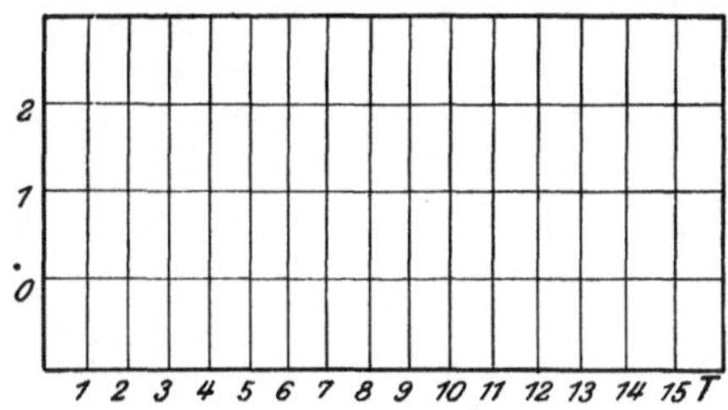

Abb. 7. Schema zur Benzoereaktion.

0,1%igen NaCl-Lösung, die in der Weise hergestellt wird, daß man 10 g chemisch reinen Kochsalzes in 1000 ccm destillierten Wassers auflöst. Der Hauptversuch wird nun folgendermaßen angesetzt, wie Tab. 10 (S. 438) zeigt.

Ablesung nach 6—12 Stunden. Die Autoren unterscheiden drei Stärken der Kolloidveränderung: 1. positiv, wenn die überstehende Flüssigkeit vollständig klar ist und am Boden sich das ganze Sediment befindet; 2. intermediär, wenn die Flüssigkeit trüb ist, aber doch ein deutlicher Niederschlag vorhanden ist; 3. negativ, wenn keine Kolloidveränderung aufgetreten ist. Auch eine Frühablesung im Agglutinoskop wird empfohlen.

Die Autoren sowie eine Reihe von Nachuntersuchern in Frankreich haben die Reaktion sehr gelobt und beschreiben Kurven vom Normaltypus, syphilitische, paralytische und Meningitiskurven. Die Aufschreibung erfolgt in einem Schema, das sich im 1. Quadranten befindet und an der Ordinate die Stärkegrade der Kolloidveränderungen enthält (Abb. 7). Die Kurvenform unterscheidet sich prinzipiell von jener der übrigen Kolloidreaktionen und ist wegen ihrer Kompliziertheit schwierig zu übersehen.

Tabelle 10.
Benzoereaktion.

Röhrchen	1	2	3	4	5	6	7	8	9	10	11	12	13	14	15	16
Verdünnung	3:4	1:2	1:4	1:8	1:16	1:32	1:64	1:128	1:250	1:500	1:1000	1:2000	1:4000	1:8000	1:16000	1:32000
Liquor	0,75	0,5	0,5	—	—	—	—	—	—	—	—	—	—	—	—	—
0,1%ige NaCl-Lösung	0,25	0,5	1,5	1,0	1,0	1,0	1,0	1,0	1,0	1,0	1,0	1,0	1,0	1,0	1,0	1,0
Benzoeversuchslösung	1,0	1,0	1,0	1,0	1,0	1,0	1,0	1,0	1,0	1,0	1,0	1,0	1,0	1,0	1,0	1,0

Nachprüfungen haben ergeben, daß die Qualität des Benzoeharzes vor allem für den Reaktionserfolg von Bedeutung ist. Mit ungeeigneten Ausgangsmaterialien bekommt man vollkommen unregelmäßige Kurven. Aber auch bei richtigem Funktionieren steht die Reaktion hinter der Goldsol- und Mastixreaktion zurück.

7. Die Kongorubinreaktion.

Das von Wo. Ostwald beschriebene kolloidchemische Phänomen des Farbenumschlages einer Kongorubinlösung wurde auf seine Anregung zuerst von Weigeldt in die Liquordiagnostik eingeführt. Er verrieb 0,1 g Kongorubin (Agfa) mit 0,5 ccm säurefreiem 96%igem Alkohol gründlich in einer Reibschale und fügte dann kohlensäurefreies Wasser bis 1000 ccm hinzu. Beim Reihenversuch mit 1%iger NaCl-Lösung und absteigenden Liquorverdünnungen fand Weiaeldt nun nie einen deutlichen Unterschied zwischen normalem und pathologischem Liquor, nur zeigte sich, daß der letztere den Farbenumschlag länger verhinderte als ersterer.

Lüers hat nun ebenfalls auf Anregung von Wo. Ostwald Versuche mit Kongorubin unternommen; er stellte aber nicht den Reihenversuch an, sondern den Zeitversuch, d. h. er setzte zu einer 1%igen Kongorubinlösung Wasser, Liquor und Elektrolyt, schüttelte gut und bestimmte an der Hand der Stoppuhr, nach welcher Zeit die Kongorubinlösung den Umschlag bis zur Färbung einer Vergleichslösung erreicht. Die erhaltenen Zahlen waren weder in der Versuchsanordnung nach Lüers, noch in Modifikationen von Weigeldt verwendbar, so daß Weigeldt zu dem Schlusse kommt: „Der Einfluß des Liquors auf die Umschlagszeit des Kongorubinsols gestattet keine diagnostischen Schlüsse".

Gutfeld und Weigert haben nun die Kongorubinlösung weiter erprobt. Sie wendeten folgende Versuchsanordnung an (Tab. 11).

Ablesung nach 30 Minuten bei Zimmertemperatur. Die Autoren bezeichnen rot als negativ, Veränderungen nach blau als positiv, und zwar + bis +++ Als positiv bezeichneten sie einen Liquor, der schon bei den Verdünnungen 1:22—1:25 Farbenumschlag zeigte.

Unsere Nachprüfungen mit dieser Technik und Modifikationen (Nakamura) ergaben nur die Feststellung eines weitergehenden Kongorubinschutzes des pathologischen Liquors.

Tabelle 11.

Kongorubinrotreaktion nach GUTFELD und WEIGERT.

Röhrchen	1	2	3	4	5	6	7	K 1	K 2
Verdünnung	1:20	1:22	1:25	1:28	1:33	1:40	1:50		
Liquorverd. (0,25 ccm Liquor $+ 4{,}75$ n$/_{750}$ HCl)	1,0	0,9	0,8	0,7	0,6	0,5	0,4	—	—
n$/_{750}$ HCl	—	0,1	0,2	0,3	0,4	0,5	0,6	1,0	—
0,1 $^0/_{00}$ Kongorubinlösung	1,0	1,0	1,0	1,0	1,0	1,0	1,0	1,0	1,0
Aq. dest.	—	—	—	—	—	—	—	—	1,0

Zusammenfassung und Theorie der Kolloidreaktionen.

Als äußerst wertvoll für die Luesdiagnose in der Lumbalflüssigkeit haben sich vor allem die Goldsolreaktion, in zweiter Linie die Mastixreaktion eingebürgert. Die Möglichkeiten beider Reaktionen sind noch nicht voll erschöpft. Aber auch die anderen Kolloidreaktionen, speziell die Kongorubinreaktion können, wenn sie auch heute noch keinen praktischen Wert haben, von anderen Gesichtspunkten aus für die Erforschung der syphilitischen Lumbalflüssigkeit von Wichtigkeit werden. Die Benzoereaktion ist wegen der schwierigen Beschaffung des Benzoeharzes in Deutschland noch fast gar nicht nachgeprüft; doch dürfte sie — soviel kann man heute schon sagen — hinter der Goldsol- und Mastixreaktion in bezug auf praktischen Wert zurückstehen.

Zur Theorie der Kolloidreaktionen der Lumbalflüssigkeit wäre zu sagen, daß dieses Problem noch lange nicht völlig geklärt ist. Die Schutzwirkung, unter der man ja nach ZSIGMONDY die Funktionen gewisser Eiweißkörper versteht, daß sie andere Kolloide vor der Veränderung durch Elektrolyte schützen, steht bei der Goldsolreaktion nicht zur Diskussion, weil man ja — entgegen der Ansicht von REITSTÖTTER — mit NaCl-Konzentrationen arbeitete, die an sich das Goldsol noch nicht verändern. Bei der Mastixreaktion tritt diese Erscheinung bei der Technik nach JACOBSTHAL und KAFKA deutlich zutage, da man hier mit einer NaCl-Konzentration arbeitet, die das Mastixkolloid ausflockt. Die Kurve des normalen Liquors (siehe Abb. 14) ist eine typische Schutzkurve: Die Salzfällung nimmt mit zunehmender Liquorkonzentration ab, um schließlich ganz aufzuhören. Auch bei den pathologischen Kurven sieht man meist die abnehmende Salzfällungszone, die nach links dann in den charakteristischen Kurventeil übergeht. Die Ausflockungen nun an den charakteristischen Kurventeilen und bei der Goldsol- und Normomastixreaktion überhaupt erklärt man sich als Folge der Einwirkung der entgegengesetzt geladenen Kolloide, wobei nach dem Gesetze der Kombinationsflockung mit steigendem NaCl-Gehalt die Intensität der Flockung wächst (aber nicht, wie BRANDT und MRAS annahmen, das Maximum nach rechts wandert, siehe Abb. 2). Von diesem Standpunkt aus ließe sich die Paralysenkurve (vgl. Abb. 22 u. 23), wie sie sich nach der Goldsoltechnik oder der Modifikation von JACOBSTHAL und KAFKA ergibt, erklären, indem von einer gewissen Liquormenge an die Anfällung beginnt und bestehen bleibt. Dies ist aber nur scheinbar. Denn wenn man die Goldsolreaktion mit höheren Konzentrationen als 1:10 oder die Normastixreaktion ansetzt, sieht man, daß die Fällung allmählich wieder schwächer wird und verschwindet. Die Paralysenkurve bietet also die gleichen Schwierigkeiten der Erklärung, wie die Kurven der Lues cerebri und der nichtsyphilitischen

Meningitiden, die bei verschiedenen mittleren Liquorkonzentrationen das Ausflockungsmaximum zeigen. Man hat nun den dem charakteristischen Kurvenabschnitt vorausgehenden Teil ohne Kolloidveränderung auch durch Schutzwirkung erklärt. Nimmt man das an, so müßte man weiter folgern, daß ein drittes Kolloid das erste oder zweite vor der Ausflockung durch das zweite oder erste schützte. Diese Annahme scheint gezwungen. Eher wäre möglich, daß ein fällendes und ein die Fällung hemmendes Kolloid in ihrer Wirkung nicht gleichwertig sind und bei höheren Liquormengen daher die eine dieser Funktionen überwiegt. Eine besondere Anschauung vertritt diesbezüglich Reitstötter. Er legt besonderen Nachdruck auf die Euglobulinfraktion (in reinem elektrolytfreien Wasser unlöslich), die die größte Schutzwirkung besitzt. In dieser Fraktion soll nun ein zweiter Körper enthalten sein, der das Goldsol fällt. Dieser Körper ist im pathologischen Liquor besonders reich vorhanden. An den Stellen, an denen die charakteristischen Kurven auftreten, sind nach Ansicht Reitstötters die Globuline zum größten Teil unlöslich, wegen des dort herrschenden Salzgehaltes. Sie fallen daher aus und können nicht mehr schützend wirken. Den Beweis dafür ist Reitstötter schuldig geblieben. Eine einfache Überlegung aber zeigt uns, daß Reitstötters Annahmen nicht berechtigt sind. Nehmen wir die Goldsolreaktion als Beispiel, nehmen wir ferner den NaCl-Gehalt der Lumbalflüssigkeit nach Mestrezat u. a. als $0,7\%$ig an, so haben wir in

Verdünnung	$^1/_{10}$	$^1/_{20}$	$^1/_{40}$	$^1/_{80}$
von der Lumbalflüssigkeit	0,1	0,05	0,025	0,0125 ccm
$0,4\%$iger NaCl-Lösung	0,9	0,95	0,975	0,9875 ccm,
und es entspricht den Verdünnungen				
eine NaCl-Konzentration von	0,43	0,415	0,3975	0,40375 $\%$,

also kaum nennenswerte Unterschiede, die weder die Paralysen- noch die Lueskurven erklären könnten. Da wir aber aus Gründen, die hier nicht erörtert werden können, den NaCl-Gehalt des Liquors als für die Fällung seiner eigenen Globuline inaktiv annehmen müssen, sehen wir eher ein Anwachsen der NaCl-Konzentration mit steigender Verdünnung. Aber auch im ersten Röhrchen ist die NaCl-Konzentration (von dem Liquor-NaCl abgesehen) $0,36\%$, also eine Stärke, bei der wir selbst im Serum eine Fällung von Globulinen nicht beobachten können. Ganz abgesehen davon, daß im Liquor auch ganz niedrige NaCl-Konzentration, ja selbst destilliertes Wasser nicht zu einer Fällung von Globulinen führen, von einigen seltenen Fällen akuter infektiöser Meningitis abgesehen. Fischer, Fuchs, Ellinger u. a. haben das Hauptgewicht auf die beiden Eiweißkomponenten des Liquors: die Albumine und Globuline, gelegt. Fuss nimmt an, daß das Fällungsoptimum bei den verschiedenen Kurven an der Stelle liegt, wo der Goldschutz aufhört; es soll dadurch zustande kommen, daß die schützenden Kräfte schneller abnehmen als die ausflockenden. Als Ursache der Ausflockung werden von ihm die Globuline angesehen, während die Albumine die Flockung hemmen. Auch Fischer legt den Globulinen die Hauptbedeutung für Eigenart und Stärke der Flockung bei, während die Albumine nur Schutzkolloidwirkung besitzen. Ellinger suchte dem Problem der kolloidchemischen Untersuchung des Liquors nach Erhitzung bei verschiedenen Temperaturen näher zu treten. Auch er kam nicht zu abschließenden Ergebnissen. Bei Trennung der Lumbalflüssigkeit in die Albumin- und Globulinfraktion sah er bei ersterer ein leichtes Flockungsmaximum bei $^1/_{1280}$ auftreten, bei letzterer ein intensives Maximum bei $^1/_{20}$ Verdünnung. H. SACHS hat auf dem Dermatologenkongreß in Hamburg im Jahre 1921 sich bezüglich der Kolloidreaktionen der Lumbalflüssigkeit dahin geäußert, daß die typische Meningitiskurve durch die Vermehrung des Eiweißgehaltes der Lumbalflüssigkeit erklärbar ist. Die Kolloidveränderung bei mittleren Liquorkonzentrationen kommt dann durch Zusammenwirken von Elektrolyt und Eiweißkolloid zustande, bei geringeren Liquorkonzentrationen trete jedoch die Schutzwirkung in Erscheinung. Zur Erklärung der Lueskurven nahm er das Vorkommen labilerer Eiweißfraktionen an; es könnte dann die Ausflockung bei geringeren Liquormengen durch die Albumine, diejenige bei höheren durch Globuline erklärt werden, die sich je nach ihrem gegenseitigen Verhältnis beeinflussen und die verschiedene Lage des Maximums hervorrufen. SAHLGREN stellte sich die Eiweißfraktionen aus Blutplasma ev. Blutserum durch fraktionierte Ammoniumsulfataussalzung her und setzte sie zur Mastixreaktion in GOEBELS Technik an. Er fand die stärkste Ausflockung bei der Fibrinogenfraktion. Die Eu-, Pseudo- usw. fraktionen der Globuline ergaben immer schwächere Ausflockungen, wobei das Maximum nach rechts wanderte. Die Albumine ergaben keine Ausflockung. Mit Erhöhung der Eiweißkonzentration wurde das Maximum nach rechts verschoben, ebenso bei Erhöhung der Alkalinität, wobei Ausflockungsintensität sich verminderte. Die Liquorfraktionen ergaben ein gleiches Resultat. Nach SAHLGREN sind also für den Ausfall der Mastixreaktion ausschlaggebend: die Wasserstoffionenkonzentration, die Menge des Totalglobulins und das quantitative Verhältnis der Globulinfraktionen. Die verschiedenen Ansichten der Autoren zeigen deutlich die Schwierigkeit des Problems. Natürlich steht im Vordergrunde die Frage, wie sich Albumine und Globuline des pathologischen Liquors isoliert verhalten. Da diese Trennung am besten mit Ammoniumsulfatlösung erfolgt, die Fraktionen aber nach Trennung dialysiert und besalzen werden müssen, ergeben sich solche Differenzen gegenüber dem nativen Liquor, daß die entstehenden Kurven eigentlich nur untereinander vergleichbar, ihre Beziehungen zur Kurve des nativen Liquor aber nur mit größter Vorsicht festzustellen sind. Unter den vielen Versuchen, die wir diesbezüglich angestellt haben, erscheinen uns noch diejenigen am besten verwertbar, die mit der Normomastixtechnik ausgeführt worden waren. Es wurden die einzelnen Fraktionen und zwar die Fibringlobulinfraktion durch 28%ige Sättigung mit konzentrierter Ammoniumsulfatlösung gewonnen, hierauf nach Abtrennung der Fraktion der Sättigungsgehalt auf 33% erhöht und die isolierte Euglobulinfraktion erhalten, dann durch weitere Steigerung des Sättigungsgrades auf 40% die Pseudoglobuline isoliert, schließlich durch weitere Erhöhung des Sättigungsgrades auf 50% die restierenden Globuline gewonnen. Weitere Technik siehe S. 446. Mit dieser Methodik wurden nun Paralysen- und Meningitisfehler nichtsyphilitischer Natur kolloidchemisch untersucht. Es zeigte, daß sich die Fibringlobulinfraktion am schwächsten verhält, indem sie in keinem Konzentrationsgrad eine deutliche Kolloidveränderung hervorrief. Dagegen erwies sich die isolierte Euglobulinfraktion des Paralytikerliquors stärker wirksam als jene des Meningitisliquors. Die Pseudoglobulin- und Restglobulinfraktionen erwiesen sich ungefähr gleich und stark wirksam. Überall fanden wir die Maxima am Anfang der Kurve. Die Albuminfraktion war in beiden Fällen fast unwirksam. Aktiver und inaktiver Liquor zeigte nur geringe Unterschiede. Aus diesen Ergebnissen möchte ich nur den einen Schluß ziehen, daß beim Zustandekommen der Kolloidreaktionen nicht nur die absolute Menge der Eiweißkörper und ihr quantitatives Verhältnis, sondern ihre physikalische Qualität, der Dispersitätsgrad, ebenfalls eine Rolle spielt. Wie kompliziert die Verhältnisse liegen, zeigt übrigens auch eine Arbeit von Presser und Weintraub, die beweisen will, daß die Schutzwirkung des Liquors, wie sie sich in der Kurve des normalen Liquors nach der Technik von Jacobsthal und Kafka am deutlichsten zeigt, durch die Alkalinität der Lumbalflüssigkeit, nicht durch seinen Eiweißgehalt hervorgerufen wird. Wir können heute also nur feststellen, daß beim Zustandekommen der Kolloidreaktionen eine Rolle spielen: die Hydroxylionenkonzentration, der Salzgehalt, die Menge und Art der Eiweißkörper, ihr relatives Verhältnis und ihr Dispersitätsgrad, ferner die besonderen Eigenschaften der zugesetzten kolloidalen Lösung und des einzelnen Lösungsindividuums.

E. Eiweißfällungsreaktionen.

Unter Eiweißfällungsreaktionen der Lumbalflüssigkeit verstehen wir alle jene Methoden, bei denen durch ein chemisches Reagens liquoreigene Eiweißkörper zur Fällung gebracht werden. Es sind also auch kolloidale Reaktionen, doch hat sich der Namen Kolloidreaktionen nur für die unter 4. besprochenen Untersuchungsmethoden eingebürgert.

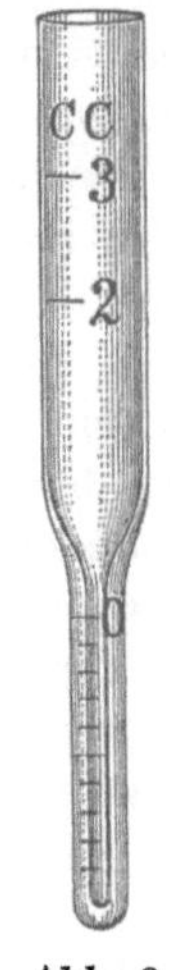

Abb. 8.
Nissl-
röhrchen.

Die Eiweißfällungsreaktionen der Lumbalflüssigkeit spielen bei der Luesdiagnose eine viel größere Rolle als jene des Blutes, die für die Praxis kaum in Betracht kommen, abgesehen vielleicht von der fraktionierten Globulinfällung nach Weisbach. Denn der Liquor enthält normalerweise sehr wenig Albumin und nur Spuren Globuline, reagiert aber auf entzündliche Veränderungen des Zentralnervensystems und seiner Häute leicht mit einer Vermehrung oder dem Auftreten aller oder einzelner Eiweißkörper. Da man eine Reihe der eingebürgerten Eiweißfällungsmethoden vor allem bei der Lues des Zentralnervensystems positiv gefunden hat, war man ursprünglich der Meinung, daß diese oder jene Eiweißreaktion für Lues spezifisch sei. Diese Annahmen haben sich aber stets als irrig erwiesen und die Ergebnisse der Eiweißfällungsreaktionen können nur unter besonderen, im II. Teile zu besprechenden Bedingungen für die Diagnose Lues mitverwertet werden.

1. Methoden zur Bestimmung des Gesamteiweißes.

a) Nisslmethode. Man bedient sich dazu des Nisslröhrchens (Abb. 8), in das man bis zum Teilstrich 2 Liquor, bis zum Teilstrich 3 das Eiweißreagens nach Esbach zusetzt. Nach Mischung werden die Röhrchen zentrifugiert, und zwar solange, als der Niederschlag sich noch senkt. Man liest dann die Anzahl der Teilstriche ab und multipliziert mit der Eiweißkonzentration, der ein Teilstrich entspricht. Zu diesem Zwecke eicht man die Röhrchen vorher mit Hilfe eiweißreicher Harne, deren Eiweißgehalt festgestellt ist, eicht sie auch gegeneinander und macht mit Vorteil zwei Parallelbestimmungen.

b) Methode nach ROBERTS - STOLNIKOW - BRANDBERG - ZOLOZIECKI. Vom zentrifugierten Liquor werden 0,5 ccm mit 4,5 ccm physiologischer Kochsalzlösung verdünnt. Aus der Stammlösung werden durch Herabgehen mit der Menge der Stammlösung, Hinaufgehen mit dem Zusatz von physiologischer NaCl-Lösung eine größere Reihe von Verdünnungen eingesetzt, z. B. (Tab. 12):

Tabelle 12.

Stammlösung	0,5	0,45	0,4	0,3	0,2	0,2	0,1	0,1	0,1	0,1 usw.
Physiol. NaCl-Lösung	—	0.09	0,2	0,3	0,4	0,6	0,4	0,5	0,6	0,7
Resultierende Verdünnung	1:10	1:12	1:15	1:20	1:25	1:30	1:40	1:50	1:60	1:70

Jede Verdünnung wird mit 0,5 ccm konzentrierter Salpetersäure unterschichtet, indem man mit oben zugehaltener, fein ausgezogener Pipette auf den Boden des Röhrchens herabgeht und 0,5 ccm in jedes eintreten läßt; man beginnt mit den schwächsten Konzentrationen und steigt zu den stärkeren auf. Die Berührungsfläche der beiden Flüssigkeiten muß haarscharf sein. Das letzte Röhrchen, das nach 3 Minuten an der Grenzfläche einen schwachen, aber noch deutlichen Ring zeigt, wird zur Beurteilung herangezogen. Da die nach 3 Minuten eben noch sichtbare Ringbildung bei obiger Anordnung einem Eiweißgehalt von $^1/_{60}\,^0/_{00}$ entspricht, braucht man nur diese Zahl mit dem Nenner der Verdünnung des den letzten Ring zeigenden Röhrchens zu multiplizieren, um den prozentualen Eiweißgehalt der Lumbalflüssigkeit festzustellen.

c) Andere empfehlenswerte Methoden zur Bestimmung des Gesamteiweißes der Lumbalflüssigkeit sind jene nach MESTREZAT, sowie nach RAVAUT und BOYEN; da die obengenannten Methoden aber einfacher sind, für praktische Zwecke genügen, und die französischen Methoden in Deutschland wenig Anhänger gefunden haben, erübrigt sich die ausführliche Darstellung dieser Methoden.

2. Globulinbestimmungsmethoden.

Gemäß den Arbeiten der HOFMEISTERschen Schule erfolgten die ersten Versuche der Trennung der Albumine von den Globulinen und der Nachweis der letzteren mit Hilfe der Neutralsalze. So versuchten GUILLAIN und PARANT Magnesiumsulfat, CIMBAL Zinksulfat. Diese Methoden haben sich nicht eingebürgert, dagegen hat sich die Anwendung von Ammoniumsulfat, die auf eine Anregung von NISSL zurückgeht, als sehr erfolgreich erwiesen. Die späteren Globulinreaktionen erfolgten auf Grund von teils chemischen, teils immunbiologischen Überlegungen, auf diean dieser Stelle nicht eingegangen werden kann.

a) Phase I-Reaktion. NONNE-APELT-SCHUMM gelang es im Jahre 1907 unter obigem Namen eine Reaktion zu schaffen, die sich in allen Ländern eingebürgert hat. 85 g von reinstem neutralem Ammoniumsulfat (MERCK) werden im Erlenmeyerkolben mit 100 g destillierten Wassers übergossen; man läßt solange kochen, bis sich der Satz nicht mehr löst. Hierauf läßt man erkalten, mehrere Tage bei Zimmertemperatur stehen, und filtriert dann. Bei längerem Stehen setzen sich meist Kristalle ab. Es empfiehlt sich daher beim Arbeiten stets vorher eine Flüssigkeitsmenge abzugießen und diese zur Probe zu verwenden. Zu $^1/_2$—1 ccm Liquor wird nun die gleiche Menge der Ammoniumsulfatlösung hinzugesetzt; man mischt gut und liest nach 3 Minuten ab. Man unterscheidet:

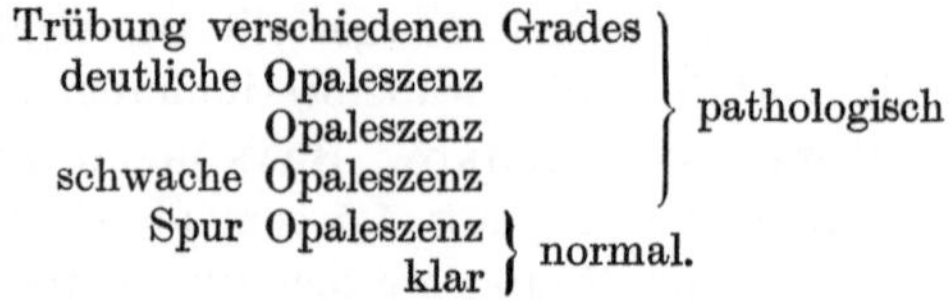

Diese Ablesung ist zweifellos nicht ohne subjektive Fehler. Da uns geeignete nephelometrische Methoden bisher fehlen, empfahl Reichmann einen kleinen Apparat zur Ablesung, der aber auch nicht ohne subjektive Fehler ist. Bisgaard läßt die Phase I-Reaktion mit einer Reihe von Liquorverdünnungen anstellen und bemißt die Stärke der Reaktion nach der Verdünnung, bei der sie noch deutlich positiv ist. Aber auch bei dieser Methode bleibt ein subjektiver Fehler bestehen. Kafka, Szesci u. a. haben nun versucht, die mit 1 ccm Liquor ausgeführte Phase I-Reaktion im Nisslröhrchen wie bei der Nisslreaktion zu zentrifugieren und die Niederschlagshöhe abzulesen. Leider versagen hier gerade die schwachen Grade der Phase I und eben diese von dem Normalbefund abgrenzen zu können, ist besonders wichtig. Die der Phase I sehr ähnliche Schichtprobe nach Ross-Jones, bei der über 2 ccm Ammoniumsulfatlösung Liquor geschichtet und der sich bildende Ring abgelesen wird, ist wegen ihrer Fehlerquellen nicht zu empfehlen.

Anmerkung. Als Phase II bezeichnet Nonne die nach Filtration des bei der Phase I auftretenden Niederschlags und nachfolgenden Ansäuerung und Kochen in Erscheinung tretende Trübung. Da diese bei allen Lumbalflüssigkeiten positiv ist, entbehrt sie praktischer Bedeutung.

b) Buttersäureprobe nach Noguchi. 0,2 ccm der Lumbalflüssigkeit werden mit 1 ccm 10%/$_0$iger Buttersäure gemischt, bis zum Kochen erhitzt, dann 0,2 ccm einer Normalsodalösung zugesetzt und einige Sekunden gekocht. Eine positive Reaktion muß nach 3 Stunden aufgetreten sein, später erscheinende Trübungen oder Flockungen werden als negativ gebucht. Diese Methode wird hauptsächlich in Amerika angewendet. Kafka und Rautenberg haben gefunden, daß die Buttersäureprobe etwas empfindlicher ist als die Phase I.

c) Phenolreaktion nach Pandy (mit Verbesserung nach Zalozieki-Grahe). 80—100 g Acidi carbolici liquefacti werden mit 1 l destillierten Wassers kräftig geschüttelt, hierauf einige Stunden im Brutschrank bei 37° und mehrere Tage bei Zimmertemperatur stehen gelassen. Über der öligen Karbolsäure setzt sich die in Wasser gesättigte ab; sie wird abgegossen und als Reagens benützt. Man füllt etwas von dieser Flüssigkeit nun in eine Uhrschale ein und läßt einen Tropfen Liquor vom Rande des Uhrschälchens aus in die Karbolsäure einfließen. Nach 3 Minuten wird die Stärke der auftretenden Trübung abgeschätzt. Nach Zoloziecki wird das Uhrschälchen zur besseren Ablesung auf den Ausschnitt eines innen schwarz ausgeklebten Kästchens gesetzt und durch eine seitliche Öffnung schräg von unten her beleuchtet. Zum Vergleich soll stets ein normaler Standardliquor mit angesetzt werden.

Die Pandyreaktion soll in der Praxis nur in dieser Form angesetzt werden, da sie sonst wegen ihrer starken Empfindlichkeit zu Fehlschlüssen führen kann.

Durch die bisherigen Reaktionen würden die Gesamtglobuline der Lumbalflüssigkeit nachgewiesen. Den Übergang zu jenen, bei denen einzelne Globulinfraktionen festgestellt werden, bildet die

d) Sublimatreaktion nach WEICHBRODT. Zu 7 Teilen Lumbalflüssigkeit werden 3 Teile einer 1 : 1000 verdünnten Lösung von Hydrargyrum bichloratum purissimum MERCK gesetzt, z. B. etwa 7 ccm Liquor und 0,3 ccm Sublimatlösung. Dann wird geschüttelt und bei Beleuchtung von oben gegen einen dunklen Hintergrund betrachtet. Die Grade der Veränderung der Flüssigkeit werden in gleicher Weise benannt wie bei Phase I, doch muß schon Spur Opaleszenz als pathologisch gebucht werden. Die Reaktion ist zwar nicht spezifisch für Lues, doch spricht der Fall, daß sie stärker als Phase I auftritt, mit Wahrscheinlichkeit für einen syphilitischen Prozeß des Zentralnervensystems.

Qualitative Reaktionen, durch die einzelne Globulinfraktionen nachgewiesen werden, bilden vor allen die

e) Fraktionierte Ammoniumsulfataussalzung und Isolierung der Globulinfraktionen nach KAFKA. Diese Reaktionen ergänzen in angenehmer Weise die Phase I und werden in ähnlicher Weise wie diese angesetzt, nur daß man niedrigere Sättigungsgrade der Ammoniumsulfatlösung wählt.

Man setzt also an (Tab. 13):

Tabelle 13.

Fraktionierte Ammonikumsulfataussalzung.

Röhrchen	1	2	3	4	5	6
Konzentration der Ammoniumsulfatlösung	28%	33%	40%	50% (Phase 1)	K I	K II
Liquor	0,5	0,5	0,5	0.5	0,5	0,5
Aq. dest.	0,22	0,17	0,1	—	0,5	—
0,9%ige NaCl-Lösung	—	—	—	—	—	0,5
Konzentrierte Ammoniumsulfatlösung	0,28	0,33	0,4	0,5	—	—

Man setzt zuerst Phase I an; ist diese deutlich positiv, wird Röhrchen 3 angesetzt, bei weiter positivem Ergebnis Röhrchen 2 usw. So werden nach der bisherigen Nomenklatur neben den Gesamtglobulinen Pseudo-, Eu- und Fibringlobuline nachgewiesen und diese Ergebnisse sind nicht ohne praktische Bedeutung. Notwendig ist im allgemeinen nur Kontrolle I; sollte diese eine Spur positiv sein (KLAUSNERsche Reaktion), was nur bei der Meningitis manchmal der Fall ist, so muß Kontrolle II angesetzt und die übrigen Röhrchen mit ihr verglichen, eventuell noch einmal mit 0,9%iger NaCl-Lösung angesetzt werden. Zentrifugierung im Nisslröhrchen empfiehlt sich hier besonders (siehe Abb. 9).

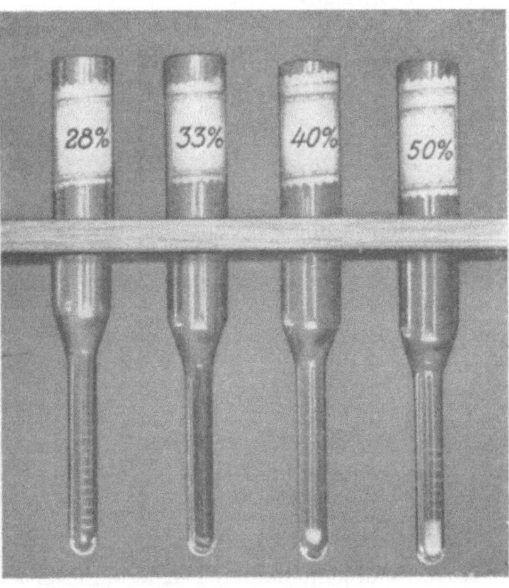

Abb. 9. Fraktionierte Ammoniumsulfataussalzung. Paralyse.

Sie gestattet zum mindesten die Werte der verschiedenen Globuline miteinander zu vergleichen und durch Subtraktion der niedrigeren Werte von den höheren die relativen Zahlen für die Menge der isolierten Globuline der Lumbalflüssigkeit zu erhalten. Dabei zeigen sich ganz interessante Ergebnisse, die freilich nur mit Vorsicht zu verwerten sind. Ein Beispiel:

$$\begin{array}{cccc} & a & b & c \\ & 33\%ige & 40\%ige & 50\%ige \quad \text{Ammoniumsulfatfraktion} \\ \text{Paralyse} & \frac{1}{8} \text{ Teilstr.} & \frac{1}{2} \text{ Teilstr.} & 1\frac{1}{4} \text{ Teilstr.} \end{array}$$

$$\begin{array}{lll} c—b: & \text{ergibt die isolierten Restglobuline} & = \frac{6}{8} \\ b—a: & \text{„ „ „ Pseudoglobuline} & = \frac{3}{8} \\ a: & \text{„ „ „ Euglobuline} & = \frac{1}{8}. \end{array}$$

Es verhalten sich also in diesem Falle

$$\text{Euglobuline : Pseudoglobuline : Restglobuline} = 1 : 3 : 6$$

oder ein zweites Beispiel:

$$\begin{array}{ccccc} \text{Infektiöse nichtsyphi-} & a & b & c & d \\ \text{litische Meningitis} & 28\%ige & 33\%ige & 40\%ige & 50\%ige \quad \text{Ammoniumsulfat-} \\ & & & & \text{konzentration} \\ & \frac{1}{4} \text{ Teilstr.} & \frac{1}{3} \text{ Teilstr.} & \frac{3}{4} \text{ Teilstr.} & 1 \text{ Teilstr.} \end{array}$$

$$\begin{array}{lll} d—c: & \text{ergibt die isolierten Restglobuline} & = \frac{3}{12} \\ c—b: & \text{„ „ „ Pseudoglobuline} & = \frac{5}{12} \\ b—a: & \text{„ „ „ Euglobuline} & = \frac{1}{12} \\ a: & \text{„ „ „ Fibringlobuline} & = \frac{3}{12}. \end{array}$$

Es verhalten sich hier:

$$\text{Fibringlobuline : Euglobuline : Pseudoglobuline : Restglobuline} = 3 : 1 : 5 : 3.$$

Wir finden also Verhältniszahlen, die ohne die oben geübte Subtraktion in nicht so interessanter Weise in Erscheinung treten.

Die Isolierung der einzelnen Liquorfraktionen geschieht viel exakter, wenn größere Liquormengen zur Verfügung stehen. Hier haben wir uns folgender Methodik bedient.

Zur Illustration unserer Technik, bei der wir ähnlich wie Weisbach vorgingen, diene folgendes Beispiel:

Lumbalpunktat einer epidemischen Meningitis.

1.   7,5 aktiv,
+2,5 konzentrierte Ammoniumsulfatlösung.

Nach vollständiger Fällung wurde scharf zentrifugiert und die überstehende Flüssigkeit quantitativ abgegossen. Der Rückstand enthält die Fibringlobuline, seine Menge wird am geeichten Zentrifugenrohr abgelesen: a sei der Rückstand, b die abgegossene Flüssigkeit.

2. Zu 1. b werden 1,25 ccm konzentrierte Ammoniumsulfatlösung zugesetzt. Weiter wie oben. Es resultieren im Rücsktand (a) die isolierten Euglobuline.

3. Zu 2. b werden 1,25 ccm konzentrierte Ammoniumsulfatlösung zugesetzt. Weiter wie oben. Es resultieren im Rückstand (a) die isolierten Pseudoglobuline.

4. Zu 3. b werden 2,5 ccm konzentrierte Ammoniumsulfatlösung zugesetzt. Weiter wie oben. Der Rückstand (a) enthielt die Restglobuline. In der Flüssigkeit sind die Albumine enthalten. Die Flüssigkeiten werden ammoniumsulfatfrei dialysiert, hierauf besalzen, die Rückstände zuerst in einer geringeren Menge destillierten Wasser aufgeschwemmt, ammoniumsulfatfrei dialysiert und dann mit verschieden konzentrierten NaCl-Lösungen auf das gleiche Volumen (entsprechend der ursprünglichen Liquormenge) gebracht und besalzen. Man kann dann die isolierten Fraktionen zu verschieden biologischen und kolloidchemischen Versuchen verwenden. Durch Ablesen am geeichten Zentrifugierröhrchen wird die Menge der einzelnen Rückstände festgestellt und so ihr Verhältnis zueinander

genauer berechnet, als es mit der oben geschilderten Technik der fraktionierten Ammonium-sulfataussalzung mit 0,5 ccm Liquor und nachherigem Zentrifugieren im Nisslröhrchen möglich ist.

f) Salzsäurereaktion nach Braun und Husler. Diese aus der Immunbiologie (Fällung des Komplementmittelstückes) hergeleitete Reaktion dürfte nach den bisherigen Erfahrungen die Fibringlobulin- und Euglobulinfraktion der Lumbal-flüssigkeit zur Fällung bringen.

Zu 1 ccm Lumbalflüssigkeit setzt man kubikzentimeterweise unter Schütteln frisch bereitete oder in Jenenser Glasflasche einwandfrei aufbewahrte n/300 Salz-säure (bis 5 ccm) zu. Ablesung am besten nach 1 Stunde. Der geringste Grad von Opaleszenz ist als positiv zu werten.

Eine besondere für die Luesdiagnose anscheinend wichtige Stellung nimmt die

g) Milchsäurereaktion von Bruck ein, die von uns auch in die Liquorunter-suchung eingeführt worden ist. Man setzt zu je 0,2 ccm Liquor 4 ccm destillierten Wassers und dann zu jedem Röhrchen ansteigende Menge einer Milchsäureverdünnung 1:1000 (0,05 , 0,1—1,0). Die Röhrchen werden gut geschüttelt und nach ½ Stunde wird gegen einen dunklen Hintergrund ab-gelesen und die geringste Spur einer Opaleszenz notiert. Die Ergebnisse werden am besten in einer Kurve eingetragen (siehe Abb. 10). Von Wichtigkeit ist die Betrachtung des Eintritts des Optimums und des Auf-hörens der Fällung, weil man dadurch auch ein Bild über die Fällbarkeit gewisser Liquorglobuline bekommt. Die Lage des Optimums scheint für Lues charakteristisch zu sein.

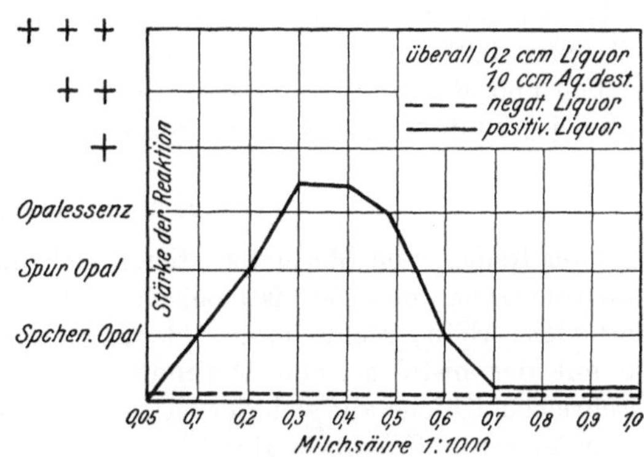

Abb. 10. Milchsäurereaktion nach Bruck.

F. Morphologische Reaktionen.

Widal, Sicard und Ravaut haben im Jahre 1901 zum erstenmal auf die Bedeutung der Zelluntersuchung der Lumbalflüssigkeit bei der Syphilis des Zentralnervensystems hingewiesen. Heute wissen wir, daß jede meningitische Affektion mit einer Vermehrung der Zellen der Lumbalflüssigkeit Hand in Hand geht. Von Wichtigkeit sind für die Liquordiagnose sowohl die quantitative wie qualitative Zelluntersuchung.

1. Zellzählung.

Technik nach Fuchs und Rosenthal. In die Mischpipette für weiße Blut-körperchen saugt man bis zur Marke 1 Zählflüssigkeit (4—5 °/₀ige Essigsäure und Methylviolett), bis zur Marke 11 Lumbalflüssigkeit auf, mischt in üblicher Weise und beschickt nach Ausblasung der Kapillare mit einem genügend großen Tropfen die Fuchs-Rosenthalsche Zählkammer; die Höhe ist 0,2 mm, die

Netzeinteilung besteht aus 16 Quadraten, die wieder in 16 kleinere Quadrate geteilt sind, deren jedes die Größe von 16 kleinen Quadraten ($1/_{400}$ qmm) der Thoma-Zeissschen Kammernetzteilung für Blutkörperchenzählung hat. Die Größe des ganzen Zählnetzes ist daher 16 qmm, der Rauminhalt 3,2 cmm. Ist die ganze Kammer durchgezählt und die Zahl a, so ist die Anzahl der Zellen im Kubikmillimeter

$$\frac{a \cdot 11}{3{,}2 \cdot 10}, \quad \text{d. h.} \quad \frac{a}{3}.$$

Kafka hat die Mischpipette ausgeschaltet, weil sie zwar für die Blutuntersuchung, nicht aber für jene der Lumbalflüssigkeit notwendig ist, die Untersuchung nur kompliziert und bei der Zählung mehrerer Flüssigkeiten und nur weniger Mischpipetten die Untersuchung verzögert und dadurch das Zugrundegehen der Liquorzellen begünstigt. Wir nehmen daher sofort nach der Lumbalpunktion 10 Tropfen Liquor mit einer Haarpipette auf, lassen sie in ein gereinigtes Uhrschälchen treten und setzen 1 Tropfen der verdünnten Zählflüssigkeit zu.

Ist der Liquor schwach blutig, dann empfiehlt sich 10 Tropfen Liquor mit 1 Tropfen 0,9%iger NaCl-Lösung zu versehen und eine Parallelzählung der Weißen und Roten vorzunehmen, um sie mit dem Verhältnis der Weißen und Roten im Blute vergleichen zu können.

2. Zellfärbung.

Zwei Reihen von Methoden stehen sich hier vorläufig noch gegenüber: die hämatologischen und die histologischen. Da sich die Bilder, die man mit beiden Methoden erhält, nicht immer identifizieren lassen, haben die Untersucher, die mit der histologischen Methode arbeiteten, zum Teil andere Zellformen beschrieben als jene, die sich der hämatologischen Technik bedienten. Methoden dieser letzteren Kategorie sind

a) Die „französische" Methode. Sie ist von Widal, Sicard und Ravaut in ihren ersten Arbeiten vornehmlich benützt worden.

3—5 ccm der Lumbalflüssigkeit werden in einem Zentrifugiergläschen durch 10 Minuten zentrifugiert. Man gießt dann den Liquor ab, kehrt das Gläschen um, nimmt den Rückstand in einer Kapillarpipette auf und verteilt ihn auf 3—4 Objektträgern in Tropfen, die nicht größer sein sollen als 2—3 qmm. Man läßt lufttrocken werden, trocknet nach bei 37°, fixiert mit Ätheralkohol und färbt mit Eosinhämatoxylin, Thionin, Methylenblau oder Triazid.

b) Methode nach O. Fischer und V. Kafka. Man nimmt die Lumbalflüssigkeit gleich bei der Punktion in Zentrifugiergläschen auf, die auf 3 ccm geeicht sind, und zwar bis zum Eichstrich. Sofort werden 3 Tropfen filtrierten Formols hinzugesetzt. Nun zentrifugiert man 20—30 Minuten, gießt den Liquor ab, nimmt den Rückstand nach gutem Durchmischen in einer Kapillarpipette auf und verteilt ihn auf zwei gut entfettete Deckgläschen, wobei man ihn in der Form eines auf der Unterlage vorgezeichneten Quadratzentimeters auf jedem Deckgläschen verteilt. Nun läßt man die Präparate lufttrocken werden, fixiert mit Methylalkohol, färbt mit Hämatoxylin (Delafield, über die Färbeintensität muß man unterrichtet sein!) und differenziert, indem man schnell durch Salzsäurealkohol (99 Teile 70%igen Alkohols, 1 Teil Salzsäure) hindurchzieht, hierauf mit dünner, wässeriger Eosinlösung kurz nachfärbt.

c) **Methode nach** Szesci. Aufnahme des Liquors wie bei b. Ebenso Zentrifugieren usw. Der Rückstand wird auf drei Objektträger in drei gleiche Teile verteilt. Dann Trocknung im Thermostat (37° C) oder Vorfixierung der noch feuchten Präparate in Formalindämpfen. Folgt eine Färbung mit Methylengrün, so ist die Vorfixation nicht empfehlenswert.

Szesci empfiehlt drei Färbungen: Methylgrünpyronin, May-Giemsa und Leishman, deren Technik in meinem „Taschenbuch der praktischen Untersuchungsmethoden der Körperflüssigkeit bei Geistes- und Nervenkrankheiten", II. Aufl. Berlin, Julius Springer 1922, nachzulesen ist.

Von histologischen Methoden ist die hervorragendste und originale die

d) **Methode nach** Alzheimer. 5 ccm Liquor werden in 10—15 ccm absoluten Alkohols aufgenommen. Es entsteht eine starke Trübung infolge der Eiweißfällung, die die Zellen mitreißt. Man zentrifugiert nun $^3/_4$ Stunden und erhält so ein dichtes Eiweißkoagulum und die darüberstehende klare Flüssigkeit. Diese wird abgegossen, durch absoluten Alkohol, dann durch Ätheralkohol, schließlich durch Äther ersetzt. Das Koagulum wird nun aus dem Gläschen wie ein Gewebstück in Zelloidin eingebettet und auf dem Mikrotom geschnitten. Als Färbung empfiehlt sich Methylgrünpyronin oder polychromsaures Methylenblau.

e) **Methode nach** Schlüchterer. Zu 4 ccm Liquor wird eine Flüssigkeit von der Zusammensetzung

Hydr. bichlorat. corros. 3,0 ccm
Eisessig . . . . 1,0 „
Aq. dest. . . . . . 100,0 „

so lange zugesetzt, bis eine starke milchige Trübung des Liquors entsteht. Es wird dann zentrifugiert und das Sediment ausgestrichen. Die Präparate werden an der Luft oder im Brutschrank getrocknet, hierauf zur Entfernung des Sublimats 5—10 Minuten in Jodalkohol (d. i. Jod in 70%igem Alkohol gelöst bis zur Dunkelbraunrotfärbung) gelegt. Gefärbt wird am besten mit Methylgrünpyronin (Nonne).

Bostroem setzte anstatt des Sublimateisessigs eine konzentrierte Sublimatlösung zum Liquor (Hydr. bichl. corros. 7,5 auf 100 ccm 0,5%ige NaCl-Lösung), verfuhr aber sonst wie Schlüchterer.

Über die Art der Zellen, die bei diesen Färbungen in Erscheinung treten, wird an anderer Stelle zu sprechen sein.

II. Befunde.

Vorbemerkungen. Bevor wir auf die Besprechung der Liquorbefunde in verschiedenen Stadien der Lues eingehen, müssen eine Reihe prinzipieller Fragen erledigt werden.

A. Belehrt uns der bei der Lumbalpunktion erhobene Befund über die Beschaffenheit des ganzen Liquors?

Als die ersten Befunde über Liquorveränderungen bei Erkrankungen des Zentralnervensystems bekannt wurden, nahm man an, daß uns die bei der Lumbalpunktion gewonnenen Ergebnisse über den Zustand des ganzen Liquors, auch des Gehirnliquors, unterrichteten. Diese Annahme wurde zuerst wankend gemacht durch eine Arbeit von O. Fischer im Jahre 1906, der nachwies, daß das zytologische Resultat der Lumbalpunktion quantitativ und qualitativ mit der Infiltration der Meningealabschnitte aus der Höhe, in der die Lumbalpunktion gemacht wird, übereinstimmt. Da O. Fischer selbst fand, daß diese Infiltration in verschiedenen Höhen der Rückenmarkssäule verschieden ist, war der Schluß naheliegend, daß auch die diesen Abschnitten entsprechende zytologische Liquorformel sich von der im Lumbalpunktat unterscheidet. Auch zeigte O. Fischer für manche Fälle eine starke Differenz in der Infiltration der zerebralen und spinalen, speziell der lumbosakralen Meningen auf, dem auch gleiche Unterschiede in bezug auf den Liquorbefund entsprechen sollen. O. Fischers Ergebnisse sind aber nicht beweisend für den verschiedenen Aufbau der Lumbalflüssigkeit in verschiedener Höhe, da er immer die gleiche Portion des Lumbalpunktionsliquors untersucht hat, jedenfalls über ein portionweises Untersuchen keine Angaben macht. Diese Lücke wurde zuerst von Neu und Herrmann 1908 ausgefüllt, die den Liquor portionsweise (oder fraktioniert, wie jetzt Weinberg sagt, ein Ausdruck, der aber schon für die fraktionierte Ammoniumsulfataussalzung u. a. vergeben ist und außerdem im chemischen Sinne irreführend wirkt) untersuchten, freilich nach Halsstauung, so daß die differierenden Ergebnisse hier nicht angeführt werden können. Walter hat dann 1910 ausführliche Untersuchungen über diesen Punkt gemacht. Bei den Untersuchungen von 24 Fällen, wobei als Maximum 67,5 ccm, als Minimum 30,7 ccm Lumbalflüssigkeit entnommen wurde, untersuchte Walter Gesamteiweißgehalt und Zellmenge in verschiedenen Portionen. Unter 20 Fällen zeigte der Eiweißgehalt in 15 eine überraschende Übereinstimmung; Abweichungen boten 5 Fälle, und zwar war in 4 Fällen die untere Portion eiweißreicher ($0,45:0,38\,^0/_{00}$, $0,6:0,5\,^0/_{00}$, $0,45:0,4\,^0/_{00}$, $0,45:0,35\,^0/_{00}$ Gesamteiweiß), während in 1 Fall das umgekehrte Verhältnis ($0,25:0,3\,^0/_{00}$) Platz griff. Bei der Fehlerquelle der Nisslmethode werden wir 2 Fälle als noch unter der Grenze der Fehlerquelle liegend annehmen müssen, so daß wir eine Übereinstimmung doch in 17 von 20 Fällen sehen. Die Zellmenge differierte häufiger. Sie war gleich unter 22 Fällen in 6 Fällen, zeigte Differenzen in 16 Fällen, und zwar war in 14 Fällen die Zellmenge der tieferen Partien größer, in 2 Fällen jener der höheren. Zur besseren Übersicht füge ich eine Tabelle der ersten 13 Fälle bei (Tab. 14).

Ich selbst habe im Jahre 1911 und 1912 ähnliche Versuche gemacht, wobei ich aber den Liquor zytologisch, chemisch und biologisch untersuchte. Im Zellgehalt fanden sich unter 9 Fällen zweimal deutliche Differenzen, beidemal in den unteren Partien die höheren Zahlen, Phase I fand sich einmal different, merkwürdigerweise aber entgegengesetzt dem Zellgehalt in den höheren Partien stärker, die Wa-R und Hämolysinreaktion zeigten so gut wie keine Verschiedenheiten. Ich habe damals auch Paralleluntersuchungen zwischen Spinal- und Ventrikelliquor gemacht, zumal Schmorl in einigen Fällen die positive Phase I und Wa-R der Lumbalflüssigkeit im Ventrikelliquor vermißt hatte. In 13 Fällen, bei denen der Ventrikelliquor postmortal entnommen worden war, zeigten sich in bezug auf Wa-R und Hämolysinreaktion keine Differenzen. Dagegen wies ein Fall, bei dem die Ventrikelpunktion ausgeführt worden war, im Ventrikelliquor einen völlig negativen Befund auf, während der Spinalliquor mittlere positive Werte zeigte; ein zweiter ventrikelpunktierter Fall dagegen zeigte

Übereinstimmung in beiden Flüssigkeiten (sogar Selbsthemmung in beiden Flüssigkeiten!). DAHLSTRÖM und WIDERÖE haben bei operativ entnommenem Liquor ebenfalls oft Differenzen im Befunde des Spinal- und Ventrikelliquors gesehen, wobei stets der Ventrikelliquor die schwächeren Reaktionen zeigte. Zu gleichen Ergebnissen kommt WEIGELDT.

Tabelle 14.

Zellmengen in verschiedenen Portionen nach F. K. WALTER.

Fall	Portion	Zellen in cmm	Fall	Portion	Zellen in cmm
1	2	0,9	8	1	30,7
	7	0,5		7	38,3
2	1	0,9	9	2	37,7
	8	0,5		6	32,0
4	1	2,5	10	1	55,1
	3	2,1		4	40,6
5	2	0,9	11	1	29,4
	5	0,7		5	27,9
6	1	21,2	12	1	23,4
	9	14,7		8	15,0
7	3	12,6	13	1	3,6
	8	11,9		3	6,4

Die von NEU und HERRMANN, F. K. WALTER, KAFKA u. a. geübte portionsweise Untersuchung der Lumbalflüssigkeit ist in neuester Zeit durch WEINBERG und WEIGELDT wieder in den Vordergrund gerückt worden. WEINBERG weist besonders auf die Differenzen im Zellgehalt hin; meist waren die ersten Portionen am zellreichsten, doch zeigte sich auch das umgekehrte Verhältnis. In einem Falle von Wirbelkaries wies die erste Portion 129, die zweite 44 Zellen auf, während die dritte normal war. Er fand auch Differenzen im Gesamteiweißgehalt (bestimmt nach NISSL), doch im zitierten Falle stand die Vermehrung des Eiweißes gerade im umgekehrten Verhältnis zu jener der Zellen. In einem Falle zeigten sich auch Unterschiede der Wa-R. WEIGELDT schlägt auf Grund seiner Ergebnisse vor, die Zellzahl der Lumbalflüssigkeit in Anfangs- und Endportion zu bestimmen. Er spricht der portionsweisen Untersuchung der Lumbalflüssigkeit auf Zell- und Eiweißgehalt große diagnostische Bedeutung, besonders zur Bestimmung des Sitzes des pathologischen Prozesses zu. Für die Eiweiß- und Zellverteilung im pathologischen Liquor sind nach ihm vier Faktoren ausschlaggebend, nämlich Art und Lokalisation des pathologischen Prozesses, Sedimentierung der Zellen, Liquorverschiebungen und Liquorabfluß, Verhinderung der Liquorverschiebung (durch Tumoren, Adhäsionen u. ä.).

MATZDORFF und LOEBELL haben sich ebenfalls ähnlichen Untersuchungen gewidmet. Ein Vorzug der Arbeit ist, daß sie den eventuellen Fehlerquellen der Technik besondere Beachtung schenkt. Sie fanden bei Zellzahlen unter $^{20}/_3$ die Differenzen nicht so erheblich, als daß sich Schlüsse daraus hätten ziehen lassen. Bei Fällen mit höheren Zellzahlen sahen sie — was besonders betont sei — keine Differenzen im Eiweißgehalt und der Wa-R verschiedener Portionen. In 20 von 44 Fällen dieser Kategorie fanden sie in verschiedenen Portionen

29*

Differenzen im Zellgehalt, die größer als die Fehlerquellen der Methode waren. „Einige Fälle sprechen für Zellanhäufung in der Gegend des Herdes, andere für Sedimentierung." Sie geben eine Erklärung für diese Befunde durch die Formel:

$$\frac{\text{Senkungsgeschwindigkeit der Zellen}}{\text{Schnelligkeit der Zellbildung}} \times \frac{\text{Zellresistenz}}{\text{Zellgiftigkeit des Liquor}} = x,$$

wenn $x < a$ (Größe, die der gleichmäßigen Liquorzusammensetzung entspricht), so findet man Zellanhäufung am Orte der Entstehung; ist $x > a$, so zeigt sich Sedimentierung. Zu dieser Formel wäre vorgreifend zu bemerken, daß die frühere Annahme einer Zellgiftigkeit der Lumbalflüssigkeit nach den ausführlichen Untersuchungen von Kafka durch nichts bewiesen, sondern im Gegenteil sehr unwahrscheinlich ist.

Wir haben in derselben Zeit wieder eine größere Reihe von Lumbalflüssigkeiten portionsweise untersucht; es fanden sich

Zellwerte gleich in 30%,
Zellwerte fast gleich in 38% } praktisch gleich in 68%,
Zellwerte in den ersten Portionen höher in 15%,
Zellwerte in den letzten Portionen höher in 7,5%,
Phase I geringe Differenzen in 2%.

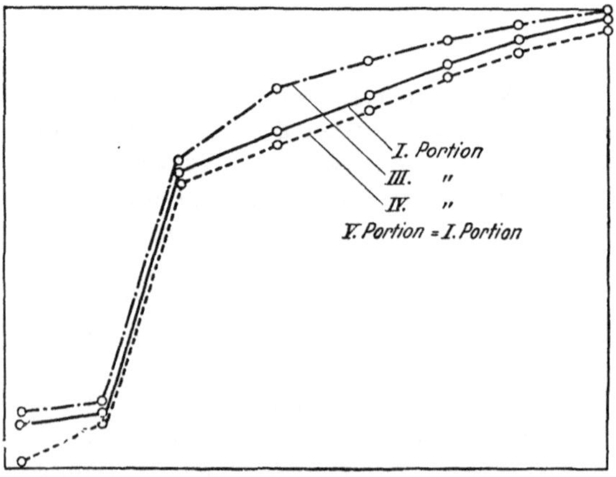

Abb. 11. Mastixreaktion in verschiedenen Höhen.

Die biologischen Untersuchungen und die Kolloidreaktionen (Abb. 11) wiesen keinerlei praktisch ins Gewicht fallende Unterschiede auf. Aber auch in bezug auf die Zellwerte wäre zu erwähnen, daß trotz den angegebenen Schwankungen die Grenzen, die man sich relativerweise für die verschiedenen Krankheiten zieht, nicht überschritten werden, ebenso die später zu besprechenden Korrelationen. Auch Pette hat keine ins Gewicht fallenden Differenzen bei seinem Material gefunden. Andererseits kann in Fällen, bei denen eine Lokaldiagnose speziell des Rückenmarks in Frage kommt, die portionsweise Untersuchung der Lumbalflüssigkeit von Wert sein, doch ist hier auch Vorsicht am Platze, da genügend Befunde widersprechender Natur vorliegen.

Aus den besprochenen Befunden ist die Forderung erhoben worden, die Lumbalflüssigkeit portionsweise zu untersuchen oder zumindest den Zellgehalt in Anfangs- und Endportion zu bestimmen. Da dies in der Praxis aber mit dem besten Willen sich nicht durchführen läßt, da dem Untersucher die zu prüfende Flüssigkeit in einem oder höchstens in zwei Gläschen geliefert wird, habe ich vorgeschlagen, die Zählung aus dem gut durchgemischten Gesamtliquor zu machen, um wenigstens Durchschnittswerte zu haben. Ich habe aber in meinem Taschenbuch ausdrücklich betont, daß dort, wo es möglich ist, die Zellzählung aus den ersten Tropfen klaren Liquors vorgenommen werde und die übrigen Gläschen (möglichst viele Portionen) numeriert werden.

Es wäre also zu sagen, daß der bei der Lumbalpunktion erhobene Befund uns in einer für die Praxis genügenden Weise über die Verhältnisse des subarachnoidealen Liquors orientiert; daß der Ventrikelliquor meist schwächer reagiert, fällt nicht ins Gewicht. Für besondere Fälle, z. B. Lues spinalis, empfiehlt sich die portionsweise Untersuchung der Lumbalflüssigkeit.

Bezüglich der Frage, ob die Befunde verschiedener Untersucher bei einer bestimmten Erkrankung oder derselben Untersucher bei derselben Erkrankung und verschiedenen Punktionen, speziell bei Behandlung vergleichbar sind, sei auf das oben Gesagte bezüglich der Zellzählung hingewiesen; im übrigen wird betont, daß die Zellmenge der pathologischen Lumbalflüssigkeit den variabelsten Faktor darstellt und Zellbefunde daher nur innerhalb größerer Streuungswerte zu beurteilen sind. Für die anderen Untersuchungsergebnisse besteht aber die Gefahr nur in sehr geringem Maße.

B. Der normale Liquor.

Auf krankhafte Reize reagiert die Lumbalflüssigkeit mit großer Empfindlichkeit. Es ist daher von entscheidender Bedeutung zu wissen, wie sich der pathologische Liquor vom normalen abgrenzt. Leider bestehen diesbezüglich keine einheitlichen Angaben in der Literatur, da einerseits die Methodik der Autoren, andererseits das Material, das den Untersuchern zur Verfügung stand, verschieden sind. Bei der Feststellung der Normalbefunde müssen ausgeschaltet werden, abgesehen von den natürlich nicht zu verwertenden Fällen von Erkrankungen des Zentralnervensystems und seiner Häute: alle Fälle von Syphilis, Hautkrankheiten, Entzündungsprozesse außerhalb des Zentralnervensystems, Stoffwechselkrankheiten und kachektische Prozesse. Am besten eignen sich also Lumbalflüssigkeiten von körperlich Gesunden, funktionell Nervenkranken und solche, die der Rückenmarksanästhesie bei nicht entzündlichen chirurgischen Erkrankungen entstmmen. Die Nichtbeachtung dieses prinzipiellen Punktes machte viele Zusammenstellungen über den „normalen" Liquor, z. B. jene von SCHOENFELD unrichtig. In zweiter Linie kommen Differenzen der Technik, Verschiedenheiten in der Beurteilung des Reaktionsausfalles usw. Schließlich können die von WEINBERG und WEIGELDT neuerdings wieder betonten Verschiedenheiten in der Liquorzusammensetzung an solchen Differenzen mit schuld sein, da nicht alle Autoren ihre Zählungen in den gleichen Liquorportionen vollziehen. Schließlich kommt als nicht unwesentlich in Betracht, daß nicht blutfreier Liquor zur Untersuchung verwendet wird. Hierbei passiert es oft, daß von Ungeübten blaugefärbte Erythrozyten der Liquorzellen gezählt und durch die Blutbeimengung hervorgerufenen schwachen Eiweiß- und biologischen Reaktionen als positiv verwertet werden. Etwas Ähnliches gilt vom bakteriologisch verunreinigten Liquor, wie man es oft bei durch die Post zugesandten Proben sieht.

Die größten Unterschiede in der Beschaffenheit des Normalliquors wurden bezüglich des Zellgehaltes berichtet. Aus folgender Tabelle 15 ist das ersichtlich.

Tabelle 15.

Normale und Grenzwerte der Liquorzellen.

Autoren	Zellen in cmm		
	normal	Grenzzahl	pathologisch
Plaut, Rehm und Schottmüller .	1— 5	6— 9	10 und mehr
Nonne	4—10	—	—
Holzmann	0— 2	3— 4	5 und mehr
Gennerich I	3— 8	—	—
Gennerich II	3— 6	6— 9	über 9
Schönfeld	0— 5	5—10 (noch normal)	10 und mehr
Stümpke	0— 5	5—10	10 und mehr
Kohrs	1—10	11	12 und mehr
Eskuchen	(0)—1—2	5	—
Hauptmann	1— 4	5	mehr als 5
Weinberg	—	5	über 5 Zellen
Dreyfus	1— 5		6 und mehr

Bezüglich der Phase I sind die Meinungen übereinstimmender und die orginale Annahme Nonnes, daß negative bis Spur Opaleszenz normal bedeutet und das Pathologische von Opaleszenz an beginnt, wird von den meisten Autoren geteilt. Nur Herrenschneider und Herrenschneider-Gumprich glaubten bei nicht-organischen Erkrankungen des Zentralnervensystems positive Phase I zu sehen, Befunde, die von Hauptmann einer sehr gerechtfertigten Kritik unterzogen worden sind. Neuerdings hat Schönfeld behauptet, daß eine positive Phase I auch bei Normalen vorkommen könne. Ich habe diese Annahme mit dem Hinweis auf Schönfelds Material bekämpft. Freilich kann in manchen Fällen die Entscheidung, ob noch Spur Opaleszenz vorliegt oder schon Opaleszenz vorhanden ist, Schwierigkeiten bereiten und subjektiven Fehlern unterworfen sein. Für einen geringen Prozentsatz der Differenzen in den Angaben der Autoren dürfte dieser Punkt nicht ohne Bedeutung sein.

Bezüglich der Pandyreaktion geht die allgemeine Anschauung dahin, daß sie für die Abgrenzung des normalen vom pathologischen Liquor zu empfindlich ist. Auch bei der Versuchsanordnung nach Zaloziecki lassen sich ganz schwach positive Reaktionen des normalen Liquors nicht immer vermeiden.

Dagegen ist für diesen Zweck die Weichbrodtsche Reaktion sehr geeignet; wir haben häufig eine Phase I: Spur Opaleszenz und Weichbrodt: negativ nebeneinander gesehen, so daß uns die negative Sublimatreaktion eine gute Stütze zur Beurteilung des normalen Liquors war. Wieso Schönfeld in $58\,^0/_0$ der Punktionen und $68\,^0/_0$ der Fälle Normaler eine positive Weichbrodtsche Reaktion gesehen hat, ist uns unerklärlich, selbst wenn wir die Eigenart seines Materials berücksichtigen.

Daß auch die Angaben über den Gesamteiweißgehalt des Liquors nicht übereinstimmen, nimmt bei der nicht vollkommenen Exaktheit der Methoden nicht wunder. Wenn auch über die Grenzahlen des normalen Liquors eine gewisse Einigkeit unter einer Reihe von Autoren besteht, so findet man andererseits wieder Angaben, wie z. B. 3—8 Teilstriche der Nisslmethode als Eiweißwerte bei Gesunden! Solche Ergebnisse sind auch, wenn man die nicht voll-

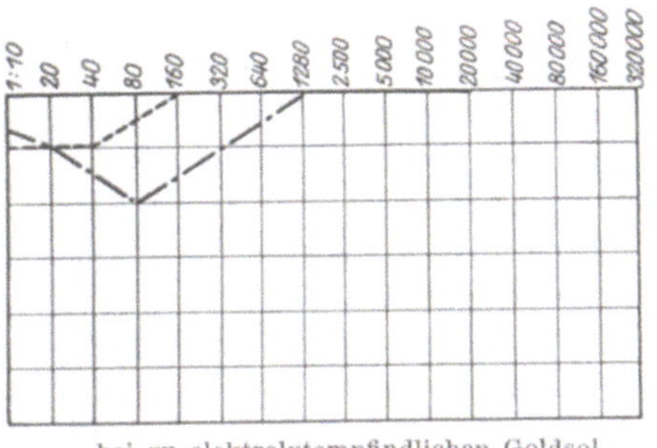

Abb. 12. Goldsolreaktion. Normal.

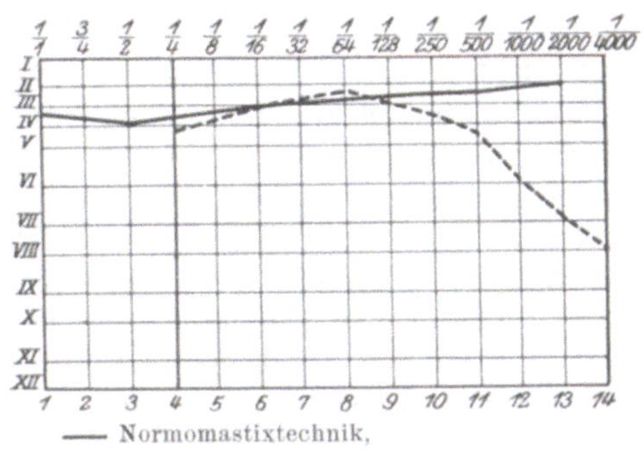

Abb. 14. Mastixreaktion. Normaler Liquor.

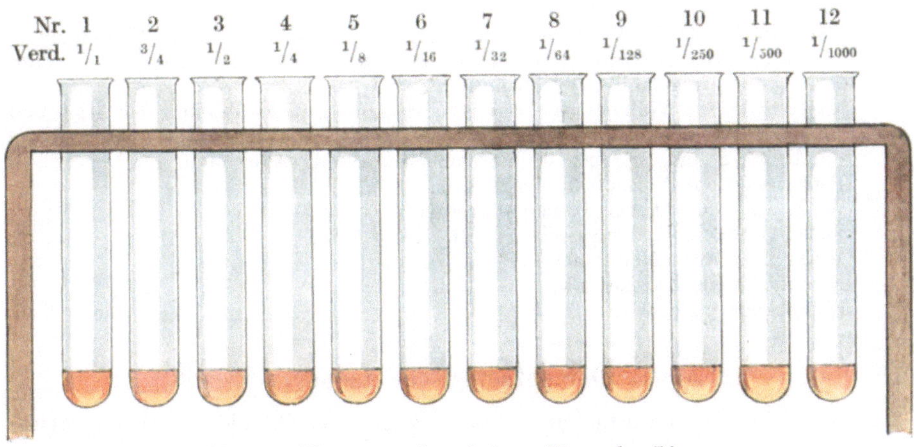

Abb. 13. Goldsolreaktion. Normaler Liquor.

Abb. 15. Normomastixreaktion. Normaler Liquor.

ständige Exaktheit der Methode einrechnet, nur erklärlich, wenn man annimmt, daß nicht allen Forderungen der Technik Genüge geleistet worden ist.

Auf dem Gebiete der Kolloidreaktionen ist eine scharfe Abgrenzung des normalen vom pathologischen Liquor möglich, vor allem bei der Mastixreaktion, wenn man sich genau an die Technik von Jacobsthal und Kafka oder die Normomastixtechnik hält, wie auch Bonsmann hervorhebt. Wenn Schönfeld die Emanuelsche Reaktion in einer Reihe liquornormaler Fälle positiv gesehen hat, so hat er sich jedenfalls nicht der Technik von Jacobsthal und Kafka bedient. Bei der Goldsolreaktion ist diese Abgrenzung nicht so klar durchführbar, da normale Liquors selbst bei Ausführung des Vorversuches immerhin selten leichte Ausfällungen bei Verdünnungen $^{1}/_{10}$—$^{1}/_{20}$ oder $^{1}/_{40}$—$^{1}/_{80}$ geben können. Diese Figuren sind aber von den pathologischen meist gut unterscheidbar.

Die biologischen Reaktionen sind ihren Ergebnissen mit dem pathologischen und normalen Liquor der am wenigsten schwankenden Beurteilung unterworfen. Für die Wa-R, die Hämolysinreaktion und die Flockungsreaktion ist so gut wie allgemein ein negatives Verhalten bei normalem Liquor anerkannt.

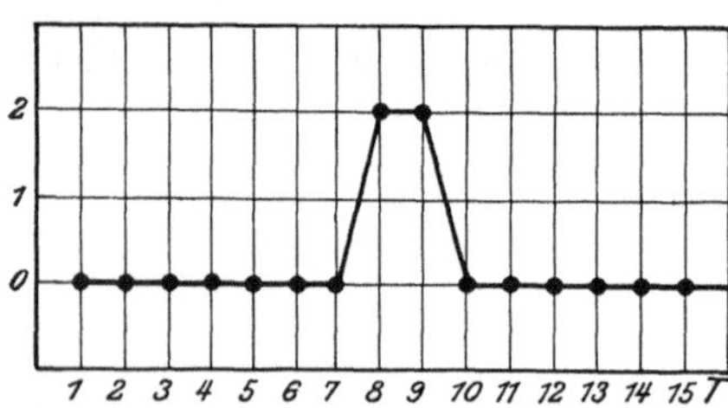

Abb. 16. Benzoereaktion. Normalkurve.

Nach unseren langjährigen Erfahrungen gilt folgendes Schema für den normalen Liquor (Tab. 16):

Tabelle 16.

Normaler Liquorbefund.

Zellzahl: 0 bis 4,5 Grenzwert im cmm.
Phase I: Negativ bis Spur Opaleszenz.
Pandy: Negativ bis Spur Opaleszenz bis Opaleszenz.
Weichbrodt: Negativ.
Gesamteiweiß: 0,009—0,018—0,03%.
Goldsolreaktion: Vollkommener Mangel jeglicher Entfärbung in den Verdünnungsresten oder Entfärbung bis rotviolett (sehr selten violett) bei $^{1}/_{10}$—$^{1}/_{20}$ oder $^{1}/_{40}$—$^{1}/_{80}$ ungefähr (Abb. 12 u. 13).
Mastixreaktion: Vollkommen negativ oder ganz geringe Trübung bei 1 : 4 und 1 : 8 bei der Technik von Jacobsthal und Kafka, ganz geringe Trübung bei 1 : 2 und 1 : 4 bei der Normomastixtechnik (Abb. 14 u. 15).
Benzoereaktion: Normalkurve (Abb. 16).
Wa-R: Bis 1,0 aktiv und inaktiv negativ.
Sachs-Georgis Flockungsreaktion: Bis 0,5 negativ.
Meinickes dritte Modifikation: Bei 0,5 negativ.
Hämolysinreaktion: Negativ.
Komplement: Negativ.

C. Der pathologische Liquor.

Aus dem über den normalen Liquor Gesagten ergibt sich, daß als pathologische Lumbalflüssigkeit jede zu bezeichnen ist, die in einer der angegebenen Reaktionen von der Grenze ins Pathologische abweicht. Da nun die Befunde für den normalen Liquor nicht von allen Autoren gleichmäßig angegeben werden, ergibt sich, daß auch der pathologische Liquor nicht gleichmäßig definiert wird. Es wäre daher nötig in jeder Arbeit, die mit pathologischen Liquorbefunden hantiert, anzugeben, wo für den betreffenden Autor die Grenze zwischen Pathologisch und Normal gezogen ist. Aber auch abgesehen davon, kann die Anwendung des Begriffes pathologischer Liquor in Statistiken zu Irrtümern, ja Fehlern führen. Die Bedeutung des pathologischen Liquors ist eine verschiedene, je nachdem sich die Erscheinungen schnell oder langsam ausgebildet haben, ferner in welchem Luesstadium sie aufgetreten sind, schließlich ob sie von klinischen Erscheinungen begleitet sind oder nicht. Ein pathologischer Liquor ist jeder Liquor, der eine pathologische Liquorreaktion hat. Es müssen also alle in Betracht kommenden Liquorreaktionen ausgeführt sein, um einen Liquor als mit Sicherheit nicht pathologisch zu bezeichnen. Ferner sagt ein pathologischer Liquor verschiedenes aus, je nach der Stärke des positiven Ausfalles der Reaktionen, nach der Eigenart des Liquorbefundes, d. h. welche Reaktionen positiv, welche negativ sind, und nach der angewandten Methodik. Erst wenn alle diese Punkte genügend berücksichtigt werden, lassen sich die verschiedenen Befunde miteinander vergleichen und läßt sich die Bedeutung des einzelnen Liquorbefundes ermessen. Ferner kommt in Frage, ob einem positiven Liquorbefund ein negativer oder ein positiver vorausgegangen ist, d. h. es muß zur genauen Analyse des Liquors im Querschnitt jene im Längsschnitt (GOLDBERGER) kommen, wenn es halbwegs möglich ist. Jeder, der eine klinische Arbeit mit Liquorbefunden belegt, möge sich diese Punkte vor Augen halten, möge bedenken, daß ein großer Teil seiner Arbeit vergeblich war, wenn der positive Befund nicht in einer nach jeder Richtung hin genügenden Weise dargestellt worden ist. Die alleinige Angabe „positiver Liquor" ist nach dem heutigen Stande unseres Wissens vollkommen ungenügend und oft irreführend.

D. Gesamtprofile oder -spektren, Korrelationen, Dissoziationen, Syndrome.

Die kritische Zusammenfassung der Ergebnisse sämtlicher ausgeführten Liquorreaktionen ergibt das Gesamtprofil (KAFKA) oder -spektrum (ESKUCHEN) des pathologischen Liquors. NONNE gebührt das Verdienst, durch seinen Terminus der „vier Reaktionen" zum erstenmal die Notwendigkeit der Zusammenfassung der Liquorreaktionen zu einem Gesamtbilde dargetan zu haben. Freilich sind heute zur Luesdiagnose neben Feststellung der Zellmenge, der Phase I und der Wa-R im Liquor für die Aufstellung des Gesamtprofils noch die Ergebnisse der Kolloidreaktionen und der Hämolysinreaktion unbedingt nötig, jene der WEICHBRODTschen und BRAUN-HUSLERschen Reaktion, der fraktionierten Ammoniumsulfataussalzung, sowie der Flockungsreaktionen sehr wünschenswert. Bei der Analyse des Gesamtliquorbildes zeigt sich nun oft eine deutliche Übereinstimmung der Ergebnisse der verschiedenen Reaktionen, oft aber auch ist das Umgekehrte zu beobachten und diese Fälle sind besonders wichtig. Da sie ein gutes Licht auf die Beziehungen der Liquorreaktionen zueinander und eventuell zum Krankheitsprozeß werfen, hat KAFKA von Korrelationen gesprochen, während französische und italienische Autoren, ausgehend von der Übereinstimmung der Reaktionen, solche Fälle Dissoziationen des Liquorbefundes nannten. Kafka hat besonders auf eine wichtige Korrelation im Liquorbild hingewiesen, nämlich jene zwischen entzündlichen (bes. Pleozytose) und biologischen (bes. Wa-R), die besonders bei der Differentialdiagnose der Nervenlues eine Rolle spielt. Als Dissoziationen werden von französischen Autoren besonders solche Liquorbilder genannt, in denen eine oder mehrere Liquorreaktionen negativ sind bei positivem Verhalten der übrigen. Solche Fälle sind z. T. bedeutungslos, z. T. von großer diagnostischer und theoretischer Wichtigkeit (z. B. positive Wa-R bei negativen übrigen Liquorreaktionen). Eine Reihe von Dissoziationen des Liquorbefundes sind besonders interessant und als Syndrome bekannt geworden, wobei freilich z. T. Liquorsymptome hinzukommen können, die dem pathologischen Liquor für gewöhnlich nicht eigen sind. So hat Froin ein Syndrom beschrieben: Xanthochromie, schnelle und massive Gerinnbarkeit der Lumbalflüssigkeit, schwache oder fehlende Pleozytose bei starker Eiweißvermehrung, negative Wa-R. Es findet sich vor allem bei komprimierenden Rückenmarksaffektionen. Eine schwächere Form des Froinschen Syndroms stellt das Nonnesche dar: vermehrter Eiweißgehalt bei meist fehlender Pleozytose. Kafka beschrieb bei bestimmten Fällen von Nervenlues ein Syndrom, das in starker Globulin- und Eiweißvermehrung, positive Wa-R mit Neigung zur Selbsthemmung bei höheren Werten, dabei mäßigen Zellwerten, besteht. Andere beschriebene Liquorsyndrome (Enzephalitissyndrom nach Eskuchen, Hirntumorsyndrom nach C. Lange) sind für die Syphilisdiagnose bedeutungslos.

1. Befunde der Lumbalflüssigkeit ohne klinisch nachweisbare Beteiligung des Zentralnervensystems.

Wie in der Vorbemerkung besprochen wurde, macht die kritische Beurteilung und Zusammenfassung der vorliegenden pathologischen Liquorbefunde in den verschiedenen Luesstadien ohne Ergriffensein des Zentralnervensystems manche Schwierigkeiten. Dazu kommt weiter, daß die klinische Abgrenzung der verschiedenen Luesstadien nicht von allen Autoren einheitlich gehandhabt wird, ferner muß unterschieden werden zwischen unbehandelter und behandelter Lues, sowie auf die Art der Behandlung Rücksicht genommen werden. Schließlich wurde das eventuelle Vorhandensein subjektiver oder objektiver klinischer Erscheinungen von seiten des Zentralnervensystems nicht überall genügend berücksichtigt. Ich halte mich an die Einteilung Fleischmanns, die mir die übersichtlichste erscheint: Lues I: Primäre Lues mit negativer Wa-R im Blute, Lues I und II: Primäre Lues mit positiver Wa-R im Blute, Lues II: Vom Beginn der Haut-Schleimhauterscheinungen an.

a) Lues I (mit negativer Wa-R im Blute). Hier macht sich die oben angedeutete Verschiedenheit in der Abgrenzung der Luesstadien bei den Autoren am meisten geltend. Während Fleischmann als Lues I nur das Stadium des Primäraffekts rechnet mit negativer Wa-R, enthalten die Zusammenstellungen der meisten Autoren Primärfälle mit negativer und positiver Wa-R im Blute oder sogar nur letztere, und nur einzelne Autoren (z. B. Kohrs) trennen diese beiden Gruppen, wenn sie auch beide dem Primärstadium zurechnen. Bei anderen Autoren erfolgt überhaupt keine Einteilung in Luesstadien; sie sprechen von Früh- und Spätfällen oder teilen nach den klinischen Erscheinungen ein. Es ist daher schwierig, ein Bild des Standes der Liquorinfektion bei der reinen primären Lues zu geben, trotzdem gerade diese Feststellungen von größter theoretischer Bedeutung sind. So lassen sich die zu den ersten gehörigen Untersuchungen von RAVAUT in diesem Sinne nicht verwerten, weil zwischen seronegativen und seropositiven Fällen nicht unterschieden ist. Von dem WECHSELMANNschen Material gehören zwei Fälle hierher, die beide ein vollkommen negatives Ergebnis hatten. ALTMANN und DREYFUS beschreiben 5 Fälle, bei denen alle zur Anwendung gelangten Reaktionen ein negatives Ergebnis hatten. STÜMPKE erwähnt 2 Fälle, die ebenfalls negative Reaktionen aufwiesen. KOHRS zieht 3 unbehandelte Fälle von Primärsyphilis heran, von diesen hatte einer positive Phase I, einer leichte Zellvermehrung (12), der dritte war negativ. 5 behandelte Fälle von seronegativer Lues I, die KOHRS erwähnt, ergaben durchwegs negative Resultate. Von den GENNERICHschen Fällen gehören 14 hierher. Es fand sich Pleozytose 2mal, Phase I 1mal positiv, Wa-R stets negativ vor der Kur; nach der Kur (einzelne Fälle waren vor der Kur nicht punktiert) Phase I 5mal positiv, 6mal fraglich. FRÜHWALD berichtete auf dem XII. Dermatologenkongreß zu Hamburg über 19 seronegative Fälle von Lues I; davon zeigten nur 4 pathologische Liquorreaktionen, und zwar 2 positive Phase I, 1 positive Phase und Pleozytose, 1 positive Wa-R bei Auswertung. Die Goldsolreaktion führte FRÜHWALD in 9 Fällen aus; von diesen zeigten 1 eine Spur, 3 eine schwachpositive Goldsolreaktion. FRÜHWALD resümiert, daß sich im seronegativen Primärstadium $10^0/_0$ Liquorveränderungen finden, die in erster Linie in positiver Goldsolreaktion, dann in positiver Phase I bestehen. FLEISCHMANN hat 27 hierhergehörige Fälle untersucht. Er fand Pleozytose in $37,1^0/_0$, und zwar Plasmazellen in $22,2^0/_0$, positive Phase I in $14^0/_0$, positive Wa-R in $7,4^0/_0$ der Fälle. Isoliert fand sich Pleozytose in $8^0/_0$ der Fälle. Eine Erhöhung des Liquordruckes wiesen $51,8^0/_0$ der Fälle auf, davon $32^0/_0$ nur dieses Phänomen. FLEISCHMANN nimmt daher an, daß die Erhöhung des Liquordruckes ein wichtiges prämonitorisches Zeichen sei, als zweites käme die Pleozytose, dann erst die positive Phase I, sowie die positive Wa-R in der Lumbalflüssigkeit. Er setzt sich damit in einen Gegensatz zu FRÜHWALD, der als erstes Zeichen der Liquorerkrankung Kolloid- und Eiweißveränderungen ansieht. FLEISCHMANN hat auch genau auf subjektive oder objektive krankhafte Erscheinungen des Zentralnervensystems geachtet. Objektive Symptome sah er überhaupt nicht, subjektive Erscheinungen wiesen $7,4^0/_0$ der Fälle auf, doch zeigten auch Liquorgesunde subjektive krankhafte Phänomene (Kopfschmerzen, Schlaflosigkeit, allgemeine Nervosität usw.). WEIGELDT sah bei 5 seronegativen Primärfällen eine positive Goldzacke bis blau meist bei $^1/_{80}$. Ich selbst habe an der Hand eines Teils des FLEISCHMANNschen Materials die Hämolysinreaktion der Lumbalflüssigkeit untersucht. Ich fand unter 10 Fällen von Lues I 2 Fälle, die sich positiv verhielten, und zwar 3 Wochen nach der Infektion. Der eine wies auf: Zellen $^{40}/_3$, Phase I negativ, Wa-R 0,5 +++ Hämolysinreaktion: Spur; der andere zeigte: Zellen $^{32}/_3$, Phase I fraglich, Wa-R bis 1,0 negativ, Hämolysinreaktion +++. BOAS und NEVE hatten unter 9 Lumbalflüssigkeit des seronegativen Primärstadiums niemals eine positive Hämolysinreaktion. Nur auf Wa-R in der Lumbalflüssigkeit untersuchten ANDRY und LAVU, die in 1 Fall positive Wa-R fanden, während SCHÖN unter 72 Fällen nur 2mal positive Wa-R der Lumbalflüssigkeit sah. BOAS sah in

30 Fällen von Lues I mit negativer Wa-R im Blute stets negative Wa-R der Lumbalflüssigkeit. Zusammenzufassen wäre, daß im seronegativen Primär-stadium positive Liquorbefunde relativ selten sind, aber doch vorkommen. Nach der Drucksteigerung scheint zuerst die Pleo-zytose aufzutreten, dann die Kolloidreaktionen, hierauf die Glo-bulinreaktionen, schließlich die Wa-R, wenn auch sehr selten. Auch die Hämolysinreaktion ist meist negativ, jedoch kann sie in seltenen Fällen positiv sein, sogar unabhängig von den übrigen Liquorreaktionen. Durch Behandlung lassen sich die positiven Liquorreaktionen des Primärstadiums anscheinend leicht negativ machen, doch tritt auch umgekehrt eine Verstärkung der patho-logischen Eiweißwerte nicht selten auf.

b) Lues I und II (mit positiver Wa-R im Blute). Das Material dieser Gruppe ist bedeutend größer. Ravauts Fälle sind wohl hierher zu zählen. Er unter-suchte 7 Lumbalflüssigkeiten und sah außer einer geringen Eiweißvermehrung nie pathologische Veränderungen des Liquors. Bergl und Klausner berichten über 4 Fälle; bei 2 von diesen waren die Zellzahlen etwas erhöht, einmal ver-bunden mit positiver Phase I, die 2 anderen Fälle wiesen nur negative Ergeb-nisse auf. M. Fraenkel beschrieb 2 Fälle; der eine zeigte Wa-R $+$ bei 1,0, alles andere sowie das Gesamtergebnis des zweiten Falles war negativ. Haupt-mann führt 3 Fälle an mit durchwegs negativen Resultaten. Kohrs sah unter 11 unbehandelten Fällen 5 mal Pleozytose, 1 mal Zellgrenzwert, 4 mal positive Phase I, 1 mal positive Wa-R. Bei 7 behandelten Fällen war alles negativ. Altmann und Dreyfus bringen 3 hierhergehörige Fälle, von denen nur einer eine mäßige Vermehrung der Zellen zeigte, alles andere war negativ. Wile und Stokes sahen unter 6 Fällen 2 mal positive Wa-R. Gennerich führt 44 Fälle an, die größtenteils vor und nach der Kur lumbalpunktiert worden waren. Es fand sich vor der Kur: 3 mal Pleozytose, 3 mal Zellgrenzwert, 2 mal positive Phase I, 2 mal positive Wa-R; nach der Kur: 12 mal Pleozytose, 4 mal Zellgrenzwert, 10 mal positive Phase I, 2 mal positive Wa-R. Hauptmann erwähnt 3 Fälle von Lues I und II, bei denen Zellzahl, Phase I und Wa-R normal waren. Frühwald bringt 45 Fälle; davon bot 1 Pleozytose, 2 positive Phase I, 1 positive Wa-R. Die Goldsolreaktion wurde 15 mal angestellt, nur hatte 3 mal eine Spur, 8 mal positives Ergebnis. Er bespricht ferner 283 Fälle der Literatur, von denen 15 Pleozytose, 4 Gesamteiweißvermehrung, 12 Pleozytose und positive Phase I, 1 Pleozytose und Wa-R, 1 positive Wa-R und Phase I, 3 positive Wa-R bieten. Unter 78 mit Goldsol untersuchten Lumbalflüssigkeiten boten 24 eine Spur Reaktion, 15 waren deutlich positiv. Frühwald resümiert, daß die Veränderungen der Lumbalflüssigkeit im seropositiven Primärstadium gegenüber dem seronegativen zunehmen. Weigeldt sah bei Lues I unter 10 Fällen 5 mal positive Goldreaktion, bei Lues I und II 11 mal unter 15 Fällen. Gamper und Skutetzky sehen 50% pathologische Liquorveränderungen im seropositiven Primärstadium. Fleischmann berichtet über 39 Fälle von Lues I und II. Von diesen wiesen 33% Pleozytose, davon 26% Plasmazellen, 18,5% positive Phase I, 14,8% positive Wa-R auf. Druckerhöhung kam in 40% isoliert, in 48,6% verbunden mit anderen pathologischen Liquorphänomenen vor, Pleozytose bestand isoliert in 11,1% der Fälle. Bezüglich der subjektiven Nervensymptome fand er das gleiche wie bei Lues I. Die Hämolysinreaktion

der Lumbalflüssigkeit haben BOAS und NEVE in 9 Fällen von Lues I und II
ausgeführt; sie fanden 1 mal ein positives Ergebnis; neben der positiven Hämolysinreaktion fand sich hier nur Pleozytose von 11 Zellen im cmm. Ich selbst
fand in einem Fall von Lues I und II die Andeutung einer positiven Hämolysinreaktion; von anderen Reaktionen war nur die Wa-R positiv.

Im seropositiven Primärstadium nehmen also die pathologischen
Liquorbefunde gegenüber dem seronegativen zu, sie können von
subjektiven Nervensymptomen begleitet sein, müssen es aber nicht,
auch kommen solche Erscheinungen ohne pathologische Liquorveränderungen vor. Reihenfolge des Auftretens sowie Häufigkeit
der einzelnen Liquorsymptome dürften dieselben sein wie bei der
Lues I. Bezüglich den Flockungsreaktionen im Liquor bei Lues I und Lues I
und II besteht sogut wie keine Literatur. Die obigen Feststellungen gelten nur
dann, wenn der Ausfall der Original-Wa-R als entscheidendes Kriterium für
das Luesstadium genommen wird, da Verfeinerungen (Cholesterinkältemethode,
Aktivmethoden) schon früher ein positives Resultat ergeben können und somit
die Grenzen zwischen Lues I und Lues I und II etwas verwischen. Aus den
GENNERICHschen Fällen sehen wir, daß in diesem Stadium besonders oft nach
Behandlung eine Verstärkung der pathologischen Liquorwerte auftreten kann, wie wir eine solche bereits im Primärstadium kennen gelernt
haben.

Wir resümieren also, daß schon im seronegativen Primärstadium,
also noch vor Auftreten der Wa-R im Blute pathologische Liquorveränderungen vorhanden sein können, daß sie aber nach Erscheinen
der positiven Seroreaktion häufiger werden und durch Behandlung schwerer zu beeinflussen sind.

c) **Lues II.** Besonders eifrig ist dieses Stadium durchforscht worden. Bei
der Besprechung der Befunde muß Rücksicht genommen werden auf die klinisch-
dermatologischen Besonderheiten (Art des Exanthems, Alopecie, Leukoderm
usw.), auf das Vorhandensein subjektiver oder objektiver Nervensymptome
(frühsyphilitische Meningitis, Meningo- und Neurorezidiv), auf die Art und
Dauer der Behandlung, auf den Zeitpunkt der Lumbalpunktion im Sekundärstadium, ferner darauf, ob das betreffende Stadium ein Rezidiv darstellt oder
nicht. Da die Autoren auf den einen oder anderen dieser Punkte ihr Hauptgewicht gelegt und ihn als Einteilungsgrund für ihre Statistik der pathologischen
Liquorveränderungen im Sekundärstadium benutzt haben, ergibt sich ein
recht buntes, leider aber auch recht unregelmäßiges Bild. WIDAL, LESOURD
und LUTIER sahen in $^2/_3$—$^3/_4$ ihrer Sekundärfälle Zell- und Eiweißvermehrung.
SCHLESINGER berichtet über 2 Fälle ohne Zellvermehrung (andere Untersuchungen wurden nicht gemacht!). RAVAUT fand bei 33 behandelten Lues II-
Fällen 14 mal Druckerhöhung, 22 mal erhöhte Eiweißwerte, 22 mal Pleozytose,
und zwar 7 mal geringe, 11 mal mittelstarke, 11 mal starke Zellvermehrung,
3 mal positive Wa-R (ohne Auswertung!). WECHSELMANN bespricht die Ergebnisse von Lumbalpunktaten von 13 Lues II-Fällen. 6 mal war der Liquor negativ
(nur 1 mal Zellvermehrung). Die anderen positiven Lumbalflüssigkeiten stammten
bis auf einen alle von Patienten, die an Kopfschmerzen, Schlaflosigkeit und
meningealer Reizung litten. Sie waren alle behandelt und wurden von WECHSEL-

mann z. T. nach erneuter Behandlung, noch einmal z. T. während der erneuten Behandlung im Liquor kontrolliert. Die Tabelle 17 zeigt die Befunde.

Tabelle 17.

Fall	Behandlung	Zellen	Phase I	Gold	Wa-R ausgewertet	Klinische Erscheinungen
1	behandelt	+ + + +	+ +	+ + + +	Ø	
	nach neuer Behandl.	+ +	Ø	+ +	Ø	
2	behandelt	+ + + +	+ + + +	+ + + +	0,2 + + + +	mening. Reizung
	nach neuer Behandl.	+ +	+ +	+ + +	1,0 + +	
3	behandelt	+ + + + +	+ + + +		0,2 + + + +	Kopfschmerzen
	nach neuer Behandl.	+ +	Ø	Ø	Ø	
4	behandelt	+ + + +	+ + + +	+ + + +	1,0 + + + +	Kopfschmerzen
	nach neuer Behandl.	+ + + +	+ +	+ + +	Ø	
5	behandelt	+ +	Ø	+	Ø	mening. Reizung
6	behandelt	+ +	Ø	+	Ø	
7	behandelt	+	Ø	+	Ø	Kopfschmerzen,
	nach neuer Behandl.	+ + +	Ø	+ +	Ø	Schlaflosigkeit

Bergl und Klausner bringen 22 Fälle; davon waren 7 negativ, 15 Lumbalflüssigkeiten boten Pleozytose, davon 9 allein, 2 mit positiver Phase I, 3 mit positiver Wa-R, 1 mit positiver Phase I und positiver Wa-R. Zaloziecki und Frühwald hatten unter 42 Fällen 23mal pathologische Liquorbefunde, Frühwald später 50%. M. Fraenkel hat 14 hierher gehörige Fälle gebracht. Unter 12 (1 war blutig, 1 Zellzählung nicht gemacht) Lumbalpunktaten wiesen 5 Pleozytose auf, Phase I war unter 13 Fällen nur 1mal positiv, Wa-R unter 14 Fällen 5mal (1mal bei 0,2 ccm, sonst immer bei höheren Werten). Von den positiven Fällen bot keiner klinisch nervöse Erscheinungen, von den negativen (bis auf Pleozytose) bot einer (Zellen $^9/_3$ sonst negativ) leichte ischiadische Beschwerden, ein anderer (vollkommen negativ) leichte Kopfschmerzen. Das Nervensystem war überall objektiv ohne Befund. Altmann und Dreyfuss beobachteten unter 35 Fällen negativen Liquorbefund 13mal, mäßigen zytologisch-chemischen Befund 10mal, darunter 1mal Wa-R bei 1,0 positiv, starken zytologisch-chemischen Befund 12mal, darunter 10mal Wa-R positiv bei verschiedenen Liquorwerten zwischen 0,2 und 1,0 ccm. Leopold sah unter 21 unbehandelten Fällen 13mal pathologische Liquorveränderungen, während Rost bei 74 Fällen von „Frühsyphilis“ nur 9mal Liquorerscheinungen sah. Kohrs beobachtete bei 276 Fällen von unbehandelter Lues II 101mal pathologische Veränderungen, und zwar 41mal positive Phase I, 72mal Zellvermehrung, 5mal positive Wa-R. Bei behandelten Fällen beobachtete er im 1. Infektionsjahr 43mal von 80 Fällen pathologischen Liquor, im 2. Infektionsjahr 20mal unter 31 Fällen, im 3. und den folgenden Infektionsjahren 27mal von 65 Fällen. Stümpke untersuchte 57 Lumbalflüssigkeiten von Lues II-Fällen und sah 7mal positive Phase I, 18mal Zellvermehrung, 9mal positive Wa-R (2 bei 0,2, 5 bei 0,4, 2 bei 0,8 ccm). Werther zieht Lues I und II zusammen und teilt die Fälle in unbehandelte (a) und behandelte (b) ein (Tab. 18).

Tabelle 18.

	a	b	
Drucksteigerung in	82%	75%	der Fälle
Mastixfällung nach EMANUEL in	52%	60%	,, ,,
Zellvermehrung in	48%	50%	,, ,,
positive Phase I in	35%	38%	,, ,,
Eiweißvermehrung in	14%	14%	,, ,,
positive Wa-R in	4%	4%	,, ,,

PLAUT, REHM und SCHOTTMÜLLER beobachten positive Phase I im Lues II-Stadium nur bei schweren nervösen Erscheinungen. Pleozytose sahen sie bei ihrem Material in $^1/_3$ der Fälle, $^1/_3$ zeigte den Grenzwert, $^1/_3$ war negativ. HAUPT-MANN fand in 8 Fällen von Lues II negative Zellzahl, Phase I und Wa-R; nur 1 Fall der Nervensymptome bot (Neurorezidiv) Pleozytose ($^2/_3$). GENNERICH hat 34 Fälle von Lues II vor der Behandlung lumbalpunktiert, 16 boten Pleozytose, 4 positive Phase I, 3 positive Wa-R. Während und nach der Behandlung wurden 82 Fälle untersucht; es zeigten 30 Zellvermehrung, 18 positive Phase I, 7 positive Wa-R. Unter 11 Fällen von rezidivierender Lues II fand sich nur 2mal Pleo-zytose. MARCUS beobachtete bei 33 frischen Syphilitikern ohne Nerven-erscheinungen 1mal positive Wa-R. BOAS untersuchte die Lumbalflüssigkeiten von 103 Fällen von Lues II. 4 waren Neurorezidive und hatten positive Wa-R im Liquor, von den übrigen hatten nur 2 positive Wa-R in der Lumbalflüssigkeit. ESKUCHEN gibt in seinem Buche an, daß man bei Lues II in 60—85% der Fälle pathologische Liquorveränderungen finde, und zwar mittlere Drucksteigerung, mittelstarke Pleozytose, positive Globulinreaktionen, positive Wa-R bei höherer Auswertung. „Frühzeitig treten auch positive Kolloidreaktion leichteren Grades und positive Hämolysinreaktion auf." KYRLE berichtete, daß von Fällen, die zur Zeit der Lumbalpunktion Exantheme darboten, im 1. Jahre unter 405 Fällen von makulosem Exanthem 325 negativen, 62 positiven, 18 stark-positiven Liquor boten; für 322 Fällen von papulösem Exanthem waren die Zahlen 265, 44, 13; für 114 lichenoide Exantheme 85, 22, 7; für 586 Fälle von Schleimhautpapeln 411, 91, 84. (Untersucht wurde auf Phase I, Pleozytose, Wa-R und Goldsol.) FLEISCHMANN bespricht 135 Fälle von Lues II. Druck-erhöhung wiesen auf 68,8%, Pleozytose 50,4%, davon Plasmazellen 42,4%, positive Phase I 21,6%, positive Wa-R 12% der Fälle. Isoliert ´fanden sich 24,2% Druckerhöhung, 9,4% Pleozytose. Nach FLEISCHMANN nimmt daher die Anzahl der Liquorgesunden gegenüber dem Stadium Lues I und II wieder zu. Eine Gegenüberstellung von Unbehandelten (a) und Behandelten (b) ergab nach FLEISCHMANN folgendes:

	a	b
Positive Wa-R	12,0%	17,3%
Plasmazellen	42,4 ,,	57,8 ,,
Objektiv-pathologischer Befund .	4,6 ,,	6,6 ,,

Von neueren serologischen Reaktionen haben BRANDT und MRAS besonders häufig die Goldsolreaktion (Abb. 26a) zur Untersuchung des syphilitischen Liquor angewendet. Sie beobachteten das frühzeitige Auftreten der Lueskurve, Maximum bei $^1/_{80}$, und das Persistieren bei Behandlung. GRÜTZ, der 201 unbehandelte und 142 behandelte Lues II-Fälle untersucht hat, sah schwächere und mittlere

Ausflockungsgrade bei $^1/_{40}$—$^1/_{80}$, gelegentlich bei $^1/_{160}$, selten auch die Paralysenkurve der Goldsolreaktion. Im übrigen haben Boas und Neve die Lumbalflüssigkeit bei Lues II in 82 Fällen untersucht und in 36% positiv gefunden, davon die Wa-R positiv in nicht ganz 3%.

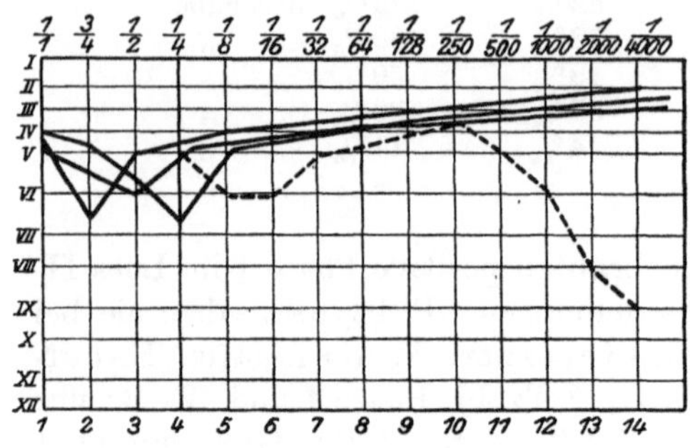

Abb. 17. Mastixreaktion. Lueszacken.

Die Mastixreaktion wurde in der Modifikation von Jacobsthal und Kafka besonders von Nast ausgeführt. Er beobachtete häufiges Vorkommen der Lueszacke (Abb. 17) bei Lues II und legte besonderen prognostischen Wert auf den Reaktionsausfall.

Die Hämolysinreaktion wurde von Boas und Neve, sowie von mir bei Lues II ausgeführt. Boas und Neve sahen unter 78 Fällen 12mal eine positive Hämolysinreaktion, 1mal Komplementgehalt der Lumbalflüssigkeit. 2 dieser Fälle waren Neurorezidive, 5 litten an starken Kopfschmerzen.

Die Liquorbefunde waren folgende:

Tabelle 19.

Hämolysinreaktion bei Lues II nach Boas und Neve.

Fall	Zellen	Phase I	Wa-R im Liquor	Hämolysin-reaktion	
1		++	1,0 neg.	+	erste sek. Symptome, Kopfschmerzen
2		Opal.	1,0 neg.	++	„ „ „ „
3			1,0 neg.	+	„ „ „ keine Kopfschm.
4	768	+	0,1 +++	+	Neurorezidiv
	150	+	1,0 (+)	Ø	nach Behandlung
5	720	++	0,6 ++	+++	Neurorezidiv
	8	++	1,0 Ø	Ø	nach Behandlung
6	9	Ø	1,0 Ø	+	erste sek. Symptome
7	15	Ø	1,0 Ø	(+)	Rezidiv
8	13	Ø	1,0 Ø	(+)	erste sek. Symptome
9	45	Opal.	1,0 Ø	(+)	„ „ „ , Kopfschmerzen
10	35	+	1,0 Ø	++	„ „ „ „
11	103	++	1,0 Ø	++	Rezidiv, Kopfschmerzen
12	107	++	1,0 +	++	„ , keine Kopfschmerzen

Ich fand bei 53 Fällen von Lues II 7mal positive Hämolysinreaktion. Die Stärke freilich war sehr gering, sie ist in meinem Protokolle mit Ø—? bis Spur bezeichnet. + wurde nie erreicht, trotzdem 5 dieser Fälle Pleozytose (einmal bis $^{1600}/_3$), 4 positive Phase I, 2 positive Wa-R boten.

Die Flockungsreaktion nach Sachs-Georgi wurde von F. Plaut, Nathan und Weichbrodt, sowie Eicke mit Lumbalflüssigkeit von Lues II-Fällen vorgenommen. Plaut fand eine Übereinstimmung mit der Wa-R nur in 74% der Fälle; die Wa-R war in 6 Fällen positiv bei negativer SG-R; das Um-

gekehrte fand sich in 4 Fällen. Eicke untersuchte 197 Fälle von Lues II auf
SG-R im Liquor. Gerade hier versagte oft die SG-R gegenüber der Wa-R.
Schließlich wäre noch zu erwähnen, daß Eicke und Löwenberg gefunden
haben, daß die Wa-R im Liquor nach Inaktivierung sich bei Lues II besonders
gegen den aktiven Zustand verändert, indem bei Lues II 75% der positiven
Reaktionen durch Inaktivierung abschwächbar sind, bei Lues cerebrospinalis
67%, bei Paralyse 17%. Dieses theoretisch und praktisch wichtige Ergebnis
ist von uns bestätigt worden.

Fragen wir uns nun, ob die klinische Eigenart der Lues II von Einfluß auf
den Liquorbefund ist. Nach der Zusammenstellung von Kyrle finden wir
diesbezüglich eine aufsteigende Reihe: makulöses Exanthem, papulöses Exanthem, lichenoides Exanthem, Schleimhautpapeln. Kohrs möchte das nicht
annehmen, er fand nur bei spezifischer Angina ein häufigeres Vorkommen
pathologischer Liquorbefunde. Die rezidivierende Lues II hat meist negative
Liquorerscheinungen. Besonders wurde auf die Beziehung Alopecie zu Liquorbefund geachtet. Hier beschrieb schon Ravaut Liquorveränderungen. Zaloziecki und Frühwald sahen einen Fall mit starker Pleozytose. Cyranka
hatte unter 29 Fällen nur 2mal normale Liquorbefunde. Gärtner fand 90%
pathologischer Liquorbefunde, König-
stein und Goldberger 73%, Schönfeld 76%, Frühwald 58%. Kohrs be-
streitet, daß bei Alopecie die Liquorveränderungen häufiger sind. Kyrle sah
unter 53 Fällen 19mal negativen, 27mal +,
7mal +++ Liquor. Auch Fleischmann
bemerkt einen Parallelismus zwischen
Alopecie und schweren Liquorveränderungen. Man kann also sagen, daß

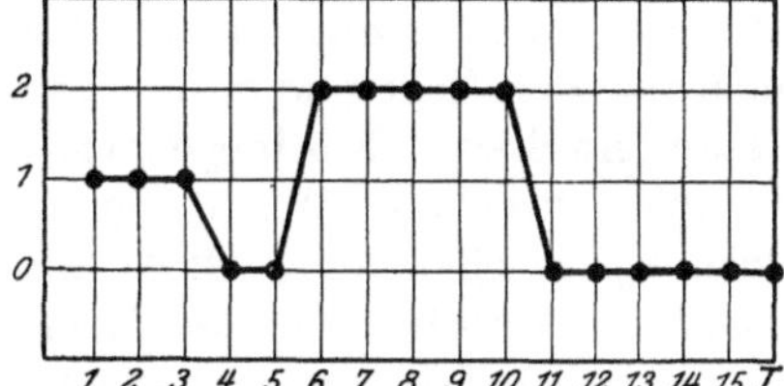

Abb. 18. Benzoereaktion. Lueskurven.

bei Alopecie im frischen und älteren Sekundärstadium der Lues
häufiger Liquorveränderungen auftreten und diese auch stärker
sind. Ein gleiches gilt vom Leukoderma (Königstein und Goldberger, Frühwald, Kyrle, Fleischmann). Schwere Hautlues neigt
nach Fleischmann nur wenig zu Liquorveränderungen.

Gehen wir nun zu den subjektiven und objektiven Erscheinungen des Zentralnervensystems über. Im Sekundärstadium kommen bekanntlich besonders
häufig subjektive nervöse Erscheinungen vor wie Kopfschmerzen, allgemeine
Nervosität, Schlaflosigkeit u. ä., die viel seltener mit objektiven Symptomen
verbunden sind. In der Mehrzahl der Fälle sind nun diese Erscheinungen vorübergehend und nicht so intensive. Viele Autoren deuten sie als frischsyphilitische
Meningitis, besonders dann, wenn der Liquor pathologische Veränderungen
aufweist. Tatsächlich ist auch bei Lues II ein größerer Parallelismus der krank-
haften Liquorerscheinungen mit klinischen Nervenerscheinungen nachgewiesen.
Es erscheint uns aber prägnanter, wenn man unter frühsyphilitischer Meningitis
nur jene Fälle versteht, bei denen deutliche und dauernde Symptome von seiten
des Zentralnervensystems bestehen: wie intensive Kopfschmerzen, die entweder ständig auftreten oder intervallär sich dauernd wiederholen, Nackensteifigkeit, Schwindel, leichte Verwirrtheit, und sich bis zu den ausgesprochenen
Erscheinungen der Meningitis steigern können. Solche Fälle weisen so gut wie

immer schwere entzündliche Liquorveränderungen auf, während die biologischen zurücktreten; in vielen Fällen ergibt sich gewissermaßen eine Kombination zwischen meningitischem und syphilitischem Liquor. Die Zellen sind stark vermehrt, Globulinreaktion mittelstark bis stark positiv, fraktionierte Ammoniumsulfatreaktionen meist bei $28\,^0/_0$ positiv (Fibrinogengehalt), Wa-R meist erst bei höheren Dosen als 0,2 ccm positiv, selten bei 0,2 ccm positiv, dann aber durch Inaktivierung deutlich abschwächbar. Die Hämolysinreaktion ist stark positiv mit Komplementgehalt in der Lumbalflüssigkeit. Die Kolloidreaktionen zeigen meist einen Kurventypus, der zwischen jenem der Lues cerebri und Meningitis steht, manchmal aber tritt der erstere oder letztere Typus deutlicher hervor. Solche Fälle sind von den meisten Untersuchern während des Verhaltens der Lumbalflüssigkeit bei Lues II beschrieben worden.

Manchmal werden auch die eben beschriebenen Meningitisformen als Neurorezidive bezeichnet. Es ist aber präziser, unter Neurorezidiven nur jene Fälle zu verstehen, bei denen unter dem Einfluß der Behandlung Erkrankungen der Gehirnnerven auftreten, die unter weiterer Behandlung meist wieder verschwinden. Freilich sind diese häufig mit einer basalsyphilitischen Meningitis verbunden. Dementsprechend sind auch die Liquorbefunde bei Neurorezidiven in der großen Mehrzahl der Fälle, wie Dreyfus, Zaloziecki und Frühwald, Assmann u. a. gezeigt haben, hoch pathologisch. Es findet sich starke Vermehrung der Zellen und des Eiweißes (sowohl Globuline, wie besonders des Gesamteiweißes), Fibrinogengehalt und oft Gerinnbarkeit der Flüssigkeit, Komplementgehalt, Wa-R meist erst bei höheren Konzentrationen positiv. Doch beschrieben auch Gennerich, Hauptmann u. a. schwach positive bis negative Liquorbefunde bei Neurorezidiven. Im allgemeinen aber wird man bei typischen Neurorezidiven einen hoch pathologischen Liquor zu erwarten haben, dessen Befund dem der frühluetischen Meningitis sehr ähnlich ist.

Die sog. arsenotoxischen meningealen Reaktionen nach Dreyfus, Jaffé u. a. gehen mit fast negativen Liquorbefunden einher, meist besteht nur leichte Zellvermehrung und ganz geringe Globulinreaktion.

d) Lues III. Bergl und Klausner bringen 2 Fälle von Lues III, von denen der eine Pleozytose aufwies; alles andere war negativ. Altmann und Dreyfus berichten über 2 Fälle von Lues III, von denen der eine mäßige Zell- und Globulinvermehrung zeigte. Ravaut sah unter 28 Fällen in $2\,^0/_0$ pathologischen Liquor. Auch Königstein und Goldberger sowie Cornaz berichten über sehr seltenes Vorkommen pathologischer Liquorbefunde bei Lues III. Gennerich bringt 7 Fälle von Lues III. Vor der Behandlung fand sich 2mal Pleozytose, 1mal positive Phase I und Wa-R. Nach der Behandlung ergab sich 2mal Pleozytose, 1mal positive Phase I. Werther berichtet über 12 Fälle. $50\,^0/_0$ wiesen positive Phase I auf, dabei waren aber auch allgemein nervöse Symptome vorhanden. $30\,^0/_0$ zeigten mäßige Pleozytose. Plaut, Rehm und Schottmüller teilen mit, daß bei Lues III der Eiweißgehalt der Lumbalflüssigkeit in den wenigsten Fällen erhöht sei. Phase I sei nur positiv, wenn Symptome von seiten des Zentralnervensystems vorkommen. Pleozytose sei vorhanden in $20\,^0/_0$ der Fälle, $20\,^0/_0$ zeigten Grenzbefund der Zellen. Kohrs berichtet über 60 Fälle, von denen 26 Liquorveränderungen zeigen, und zwar 14mal positive Phase I, 17mal schwächere bis stärkere Zellvermehrung, 3mal positive Wa-R. Stümpke erwähnt 2 Fälle von Lues III mit negativem Liquorbefund. Kyrle berichtet über 82 Fälle. Davon zeigten 11 „vollkommenen Liquorumbau", d. h. Eiweiß und Globuline bis zu den höchsten Werten, beträchtliche Lymphozytose, Wa-R und Goldsol „komplett positiv". 6 weitere Fälle wiesen geringfügige Liquorveränderungen auf, vor allem Wa-R nicht komplett positiv. 1 Fall zeigte eine paralytische Goldsolkurve bei sonst völlig negativem Liquor, 1 Fall isolierte Pleozytose. In seinem Referat vom XII. Dermatologenkongreß in Hamburg bringt Kyrle 150 Fälle mit floriden Gummen; von diesen hatten 116 einen negativen, 11 +, 23 +++ Liquorbefund; ferner 18 Fälle mit Gumma in der Anamnese, unter denen 15 negativen, 1 +, 2 +++ Liquor hatten. Hauptmann bespricht 2 Fälle mit gesundem Nervensystem, von denen der eine Pleozytose aufwies. Dreyfus und Altmann berichten über 2 Fälle von Lues III, von denen der eine mäßige chemisch-zytologische Veränderungen im Liquor hatte, der andere vollkommen normal war. Fleischmann bringt 31 Fälle von Lues III; die Lumbalflüssigkeit bot 87,5% Drucksteigerung, 50% Pleozytose mit 27,5% Plasmazellen, 12,5% positive Phase I und 12,5% positive Wa-R. In einer zweiten Statistik stellt er die mit Salvarsan, die mit Quecksilber und die ungenügend behandelten Fälle von Lues III einander gegenüber (Tab. 20).

Tabelle 20.

Lues III und Behandlung nach Fleischmann.

	Salvarsan-behandlung	Ausreichende Hg-Behandlung	Ungenügende Behandlung
Drucksteigerung	66,6%	71,5%	68,0%
Pleozytose	66,6%	14,3%	33,3%
Plasmazellen	33,3%	2,0%	30,1%
Phase I	—	2,0%	0%
Wa-R	0%	4,3%	0%

Fleischmann fand ferner eine Mitbeteiligung des Zentralnervensystems bei ulzeröser und gummöser Lues sehr selten, bei unbehandelten Fällen war ein Fortschreiten der Liquorerkrankung wahrzunehmen.

Die Kolloidreaktionen sind bei Lues III ohne Beteiligung des Zentralnervensystems selten untersucht; charakteristische Kurven für dieses Stadium finden sich jedenfalls nicht. Grütz sah mittlere Stärkegrade der Goldsolreaktion und die Formeln: blaurot bei $^1/_{80}$, blaurot bei $^1/_{40}$—$^1/_{80}$, blau bei $^1/_{80}$, doch auch, wenn auch selten, die Paralysenkurve.

Die Hämolysinreaktion wurde von Boas und Neve in 6 Fällen untersucht; einer wies positive Hämolysinreaktion und Pleozytose auf, sonst war alles negativ. Es lagen starke Kopfschmerzen vor. Kafka hat 10 Fälle untersucht. Die positiven Befunde waren folgendermaßen:

1. Zellen $^{40}/_3$ Phase I Ø   Wa-R 0,5 +   HR +
2. Zellen $^{124}/_3$ Phase I +++   Wa-R 0,2 +++   HR ?.

Abschließend wäre zu bemerken, daß positive Liquorbefunde bei der unbehandelten Lues III häufiger sind als in den früheren Stadien, und zwar nach Fleischmann in 78,5% der Fälle (leichte 50—85%, mittelschwere 30—50%, schwere 12—15%). Der Liquorbefund ist aber anscheinend von der Stärke und Art der vorausgegangenen Behandlung weitgehend abhängig und daher dürften wohl die abweichenden Erfahrungen anderer Autoren kommen, die eine seltene Liquorinfektion bei Lues III sahen.

e) **Lues latens.** Bei der Besprechung der Liquorsymptome der latenten Lues haben wir zu berücksichtigen, daß der Name eigentlich etwas Negatives besagt und daher das Gebiet schwer abgrenzbar ist. Man versteht im allgemeinen darunter jene Luesformen, bei denen klinische Symptome nicht mehr vorliegen bis auf positive Wa-R im Blute. Bestehen positive Liquorveränderungen, so bestreiten manche Autoren die Berechtigung, solche Fälle als Lues latens zu bezeichnen, da ja eine durch die Lumbalpunktion aufgedeckte Erkrankung des Zentralnervensystems vorliege. Solche Fälle werden auch als Meningorezidive oder Liquorlues (Nast) bezeichnet.

Wenn wir an der oben gegebenen Definition der Lues latens festhalten, so besteht eine weitere Schwierigkeit darin, daß zwischen Früh- und Spätlatenz nicht genügend unterschieden wird, ferner, daß geheilte Luesfälle oft auch unter diese Kategorie fallen. Ferner ist bei dem Mangel klinischer Symptome schwer zu unterscheiden, ob ein pathologischer Liquorbefund der Rest einer früherer Liquorerkrankung oder der Beginn einer neuen Liquorveränderung ist, zumal wenn frühere Lumbalpunktionen nicht vorliegen. Schließlich spielt auch hier die vorausgegangene Behandlung, die aber nicht immer bekannt ist, eine wichtige Rolle.

Bergl und Klausner beschreiben einen liquornegativen Fall von Lues latens. Gennerich schildert 9 Fälle ohne frühere Behandlung; von diesen bieten 4 Pleozytose und 3 Zellgrenzwerte, 1 positive Phase I, 1 positive Wa-R im Liquor. 24 Fälle nach Quecksilberbehandlung zeigen 11mal Pleozytose, 5mal positive Phase I, 4mal positive Wa-R in der Lumbalflüssigkeit. 46 Fälle mit früherer Quecksilber- und späterer Salvarsanbehandlung zeigen 16mal Pleozytose, 9mal frühere Phase I, 6mal positive Wa-R im Liquor. Schließlich die Fälle nach alleiniger Salvarsan- bzw. kombinierter Behandlung, sie zeigen 6mal Pleozytose und 1mal Zellgrenzwert, 3mal positive Phase I, 0mal positive Wa-R im Liquor. Kohrs sah bei 34 unbehandelten Fällen von Lues latens 9mal positive Phase I, 10mal Pleozytose, 7mal positive Wa-R. Stümpke erwähnt 49 Fälle, von denen 8 Pleozytose, 4 positive Phase I, 11 positive Wa-R bieten. Dreyfus und Altmann berichten über 104 Fälle von Lues latens. Davon hatten 88 normalen Liquor, 12 mäßige chemisch-zytologische Veränderungen bei negativer Wa-R im Liquor, 2 weitere die gleichen Symptome bei positiver Wa-R im Liquor, 2 mittlere chemisch-zytologische Erscheinungen und positive Wa-R der Lumbalflüssigkeit, 8 schwere chemisch-zytologische Veränderungen, dabei aber die Wa-R im Liquor 2mal negativ, 5mal positiv bei 0,2, 1mal positiv bei 0,4. Brandt und Mras betonen, daß in den ersten $1^1/_2$ 2 Jahren nach der Infektion nur ein kleiner Teil der Lumbalflüssigkeiten, die früher negativ waren oder nur spurenweise reagierten, positiv wird; sie sahen dieses Verhalten nur 15mal, wobei 6mal Rezidiverscheinungen mit vorlagen. Außerhalb dieser Zeitspanne sahen sie ein Positivwerden eines früher negativen Liquors nie.

Fleischmann bringt 75 Fälle und teilt jene, bei denen die Infektion nicht länger als 2 Jahre zurückliegt nach der Art der Behandlung ein (Tab. 18).

Tabelle 18.

Lueslatenz und Behandlung nach FLEISCHMANN.

Behandlung	Druck-erhöhung	Pleozytose	Plasmazellen	Phase I	Wa-R im Liquor
Infektion nicht länger als vor 2 Jahren					
Eingehend, Salvarsan	33,4 %	12,4 %	8,6 %	8,6 %	0 %
Eingehend, Quecksilber	66,4 %	33,2 %	16,6 %	16,6 %	8,3 %
Ungenügend	100 %	83 %	50 %	50 %	33,2 %
Infektion von über 2 Jahren					
Eingehend, Quecksilber	66,9 %	52,5 %	28,8 %	14,4 %	9,6 %
Ungenügend	71,8 %	68,4 %	68,4 %	45,9 %	30,7 %

Man ersieht aus der Tabelle die Abnahme der positiven Liquorbefunde in der Spätlatenz gegenüber der Frühlatenz. EICKE fand in 5 Fällen von Lues latens die Wa-R der Lumbalflüssigkeit 1 mal durch Inaktivieren vollkommen aufhebbar, 1 mal abschwächbar, 4 mal blieb sie gleich. NATHAN und WEICH-BRODT sahen die SG-R bei Lues latens mit der Wa-R im Liquor übereinstimmen. BOAS und NEVE beobachteten bei 20 Fällen der Frühlatenz 1 mal positive Hämolysinreaktion nur mit Pleozytose verbunden (klinisch Gonorrhöe, Kopfschmerzen), bei 7 Fällen der Spätlatenz 1 mal positive Hämolysinreaktion mit ganz leichter Pleozytose verbunden. KAFKA sah unter 14 Fällen latenter Lues 1 mal schwach positive Hämolysinreaktion, wobei Pleozytose, stark positive Phase I und stark positive Wa-R vorliegen. ESKUCHEN beschreibt für die Lues latens nur eine Restpleozytose und eine Goldzacke bei $^1/_{40}$—$^1/_{80}$. Stärkere pathologische Veränderungen weisen auf eine spezifische Affektion des Zentralnervensystems hin.

Beim Meningorezidiv resp. der Liquorlues weist die Lumbalflüssigkeit schwächere bis stärkere entzündliche Veränderungen auf.

f) Lues congenita. Bei der kongenitalen Lues ohne Erscheinungen von seiten des Zentralnervensystems sind Liquoruntersuchungen sehr selten ausgeführt worden. BRÜCKNER, CLEMENS, KELLNER und RAUTENBERG haben bei ihren großen Untersuchungen nur einen Fall lumbalpunktiert und Pleozytose gefunden. F. PLAUT hat 2 mal die Lumbalflüssigkeiten kongenital luetischer Kinder untersucht und 1 mal schwach positive Wa-R gefunden.

BERGL und KLAUSNER sahen 1 Fall mit negativem Liquorbefund. PLAUT, REHM und SCHOTTMÜLLER beschrieben als Liquorbefund bei kongenitaler Lues: Druckerhöhung, häufig Gesamteiweißvermehrung und Pleozytose, die sich mit dem Alter entwickelte. STÜMPKE sah 7 Fälle von Lues congenita ohne Nervensymptome. Es fand sich Grenzzellbefund 1 mal, positive Phase I 1 mal, sonst alles negativ. BOAS und NEVE berichten über den Fall eines kongenital syphilitischen Kindes, das im Liquor positive Hämolysinreaktion hatte. Die übrigen Reaktionen waren nicht angestellt worden. KAFKA sah 1 Fall mit $^6/_3$ Zellen im Kubikzentimeter, negativer Phase I, negativer Wa-R und Spur bis + Hämolysinreaktion. HAAS hat 8 Fälle untersucht; alle zeigten normale Lumbalflüssigkeiten.

In der Gruppe der kongenitalen Lues scheinen also positive Liquorbefunde nur bei Erkrankung des Zentralnervensystems vorzukommen.

Schlußwort. Eine zusammenfassende statistische Darstellung der Liquorbefunde bei Lues ohne Erscheinungen des Zentralnervensystems scheint an dieser Stelle gegeben. Wenn wir davon absehen, so geschieht das deswegen, weil aus den schon erwähnten Gründen eine solche Statistik irreführend wirken kann. Hier sei nur hervorgehoben, daß in jedem Stadium der Lues pathologische Liquorbefunde möglich sind. Sie scheinen nach Fleischmann vom primären zum sekundären und tertiären Stadium hin an Häufigkeit zuzunehmen, zur Früh- und Spätlatenz hin wieder abzunehmen. Sie sind je weiter die Infektion zurückliegt, immer mehr von der Behandlung abhängig. In allen Stadien wird ein stationäres Verhalten nicht oft beobachtet. Stärkere Liquorbefunde kommen selten vor, sie sind meist, aber nicht immer mit meningitischen oder zentralnervösen Erscheinungen verbunden. Am häufigsten sehen wir Pleozytose leichtesten bis mittleren Grades, dann positive Phase I, am seltensten positive Wa-R, äußerst selten bei 0,2 ccm. Die Hämolysinreaktion kommt in allen Stadien vor, aber nur selten und sehr schwach. Stärkere Befunde sind fast nur bei starken entzündlichen Liquorerscheinungen vorhanden. Die Flockungsreaktionen sind noch seltener positiv als die Wa-R. Die Kolloidreaktionen sind häufig positiv und zeigen die Lueskurven. Alles weitere siehe unter III.

2. Befunde der Lumbalflüssigkeit und des Blutes bei den syphilitischen Erkrankungen des Zentralnervensystems.

Vorbemerkung. Wir haben bei Besprechung der Befunde der Lumbalflüssigkeit in den verschiedenen Stadien der Lues betont, daß nervöse Erscheinungen vor allem subjektiver aber auch objektiver Art nicht selten vorkommen. Sie sind aber im wesentlichen vorübergehender Art und die den Liquorveränderungen zugrunde liegenden Prozesse sind meist nur meningitischer Natur. Immerhin kommt es vor, daß die in Frühstadien auftretenden Nervensymptome stationär werden, aber allmählich in ausgesprochene Erkrankungen des Zentralnervensystems übergehen, was z. B. von der frühsyphilitischen Meningitis, den Neurezidiven bekannt ist. Es ist ja überhaupt noch nicht geklärt, wie weit die meningeale Reaktion bei Frühlues abklingt und wieweit sie in jene der Spätsyphilis des Zentralnervensystems übergeht. Es besteht also keineswegs eine scharfe Grenze zwischen dem im vorigen und dem in diesem Kapitel zu erörternden Prozesse. Wir werden hier jene Krankheitsbilder besprechen, die scharf umrissen sind, mit ausgesprochenen klinischen Symptomen einhergehen und sich mehr oder weniger stationär verhalten.

a) Paralyse mit Einschluß der Tabesparalyse, der atypischen Paralysen und der juvenilen Paralyse. Wir gehen von der Paralyse aus, weil hier die Lumbalflüssigkeit am ausgiebigsten erforscht ist und weil der typische Befund des Liquors bei dieser Erkrankung sich gut als Ausgangspunkt zur Besprechung der Liquorbefunde bei den anderen syphilitischen Erkrankungen des Zentralnervensystems verwenden läßt.

Über den Liquorbefund der Paralyse sind unzählige Arbeiten geschrieben, die im einzelnen mit den Ergebnissen anzuführen über den Raum dieses Handbuches hinausgehen würde. Die historische Entwicklung sei kurz besprochen. WIDAL, SICARD und RAVAUT haben im Jahre 1901 gefunden, daß die spätsyphilitischen Erkrankungen des Zentralnervensystems mit einer Vermehrung der Liquorzellen einhergehen. Diese Erscheinung zeigte sich bei der Paralyse so gut wie konstant. MERZBACHER, SIEMERLING, SCHÖNBORN, NISSL, NONNE u. a. haben die diesbezüglichen Untersuchungen in Deutschland eingeführt und dem Gesamteiweiß, später auch dem Globulingehalt der Lumbalflüssigkeit besondere Aufmerksamkeit geschenkt. Bei der Paralyse fand sich eine deutliche Vermehrung des Gesamteiweißgehaltes und eine positive Phase I so gut wie immer. WASSERMANN und PLAUT haben dann im Jahre 1906 die Wa-R auch mit der Lumbalflüssigkeit angesetzt und hier gerade bei der Paralyse positive Ergebnisse gehabt. Man nahm damals die Möglichkeit einer Abgrenzung der Paralyse von der Lues cerebri durch die Wa-R an, bis HAUPTMANN mit seiner Auswertungsmethode zeigte, daß hier nur quantitative Unterschiede bestehen. Im Jahre 1910 und 1911 haben dann WEIL und KAFKA gefunden, daß sich in der Lumbalflüssigkeit der Paralytiker in ca. 90% der Fälle der hämolytische Normalambozeptor befindet und daß in einer geringen Anzahl der Fälle auch das hämolytische Komplement im Liquor vorkommt. Weiter hat C. LANGE im Jahre 1912 die Goldsolreaktion eingeführt und als erster die Paralysenkurve gezeigt, die typisch für diese Erkrankung ist und sich auch mit den anderen Kolloidreaktionen erzielen läßt. Dies sind die wesentlichen Punkte in der Entwicklung unserer Kenntnisse über das Liquorbild bei der Paralyse, das dann noch durch Erforschung anderer Reaktionen weiter spezifiziert und ausgebaut wurde. Besonders bearbeitet haben dieses Gebiet: ERB, E. MEYER, vor allem aber NONNE und seine Schüler EICHELBERG, HOLZMANN, HAUPTMANN, M. FRAENKEL, FLEISCHMANN, MERTENS, ferner F. PLAUT, MORGENROTH und STERTZ, WEYGANDT, V. KAFKA, O. FISCHER, E. WEIL, NEUE, FORSTER, BINOWANGER, BRÜCKNER, O. REHM, SZÉSCI, BISGAARD, BOAS, FRENKEL-HEIDEN, H. BRAUN, WEICHBRODT, ZALOZIECKI, ANGLADA, MESTREZAT, KAPLAN, KALISKI, PIGHINI, EICKE, ELIASBERG, KIRCHBERG, EMANUEL, ESKUCHEN, H. SACHS, M. SCHUMM, NOGUCHI, HUDOVERING u. v. a.

Das Liquorbild der progressiven Paralyse ist nach dem heutigen Stande unseres Wissens folgendermaßen gestaltet: Der Liquor ist fast immer klar, nur bei sehr starker Zellvermehrung findet sich eine „sonnenstäubchenartige" Trübung. Zellvermehrung besteht so gut wie immer, die Zellwerte im Kubikmillimeter übersteigen meist 100 nicht, die Grenze nach oben dürfte für die typischen Fälle 200 im Kubikmillimeter sein. In bezug auf die Zellart werden eine große Reihe verschiedener Zellen beschrieben, so Lymphozyten, verschiedene Größe und Art, neutrophile Leukozyten, Plasmazellen, Fibroblasten, Endothelzellen, Gitterzellen, die nach REHM typisch für die Paralyse sein sollen, Makrophagen (Abb. 19 u. 20). Während die Lymphozyten meist überwiegen, kommt es manchmal zu Schüben von Polynukleären (M. PAPPENHEIM, KAFKA), die aber nicht mit Anfällen und Veränderungen im Krankheitsbild parallel gehen. Das Gesamteiweiß ist in der großen Mehrzahl der Paralysenfälle vermehrt, doch haben KAFKA und RAUTENBERG Fälle beschrieben, in denen der Gesamteiweißgehalt normal, ja unternormal war. Die Phase I ist in 100% der typischen Fälle positiv: die Stärkegrade gehen von leichter Opaleszenz bis ++. Die fraktionierte Ammoniumsulfataussetzung zeigt den Beginn der

Eiweißfällung bei 33°/₀ (Euglobuline) an, doch kommen auch Fälle vor, bei denen sie erst bei 40°/₀ (Pseudoglobuline) beginnt, während der Beginn der Fällung bei 28°/₀iger Ammoniumsulfatkonzentration, wie ihn Werther in einigen

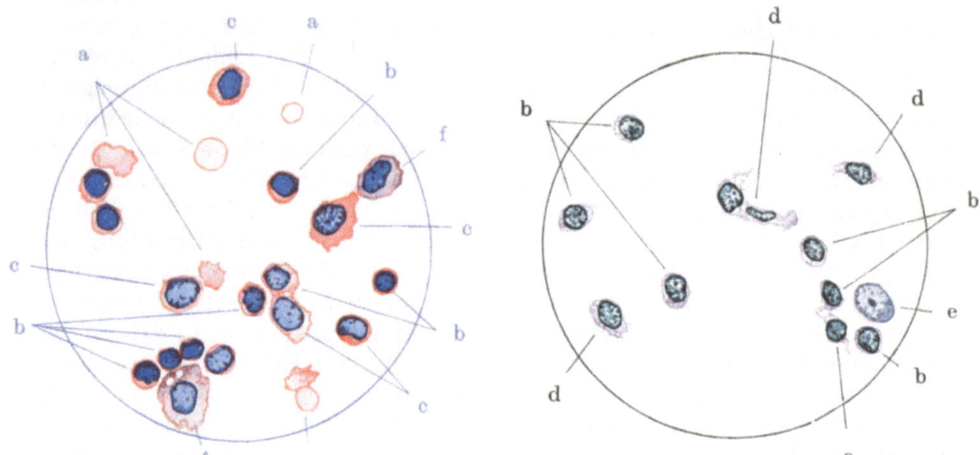

a = Erythrozyten,   b = Lymphozyten,   c = größere Lymphozyten,   d = geschwänzte Lymphozyten,
e = Plasmazellen,   f = Makrophagen.

Abb. 19. Zellbild des Liquors bei Paralyse. Trockenpräparat, Färbung mit Hämatoxylin-Eosin nach Fischer-Kafka. ¹/₁₂ Immersion.

Abb. 20. Zellbild des Liquors bei Paralyse. Alzheimerpräparat. Färbung mit Toluidinblau. ¹/₁₂ Immersion.

Fällen beschreibt, mir nie vorgekommen ist. Die Sublimatreaktion nach Weichbrodt ist so gut wie immer positiv, häufig stärker als die Phase I, ihre Grade sind: schwach positiv bis ++. Die Mittelstückreaktion nach Braun und Husler ist in etwa 70°/₀ der Fälle positiv (Opaleszenz bis +). Die Wa-R ist

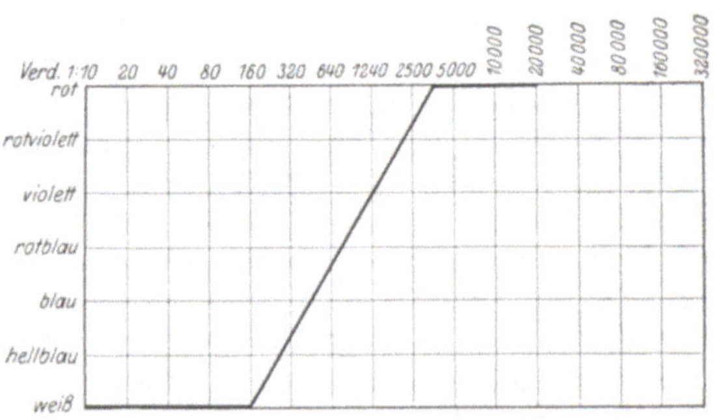

Abb. 21. Goldsolreaktion. Paralysenkurve.

bei typischen unbehandelten Fällen im Liquor in fast 100°/₀ positiv, und zwar bei 80°/₀ bei 0,2 ccm, bei 20°/₀ bei höheren Dosen. Nach Eicke und nach unseren Erfahrungen wird die Wa-R im Liquor durch Inaktivierung nur in einer geringen Anzahl von Fällen abgeschwächt. Die Flockungsreaktionen geben ein positives Resultat jedoch nicht so häufig wie die Wa-R und meist erst bei höheren Liquor-

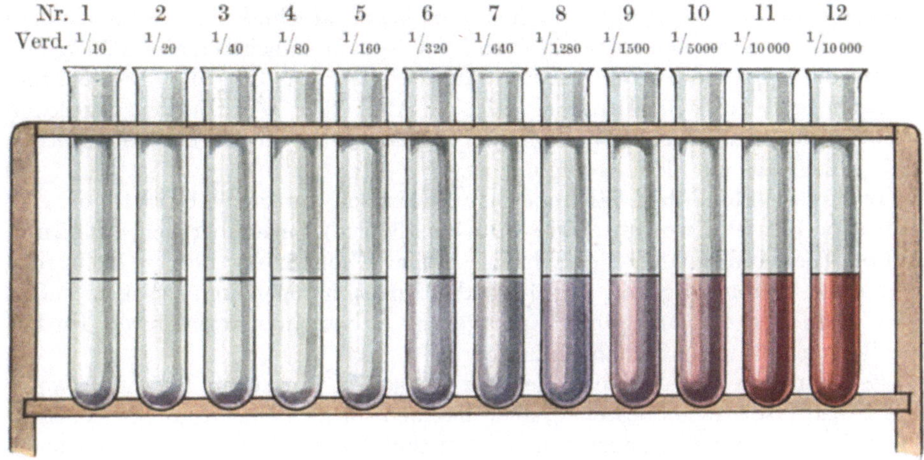

Abb. 22. Goldsolreaktion. Paralyse.

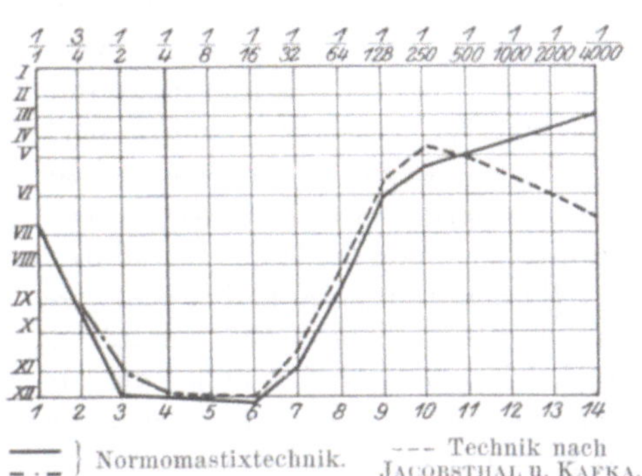

Abb. 23. Mastixreaktion. Paralysenkurve.

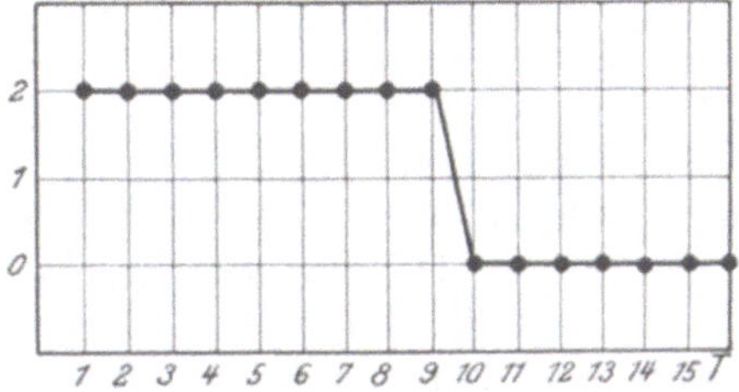

Abb. 25. Benzoereaktion. Paralysenkurve.

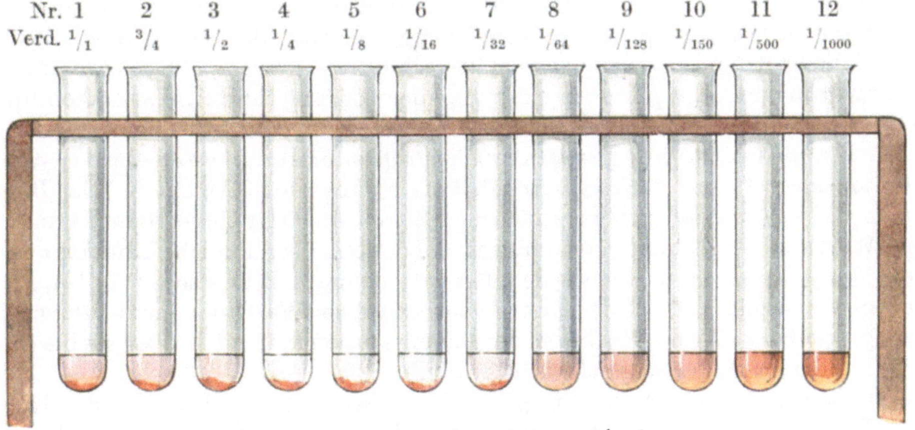

Abb. 24. Normomastixreaktion. Paralyse.

mengen. Die Goldsol- und die Mastixreaktion (Technik nach Jacobsthal und Kafka, sowie Normomastixtechnik) weisen in unbehandelten Fällen fast immer die typische Paralysenkurve auf (s. Abb. 21 bis 24). Die Benzoereaktion zeigt ein etwas anderes Bild (s. Abb. 25). Die Hämolysinreaktion ergibt in 90% der Fälle das Vorkommen des hämolytischen Normalambozeptors, in 7% zugleich mit dem Komplement.

In diesem Befundbild fällt als charakteristisch auf das Überwiegen der biologischen Phänomene (Wa-R, Kolloidkurve), gegenüber den entzündlichen (Zellvermehrung, Vermehrung labiler Globuline). Ferner bleibt das Liquorbild unabhängig von den Krankheitserscheinungen in typischen Fällen stationär und ist auch durch intravenöse Salvarsan-, sowie durch Hg-Behandlung nicht wesentlich beeinflußbar.

Es kann nun in seltenen Fällen bei typischem klinischen Befund Atypie des Liquorbefundes bestehen, doch mahnen solche Fälle zu großer Vorsicht, da nach den Untersuchungen von Jakob und Kafka in solchen Fällen nicht selten Atypien des histologischen Befundes bestehen. Bevor wir aber auf diese Besonderheiten des Liquorbefundes eingehen, müssen wir uns mit der Wa-R des Blutes bei Paralyse beschäftigen. Wenn auch anfänglich Wassermann und Plaut angegeben hatten, daß bei ihrem Material die Wa-R des Liquors manchmal stärker war als jene des Blutes, fand F. Plaut bei seinen späteren Untersuchungen, daß die Wa-R im Blute der Paralytiker so gut, wie immer, stark positiv ist und daß Ausnahmen davon eine große Rarität darstellen. Diese Erfahrungen wurden von den meisten Untersuchern besonders Nonne bestätigt. Immerhin wurden einzelne Fälle bekannt, bei denen die Wa-R des Blutes versagt hatte, trotz positiver Wa-R im Liquor. So konnten schon früher Jacobsthal, später Hauptmann, Kafka, Neue u. a. über solche Fälle berichten. Kafka hat dann das Material zweier Jahre, und zwar nur die Fälle, die an demselben Tage punktiert waren, zusammengestellt und gefunden, daß in $18,7\%$ der Fälle die Blutreaktion deutlicher schwächer war als die Wa-R der Lumbalflüssigkeit, wobei im Blute bis 0,5 ccm ausgewertet und auch die Aktivmethode ausgeführt worden war. Freilich zeigte sich das ganz ausgesprochene Phänomen: Original Wa-R bis 0,5 sowie Verfeinerungen im Blute negativ, Wa-R in der Lumbalflüssigkeit bei 0,2 ccm stark positiv nur fünfmal, während die anderen Fälle leichte quantitative Abweichungen in Blut oder Liquor boten. Auf Grund dieser Befunde kam es zu einem literarischen Meinungsaustausch zwischen F. Plaut und Kafka, der aber nicht zu einer Klärung führte. Kafka konnte seine Mitteilungen über ähnliche Fälle fortsetzen und konnte mit Sicherheit feststellen, daß das obengenannte Phänomen bei typischen Paralysen vorkommen kann, und zwar nicht als abnorme Seltenheit. Die Befunde Kafkas wurden von verschiedenen Seiten bestätigt, besonders Nathan und Weichbrodt, Eicke, Eskuchen u. a. konnten über ähnliche Erfahrungen berichten. Eicke ergänzte Kafkas Befunde dahin, daß in solchen Fällen, in denen eine negative Wa-R des Blutes einer positiven Wa-R der Lumbalflüssigkeit gegenübersteht, die Reaktion des Liquors insofern labil ist, als sie durch Inaktivierung leichter abgeschwächt wird.

Zu den serologischen Atypien der Paralyse gehört also eine Wa-R, die im Blute schwächer ist als in der Lumbalflüssigkeit und in ausgesprochenen Fällen im Blute negativ, im Liquor positiv ist, ein Phänomen, daß eine extreme Seltenheit nicht darstellt und daher dem Praktiker bekannt sein muß.

Zu den weiteren Atypien der serologischen Befunden gehören Abschwächungen der einzelnen Reaktionen bis zum Negativwerden. Solche Befunde sind nach JAKOB und KAFKA bei der stationären Paralyse mit und ohne besondere atypische klinische Symptome manchmal vorhanden; während im frischen Stadium meist noch der typische Liquorbefund vorhanden ist, findet sich oft bei späteren Lumbalpunktionen eine deutliche Abschwächung. Meist bleibt jedoch die typische Korrelation erhalten und Globulin- sowie Kolloidreaktionen zeigen noch charakteristische Züge. Es kann in solchen Fällen sogar der Befund erst negativ, dann positiv, schließlich wieder negativ werden, wie KAFKA an der Hand des Falles eines histologisch untersuchten Paralytikers, der ein stationäres Krankheitsbild mit katatonen Zügen geboten hatte, gezeigt hat. Bei den im Blut und Liquor negativ werdenden Fällen geht bald die Wa-R des Liquors, bald jene des Blut des anderen in der Abschwächung voraus.

Aus dem Gesagten ergibt sich, daß ein negativer Blut- und Liquorbefund bei der Paralyse möglich ist jedoch nur bei der stationären und nachdem typische Befunde vorausgegangen sind — wenn natürlich Lumbalpunktionen vorher vorgenommen wurden. Von diesem Gesichtspunkte aus sind die Fälle der Literatur zu verwerten. Der Fall von NEUE und VORKASTNER ist nicht einwandfrei, da zwar im Blute die Wa-R negativ war, im Liquor aber nur die Wa-R bei 0,2, zumal nicht ausgewertet worden war und die Pleozytose 11 betrug, die Phase I stark positiv war. Im Falle von BINSWANGER, bei dem eine histologisch kontrollierte Tabesparalyse bestand, die 5 Jahre dauerte, waren alle Reaktionen negativ. Das gleiche gilt von einer Tabesparalyse, die FORSTER beschreibt. Wir selbst haben ähnliche Fälle (9) ausführlicher geschildert. 3mal handelte es sich um Endarteriitis syphilitica der kleinen Hirnrindengefäße (1mal mit Infiltrationen, die zwischen Paralyse und Lues cerebri standen), 5mal Paralyse (1mal mit einem abgeheilten Gumma), 1mal wurde nicht seziert. Ferner habe ich über Fälle berichtet, die noch leben.

Von Wichtigkeit ist auch die in der Literatur öfters besprochene Frage, welche Liquorsymptome bei der Paralyse zuerst auftreten. EDEL und PIOTROWSKI sahen in 9 Fällen von beginnender Paralyse nur die Wa-R im Liquor positiv, während die Wa-R des Blutes, Phase I und Pleozytose vollkommen negativ waren. HAUPTMANN hat sich gegen diese Befunde ausgesprochen. Er zitiert MYCOSON, der die Eiweißvermehrung der Lumbalflüssigkeit als konstantestes Symptom anführt und seine eigenen Erfahrungen mitteilt, die dahingehen, daß Pleozytose, dann Eiweißvermehrung die ersten Erscheinungen sind, während die positive Wa-R erst später auftritt. Er bringt einige Fälle inzipienter Paralyse vor, bei denen Wa-R im Blute und Liquor negativ ist, ebenso Pleozytose, während Phase I positiv ist. Er zieht aus diesen Fällen und anderen Erfahrungen den Schluß, daß Phase I bei Paralyse gleichzeitig mit Pleozytose oder auch früher auftreten kann. F. PLAUT betont, daß bei Paralyse stets eine positive Wa-R des Blutes jener des Liquors vorausgeht. Wenn wir auch die Erfahrungen HAUPTMANNS bestätigen können, so erscheint uns diese Frage doch noch nicht endgültig geklärt.

Da die Tabesparalyse zum Stationärwerden neigt, sehen wir bei ihr auch häufiger atypische Liquorbilder und Neigung zum Schwächerwerden

der Reaktionsergebnisse. Kastan beschreibt eine charakteristische Gold-
kurve für die Tabesparalyse, die auch wir häufig gesehen haben; auch die
Mastixkurve kann in ihrem linken Zackenanteil von der üblichen Kurve abweichen.

Die juvenile Paralyse unterscheidet sich in bezug auf das Liquorbild in
nichts von der progressiven Paralyse. Die Befunde sind meist sehr intensiv und
zeigen keine Neigung zur Abschwächung (vgl. Haas u. a.).

b) Lues cerebrospinalis. Bei der Schilderung der Liquorbefunde der Lues
cerebrospinalis tritt uns die große Schwierigkeit entgegen, daß wir unter
diesem Namen verschiedene Gehirnprozesse verstehen und daß die Benennung
derselben nicht gleichmäßig gehandhabt wird. Da aber die Liquorbefunde
bei den entzündlichen Formen der Meningitis, Meningomyelitis und Meningoenzephalitis einerseits, der gummösen Hirnlues andererseits in den wesentlichen
Zügen übereinstimmen und nur die Formen der Gefäßerkrankungen speziell der
Endarteriitis syphilitica abweichen, sei die erstere Gruppe gemeinsam besprochen.
Wir haben ein frisches und ein chronisches Stadium zu unterscheiden.
Im ersteren findet sich durchschnittlich folgender Liquorbefund: Aussehen
klar, manchmal jedoch auch trüb, selten leicht gerinnenden. Zellzahl vermehrt,
meist sehr hoch über 200, und zwar in 80—90% der Fälle. Die Zellart ist einheitlicher als bei der Paralyse, meist kleine Lymphozyten mit großen vermischt
(Rehm), doch kommen auch Polynukleosen vor. Phase I ist meist stark positiv;
bei Ansetzung der Ammoniumsulfatfraktionen geht die Ausfällung im frisch entzündlichen Stadium auf 28% (Fibringlobuline) herab. Weichbrodt ist stark
positiv, ebenso die Mittelstückreaktion nach Braun und Husler deutlich
positiv. Das Gesamteiweiß ist stark erhöht, meist stärker als bei der Paralyse.
Die Wa-R ist selten bei 0,2, meist erst bei 0,5 oder 1,0 ccm positiv; auch die
bei 0,2 ccm deutlich positive Wa-R ist durch Inaktivierung abschwächbar.
Die Flockungsreaktionen sind erst bei höheren Dosen positiv; ihre Ergebnisse
sind durch Inaktivierung nicht abschwächbar. Die Hämolysinreaktion ist oft
positiv, verbunden mit Komplementgehalt. Die Kolloidreaktionen geben die
Lues cerebri- oder Meningitiskurve (s. Abb. 26 bis 29). Das von Weigeldt,
Grütz u. a. beobachtete Vorkommen der Paralysenkurve bei Lues cerebri
haben wir nie gesehen.

Im chronischen Stadium finden wir folgendes Liquorbild: Aussehen klar,
farblos. Zellen sind schwach bis mittelstark vermehrt. Das Gesamteiweiß
ist meist leicht vermehrt. Die Phase ist (+) bis ++; die Ammoniumsulfatfraktionen zeigen, daß die Globulinfällung erst bei 40% beginnt. Weichbrodt ist positiv, Braun-Husler häufiger negativ. Die Wa-R ist erst bei
höheren Mengen positiv (fehlt evtl. auch) und durch Inaktivierung abschwächbar.
Die Kolloidreaktionen zeigen die Lues cerebri-Kurve. Die Hämolysinreaktionen
sind negativ.

Da das frische Stadium bald schneller bald langsamer in das chronische
übergeht, finden sich Mischformen beider Typen nicht selten, auch kommen
frisch entzündliche Schube vor. Charakteristisch ist aber immer das Überwiegen
der entzündlichen Veränderungen gegenüber den biologischen, das schnelle
Absinken starker Liquorreaktionen, sowie die deutliche Beeinflußbarkeit des
Liquorbildes durch die Behandlung. Die Wa-R des Blutes ist bei der Lues cerebri
im frischen Stadium in 70—80% der Fälle, im chronischen in 60% positiv,

doch gilt diese Zahl nur für die Originalreaktion, denn bei Anwendung der Cholesterinkälte- sowie der Aktivmethode findet man noch in 80 % der Fälle positive Ergebnisse.

Eine Sonderstellung nimmt die Endarteriitis syphilitica der kleinen Hirnrindengefäße ein. Nach den übereinstimmenden Erfahrungen von

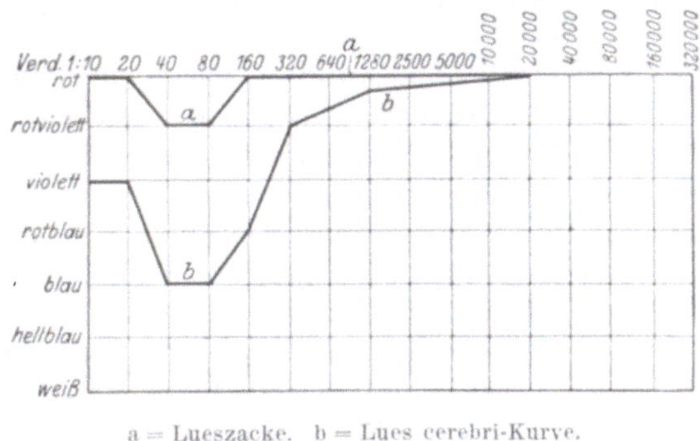

Abb. 26. Goldsolreaktion.

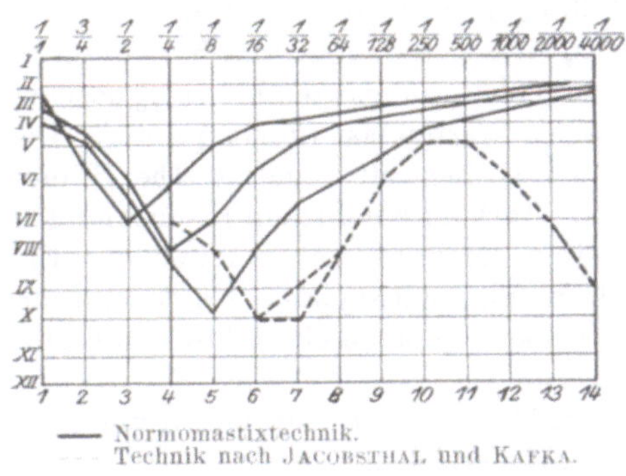

Abb. 27. Mastixreaktion. Lues cerebri-Kurve.

Abb. 29. Benzoereaktion.
Lues cerebri-Kurve.

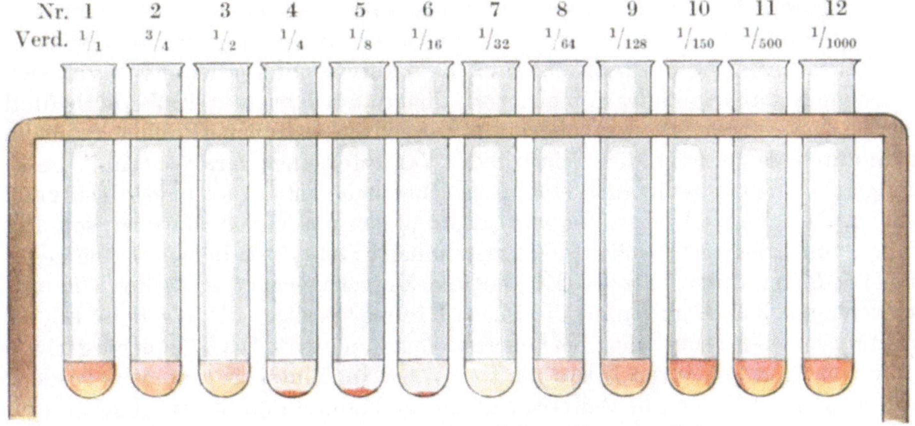

Abb. 28. Normomastixreaktion. Lues cerebri.

Nonne, F. Plaut, Eskuchen und unseren eigenen sind hier die Liquorbefunde meist sehr schwache, ja sie können bis auf die Phase I nur die Kolloidreaktionen die Lueszacken zeigen, negativ sein. Die Wa-R im Blut ist meist negativ.

Im Gegensatze dazu finden sich aber auch Fälle, bei denen, wie Kafka berichtet hat, ein besonderes Syndrom vorherrscht: mäßige Zell-, dagegen starke Globulin- und Eiweißvermehrung, positive Wa-R im Liquor unter Selbsthemmung bei höheren Werten.

Mischfälle von Lues cerebri und Paralyse zeigen ein Liquorbild, in dessen Struktur der dominierende Krankheitsprozeß richtunggebend ist.

c) Tabes. Um die Klärung der Liquorbefunde bei Tabes haben sich vor allem Nonne und seine Schüler verdient gemacht. Das Bild der Lumbalflüssigkeit bei Tabes ist dem der Lues cerebri sehr ähnlich, steht aber in manchen Zügen auch wieder der Paralyse nah. Die frischen Fälle unterscheiden sich oft wesentlich von den stationären.

Das Liquorbild ergibt: Aussehen klar. Zellen vom Grenzwert bis zu mittelstarken Zahlen (in 80—90% der Fälle), bezüglich der Zellart ist zu sagen, daß vorwiegend Lymphozyten, und zwar kleine und große besonders geschwänzte. Phase I ist Opaleszenz bis + (in 90% der Fälle). Ammoniumsulfatfraktionen zeigen Ausfällungen meist erst bei 50%, selten bei 40%, doch können in ganz frischen Fällen auch bei 28—33% Ausfällungen auftreten, Weichbrodt fast immer positiv, Braun-Husler ist negativ, Wa-R im Liquor nach Eskuchen bei 0,1 ccm in 15%, bei höheren Werten in ca. 55%, im ganzen bei 70% positiv, nach Nonne bei 0,2 ccm in 20%, bei höheren Werten fast immer positiv. Die Ergebnisse der Flockungsreaktionen sind schwächer, oft negativ. Die Hämolysinreaktion ist bis auf ganz frische Fälle mit stark entzündlichen Erscheinungen immer negativ. Die Kolloidreaktionen weisen bei Vorwiegen entzündliche Erscheinungen mehr den Lues cerebri (selten Meningitistypus), bei Vorwiegen degenerativer Erscheinungen mehr den Paralysentyp (abgeschwächte Paralysenkurve) auf.

Die Wa-R im Blute ist in 60—70% positiv; doch kann man bei Anwendung von Verfeinerungen einen höheren Prozentsatz erzielen.

Die serologischen Befunde der Tabes verhalten sich stationärer als jene der Lues cerebri und werden durch Behandlung meist nicht so leicht beeinflußt.

d) Isolierte Pupillenstörungen. Diese Krankheitsbilder sind in bezug auf den Liquorbefund besonders von Nonne und seinen Schülern sowie von Georg L. Dreyfus, Assmann, Wullenweber, Fuchs untersucht worden. Wie viel verschiedene Krankheitsbilder sich hier vorfinden und wie wichtig der Liquorbefund hier ist, beweist der Satz von Dreyfus: „Die schwerste isolierte Pupillenanomalie kann durchaus gutartig, die leichteste der Vorläufer einer Paralyse sein." Dementsprechend finden wir auch eine große Buntheit der Liquorbilder. Dreyfus hat 71 Fälle von schweren Liquorveränderungen aus einem Material von 107 Fällen von isolierter Pupillenstarre zusammengestellt, von denen 17 eine negative Wa-R im Blute hatten. Es war die Zellvermehrung in weiten Grenzen schwankend (353—3 im cmm) die Phase I immer positiv, die Wa-R im Liquor in 42 Fällen bei 0,2 ccm, sonst bei höheren Werten positiv. Die 36 liquornegativen Fälle von Dreyfus boten 14mal positive Wa-R im Blute. Bei der Verschiedenheit der Befunde kann auf weiteres erst in den Kapiteln der diagnostischen und prognostischen Bewertung der Befunde eingegangen werden.

III. Bewertung der Liquorbefunde.

A. Allgemeine Bewertung.

1. Einzelne Liquorreaktionen.

Zellvermehrungen in der Lumbalflüssigkeit beweisen das Vorhandensein entzündlicher Veränderungen im Zentralnervensystem oder seiner Häute. Rein toxische und reine Gefäßprozesse führen meist nicht zur Zellvermehrung. Das Studium der Zellart kann weiter führen, indem sie uns über die Art der Entzündung evtl. auch über die Ätiologie belehrt (O. REHM), doch ist diesbezüglich noch nichts Abschließendes bekannt.

Vermehrungen des Gesamteiweißes und der Gesamtglobuline deuten nur darauf hin, daß eine Erkrankung des Zentralnervensystems oder seiner Häute vorliegt, ohne daß sich über Art und Ätiologie des Prozesses aussagen läßt. Doch können hier die BRAUN-HUSLERsche Reaktion und die fraktionierte Ammoniumsulfataussalzung ergänzend eintreten, indem ein positives Resultat der ersteren Reaktion nur bei entzündlichen Erkrankungen vorkommt, eine Ausfällung der Globuline bei 24%—28%—33% Ammoniumsulfat ebenfalls stark entzündliche Vorgänge andeutet. Das Ergebnis der WEICHBRODTschen Reaktion ergänzt andererseits in wertvoller Weise die Phase I, da es besonders bei den syphilitischen Erkrankungen des Zentralnervensystems deutlich und stärker als das der Phase I, während es bei den nichtsyphilitischen Meningitiden schwächer als das der Phase I, ja oft negativ ist.

Auf die Wa-R der Lumbalflüssigkeit muß ausführlicher eingegangen werden. Bisher nahmen wir an, daß eine positive Wa-R der Lumbalflüssigkeit auf einen syphilitischen Prozeß des Zentralnervensystems oder seiner Häute hindeutet. Ausgenommen waren nur die Fälle, bei denen eine akute nichtsyphilitische Meningitis vorlag und daher evtl. im Blute vorhandene Reagine infolge der Permeabilitätserhöhung in die Lumbalflüssigkeit übertraten[1]). Es hat nun C. LANGE auf Grund von Überlegungen, die vor allem über die Liquordiagnostik des Hirntumors angestellt waren, sich dahin ausgesprochen, daß die bisher allgemein akzeptierte Annahme, der Wa-R im Liquor käme lokaldiagnostische Bedeutung zu, abgelehnt werden müsse. Wir haben nun an der Hämolysinreaktion einen guten Maßstab für den Übergang von Stoffen aus dem Blut in den Liquor, auch spricht alles dafür, daß die Hämolysine in ihrer Teilchengröße den Reaginen der Wa-R sehr nahe stehen. Bei negativer oder nur schwacher Hämolysinreaktion ist daher die positive Wa-R als endogen aufzufassen. Aber selbst wenn man ihr Vorkommen häufiger als früher als exogen auffassen würde, so spricht doch die Tatsache des Übertrittes dafür, daß ausgesprochene Meningitis syphilitischer Natur besteht. Da aber niemand behauptet, daß eine positive Wa-R stets eine parenchymatöse Erkrankung des Zentralnervensystems andeutet, ist dieser Streit praktisch bedeutungslos. Daß die Verhältnisse der Wa-R in der Lumbalflüssigkeit bei der Lues II und auch bei der Lues cerebri andere sind als bei der Paralyse, wissen wir auch seit

---

[1]) Die von KRONFELD, ZADEK, KRAEMER, F. LESSER, F. STERN beschriebenen Fälle von positiver Wa-R bei nichtsyphilitischen Gehirnerkrankungen dürften zum größeren Teil auf technische Fehler zurückzuführen sein (F. PLAUT); eine Sektion liegt nur im STERNschen Fall vor.

den interessanten Inaktivierungsversuchen Eickes. Die Frage, wann die Wa-R der Lumbalflüssigkeit endogen entsteht, wann nicht, ist heute noch nicht gelöst, trotzdem man nach der ursprünglichen Ansicht von Wassermann und Lange selbst der Auffassung sein müßte, die Wa-R im Liquor entstehe dann immer lokal, wenn Lymphozyten im Liquor zerfallen. Für die Praxis aber müssen wir weiter darauf bestehen, daß bei positiven Wa-R der Lumbalflüssigkeit eine syphilitische Affektion des Zentralnervensystems oder seiner Häute angenommen wird, schon deswegen damit eine positive Wa-R der Lumbalflüssigkeit quoad Diagnose und Prognose nicht zu leicht genommen werde.

Die Hämolysinreaktion ist, wie eben berichtet, eine Permeabilitätsreaktion, sie zeigt daher vorwiegend entzündliche Prozesse an, tritt aber auch auf, wenn andere Möglichkeit des Übertrittes von Blutbestandteilen in den Liquor gegeben sind.

Die Kolloidreaktionen geben uns bei der Analyse der Kurvenform ein Bild der Liquoreiweißmischung und gestatten so weitere differentialdiagnostische Aufschlüsse, sind aber an sich nicht für Lues spezifisch. Weitere Einzelheiten werden im diagnostischen Kapitel gegeben werden.

2. Der ganze Liquorbefund.

Bei der Bewertung des ganzen Liquorbefundes muß darauf aufmerksam gemacht werden, daß das bei einer Lumbalpunktion erhaltene Liquorprofil natürlich nur ein „Momentbild" (Fleischmann) der Liquorverhältnisse darstellt. Man muß das berücksichtigen, denn es können ja an sich verschiedenartig sich entwickelnde Liquorveränderungen zu einem Zeitpunkt interferieren und daher ein ähnliches Liquorbild bieten; so können z. B. die im Abklingen begriffenen pathologischen Liquorerscheinungen einer frischeren Lues cerebri zu einem Zeitpunkt den stationären einer Paralyse ähnlich sein. Die ideale Liquoruntersuchungsmethode ist daher die im „Längsschnitte" (Goldberger) d. h. durch Vergleich einer Reihe von aufeinanderfolgenden Lumbalpunktionsergebnisse soll ein Bild über die Tendenz der Entwicklung der Liquorverhältnisse gegeben werden. So können diagnostische Irrtümer ausgeschaltet werden, aber auch die Prognostik kann auf solche Methode aus den Liquorergebnissen größere Vorteile ziehen.

Weiter muß zur Bewertung des Liquorgesamtbildes bei der Analyse desselben darauf geachtet werden, ob die in einem früheren Abschnitt (S. 457) besprochenen Korrelationen oder Syndrome vorliegen. So wird man bei positiver Wa-R und dem Vorherrschen entzündlicher Vorgängen gegenüber den biologischen an frühsyphilitische Meningitis oder eine Lues cerebri denken, bei dem Überwiegen der biologischen Veränderungen über die entzündliche in erster Linie eine Paralyse annehmen müssen. Überwiegen bei positiver Wa-R die Eiweißvermehrungen jenen der Zellen, so wird ein Nonnesches Syndrom bei Lues spinalis, evtl. das Kafkasche Sydrom bei Endarteriitis syphilitica in den Vordergrund zu stellen sein. Diese Beispiele mögen genügen, um zu zeigen, wie wichtig die Analyse des Gesamtliquorbildes zur Bewertung des Befundes ist.

Noch ein Wort zur Frage, wie weit Liquorbefund und anatomischer Prozeß parallel gehen, wieweit man also aus dem Liquorbild — abgesehen von der klinischen Diagnose — auf den anatomischen und histologischen Prozeß zu schließen berechtigt ist.

Für die Frühlues bestehen noch relativ wenig histologische Untersuchungen. FAHR, M. FRAENKEL, C. STERN, KÖNIGSTEIN und SPIEGLER, DELBANCO und JAKOB, WOHLWILL haben hierher gehörige Fälle beschrieben. Doch ist nicht immer bei den untersuchten Fällen der Liquor untersucht. KÖNIGSTEIN und SPIEGLER fanden bei 26 kongenital-syphilitischen Säuglingen stets Veränderungen am Zentralnervensystem, wobei das Rückenmark immer mitbeteiligt war. Bei normalen Liquor war bis auf einen Fall, der meningeale Infiltrationen über dem Kleinhirn und einen anderen, der solche Veränderungen über dem Großhirn aufwies, der histologische Befund stets normal. Die Veränderungen, die KÖNIGSTEIN und SPIEGEL sahen, waren vor allem Infiltrationen des Subarachnoidealraumes, die von Bindegewebswucherungen ersetzt waren. Seltener bestanden im Parenchym perivaskuläre Infiltrate. Auch FAHR, C. STERN, DELBANCO und JAKOB sahen nur Infiltrationserscheinungen des Gehirns und Rückenmarks. Das Material der Autoren reicht nicht aus zu der Folgerung, daß als die Grundlage des Liquorbefundes im Frühstadium der Lues stets nur die Infiltration der Meningen anzusehen ist. Aber selbst wenn wir das annehmen würden, hatten wir doch die Pflicht die den positiven Liquorbefunden im Frühstadium zugrunde liegenden Infiltrationen nicht zu unterschätzen, da wir ja noch nicht wissen, wann und unter welchen Umständen die meningealen und perivaskulären Infiltrate in Parenchymschädigungen übergehen. Daß dies sehr frühzeitig der Fall sein kann, beweist ein von A. JAKOB beschriebener Fall, der sich Mai 1920 infiziert hatte. Meningitische Symptome treten am 20. Juni 1920 auf. Der Liquor bot das Bild einer intensiven frühsyphilitischen Meningitis. Unter Neosalvarsanbehandlung gingen die Erscheinungen zurück. Anfang 1921 Aufnahme in Friedrichsberg mit den klinischen und liquorologischen Erscheinungen einer Lues cerebri. Exitus 30. III. 1921, also kaum ein Jahr nach der Infektion. Anatomisch fand sich eine Meningoenzephalitis mit Bildung zahlreicher miliarer Gummen in der Nachbarschaft der Herde.

In der Liquorlehre der Spätsyphilis des Zentralnervensystems bestehen parallele anatomische Untersuchungen in Fülle. Hier hat aber die Diagnostik die Suche nach Liquorerscheinungen, die auf histologische Prozessen hindeuten, überwuchert. Aber auch hier wird die Analyse des Liquorbildes nach dieser Richtung von großem Werte für unsere theoretischen Erkenntnisse sein.

B. Spezielle Bewertung des Liquorbildes.

1. Diagnostik.

Wie bewerten wir nun das Liquorbild in der Praxis um eine Diagnose zu stellen? Nach dieser Richtung hin gilt die Fragestellung: ist bei einer vorhandenen Syphilis eine Erkrankung des Zentralnervensystems vorhanden und welcher Art ist diese? Da in allen Stadien der Lues die Wa-R des Blutes negativ sein kann, muß für solche Fälle, besonders wenn anamnestisch nichts von Lues bekannt ist, auch die Frage hinzukommen, ob eine bestehende Erkrankung luischer Natur ist oder ob ein Krankheitsverdacht sich bestätigt. Die ersten beiden Fragestellungen kommen in allen Stadien der Lues vor. Für die beiden letzteren möchte ich Beispiele aus der Praxis geben: In einem betreffenden Falle bestehen psychische Erscheinungen und Pupillenstarre, die Wa-R im Blute ist negativ; die Lumbalpunktion soll ergeben, ob wir an eine syphilitische

Erkrankung des Zentralnervensystems zu denken haben; oder die Frau eines Syphilitikers klagt über starke Kopfschmerzen, die Wa-R des Blutes ist negativ; die Lumbalpunktion soll ergeben, ob Lues vorliegt und speziell ob wir eine frühsyphilitische Erkrankung des Zentralnervensystems vor uns haben. Dabei muß gleich betont werden, daß Überschätzung der Liquordiagnostik nicht am Platze ist. Sie ist nicht absolut, sondern relativ, nur in Beziehung zum klinischen Befund kann sie diagnostisch unterstützend wirken, nur bei genügender klinischer Untersuchung kann die „Konklusion" (C. Lange) des Liquoruntersuchers so gestellt werden, daß sie diagnostisch wertvoll ist.

Werfen wir einen kurzen Blick auf die Liquordiagnostik. Ursprünglich war sie nur bei den spätsyphilitischen Erkrankungen des Zentralnervensystems geübt, da man die pathologischen Liquorbefunde des Frühstadiums noch nicht kannte. Im Spätstadium der Lues konnte die Liquordiagnose für die Differentialdiagnose immer wertvoller werden. Die Bearbeitung der Frühlues nach dieser Richtung hin wurde zwar schon von Ravaut begonnen, ausführliche Arbeiten aber, die über größeres Material verfügten und die alle oder die meisten modernen Methoden anwendeten, entstammen nur den letzten Jahren (Gennerich, M. Fraenkel, Wechselmann, Werther, C. Stern, Hauptmann, Kyrle, Mras und Brandt, Fleischmann u. v. a.).

Wenn wir nun in eine Analyse der Liquorbefunde quoad Diagnostik eintreten, so können wir uns kürzer fassen, da wir schon bei Besprechung der Befunde die wichtigsten diagnostischen wertvollen Züge der Liquorbilder hervorgehoben haben.

Die im Frühstadium der Lues erhobenen Befunde zeichnen sich gegenüber jenen, die wir bei der Spätsyphilis des Zentralnervensystems finden, im allgemeinen durch folgende Züge aus: sie sind viel seltener, weniger stationär und weniger intensiv, ferner durch Behandlung stärker und schneller beeinflußbar. Meist sind nur Phase I und Pleozytose beteiligt, selten die Wa-R. Ist diese positiv, dann ist sie es fast immer nur bei höheren Mengen positiv und läßt sich durch Inaktivierung negativ machen. Die Kolloidreaktionen weisen die Lueszacke auf, also nur geringere Kolloidveränderungen (Goldsol bis violett oder solblau, Mastix bis VI oder VII) bei der Verdünnungen $^1/_{40}$, $^1/_{80}$ oder $^1/_{160}$ der Goldsolreaktion (Abb. 26 a) resp. $^1/_2$, $^1/_4$, $^1/_8$, $^3/_4$ der Normomastixreaktion (Abb. 17). Die Hämolysinreaktion tritt im Frühstadium sehr selten auf und ist nach unseren Erfahrungen nur in Spuren positiv. Die geschilderten geringfügigen Liquorveränderungen sind manchmal mit leichteren subjektiven Symptomen verbunden (Kopfschmerzen, allgemeine Nervosität, Schlaflosigkeit), die aber auch fehlen können und es können andererseits bei vollkommen normalem Liquor die oben geschilderten Symptome auftreten.

Die oben geschilderten Liquorsymptome der Frühsyphilis besagen also nicht, daß eine ausgesprochene Erkrankung des Zentralnervensystems vorliegt; sie sprechen nur für eine Reaktion der Meningen und sind insofern für den Therapeuten von großer Wichtigkeit.

Treten intensivere subjektive klinische Symptome auf und vergesellschaften sie sich mit objektiven, so finden wir auch meist einen stärker pathologischen Liquor. Dies gilt für die frühluetische Meningitis im klinischen Sinne und das Neurorezidiv. Bei der ersteren stehen die Kopfschmerzen im Vordergrund, die besonders die Nacken- und Hinterhauptsgegend betreffen, ferner können vorhanden sein: Nackensteifigkeit, Schwindel, Benommenheit, Verwirrtheit, Erscheinungen, die sich bis zu denen der akuten Meningitis steigern können. Der Liquorbefund charakterisiert sich durch das intensive Überwiegen entzündlicher Erscheinungen (trübes Aussehen der Lumbalflüssigkeit evtl. Gerinnung, sehr starke Zellvermehrung, positive Fibrinogenfraktion und BRAUN-HUSLER-sche Reaktion, Komplementgehalt, Kolloidkurve, die jener der akuten nichtsyphilitischen Meningitis sehr nahesteht), während die Wa-R meist erst bei höheren Mengen der Lumbalflüssigkeit positiv und durch Inaktivierung abschwächbar ist. Die Liquorerscheinungen, so intensiv sie sind, haben meist eine große Neigung zur Rückbildung, die schon unter dem Einfluß der Lumbalpunktionen, mehr noch unter dem der spezifischen Behandlung erfolgt. Ebenso schnell gehen die körperlichen Symptome zurück.

Etwas Ähnliches gilt vom Neurorezidiv, bei dem klinischerseits isolierte Gehirnnervenstörungen im Vordergrunde stehen, doch können auch Krampfanfälle u. ä. vorkommen.

Bei beiden Erkrankungen sind die klinischen Erscheinungen typisch, so daß sie im Zusammenhang mit den Liquorveränderungen eine unschwere Diagnosenstellung und Abgrenzung von den syphilitischen Dauererkrankungen des Zentralnervensystems möglich machen. Geht eine frühsyphilitische Meningitis oder ein Neurorezidiv direkt in eine solche Erkrankung über, so sieht man, daß die klinischen Erscheinungen sich nicht so schnell, wie sonst, zurückbilden und andere typische und stationärere an ihre Stelle treten. Auch der Liquor bildet sich nicht so schnell zurück, sondern gewinnt immer mehr den bei der betreffenden Erkrankung des Zentralnervensystems typischen Charakter.

Schwerer diagnostizierbar sind pathologische Liquorbefunde in der Latenz, da sie ein Meningorezidiv oder eine Liquorlues (NAST) darstellen können, aber auch Reste einer vorausgegangenen, nicht erkannten oder Vorboten einer in der Entwicklung begriffenen syphilitischen Erkrankung des Zentralnervensystems sein können. Immerhin werden wir bei vollkommenem Fehlen klinischer Erscheinungen und einem Liquorbefund mit stark entzündlichen Symptomen mehr an eine Liquorlues zu denken haben, zeigen die Liquorveränderungen jedoch typische Züge für eine Späterkrankung des Zentralnervensystems (Paralysenkurve, Normalambozeptorgehalt in der Lumbalflüssigkeit ohne Komplement u. a.), so wird eine solche zur Differentialdiagnose herangezogen werden müssen; andererseits werden sich Narbensymptome früherer Erkrankung durch die Schwäche und Uneinheitlichkeit des Liquorbefundes auszeichnen. Ein gleiches gilt für den Liquorbefund bei isolierter Pupillenstörung mit der Ausnahme, daß hier natürlich die Annahme einer Liquorlues wegfällt und zu entscheiden ist, ob die Pupillenstörung Rest- oder Initialsymptom darstellt. Darüber mehr im Kapitel Prognostik.

Gehen wir nun zu den Liquorbefunden bei der Spätsyphilis des Zentralnervensystems der Paralyse, Lues cerebri und Tabes über, so ist schon hervorgehoben worden, in welcher Weise sie sich von den blanden der Frühsyphilis unterscheiden. Im speziellen sei noch folgendes bemerkt. Es ist bei der Spätsyphilis des Zentralnervensystems ganz besonders notwendig, die Liquordiagnostik nur als Hilfsmittel der klinischen Diagnostik heranzuziehen, der Liquorbefund darf nur eines der klinischen Symptome darstellen und muß auch so gewertet werden. Man darf nicht verlangen, wie es viele Überschätzer der Liquordiagnostik tun, für jede Form der Syphilis des Zentralnervensystems einen eigenen besonders charakterisierten Liquorbefunde zu haben. Die Auseinandersetzungen der früheren Kapitel haben uns diesbezüglich ja schon genügend Beachtenswertes gezeigt. Dieses vorbehalten, ist es eigentlich nur bei der Paralyse möglich und da nicht immer, aus dem Liquorbefund allein eine Diagnose zu stellen. Die relative geringe Zellzahl, der Beginn der Globulinfällung bei ungefähr 33%iger Konzentration der Ammoniumsulfatlösung (Abb. 30), das Überwiegen der biologischen gegenüber den entzündlichen Erscheinungen, die stark positive Wa-R bei 0,2 ccm, die durch Inaktivieren nicht wesentlich oder gar nicht abgeschwächt wird, der Normalambozeptorbefund in der Lumbalflüssigkeit meist ohne begleitenden Komplementgehalt, die Paralysenkurve der Kolloidreaktionen: das alles sind Befunde, die in ihrem Ensemble eine Paralysendiagnose mit an Sicherheit grenzenden Wahrscheinlichkeit gestatten. Freilich darf nicht vergessen werden, daß auch bei der Paralyse

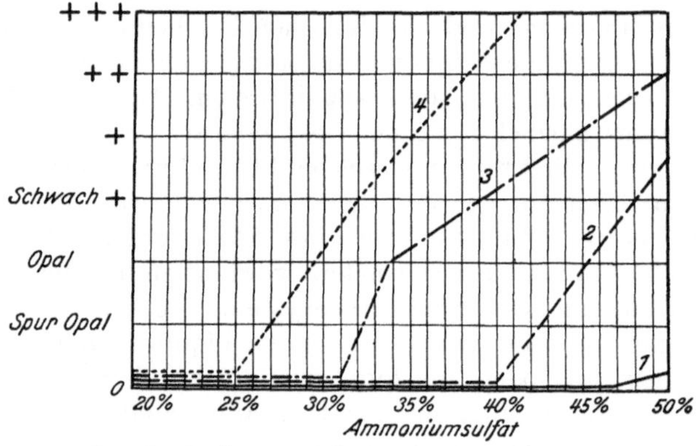

1 = Normal.   2 = Lues cerebri.   3 = Paralyse.   4 = Meningitis.

Abb. 30.   Schema der fraktionierten Ammoniumsulfataussalzung.

diese Befunde nicht immer so schön vorhanden sind. Wir haben schon früher darauf aufmerksam gemacht, daß atypische, vor allem stationäre Paralysen zu einer Abschwächung der Befunde neigen. Meist bleibt aber die typische Korrelation und die Kolloidkurve erhalten. Ferner verändern sich die Befunde unter der Therapie speziell der Malariatherapie: hier sehen wir neben einem Herabgehen der Zellzahlen, Abschwächung der Wa-R speziell im aktiven Zustand und Veränderung der Kolloidkurve, die besonders sich in den ersten Konzentrationen äußert, indem bei der Normomastixtechnik z. B. bei den Konzentrationen 1:1, 3:4, 1:2 quantitative Abschwächungen oder Verstärkungen auftreten. Im ersteren Falle, der der häufigere ist, nähert sich die Paralysenkurve bedenklich jener der Lues cerebri, in letzterem Falle zeigt sie der Paralysentypus verstärkt. Schließlich darf nicht vergessen werden, daß Mischfälle von Paralyse und Lues cerebri vorkommen; meist aber regiert der dominierende Prozeß das Liquorbild.

Die Diagnose der initialen Paralyse ist oft nicht leicht. Auch sind, wie schon Seite 475 angeführt wurde, die Angabe der Autoren noch nicht einheitlich, welche Liquorsymptome bei der Paralyse zuerst auftreten. Nach unseren

Erfahrungen treten die typischen Liquorveränderungen schon sehr frühzeitig auf oder aber es sind wenigstens einzelne charakteristische Liquorsymptome (positive Hämolysinreaktion, Paralysenkurve) schon frühzeitig vorhanden. Da außerdem das Bild der initialen Paralyse meist schon einzelne unverkennbare Symptome bietet (einzelne grobe ethische Verstöße bei sonst anscheinend erhaltener Gesamtpersönlichkeit, unmotivierte Euphorie, motorische Erscheinungen [Silbenstolpern, Sprachstörung]), so werden in der Mehrzahl der Fälle größere diagnostische Schwierigkeiten nicht vorhanden sein und der Liquorbefund wird gestatten, von ähnlichen nichtsyphilitischen Erkrankungen des Zentralnervensystems (alkoholische Erkrankungen, Neurasthenie u. ä.) abzusehen.

Für die Tabesparalyse gelten ähnliche Überlegungen wie für die Paralyse mit den S. 475 gegebenen Einschränkungen. Die juvenile Paralyse bietet meist sowohl in der klinischen, wie in der liquordiagnostischen Abgrenzung noch weniger Schwierigkeiten als die progressive Paralyse der Erwachsenen.

Nun zur Lues cerebri. Es ist eine viel umstrittene Frage, die von manchen Autoren direkt in den Brennpunkt der Liquordiagnostik gestellt worden ist, ob es vom Standpunkt der Serologie möglich, die Lues cerebri von der Paralyse abzugrenzen. Vor der Auswertungsmethode HAUPTMANNS fand man, wie NONNE, F. PLAUT, KAFKA u. v. a. berichteten, den Liquor bei Lues cerebri meist negativ. Nach HAUPTMANNS Publikation wurde es klar, daß die Lues cerebri nur erst bei höheren Werten positive Wa-R bietet. Bei weiterer Durchforschung wurden aber auch Fälle speziell des früheren Stadiums gefunden, die die Wa-R schon bei 0,2 ccm im Liquor positiv haben, andererseits zeigten sich Paralysefälle oft erst bei 0,5 ccm positiv. Die Wa-R der Lumbalflüssigkeit gestattet uns zwar oft, aber nicht immer die Differentialdiagnose zwischen Paralyse und Lues cerebri. Dieser Fall zeigt uns, wie verfehlt es ist, aus einer Liquorreaktion, wie es leider so häufig gemacht worden ist, diagnostische Schlüsse ziehen zu wollen. Nur das Gesamtbild aller bedeutsamen Liquorreaktionen kann hier fördern und auch dann nur, wenn die Klinik nicht versagt. Die Diagnose Lues cerebri aus dem Liquorbefunde allein stellen zu wollen wäre ein Mißgriff. Bei der Gehirnsyphilis kommt noch die große Schwierigkeit hinzu, daß die Liquorbefunde sich vom frischen zum chronischen Stadium hin ändern, und zwar meist im Sinne eine Abschwächung, ferner daß unter diesem Sammelnamen eine Reihe verschiedenartiger Erkrankungen verstanden werden. Es will daher nicht viel besagen, wenn einzelne Autoren unter der Marke Gehirnsyphilis einzelne Liquorreaktionen zusammenstellen ohne nähere klinische Angaben und ohne Bezeichnung des Stadiums und aus dieser mangelhaften Bearbeitung des Gebietes Urteile über Werte oder Unwert der Liquorreaktionen abgeben wollen.

Die auf S. 471 ff. erwähnten für die Paralyse charakteristischen Züge sind bei der Lues cerebri nur in seltenen Fällen und dann nur einzeln, nicht im Ensemble vorhanden. Das kommt daher, daß bei einer Untersuchung des Liquors gerade der Zeitpunkt getroffen worden ist, in dem einzelne Reaktionen bei ihrem Abflauen gerade die Stärke erreicht haben, wie sie bei der Paralyse meist ständig vorhanden ist. So kann z. B. im frühesten Stadium einer Lues cerebri eine positive Hämolysinreaktion mit starkem Komplementgehalt im Liquor vorhanden sein. Beim Zurückgehen dieser Reaktion (unter Therapie oder spontan) kann leicht ein Zeitpunkt getroffen werden, indem zwar nicht mehr Komplement, aber noch Normalambozeptor in der Lumbalflüssigkeit vorhanden ist, ein für Paralyse typischer Befund. Untersucht man aber einige Zeit später, so findet man eine negative Hämolysinreaktion. Daraus ergibt, daß bei dem mehr labilen Charakter des Liquorbefundes bei der Lues cerebri eine wiederholte Untersuchung des Lumbalpunktats oft diagnostisch unvermeidbar ist.

Im frischen Stadium der Lues cerebri läßt die ins Auge fallende Korrelation: starke bis stärkste entzündliche zu schwächerer biologischen Reaktionen den Ausschluß der Paralyse zu. Von dem Liquorbefunde der frühsyphilitischen Meningitis unterscheidet sich derjenige der frischen Gehirnsyphilis oft nur unwesentlich; hier muß eben die Klinik ihr Wort sprechen und wird es auch jederzeit können. Die Lues cerebri ist auch charakteristisch durch die Kolloidkurve, die im frischen Stadium der Krankheit dem Meningitistypus nahesteht, dann aber immer den keineswegs stabilen Charakter der Lues cerebri-Kurve annimmt und behält. Weigeldt u. a. haben die Paralysenkurve bei der Lues cerebri gesehen. Wir selbst haben diese Beobachtung nie gemacht und möchten raten, solche Lues cerebri-Fälle ganz besonders im Auge zu behalten.

Für die häufiger beobachteten Fälle von chronischer Gehirnsyphilis kommen daher als charakteristisch in Frage: meist erhaltene Korrelation mit Begünstigung der entzündlichen Erscheinung. Globulinfällung erst bei 40% Ammoniumsulfat beginnend, Wa-R erst bei höheren Dosen im Liquor positiv und durch Inaktivierung abschwächbar, negative Hämolysinreaktion, Lues cerebri-Zacke der Kolloidkurven.

Die Endarteriitis syphilitica der kleinen Hirnrindengefäße geht meist mit sehr schwachen Liquorbefunden einher und gestattet so eine Abgrenzung von der Paralyse, mit der sie oft ein sehr ähnliches Bild bietet (A. Jakob und Kafka). Das Kafkasche Sydrom, das sehr selten ist, spricht für das Vorhandensein dieser Erkrankung.

Die Tabes nimmt eine Mittelstellung zwischen Paralyse und Lues cerebri in bezug auf ihr liquordiagnostisches Bild ein. Es gibt Fälle, bei denen die entzündlichen Erscheinungen vorwiegen und das Liquorbild der Lues cerebri in großen Zügen vorhanden ist, ferner solche, bei denen der Paralysenliquorbefund unabgeschwächter Form vorliegt. Von den nichtsyphilitischen Hinterstrangerkrankungen (Alkoholismus, Blei u. ä.) wird die Abgrenzung auf Grund dieser Befunde wesentlich erleichtert. In der Gruppe der syphilitischen Späterkrankungen des Zentralnervensystems ist eine Abgrenzung auf Grund des Liquorbildes meist nicht möglich: die selten vorkommende Alternative Tabes + Psychose oder Tabesparalyse kann auf Grund des Liquorbefundes nur selten und dann nur auf Grund einer sehr genauen Analyse entschieden werden. Der Wert der Liquordiagnostik erleidet dadurch keine Einbuße, daß sie sich ihrer derzeitigen Grenzen bewußt ist; im Gegenteil, die Literatur beweist, daß hier Überschätzung ebenso schädlich ist wie das Gegenteil.

2. Prognostik und Therapie. Indikationsstellung der Liquoruntersuchung.

Prognostik und Therapie werden hier gemeinsam abgehandelt, weil sich so viele Berührungspunkte finden, daß sich bei getrennter Behandlung Wiederholungen ergeben würden.

Bei der Frage was die Liquoruntersuchung zur Prognostik leistet, wären folgende Probleme zur Diskussion zu stellen: was bedeuten die Liquorveränderungen im Frühstadium der Syphilis, inwieweit sind sie Abwehrmaßnahmen oder Zeichen einer Erkrankung des Zentralnervensystems, gehen sie unvermittelt in die pathologischen Liquorerscheinungen der Spätsyphilis des Zentralnervensystems über oder findet sich auch hier ein Liquorlatenzstadium, kann man aus dem Liquorbefund der Frühsyphilis Schlüsse ziehen, ob eine spätsyphilitische Erkrankung des Zentralnervensystems droht, was für therapeutische Folgerungen sind aus obigen Überlegungen zu ziehen?

Alle diese Fragen sind in den letzten Jahren speziell von dermatologischen (GENNERICH, KYRLE und seine Mitarbeiter, C. STERN, WERTHER, WECHSELMANN, ZIELER, KOHRS u. v. a.), wie neurologischen (NONNE und seine Schüler, DREYFUS, WEIGELDT u. v. a.) Autoren ausführlich erörtert worden. Die Reihe der Einzelprobleme ist eine so große, daß hier nur an der Hand der wichtigsten Veröffentlichungen eine kurze Darstellung gegeben werden kann.

GENNERICH hat seine auf ausführlichen klinischen und Liquorstudien beruhenden Theorien und Erfahrungen in seinem Buche „Die Syphilis des Zentralnervensystems, ihre Ursachen und Behandlung" niedergelegt. Er nimmt an, daß alle syphilitischen und syphilogenen Erkrankungen des Zentralnervensystems von den Meningen und dem Liquor ausgehen. „Abgesehen von gewissen Zufälligkeiten bei der ersten Ausstreuung des meningealen Virus wird das spätere Schicksal des Syphilitikers bestimmt einmal durch die individuell verschiedenen Anlagebedingungen für die meningeale Infektion und zum anderen durch die Einwirkung der die Syphilis einschränkenden Faktoren auf die Gesamtdurchseuchung und auf die evtl. eingetretene und verschieden stark angelegte meningeale Infektion". Eintritt und Stärke der meningealen Infektion sind nach GENNERICH abhängig von Empfänglichkeit des Organismus und der Stärke des Syphilisvirus. Wegen der eigenartigen Anlage des Zentralnervensystems ist es schwer beeinflußbar und eine irgendwie nennenswerte meningeale Infektion ist daher schwer zu beseitigen. Sie kann sich schneller entwickeln durch die „bei der ersten Allgemeindurchseuchung entstandene stärkere Anlage der meningealen Spirochätenaussaat oder aber in der Provokation ursprünglich durchaus geringfügiger meningealer Herde". Da keine syphilitische Erkrankung des Zentralnervensystems plötzlich zum Ausbruch kommt, sondern jeder eine Infektion der Meningen vorausgeht „die auf den sie umgebenden Liquor ihren Abklatsch" gibt, ist ein pathologischer Liquor auf jeden Fall ein Zeichen, daß das Zentralnervensystem gefährdet ist. Weiteres kann sich aus der Analyse des Liquorbefundes ergeben. „Die wichtigste Aufgabe des Arztes besteht darin, die etwa vorhandenen Liquorveränderungen rechtzeitig, d. h. vor dem Übergreifen des meningealen Prozesses auf das Nervengewebe festzustellen". Denn mit den früheren Methoden war es nur äußerst selten möglich, den Liquor zu assanieren; heute aber mit dem Ausbau unserer Behandlungsmethoden „gelingt es fast in allen Fällen mit latenten Liquorveränderungen die vorhandenen meningealen Entzündungsvorgänge auszuheilen und damit die Gefahr einer späteren syphilitischen Erkrankung des Zentralnervensystems endgültig zu beseitigen". GENNERICH hat auch auf Grund seiner Liquoruntersuchungen interessante Theorien zur Entstehung der Paralyse und Tabes gebildet, auf die aber hier, als für unser Gebiet nicht wesentlich, nicht eingegangen werden kann.

KYRLE hat in seinem Referat am Dermatologenkongreß zu Hamburg 1920 sich auf Grund seines sehr großen Materials folgende Fragen gestellt: 1. Was wissen wir über den Beginn der Liquorveränderungen; werden die Grundlagen für spätere syphilogene Nervenerkrankungen im 1. oder 2. Jahre post infectionem gesetzt oder kann auch späterhin, in der Latenzzeit, positiver Liquor auftreten? 2. Bestehen Beziehungen zwischen dem Ablauf der Luesinfektion auf der Haut und den in den Meningen? Hier sollte besonders die Beziehung zwischen Hautaffektion und bleibender Liquorveränderung erörtert werden. 3. Welchen Einfluß hat die Therapie auf das Zustandekommen von Liquorveränderungen? Frage der Provokation, der Behandlungsart, die quoad Provokation am gefährlichsten ist. 4. Was können wir mit unserer Therapie bei bestehenden Liquorveränderungen erreichen? Können vor allem die liquorpositiven Fälle der Frühsyphilis saniert werden?

Die erste Frage wurde von Kyrle dahin beantwortet, daß der Beginn der Liquorschädigung in einer großen Zahl der Luesfälle in das erste Jahr der Erkrankung fällt. Jedenfalls ist ein spontanes Positivwerden der Liquorreaktionen in der späteren Latenzzeit etwa im 4. oder 5. Jahre nach der Infektion sehr selten, eine Tatsache, durch die die Bedeutung der Lumbalfunktion als prophylaktische Methode in den Frühstadien der Syphilis akzentuiert wird. Bezüglich der zweiten Frage berichtet Kyrle vor allem, daß es keine Exanthemform gibt, bei der ein positiver Liquor nicht möglich wäre. An der Hand einer ausführlichen Statistik kommt aber Kyrle weiter zu dem Resultat, daß sich bei allen Manifestationsarten der Lues II Liquorkomplikationen in relativ großer Häufigkeit ergeben, wobei nur Schleimhautpapeln und Leukoderm eine gewisse Prävalenz zeigen. Aber das Überstehen einer dieser Erscheinungsformen der Lues II scheint für das endgültige Verhalten der Lumbalflüssigkeit gleichgültig zu sein. Betreffs der Beziehung tertiärer Haut-, Schleimhaut-Lues und Liquor kann Kyrle auf Grund seines Materials die frühere Annahme, daß diese klinischen Erscheinungen einen pathologischen Liquor ausschließen, nicht bestätigen. Er findet aber, daß ein positiver Liquor in diesem Stadium spontan oder unter geringen therapeutischen Maßnahmen so gut wie immer normal wird. „Wahrscheinlich sind es die eigenartigen Immunitätsverhältnisse im Bereiche des Integuments, die diesbezüglich ihre Wirkung zu entfalten vermögen.“

Bezüglich der dritten Frage bejaht Kyrle die Salvarsanprovokation der meningealen Initationen. Er findet sie auch bei Hg-Behandlung, bei Salvarsanbehandlung, und zwar besonders ungenügender am häufigsten; daher muß eine energische Salvarsanbehandlung der frischen Sekundärperiode gefordert werden. Kyrle sieht die Liquorveränderung bei Lues II oder in der Latenz als „höchst bedeutsames“ Zeichen an, glaubt aber nicht, daß damit ausnahmslos ein Prognosticum quoad Metalues gegeben ist. Besonders gefährlich scheinen die schleichenden Liquorinfektionen zu sein. Bezüglich der Einwirkung der Therapie auf den positiven Liquor zeigt Kyrle an der Hand einer Statistik, daß eine therapeutische Beeinflussung der Lumbalflüssigkeit um so schwieriger ist, je älter die Lues ist.

Aus Fleischmanns ausführlicher Arbeit seien für unsere Darlegungen folgende Feststellungen zitiert: Liquorveränderungen können im Primärstadium vor der Wa-R des Blutes auftreten; im Sekundärstadium ist das Nervensystem „aus dem Reizzustand in das Stadium echter syphilitischer Entzündung“ bei einem Teil der Liquorkranken übergegangen, während bei einem anderen

Teil Selbstheilung aufgetreten ist. Bei Behandelten ist die Anzahl der schwer Liquorbeschädigten größer. Bei luischer Alopezie und Leukoderma besteht ein Zusammenhang mit schweren Liquorveränderungen. Bei Lues III mit ulzerösen Erscheinungen, die nicht behandelt sind, ist ein Fortschreiten der Liquorerkrankung anzunehmen. „Die Lehre von der geringen Nervenaffinität der Lues mit schweren ulzerösen Hauterscheinungen ist, soweit der Liquor spinalis in Betracht kommt, nicht mehr zu halten" (s. auch Kyrle). Eine einmalige genügende Salvarsanbehandlung genügt bei der ulzerösen und gummösen Lues III nicht; es treten noch Provokationen auf. Diese toxischen Schädigungen sind bei Hg-Behandlung geringer, bei dieser Therapie werden aber die echt syphilitischen Liquorerkrankungen nicht so vollständig ausgeschaltet, wie durch Salvarsan. In der Spätlatenz sind die pathologischen Liquorbefunde geringer als in der Frühlatenz; nach ausreichender Salvarsanbehandlung sehen wir eine Reihe früher in Blut und Liquor positive Fälle in der Spätlatenz als geheilt, bei anderen Behandlungen nicht.

An dieser Stelle sei das Ergebnis einer Umfrage über die Prophylaxe der Nervensyphilis eingeschoben, die von den Annales der maladies vénériennes, Jg. 15, S. 273—312, 1920, erhoben wurde. Eine Reihe der befragten Forscher nahm an, daß die meningeale Reaktion der Spätsyphilis in der großen Mehrzahl der Fälle als Fortsetzung der Liquorveränderungen des Sekundärstadiums anzusehen sei. Andere Autoren behaupteten das Gegenteil, eine dritte Gruppe war der Meinung, daß der eine Prozeß den anderen hervorrufen kann, daß aber am häufigsten ein zeitlicher Zwischenraum zwischen beiden Reaktionsstadien der Meningen besteht. Über die Dauer dieses Intervalls werden genaue Angaben nicht gemacht. Einige Autoren betonten, daß es Fälle von Spätsyphilis gebe, die im Sekundärstadium einen normalen Liquorgehalt hatten.

Von den Neurologen sei vor allem Nonne zitiert. Aber Nonne hat sich auf seinem Referat am Dermatologentage in Hamburg hier merklich zurückgehalten. Bezüglich der prognostischen Bewertung der Liquorbefunde hat er auf Ausführung der Luetinreaktion neben der Liquoruntersuchung Wert gelegt und findet einen Fall besonders günstig quoad Erkrankung des Zentralnervensystems, wenn bei normalem Liquor die Luetinreaktion stark positiv ist, ungünstig ist hingegen ein positiver Liquorbefund bei negativer Wa-R im Blute und negativer Luetinreaktion. Auch bezüglich der Therapie verhielt sich Nonne skeptisch.

Im Gegensatz dazu hat Georg L. Dreyfus sich immer sehr entschieden für den prognostischen sowie therapeutischen Wert der Liquoruntersuchung ausgesprochen. Besonders interessant ist nach dieser Richtung hin eine Arbeit über „Isolierte Pupillenstörungen und Liquorzerebrospinalis". Er spricht hier dem positiven oder negativen Liquorbefund grundsätzlich prognostische Bedeutung zu. Bei den liquorpositiven Kranken trat bei Nachuntersuchung fast immer deutliche Progredienz des Leidens auf, bei den liquornegativen nicht. Die liquorpositiven Kranken müssen chronisch intermittierend behandelt werden, die liquornegativen nicht. Zu unterschreiben wäre auch folgender Satz: „Primär liquorpositive Kranke des späteren Latenzstadiums leiden an aktiver progredienter Hirnsyphilis, primär liquornegative Kranke des späteren Latenzstadiums sind fast sicher stationär. Ihre Hirnsyphilis ist mit Sicherheit zum Stillstand gekommen".

Wir sehen, daß sich noch viele Differenzen in der Meinung der Autoren über dieses Gebiet ergeben. Wir können nach unseren Erfahrungen auf die prognostische Bedeutung der Liquoruntersuchung nur aufs intensivste hinweisen. Da wir heute annehmen, daß der Grund zur späteren Syphilis des Zentralnervensystems in einem sehr frühen Stadium (I. oder II.) gelegt wird, müssen wir pathologischen Liquorerscheinungen aus dieser Zeit unsere genaueste Aufmerksamkeit schenken. Der Liquor muß nicht nur genau untersucht, sondern auch eingehend analysiert werden! Wenn vor dem Auftreten der positiven Wa-R im Blute schon Liquorveränderungen vorhanden sind (z. B. eine positive Hämolysinreaktion), so sind solche Fälle sicher nicht in ihrer Bedeutung zu unterschätzen. Das gleiche gilt für die frühzeitigen, schleichend auftretenden Liquorinfektionen, bei denen intensive entzündliche Erscheinungen nicht im Vordergrunde stehen.

Gehen wir nun im einzelnen auf die anfänglich gestellten Fragen zurück. Die Bedeutung der pathologischen Liquorbefunde im Frühstadium der Lues läßt sich noch nicht vollkommen klären; fraglos spielt hier eine Rolle die Zeit und Art des Auftretens sowie die Einzelheiten des Befundes. Doch können wir die Annahme Lessers nicht unterschreiben, daß sämtliche Liquorphänomene des Frühstadiums lediglich Abwehrmaßnahmen darstellen und daher gerade jene Fälle von Frühsyphilis am besten von Spätinfektionen geschützt sind, die im Frühstadium deutliche Liquorbefunde bieten. Vor allem müssen wir feststellen, daß es Fälle gibt — und sie kommen nicht allzu selten vor — bei denen sich schon im Frühstadium aus pathologischen Liquorbefunden heraus auch Paralysen, Tabesfälle, sowie gummöse Erkrankungen des Zentralnervensystems entwickeln. Es ist also jedenfalls die Lessersche Anschauung in ihre Verallgemeinerung nicht zulässig. Wir wissen eben heute noch nicht, welche Liquorreaktionen wir als neue Abwehr-, welche wir als Folgen einer schon bestehenden Erkrankung des Zentralnervensystems oder als ihre Vorboten aufzufassen haben. Hier ist es anscheinend nicht der Befund allein, sondern die Art seines Auftretens, sowie die Reaktion auf Behandlung. Wenn wir also aus einem Liquorbefund des Frühstadiums auf im Vordergrunde stehende Abwehrmaßnahmen schließen, wenn die entzündlichen Erscheinungen in der Lumbalflüssigkeit dominieren, während eine stark positive Wa-R, besonders eine solche, die durch Inaktivierung nicht abschwächbar ist, sowie eine starke Kolloidkurve prognostisch quoad Erkrankung des Zentralnervensystems ungünstig erscheinen, so bedarf es doch, um hier genauere Anhaltspunkte zu haben, wiederholter Liquoruntersuchungen, um Art des Auftretens, sowie Reaktion auf Behandlung (Persistenz oder Provokation!) kennen lernen zu können. Was nun die Frage betrifft, ob die Liquorveränderungen des Frühstadiums direkt in jene bei den Späterkrankungen des Zentralnervensystems übergehen oder ob ein anscheinend liquorgesunder Zwischenraum eingeschaltet ist, so hat uns die zitierte Umfrage der Franzosen ja gezeigt, daß hier verschiedene Möglichkeiten gegeben sind. Jedenfalls kann auf Grund der deutschen Literatur und unserer eigenen Erfahrungen nur gesagt werden, daß ein liquorgesundes Vorstadium immerhin häufig beobachtet wird, daß also eine Kontinuität der Liquorerkrankung zumindest nicht immer besteht. Ja wir wissen heute noch nicht, ob unbedingt jeder ausgebrochenen Paralyse ein pathologischer Liquor vorausgehen muß. Man kann sich trotzdem denken, daß im Frühstadium eine Spirochätenaussaat in das Zentralnervensystem stattgefunden hat, ohne daß meningeale Abwehrreaktionen aufgetreten sind. Wissen wir ja, daß auch anscheinend normaler Liquor im Tierversuch infektiös sein kann. Freilich muß eine genaue Untersuchung und Analyse der Lumbalflüssigkeit gefordert werden; denn viele Arbeiten, die bei angeblich normalem Liquor zu so wichtigen Ergebnissen gekommen sind, lassen eine genügend ausführliche und exakte Untersuchung der Lumbalflüssigkeit vermissen. Es scheint uns für die Klärung des ganzen Gebietes überhaupt wertvoller, wenn der einzelne Fall in seinen verschiedenen Stadien eingehend und vollständig im Liquor untersucht und analysiert wird, als wenn mit einer oft unzulänglichen Technik ein großes Material parallel untersucht wird und dann aus einer vielleicht mit Fehlern behafteten Statistik weitgehende Schlüsse gezogen werden. Ob man nun aus der Eigentümlichkeit des Liquorbefundes prognostische Schlüsse auf eine drohende Erkrankung des Zentralnervensystems ziehen kann, ist nach dem Vorhergehenden noch nicht genügend geklärt. Wir haben ja schon davon gesprochen, wie schwierig es ist, einen positiven Liquorbefund dahin zu analysieren, ob und wie weit wir Abwehrreaktionen annehmen oder auf schon bestehende krankhafte Erscheinungen des Zentralnervensystems hindeutende Veränderungen schließen müssen. Jedenfalls gelten hier ähnliche Kriterien. Eine stark positive Hämolysinreaktion (besonders Normalambozeptorgehalt ohne Komplement), eine starke positive Wa-R, durch Inaktivierung nicht abschwächbar, eine hoch positive Kolloidkurve zumal vom Paralysentypus, das sind Erscheinungen, die besonders, wenn sie der Behandlung gegenüber sich sehr resistent verhalten und bei Abklingen etwa vorhandener klinisch-nervöser Erscheinungen weiterbestehen, auf das Drohen einer Späterkrankung hindeuten. Auf die prognostische Bedeutung der Kolloidkurven haben GOLDBERGER, BRANDT und MARS, besonders aber NAST hingewiesen. Letzterer betont die Bedeutung des Phänomens, daß unter der Behandlung zwar die anderen Reaktionen, nicht aber die Kolloidzacke zurückgeht, letztere sogar in vollständiger Stärke bestehen bleibt („Kreuzung").

Von Wichtigkeit ist noch die von KYRLE festgestellte Tatsache, die von FLEISCHMANN bestätigt wird, daß beim Tertiarismus positive Liquorbefunde genügend häufig vorkommen, daß sie sich aber spontan oder unter geringer Behandlung schnell ins Normale wandeln lassen.

Für die Prognostik der Spätlatenz ist noch wichtig zu wissen, daß hier das Liquorbild bedeutungsvolle Aufschlüsse geben kann, insofern als der typische Befund der Paralyse oder Lues cerebri das Drohen dieser Leiden mit Deutlichkeit anzeigt. Dies gilt auch für die von WEIL und KAFKA so benannten Übergangsfälle, d. h. Fälle mit sehr geringen neurologischen Symptomen, die jedoch als Vorboten einer Paralyse, Tabes oder Lues cerebri sehr verdächtig sind. Es gilt dies ganz besonders von den isolierten Pupillenstörungen. Hier hat sich NONNE 1913 dahin ausgesprochen, daß bei normalem Liquor die Prognose als günstig, bei positivem Ausfall als zweifelhaft angesprochen werden müsse.

ASSMANN betonte, daß bei positivem Liquorbefund „die Prognose die begründete Möglichkeit der späteren manifesten Erkrankung einer Nervenlues" zu berücksichtigen hat. WULLENWEBER schließt sich auf Grund neuen Materials der Ansicht NONNES an. FUCHS hat das DREYFUSSsche Material untersucht und nachkontrolliert. Der Liquor wird erst nach 3 Jahre nach der Infektion prognost sch verwertbar. Die im 3.—8. Jahre nach der Infektion liquorveränderten Fälle zeigten eine Erkrankungsziffer von 25 % im 20. Jahre eine solche von 40 %. Alle Liquorsymptome (außer Druckerhöhung) sind einzeln oder kombiniert ziemlich gleichwertig und weisen alle auf eine erhebliche Gefährdung des Trägers hin. Je älter ein Individuum bei der Infektion, umso höher die Wahrscheinlichkeit der Infektion und die Schwere der Erkrankung. In 24 % der Fälle war trotz positiven Liquors das Blut normal.

Bezüglich der Bewertung der Liquorbefunde für die Therapie haben sich die wichtigsten Punkte schon aus dem Vorhergehenden ergeben. Es hat sich gezeigt, daß die Liquorbefunde seit der Salvarsanbehandlung häufiger geworden sind, daß sie aber, wie besonders Fleischmann mitgeteilt hat, bei genügender Salvarsanbehandlung sich schnell rückbilden und dann negative Liquorbefunde häufiger sind, als bei den anderen Behandlungsarten. Es hat nun besonders Gennerich gezeigt, daß die „Assanierung der Meningen" d. h. die Beseitigung der meningealen Affektion für uns sichtbar vor allem durch einen negativ werdenden Liquorbefund eines der vornehmsten Ziele der Luesbehandlung sein muß. Gennerich hat diese seine Anschauung durch ein großes, durch lange Jahre klinisch und liquorologisch untersuchtes Material bewiesen. Gegen diese Anschauung sind Nonne, Weigeldt u. a. aufgetreten. Angeführt wurden Fälle, bei denen trotz negativen Liquors die Krankheitssymptome weiterbestanden, anderseits Fälle, bei denen trotz Fortbestehens eines positiven Liquors klinische Erscheinungen von seiten des Zentralnervensystems nicht aufgetreten sind. Es wurde dagegen Front gemacht, daß die Reaktionen und nicht der kranke Mensch behandelt werden. Es ist natürlich Pflicht jedes guten Therapeuten, nicht ein einzelnes Symptom zu behandeln, sondern die ganze Krankheit und vor allem den kranken Menschen. Aber der pathologische Liquorbefund ist eben ein Teil der Krankheit und ein nicht unwichtiger, weil ja von seiner richtigen Bewertung die Abwendung großer Gefahren für das Zentralnervensystem abhängt. Es ist ein Symptom und muß zumindest ebenso gewertet werden wie jedes andere wichtige klinische Symptom. Wir behandeln eine Spitzenaffektion und werden sie stets behandeln, trotzdem es Fälle genug gibt, bei denen durch die Sektion eine solche Erkrankung aufgedeckt wird, intra vitam aber sich Erscheinungen nicht haben nachweisen lassen. Außerdem wird sicher weniger geschadet, wenn ein Fall auf Grund seines pathologischen Liquorbefundes zu viel behandelt wird, als wenn durch Vernachlässigung dieses wichtigen Symptomes die Vermeidung einer zentralnervösen Erkrankung unmöglich wird. Ferner: wo sind die Grenzen, bei denen ein pathologischer Liquorbefund vernachlässigt werden darf? Kann man einen Kranken ruhig untergehen lassen, trotzdem sein wichtigstes Organ in ständiger Gefahr ist, nur weil in einzelnen Fällen die Liquorerkrankung nicht zur klinischen Erkrankung des Zentralnervensystems geführt hat? Werden solche Anschauungen nicht dazu führen, daß bei der Therapie der Lues die Liquorkontrolle, für die die Kenner der Lues wie Gennerich, Kyrle, Dreyfus[1]) u. a. so energisch eingetreten sind, noch mehr

---

[1]) Einen Teil der diesbezüglichen Dreyfusschen Anschauungen drückt Fuchs neuerdings folgendermaßen aus: „Bei jedem Fall von latenter Lues muß nach dem 3. Infektionsjahr der Liquor untersucht werden. Ist in diesem auch nur eine Reaktion pathologisch, so muß der Träger als gefährdet angesehen und behandelt werden. Nur eine Häufung mehrerer Liquorzeichen als Indikation zur Behandlung anzusehen, wäre fehlerhaft. Bis zum 20. Jahr nach der Infektion ist die Indikation zur Behandlung eine strikte, da in dieser Zeit die schweren Verlaufsformen besonders zu fürchten sind. Bei längerer Latenz nimmt

als bisher vernachlässigt wird, daß Kranke aus der Kur entlassen werden müssen, weil der klinische Befund durch mehrere Jahre normal und evtl. die Wa-R des Blutes negativ geblieben ist? Wird so die Luestherapie nicht noch unsicherer werden, wenn sie sich eines so objektiven Mittels wie der Liquorkontrolle beraubt?

Nach unseren Erfahrungen und fußend auf obigen Überlegungen schätzen wir den Wert der Liquoruntersuchung für die Therapie sehr hoch ein. Bei jeder Behandlung ist eine Assanierung der Liquorveränderungen therapeutisch anzustreben, kein Syphilitiker kann als geheilt angesehen werden, solange kein Liquorbefund erhoben worden ist, keinem Syphilitiker dürfte die Heiratserlaubnis erteilt werden, wenn sich die Lumbalflüssigkeit nicht als sicher normal erwiesen hat.

Wann ist nun die Indikation für die Lumbalpunktion gegeben? Wir unterscheiden eine direkte oder therapeutische und eine indirekte oder diagnostische resp. prognostische Indikation. Die therapeutische Indikation liegt bei der Frühsyphilis hauptsächlich auf dem Gebiete der akuten syphilitischen Meningitis, die durch die Lumbalpunktion aufs günstigste beeinflußt wird. Ein ähnliches gilt für die Neurorezidive. C. Stern sagt: „Die therapeutische Bedeutung der Lumbalpunktion bei frühluetischer Meningitis, Salvarsanschädigung und zur Druckverminderung ist unbestritten".

Nun zur indirekten Indikation. Die Zeit derselben ist nach Kyrle nicht genau festzulegen. Jedenfalls soll die Liquorkontrolle im Verlaufe des 2. Jahres post infectionem, dann in der Latenz und beim Auftreten nervöser Erscheinungen vorgenommen werden. Finger empfiehlt für die erste Lumbalpunktion das Ende des ersten Jahres, Goldberger den zehnten Monat nach der Infektion.

Wenn nervöse Erscheinungen besonders objektiver Natur aufgetreten sind, so wird die Lumbalpunktion von allen Autoren als indiziert angenommen. Dies gilt ganz besonders für die Spätlues des Zentralnervensystems, wo, wie wir gezeigt haben, vor allem die Differentialdiagnose, ferner aber auch prognostische und therapeutische Überlegungen vom Ausfall des Liquorbefundes abhängen.

Es ist, um es nochmals zu sagen, nur ein Streit mit Worten, ob man den pathologischen Liquorbefund als Einzelsymptom oder als entscheidendes Moment im klinischen Bilde ansieht; unsere Darlegungen dürften gezeigt haben, daß wir in der Liquorphänomene sehr wichtige klinische Zeichen besitzen, die aber nur zur vollen Auswirkung gelangen, wenn der Kliniker den Liquorbefund ohne Über- und Unterschätzung vollauf würdigt. Das noch lange nicht abgeschlossene Gebiet wird nur Förderung finden, wenn neben der heutigen statistischen Massenuntersuchung die genau exakte in Intervallen wiederholte Untersuchung des kranken Individuums tritt; ein nach dieser Richtung hin präzise beobachteter Fall kann oft der Wissenschaft mehr bringen als die Ergebnisse eines großen mit Fehlern behafteten statistischen Materials. Diese Forderung wird aber nur möglich sein, wenn Dermatologen, Internisten, Otologen, Chirurgen, Neurologen und Psychiater in gleicher Weise unserem Gebiete Interesse entgegenbringen.

---

die Zahl der Erkrankungen prozentual noch weiter zu, jedoch wächst auch die Neigung zu milderem Verlaufe. Die Behandlung muß sich die Gesundung des Liquors zum Ziele setzen. Umschlag der Serumreaktion in das Negative ist kein Beweis für die Besserung des Liquor." Solche Worte dieser vielerfahrenen Praktiker dürfen nicht ungehört verhallen!

Siebenter Teil

Die Luetinreaktion und ihre Verwertbarkeit.

Von

V. Kafka-Hamburg.

Mit 2 Abbildungen.

Die Versuche, bei Syphilis eine Hautreaktion einzuführen, gehen auf MEI-ROWSKY und TEDESKI (1908) zurück. Sie wurden dann von vielen Autoren in ähnlicher Weise aufgenommen, ohne daß diese Kutanreaktion sich einbürgerte. Erst nachdem es NOGUCHI im Jahre 1911 gelungen war, einen reinen Spiro-chätenextrakt (Luetin) herzustellen, war eine auch für die Praxis der Lues-diagnose brauchbare Hautreaktion gefunden. In diesen Zeiten soll daher nur von NOGUCHIS Luetin und den darauf beruhenden Arbeiten die Rede sein, nicht aber von den Extrakten aus spirochätenhaltigen Organen (BRUCK, FISCHER und KLAUSNER u. a.).

Die Herstellung des Luetins NOGUCHIS wird folgendermaßen skizziert: Die Spirochäten werden in Aszitesagar anaerob reingezüchtet und bei 60^0 ab-getötet. Dann wird mit Karbolsäure solange verdünnt, bis eine etwa $0,5^0/_0$ige Konzentration resultiert.

Die Technik der Impfung ist nun folgende: Die in Betracht kommende Menge des Luetins wird vor der Injektion mit der gleichen Menge steriler physiologischer NaCl-Lösung verdünnt. Dann wird in eine in Hundertstel geteilte Rekordspritze aufgenommen, die zur sicheren Einstellung der Dosen einen Ring am Kolben trägt und es werden 0,07 ccm der Verdünnung genau intrakutan injiziert. Die Kanülen müssen daher dünn sein und eine fein-geschliffene Spitze haben. Die Injektion ist nur dann als gelungen anzusehen, wenn sich eine deutliche weiße Quaddel bildet. Eine Hautblutung darf nach der Impfung nicht erfolgen. Als Injektionsstelle wählt man am besten die Außenseite des Oberarmes. Nach vollendeter Impfung läßt man ein auf der Injektionsstelle etwa befindliches kleines Tröpfchen des Luetins eintrocknen und markiert die Stelle, indem man mit Jodtinktur oder Farbe einen Kreis mit der Impfstelle als Zentrum zieht.

Auch bei Nichtsyphilitikern bildet sich oft an der Impfstelle ein kleines rotes Fleckchen, das aber nach 24 Stunden abgeblaßt ist; Infiltration ist nicht nach-zuweisen: negative Reaktionen.

Die positiven Reaktionen zeigen deutlich Rötung oft mit Hofbildung und Infiltration bis Papel bis Pustel.

Spur Reaktion bis schwach positive Reaktion findet sich, wenn eine leichte Infiltration vorhanden ist, die man meist nicht sieht, aber fühlt. Schwache

Rötung ist oft vorhanden. Die mittelstarke positive Reaktion zeigt nach 24 Std. eine deutliche Papel mit ausgesprochener Rötung, beide Phänomene persistieren mehrere Tage. Die stark positive Reaktion ist bis zum 3. bis 5. Tage progredient und entwickelt sich zu ausgesprochener Pustel, aus der sich eine seröse Flüssigkeit entleeren kann. Die Umgebung ist stark gerötet (vgl. Abb. 1 u. 2).

Diese Einteilung ist auf Grund der Erfahrungen Nonnes und Fleischmanns und der eigenen aufgestellt worden. Andere Autoren: Kämmerer, R. Müller und O. Stein, Benedek haben zum Teil andere Prinzipien der Einteilung.

Baermann und Heinemann haben nun beobachtet, daß die Luetininjektion in den ersten 15 Tagen nach der Infektion negativ sein, dann aber ins positive umschlagen kann.

Bei Lues I haben Noguchi, R. Müller, O. Stein, O. Fischer und Klausner u. a.

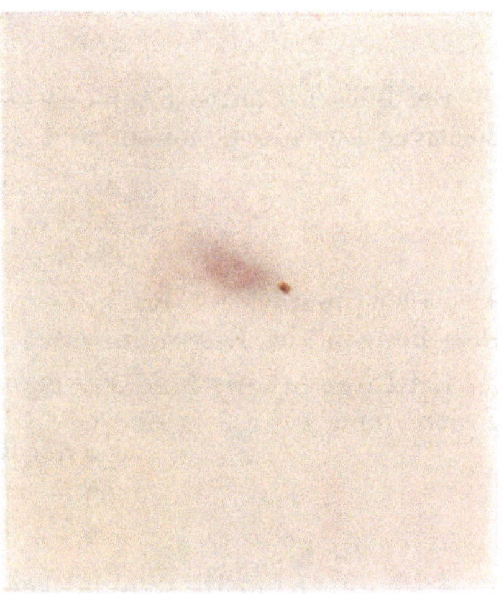

Abb. 1. Luetinreaktion nach Noguchi. Eben positiv.

positive Reaktionen gefunden. Doch haben diese Autoren nicht zwischen seronegativer und seropositiver Lues I resp. Lues I bis II unterschieden.

Fleischmann fand bei Lues I (mit negativer Wa-R im Blute) eine positive Luetinreaktion in 47,4 % der Fälle (19). Dabei war die Reaktion gerade bei den stark liquorpositiven Fällen negativ oder höchstens +, so daß Fleischmann diese Fälle als für besonders ungünstig liegende hält. Bei Lues I—II sah Fleischmann 45,5 % positive Luetinreaktion, und zwar + bis ++, nie +++ unter 22 Fällen.

Bei Lues II sahen Noguchi und Nobl unter 19 Fällen 13 mal, Benedek unter 16 Fällen 13 mal, R. Müller und

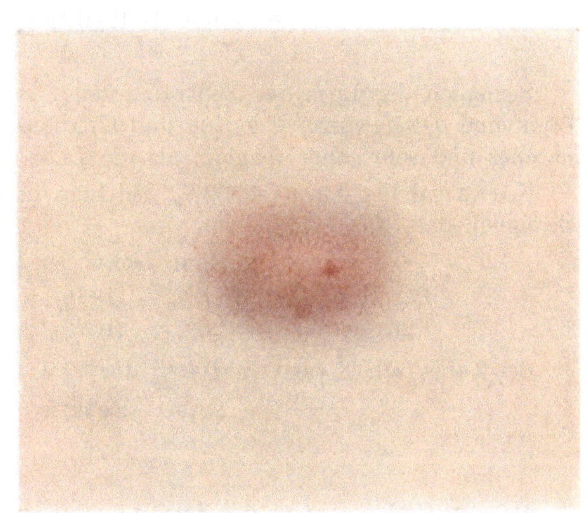

Abb. 2. Luetinreaktion nach Noguchi. Stark positiv.

O. Stein bei 30 Fällen 20 mal positive Luetinreaktion; ferner Boas und Detlevsen unter 102 Fällen 55 mal, Kafka bei 1 Fall 1 mal.

Fleischmann fand die Hautreaktion bei Lues II 68,8 % der Fälle positiv. Dabei fiel in der Mehrzahl der Fälle positiver Liquorbefund und positive Luetinreaktion zusammen.

Unter den positiven Fällen fand sich in

42,4 $^0/_0$ die Reaktion bis $+$
22,8 ,,   ,,   ,,   ,, $++$
 1,09 ,,   ,,   ,,   ,, $+++$.

Bei Lues III hatte Fleischmann wie alle andere Autoren die größte Anzahl positiver Luetinreaktionen, und zwar 94,7$^0/_0$ bei 19 Fällen. Darunter zeigten

16,6$^0/_0$ die Reaktion $+$
44,4 ,,   ,,   ,, $++$
38,8 ,,   ,,   ,, $+++$.

Also auch die stärksten Reaktionen gegenüber den anderen Luesstadien. Genaue Beziehungen zur Behandlungsart ließen sich nicht aufstellen.

Bei Lues latens fand Fleischmann die Luetinreaktion in 86,1$^0/_0$ der Fälle positiv, und zwar zeigten

28,0$^0/_0$ die Reaktion $+$
53,5 ,,   ,,   ,, $++$
4,7 ,,   ,,   ,, $+++$.

Auch unbehandelte Syphilitiker zeigten die Luetinreaktion im Latenzstadium positiv. Kafka fand diese Reaktion bei latenter Lues in 62$^0/_0$ positiv, und zwar

Spur Reaktion 30,7$^0/_0$
schwach $+$,,   ,,
$+$,,   69,2 ,,

Bei Lues congenita sah Kafka 72$^0/_0$ positive Reaktionen, und zwar

schwach $+$ Reaktion 2,3$^0/_0$
$+$,,   69,2 ,,

Bezüglich der Lues des Zentralnervensystems fanden Gradwohl, Gavini, Boas und Detlevsen, Fischer und Klausner, Benedek, daß die Paralyse seltener und schwächer reagiert als die Lues cerebri.

Kafka sah bei Paralyse 52$^0/_0$, bei Lues cerebri 90$^0/_0$ positive Reaktionen. Bezüglich der Stärke fand sich

	Spur	schw. $+$	$+$	$++$	$+++$
Paralyse	8,5$^0/_0$	19$^0/_0$	17$^0/_0$	4,2$^0/_0$	—
Lues cerebri	20$^0/_0$	10$^0/_0$	30$^0/_0$	—	30$^0/_0$

Bei Tabes sah Kafka in 100$^0/_0$ der Fälle positive Reaktionen, und zwar:

Spur Reaktion 25$^0/_0$
$+$,,   50 ,,
$+++$,,   50 ,,

Als praktisch wichtig sind folgende Punkte zu beobachten:

1. Bei sonst negativen Blut- und Liquorreaktionen kann die positive Luetinreaktion bei Psycho- und Neuropathen eine luische Keimschädigung aufdecken (Nonne).

2. Ist die Luetinreaktion im Lues I-Stadium negativ bei negativem Blut und stark positivem Liquorbefund, so sind solche Fälle als prognostisch sehr ungünstig zu bewerten, das gleiche gilt für andere Frühsyphilitiker auch aus der Sekundärperiode (Fleischmann).

3. Ungenügende vorausgegangene Behandlung verhindert die Bildung von Immunstoffen (FLEISCHMANN), Behandlung verstärkt bei bestehender Luetinreaktion diese (KAFKA u. a.).

4. Der Gegensatz in der Reaktionskraft der Paralyse und Lues cerebri spricht für eine Schwäche der Abwehrmaßnahme bei ersterer; diese ist auch durch die Behandlung nicht zu beheben (KAFKA).

5. Die Luetinreaktion kann dazu beitragen, uns ein Bild über die Sanierungsverhältnisse der Lues zu geben (FLEISCHMANN).

6. Wir müssen für die Therapie versuchen die Wa-R negativ zu machen, die Luetinreaktion positiv zu erhalten (MUCH).

Aus Vorstehendem ergibt sich wie wichtig die Luetinreaktion für Diagnose, Prognose und Therapie der Lues ist; bei Bewertung der Blut- und Liquorbefunde sollte immer das Ergebnis der Luetinreaktion herangezogen, diese Reaktion daher in solchen Fällen stets angestellt werden.

Literatur über Lumbalflüssigkeit und Luetinreaktion.

ACHARD: Gaz. hebdom. de méd. et de chirurg. Juillet 21. 1911.

ALTMANN und DREYFUS: Münch. med. Wochenschr. Nr. 9 u. 10. 1913.

ALZHEIMER: Zentralbl. f. Nervenheilk. 15. Juni 1907.

ANDERNACH: Arch. f. Psychiatr. Nr. 47. 1910.

ANGLADA: Le liquide céphalo-rachidien. Paris: Baillière 1907.

APELT: Arch. f. d. ges. Psychol. Bd. 46. 1909.

ARDIN-DELTEIL: Rev. neurol. p. 1212. 1903.

ARMAND-DELILLE: Bull. et mém. de la soc. méd. des hôp. de Paris. 1907.

ASSMANN: Dtsch. med. Wochenschr. Nr. 35/36. 1911. — Berl. klin. Wochenschr. Nr. 50/51.
1912. — Dtsch. Zeitschr. f. Nervenheilk. Bd. 40, H. 1 u. 2.

BAB: Dtsch. med. Wochenschr. Nr. 49. 1906.

BAUMGARTEL: Münch. med. Wochenschr. Nr. 15, S. 421. 1920.

BELTZ: Dtsch. Zeitschr. f. Nervenheilk. Bd. 43, S. 63.

BENARIO: Über Neurorezidive usw. München 1911.

BENDIXSOHN: Med. Verein Greifswald. 10. Juli 1909. — Zeitschr. f. Immunitätsforsch.
u. exp. Therap. Bd. 4, S. 349.

BENEDEK: Münch. med. Wochenschr. Nr. 37, S. 1913.

BENEDEK, T.: Dermat. Wochenschr. Bd. 75, S. 883. 1922.

BERGL und KLAUSNER: Prager med. Wochenschr. Bd. 37. 1912.

BISGAARD: Zeitschr. f. d. ges. Neurol. u. Psychiatr. Bd. 14, S. 458.

BLUMENTHAL: Die Zerebrospinalflüssigkeit. Ergebn. d. Physiol.

BOAS: Die WASSERMANNsche Reaktion usw. 3. Aufl' Berlin: Karger 1921.

BOAS und LIND: Zeitschr. f. d. ges. Neurol. u. Psychiatr. Bd. 4, S. 689.

BOAS und NEVE: Zeitschr. f. d. ges. Neurol. u. Psychiatr. Bd. 10, S. 607; Bd. 15, H. 5;
Bd. 32, H. 4/5. 1916.

BONSMANN: Dtsch. Arch. f. klin. Med. Bd. 134, H. 1 u. 2, S. 20. 1920.

BORBERG: Zeitschr. f. d. ges. Neurol. u. Psychiatr. Bd. 32, H. 4/5. 1916.

BRANDT: Arch. f. Dermatol. u. Physiol. Bd. 135, S. 151. 1922.

BRANDT und MRAS: Arch. f. Dermatol. u. Syphilis. Bd. 134, S. 171. 1921. — Wien.
klin. Wochenschr. Nr. 42, S. 1021. 1919.

BRAUN und HUSLER: Dtsch. med. Wochenschr. Bd. 38. 1912.

BROWNING and MAKENZIE: Rev. of neurol. a. psychiatry. p. 391. 1909.

BRUCK: 85. Versammlung dtsch. Naturforsch. u. Ärzte, Wien. — Münch. med. Wochenschr.
1917, S. 25, 1129 u. 1166. — Dtsch. med. Wochenschr. Bd. 25. 1922 u. Klin-therapeut.
Wochenschr. Bd. 33. 1922.

BRUCK und HIDAKA: Zeitschr. f. Immunitätsforsch. u. exp. Therap. Bd. 6. 1911.

BRÜCKNER: Arch. f. d. ges. Psychol. Bd. 55, S. 287. 1914.

BUNDSCHUH: Allg. Zeitschr. f. Psychiatr. u. psych.-gerichtl. Med. Bd. 70. 1913.

Buschke und Sklarz: Arch. f. Dermatol. u. Syphilis. Bd. 138, S. 119. 1922.
Candler and Mann: Brit. med. Journ. Nr. 2671, p. 537. 1912.
Červenka und Bělohradssky: Sbornik lekarsky. 1921.
Cimbal: Therap. d. Gegenw. H. 11. 1906.
Clauss, Münch. med. Wochenschr. Nr. 37. 1914. — Wien. klin. Wochenschr. Nr. 24. 1913.
Cohen: Inaug.-Diss. München 1914.
Cornaz: Korrespbl. f. Schweiz. Ärzte. Nr. 47. 1918.
Cyranka: Berl. klin. Wochenschr. S. 713. 1916.
Delbanco und Jakob: Arch. f. Dermatol. u. Syphilis. Bd. 129, S. 257. 1921.
Dembowski: Dtsch. med. Wochenschr. Nr. 36, S. 1651. 1911.
Desneux: Journ. méd. de Bruxelles. Nr. 42. 1913.
Donath: Wien. med. Wochensch . Nr. 19. 1903.
Dreyfus, G. L.: Münch. med. Wochenschr. Nr. 19, 47. 1912. — Isolierte Pupillenstörung
    und Liquor cerebrospinalis. Jena 1921. — Münch. med. Wochenschr. Nr. 48, S. 1369.
    Gustav Fischer 1920.
Edel: Allg. Zeitschr. f. Psychiatr. u. psych.-gerichtl. Med. Bd. 66, S. 658. 1909.
Edel und Piotrowski: Neurol. Zentralbl. Nr. 5. 1916.
Eichelberg: Med. Klinik. Nr. 209, S. 1187. 1912. — Dtsch. Zeitschr. f. Nervenheilk.
    Bd. 36, H. 3. 1909.
Eichelberg und Pförtner: Monatsschr. f. Psychiatr. u. Neurol. H. 6, S. 486. 1909.
Eicke: Münch. med. Wochenschr. Nr. 37. 1919. — Med. Klinik. Nr. 51, 1919; Nr. 42. 1921.
Eicke und Löwenberg: Med. Klinik. Nr. 14. 1921.
Ellinger: Berl. klin. Wochenschr. Nr. 34. 1921.
Emanuel: Berl. klin. Wochenschr. S. 792. 1915.
Engman, Bushman, Groham and Davis: Journ. of the Americ. med. assoc. Vol. 61,
    Nr. 10. 1913.
Ensor: Journ. of the Americ. med. assoc. p. 216. 1910.
Eskuchen: Die Lumbalpunktion usw.. Berlin: Urban u. Schwarzenberg 1919. — Dtsch.
    Zeitschr. f. Nervenheilk. Bd. 63, S. 1. 1919. — Zeitschr. f. d. ges. Neurol. u. Psychiatr.
    Bd. 25, S. 486. — Neurol. Zentralbl. S. 482. 1918. — Münch. med. Wochenschr.
    Nr. 14. 1914.
Euzière, Mestrezat et Roger: L'encéphale. Nr. 9. Sept. 1911.
Eymann and O'Brien: Americ. Journ. of insanity. p. 485. 1912.
Fagiuoli und Fisichella: Berl. klin. Wochenschr. Nr. 39, S. 1811. 1913.
Fahr: Dermatol. Wochenschr. Nr. 99, S. 1103. 1914.
Fauser: Dtsch. med. Wochenschr. Nr. 33, S. 1460. 1904.
Fehsenfeld: Med. Klinik. Nr. 18. 1921.
Finger: Wien. med. Wochenschr. Bd. 71, S. 11. 1921.
Finger und Kyrle: Ref. auf dem XII. Kongr. d. dtsch. dermatol. Ges. Hamburg. 1920.
    Arch. f. Dermatol. u. Syphilis. Bd. 138. 1922.
Fischer, O.: Jahrb. f. Psychiatr. u. Neurol. Bd. 27. 1906. — Monatsschr. f. Psychiatr.
    u. Neurol. Bd. 27, S. 12. 1910.
Fischer, H.: Zeitschr. f. d. ges. exp. Med. Bd. 14. 1921.
Fischer, O. und Klausner: Wien. klin. Wochenschr. Nr. 2. 1913.
Fleischmann, R.: Dtsch. Zeitschr. f. Nervenheilk. Bd. 68/69, S. 386. 1921. — Hamb.
    med. Überseehefte. Nr. 8. 1914. — Dtsch. Zeitschr. f. Nervenheilk. Bd. 70, S. 178. 1921.
Flesch: Zeitschr. f. d. ges. Neurol. u. Psychiatr. Bd. 26, S. 318.
Fontecilla et Sepulveda: Le liquide céphalo-rachidien. Paris: Maloire 1921.
Förster: Allg. Zeitschr. f. Psychiatr. u. psych.-gerichtl. Med. Bd. 65.
Fraenkel, M.: Zeitschr. f. d. ges. Neurol. u. Psychiatr. Bd. 11. S. 1. 1912.
Frederic und Hanes: Ref. Neurol. Zentralbl. Bd. 36. 1917.
Frejka und Taussig: Rev. v. neuropsycho-path. Nr. 1—5. 1919.
Frenkel-Heiden: Neurol. Zentralbl. Nr. 22. 1911; Nr. 2. 1912.
Fröderström: Alm. svenska Läkartidningen. Nr. 14, S. 249. 1910.
Fröderström und Wigert: Monatsschr. f. Psychiatr. u. Neurol. Bd. 28, S. 95. — Münch.
    med. Wochenschr. Nr. 9. 1916.
Frühwald: Dermatol. Wochenschr. Bd. 64, S. 249. 1917; Bd. 67, S. 815. 1918. —
    Prakt. Arzt. H. 6/7. 1916. — Arch. f. Dermatol. u. Syphilis. Nr. 138, S. 143. 1922.

FRÜHWALD und ZALOZIECKI: Berl. klin. Wochenschr. Nr. 1, S. 10. 1916.

FUCHS: Arch. f. Psychiatr. u. Nervenkrankh. Bd. 138, S. 148. 1922. — Dtsch. Zeitschr. f. Nervenheilk. Bd. 75, S. 71. 1922.

FUCHS und ROSENTHAL: Wien. med. Presse. Nr. 44. 1904.

FUHS: Dermatol. Wochenschr. Bd. 73, S. 30. 1921.

GÄRTNER, W.: De matol. Zeitschr. Bd. 29, H. 3, S. 147. — Dermatol. Wochenschr. S. 659. 1916.

GAMPER und SKUTEZKY: Wien. med. Wochenschr. Nr. 38. 1913.

GENNERICH, W.: Münch. med. Wochenschr. S. 1269. 1916. — Die Liquorveränderungen in den einzelnen Stadien der Syphilis. Berlin: Hirschwald 1913. — Arch. f. Dermatol. u. Syphilis. Bd. 138, S. 139. 1922. — Die Syphilis des Zentralnervensystems usw. Berlin: Julius Springer 1921. — Ref. 15. Jahresvers. d. Vereins norddtsch. Psychiater. Hamburg 1917. — Dermatol. Zeitschr. S. 706. 1915.

GLASER: Neurol. Zentralbl. S. 688 u. 748. 1914.

GOEBEL: Münch. med. Wochenschr. Nr. 30. 1921.

GOLDBERGER: Wien. med. Wochenschr. Bd. 70, Nr. 30/31, S. 1346.

GRAHE: Zeitschr. f. d. ges. Neurol. u. Psychiatr. 1914.

GRÜTZ, O.: Arch. f. Dermatol. u. Syphilis. Bd. 139, S. 426. 1922.

GUILLAIN und PARANT: Soc. de neurol. 1903. April 2.

GUILLAIN, GUY-LAROCHE et LECHELLE: Cpt. rend. des séances de la soc. de biol. Tome 83, Nr. 25, p. 1077. 1920; Tome 83, Nr. 31, p. 1380. 1920. — La réaction du benjorin colloidal. Paris: Masson & Comp. 1922.

HAAS: Beiträge zur Serologie und Klinik der kongenitalen Lues. Inaug.-Diss. Freiburg 1917.

HAGNENAU: Thèse de Paris 1920. p. 60.

HALBEY: Med. Klinik. Nr. 50. 1915.

HALLAGER: Ugeskrift f. Laeger. Nr. 7 u. 8. 1909. — Dtsch. med. Wochenschr. Nr. 71. 1910.

HALLIBURTON: Fol. neurol. Vol. 33. 1907.

HAUPTMANN: Dtsch. Zeitschr. f. Nervenheilk. Bd. 42, S. 240. 1911; Bd. 55, S. 165. 1916. — Zeitschr. f. d. ges. Neurol. u. Psychiatr. Orig. 1914. — Dtsch. Zeitschr. f. Nervenheilk. Bd. 68/69, S. 106. 1921; Bd. 51, S. 314. 1914. — Monatsschr. f. Psychiatr. u. Neurol. Bd. 42, S. 349. — Die diagnostische Bedeutung der Lumbalpunktion. Samml. zwangl. Abh. usw. Halle a. S.: Marhold 1913.

HAUPTMANN und HÖSSLI: Münch. med. Wochenschr. Nr. 30. 1910.

HENDERSON-SMITH und CANDLER: Brit. med. Journ. Nr. 2534. 1910.

HENKEL: Arch. f. Psychiatr. u. Nervenkrankh. Bd. 42. 1907.

HERMANN et HOLLANDER: Sém. méd. Nr. 1. 1913.

HERRENSCHNEIDER-GUMPRICH und HERRENSCHNEIDER: Dtsch. Zeitschr. f. Nervenheilk. 1916.

HERSCHMANN: Allg. Zeitschr. f. Psychiatr. u. psych.-gerichtl. Med. Bd. 76, S. 429. 1920.

HOCHE: Dementia paralytica. Handb. d. Psychiatrie. 5. Abt. Aschaffenburg 1912.

HOLZMANN: Neurol. Zentralbl. S. 98. 1912. — Die Heilkunde 1911. — Ärztl. Standeszeit. Nr. 9 u. 10. 1917.

HUDOVERNIG: Neurol. Zentralbl. Nr. 16 u. 17. 1917.

JACH: Arch. f. Psychiatr. u. Nervenkrankh. Bd. 45, S. 2.

JACOBSTHAL: Ärztl. Verein Hamburg. 2. Nov. 1909.

JACOBSTHAL und KAFKA: Berl. klin. Wochenschr. Nr. 4, S. 98, 1916 u. Nr. 12, S. 237.

JAFFÉ: Münch. med. Wochenschr. Nr. 15, S. 454—456. 1921.

JAHNEL: Arch. f. Psychiatr. u. Nervenheilk. Bd. 56. — Zeitschr. f. d. ges. Neurol. u Psychiatr. Bd. 8, H. 6. 1914.

JAKOB, A.: Arch. f. Dermatol. u. Syphilis. Bd. 128, S. 145. 1922.

JAKOB, A. und KAFKA: Arch. f. Psychiatr. u. Nervenheilk. Bd. 51. 1913.

JANSKY: Dtsch. med. Wochenschr. S. 1346. 1907.

JEANSELME et BLOCH: Bull. et mém. de la soc. méd. des hôp. de Paris. 13. Dec. 1913.

JONAS: Lancet. Nr. 4482, p. 209. 1909.

KAEMMERER: Münch. med. Wochenschr. Nr. 28. 1912.

KAFKA, V.: Ärztl. Verein Hamburg. 11. Nov. 1913. — Psychiatr.-neurol. Wochenschr. Jg. 15, Nr. 32. 1913. — Berl. klin. Wochenschr. Nr. 1. 1915. — Zeitschr. f. d. ges. Neurol. u. Psychiatr. Bd. 49, S. 353. 1920. — Med. Klinik. Nr. 14. 1921. — Dtsch. Zeitschr. f. Nervenheilk. Bd. 66, H. 3/4, S. 218. 1920. — Taschenbuch der Untersuchungs-

methoden der Körperflüssigkeiten usw. Berlin: Julius Springer, 1. Aufl., 1917 u.
2. Aufl. 1922. — Dermatol. Zeitschr. Bd. 29, H. 5, S. 296. — Zeitschr. f. d. ges. Neurol.
u. Psychiatr. Bd. 76, H. 1/2, S. 183. 1922. — Referat auf dem XII. Kongr. d. dtsch.
dermatol. Ges. Hamburg 1920. Arch. f. Dermatol. u. Syphilis. Bd. 138. 1922. —
Zeitschr. f. d. ges. Neurol. u. Psychiatr. Bd. 6, Ref. H. 4/5. 1912. Bd. 9, S. 132. 1912.
— Serologisch-diagnostischer Teil in Weygandt: Erkennung der Geisteskrankheiten.
München: J. F. Lehmann 1920. — Zeitschr. f. d. ges. Neurol. u. Psychiatr. Bd. 9,
H. 3, S. 133. 1912.
Kafka, V. und Rautenberg: Zeitschr. f. d. ges. Neurol. u. Psychiatr. Orig. 1914.
Kaliski: Practice of medicine. Chapter XI. p. 475. Prior. Maryland.
Kaplan: Dtsch. med. Wochenschr. Nr. 22. 1913.
Kaplan and Mc Celland: Journ. of the Americ. med. assoc. Vol. 62. 1914.
Kastan: Dtsch. Zeitschr. f. Nervenheilk. Bd. 70, H. 4/6.
Kirchberg: Arch. f. Psychiatr. u. Nervenkrankh. Bd. 57, H. 22. 1917.
Kissmeyer: Dtsch. med. Wochenschr. S. 306. 1915.
Klausner: Med. Klinik. Bd. 9, S. 2140. 1913.
Klein: Nederlandsch Tijdschr. v. Geneesk. Nr. 22. 1909.
Klien: Zeitschr. f. d. ges. Neurol. u. Psychiatr. Bd. 14, S. 97.
Klieneberger: Arch. f. Psychiatr. u. Nervenkrankh. Bd. 48, S. 264.
Knick und Zaloziecki: Berl. klin. Wochenschr. Nr. 14/15. 1912.
König: Arch. f. Psychiatr. u. Nervenkrankh. Bd. 57, S. 169. 1917.
Königstein und Goldberger: Wien. klin. Wochenschr. S. 367—372. 1917.
Königstein und Spiegel: Arch. f. Dermatol. u. Syphilis Bd. 138, S. 137. 1922. —
Wien. klin. Wochenschr. Nr. 24. 1921.
Kohrs: Dermatol. Zeitschr. Bd. 29, H. 1, S. 30; Bd. 30, H. 2/3, S. 71. 1920.
Kramer: Münch. med. Wochenschr. 1918, S. 1131.
Kronfeld: Zeitschr. f. d. ges. Neurol. u. Psychiatr. Bd. 1, H. 3, 1910.
Kyrle: Wien. med. Wochenschr. Nr. 42. 1920. — Wien. klin. Wochenschr. Nr. 1. 1920;
Bd. 33, Nr. 15. — Arch. f. Dermatol. u. Syphilis. Bd. 131, S. 69. 1921.
Kyrle, Brandt und Mras: Wien. klin. Wochenschr. Nr. 34. 1920.
Lafora: Arch. de Neurobiologia. Tome 1, p. 209. 1920.
Lange, C.: Berl. klin. Wochenschr. Nr. 19. 1911. — Zeitschr. f. Chemiker S. 897. 1912.
Lenhartz: Münch. med. Wochenschr. Nr. 8 u. 9. 1896.
Lerende et Rubinstein: Bull. de la soc. franç. de dermatol. 5. Dec. 1912.
Lesser: Arch. f. Dermatol. u. Syphilis. Bd. 138, S. 143. 1922. Bd. 131. 1921.
Levaditi et Marie: Sém. méd. Nr. 52, p. 621. 1906. — Cpt. rend. des séances de la soc.
de biol. 1907. 11. Mai 1907. p. 872. 1917. — Arch. internat. de neurol. Tome 1. 1921.
Levy-Bing, Duroeux et Dogny: Ann. de malad. vénér. H. 2. 1912; p. 853. 1911.
Lewandowsky: Zeitschr. f. klin. Med. Nr. 40. 1900.
Ljubitsch: Dermatol. Wochenschr. Nr. 1 u. 20. 1919.
Löwenstein: Med. Klinik Nr. 11, S. 410. 1913.
Löwy, Brandt und Mras: Med. Klinik. Nr. 7 u. 8. 1921.
Lüers: Kolloid-Zeitschr. Bd. 27. 1920.
Marcus, K.: Arch. f. Dermatol. u. Syphilis. Bd. 114. 1912.
Marie, A. et Broughton-Alcock: Bull. de la soc. clin. de méd. ment. Tome 6, p. 339. 1913.
Marie, A. et Levaditi: Ann. de l'inst. Pasteur. 1907. — Rev. de méd. p. 138. p. 613. 1907.
Marie, A., Levaditi et Yamanouchi: Cpt. rend. des séances de la soc. de biol. p. 169. 1908.
Marinesco: Cpt. red. des séances de la soc. de biol. Tome 64, 14, p. 648.
Marx: Allg. Zeitschr. f. Psychiatr. u. psych.-gerichtl. Med. Bd. 76. 1921.
Mayr: Arch. f. Dermatol. u. Syphilis. Bd. 13.
Meinicke: Münch. med. Wochenschr. Nr. 33. — 1919.   Dtsch. med. Wochenschr.
S. 178. 1919.
Mertens: Dtsch. Zeitschr. f. Nervenheilk. Bd. 49. 1913.
Merzbacher: Zentralbl. f. Nervenheilk. Bd. 28 u. 29. — Neurol. Zeitschr. Nr. 12. 1904.
Mestrezat: Le liquide céphalo-rachidien. Paris: Maloine 1912. — Cpt. rend. des séances
de la soc. de biol. Nr. 92. Tome 84.
Meyer, E.: Arch. f. Psychiatr. u. Nervenkrankh. Bd. 32. 1907.
Meyer, K.: Fol. neurobiol. Bd. 1, S. 656. 1908.

Milian et Lévy-Valensi: Bull. et mém. de la soc. méd. des hôp. de Paris. p. 707. 1911.

Moore: Arch. of internat. med. Vol. 25, p. 58. 1920.

Morgenroth und Stertz: Virchows Arch. f. pathol. Anat. u. Physiol. Bd. 188, S. 166. 1904.

Morselli: Pathologie. Nr. 66. 1911.

Mott: Lancet. p. 2. 1910. 9. Juli.

Mott und Halliburton: Philos. Transact. royal. soc. Vol. 193. London 1899.

Much, H.: Med. Klinik. Nr. 19. 1914.

Mucha: Arch. f. Dermatol. u. Syphilis. Bd. 138, S. 140. 1922.

Müller, R. und Stein, O.: Wien. klin. Wochenschr. Nr. 11, 21. 1913.

Muirhead: Brit. med. Journ. p. 748. 1911.

Mycoson: Journ. of nerv. a. ment. dis. Nr. 3. 1914.

Nabarro: Brit. med. Journ. 23. Nov. 1912.

Nakano: Arch. f. Dermatol. u. Syphilis. Bd. 116, H. 2. 1913.

Nanu-Muscel, Alexandresca-Dersca und Friedmann: Münch. med. Wochenschr. Nr. 23. 1914.

Nast: Jahresvers. d. Vereins dtsch. Psychiater. Hamburg 1920. — Arch. f. Dermatol. u. Syphilis. Bd. 131.

Nathan und Weichbrodt: Münch. med. Wochenschr. Nr. 46, S. 1280. 1918.

Nawratzki: Hoppe-Seylers Zeitschr. f. phys. Chem. Bd. 23, H. 6. 1897.

Neue: Münch. med. Wochenschr. Nr. 3. 1912. — Dtsch. Zeitschr. f. Nervenheilk. Bd. 50, S. 311.

Neue und Vorkastner: Arch. f. Psychiatr. u. Nervenkrankh. 1913.

Neufeld: Zeitschr. f. Immunitätsforsch. u. exp. Therap. Bd. 26, S. 368.

Neukirch: Arb. a. d. Inst. f. exp. Therap. Frankfurt. H. 10, S. 45. 1920.

Newmark: Journ. of the Americ. med. assoc. 6. Jan. 1912.

Nissl: Zentralbl. f. Nervenkrankh. S. 27. 1904.

Noguchi and Moore: The Journ. of exp. med. Vol. 14, Nr. 4. 1909.

Nonne, M.: Festschrift zur Feier des 25jährigen Bestehens des Eppendorfer Krankenhauses. S. 106. Leipzig 1914. — Dtsch. Zeitschr. f. Nervenheilk. Bd. 42. — Referat auf dem XII. Kongr. d. dtsch. dermatol. Gesellsch. Hamburg 1920. Arch. f. Dermatol. u. Syphilis. Bd. 138. 1922. — Arch. f. Dermatol. u. Syphilis. Bd. 119. 1914. — Münch. med. Wochenschr. Nr. 8 u. 9. 1915. — Syphilis und Nervensystem. 2. Aufl. Berlin: Karger 1915. — Dtsch. Zeitschr. f. Nervenheilk. Bd. 38. 1910. Bd. 40. 1910. Bd. 49. Dez. 1913.

Nonne und Apelt: Arch. f. Psychiatr. u. Nervenkrankh. Bd. 43, H. 2. 1907. — Neurol. Zentralbl. Nr. 4. 1908.

Nonne und Holzmann: Monatsschr. f. Psychiatr. u. Neurol. Bd. 27, S. 128. 1910.

Obregia und Bruckner: Cpt. rend. des séances de la soc. de biol. p. 60. 1909.

Oetiker: Zeitschr. f. klin. Med. Bd. 82. 235.

Pandy: Neurol. Zentralbl. Bd. 29, S. 915. 1910.

Panzer: Wien. klin. Wochenschr. Nr. 31. 1899.

Pappenheim, M.: Dtsch. Zeitschr. f. Nervenheilk. Bd. 36. 1908. — Med. Klinik. Nr. 45. 1918. — Monatsschr. f. Psychiatr. u. Neurol. Bd. 21, H. 6.

Pauzat: Cpt. rend. des séances de la soc. de biol. Tome 84. 1921.

Pesker: Russki Wratsch. Nr. 27. 1911.

Pfaundler: Jahrb. f. Kinderheilk. Nr. 49, S. 264. 1899.

Pighini: Reforma med. Nr. 3. 18. Jan. 1909. — Hoppe-Seylers Zeitschr. f. phys. Chem. Bd. 61, S. 508. 1909.

Piotrowski: Berl. klin. Wochenschr. Bd. 13. 1916.

Plaut, F.: Münch. med. Wochenschr. Nr. 45. 1918. — Zeitschr. f. d. ges. Neurol. u. Psychiatr. Bd. 56, S. 295. 1920; Bd. 52, S. 193. 1919; Ref. Bd. 17, S. 383. 1919. — Berl. klin. Wochenschr. Nr. 5, S. 144. 1907. — Münch. med. Wochenschr. Nr. 30, S. 1463. 1909. — Monatsschr. f. Psychiatr. u. Neurol. Bd. 22. S. 95. 1907. — Zentralbl. f. Nervenkrankh. u. Psych. Nr. 8. 1908. — Die Wassermannsche Serodiagnostik der Syphilis in ihrer Anwendung auf die Psychiatrie. Jena: G. Fischer 1909. — Münch. med. Wochenschr. Nr. 16, S. 853. 1910. — Zeitschr. f. d. ges. Neurol. u. Psychiatr. Bd. 4, S. 39. 1910; Bd. 6. 1912.

Plaut und Baisch: Ärztl. Verein München. 21. Juni 1909.

Plaut, Rehm und Schottmüller: Leitfaden zur Untersuchung der Zerebrospinalflüssigkeit.
    Jena 1913.
Presser und Weintraub: Zeitschr. f. Immunitätsforsch. Bd. 33, S. 317. 1922.
Quincke: Müllers Arch. 1872. — Die deutsche Klinik am Eingange des XX. Jahrhunderts.
    1902. — Berl. klin. Wochenschr. Nr. 58. 1891; Nr. 41. 1895. — Dtsch. med. Wochen-
    schr. Nr. 46 u. 47. 1905.
Ravaut: Presse méd. Nr. 18. 1912. — Le monde médical. Oktoberheft. Nr. 428. 1911.
    — Ann. de dermatol. et de syphiligr. p. 1—14, 537—554. 1903. — Rev. mens. de méd.
    internat. June 1909. — Presse méd. Nr. 77. 1911.
Raviart, Breton und Petit: Cpt. rend. des séances de la soc. de biol. Tome 64, p. 358. 1908.
Redlich: Med. Klinik Bd. 38, S. 1539. 1913.
Rehm: Histol. Arb. Nissl u. Alzheimer. Bd. 3, S. 429. 1909. — Münch. med.
    Wochenschr. Nr. 31. 1908.
Reichmann, V.: Dtsch. Zeitschr. f. Nervenheilk. Bd. 42, S. 3. 1911.
Reitstötter: Zeitschr. f. Immunitätsforsch u. exp. Therap. Bd. 30, H. 5/6.
Riese: Zeitschr. f. d. ges. Neurol. u. Psychiatr. Bd. 39, S. 216. 1918.
Rizzo: Arch. di biol. norm. e pathol. Vol. 44, H. 1—3. 1920.
Rosanoff and Wiseman: Americ. Journ. of insanity. Jan. 1910.
Ross und Jones: Brit. med. Journ. 1909.
Rossi: Riv. di patol. nerv. e ment. 1908.
Rost: Dermatol. Zeitschr. Bd. 23.
Rubinstein, M.: Traité pratique de sérologie et serodiagnostic. Paris: Maloine 1921.
Saathoff, Plaut und Baisch: Ärztl. Verein München. 21. Juni 1909.
Sachs, H.: Referat auf dem XII. Kongr. d. dtsch. dermatol. Ges. Hamburg 1920.
    Arch. f. Dermatol. u. Syphilis. Bd. 138. 1922.
Sachs, H. und Georgi, W.: Arb. a. d. Inst. f. exp. Pathol. z. Frankfurt. H. 6, S. 29. 1919.
    — Med. Klinik. Nr. 33. 1918.
Saenger: Neurol. Zentralbl. Nr. 22. 1913.
Sahlgren: Münch. med. Wochenschr. Nr. 17, S. 618. 1922.
Sarbo: Dtsch. Zeitschr. f. Nervenheilk. Bd. 40, S. 347. 1910.
Savnik und Kogoj: Arch. f. Dermatol. u. Syphilis. Bd. 140, S. 3, 346. 1922.
Schaber: Münch. med. Wochenschr. Nr. 13. 1921.
Schaffer: Wien. klin. Wochenschr. Nr. 42, S. 1024. 1919.
Schmidt, H. und Pott, R.: Dtsch. med. Wochenschr. Nr. 19. 1920.
Schmitt, H: Dtsch. Zeitschr. f. Nervenheilk. 1923.
Schnitzler: Zeitschr. f. d. ges. Neurol. u. Psychiatr. Bd. 8. 1911.
Schönborn: Volkmanns klin. Vortr. 1905. — Med. Klinik. H. 13. 1906.
Schönfeld, W.: Dermatol. Wochenschr. Bd. 68. 1919. — Dtsch. Zeitschr. f. Nervenheilk.
    Bd. 64, S. 300. 1919.
Schönhals: Monatsschr. f. Psychiatr. u. Neurol. Bd. 29, H. 2.
Schultze: Med. Klin. Nr. 48 u. 49, S. 1936. 1912.
Schulz: Neurol. Zentralbl. S. 16. 1913.
Schwarz: Dtsch. Zeitschr. f. Nervenheilk. Bd. 43, H. 3—6.
Seige: Med. Klin.. Bd. 11, S. 25. 1912.
Sicard et Bloch: Bull. et mém. de la soc. méd. des hôp. de Paris. Tome 77. 1911.
Siemerling: Berl. klin. Wochenschr. Nr. 21. 1904.
Sonntag: Die Wa-R. Berlin: Julius Springer 1917.
Spät: Zeitschr. f. Immunitätsforsch. u. exp. Therap. Bd. 23, S. 426. 1915.
Spiethaff: Münch. med. Wochenschr. 1912. Nr. 20 u. 21.
Stanton: Arch. of neurol. a. psychol. Tome 4, p. 3, 301. 1920.
Steiner, G.: Neurol. Zentralbl. S. 132 (Sitzungsber.).
Stern, C.: Arch. f. Dermatol. u. Syphilis. Bd. 123, S. 6, 943. 1916, 1917 (Festsch. Finger).
Stern, F.: Arch. f. Psychiatr. u. Nervenheilk. Bd. 61, H. 3.
Stern, F. und Poensgen: Berl. klin. Wochenschr. Nr. 12, S. 972 u. Nr. 13, S. 303. 1920.
Stertz: Berl. klin. Wochenschr. Nr. 26, S. 1253. — Allg. Zeitschr. f. Psychiytr. u. psych.-
    gerichtl. Med. Bd. 65, S. 565. 1908. — Med. Klinik. Bd. 4, S. 133. 1912.
Straus: Journ of the Americ. med. assoc. p. 1171. 1911.
Stühmer: Zentralbl. f. Bakteriol., Parasitenk. u. Infektionskrankh. Bd. 61, S. 171.

Stümpke: Arch. f. Dermatol. u. Syphilis. Bd. 138, 155. 1922. — Dermatol. Wochenschr. Nr. 45. 1919.

Stuurman: Psychiytrische en neurologische Bladen. 1918.

Swift und Ellis: New York med. Journ. 13. July 1912.

Szészi: Zeitschr. f. d. ges. Neurol. u. Psychiatr. Bd. 6, Nr. 5. 1911; Bd. 9, H. 4. 1912. — Monatsschr. f. Psychiatr. u. Neurol. Bd. 26, S. 352. 1909. Bd. 27, S. 152. 1910.

Taussig, L.: Casop. lák. cesk. 1914.

Thompson: Arch. of neurol. a. psychiatry. Vol. 5. 1921.

Thomsen, O.: Hospitalstid. Nr. 20, p. 558. 1908.

Urechia et Jongulescu: Cpt. rend. des séances de la soc. de biol. Tome 79, p. 843.

Vorbrodt: Dtsch. med. Wochenschr. Nr. 15, S. 695. 1912.

Walter, F. K.: Monatsschr. f. Psychiatr. u. Neurol. Erg.-H. 28. 1910.

Warwick: Arch. of intern. med. Vol. 27. 1921.

Warwick and Nixon: Arch. of intern. med. Vol. 25, p. 119. 1920.

Wassermann und Plaut: Dtsch. med. Wochenschr. Nr. 44, S. 1769. 1906.

Wassermeyer und Bering: Arch. f. Psychiatr. u. Nervenheilk. Bd. 47, S. 822. 1910.

Wechselmann: Berl. klin. Wochenschr. Nr. 15. 1912.

Wechselmann und Dinkelacker: Münch. med. Wochenschr. Nr. 25. 1914.

Weichbrodt: Monatsschr. f. Psychiatr. u. Neurol. Bd. 40, 1916.

Weigeldt: Dtsch. Zeitschr. f. Nervenheilk. Bd. 67, S. 290. 1920. — Dtsch. med. Wochenschr. Nr. 39. 1922.

Weil: Zeitschr. f. d. ges. Neurol. u. Psychiatr. Bd. 24. 1914.

Weil und Kafka: Wien. klin. Wochenschr. Nr. 10. 1911. — Med. Klinik. S. 1314. 1911.

Weinberg: Münch. med. Wochenschr. Nr. 19, S. 577. 1921.

Werther: Dtsch. Zeitschr. f. Nervenheilk. Bd. 57, S. 61. 1917.

Wetzel: Allg. Zeitschr. f. Psychiatr. u. psych.-gerichtl. Med. Bd. 76. 1919.

Weygandt: Münch. med. Wochenschr. Nr. 31, S. 1557. 1907.

Widal, Sicard und Ravaut: Cpt. rend. soc. des séances de la de biol. 28. Oct. 1900.

Widder: Inaug.-Diss. Kiel 1914.

Wile, Stokes, Hindemann: Dermatol. Wochenschr. Nr. 37—39, S. 1079.

Williamson: Lancet. Nr. 4467, p. 1047. 1900. — Journ. of ment. science. p. 655. Oct. 1909.

Wohlwill: Arch. f. Psychiatr. u. Nervenkrankh. Bd. 59, H. 2—3. 1918. — Dermatol. Wochenschr. Bd. 67, S. 843. 1918. — Monatsschr. f. Psychiatr. u. Neurol. Bd. 31, S. 1.

Wolfsohn: 85. Versamml. dtsch. Naturforsch. u. Ärzte zu Wien.

Wollstein and Laman: Arch. of intern. med. p. 341. 1908.

Wullenweber: Dtsch. Zeitschr. f. Nervenheilk. Bd. 74, H. 5/6, S. 351. 1922.

Zadek: Münch. med. Wochenschr. S. 1435. 1918.

Zaloziecki, A.: Berl. klin. Wochenschr. Nr. 36. 1912. — Dtsch. Zeitschr. f. Nervenheilk. Bd. 46, H. 3. 1913. — Arch. f. Hyg. Bd. 80, S. 196. — Monatsschr. f. Psychiatr. u. Neurol. Bd. 26, S. 196. 1909. — Berl. klin. Wochenschr. Nr. 5, S. 239. 1913.

Zaloziecki, A. und Frühwald: Wien. klin. Wochenschr. Nr. 30. 1912.

Zdareck: Zeitschr. f. phys. Chem. Bd. 35. 1902.

Zieler: Arch. f. Dermatol. u. Syphilis. Bd. 138, S. 136. 1922.

Zwerg: Berl. klin. Wochenschr. Nr. 20. 1912.

Sachverzeichnis.

Druck der Universitätsdruckerei H. Stürtz A.G.. Würzburg.